Farmácia Baseada em Evidências

Diretrizes do Cuidado Farmacêutico em Problemas de Saúde Autolimitados

Farmácia Baseada em Evidências

Diretrizes do Cuidado Farmacêutico em Problemas de Saúde Autolimitados

Organizadores

Rafael Santos Santana

Tiago Marques dos Reis

UnB

Atheneu
Rio de Janeiro • São Paulo
2025

Unifal MG
Universidade Federal de Alfenas

Editora Atheneu	São Paulo	–	Rua Maria Paula, 123 – 13º andar Conjuntos 133 e 134 Tel.: (11) 2858-8750 E-mail: atheneu@atheneu.com.br
	Rio de Janeiro	–	Rua Bambina, 74 Tel.: (21) 3094-1295 E-mail: atheneu@atheneu.com.br

Capa: MKX Editorial – Kadu Barriani
Produção Editorial: Arte & Ideia

CIP-BRASIL. CATALOGAÇÃO NA PUBLICAÇÃO
SINDICATO NACIONAL DOS EDITORES DE LIVROS, RJ

F247

Farmácia baseada em evidências : diretrizes do cuidado farmacêutico em problemas de saúde autolimitados / organização Rafael Santos Santana, Tiago Marques dos Reis. - 1. ed. - Rio de Janeiro : Atheneu, 2025.
il. ; 24 cm.

Inclui bibliografia e índice
ISBN 978-65-5586-833-3

1. Farmácia clínica - Pesquisa - Metodologia. I. Santana, Rafael Santos. II. Reis, Tiago Marques dos..

25-96106 CDD: 615.1
CDU: 615

Gabriela Faray Ferreira Lopes - Bibliotecária - CRB-7/6643

Santana RS; Reis TM
Farmácia Baseada em Evidências – Diretrizes do Cuidado Farmacêutico em Problemas de Saúde Autolimitados

Organizadores

Rafael Santos Santana

Farmacêutico. Mestre e Doutor em Ciências Farmacêuticas. Especialista em Gestão da Assistência Farmacêutica. Docente do Departamento de Farmácia da Universidade de Brasília (UnB) e Orientador dos Programas de Pós-Graduação em Ciências Farmacêuticas, Saúde Coletiva e Assistência Farmacêutica. Líder do Laboratório de Evidências e Estudos Farmacêuticos da UnB. Desenvolve pesquisas nas áreas de Assistência Farmacêutica, Farmácia Comunitária, Doenças Relacionadas à Pobreza e Saúde Baseada em Evidências.

Tiago Marques dos Reis

Farmacêutico. Mestre em Assistência Farmacêutica e Doutor em Ciências. Docente na Faculdade de Ciências Farmacêuticas da Universidade Federal de Alfenas (UNIFAL-MG). Coordenador do Programa de Pós-Graduação em Assistência Farmacêutica (PPGASFAR/UNIFAL-MG). Líder do Grupo de Pesquisa em Assistência Farmacêutica. Desenvolve pesquisas na área de Farmácia (subárea Farmácia Clínica, Assistência e Atenção Farmacêuticas).

Colaboradores

Adalberto Gustavo da Conceição Lopes

Farmacêutico. Integrante do Laboratório de Estudos Farmacêuticos da Universidade de Brasília (UnB).

Alessandra Rezende Mesquita

Farmacêutica. Mestre em Ciências Farmacêuticas e Doutora em Ciências da Saúde. Docente da Faculdade de Farmácia da Universidade Federal de Minas Gerais (UFMG).

Alice Paiva da Costa

Farmacêutica. Especialista em Saúde Mental do Adulto e em Farmácia Clínica e Hospitalar.

Alice Silva Costa

Enfermeira. Mestre e Doutora em Enfermagem. Especialista em Saúde da Família – modalidade Residência – e em Auditoria em Enfermagem.

Ana Cecília de Oliveira Souza

Farmacêutica. Especialista em Farmácia Clínica e Hospitalar Oncológica. Atua como Farmacêutica Clínica na Oncologia D'Or.

Ana Maria Rosa Freato Gonçalves

Farmacêutica. Mestre e Doutora em Ciências Farmacêuticas pela Faculdade de Ciências Farmacêuticas de Ribeirão Preto da Universidade de São Paulo (FCFRP/USP).

Ana Paula de Oliveira Barbosa

Farmacêutica. Especialista em Farmacologia e Dispensação Farmacêutica. Mestre e Doutora em Ciências Farmacêuticas. Consultora Técnica no Ministério da Saúde.

André de Oliveira Baldoni

Farmacêutico. Mestre e Doutor em Ciências Farmacêuticas. Docente e Pró-Reitor de Pesquisa e Pós-Graduação da Universidade Federal de São João del-Rei.

Andréa Homsi Dâmaso

Farmacêutica. Mestre e Doutora em Epidemiologia. Docente da Faculdade de Medicina da Universidade Federal de Pelotas (UFPel).

Anna Maly de Leão e Neves Eduardo

Farmacêutica. Mestre e Doutora em Ciências e Tecnologias em Saúde. Docente do Centro Universitário Uni LS, do Centro Universitário Uniprojeção e do Unyleya Educacional.

Ariane de Almeida Coelho

Nutricionista. Especialista em Nutrição Clínica com ênfase em Terapia Nutricional. Nutricionista da Secretaria de Estado de Saúde do Distrito Federal.

Audinei de Sousa Moura

Farmacêutico. Especialista em Atenção Farmacêutica. Mestre em Ciências Farmacêuticas. Doutorando em Ciências Farmacêuticas pela Universidade de Brasília (UnB). Farmacêutico na Secretaria de Estado de Saúde do Distrito Federal.

Bárbara Manuella Cardoso Sodré Alves

Farmacêutica. Especialista em Farmacologia Clínica e Prescrição Farmacêutica. Mestre e Doutora em Ciências Farmacêuticas.

Breno Ferreira Rocha Lima

Farmacêutico. Integrante do Laboratório de Estudos Farmacêuticos da Universidade de Brasília (UnB).

Bruna Maciel de Alencar

Farmacêutica e Psicóloga. Especialista em Farmacologia Clínica e em Vigilância Sanitária. Mestre e Doutora em Ciências Farmacêuticas.

Bruna Rabech Sousa Santos Pereira

Farmacêutica. Pós-Graduada em Farmácia Clínica e Hospitalar e Docência em Ciências da Saúde.

Camila Campos Dutra

Farmacêutica. Membro do Grupo Técnico de Trabalho do Conselho Regional de Farmácia de Minas Gerais.

Camila Francisca Tavares Chacarolli

Farmacêutica. Especialista em Farmacologia Clínica. MBA em Economia e Avaliação de Tecnologias em Saúde. Consultora no Ministério da Saúde. Farmacêutica do Hospital das Clínicas da Faculdade de Medicina de Ribeirão Preto da Universidade de São Paulo (HCFMRP/USP).

Camilla Luany Nunes Prado

Farmacêutica. Integrante do Laboratório de Estudos Farmacêuticos da Universidade de Brasília (UnB).

Camilo Molino Guidoni

Farmacêutico. Mestre e Doutor em Ciências Farmacêuticas. Docente da Universidade Estadual de Londrina (UEL). Coordena o Centro de Informação e Assistência Toxicológica do Hospital Universitário da UEL.

Carina Carvalho Silvestre

Farmacêutica. Especialista em Gestão da Assistência Farmacêutica. Mestre em Ciências Farmacêuticas e Doutora em Ciências da Saúde. Docente da Universidade Federal de Juiz de Fora (UFJF).

Carla Juliane Lima

Cirurgiã-Dentista. Especialista e Mestre em Ortodontia. Oficial Ortodontista pela Marinha do Brasil. Dentista na Secretaria de Estado de Saúde do Distrito Federal.

Caroline Moraes Tosta

Farmacêutica. Atua como Bioquímica no Laboratório Sabin Diagnóstico e Saúde. Tem experiência na área de Análises Clínicas, em Drogarias, Unidade Básica de Saúde e Farmácias Hospitalares.

Caroline Vieira Zaidan

Farmacêutica. Especialista em Farmácia Clínica e Hospitalar. Consultora Técnica no Ministério da Saúde.

Cássia Nogueira Barros

Farmacêutica. Colaboradora no Laboratório de Evidências e Estudos Farmacêuticos da Universidade de Brasília (UnB). Farmacêutica da Secretaria de Estado de Saúde do Distrito Federal.

Chiara Erminia da Rocha

Farmacêutica. Mestre em Saúde Coletiva e Doutora em Ciências da Saúde. Docente da Universidade Federal de Sergipe (UFS/Lagarto-SE).

Cínthia Caldas Rios Soares

Farmacêutica. Especialista em Farmacologia Clínica, em Gestão em Saúde e em Farmácia Clínica. Mestre e Doutora em Ciencias Farmacêuticas. Consultora Técnica no Ministério da Saúde.

Cleyverson da Silva dos Santos

Farmacêutico. Integrante do Laboratório de Estudos Farmacêuticos da Universidade de Brasília (UnB).

Dafny Oliveira de Matos

Farmacêutica. Especialização em Saúde Mental Infantojuvenil em Saúde Pública e em Farmacologia Clínica. Mestre em Saúde Coletiva. Doutoranda em Assistência Farmacêutica e Farmacêutica Clínica da Secretaria de Saúde do Distrito Federal.

Daniel Tenório da Silva

Farmacêutico. Mestre em Ciências Farmacêuticas e Doutor em Ciências da Saúde. Docente da Universidade Federal do Vale do São Francisco (UNIVASF).

Dayani Galato

Farmacêutica. Especialista em Farmácia Clínica. Mestre e Doutora em Química. Docente na Universidade de Brasília (UnB).

Dayde Lane Mendonça da Silva

Farmacêutica. Mestre e Doutora em Ciências Biológicas. Gerente de Ensino e Pesquisa do Hospital Universitário de Brasília. Docente na Universidade de Brasília (UnB).

Débora Priscila de Campos

Farmacêutica. Especialista em Gestão em Saúde. Mestre e Doutora em Ciências Farmacêuticas.

Débora Santos Lula Barros

Farmacêutica. Mestre e Doutora em Ciências Farmacêuticas. Docente da Universidade de Brasília (UnB). Integrante do Laboratório de Evidências e Estudos Farmacêuticos da UnB.

Diana Graziele dos Santos

Farmacêutica. Mestre em Ciências Farmacêuticas. Especialista em Gestão da Assistência Farmacêutica. Servidora da Agência Nacional de Vigilância Sanitária (Anvisa).

Djane Braz Duarte

Fisioterapeuta. Mestre e Doutora em Ciências Biológicas. Docente do Departamento de Farmácia da Universidade de Brasília (UnB).

Eduarda Souza da Silva

Farmacêutica. Especialista em Farmacologia e Farmácia Clínica e Hospitalar. Integrante do Laboratório de Evidências e Estudos Farmacêuticos da Universidade de Brasília (UnB). Mestre em Ciências Farmacêuticas.

Eliane de Fátima Duarte

Médica. Especialista em Saúde Reprodutiva e em Controle do Tabagismo. Mestre em Saúde Pública. Docente da McGill University, Canadá.

Eloá Fátima Ferreira de Medeiros

Farmacêutica e Nutricionista. Especialista em Farmacologia, Fitoterapia e Comportamento Alimentar. Mestre em Gerontologia e Doutora em Ciências da Saúde. Farmacêutica Clínica da Secretaria de Estado de Saúde do Distrito Federal.

Emília Vitória da Silva

Farmacêutica. Mestre e Doutora em Ciências da Saúde. Pós-Doutora em Ciências Farmacêuticas. Docente da Faculdade de Ciências e Tecnologias em Saúde de Ceilândia da Universidade de Brasília (UnB).

Érica Negrini Lia

Cirurgiã-Dentista. Pós-Doutora pela Universidade de São Paulo (USP). Doutora em Ciências da Saúde. Mestre em Ciências (Farmacologia). Docente do Departamento de Odontologia da Universidade de Brasília (UnB).

Evandro de Oliveira Lupatini

Farmacêutico. Residência em Farmácia. Especialista em Farmacologia Clínica. Especialista, Mestre e Doutor em Saúde Coletiva. Tecnologista do Ministério da Saúde.

Fabiana Brandão Alves Silva

Biomédica. Mestre e Doutora em Biologia Molecular. Docente do Departamento de Farmácia da Universidade de Brasília (UnB).

Felipe Melo Queiroz

Farmacêutico. Integrante do Laboratório de Estudos Farmacêuticos da Universidade de Brasília (UnB).

Felipe Tadeu Carvalho Santos

Farmacêutico. Especialista em Saúde da Família. Mestre e Doutor em Saúde Coletiva. Coordenador da Área Técnica de Assistência Farmacêutica da Secretaria Municipal de Saúde de São Paulo.

Fernando Zanghelini

Farmacêutico. Especialista em Economia e Avaliação de Tecnologias em Saúde. Mestre e Doutor em Inovação Terapêutica.

Francilene Amaral da Silva

Farmacêutica. Mestre e Doutora em Ciências Farmacêuticas. Docente da Universidade Federal de Sergipe (UFS).

Francisca Lumara da Costa Vaz

Enfermeira. Especialista em Gestão Pública em Saúde, Enfermagem do Trabalho e Enfermagem em Infectologia. Mestre em Saúde Coletiva. Enfermeira da Secretaria de Estado da Saúde do Distrito Federal.

Francisca Moreira Cotrim

Farmacêutica. Participou da Liga Acadêmica de Microbiologia e Imunologia Humana do Centro de Informações sobre Medicamentos e da A Voz da Ciência.

Francisco Álisson Paula de França

Farmacêutico. Especialista em Saúde Pública e em Gestão em Saúde. Mestre e Doutorando em Ciências Farmacêuticas pela Universidade de Brasília (UnB). Consultor Técnico no Ministério da Saúde.

Francisco Danilo Melo de Sousa

Farmacêutico. Especialista em Saúde Pública. Técnico Farmacêutico no Laboratório de Evidências e Estudos Farmacêuticos da Universidade de Brasília (UnB).

Gabriela Maicá Rodrigues

Farmacêutica. Especialista em Análises Clínicas e em Farmácia Clínica em Edocrinologia e Metabologia.

Gabriela Mantovani

Farmacêutica. Atuou como Colaboradora do Centro de Informações sobre Medicamentos e da Empresa Júnior de Farmácia da Universidade Federal de Alfenas (UNIFAL-MG).

Gabriele Aivi de Lima

Farmacêutica. Atuou como Bolsista de Extensão do Projeto Farmácia Baseada em Evidências.

Genival Araújo dos Santos Júnior

Farmacêutico. Mestre em Ciências Farmacêuticas. Doutor em Ciências da Saúde. Docente do Departamento de Farmácia e Nutrição da Universidade Federal do Espírito Santo (UFES) .

Giovanna de Souza Garotti Ribeiro

Farmacêutica. Colaborou no Centro de Informação de Medicamentos e na Empresa Júnior de Farmácia da Universidade Federal de Alfenas (UNIFAL-MG).

Guilherme Martins Gelfuso

Farmacêutico. Mestre em Ciências Farmacêuticas e Doutor em Ciências. Docente do Departamento de Farmácia da Universidade de Brasília (UnB).

Guilherme Rodrigues Vieira

Farmacêutico. Especialista em Farmácia Clínica e Hospitalar. Pesquisador na Fundação Oswaldo Cruz.

Gustavo Laine Araújo de Oliveira

Farmacêutico. Mestre em Saúde Pública e Doutor em Medicamentos e Assistência Farmacêutica. Servidor do Ministério da Saúde.

Gustavo Pereira Calado

Farmacêutico. Doutorando em Ciências Farmacêuticas pela Universidade de Brasília (UnB). Especialista em Fitoterapia e em Farmacologia Clínica e Prescrição Farmacêutica. Mestre em Ciências da Saúde. Docente no Centro Universitário UNDB e Faculdade Gianna Beretta.

Helaine Carneiro Capucho

Farmacêutica. Especialista em Farmácia Hospitalar e em Farmácia Clínica. Mestre e Doutora em Ciências Farmacêuticas. Docente da Universidade de Brasília (UnB).

Henrique Rodrigues de Oliveira

Farmacêutico. Mestre e Doutor em Ciências da Saúde. Consultor Técnico no Ministério da Saúde. Pesquisador do Laboratório de Ensaios Farmacológicos da Universidade de Brasília (UnB).

Isabelle Cristinne Pinto Costa

Enfermeira e Fonoaudióloga. Doutora e Mestre em Enfermagem. Docente da Universidade Federal de Alfenas (UNIFAL-MG).

Ivan Ricardo Zimmermann

Farmacêutico. Especialista em Economia e Avaliação de Tecnologias em Saúde. Doutor em Ciências da Saúde. Docente da Universidade de Brasília (UnB).

Izadora Menezes da Cunha Barros

Farmacêutica. Mestre em Ciências Farmacêuticas e Doutora em Ciências da Saúde. Docente da Universidade Federal de Sergipe (UFS).

Janaína Gomes Moreira

Farmacêutica. Integrante do Laboratório de Evidências e Estudos Farmacêuticos da Universidade de Brasília (UnB).

Jean Vinicius Cardoso dos Santos Ocampo

Farmacêutico. Farmacêutico Clínico da Rede Sarah de Hospitais de Reabilitação.

Jennifer Soares da Silva

Estudante de Farmácia. Integrante do Laboratório de Evidências e Estudos Farmacêuticos e do Laboratório de Farmacologia Molecular da Universidade de Brasília (UnB).

Jessica Tsai

Farmacêutica. Especialista em Controle de Qualidade, Pesquisa e Desenvolvimento Analítico e Assuntos Regulatórios.

Jocileide de Sousa Gomes

Farmacêutica. Especialista em Saúde Pública e em Atenção Farmacêutica. Mestre em Saúde, Sociedade e Endemias na Amazônia. Doutora em Ciências. Docente do Centro Universitário do Estado do Pará (Cesupa).

José Benedito Sousa de Oliveira

Fonoaudiólogo. Especialista em Disfagia. Pós-Graduado em Fonoaudiologia Hospitalar e Disfagia.

José Reinaldo Silva Costa

Farmacêutico. Especialista em Farmacologia Clínica e em Terapia Intensiva – modalidade Residência Multiprofissional. Farmacêutico na Secretaria de Estado de Saúde do Distrito Federal.

Josiane Oliveira Freire

Farmacêutica. Técnica em Análises Clínicas. Foi membro do Programa de Educação Tutorial do Centro de Farmacovigilância e da Liga de Farmacologia da Universidade Federal de Alfenas (UNIFAL-MG).

Júlia Fernandes Gonçalves

Farmacêutica. Integrante do Laboratório de Evidências e Estudos Farmacêuticos da Universidade de Brasília (UnB).

Juliana Lima Oliveira

Farmacêutica. Especialista em Auditoria em Saúde e em Farmacologia Clínica e Prescrição Farmacêutica. Docente de Curso Profissionalizante e Superior em Farmácia.

Juliana Maria de Albuquerque Vaz

Farmacêutica. Especialista em Saúde da Família – modalidade Residência Multiprofissional.

Julya da Silva Rodrigues

Farmacêutica. Integrante do Laboratório de Estudos Farmacêuticos da Universidade de Brasília (UnB).

Kamila Peres Gomes

Farmacêutica. Especialista em Farmácia Clínica e Hospitalar. Integrante do Laboratório de Evidências e Estudos Farmacêuticos da Universidade de Brasília (UnB).

Kamilla Danyelle Araújo Coelho

Farmacêutica. Integrante do Laboratório de Estudos Farmacêuticos da Universidade de Brasília (UnB).

Karla Adriana Paixão Lopes

Terapeuta Ocupacional. Especialista em Saúde da Família e em Terapia da Mão e Reabilitação Neurológica. Terapeuta da Secretaria de Estado de Saúde do Distrito Federal.

Kérilin Stancine Santos Rocha

Farmacêutica. Mestre em Ciências Farmacêuticas e Doutora em Ciências da Saúde. Docente do Departamento de Ciências Farmacêuticas da Universidade Federal do Espírito Santo (UFES).

Laís Alves Marques

Farmacêutica. Especialista em Farmácia Clínica e Hospitalar, Farmácia Clínica e Serviços Farmacêuticos. Mestre em Ciências da Saúde e Biológicas.

Laís Bié Pinto Bandeira

Farmacêutica. Especialista em Farmácia Clínica e Serviços Farmacêuticos. Mestre em Saúde Coletiva pela Universidade de Brasília (UnB). Consultora Técnica no Ministério da Saúde.

Laís de Fátima Barbosa

Farmacêutica. Foi membro do Centro de Informações sobre Medicamentos e da Empresa Júnior de Farmácia da Universidade Federal de Alfenas (UNIFAL-MG).

Laís Manuela Borges Ribeiro

Farmacêutica. Especialista em Farmácia Clínica e Hospitalar e em Cuidados Paliativos – modalidade Residência Multiprofissional. Farmacêutica na Universidade de Brasília (UnB).

Laís Rocha Antunes

Farmacêutica. Integrante do Laboratório de Evidências e Estudos Farmacêuticos da Universidade de Brasília (UnB).

Larissa França Abreu

Farmacêutica. Integrante do Laboratório de Estudos Farmacêuticos da Universidade de Brasília (UnB).

Leonardo Régis Leira Pereira

Farmacêutico. Mestre e Doutor em Ciências Farmacêuticas. Docente da Faculdade de Ciências Farmacêuticas de Ribeirão Preto da Universidade de São Paulo (FCMRP/USP).

Letícia Glauane Viana de Castro

Estudante de Farmácia. Integrante do Laboratório de Estudos Farmacêuticos da Universidade de Brasília (UnB).

Lia de Carvalho Moreira

Farmacêutica. Especialista em Farmácia Clínica e Prescrição Farmacêutica. Integrante do Laboratório de Estudos Farmacêuticos da Universidade de Brasília (UnB).

Lísia Helena Sales de Oliveira

Gestora de Recursos Humanos pela Universidade Tiradentes. Consultora Técnica no Ministério da Saúde.

Lorena Sales Hayashi

Farmacêutica. Mestre em Ciências Farmacêuticas. Especialista em Farmácia Clínica. Integrante do Laboratório de Estudos Farmacêuticos da Universidade de Brasília (UnB).

Luan Gabriel Neves de Almeida

Farmacêutico. Integrante do Laboratório de Estudos Farmacêuticos da Universidade de Brasília (UnB).

Luane Michel Winck

Farmacêutica. Mestre em Ciências Farmacêuticas. Especialista em Saúde da Familia e Comunidade. Integrante do Laboratório de Estudos Farmacêuticos da Universidade de Brasília (UnB).

Lucas Mateus Rodrigues Carvalho

Farmacêutico. Integrante do Laboratório de Evidências e Estudos Farmacêuticos da Universidade de Brasília (UnB). Mestrando em Ciências Farmacêuticas.

Luciene Alves Moreira Marques

Farmacêutica. Doutora em Ciências. Docente na Universidade Federal de Alfenas (UNIFAL-MG). Vice-Diretora da Sociedade Brasileira de Farmácia Clínica, regional Minas Gerais.

Luiza Borges Franco

Nutricionista. Mestre em Ciências da Saúde. Especialista em Farmácia Clínica. Integrante do Laboratório Value Health da Universidade de Brasília (UnB).

Mani Indiana Funez

Enfermeira. Mestre e Doutora em Ciências. Docente da Faculdade de Ciências e Tecnologias em Saúde da Universidade de Brasília (UnB). Membro da Internacional Association for the Study of Pain.

Marcela Mofati Boechat

Farmacêutica. Especialista em Farmacologia Clínica. Integrante do Laboratório de Evidências e Estudos Farmacêuticos da Universidade de Brasília (UnB).

Marcos Luciano Moscardini

Farmacêutico. Especialista em Homeopatia. Servidor da Secretaria Municipal de Saúde de Pouso Alegre, Minas Gerais.

Marcus Túlio Batista Silva

Farmacêutico. Especialista em Saúde Coletiva e em Direito Sanitário. Farmacêutico Clínico da Secretaria de Estado de Saúde do Distrito Federal.

Maria Bernadete Rodrigues Queiroz

Farmacêutica. Especialista em Homeopatia e em Legislação Sanitária de Medicamentos. Mestre em Ciências da Saúde. Docente do Centro Universitário Distrito Federal (UDF).

Maria Christina dos Santos Verdam

Farmacêutica. Mestre em Patologia Tropical e Doutora em Ciências Farmacêuticas. Docente do Centro Multidisciplinar da Universidade Federal do Rio de Janeiro (UFRJ), em Macaé, e do Departamento de Farmácia da Universidade de Brasília.

Mariana Laundry de Mesquita

Farmacêutica. Mestre em Ciências da Saúde. Doutora em Ciências Médicas. Docente da Universidade de Brasília (UnB).

Matheus Galvão Alvares

Farmacêutico. Especialista em Farmácia Clínica e Hospitalar. MBA em Gestão Hospitalar e Serviços de Saúde. Mestre em Ciências Farmacêuticas.

Matheus Todt Aragão

Médico. Especialista em Dermatologia. Residência em Infectologia. Mestre e Doutor em Ciências da Saúde. Docente da Universidade Tiradentes e da Universidade Federal de Sergipe (UFS).

Mauricio Homem de Mello

Farmacêutico. Mestre e Doutor em Toxicologia. Docente do Departamento de Farmácia da Faculdade de Ciências da Saúde da Universidade de Brasília (UnB).

Nara Amanda Laismann

Farmacêutica. Mestra em Assistência Farmacêutica. Especialista em Farmácia Clínica e Atenção Farmacêutica. Integrante do Laboratório de Evidências e Estudos Farmacêuticos da Universidade de Brasília (UnB). Consultora Técnica no Ministério da Saúde.

Natália Carolina Gonçalves Crepalde

Nutricionista. Residência em Terapia Intensiva. Especialista em Nutrição Clínica Hospitalar e Ambulatorial.

Natássia Veruska Pereira Pinheiro

Farmacêutica. Especialista em Farmácia Clínica e Hospitalar. Mestranda em Ciências Farmacêuticas.

Nélio Gomes de Moura Junior

Farmacêutico. Doutorando em Ciências Farmacêuticas pela Universidade de Brasília (UnB). Especialista em Farmácia Clínica e Hospitalar e Farmácia Estética. Mestre em Ciências Médicas. Consultor Técnico no Ministério da Saúde.

Nícolas Silva Costa Gonçalves

Estudante de Farmácia. Integrante do Laboratório de Estudos Farmacêuticos da Universidade de Brasília (UnB).

Nicole Freitas de Mello

Farmacêutica. Especialista em Gestão de Políticas Informadas por Evidências. Mestre em Políticas Públicas em Saúde. Consultora Técnica no Ministério da Saúde.

Noemia Urruth Leão Tavares

Farmacêutica. Especialista em Farmacologia e Farmácia Hospitalar. Mestre em Ciências da Saúde. Doutora em Epidemiologia. Docente da Universidade de Brasília (UnB).

Pamela Alejandra Escalante Saavedra

Farmacêutica. Especialista em Farmácia Clínica. Mestre em Ciências da Saúde e Doutora em Ciências e Tecnologias em Saúde.

Patrícia Melo Aguiar

Farmacêutica. Mestre em Ciências Farmacêuticas e Doutora em Ciências. Docente da Faculdade de Ciências Farmacêuticas da Universidade de São Paulo (FCF/USP).

Pollyana Lyra e Oliveira

Farmacêutica. Especialista em Farmacologia. Atua no Laboratório de Imunologia dos Transplantes na Fundação Hemocentro de Brasília e no Corpo de Bombeiros Militar do Distrito Federal.

Rafael Araújo Silva

Farmacêutico. Especialista em Gestão Estratégica em Saúde. Atua no Corpo de Bombeiros Militar do Estado de Minas Gerais.

Rafael Mota Pinheiro

Farmacêutico. Mestre em Farmacologia e Doutor em Ciências Médicas. Docente da Universidade de Brasília (UnB).

Rafael Poloni

Farmacêutico. Doutor em Ciências. Coordenador-Geral de Assistência Farmacêutica Básica do Ministério da Saúde.

Rafaela Antunes Barbosa

Farmacêutica. Especialista em Farmácia Clínica e Prescrição Farmacêutica e em Fitoterapia e Suplementação.

Rafaela Crott Petrolino

Farmacêutica. Foi Membro do Centro de Informação de Medicamentos e da Empresa Júnior de Farmácia da Universidade Federal de Alfenas (UNIFAL-MG).

Rebeca Furriel Cavalcanti

Farmacêutica. Foi integrante do Laboratório de Estudos Farmacêuticos da Universidade de Brasília (UnB).

Rebeca Pereira de Sousa

Estudante de Farmácia. Integrante do Laboratório de Estudos Farmacêuticos da Universidade de Brasília (UnB).

Rinaldo Eduardo Machado de Oliveira

Farmacêutico. Especialista em Atenção Integral à Saúde – modalidade Residência Multiprofissional. Doutor e Mestre em Saúde Pública. Docente da Universidade de Brasília (UnB).

Rodrigo Fonseca Lima

Farmacêutico. Especialista em Farmácia Clínica e Hospitalar. Mestre em Ciências e Doutor em Ciências Farmacêuticas. Docente da Universidade de Brasília (UnB).

Rosângela Maria Gomes

Farmacêutica. Mestre e Doutora em Medicamentos e Assistência Farmacêutica. Consultora Técnica no Ministério da Saúde.

Sabrina Oliveira Campos de França

Farmacêutica. Especialista em Atenção Básica, Farmácia Clínica e Hospitalar, Docência no Ensino Superior.

Sara Rodrigues Oliveira

Farmacêutica. Especialista em Farmácia Clínica e Prescrição Farmacêutica. Farmacêutica Clínica Magistral.

Sarah Magalhães Ribeiro Mata

Farmacêutica e Técnica em Redes de Computadores. Mestranda em Assistência Farmacêutica.

Sarah Nascimento Silva

Farmacêutica. Especialista em Gestão Estratégica e Gestão da Assistência Farmacêutica. Mestre e Doutora em Medicamentos e Assistência Farmacêutica.

Saulo de Tarso Silva

Farmacêutico. Integrante do Laboratório de Estudos Farmacêuticos da Universidade de Brasília (UnB). Atua como Farmacêutico em uma rede de Farmácias do setor privado.

Simone de Araújo Medina Mendonça

Farmacêutica. Mestre em Ciências Farmacêuticas e Doutora em Medicamentos e Assistência Farmacêutica. Docente da Universidade Federal de Minas Gerais (UFMG).

Sônia Aparecida Figueiredo

Farmacêutica. Mestre e Doutora em Ciências Farmacêuticas. Docente na Universidade Federal de Alfenas (UNIFAL-MG).

Tácio de Mendonça Lima

Farmacêutico. Mestre em Ciências Farmacêuticas. Doutor em Ciências. Docente da Universidade Federal Fluminense (UFF).

Taís Gratieri

Farmacêutica. Doutora em Fármaco e Medicamentos. Docente da Universidade de Brasília (UnB).

Talita Bárbara Patrocínio

Farmacêutica. Especialista em Farmácia Clínica e Hospitalar.

Taynara Andrioli Campos

Farmacêutica. Atua como Especialista em Marketing para Profissionais da Saúde e Clínicas Estéticas.

Thatiane Bárbara de Barros

Farmacêutica. Especialista em Farmácia Clínica e Atenção Farmacêutica e em Saúde da Família – modalidade Residência Multiprofissional.

Verônica Cortez Ginani

Nutricionista. Especialista em Qualidade de Alimentos. Mestre e Doutora em Nutrição Humana. Docente da Universidade de Brasília (UnB).

Victória Kethen Santos Pessoa

Licenciada em Química. Membro do Grupo de Pesquisa Formação Interdisciplinar e Meio Ambiente da Universidade Federal de Sergipe (UFS).

Wallace Breno Barbosa

Farmacêutico. Especialista em Economia e Avaliação de Tecnologias. Mestre e Doutor em Medicamentos e Assistência Farmacêutica. Consultor Técnico no Ministério da Saúde.

Yone de Almeida Nascimento

Farmacêutica. Mestre em Ciências Farmacêuticas e Doutora em Medicamentos e Assistência Farmacêutica. Docente da Universidade Federal de Minas Gerais (UFMG).

Dedicatória

À Ariane, meu amor, por me apoiar sempre.
À Ana Lis e Melina, por fazerem tudo valer a pena.

Rafael Santos Santana
(Organizador)

À Marina e Ian, razão maior de minha vida.
Aos meus pais, pelo amor e oportunidades.

Tiago Marques dos Reis
(Organizador)

Prefácio

Aceitamos o convite para prefaciar esta obra com imensa alegria, pois participamos da formação de seus dois organizadores. O Rafael Santana foi aluno do Professor Divaldo durante a Graduação na Universidade Federal de Sergipe e já se destacava, por sua proatividade, liderança e competência profissional.

O Tiago Marques, por sua vez, realizou seu Mestrado e Doutorado sob orientação do Professor Leonardo e, desde aquela época, mostrava-se incomodado com a situação dos farmacêuticos nas farmácias comunitárias e buscava soluções para tornar esse profissional reconhecido pela sociedade.

Com sensibilidade única e em conjunto com os demais autores do livro, Rafael e Tiago nos levam a conhecer um tema atual e relevante para as atividades dos farmacêuticos do século XXI, principalmente pós-pandemia de Covid-19.

A farmácia comunitária, além de um local para aquisição de produtos, é um estabelecimento de saúde procurado pela população para adquirir serviços clínicos voltados à comunidade, como vacinas, testes rápidos, orientações e acompanhamento farmacoterapêutico.

Diante desse contexto, a obra nos apresenta um mundo novo do cuidado farmacêutico voltado para o manejo de sintomas menores. Um tema presente diariamente nas atividades do farmacêutico comunitário, principalmente por ser um conjunto de enfermidades que acomete uma parcela significativa da população, que geralmente procura ajuda nas farmácias comunitárias, em virtude do fácil acesso a elas.

Diante disso, um farmacêutico qualificado pode auxiliar a população que tem baixa literacidade em saúde e múltiplas necessidades relacionadas com o processo saúde-doença e farmacoterapia. Segundo a Organização Mundial da Saúde (OMS) (1998), o autocuidado e a automedicação são necessários em todos os países, pois nenhum sistema de saúde é suficientemente capaz de atender às demandas da população. Para que os farmacêuticos conduzam a denominada automedicação responsável com competência e segurança, é preciso que eles tenham a formação específica para o atendimento das necessidades relacionadas ao manejo de doenças autolimitadas.

Apesar de as diretrizes curriculares nacionais para o Ensino de Graduação em Farmácia de 2017 estabelecerem que o eixo de cuidado em saúde deve ter 50% da carga horária dos cursos, os currículos não têm disciplinas suficientes, como Fisiopatologia e Semiologia Farmacêutica, compatíveis com os países em que o farmacêutico é protagonista no manejo dos medicamentos isentos de prescrição médica. Portanto, os organizadores escolheram os conteúdos para que farmacêuticos desenvolvam serviços clínicos nas farmácias comunitárias, abordando capítulos como: Cefaleia, Febre, Dor Muscular, Diarreia, Náusea, Vômito, Azia, Resfriado, Tosse, Dor de Garganta, entre outros sintomas menores prevalentes.

Por fim, este livro é alternativa viável para avaliação de sinais e sintomas autolimitados, além do desenvolvimento do raciocínio clínico e das tomadas de decisão que poderão otimizar os processos de trabalho (as orientações, as indicações ou as prescrições farmacêuticas) na rotina da farmácia comunitária, ou seja, imperdível para graduandos, pós-graduandos e farmacêuticos que atuam na área clínica.

Prof. Dr. Divaldo Pereira de Lyra Junior
Professor da Universidade Federal de Sergipe e Coordenador do Laboratório de Ensino e Pesquisa em Farmácia Social

Prof. Dr. Leonardo Régis Leira Pereira
Professor da Universidade de São Paulo e Coordenador do Centro de Pesquisa em Assistência Farmacêutica e Farmácia Clínica

Apresentação

Farmácia Baseada em Evidências foi concebido com o objetivo de apoiar os farmacêuticos brasileiros na qualificação do atendimento da grande demanda de problemas de saúde autolimitados direcionados à farmácia, fornecendo aos profissionais da área um suporte clínico fundamentado nas melhores evidências disponíveis. Trata-se de uma obra inovadora, que se diferencia por apresentar diretrizes clínicas elaboradas a partir de uma extensa revisão de literatura científica disponível.

Com mais de 100 autores envolvidos no processo, incluindo farmacêuticos com ampla experiência na prática clínica, pesquisadores e professores universitários, o livro também conta com a participação de outros membros da equipe multidisciplinar, como dentistas, médicos, enfermeiros, nutricionistas e fisioterapeutas, o que assegura uma visão mais abrangente e colaborativa do cuidado, não restrita apenas à intervenção medicamentosa.

A obra está organizada em seções que abordam diversas áreas temáticas. Começa com: (i) uma introdução sobre o serviço de manejo de problemas autolimitados, noções básicas de saúde baseada em evidências e orientações mínimas para a aferição de sinais vitais. Seguem-se capítulos sobre (ii) condições dolorosas e saúde da mulher, que precedem seções dedicadas a (iii) transtornos gastrointestinais, (iv) problemas respiratórios e infecciosos, (v) problemas de saúde dermatológicos e, finalmente, (vi) condições de saúde mental e comportamental.

Cada capítulo, estruturado como uma diretriz clínica, segue um formato padrão e sequencial, que reflete o percurso formativo e a prática de atendimento farmacêutico. As diretrizes incluem: (i) uma introdução ao tema, (ii) definição dos objetivos do cuidado farmacêutico, (iii) orientações para avaliação e anamnese, além de uma análise das melhores evidências para (iv) intervenções não farmacológicas e (v) intervenções farmacológicas. Elas também fornecem orientações claras para (vi) identificação de sinais de alerta que justifiquem o encaminhamento médico e apresentam (vii) recomendações para o monitoramento dos pacientes.

Quadros padronizados foram elaborados com o intuito de acesso rápido a informações e perguntas sugestivas para anamnese farmacêutica, principais evidências e classificação segundo o método GRADE das intervenções farmacológicas e não farmacológicas, além de palavras-chave e sinais de alerta que devem ser observados. Essa estrutura facilita a padronização do atendimento, mas também oferece aos farmacêuticos as ferramentas necessárias para exercer um cuidado ético, eficaz e seguro, reforçando seu compromisso com a saúde e o bem-estar da comunidade.

Na visão dos organizadores, este livro é também um instrumento valioso para a formação e qualificação de estudantes e profissionais de Farmácia, com o propósito não apenas de ajudá-los a alcançar sucesso em suas carreiras, mas, acima de tudo, de cumprir seu papel social de melhorar a saúde das pessoas e de suas famílias. O objetivo é contribuir para a saúde pública do país, ajudando a ampliar acesso a cuidados de saúde com qualidade e reduzir a cultura da automedicação e os diferentes danos associados.

Rafael Santos Santana e Tiago Marques dos Reis
(Organizadores e editores da obra)

Sumário

1 Manejo de Problemas de Saúde Autolimitados

Rafael Santos Santana • Audinei de Sousa Moura • Yone de Almeida Nascimento • Laís Bié Pinto Bandeira • Alice Paiva da Costa • Bárbara Manuella Cardoso Sodré Alves • Janaína Gomes Moreira • Rosângela Maria Gomes • Francisco Danilo Melo de Sousa • André de Oliveira Baldoni • Leonardo Régis Leira Pereira • Dayde Lane Mendonça da Silva • Tiago Marques dos Reis

AUTOCUIDADO × AUTOMEDICAÇÃO

Uma parte da população não tem acesso aos serviços de saúde essenciais e há uma expectativa de que, nos próximos anos, haverá ainda mais escassez de profissionais de saúde em todo o mundo para prestar assistência, fazendo-se necessária a incorporação de novas estratégias de cuidado para atender, principalmente, às condições de fácil manejo e que possibilitem conter surtos de doenças.[1,2]

Nesse sentido, o autocuidado, que inclui medidas básicas de higiene, alimentação saudável, prática de atividades físicas e uso de medicamentos, podem vir a ser uma estratégia importante. Dessa forma, o paciente pode buscar por conta própria, para o seu autocuidado, o uso de medicamentos ou de outras estratégias terapêuticas, influenciado por seus conhecimentos, por pessoas próximas, pela mídia ou por um profissional de saúde.[3-5]

O autocuidado no uso de medicamentos, segundo a Organização Mundial de Saúde (OMS), é definido como automedicação responsável, e compreende uso de medicamentos aprovados pelas agências regulamentadoras, disponíveis sem receita médica e usados para tratar doenças ou sintomas autorreferidos.[6] Mesmo começando por iniciativa do usuário, é importante que esse processo aconteça com mediação de profissionais de saúde, especialmente do farmacêutico, orientando e esclarecendo sobre: como usar os medicamentos; como os efeitos do medicamento devem ser monitorados; possíveis interações; precauções e advertências; duração de uso; e quando procurar aconselhamento profissional.[7-9]

No Brasil, um inquérito populacional com mais de 40 mil pessoas, realizado pela Pesquisa Nacional sobre Acesso, Utilização e Promoção do Uso Racional de Medicamentos (PNAUM), identificou que 16% da população brasileira estava ou tinha acabado de automedicar-se (últimos 15 dias), destacando-se entre a população as mulheres e os adultos jovens.[10] Das 32 mil pessoas com 20 anos ou mais que responderam à pesquisa, notou-se aumento significativo na automedicação dos indivíduos que consideravam seu estado de saúde geral como médio, ruim ou muito ruim.[11]

O resultado identificado na PNAUM corrobora com estudos publicados até 2013 e identificados em uma revisão sistemática, nos quais os estudos de alta qualidade metodológica e que utilizaram período recordatório de 15 dias, indicou prevalência da automedicação de 35%.[12] Em contrapartida, uma estimativa do Ibope em 2011 mostrou que **cerca de 70% da população, quando necessita tratar desses problemas de saúde, procura diretamente pelo farmacêutico** na farmácia na expectativa de recomendação de medicamento ou outros cuidados em saúde.[13]

Estudos que analisam impactos positivos ou negativos da automedicação e do autocuidado no sistema de saúde são escassos, apesar de se tratar de uma prática disseminada, uma vez que **no Brasil quase 80% das pessoas com mais de 16 anos relatam utilizar medicamentos sem prescrição médica** ou farmacêutica.[14] Ademais, pessoas que praticam a automedicação relataram que 65% dos medicamentos utilizados eram medicamentos isentos de prescrição (MIPs).[10] Estimativas apontam que até 88,5% dos medicamentos dispensados por farmacêuticos são MIPs e que a maior parte dos pacientes (52%) vai à farmácia em busca desse tipo de medicamento.[15,16]

Dentro desse contexto, sabe-se que a automedicação, na maioria das vezes, visa resolver uma condição/problema de saúde autolimitado. Não há um consenso na literatura científica quanto à definição e quais condições de saúde caracterizar-se-iam como "autolimitados", tornando mais difícil a sistematização dos dados e o levantamento do impacto clínico, humanístico e econômico. Essas condições são denominadas e descritas de forma diferente entre os países, mas normalmente as definições abordam a baixa gravidade desses problemas e o uso de MIPs, como iremos abordar ao longo deste livro.[17-22]

No **Quadro 1.1** identificamos os principais problemas de saúde autolimitados que têm MIPs no Brasil ou que são frequentemente referenciados em guias ou documentos de manejo pelo farmacêutico comunitário.

MANEJO DE PROBLEMAS DE SAÚDE AUTOLIMITADOS NO MUNDO

Em 2016, o Conselho Federal de Farmácia (CFF) publicou o documento *Serviços farmacêuticos diretamente destinados ao paciente, à família e à comunidade: contextualização e arcabouço conceitual*, com a descrição e conceituação dos principais serviços clínicos desempenhados pelos farmacêuticos brasileiros. Nesse documento, o manejo de problema de saúde autolimitado está definido como: **"um serviço por meio do qual o farmacêutico acolhe uma demanda relativa ao problema de saúde autolimitado, identifica a necessidade de saúde, prescreve e orienta quanto a medidas não farmacológicas, medicamentos e outros produtos com finalidade terapêutica, cuja dispensação não exija prescrição médica e, quando necessário, encaminha o paciente a outro profissional ou serviço de saúde"**.[4]

Apesar de comum em todo o mundo, o Reino Unido e o Canadá são os países

Quadro 1.1

Problemas de saúde autolimitados frequentemente manejados na farmácia[23-26]

Grupo	Problema de saúde	GITE	CIAP
Agravos respiratórios[27-33]	Dor de garganta (faringite e laringite)	Sim	R21
	Resfriado e síndrome gripal	Sim	R74 R80
	Tosse	Sim	R05
	Rinites e sinusites	Sim	R74 R75
Febre e condições dolorosas[27-31,33-35]	Febre	Sim	A03
	Cefaleia	Sim	N01
	Dor de pescoço, muscular e lombar	Sim	L18 L03 L83
	Dor dental, apoio à dentição pediátrica e profilaxia de cáries	Sim	D19 D82
	Dismenorreia	Sim	X02
	Otite e problemas do ouvido	Não	H70
Problemas do sistema gastrointestinal[27-31,33-35]	Aftas e estomatites	Sim	D83
	Azia e dispepsia	Sim	D03 D07
	Diarreia	Sim	D11
	Constipação intestinal	Sim	D12
	Náuseas, vômitos e gases	Sim	D09 D10
	Hemorroidas	Sim	I89
Problemas dermatológicos[27-31,33-35]	Acne vulgar	Sim	S96
	Calos e verrugas	Sim	S20
	Queimaduras térmicas e solares	Sim	S14 S80
	Feridas cutâneas	Sim	S18 S19
	Dermatite atópica e de contato	Sim	S87 S88
	Caspa e dermatite seborreica	Sim	S86
	Urticária	Sim	S89
	Picadas de insetos	Sim	S12
Condições infecciosas[27-31,33-35]	Herpes labial	Não	S71
	Conjuntivites e outros problemas oculares	Sim	F70 F71
	Dermatomicoses	Sim	S74
	Parasitoses intestinais	Sim	D96
	Pediculose, escabiose e outras acaríases	Sim	S72 S73
Saúde sexual e reprodutiva[27-31,33-35]	Contracepção de emergência	Não	W10
	Prevenção de mastite e cuidados na gestação	Sim	W19 W94 W29
	Candidíase, vulvovaginites e infecções vaginais	Sim	X14 X84
	Menopausa e sintomas do climatério	Sim	X11
Outros problemas comuns[27-31,33-35]	Tabagismo	Sim	P17
	Insônia leve	Não	P06
	Deficiências nutricionais e suplementação	Sim	T91

Fonte: Autoria própria. GITE: Grupos e Indicações Terapêuticas; CIAP: Classificação Internacional de Atenção Primária.

que mais avançaram nesse tipo de serviço: com regulamentação governamental do serviço, estratégias de direcionamento dos pacientes, treinamento adicional dos farmacêuticos e remuneração pela atividade.[22,36] No mundo, a estimativa é que o serviço ofertado nas farmácias para problemas de saúde autolimitados tenha alcançado bons níveis de efetividade, com proporção de pacientes que relataram resolução completa dos sintomas variando de 68% a 94%.[17,36]

Além disso, há evidências de que o manejo de problemas de saúde autolimitados na farmácia impacta diretamente a redução da demanda de outros níveis do sistema de saúde. Foram observadas reduções que variaram de 21,6% a 61,3% na demanda por consultas médicas para manejo de problemas como pediculose, diarreia, constipação, congestão nasal, tosse, dor de cabeça, herpes labial, candidíase entre outras, apesar de não ter sido observada uma redução na demanda global de consultas médicas.[22,36,37] A confiança nos farmacêuticos e a conveniência foram os motivos mais comuns para escolher o serviço; menos de 4% apresentaram algum evento adverso.[38]

O serviço de manejo de problemas autolimitados, estruturado e com base em evidências, também mostrou resultados melhores que o suporte farmacêutico tradicional. Um ensaio clínico randomizado mostrou que pacientes atendidos por farmacêuticos previamente treinados tiveram 1,5 vez mais probabilidade de receber um encaminhamento apropriado e cinco vezes mais probabilidade de aderir aos cuidados em comparação com o grupo controle (atendimento farmacêutico normal). Isso promoveu aumento de pontuação na avaliação geral de saúde e o grupo intervenção alcançou 94% de resolução dos sintomas.[39]

Um estudo português demonstrou que em localidades mais afastadas dos grandes centros os problemas de saúde mais atendidos por farmacêuticos eram respiratórios (26,2%), seguidos dos digestivos (20,8%), cutâneos (19,1%), musculares ou ósseos (15,4%) e, por fim, problemas do sistema nervoso (13,1%). Dos 242 pacientes que receberam orientação farmacêutica, 210 (86,8%) relataram ter melhorado muito os sintomas.[40]

Outro estudo belga com 63 farmácias comunitárias observou que os sintomas gastrointestinais mais frequentemente relatados foram desconforto retroesternal em queimação (49,2%), regurgitação ácida (53,2%) e incômodo pós-prandial (51,2%). Embora quase 21% dos pacientes tenham recebido encaminhamento médico, 95,1% do total de pacientes que foram atendidos pelos farmacêuticos relataram alívio dos sintomas com MIPs.[41]

Um estudo inglês, com farmacêuticos previamente treinados para atendimento de pacientes com problemas de ouvido, nariz e olhos, com 408 pacientes, mostrou que 96% relataram melhora dos sintomas e satisfação com o atendimento.[42] Outro estudo da Escócia, com 75 farmácias, cujos farmacêuticos foram treinados para atendimento de infecções do trato urinário (ITU), impetigo e exacerbação da doença pulmonar obstrutiva crônica (DPOC), registrou o atendimento de 1.189 pacientes, dos quais 77,9% receberam medicamentos prescritos pelo farmacêutico, 9,1% receberam apenas aconselhamento e 16,7% foram encaminhados.

Em um programa americano de suporte à cessação do tabagismo por farmacêuticos, observou-se que 52% dos pacientes pararam de fumar após três meses e 32% pararam após seis meses, consideradas taxas altas de abstinência e demonstrando grande potencialidade de benefício desses pacientes.[43]

Os cuidados relacionados com problemas de saúde autolimitados geram benefícios que podem ir além dos resultados clínicos. A estimativa de custos e ressarcimento de serviços para resolução de problemas de saúde autolimitados em farmácias ainda é um desafio a ser superado, em virtude da variedade de métodos usados para identificar, mensurar e avaliar esses custos. Estudos apontam que o valor pago por esse tipo de atendimento variou aproximadamente entre 1 e 16 libras.[17,22,36] Em serviços com apoio governamental como o *Pharmacists Prescribing for Minor Ailments Programs* (PPMA), do Canadá, há remuneração direta para o farmacêutico pela prestação desses serviços em 18 dólares por consulta.[44]

FLUXO DE ATENDIMENTO

Para o fluxo desse livro estruturou-se uma proposta com base em orientações nacionais,[4] considerando também os fluxos internacionais, em que, após o acolhimento, o atendimento do farmacêutico deve ocorrer num processo de três etapas simples:

1. Avaliação.
2. Plano de cuidado.
3. Monitoramento dos resultados, visualizado na Figura 1.1.

O tempo e a qualidade desse processo de trabalho irá variar de acordo com a complexidade do caso, disponibilidade do paciente-farmacêutico e estrutura do serviço. Problemas sem sinais de alerta ou já familiarizados pelo usuário geralmente demandam menos tempo que transtornos produtivos ou usuários apressados e profissionais atarefados, assim como a qualidade do local de atendimento (consultório ou balcão) também tende afetar o desempenho e os resultados desse serviço.[45,46]

Como mencionado, o manejo de condições de saúde autolimitadas é o serviço prestado para atender à demanda

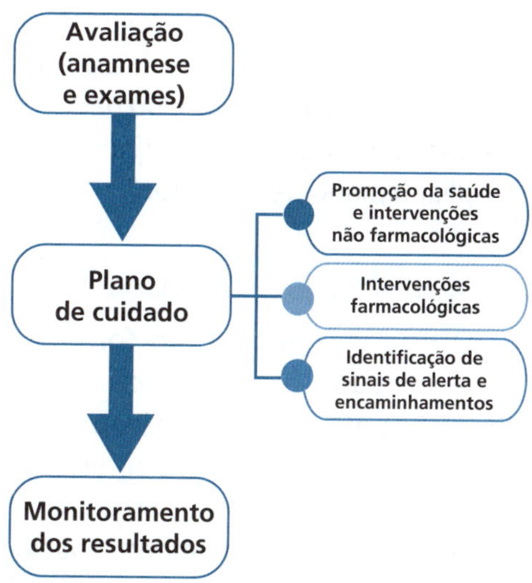

Figura 1.1. Fluxo de atendimento para manejo de problemas de saúde autolimitados (Brasil).

Fonte: Autoria própria.

de um paciente que, em geral, solicita ao farmacêutico a solução para uma queixa específica. Nesse serviço, o farmacêutico tem como objetivos:

1. Identificar necessidades e problemas de saúde do paciente.
2. Verificar sinais de alerta, que determinem a necessidade de encaminhamento ao médico e a outros serviços de saúde.
3. Propor melhor conduta para a resolução dos problemas, satisfação do paciente, otimização de recursos e do sistema de saúde.[17,47]

O farmacêutico deve estar consciente da responsabilidade profissional ao assumir atender à demanda relativa ao manejo de uma condição de saúde autolimitada. Esse é um contexto bem diferente de quando o paciente já foi avaliado previamente por outro profissional de saúde. Para decidir a melhor conduta a ser adotada, o profissional deve coletar as informações pertinentes, integrá-las para avaliar as necessidades do paciente e, em seguida, desenvolver, implementar e avaliar o plano de cuidado.[29]

ATIVIDADE PRÉVIA – ACOLHIMENTO

O usuário define, com formas e graus variados, o que é necessidade de saúde para ele, podendo apresentá-la enquanto demanda o serviço de saúde.[48] Em geral, aborda o profissional com uma queixa, normalmente relacionada com a presença de um sintoma, ou questionamento específico. Assim, no contexto das farmácias comunitárias, o acolhimento da demanda, em geral, tem início quando o paciente aborda o auxiliar de farmácia ou o farmacêutico com sua demanda de medicamentos.[29,49]

O acolhimento do paciente pode ser feito imediatamente pelo farmacêutico ou inicialmente pelo auxiliar/técnico de farmácia. As atribuições desse profissional tendem a variar consideravelmente de acordo com as normas regulatórias de cada país, assumindo diferentes funções. Contudo, vem se observando uma tendência de organização das atribuições da equipe, de modo que os auxiliares de farmácia tornem-se aliados para que o farmacêutico possa dedicar-se cada vez mais às atribuições clínicas, seja assumindo maior protagonismo nas atividades logísticas, seja triando e identificando usuários que se beneficiariam do cuidado farmacêutico.[50]

Um treinamento prévio dos auxiliares de farmácia para acolhimento dos pacientes com problemas de saúde autolimitados e encaminhamento para o farmacêutico é recomendado e tende a qualificar o serviço, evitar conflitos organizacionais e danos aos pacientes.[51,52]

O exercício da empatia e a escuta ativa são atributos essenciais para a comunicação com o paciente. É recomendável iniciar o acolhimento com cumprimentos, breve explicação do serviço e perguntas abertas que permitam deixar o paciente à vontade para o relato do caso. É necessário falar com calma e usar frases simples, lembrando sempre de confirmar o entendimento. Termos mais técnicos podem eventualmente ser utilizados para fins pedagógicos (sempre explicados e contextualizados) ou para pacientes com maior grau de letramento em saúde.[46,53]

Se o paciente tiver dificuldades de linguagem, leitura ou comunicação, o farmacêutico deve usar os meios adequados para fornecer-lhe as informações necessárias.[54] A adoção de uma boa estratégia de comunicação é fundamental para um bom acolhimento e uma consulta efetiva. A utilização exagerada de linguagem técnica confunde o paciente, impede a compreensão da informação e dificulta o estabelecimento da relação farmacêutico/paciente. O farmacêutico deve atentar-se às outras questões da comunicação verbal, como o tom de voz, a ênfase das palavras e as expressões culturais.[53]

Igualmente importante são os aspectos relacionados com a comunicação não verbal. Esta é considerada uma parte crítica e complexa da comunicação e envolve expressões faciais, movimentos de cabeça, gestos, toques, contato visual e posturas físicas. Na **Figura 1.2**, constam as principais sugestões aos profissionais de saúde para realização de uma consulta bem-sucedida, identificadas a partir de estudo com grande grupo de pacientes de quatro países.[55,56]

O acolhimento deve humanizar o atendimento e ser feito em ambiente adequado, que garanta conforto e privacidade ao paciente. Por esse motivo, recomenda-se que o farmacêutico, sempre que possível, encaminhe o paciente para um ambiente próprio para a realização do atendimento.

Antes de realizar o acolhimento propriamente dito do paciente, é recomendável preparar-se minimamente para consulta, verificando:[57]

1. **Ambiente e equipamentos**: avaliar sumariamente os equipamentos e as ferramentas

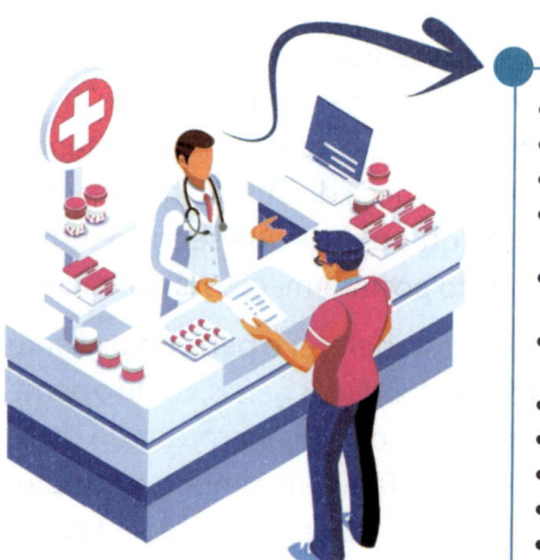

- Apresentar-se aos novos pacientes.
- Manter contato visual.
- Conversar calmamente e não demonstrar pressa.
- Evitar preconceito com o paciente ou com o caso e reconhecer a diversidade cultural.
- Tratar o paciente como um ser humano e não como um conjunto de sinais e sintomas.
- Prestar atenção às questões psicossociais e respeitar as pessoas como indivíduos únicos.
- Levar a sério informações e preocupações do paciente.
- Escutar com atenção e evitar interromper o paciente.
- Demonstrar compaixão e empatia.
- Ser sempre honesto, sem ser grosseiro.
- Evitar jargões técnicos e confirmar entendimento.
- Oferecer fontes de informação adicionais.
- Reconhecer que alguns grupos podem valer-se de práticas para promover a saúde e a cura que diferem da sua própria visão.

Figura 1.2. Sugestões de comunicação dos pacientes para os profissionais de saúde.[55,56]
Fonte: Adaptado de Besing et al. *e Jones.*

necessárias, a possibilidade de atendimento em ambiente mais reservado (idealmente consultório) ou a testagem prévia de sala virtual (telefarmácia).

2. **História do paciente**: no caso de consulta agendada e paciente frequente, pode ser estratégico revisar previamente sua história clínica.
3. **Autoavaliação**: estado emocional atual, necessidades fisiológicas, potenciais conflitos éticos ou profissionais do atendimento.

ETAPA 01 – AVALIAÇÃO

Nessa etapa, o farmacêutico deve coletar as informações necessárias para alcançar os objetivos do serviço. O paciente é a principal fonte de informação, mas o seu relato espontâneo pode ser insuficiente para o farmacêutico definir, com segurança, a conduta mais adequada, tornando-se necessária a realização da anamnese farmacêutica – entrevista de investigação – e a realização do exame físico e, eventualmente, de exames laboratoriais.[31,56]

Existem vários tipos de avaliação que podem ser conduzidas pelo farmacêutico. Entretanto, a avaliação com base nos sintomas é adequada quando o profissional busca atender à demanda para manejo de uma condição de saúde autolimitada.[31] Recomenda-se que o farmacêutico explique o motivo para a realização da anamnese, p. ex., *"para avaliar melhor o seu caso eu preciso fazer algumas perguntas; tudo bem?"*.[29]

A partir de então, o farmacêutico deve executar a anamnese combinando questões abertas com questões fechadas. Em geral, as questões abertas são usadas para permitir que o paciente relate a sua história, fornecendo informações a partir de sua perspectiva e englobam questões como: *"Como eu posso te ajudar"? "Você pode me falar um pouco mais sobre os sintomas/problemas que você está relatando"?* Por outro lado, as respostas a essas questões podem não fornecer o detalhamento necessário para o farmacêutico avaliar o paciente. Assim, ele deve mesclá-las com as questões fechadas, cujas respostas podem ser dadas com uma ou duas palavras e tem como objetivo coletar dados mais específicos, embora essas questões limitem as possibilidades de resposta do paciente.[29,56]

Cabe ressaltar que durante a avaliação do paciente o profissional deve ser capaz de coletar as informações importantes e organizá-las de forma eficiente. Assim, um processo de trabalho sistemático auxilia o profissional, evitando que ele esqueça de buscar informações importantes e evita que seja repetitivo, buscando por informações já coletadas.[31]

Para estabelecer o perfil do paciente são coletados dados gerais, como o nome do paciente, idade, gênero, estado civil e um contato. Também é importante obter informações sobre a profissão e ocupação para identificar possíveis problemas ocupacionais. Informações como escolaridade, possíveis limitações e existência de cuidador são essenciais para nortear a consulta.[31,58]

No momento da avaliação dos sintomas, o farmacêutico deve atentar-se para as várias maneiras pelas quais os sintomas são expressos pelos pacientes, em decorrência da variação no significado atribuído e da percepção dos sintomas por estes. É importante que o profissional não espere que o paciente expresse os sintomas ou queixas da maneira como ele espera, a partir de sua posição cultural. Essa é uma parte essencial do processo de cuidado para garantir uma prática centrada no paciente. **O farmacêutico deve estar atento a questões importantes como:**

a. **Tempo de início dos sintomas/sinais.**
b. **Localização precisa.**
c. **Características específicas do sintoma.**
d. **Gravidade.**
e. **Ambiente e horário do dia no qual os sintomas manifestaram-se.**
f. **Fatores que aliviam e agravam os sintomas.**
g. **Sinais e sintomas associados.**[31,54,56]

A anamnese pode ser facilitada com o uso de práticas mnemônicas que tendem a ampliar a completude de informações coletadas. Existem vários acrônimos na língua inglesa e todos apresentam, em geral, as mesmas questões a serem avaliadas. Em português, seguindo o acrônimo **"INDICO"**, o farmacêutico deve realizar perguntas para:[46,59]

- **I**dentificação do paciente: se homem, mulher, criança, idoso, qual o estado geral de saúde, grau de letramento em saúde, interesse pelo serviço ou pela resolução do problema.
- **N**atureza dos sinais e sintomas: qual a queixa principal, características da manifestação, localização, sintomas associados.
- **D**uração: desde quando acontece, se é recorrente, se está piorando, estável ou sente melhora.
- **I**niciou algum tratamento: se utilizou ou está utilizando algo no momento para essa queixa, caso seja recorrente, quais medicamentos normalmente utiliza ou quais condutas adota.
- **C**omorbidades: doenças adjacentes, grau de controle atual, medicamentos que utiliza para condições crônicas ou de uso contínuo.
- **O**utras situações: questões específicas relevantes como se está grávida ou amamentando, tem história de alergias medicamentosas, apresenta condições socioeconômicas para aquisição ou armazenamento adequado.

Cabe salientar que essas são questões gerais, que se aplicam a quase todas as demandas relativas às condições de saúde autolimitadas, mas que devem ser complementadas por questões específicas de cada queixa/sintoma avaliado.[31] Entretanto, não é objetivo desse guia discutir essas questões específicas, sendo recomendado que o farmacêutico procure guias de conduta específicos.

É fundamental que os farmacêuticos avaliem sempre o risco de agravamento da demanda apresentada pelo paciente. Assim, o profissional deve coletar uma breve história clínica e medicamentosa, pois a presença de determinadas condições, podem constituir-se em sinais de alerta que indicam a necessidade de atendimento imediato ou encaminhamento a profissionais/serviços de saúde.[31,48]

A avaliação da **história clínica** irá auxiliar o farmacêutico a definir se o paciente apresenta uma condição de saúde autolimitada ou se está diante do agravamento de condições de saúde preexistentes. A investigação sobre **história medicamentosa** também irá contribuir para o farmacêutico avaliar se o sintoma apresentado pelo paciente é decorrente do uso de algum medicamento que necessite de manejo junto ao profissional prescritor.[54,60]

Informações sobre **preferências e crenças do paciente, experiências de medicação, condição econômica do paciente, bem como sua acessibilidade a medicamentos e serviços de saúde** também contribuem para o processo de tomada de decisão do farmacêutico, especialmente no Brasil, dado o grande número de pacientes com dificuldades de acesso a medicamentos.[58,61]

Quando a avaliação estiver completa pode ser útil fazer um rápido resumo para o paciente, permitindo que ele concorde ou não com a interpretação do profissional e, se necessário, permitindo a sua correção ou a coleta de informações adicionais.[31,56]

Outra etapa na coleta e avaliação do paciente inclui a realização de exame físico. Comparados com outros profissionais e, em virtude de seu escopo de prática profissional, os farmacêuticos, em geral, não realizam um exame físico completo. Entretanto, algumas informações podem ser rapidamente obtidas por meio da observação do paciente. É importante notar questões como:[29,31,56]

- Idade.
- Cor da pele (palidez, cianose, sinais de icterícia).
- Presença de lesões.
- Expressões faciais, que devem ser consistentes com o discurso do paciente.
- Nível de consciência e orientação (pessoal, tempo, espaço).
- Sinais de estresse agudo (p. ex., sinais de dificuldade respiratória ou sinais de ansiedade aguda).
- Estado nutricional, que deve ser compatível com a altura e estrutura corporal.
- Mobilidade (postura adequada, ambos os lados do corpo devem mover-se ao mesmo tempo; caminhar equilibrado).
- Comportamento (cooperativo, com discurso claro e compreensível).
- Forma de vestir-se (de acordo com o clima e a higiene).

A aferição dos sinais vitais (pressão arterial – PA, frequência cardíaca, frequência respiratória, temperatura e nível de dor) pode ser importante para descartar sinais de alerta ou condições que demandem encaminhamento. São verificações relativamente simples e recomendadas para a maioria dos profissionais de saúde.[46] A própria Diretriz Brasileira de Hipertensão Arterial recomenda que *"a PA deve ser medida em toda avaliação por médicos, de qualquer especialidade, e por todos os profissionais da saúde devidamente capacitados"*.[62]

Se disponível, podem ser realizados determinados exames bioquímicos de menor complexidade do tipo *Point-of-Care Testing*, com intuito de descartar condições crônicas ou situações especiais, como exames de glicemia capilar, beta-HCG, perfil lipídico ou testes rápidos para doenças infecciosas como Covid-19, HIV ou dengue, por exemplo.[63,64]

ETAPA 02 – PLANO DE CUIDADO

O plano de cuidado deve ser construído em conjunto com o paciente, contemplando suas crenças e preferências. É fundamental que o paciente participe, inclusive, da definição das intervenções e alternativas terapêuticas.[27,65,66] No manejo de problemas de saúde autolimitados o conjunto de intervenções é variado, mas normalmente está contido em três categorias principais (Figura 1.3). Essas intervenções podem ocorrer como alternativas excludentes ou como atividades que se somam para alcance dos objetivos e das metas terapêuticas.[66,67]

Traçando objetivos ou metas terapêuticas

Uma vez identificado o problema de saúde autolimitado, traçar adequadamente os objetivos terapêuticos (alvos principais das intervenções) e as metas (detalhamento dos alvos e prazos esperados) permite aos profissionais monitorar de forma adequada o plano de cuidado, pois eles estabelecem os resultados esperados com as intervenções propostas. **Os objetivos e as metas terapêuticas devem ser individualizados,**

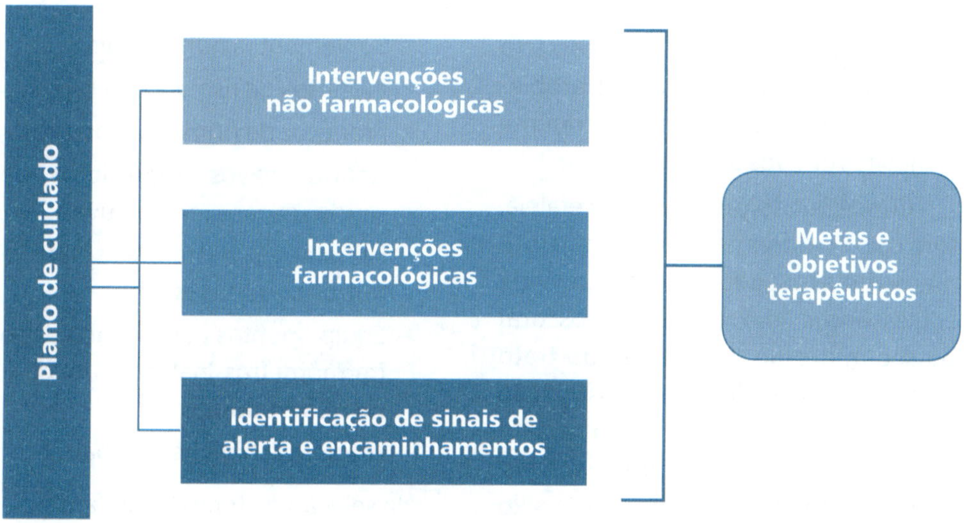

Figura 1.3. Intervenções comuns do plano de cuidado para manejo de problemas de saúde autolimitados.
Fonte: Autoria própria.

realistas, facilmente observáveis e pactuados com o paciente.[29,31]

De maneira geral, os objetivos terapêuticos da maioria dos problemas de saúde autolimitados estão focados no alívio dos sintomas e na abreviação da duração para promover qualidade de vida ao paciente. Os prazos definidos nas metas são variáveis, mas é muito comum que estejam dentro do intervalo de 1 a 2 semanas, pois a não remissão dos sintomas é sinal de alerta.[17,29]

Promoção da saúde e intervenções não farmacológicas

Sabe-se que o futuro dos sistemas e serviços de saúde está em investir cada vez mais nas ações de promoção da saúde dado o crescente número de condições crônicas e problemas de saúde decorrentes do estilo de vida das populações.[68-70] É importante que os farmacêuticos entendam seu papel nesse novo cenário e preparem-se para ofertar mais ações de educação em saúde e promoção do autocuidado. É necessário observar que grande parte dos problemas de saúde autolimitados é decorrente de hábitos nocivos do estilo de vida.[21,71,72]

Condições dolorosas como cefaleia, torcicolo ou dores na lombar estão intimamente associadas a ritmos de vida estressantes, má conduta postural ou sedentarismo. Problemas do trato intestinal, como diarreia, constipação e dispepsia são recorrentes em pacientes com hábitos alimentares danosos, abuso de bebidas alcoólicas ou baixo grau de autoconhecimento corporal. Condições respiratórias e infecciosas, como resfriados, rinossinusites, dermatomicoses ou herpes labial, estão muitas vezes associadas ao desconhecimento de práticas de higiene social ou hábitos de vida que deprimem seu sistema imunológico.[21,71,72]

Estudo com 2.066 pacientes de farmácias comunitárias apontou que os participantes gostariam de receber orientações de farmacêuticos para cessação do tabagismo (56%), prevenção da obesidade (57%) e promoção de estilo de vida saudável (52%).[73] Portanto, é imperativo que o farmacêutico assuma maior protagonismo nas ações de promoção da saúde, pelo seu papel estratégico de profissional de saúde e cidadão.[74,75]

Além das recomendações de mudanças de hábitos de vida e intervenções educativas, o farmacêutico, muitas vezes, tem à sua disposição um bom arsenal de produtos não farmacológicos na farmácia que podem frequentemente substituir ou complementar as demais intervenções, com destaque para:

- Suplementos nutricionais.
- Produtos de uso odontológico.
- Produtos de primeiros socorros.
- Contraceptivos e produtos de saúde sexual e reprodutiva.
- Hidratantes, protetores solares e outros cosméticos.
- Equipamentos para autocuidado (termômetros, inaladores, glicosímetros e outros).
- Artigos de higiene pessoal.

Na seleção de terapia não farmacológica é importante levar em consideração as necessidades e especificidades do paciente, as precauções de uso e as melhores evidências de efetividade e segurança. Importante lembrar que as intervenções e recomendações não farmacológicas também fazem parte da prescrição farmacêutica como regulamentado pelo Conselho Federal de Farmácia (CFF) e, como tal, podem e devem constar nos registros da farmácia e do paciente.[67,76]

Intervenções farmacológicas

No Brasil, está regulamentada a **prescrição, por farmacêuticos, de medicamentos cuja dispensação não exija prescrição médica, incluindo medicamentos industrializados e preparações magistrais (alopáticos ou dinamizados), plantas medicinais e fármacos vegetais.**[67,76]

A seleção da terapia farmacológica deve resultar de um processo de decisão que considere as demandas e necessidades identificadas, a avaliação do impacto real daquela condição na saúde do paciente, assim como as consequências de não tratar, como mostra a Figura 1.4. Caso o farmacêutico identifique que o paciente pode beneficiar-se de um tratamento farmacológico (necessidade), ele deve, então, escolher a melhor opção disponível, levar em consideração aspectos relacionados com a efetividade, a segurança e a conveniência das opções farmacológicas disponíveis. Além disso, deve considerar as características individuais do paciente, como estado geral de saúde, idade, alergias e eventos adversos anteriores, comorbidades e medicamentos em uso.[17,30]

Em conformidade com a Resolução CFF nº 586 de 2013, a prescrição farmacêutica deverá conter os seguintes

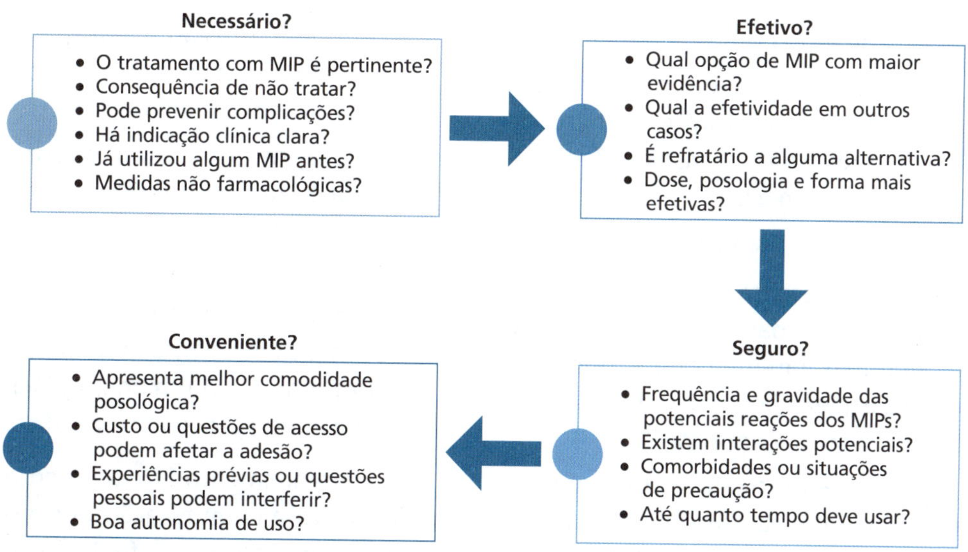

Figura 1.4. Parâmetros usados no processo de avaliação das alternativas farmacológicas para o manejo das condições de saúde autolimitados. MIP: medicamentos isentos de prescrição.
Fonte: Autoria própria.

componentes mínimos, conforme descritos na **Figura 1.4**:

1. Identificação do estabelecimento farmacêutico, consultório ou do serviço de saúde ao qual o farmacêutico está vinculado.
2. Nome completo e contato do paciente.
3. Descrição da terapia farmacológica, quando houver, incluindo as seguintes informações:
   a. Nome do medicamento ou formulação, concentração, forma farmacêutica e via de administração.
   b. Dose, frequência de administração do medicamento e duração do tratamento.
   c. Instruções adicionais, quando necessário.
4. Descrição da terapia não farmacológica ou de outra intervenção relativa ao cuidado do paciente, quando houver.
5. Nome completo do farmacêutico, assinatura e número de registro no Conselho Regional de Farmácia.
6. Local e data da prescrição.

Após a prescrição é fundamental deixar claro para o paciente quais e quando os sintomas irão melhorar e, principalmente, o que fazer caso o resultado esperado não seja alcançado.[29,49]

Importante destacar que apenas o conhecimento dos fármacos não é suficiente para o manejo adequado do problema de saúde ou mesmo para realizar de forma satisfatória a prescrição farmacêutica. O conhecimento do problema, suas características, sinais de alerta, opções terapêuticas com maior e menor evidência são fundamentais para um cuidado exitoso. O farmacêutico deve fazer uso de diretrizes clínicas, protocolos ou guias de prática clínica sobre esses problemas de saúde, de preferência adaptados ao manejo na farmácia.

Identificação de sinais de alerta e encaminhamento a outro serviço/profissional

Ao identificar um sinal/sintoma ou uma situação que se caracterize como alerta, o profissional deve encaminhar o paciente ao serviço de saúde adequado. Enquadram-se nessa condição, em geral, pessoas:[17,29]

1. Que apresentam sinais e/ou sintomas de maior gravidade.
2. Que apresentam sintomas aparentemente autolimitados, mas com uma duração maior que o previsto, indicando a necessidade de um diagnóstico preciso.
3. Que apresentam um quadro pouco claro, e o farmacêutico apresenta dúvidas acerca da condição de saúde relatada.
4. Em condições especiais (gravidez, primeira infância, imunodeprimidos, outros) com manejo difícil para aquele problema específico.

O encaminhamento é o documento que formaliza a comunicação entre o farmacêutico e outros profissionais e deverá ocorrer de forma orientada, de modo que o paciente compreenda seu estado e possa seguir as orientações. Do mesmo modo, deve fazer uma breve descrição do raciocínio clínico que o guiou a ao encaminhamento do paciente para que o outro profissional entenda a situação atual do paciente.[67,77]

Ao decidir pelo encaminhamento, o farmacêutico deve diferenciar claramente:[31]

1. Casos de maior gravidade, que requerem atendimento imediato e, eventualmente, acionamento de serviços de transporte.
2. Casos de gravidade leve ou moderada, que não exigem atendimento imediato, podem eventualmente beneficiar-se de MIPs ou orientações, mas necessitam de acompanhamento especializado.

É aconselhável que o farmacêutico coloque-se à disposição do profissional que dará continuidade ao cuidado e, se possível, verifique os resultados obtidos após algum tempo.

ETAPA 03 – MONITORAMENTO DOS RESULTADOS

Uma etapa crítica no processo de atendimento desses pacientes é o acompanhamento do caso e a avaliação dos resultados. A monitorização adequada do paciente possibilita identificar se as intervenções adotadas foram suficientes para resolver o problema apresentado, se surgiram novos problemas e se é necessário adotar medidas adicionais.[49,56]

O foco dessa etapa é a reavaliação dos sinais e sintomas apresentados inicialmente pelo paciente, sua evolução e efetividade das intervenções realizadas.[29,31]

A escolha do tratamento será realizada considerando os critérios de necessidade, efetividade, segurança e conveniência. Portanto, a monitorização e a avaliação dos resultados também devem considerar esses critérios, e pode ser resumida em duas grandes questões:[31,66]

"O tratamento indicado foi efetivo, ou seja, atingiu os objetivos traçados?

"Houve o aparecimento de alguma reação adversa ou evento inesperado?"

A **monitorização pode ser passiva**, quando o profissional explica ao paciente o que fazer, e/ou quando o tratamento não se mostra mais necessário, efetivo, seguro ou conveniente. Nesse caso, a monitorização é realizada pelo próprio paciente. Nas situações nas quais o farmacêutico está atendendo à demanda de uma situação clínica autolimitada, que irá se resolver em poucos dias, a monitorização passiva pode ser indicada. Mas, nesse caso, é importante salientar a responsabilidade do profissional em garantir que o paciente saiba o que fazer caso os resultados esperados não sejam alcançados e quando o paciente deve procurar ajuda de outro profissional se os sintomas não melhorarem.[27,31,49,66]

Por outro lado, algumas situações podem exigir a **monitorização ativa**, na qual é necessário marcar um novo atendimento para verificar o progresso do tratamento proposto.

Poderão evidenciar-se quatro diferentes resultados:[27,66]

1. Resolução completa do problema de saúde autolimitado.
2. Melhora parcial, porém mantendo um progresso positivo.
3. Ausência de melhora (quadro em estabilidade não esperada).
4. Piora dos sinais e sintomas e aparente progressão do problema de saúde.

No primeiro caso, o farmacêutico evidencia a efetividade das intervenções realizadas. No segundo e, especialmente, no terceiro caso, deve suscitar alterações no plano de cuidado. No último caso, é necessário o encaminhamento do paciente.

Referências bibliográficas

1. Campbell J, Dussault G, Buchan J, Pozo-Martin F, Guerra Arias M, Leone C, et al. A universal truth: No health without a workforce. World Health Organization. 2013.
2. Mohammadi D. Research brief. Lancet Infect Dis. 2020;20(2):177.
3. Senn HJ. Treatment-induced complications and frequent errors in cytostatic therapy. Schweiz Med Wochenschr. 1978;108(32):1216-22.
4. Conselho Federal de Farmácia. Serviços farmacêuticos diretamente destinados ao paciente, à família e à comunidade: contextualização e arcabouço conceitual. Vol. 4. 2016. 200 p.
5. NMA. The nonprescription medicine academy's definition of self care. 2020.
6. World Health Organization, WHO. The role of the pharmacist in self-care and self-medication contents. Who. 2014;1-11.
7. Domingues PHF, Galvão TF, Andrade KRC, Araújo PC, Silva MT, Pereira MG. Prevalência e fatores associados à automedicação em adultos no Distrito Federal: estudo transversal de base populacional. Epidemiol Serv Saude. 2017;26(2):319-30.
8. Schweim H, Ullmann M. Media influence on risk competence in self-medication and self-treatment. GMS German Medical Science. 2015;13:1-14.
9. Brass EP, Lofstedt R, Renn O. Improving the decision-making process for nonprescription drugs: a framework for benefit-risk assessment. Clin Pharmacol Ther. 2011;90(6):791-803.
10. Arrais PSD, Fernandes MEP, Pizzol TD, Ramos LR, Mengue SS, Luiza VL, et al. Prevalence of self-medication in Brazil and associated factors. Rev Saude Publica. 2016;50(suppl 2):13s.
11. Pons EDS, Knauth DR, Vigo Á, Mengue SS. Predisposing factors to the practice of self-medication in Brazil: Results from the National Survey on Access, Use and Promotion of Rational Use of Medicines (PNAUM). PLoS One. 2017;12(12):e0189098.
12. Domingues PHF, Galvão TF, Andrade KRC, Sá PTT, Silva MT, Pereira MG. Prevalence of self-medication in the adult population of Brazil: a systematic review. Rev Saude Publica. 2015;49:36.
13. IBOPE. Percepções sobre medicamentos. Disponível na Internet: https://www.interfarma.org.br/public/files/biblioteca/29-ibopeinterfarmasite.pdf. 2011.
14. ICTQ. Pesquisa – Automedicação no Brasil. 2018. Disponível na Internet: https://www.ictq.com.br/pesquisa-do-ictq/871-pesquisa-automedicacao-no-brasil-2018.
15. Associação Brasileira da Indústria de Medicamentos Isentos de Prescrição. Principal motivo das compras nas farmácias são MIPs. Disponível na Internet: https://abimip.org.br/noticia/16-conexao-abimip-no-5-02052018. 2021.
16. Mota K F, Pereira ML, Coelho EB, Reis TM, Nascimento MMG, Obreli-Neto PR, et al. Medicamentos isentos de prescrição (MIP): o farmacêutico pode prescrever, mas ele sabe o que são? Revista de la OFIL. 2020;30(1):52-5.
17. Amador N, Baixauli V, Climent MT, Colomer V, García-Agudo O, García-Cárdenas MV et al., Indica-Pro. Evaluación del impacto clínico, humanístico y económico del Servicio de Indicación Farmacéutica en el ámbito de la farmacia comunitaria. Granada, España; 2019.
18. Health Rights Information Scotland. The NHS Minor Ailment Service at your local pharmacy. 2017.
19. NHS England. Advanced Service Specification – NHS Community Pharmacist Consultation Service. 2019.
20. NPA. Community Pharmacist Consultation Service (CPCS) – NPA. National Pharmacy Association Ltd. 2021.
21. Davies NM. Minor ailments and self-limiting conditions NOT. Can Pharm J. 2014;147(3):137.
22. Lee R, McCarthy L. Canadian "minor ailments" programs. Can Pharm J. 2015;148(6):302-4.
23. WONCA WO of FD. Classificação Internacional de Atenção Primária (CIAP 2). 2nd ed. 2009. 200 p.
24. Agência Nacional de Vigilância Sanitária. Resolução da Diretoria Colegiada nº 138, de 29 de maio de 2003, que dispõe sobre o enquadramento na categoria de venda de medicamentos. 2003.

25. Agência Nacional de Vigilância Sanitária. RDC nº 98, de 1º de agosto de 2016. Dispõe sobre os critérios e procedimentos para o enquadramento de medicamentos como isentos de prescrição e o reenquadramento como medicamentos sob prescrição, e dá outras providências. 2016.
26. Agência Nacional de Vigilância Sanitária. Instrução Normativa nº 11, de 29 de setembro de 2016. Dispõe sobre a lista de medicamentos isentos de prescrição. 2016.
27. Blenkinsopp A, Paxton P, Blenkinsopp J. Symptoms in the pharmacy – a guide to the management of common illness. Hoboken: Wiley; 2018. p. 432.
28. Santos PCJ L, Rocha Ce, Caleb P. Cuidado Farmacêutico aos pacientes com distúbios menores. Rio de Janeiro: Atheneu, 2019.
29. Krinsky DL, Ferreri SP, Hemstreet B, Hume AL, Newton GD, Rollins CJ, et al. Handbook of nonprescription drugs: an interactive approach to self-care. 20th ed. Washington, Apha, 2020.
30. Marques LAM. Prescrição farmacêutica: em problemas de saúde autolimitados. Farma Editora; 2019.
31. Mahmoud SH. Patient assessment in clinical pharmacy. Mahmoud SH, editor. Springer International Publishing; 2019.
32. Galato D, Silva WB, Melo AC, Frade JCQPF. Curso online: prescrição farmacêutica no manejo de problemas de saúde autolimitados: módulo 2: unidade 3: documentação do processo de atendimento e da prescrição farmacêutica. Brasília; 2015.
33. Baos V, Dáder MJF. Protocolos de indicación farmacéutica y criterios de derivación al médico en síntomas menores. Madrid: GIAF, 2008.
34. Winck LM. Análise das diretrizes clínicas para manejo da tosse aguda segundo agree ii e proposta de diretriz para cuidado farmacêutico. Universidade de Brasilia; 2020.
35. Conselho Federal de Farmácia. Guia de prática clínica: sinais e sintomas não específicos – febre. Conselho Federal de Farmácia, Brasília: Conselho Federal de Farmácia; 2018.
36. Paudyal V, Watson MC, Sach T, Porteous T, Bond CM, Wright DJ, et al. Are pharmacy-based minor ailment schemes a substitute for other service providers? Br J Gen Pract. 2013;63(612):e472-81.
37. Bojke C, Gravelle H, Hassell K, Whittington Z. Increasing patient choice in primary care: the management of minor ailments. Health Econ. 2004;13(1):73-86.
38. Mansell K, Bootsman N, Kuntz A, Taylor J. Evaluating pharmacist prescribing for minor ailments. International J Pharm Pract. 2015;23(2):95-101.
39. Dineen-Griffin S, Benrimoj SI, Rogers K, Williams KA, Garcia-Cardenas V. Cluster randomised controlled trial evaluating the clinical and humanistic impact of a pharmacist-led minor ailment service. BMJ Qual Saf. 2020;29(11):921-31.
40. Coelho RB, Costa FA. Impact of pharmaceutical counseling in minor health problems in rural Portugal. Pharmacy Practice. Pharm Pract. 2014;12(4):451.
41. Mehuys E, Van Bortel L, De Bolle L, Van Tongelen I, Remon JP, De Looze D. Self-medication of upper gastrointestinal symptoms: A community pharmacy study. Ann Pharmacother. 2009;43(5):890-8.
42. Hall G, Cork T, White S, Berry H, Smith L. Evaluation of a new patient consultation initiative in community pharmacy for ear, nose and throat and eye conditions. BMC Health Serv Res. 2019;19(1):285.
43. Zillich AJ, Ryan M, Adams A, Yeager B, Farris K. Effectiveness of a pharmacist-based smoking-cessation program and its impact on quality of life. Pharmacotherapy. 2002;22(6):759-65.
44. Rafferty E, Yaghoubi M, Taylor J, Farag M. Costs and savings associated with a pharmacists prescribing for minor ailments program in Saskatchewan. Cost Effectiveness and Resource Allocation. 2017; 15(1):1-11.
45. Blenkinsopp A, Paxton P, Blenkinsopp J. O doente na Farmácia: Guia de Conduta nas doenças comuns. São Paulo, Andrei; 2017.
46. Correr CJ, Otuki MF. A Prática Farmacêutica na Farmácia comunitária. Porto Alegre: Artmed; 2013.
47. Correr CJ. Farmácia Clínica e a prestação de serviços farmacêuticos. São Paulo, Practice; 2016.
48. Ministério da Saúde. Acolhimento à demanda espontânea. Cadernos de Atenção Básica. 2013.
49. De-Vries T, Henning R, Hogerzeil H, Fresle D. Guide to good prescribing: a practical manual. World Health Organization Action Programme on Essential Drugs Geneva WHO/DAP/94.11. 2003.
50. Koehler T, Brown A. A global picture of pharmacy technician and other pharmacy support workforce cadres. Res Social Adm Pharm. 2017;13(2):271-9.
51. Gregory PAM, Austin Z. Conflict in community pharmacy practice. Can Pharm J. 2017;150(1):32-41.
52. Myers CE. Opportunities and challenges related to pharmacy technicians in supporting optimal pharmacy practice models in health systems. Am J Health Syst Pharm. 2011;68(12):1128-36.
53. Berger B. Habilidades de comunicação para farmacêuticos. Washington: Apha; 2011.
54. College of Pharmacists of Manitoba. A Guide to Pharmacy Practice in Manitoba. Winnipeg; 2018.
55. Bensing JM, Deveugele M, Moretti F, Fletcher I, van Vliet L, Van Bogaert M, et al. How to make the medical consultation more successful from a patient's perspective? Tips for doctors and patients from lay people in the United Kingdom, Italy, Belgium and the Netherlands. Patient Educ Couns. 2011;84(3):287-93.
56. Jones RM. Patient assessment in pharmacy practice. Philadelphia: Wolters Kluwer; 2016.
57. Ramos V. A consulta em 7 passos. Execução e análise crítica de consultas em Medicina Geral e Familiar. Rev Port Clin Geral. 2009;25(2):208-20.
58. Paz MAS, Fernández VJB, Jiménez AB, Martínrz AND, Garralda MAG, Olmedo JEG, et al. Guía práctica para

los servicios profesionales farmacéuticos asistenciales en la farmacia comunitaria. Foro de Atención Farmacéutica; 2019.
59. Vaz JMDA. Qualidade das diretrizes clínicas para manejo da cefaleia segundo agree II e proposta de diretriz para cuidado farmacêutico. Universidade de Brasília; 2020.
60. Ordem dos Farmacêuticos de Portugal. Boas Práticas Farmacêuticas para a farmácia comunitária. Lisboa; 2009.
61. Tavares NUL, Bertoldi AD, Mengue SS, Arrais PSD, Luiza VL, Oliveira MA, et al. Factors associated with low adherence to medicine treatment for chronic diseases in brazil. Rev Saude Publica. 2016;50.
62. Barroso WKS, Markman Filho B, Bortolotto LA, Brandão AA, Feitosa ADM, Nobre F, et al. Diretrizes Diretrizes Brasileiras de Hipertensão Arterial-2020. Arq Bras Cardiol. 2020;ahead prin:1-139.
63. Gubbins PO, Klepser ME, Dering-Anderson AM, Bauer KA, Darin KM, Klepser S, et al. Point-of-care testing for infectious diseases: Opportunities, barriers, and considerations in community pharmacy. Journal of the Am Pharm Assoc. 2014;54(2):163-71.
64. Kehrer JP, James DE. The role of pharmacists and pharmacy education in point-of-care testing. Am J Pharm Educ. 2016;80(8):129.
65. Stewart M, Brown JB, Weston WW, McWhinney IR, McWilliam CL, Freeman TR. Medicina centrada na pessoa. 3ª ed. Porto Alegre:Artmed; 2017.
66. Cipolle RJ, Strand LM, Morley PC. Pharmaceutical care practice: the patient-centered approach to medication management services. 3th ed. McGraw-Hill Medical; 2012.
67. Conselho Federal de Farmácia. Resolução CFF nº 585 de 29 de agosto de 2013. Regulamenta atribuições clínicas do farmacêutico e dá outras providências. Diário Oficial da União Brasil; 2013.
68. Mendes EV. O cuidado das condições crônicas na atenção primária à saúde: o imperativo da consolidação da estratégia da saúde da família. Brasília; 2012.
69. Quemelo PRV, Milani D, Bento VF, Vieira ER, Zaia JE. Literacia em saúde: Tradução e validação de instrumento para pesquisa em promoção da saúde no Brasil. Cad Saude Publica. 2017;33(2).
70. Conselho Nacional de Secretários de Saúde. Atenção Primária e Promoção da Saúde. 2011.
71. NHS. Community Pharmacy Management of Minor Illness Final Report. Pharmacy Research UK. 2014;(January):1-38.
72. Fielding S, Porteous T, Ferguson J, Maskrey V, Blyth A, Paudyal V, et al. Estimating the burden of minor ailment consultations in general practices and emergency departments through retrospective review of routine data in North East Scotland. Fam Pract. 2015;32(2):165-72.
73. Kazaryan I, Amirkhanyan A, Sevikyan A, Vardanyan L, Melikyan M. Patients' perception of role of pharmacists in health promotion. Eur J Public Health. 2020;30(Supplement_5).
74. Vieira FS. Possibilidades de contribuição do farmacêutico para a promoção da saúde. Cien Saude Colet. 2007;12(1):213-20.
75. Rozenfeld S. Farmacêutico: profissional de saúde e cidadão. Cien Saude Colet. 2008;13(suppl):561-8.
76. Conselho Federal de Farmácia. Resolução nº 586 de 29 de agosto de 2013. Regula a prescrição farmacêutica e dá outras providências. Brasil;2013. p. 487-92.
77. Taylor J, Joubert R. Pharmacist-led minor ailment programs: a Canadian perspective. Int J Gen Med. 2016;Volume 9:291-302.

2 Práticas Baseadas em Evidências no Contexto do Cuidado Farmacêutico

Rafael Santos Santana • Bárbara Manuella Cardoso Sodré Alves • Ivan Ricardo Zimmermann • Noemia Urruth Leão Tavares • Fernando Zanghelini • André de Oliveira Baldoni • Andréa Homsi Dâmaso • Tiago Marques dos Reis • Ana Paula de Oliveira Barbosa

SAÚDE BASEADA EM EVIDÊNCIAS

O movimento internacional da chamada "Medicina Baseada em Evidências (MBE)", que depois foi intitulado Saúde Baseada em Evidência (SBE), tem se expandido no mundo inteiro desde o início de 1990, e tem como objetivo principal garantir que a tomada de decisão clínica seja orientada e apoiada pelas melhores evidências disponíveis em estudos de pesquisa científica, considerando a experiência clínica do profissional e o contexto e as necessidades dos pacientes.[1-5]

A SBE é um conjunto de estratégias combinadas, que utiliza as ferramentas da epidemiologia clínica, da estatística e da metodologia científica para responder a problemas clínicos importantes, reduzindo incertezas na tomada de decisão.[4,5]

Nesse sentido, para um cuidado baseado em evidências é necessário a identificação e avaliação prévia da literatura científica disponível, por meio de:

1. Formulação de uma pergunta clínica clara e objetiva.
2. Busca em bases de dados confiáveis.
3. Avaliação crítica das informações identificadas.[4,5]

Com o avanço científico e o grande número de estudos e publicações disponíveis, pode-se dizer, inclusive, que ter acesso a cuidados baseados em evidências é um direito dos pacientes. Ou como dizia o médico-cientista sul-africano Lionel H. Opie:[6]

"Os tratamentos devem ser oferecidos não porque eles deveriam funcionar, mas porque de fato funcionam."

Contudo, também se recomenda que o profissional avalie as alternativas terapêuticas em conformidade com as melhores **evidências científicas** disponíveis, combinando com a sua **experiência** clínica e com as experiências e **expectativas** do paciente (**Figura 2.1**).

A prática farmacêutica baseada em evidências não foge a essa regra e envolve:[8,9]

1. Familiaridade e utilização das melhores evidências científicas

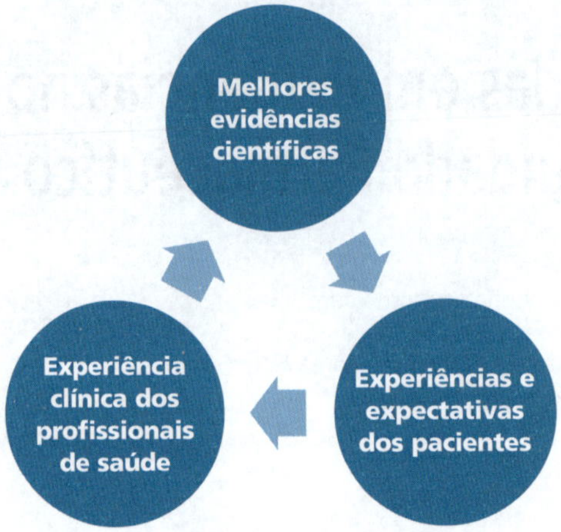

Figura 2.1. Parâmetros para a tomada de decisão no cuidado a pacientes.

Fonte: Adaptado de Blenkinsopp et al. *(2018).*[7]

disponíveis para tomada de decisões clínicas.

2. Avaliação das necessidades do paciente considerando aspectos clínicos, sociais e psicológicos para o desenvolvimento de um plano de cuidado mais exitoso.
3. Estratégias de comunicação efetiva do farmacêutico com o paciente e outros profissionais de saúde.
4. Monitoramento dos resultados por meio de um processo sistemático de documentação e análise posterior para checagem da efetividade e segurança do plano de cuidado.
5. Foco na segurança do paciente, zelando por medidas que garantam a prevenção de erros de medicação, interações e diferentes eventos adversos oriundos do próprio processo assistencial.
6. Promoção de autonomia por meio da educação do paciente com foco no uso adequado dos seus medicamentos, mas também do processo de saúde doença em si.

Nesse sentido, um estudo qualitativo realizado com 122 farmacêuticos identificou que 80% consideram necessária e estratégica a prática baseada em evidências, porém apontam barreiras importantes para sua efetivação no cuidado farmacêutico, como: disponibilidade do paciente, sobrecarga de trabalho do farmacêutico, acesso a fontes adequadas e incentivo institucional para educação continuada no tema.[10]

TIPOS DE ESTUDOS E NÍVEIS DE EVIDÊNCIA

Para colaborar na avalição de força, poder ou nível de evidência pelos profissionais de saúde, foi proposta uma forma de representação chamada de pirâmide de evidência. Esse modelo relaciona os delineamentos metodológicos dos estudos e os tipos de dados gerados para propor níveis de valor de evidência. Dessa forma, a clássica pirâmide de evidências (**Figura 2.2**) ajuda a estimar o nível de evidência de acordo com o delineamento do estudo, sendo as revisões sistemáticas com metanálise os tipos de estudo que geralmente apresentam o melhor nível.

Apesar de útil na mensuração da qualidade das evidências, é importante observar também os objetivos de cada conduta e se "estudos mais robustos são tecnicamente possíveis". Por mais que uma série de casos apresente limitações

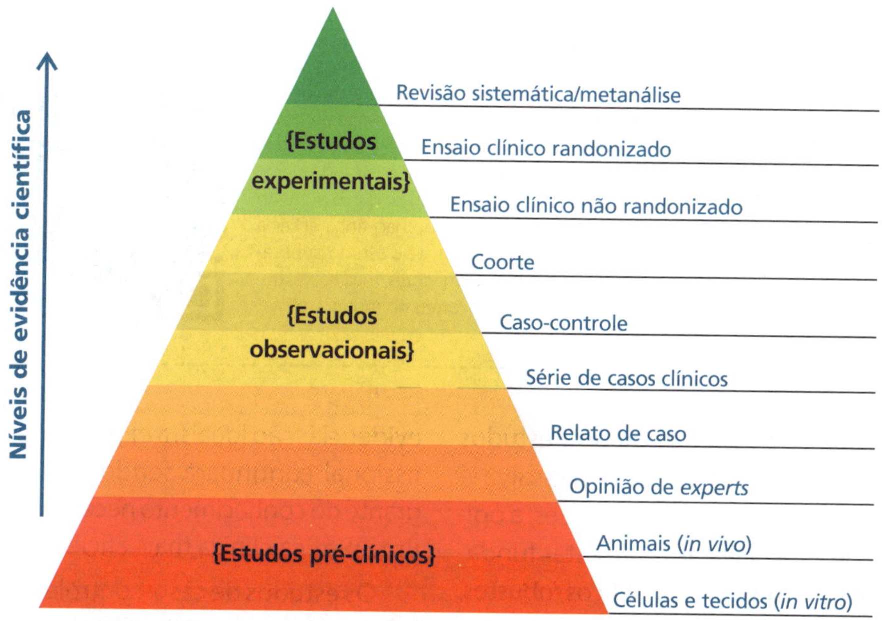

Níveis de evidência científica
Revisão sistemática/metanálise
{Estudos experimentais}
Ensaio clínico randonizado
Ensaio clínico não randonizado
Coorte
{Estudos observacionais}
Caso-controle
Série de casos clínicos
Relato de caso
Opinião de *experts*
{Estudos pré-clínicos}
Animais (*in vivo*)
Células e tecidos (*in vitro*)

Figura 2.2. Tipos de estudo e nível de evidência científica.
Fonte: Autoria própria.

para demonstrar a segurança de uma determinada substância (p. ex., fármacos teratogênicos), é eticamente inviável realizar um ensaio clínico para ampliar o nível de evidência.[11-13]

A base dos tipos de estudos quanto ao nível de evidência científica são os estudos pré-clínicos, que incluem estudos *in vitro* (em células e tecidos, ou outros modelos estritamente laboratoriais sem utilização de seres vivos), e estudos *in vivo* (em animais). Esses estudos têm menor relevância para a hierarquia de evidência. Pelo fato de serem estudos muito iniciais, que têm sua importância como perspectivas para pesquisas futuras mais robustas, muitos autores preferem, inclusive, não os relacionar nas pirâmides de evidências, pois, de fato, dificilmente seus resultados podem embasar condutas clínicas.[11-13]

Os estudos pré-clínicos, no entanto, são importantes para permitir que os pesquisadores identifiquem e resolvam problemas potenciais antes de iniciar os ensaios clínicos em seres humanos. Eles ajudam a propor doses adequadas para teste, melhor via de administração e parâmetros iniciais de eficácia e toxicidade de um fármaco ou terapia em desenvolvimento.[14,15]

As condutas com base na opinião de especialistas, editoriais ou fundamentadas apenas na experiência profissional tendem a ter pouca validade de aplicação e estão em desuso na prática clínica, pois essa abordagem normalmente apoia-se em um processo de crenças, intuições e aprendizagem "não sistemática". Contudo, é necessário esclarecer que se entende como "opinião" aquelas afirmações fundamentadas, apenas,

NA PRÁTICA FARMA! (Análise de um estudo *in vitro*):

Logo que o vírus causador da Covid-19 foi descoberto, e antes mesmo de decretada pandemia global, começaram a ser publicados estudos que demonstravam efeitos na inibição do vírus em células infectadas (*in vitro*). Um dos primeiros estudos demonstrava o efeito inibitório do remdesivir e da cloroquina nos testes clínicos posteriores. No entanto, observou-se que o primeiro tinha um efeito limitado no corpo humano e o segundo não tinha eficácia terapêutica e incrementava os riscos do tratamento. Acesse o estudo publicado na época e observe como os resultados eram animadores, mas não extrapoláveis para aplicações clínicas imediatas, como ocorreu no mundo todo e, especialmente, no Brasil.[16]

na experiência prática ou sem estudos confiáveis de suporte. Essa ressalva é importante porque, muitas vezes, a opinião de especialistas pode estar fundamentada em estudos científicos robustos, o que, nesse caso, não se trataria apenas da sua opinião de fato. Como também apontamos na **Figura 2.1**, mesmo quando a qualidade e a quantidade das evidências são ideais, a experiência profissional continuará sendo parte integrante do conhecimento necessário para uma prática clínica mais eficiente.[17]

Os estudos de caso-controle (**Figura 2.3**) comparam indivíduos que têm uma determinada doença ou condição de saúde (casos) com indivíduos que não apresentam a referida condição

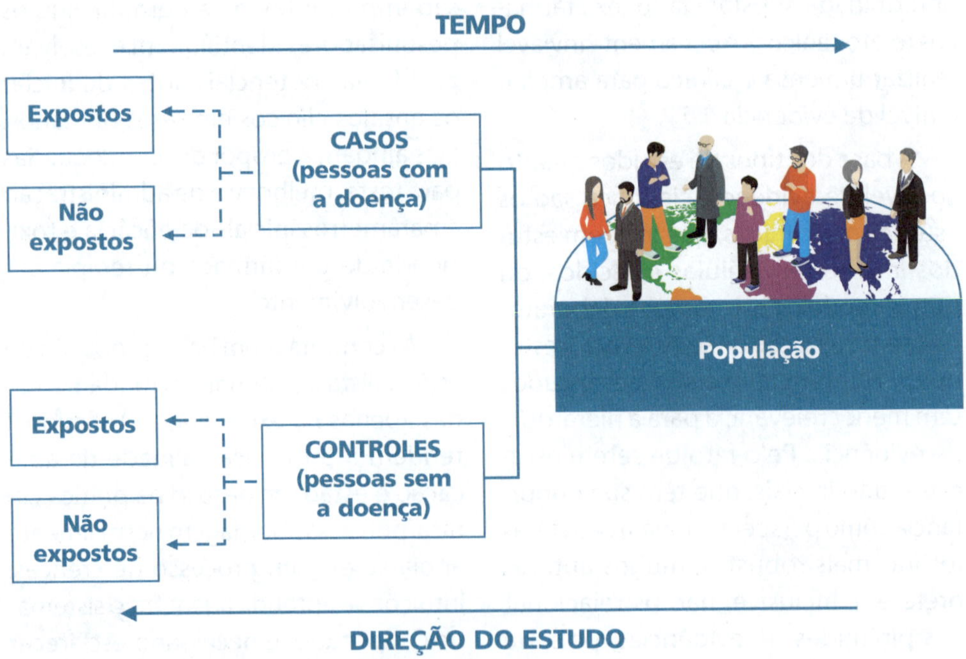

Figura 2.3. Características gerais dos estudos de caso-controle.

Fonte: Autoria própria.

(controles). O objetivo do estudo é identificar fatores de risco ou causas possíveis para a condição de saúde em questão. Nesse tipo de estudo, os pesquisadores selecionam os casos e os controles e coletam informações sobre a exposição a fatores de risco suspeitos ou outros fatores que possam influenciar o desenvolvimento da doença. Esses estudos são retrospectivos, uma vez que o investigador busca, no passado, uma determinada causa (exposição) para a doença ocorrida (desfecho), o que gera limitações de confirmação e generalização dos dados. A principal limitação é que o estudo pode ser afetado por viés de seleção ou viés de memória, o que pode levar a resultados imprecisos.[11-13]

Um clássico exemplo de um estudo de casos e controles foi a descoberta da relação entre talidomida e malformação congênita em bebês nascidos entre 1959 e 1960. O estudo, realizado na Alemanha em 1961, comparou crianças afetadas com crianças sem malformação. Das 46 mulheres que tiveram bebês com malformações típicas, 41 haviam tomado talidomida entre a quarta e a nona semanas de gestação, enquanto nenhuma das 300 mães do grupo-controle haviam ingerido esse medicamento nesse período.[13,18]

Nos estudos observacionais de coorte (Figura 2.4), os grupos (expostos e não expostos) são seguidos ao longo do tempo e o investigador pode avaliar a relação entre um fator de exposição (causas potenciais) e um desfecho de interesse (p. ex., doenças ou reações adversas a medicamentos). Embora conceitualmente simples, os estudos de

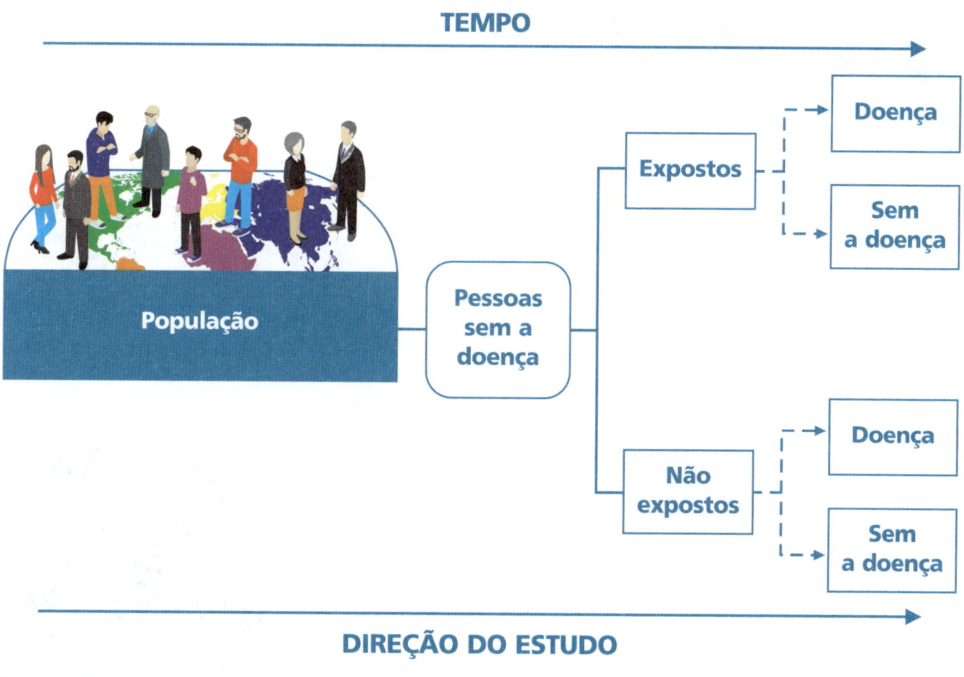

Figura 2.4. Características gerais dos estudos de coorte.

Fonte: Autoria própria.

coorte são bastante caros porque podem requerer longos períodos de acompanhamento, visto que a doença pode ocorrer após uma exposição prolongada. Na pesquisa com medicamentos, os estudos de coorte podem ser utilizados para avaliar a eficácia e a segurança de um medicamento em uma população específica (geralmente pós-registro). Por exemplo, pode ser realizado um estudo de coorte com pacientes que tomam determinado medicamento para avaliar a ocorrência de eventos adversos ou efeitos colaterais ao longo do tempo. Vale destacar que o uso de dados observacionais vem crescendo com o advento da evidência de mundo real (RWE, do inglês *real-world evidence*), mas o desafio relacionado com a qualidade e com o risco de vieses dos estudos permanece.[11-13]

Há estudos de coorte que são retrospectivos; eles podem ser realizados por meio da análise longitudinal de prontuários, por exemplo. O que os diferem dos caso-controle é que os estudos de coorte sempre partem da exposição para avaliação dos desfechos.

Nos ensaios clínicos randomizados (**Figura 2.5**), o investigador tem influência sobre a exposição (trata-se de uma

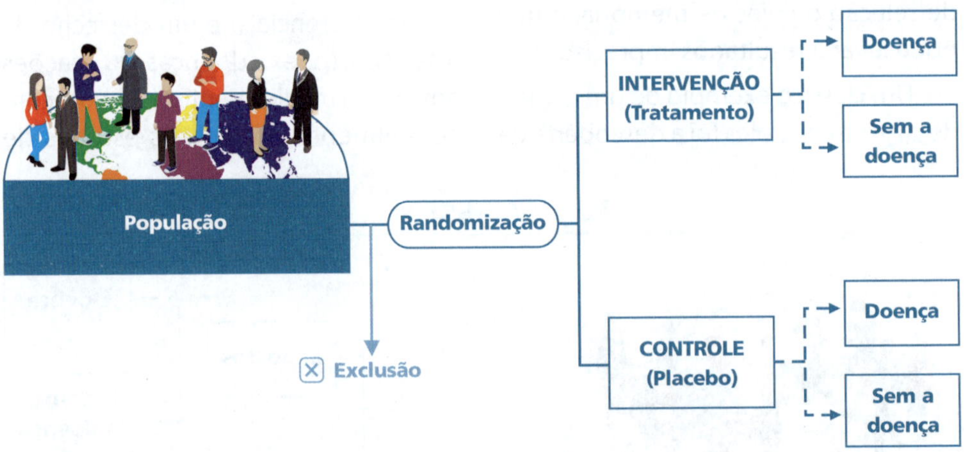

Figura 2.5. Características gerais dos ensaios clínicos.

Fonte: Autoria própria.

NA PRÁTICA FARMA! (Análise de um estudo do tipo coorte):

A maior coorte de nascimentos brasileira está localizada na cidade de Pelotas no Rio Grande do Sul e acompanha os nascidos na cidade desde 1982. Os resultados desse estudo já impactaram a forma como se monitora o desenvolvimento de bebês no mundo todo (curvas de crescimento) e provou que, até os seis meses, o aleitamento materno é a única e melhor fonte alimentar humana. Um dos últimos estudos publicados no *The Lancet* demonstrou que a amamentação está associada a um melhor desempenho em testes de inteligência após 30 anos e pode ter um efeito no aumento do nível educacional e a renda durante a idade adulta. Acesse o estudo publicado e observe como os dados são interessantes e como a pesquisa foi conduzida.[19,20]

pesquisa de intervenção) e os pacientes são alocados de maneira aleatória nos grupos-controle (placebo ou tratamento padrão) ou no grupo de intervenção (tratamento novo, em avaliação). Constitui o estudo com maior capacidade de demonstrar causalidade quando comparado aos estudos observacionais, se conduzidos adequadamente.[11-13]

Além disso, ao analisar esses estudos, é fundamental observar os critérios de inclusão e exclusão, o tamanho da amostra e as características da população avaliada, a presença de grupo de comparação/controle, o tipo de alocação dos pacientes (se randomização e alocação foram sigilosas) e a maneira como ocorreu a coleta e análise dos dados (se houve mascaramento/cegamento) dos pesquisadores, dos pacientes e dos avaliadores. Esses pontos permitem identificar se os possíveis vieses foram tratados e levados em consideração no momento da análise.[11-13]

Os estudos que avaliam o efeito de novos medicamentos são desenvolvidos por meio do desenvolvimento de ensaios clínicos. Geralmente, esses estudos são organizados em quatro fases:[11,21]

- Fase I: o produto é avaliado em um pequeno grupo (de 20 a 100 pessoas) de voluntários, geralmente sadios (sem a doença de interesse). O objetivo é estabelecer segurança, tolerabilidade e farmacocinética do produto e, quando possível, determinar seu perfil farmacodinâmico.
- Fase II: são realizados estudos em pacientes com a doença de interesse (p. ex., testa-se o efeito de um potencial antidiabético em pessoas que apresentam o diagnóstico de diabetes), com o objetivo de estabelecer tanto a segurança a curto prazo quanto a dose-resposta e a eficácia do produto. Uma quantidade maior de pacientes participa dessa fase, mas o número de participantes (de 70 a 200 de pessoas, em média) ainda é considerado pequeno.
- Fase III: nessa fase, o novo produto ou tratamento é comparado com os padrões já existentes. O número de pacientes pesquisados varia de 300 a 3.000, e o objetivo principal é determinar a relação risco/benefício a curto e longo prazos e o valor terapêutico do produto. Exploram-se, nessa fase, o tipo e o perfil das reações adversas mais frequentes. Geralmente, os medicamentos testados com resultados positivos são aprovados nessa etapa.
- Fase IV: os pesquisadores verificam se os resultados obtidos na fase anterior são aplicáveis à grande parte da população doente. Nessa fase, o medicamento já foi aprovado para ser comercializado. A vantagem dos estudos da fase IV é a possibilidade de acompanhamento dos efeitos dos medicamentos a longo prazo, incluindo o acompanhamento de novas reações adversas. Esses estudos são chamados, também, de Estudos de Pós-comercialização ou Estudos de Farmacovigilância.

No topo dos níveis de evidência estão as chamadas revisões sistemáticas, nas quais se realiza uma síntese sistematizada qualitativa e/ou quantitativa das evidências disponíveis, geralmente de um consolidado dos ensaios clínicos disponíveis. A revisão sistemática da literatura é, portanto, um estudo secundário, que tem por objetivo reunir estudos semelhantes, publicados ou não, avaliando-os criticamente em sua metodologia. Os resultados dos diferentes estudos incluídos na revisão sistemática podem ser sintetizados em uma análise estatística, a metanálise, quando isto é possível.

Define-se como metanálise a prática de combinar os resultados quantitativos dos estudos individuais, desde que esses sejam suficientemente semelhantes para serem reunidos e analisados em conjunto. Quando conduzida da forma correta, a metanálise fornece estimativas mais robustas e precisas da magnitude de efeito do que os resultados apresentados pelos estudos primários isolados, que, inclusive, muitas vezes podem ser contraditórios. Por sintetizar estudos primários semelhantes e de boa qualidade, as revisões sistemáticas com e sem metanálise são consideradas o melhor nível de evidência para tomadas de decisões em questões sobre terapêutica.[22,23]

USO DE EVIDÊNCIAS NA ELABORAÇÃO DESSE LIVRO E LIMITAÇÕES ENCONTRADAS

Para esta obra, optou-se por privilegiar, na maioria das buscas e descrição de condutas, aquelas embasadas em revisões sistemáticas de ensaios clínicos, uma vez que esse modelo de estudo configura-se como a melhor forma de avaliar condutas medicamentosas e não medicamentosas. Contudo, é necessário reportar algumas dificuldades de percurso características do processo de pesquisa e geração de evidência global:[24-26]

1. **A pesquisa clínica global está concentrada em países desenvolvidos**, especialmente nos Estados Unidos, o que afeta a geração de evidências para problemas de saúde mais comuns de regiões em desenvolvimento (escabiose, pediculose, dermatomicoses, insolação e outros) ou mesmo de medicamentos não comercializados nesse país (p. ex., dipirona ou escopolamina).
2. **As condutas e diretrizes produzidas são centradas na figura do médico**. Não à toa que a área iniciou-se como "medicina baseada em evidências" e essa característica reflete-se na maior escassez de produção de evidências para condutas de outros profissionais como farmacêuticos, enfermeiros ou nutricionistas.
3. **Problemas de saúde autolimitados, ainda que frequentes, são considerados "menores"** pela pesquisa científica, que dedica pouco esforço para realização de estudos robustos para comparação de alternativas, melhoria ou monitoramento dos tratamentos usuais (p. ex., herpes labial, estomatite aftosa e tosse).

4. **Poucas diretrizes farmacêuticas estão disponíveis para comparação**, ainda que o manejo de problemas autolimitados seja um serviço frequente em todo o mundo. Nesse trabalho foi possível comparar estratégias ou questões de formato com poucos trabalhos internacionais específicos para farmacêuticos. Entre as principais fontes utilizadas, destacam-se as duas experiências internacionais que objetivam a qualificação do cuidado farmacêutico para o manejo de transtornos autolimitados em farmácia:
   a. Projeto "IndicaPro" – *Protocolos de Indicación Farmacéutica y Criterios de Derivación al Médico en Síntomas Menores* (Espanha).
   b. Programa *Your Pharmacy First* do National Health Service – NHS (Reino Unido).

FONTES DE EVIDÊNCIAS UTILIZADAS E SUGERIDAS

Para a tomadas de decisão baseadas em evidências, recomenda-se a consulta de informações em fontes atualizadas e com nível de evidência satisfatório. Como mencionado anteriormente, essas informações devem ser obtidas preferencialmente de revisões sistemáticas com metanálises, ensaios clínicos randomizados ou estudos observacionais desenvolvidos de forma adequada. Protocolos clínicos e diretrizes terapêuticas estão disponíveis na literatura e podem ser acessados gratuitamente. De igual forma, bases de dados (p. ex., Pubmed, Embase, Cochrane Library e Biblioteca Virtual da Saúde), metabuscadores (p. ex., Portal Saúde Baseada em Evidências) e outras ferramentas de apoio à tomada de decisão podem ser acessadas via internet ou aplicativo de celular.[27] Nos **Quadros 2.1** a **2.3** listamos fontes utilizadas nessa obra e frequentemente aplicadas no processo de cuidado farmacêutico.

QUALIDADE DAS EVIDÊNCIAS E RECOMENDAÇÕES

Existem diferentes ferramentas de avaliação e classificação da qualidade das evidências científicas, as quais levam em conta potenciais vieses dos estudos, da sua interpretação e aplicação prática. A diversidade de escalas de classificação geralmente confunde os profissionais ou dificulta a leitura das diretrizes e recomendações.[11-13]

A avaliação do risco de vieses é um processo crítico para garantir a validade e a confiabilidade dos resultados. Esse processo envolve a análise de diversos parâmetros que podem introduzir viés nos estudos incluídos, como a seleção dos participantes, a ocultação da alocação, o cegamento dos participantes e dos pesquisadores, e o tratamento de dados incompletos. As principais ferramentas utilizadas para essa avaliação são o ROB2 (para ensaios clínicos randomizados), o ROBINS-I (para estudos não randomizados), o AMSTAR 2 (para avaliação da qualidade metodológica de revisões sistemáticas) e o CINeMA (para metanálises em rede). Cada uma

Quadro 2.1 Bases de síntese de evidências
DynaMed – Ebsco ❑ Fornece informações atualizadas e baseadas em evidências sobre diagnóstico, tratamento e manejo de condições médicas comuns. É atualizada diariamente e inclui informações sobre mais de 3.400 tópicos médicos. ❑ Também compartilha a base de dados de Micromedex IBM, o que contempla os dados mais completos e atualizados sobre evidências específicas de medicamentos.
UpTodate – Wolters Kluwer ❑ Fornece informações atualizadas e baseadas em evidências sobre diagnóstico, tratamento e manejo de condições médicas. É atualizada continuamente e inclui informações sobre mais de 11.000 tópicos médicos em 25 especialidades. ❑ Provavelmente a base de dados mais utilizada por médicos e especialistas.
Medscape – WebMD ❑ É uma plataforma *online* gratuita e abrangente que fornece informações clínicas atualizadas para profissionais de saúde em todo o mundo. É composta por uma vasta biblioteca de artigos médicos, recursos interativos e ferramentas de referência de medicamentos. ❑ Tem mais de 8.000 monografias de medicamentos vendidos com e sem prescrição, incluindo fitoterápicos e suplementos.
Best Practice – BMJ ❑ Fornece informações abrangentes sobre mais de 10.000 condições médicas, incluindo diagnóstico, tratamento e manejo de condições agudas e crônicas. ❑ A base de dados também inclui informações sobre medicamentos, interações medicamentosas, diretrizes clínicas, tabelas de classificação de diagnósticos, imagens e vídeos médicos.

Fonte: Adaptado de Reis e Bavaresco (2021).[24]

Quadro 2.2 Fontes para busca de diretrizes clínicas e revisões sistemáticas
PubMed – Medline ❑ É a maior fonte de busca de artigos e textos científicos da área da saúde. Mantido pela Biblioteca Nacional de Medicina dos Estados Unidos engloba mais de 4.800 revistas publicadas em mais de 70 países de todo o mundo desde 1966. ❑ Estima-se que tenha mais de 18 milhões de referências a artigos de jornais científicos.
Cochrane Library ❑ A *Cochrane Library* é uma base de dados ***online*** que reúne revisões sistemáticas e metanálises de estudos clínicos randomizados, sendo considerada uma das fontes mais confiáveis de informações sobre saúde baseadas em evidências. ❑ É mantida pela Cochrane Collaboration, uma organização independente e internacional sem fins lucrativos dedicada à produção de revisões sistemáticas de alta qualidade.
Agências, Instituições governamentais e científicas ❑ São as principais instituições globais que publicam diretrizes clinicas: *Guidelines International Network;* Australian Government National Health; Biblioteca de Guias de Prática Clínica do Sistema Nacional de Saúde, Espanha; Canaan Agency for Drugs and Technologies in Health; National Institute for Health and Clinical Excellence; Guias da Organização Mundial de Saúde. ❑ No Brasil, ver publicações da Comissão Nacional de Incorporações de Tecnologias no Sistema Único de Saúde – Conitec: http://conitec.gov.br/.

Fonte: Adaptado de Reis e Bavaresco (2021).[24]

Quadro 2.3
Fontes específicas sobre medicamentos

Micromedex Drug Info	**Micromedex Drugdex e Interactions** ❑ É a maior base de dados global com informações técnicas sobre medicamentos. Oferece ampla gama de recursos clínicos e farmacológicos para profissionais de saúde. ❑ O Micromedex DrugDex ou Drug Ref é a plataforma que fornece informações detalhadas sobre medicamentos, e a Micromedex Interactions é plataforma mais especializada em dados sobre interações medicamentosas.
Drugs.com Know more. Be sure.	**Drugs.com** ❑ É o maior e mais visitado ***site*** independente de informações sobre medicamentos disponível na Internet, que, segundo a própria iniciativa, é atualizado constantemente e revisado por pares. ❑ O ***site*** informa que sua base de dados é composta por informações médicas independentes, incluindo: American Society of Health-Systems Pharmacists, Cerner Multum e IBM Watson Micromedex.
ANVISA	**Anvisa – Bulário, Consulta Medicamentos e DCB** ❑ Por se tratar da Agência reguladora do Brasil, contém dados importantes como dados de fabricantes no "Bulário da Anvisa" e dados de registro no "Consulta Medicamentos". ❑ Para consulta da descrição adequada dos princípios ativos de medicamentos é utilizado como base, no Brasil, o *Manual das Denominações Comuns Brasileiras*.
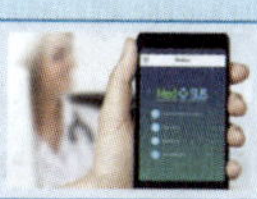	**Rename, FTN e MedSUS App** ❑ A Relação Nacional de Medicamentos Essenciais (Rename) é a lista de referência do SUS e permite conhecer o que está incluído para oferta no sistema publico de saúde. ❑ O Formulário Terapêutico Nacional (FTN) contém monografias idependentes com informações técnicas dos medicamentos incluídos no SUS. Sua última versão em PDF é de 2010, mas dispõe de uma versão em aplicativo atualizada que se chama MEDSUS.
DAILYMED	**DailyMed** ❑ É um *site* mantido pela National Library of Medicine (NLM) que fornece informações de bulas de medicamentos atualizados e precisos para profissionais de saúde e público em geral. O conteúdo do DailyMed é fornecido e atualizado diariamente pela Food and Drug Administration dos EUA.
MedlinePlus Trusted Health Information for You	**MedlinePlus** ❑ É uma das principais fontes de informações médicas disponíveis na Internet, também mantida pela National Library of Medicine (NLM) dos Estados Unidos. ❑ É talvez a maior ou principal base de dados específica para usuários de medicamentos, com informações adaptadas ao público leigo.

Fonte: Adaptado de Reis e Bavaresco (2021).[24]

dessas ferramentas tem critérios específicos para avaliar a presença de vieses e fornecer uma classificação que ajude os pesquisadores a interpretar a robustez das conclusões da metanálise.[28]

Em 2004, publicou-se a Estratégia *Grading of Recommendations, Assessment, Development and Evaluations* (**GRADE**) com objetivo de flexibilizar a análise e facilitar a interpretação por profissionais, mesmo aqueles com pouca experiência, na área epidemiologia clínica ou Avaliação de Tecnologias em Saúde. Trata-se de uma abordagem sistemática usada para avaliar a qualidade das evidências disponíveis e a força das recomendações em saúde. É usada, principalmente, para avaliar a eficácia de tratamentos e intervenções em estudos clínicos randomizados, mas pode ser aplicada a outros tipos de estudos.[29,30]

Na presente obra, optou-se por utilizar o **GRADE** por entender que se trata de um método amplamente conhecido para análise da qualidade de evidências (**níveis de evidências**) (**Quadro 2.4**), e por conta da sua facilidade de interpretação pelos leitores. De acordo com a Estratégia, as recomendações analisadas durante construção dos capítulos foram classificadas nas categorias a seguir.[31,32]

Essa classificação é aplicada a cada resultado de interesse para a avaliação, o que significa que uma intervenção pode ter diferentes níveis de evidência para diferentes desfechos clínicos. Por exemplo, um tratamento pode ter evidências de alta qualidade para um desfecho clínico e evidências de baixa qualidade para outro desfecho clínico.

É importante lembrar que a classificação de níveis de evidência é apenas uma parte do processo de tomada de decisão clínica. É uma ferramenta útil, mas não deve ser vista como medida absoluta da qualidade da evidência disponível e deve ser considerada em conjunto com outros fatores relevantes, como as preferências do paciente, os custos e a disponibilidade de recursos.[31-33]

Além dos **níveis de evidência** com base, essencialmente, na avaliação do tipo de estudo, suas características e fortalezas, também utilizou-se o GRADE para classificar o **grau de recomendação**, uma análise mais qualitativa que visa indicar dentro do contexto do tema o que pode ser mais ou menos indicado. Geralmente, a classificação de **grau de recomendação** é mais variável ou questionável, pois depende de julgamento do grupo para classificação, e no GRADE está descrito como **Fortes** ou **Fracas** (**Quadro 2.5**).[31,32]

Quadro 2.4
Níveis de evidência segundo Estratégia GRADE[31,32]

Níveis de evidência (GRADE)	
Alto ●●●●	Com base em conjunto de **ensaios clínicos bem delineados**, com amostras representativas e sem limitações significativas de risco de viés, inconsistência, evidência indireta, imprecisão ou viés de publicação.
Moderado ●●●○	Com base em conjunto de **ensaios clínicos com limitações leves** de vieses de delineamento, inconsistência, desfechos substitutos ou validade externa comprometida.
Baixo ●●○○	Com base em conjunto de **ensaios clínicos com limitações moderadas** (risco de viés, inconsistência, evidência indireta, imprecisão, viés de publicação) ou em **estudos observacionais comparativos do tipo coorte e caso-controle** sem presença de limitações significativas.
Muito baixo ●○○○	Com base em conjunto de **ensaios clínicos com limitações graves** (risco de viés, inconsistência, evidência indireta, imprecisão, viés de publicação), **estudos observacionais comparativos com limitações**, estudos observacionais não comparados (**série e relato de casos**) ou **opinião de especialistas**.

Fonte: Autoria própria.

Quadro 2.5
Graus de recomendação segundo Estratégia GRADE[31,32]

	Graus de recomendação (GRADE)
Forte ✓	**Recomendações fortes** são usadas quando, com base nas evidências disponíveis, os profissionais (sem conflitos de interesse) têm consistentemente alto grau de confiança de que as consequências desejáveis (benefícios para a saúde, redução de custos e ônus) superam as consequências indesejáveis (danos, custos, ônus).
Fraco ?	**Recomendações fracas** são usadas quando, com base nas evidências disponíveis, os profissionais acreditam que as consequências desejáveis e indesejáveis são finamente equilibradas, ou existe uma incerteza apreciável sobre a magnitude das consequências esperadas (benefícios e danos), quando esses profissionais discordam em julgamentos de benefício e dano relativos, ou têm confiança limitada em seus julgamentos.

Fonte: Autoria própria.

Esses graus de recomendação refletem o grau de confiança nas evidências disponíveis e a relação entre os benefícios e riscos de uma intervenção de saúde específica. Podem, ainda, serem expressos como:

- Forte recomendação a favor: Quando os benefícios da intervenção superam claramente os riscos, custos e outras considerações.
- Recomendação fraca a favor: Quando os benefícios da intervenção superam os riscos, custos e outras considerações, mas há uma incerteza maior sobre a magnitude dos benefícios ou sobre como os pacientes valorizam os desfechos.
- Recomendação fraca contra: Quando os riscos, custos e outras considerações superam os benefícios da intervenção, havendo uma incerteza maior sobre a magnitude dos riscos ou sobre como os pacientes valorizam os desfechos.
- Forte recomendação contra: Quando os riscos, custos e outras considerações superam claramente os benefícios da intervenção.

A utilização de graus de recomendação é uma forma de comunicar aos profissionais de saúde e pacientes a confiabilidade das evidências e a força das recomendações. É importante lembrar que as recomendações com base no método GRADE devem ser interpretadas à luz das circunstâncias clínicas individuais e das preferências dos pacientes.

Referências bibliográficas

1. Korhonen A, Hakulinen-Viitanen T, Jylhä V, Holopainen A. Meta-synthesis and evidence-based health care – a method for systematic review. Scandinavian Scand J Caring Sci. 2013;27(4):1027-34.
2. Atallah ÁN. Evidence-based medicine. Sao Paulo Med J. 2018;136(2):99-100.
3. Greenhalgh Trisha. How to implement evidence-based healthcare. John Wiley & Sons; 2017.
4. Burns P, Rohrich R, Chung K. The levels of evidence and their role in evidence-based medicine. Plast Reconstr Surg. 2011;128(1):305-10.
5. Grondin SC, Schieman C. Evidence-based medicine: levels of evidence and evaluation systems. Difficult decisions in thoracic surgery. 2011.

6. Taegtmeyer H. In Memoriam: Lionel H. Opie, MD (1933–2020). Tex Heart Inst J. 2020;47(3):179-80.
7. Blenkinsopp A, Paxton P, Blenkinsopp J. Symptoms in the pharmacy – a guide to the management of common illness. Hoboken: Wiley-Blackwell; 2018.
8. Al-Quteimat OM, Amer AM. Evidence-based pharmaceutical care: the next chapter in pharmacy practice. Saudi Pharm J. 2016;24(4):447-51.
9. Toklu H. Promoting evidence-based practice in pharmacies. Integr Pharm Res Pract. 2015;(4):127-31.
10. Abu Farha R, Alefishat E, Suyagh M, Elayeh E, Mayyas A. Evidence-based medicine use in pharmacy practice: a cross-sectional survey. J Eval Clin Pract. 2014;20(6):786-92.
11. Grant S. Fletcher. Epidemiologia clínica: elementos Essenciais. 6ª ed. Porto Alegre: Artmed; 2021.
12. Galvão TF, Pereira MG, Silva MT. Saúde baseada em evidências. Rio de Janeiro: Guanabara koogan; 2016.
13. Bonita R, Beaglehole R, Kjellström T. Epidemiologia Básica 2ª ed. São Paulo: Santos editora; 2016.
14. European Medicines Agency. Non-clinical guidelines. 2022. Disponível na Internet: https://www.ema.europa.eu/en/human-regulatory/research-development/scientific-guidelines/non-clinical-guidelines. 2022.
15. Food and Drug Administration. Preclinical Research. 2018. Disponível na Internet: https://www.fda.gov/patients/drug-development-process/step-2-preclinical-research.
16. Huang C, Wang Y, Li X, Ren L, Zhao J, Hu Y, et al. Clinical features of patients infected with 2019 novel coronavirus in Wuhan, China. The Lancet. 2020; 395(10223):497-506.
17. Tonelli MR. In defense of expert opinion. Acad Med. 1999;74(11):1187-92.
18. Mellin GW, Katzenstein M. The Saga of Thalidomide. N Engl J Med. 1962;267(23):1184-93.
19. Victora CG, Horta BL, de Mola CL, Quevedo L, Pinheiro RT, Gigante DP, et al. Association between breastfeeding and intelligence, educational attainment, and income at 30 years of age: a prospective birth cohort study from Brazil. The Lancet Glob Health. 2015; 3(4):e199-205.
20. Horta BL, Gigante DP, Goncalves H, dos Santos Motta J, Loret de Mola C, Oliveira IO, et al. Cohort Profile Update: The 1982 Pelotas (Brazil) Birth Cohort Study. Int J Epidemiol. 2015;44(2):441-441e.
21. Sociedade Brasileira de Profissionais em Pesquisa (SBPPC). Quais as fases de uma pesquisa clínica? 2022. Disponível na Internet: https://www.sbppc.org.br/fases-de-uma-pesquisa-clinica.
22. Clarke M, Horton R. Bringing it all together: Lancet-Cochrane collaborate on systematic reviews. The Lancet. 2001;357(9270):1728.
23. Cochrane Brazil. Como fazer uma Revisão Sistemática Cochrane. 2022. Disponível na Internet: https://brazil.cochrane.org/como-fazer-uma-revis%C3%A3o-sistem%C3%A1tica-cochrane.
24. Amador N. IndicaPro. Evaluación del impacto clínico, humanístico y económico del Servicio de Indicación Farmacéutica en el ámbito de la farmacia comunitaria. Granada, España; 2019.
25. NHS England. Advanced Service Specification – NHS Community Pharmacist Consultation Service. 2019.
26. Health Rights Information Scotland. The NHS Minor Ailment Service at your local pharmacy. 2017;
27. Reis TM, Bavaresco M. Consultório farmacêutico: planejamento e estratégias para a implantação. In: Programa de atualização em ciências farmacêuticas: da assistência farmacêutica à farmácia clínica. Porto Alegre: Artmed; 2021.
28. Higgins J. Cochrane handbook for systematic reviews of interventions. Hoboken: John Wiley & Sons; 2019.
29. Goldet G, Howick J. Understanding GRADE: an introduction. J Evid Based Med. 2013;6(1):50-4.
30. Malmivaara A. Methodological considerations of the GRADE method. Ann Med. 2015;47(1):1-5.
31. Balshem H, Helfand M, Schünemann HJ, Oxman AD, Kunz R, Brozek J, et al. GRADE guidelines: 3. Rating the quality of evidence. J Clin Epidemiol. 2011; 64(4):401-6.
32. GRADE Working Group. Grading quality of evidence and strength of recommendations. BMJ. 2004; 328(7454):1490.
33. Nevo I, Slonim-Nevo V. The Myth of Evidence-Based Practice: Towards Evidence-Informed Practice. Br J Soc Work. 2011;41(6):1176-97.

3 Avaliação de Sinais Vitais por Farmacêuticos

Luan Gabriel Neves de Almeida • Jessica Tsai • Pollyana Lyra e Oliveira • Eduarda Souza da Silva • Letícia Glauane Viana de Castro • Rebeca Pereira de Sousa • Rafael Araújo Silva • Rodrigo Fonseca Lima • Chiara Erminia da Rocha • Genival Araújo dos Santos Júnior • Sônia Aparecida Figueiredo • Tiago Marques dos Reis • Rafael Santos Santana

AVALIAÇÃO DE SINAIS VITAIS POR FARMACÊUTICOS

O profissional farmacêutico, no cenário atual, é uma das primeiras possibilidades de acesso da população a cuidados de saúde. No Brasil, a Resolução nº 585 do Conselho Federal de Farmácia (CFF) estabelece que uma das atribuições do farmacêutico é a determinação de parâmetros bioquímicos e fisiológicos dos pacientes. A aferição de sinais vitais por farmacêuticos qualifica serviços, como o rastreamento em saúde, o manejo de problemas autolimitados, a gestão de condições crônicas e educação em saúde, melhorando a qualidade de vida dos pacientes. Essa prática tem demonstrado resultados positivos na detecção precoce de alterações fisiológicas e na adequação de prescrições de medicamentos e de condutas para modificação do estilo de vida. Também melhora a interação dos farmacêuticos com outros profissionais e serviços de saúde.[1,2]

A inclusão dos farmacêuticos na avaliação de sinais vitais oferece vários benefícios:[1-3]

1. **Acesso facilitado**: farmácias são ambientes acessíveis para a população, permitindo que mais pessoas tenham seus sinais vitais monitorados regularmente sem a necessidade de agendar consultas médicas.
2. **Continuidade do cuidado**: os farmacêuticos podem monitorar os sinais vitais dos pacientes durante visitas regulares à farmácia, proporcionando uma continuidade de cuidado que pode melhorar o controle de condições crônicas.
3. **Intervenção precoce**: a capacidade de identificar alterações nos sinais vitais permite intervenções precoces, evitando complicações e hospitalizações.
4. **Educação e orientação**: os farmacêuticos podem educar os pacientes sobre a importância dos sinais vitais e fornecer orientações sobre como manter ou melhorar sua saúde por meio de mudanças no estilo de vida e adesão a tratamentos.

Entre os indicadores de condição de saúde que podem ser rotineiramente aferidos por farmacêuticos estão **temperatura corporal, pressão arterial,**

frequência cardíaca (FC), frequência respiratória (FR), oximetria de pulso e dor. Embora haja uma variedade de parâmetros que podem ser úteis junto com os cinco parâmetros tradicionais de sinais vitais, foi incluído nesse trabalho a oximetria de pulso, levando em consideração a sua significância.[4]

A avaliação dos sinais vitais pelos farmacêuticos é crucial para o manejo de problemas de saúde autolimitados, permitindo a detecção precoce de alterações que possam indicar condições mais sérias, como febre alta, sinalizando uma infecção. O monitoramento regular dos sinais vitais ajuda a acompanhar a evolução da condição do paciente, determinando se está melhorando ou piorando. Além disso, os farmacêuticos podem educar os pacientes sobre a importância de monitorar os sinais vitais em casa, aumentando sua capacidade de autogerenciamento. Com base na avaliação dos sinais vitais, os farmacêuticos fornecem recomendações apropriadas, como mudanças no estilo de vida, uso de medicamentos de venda livre ou encaminhamento para profissionais e serviços de saúde.[1-3]

TEMPERATURA CORPORAL

A temperatura corporal é a medida do grau de calor do corpo, que reflete o equilíbrio entre a produção e a perda de calor. No campo do cuidado farmacêutico, a aferição da temperatura é uma atividade importante, pois permite avaliar o estado clínico do paciente e identificar possíveis processos infecciosos, inflamatórios, metabólicos ou neurológicos, além monitorar determinados resultados do tratamento farmacoterapêutico.[5,6]

Técnica e procedimentos de aferição

Existem em serviços de saúde tipos de termômetros conforme seus mecanismos de aferição da temperatura: termômetros de mercúrio, termômetros digitais e termômetros infravermelhos.[7]

Os **termômetros de mercúrio** utilizam o princípio da expansão térmica para medir a temperatura. No Brasil, a comercialização, fabricação e importação foram proibidas em território nacional desde 2019 pela Agência Nacional de Vigilância Sanitária (Anvisa), conforme a RDC nº 145 de março de 2017.[8]

Os **termômetros digitais** têm um sensor de temperatura na extremidade, que é um componente eletrônico que varia sua tensão conforme a temperatura aplicada. Essa variação de tensão é convertida em sinais digitais que são exibidos em uma tela LCD (Quadro 3.1).[9-12]

Os **termômetros infravermelhos** medem a temperatura captando a radiação infravermelha emitida por corpos aquecidos. Eles são especialmente úteis para medir a temperatura de bebês e crianças pequenas sem a necessidade de contato físico, além de serem eficazes em ambientes industriais e laboratoriais (Quadro 3.2).[9-12]

Valores de referência e interpretação

A temperatura corporal normal pode variar, dependendo do método de medição e da localização do corpo no qual a temperatura é aferida. Os valores de referência mais aceitos internacionalmente são entre **36,5°C** e **37,5°C** (Quadro 3.3).[13,14]

Quadro 3.1
Técnica de aferição de temperatura axilar[9-12]

Imagem	Procedimento
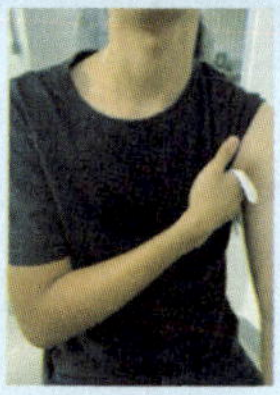	**Preparação do paciente** ❑ Certificar-se de que o paciente esteja em um ambiente com temperatura confortável e sem correntes de ar. ❑ Posicionar o paciente em decúbito dorsal ou sentado, expondo ombro e braço. ❑ Verificar se as axilas estão íntegras e secas; caso necessário, forneça papel toalha para o paciente.
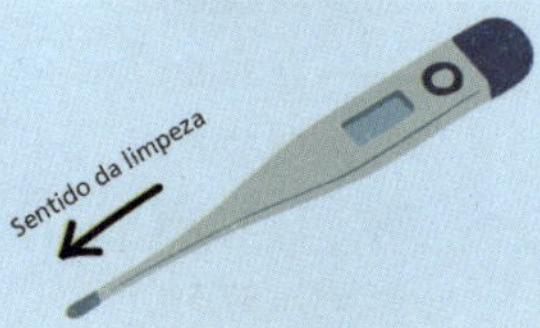	**Preparação do termômetro** ❑ Higienizar as mãos. ❑ Limpar o termômetro utilizando algodão embebido com álcool 70%, movimento unidirecional do corpo ao bulbo. ❑ Ligar o termômetro pressionando o botão Liga/Desliga.
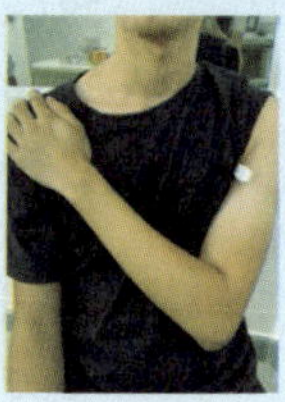	**Medição da temperatura** ❑ Colocar o bulbo do termômetro na região côncavo axilar (centro da axila) do paciente, mantendo o braço encostado ao tórax com a mão tocando o ombro do lado oposto. ❑ Manter o termômetro na posição por cerca de 60 segundos ou até que o termômetro digital emita um sinal sonoro. ❑ Registre a temperatura medida, indicando que a aferição foi realizada na axila.

Fonte: Autoria própria.

Quadro 3.2
Técnica de aferição de temperatura sem contato (infravermelho)[9-12]

Imagem	Procedimento
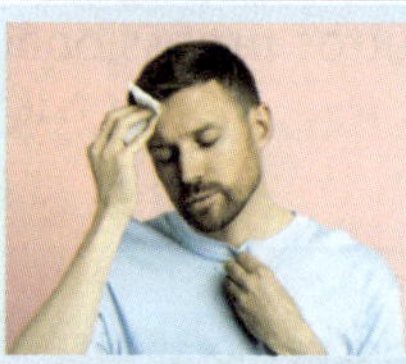	**Preparação do paciente** ❑ Certificar-se de que a testa do paciente esteja limpa e seca. Remover qualquer cabelo, suor ou cosméticos que possam interferir na leitura. ❑ O paciente deve estar em um ambiente com temperatura estável. ❑ Evitar medir a temperatura logo após o paciente ter feito atividade física.
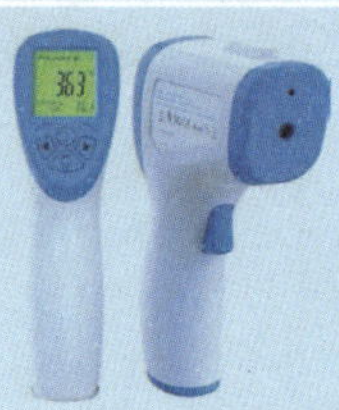	**Preparação do termômetro** ❑ Higienizar as mãos. ❑ Certificar-se de que as lentes do sensor do termômetro estejam limpas. Se necessário, limpar com pano macio e seco. ❑ Ligar o termômetro infravermelho e verificar se ele está configurado corretamente para a medição da temperatura corporal (alguns termômetros têm diferentes modos, como temperatura corporal e temperatura de superfície).
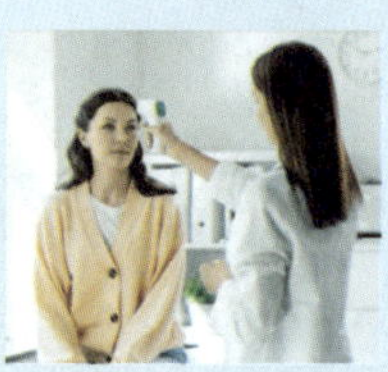	**Medição da temperatura** ❑ Segurar o termômetro a uma distância adequada da testa do paciente, conforme especificado pelo fabricante (geralmente entre 3 cm a 5 cm, mas pode variar). ❑ Apontar o sensor do termômetro diretamente para o centro da testa ou na região das têmporas. ❑ Pressionar o botão de medição e manter o termômetro estável até que a leitura seja concluída. A leitura é rápida, geralmente levando apenas alguns segundos. ❑ Registrar a temperatura medida, indicando que a aferição foi realizada por termômetro infravermelho.

Fonte das Imagens: Shutterstock.

Quadro 3.3 Valores de referência para medição da temperatura corporal[13,14]		
Classificação	**Tipo de mensuração**	**Valor referência**
Hipotermia	Todos os locais/métodos de mensuração	Estágio I: de **35°C** a **32°C**
		Estágio II: de **32°C** a **28°C**
		Estágio III: de **28°C** a **24°C**
		Estágio IV: menor que **24°C**
Normotermia	Termômetro RETAL	36,5°C a **38,0°C**
	Termômetro TIMPÂNICO	36,5°C a **37,8°C**
	Termômetro ORAL	36,5°C a **37,5°C**
	Termômetro AXILAR	36,5°C a **37,5°C**
	Termômetro SEM CONTATO (infravermelho)	36,5°C a **37,5°C**
Febre	Termômetro RETAL	Maior que **38,0°C**
	Termômetro TIMPÂNICO	Maior que **37,8°C**
	Termômetro ORAL	Maior que **37,5°C**
	Termômetro AXILAR	Maior que **37,5°C**
	Termômetro SEM CONTATO (infravermelho)	Maior que **37,5°C**
Hipertermia ou hiperpirexia	Todos os locais/métodos de mensuração	Maior que **40 °C**

Fonte: Autoria própria.

Sinais de alerta e encaminhamentos

A aferição da temperatura corporal é um procedimento essencial para monitorar a saúde de um paciente e identificar condições médicas que podem requerer intervenção imediata. Diversas situações podem ser indicativas de alerta, exigindo atenção especial e, possivelmente, encaminhamento para outros profissionais ou serviços de saúde. (Quadro 3.4).[15,16]

Quadro 3.4 Sinais de alerta para encaminhamento pós avaliação da temperatura corporal[15,16]	
Palavra-chave	**Sinais de alerta**
Temperaturas extremamente altas ou baixas	A **hipotermia** pode ser uma emergência médica, especialmente em bebês, idosos ou pessoas expostas a condições climáticas adversas. Febres muito altas e **hipertermia** são emergências médicas. Paciente deve ser encaminhado para atendimento imediato para prevenir danos permanentes e complicações graves.
Sinais de infecção grave ou sepse	Febre alta persistente, calafrios, sudorese excessiva, batimento cardíaco acelerado, respiração rápida, queda de pressão arterial, confusão ou letargia, manchas ou descoloração da pele.
Sintomas associados de doenças graves	Dor no peito, dificuldade para respirar, confusão, fraqueza grave, dor abdominal intensa, vômitos persistentes, erupções cutâneas ou rigidez no pescoço. Em crianças, choro inconsolável, irritabilidade extrema, rigidez no pescoço, erupção cutânea, dificuldade para respirar, convulsões, vômitos persistentes ou desidratação.
Pacientes com condições crônicas	Idosos, bebês, imunocomprometidos e pessoas com doenças crônicas com mudança abrupta no estado mental, desorientação, fraqueza extrema, sinais de desidratação, febre persistente ou dificuldade para controlar a temperatura corporal.

Fonte: Autoria própria.

PRESSÃO ARTERIAL

A **pressão arterial** representa a força que o sangue exerce sobre as paredes das artérias para circular pelo organismo. A pressão sistólica corresponde à pressão do sangue durante a contração do coração; e a pressão diastólica corresponde à pressão do sangue durante o relaxamento do coração. A pressão arterial é regulada por mecanismos nervosos, hormonais e renais, que mantêm o equilíbrio entre o débito cardíaco e a resistência vascular periférica. Alterações nesses mecanismos podem levar ao aumento da pressão arterial, caracterizando a hipertensão arterial sistêmica, que é um dos principais fatores de risco para doenças cardiovasculares, cerebrovasculares e renais.[17-19]

Técnica e procedimentos de aferição

A aferição da pressão arterial pode ser realizada em consultório por profissionais de saúde por meio de, basicamente, três métodos não invasivos:

1. Com **esfigmomanômetro de coluna de mercúrio.**
2. Com **monitor de pressão arterial digital** ou **método oscilométrico.**
3. Com **esfigmomanômetro aneroide** ou **método auscultatório.**

Adicionalmente, ainda existem dois métodos de medição e monitoramento domiciliar estruturados: a monitorização ambulatorial da pressão arterial de quatro horas (MAPA) e a monitorização residencial da pressão arterial (MRPA).[20]

O **esfigmomanômetro de mercúrio** é considerado o padrão-ouro para a aferição da pressão arterial em virtude da sua alta precisão. Esse aparelho utiliza mercúrio que se move em um tubo conforme a pressão arterial aplicada, medindo a pressão sistólica e diastólica por meio de sons auscultados com um estetoscópio. Apesar de sua precisão e fácil manutenção, o uso de mercúrio apresenta riscos à saúde e ao meio ambiente, o que acabou levando à proibição de sua comercialização no Brasil pela Anvisa.[21,22]

Os **monitores de pressão arterial digitais**, com base no **método oscilométrico**, são amplamente utilizados em virtude da sua facilidade de uso e conveniência. Nesse método, a insuflação e a desinsuflação das braçadeiras são automatizadas. A pressão da braçadeira é aumentada até exceder a pressão sistólica e, em seguida, reduzida a uma taxa constante. Durante a desinsuflação, ocorrem oscilações na pressão da braçadeira, que aumentam em amplitude a partir da pressão arterial sistólica (PAS), atingindo o máximo de oscilação na pressão arterial média (PA média). Essas oscilações são convertidas em leituras digitais exibidas em uma tela. Para garantir uma avaliação clínica precisa, os valores obtidos são registrados com três dígitos. No entanto, podem apresentar variações na precisão, especialmente em pacientes com arritmias. Estudos comparativos indicam que esses monitores podem fornecer leituras ligeiramente diferentes em comparação com esfigmomanômetros de mercúrio e aneroide, destacando a importância de se utilizar consistentemente o mesmo tipo de aparelho para monitoramento regular.[23-26]

O **esfigmomanômetro aneroide** é um dos dispositivos mais comumente utilizados na prática clínica para a medição da pressão arterial (Figura 3.1). Esse método utiliza a **técnica auscultatória**, em que a pressão arterial é medida manualmente. O processo começa com a inflação do manguito até que a pressão seja superior à pressão arterial sistólica, o que resulta na oclusão da artéria braquial e interrupção do fluxo sanguíneo para a porção inferior do braço, impedindo a palpação da pulsação na artéria radial.[23-26]

Após a inflação, a desinflação gradual do manguito permite que o fluxo sanguíneo seja retomado. A medição da pressão arterial é então correlacionada com a ausculta dos sons cardíacos utilizando-se um estetoscópio. O ponto em que os batimentos cardíacos são ouvidos pela primeira vez marca a pressão sistólica, enquanto o ponto em que os sons desaparecem indica a pressão diastólica. Esses valores são registrados pelo ponteiro do esfigmomanômetro (Quadro 3.5).[24-26]

A chave desse método são os sons ouvidos durante o procedimento de medida, denominados ruídos de Korotkoff, sendo classificados em cinco fases que correspondem a diferentes estágios do fluxo sanguíneo através da artéria durante a desinflação gradual do manguito:[21,27]

- **Fase 1**: Primeira aparição de ruídos rítmicos, de forma clara e repetitiva, coincidindo com a identificação do pulso palpável. Correspondente ao valor da pressão sistólica.
- **Fase 2**: Os ruídos são mais leves e longos, com a qualidade de um murmúrio intermitente.
- **Fase 3**: Os ruídos tornam-se novamente firmes e altos.
- **Fase 4**: Ruídos abafados, pouco distintos e leves. Corresponde ao valor da pressão diastólica.
- **Fase 5**: O som desaparece completamente.

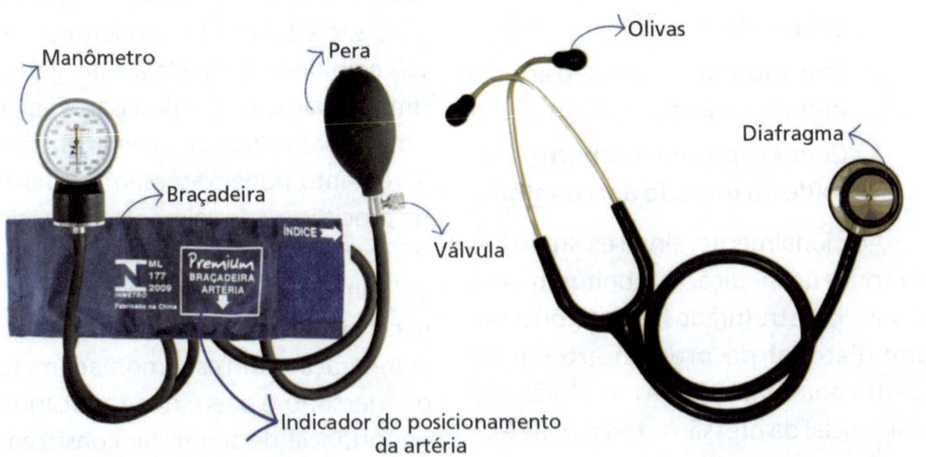

Figura 3.1. Estetoscópio e esfigmomanômetro aneroide.
Fonte: Autoria própria.

Quadro 3.5
Técnica de aferição da pressão arterial com esfigmomanômetro aneroide[23-26]

Imagem	Procedimento
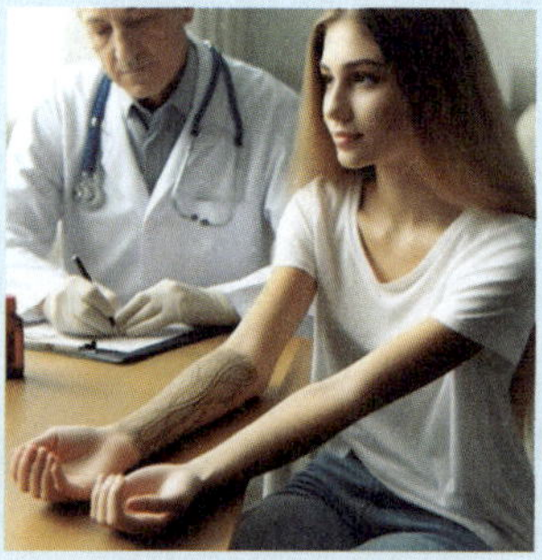	**Preparação do paciente**: ❑ Higienizar as mãos. ❑ Pedir ao paciente para sentar-se com as pernas descruzadas, pés apoiados no chão, em uma posição confortável com o dorso relaxado e encostado na cadeira. ❑ Posicionar o braço escolhido na altura do coração, apoiado em uma superfície, com a palma da mão voltada para cima. ❑ Remover roupas que possam comprimir/garrotear o braço. ❑ Caso o paciente tenha realizado atividade física aguardar 60 minutos para realizar a medição; caso tenha fumado ou ingerido bebida alcoólica, café ou alimentos, aguardar 30 minutos para realizar a aferição. Garantir que o paciente não esteja com a bexiga cheia.
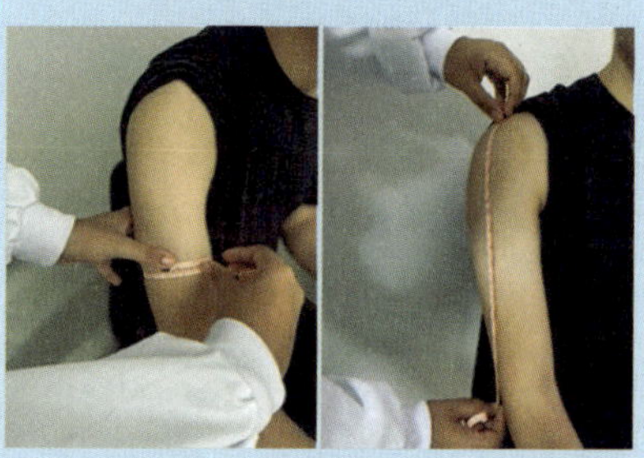	**Preparação do aparelho**: ❑ Higienizar as olivas e o diafragma com um algodão com álcool 70%. ❑ Verificar previamente se o aparelho de medição está funcionando corretamente. ❑ Selecionar o tamanho correto do manguito; se necessário, usar uma fita métrica para medir a circunferência do braço do paciente, sendo: ◆ Tamanho pequeno do manguito adulto: 22 cm a 26 cm. ◆ Tamanho convencional do manguito adulto: 27 cm a 34 cm. ◆ Tamanho grande do manguito adulto: 35 cm a 44 cm.
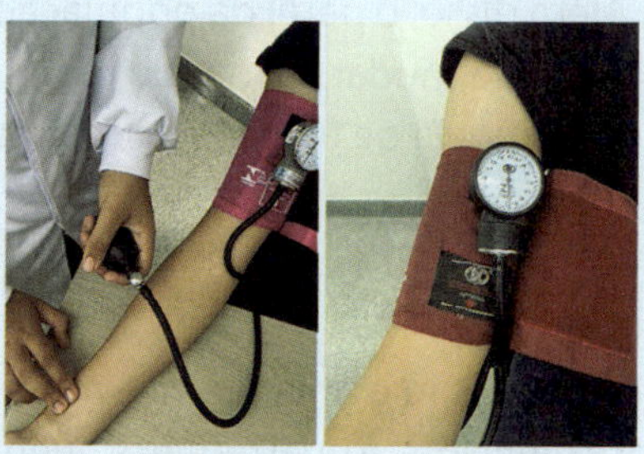	**Colocação do manguito/braçadeira e estimativa da pressão arterial sistólica (PAS)**: ❑ Posicionar o manguito/braçadeira do esfigmomanômetro ao redor do braço, cerca de 2 cm e 3 cm acima da fossa cubital (dobra do cotovelo). Colocar o indicativo da artéria do manguito (seta desenhada na braçadeira) sob a artéria braquial. Verificar se está ajustado, mas não muito apertado. Deve ser possível deslizar dois dedos entre o manguito e o braço do paciente. Certificar-se de que o manguito não esteja torcido ou solto. ❑ **Insuflação do manguito**: segurar a pera com a mão dominante, fechar a válvula da pera e inflar até identificar o desaparecimento do pulso. Abrir a válvula lentamente para desinflar o manguito e, por meio da palpação, identificar a PAS pelo reaparecimento do pulso. Essa etapa é opcional, mas recomendada, pois a estimativa inicial da PAS é para evitar insuflar o manguito mais do que o necessário, o que pode causar desconforto ao paciente e potencialmente afetar a leitura. ❑ **Palpação do pulso radial**: usar os dedos indicador e médio da mão não dominante para palpar a artéria radial do paciente. Isso permitirá identificar o momento em que os batimentos cardíacos retornam durante a desinsuflação.

(continua)

Quadro 3.5 (continuação) Técnica de aferição da pressão arterial com esfigmomanômetro aneroide[23-26]	
Imagem	**Procedimento**
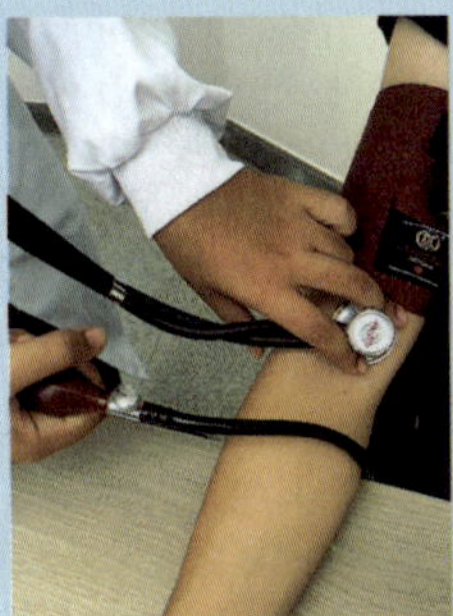	**Determinação da pressão sistólica e diastólica**: ❑ Dar um intervalo de 1 a 2 minutos da estimativa e realizar a aferição da PA. Colocar as olivas do estetoscópio em seus ouvidos. Palpar a artéria braquial na fossa cubital e posicionar o diafragma do estetoscópio sem pressão excessiva. ❑ **Insuflação do manguito**: segurar a pera de borracha do esfigmomanômetro, fechar a válvula e insuflar o manguito, rapidamente, até ultrapassar cerca de 20 mmHg e 30 mmHg acima da estimativa da PAS. ❑ Ausculta dos sons Korotkoff: abrir a válvula da pera e começar a desinflar o manguito lentamente (cerca de 2 mmHg/segundo) atento aos sons do estetoscópico. O primeiro som que você ouvirá é um som nítido e claro, que corresponde à fase I do som de Korotkoff. Esse som indica a **pressão arterial sistólica**. Continue desinflando o manguito e observe quando o som de Korotkoff (fase V) desaparece. Esse é o ponto de ausculta da **pressão arterial diastólica**. ❑ Continuar a auscultar cerca de 20 mmHg a 30 mmHg abaixo do último som para confirmar seu desaparecimento e depois proceder a deflação rápida e completa. Se os batimentos persistirem até o nível zero, determinar a diastólica no abafamento dos sons (fase IV de Korotkoff). ❑ Informar o valor de PA obtido para o paciente, registrar os valores da PAS e PAD obtidos EVITANDO arredondamentos. Se necessário, aguardar pelo menos 1 a 2 minutos antes de repetir a medição no mesmo braço ou realizar a medição no outro braço para confirmação.

Fonte das imagens: Autoria própria.

Valores de referência e interpretação

De acordo com as diretrizes brasileiras, os valores de referência da pressão arterial são categorizados para facilitar o diagnóstico e o manejo de condições como hipertensão. A interpretação desses valores deve ser feita de acordo com seis classificações, baseadas na pressão arterial sistólica (PAS) e na pressão arterial diastólica (PAD), considerando-se a classificação pelo maior valor entre os dois. Vale destacar que esses valores para cada classificação podem alterar no decorrer dos anos, à medida que novas evidências e estudos são conduzidos. Além disso, o perfil da população também pode mudar, tornando essencial a conferência de fontes atualizadas (Quadro 3.6).[17,28,29]

Sinais de alerta e encaminhamentos

A hipertensão é uma doença multifatorial e silenciosa, a qual requer a orientação de vários profissionais de saúde, entre eles o farmacêutico.[17] Dessa forma, como o farmacêutico é o profissional de saúde mais próximo da população, ele desempenha um papel fundamental

Quadro 3.6
Classificação da pressão arterial de acordo com a medição no consultório a partir de 18 anos segundo as Diretrizes Brasileiras de Hipertensão

Classificação	Pressão arterial sistólica PAS (mmHg)		Pressão arterial diastólica PAD (mmHg)
Pressão arterial ótima	< 120	e	< 80
Pressão arterial normal	120 a 129	e/ou	80 a 84
Pré-hipertensão	130 a 139	e/ou	85 a 89
Hipertensão arterial – Estágio 1	140 a 159	e/ou	90 a 99
Hipertensão arterial – Estágio 2	160 a 179	e/ou	100 a 109
Hipertensão arterial – Estágio 3	≥ 180	e/ou	≥ 110

Fonte: Diretrizes Brasileiras de Hipertensão (2020) e Diretrizes Brasileiras de Medidas da Pressão Arterial Dentro e Fora do Consultório (2023).

na identificação de possíveis quadros hipertensivos, assim como a implementação da aferição da PA em farmácias e drogarias. O farmacêutico pode orientar pacientes pré-hipertensos sobre medidas de prevenção e encaminhar a profissionais e serviços de saúde pacientes em estágios 1, 2 e 3, considerando idade, presença de doença cardiovascular e outros fatores de risco de cada indivíduo. Além disso, o farmacêutico pode prestar acompanhamento farmacoterapêutico e orientações quanto ao uso correto de medicamentos aos pacientes em tratamento, visando à estabilidade do quadro, uma vez que a hipertensão não tem cura, mas pode ser controlada (**Quadro 3.7**).[23-26]

Quadro 3.7
Sinais de alerta para encaminhamento pós-avaliação da pressão arterial[23-26]

Palavra-chave	Sinais de alerta
Emergência hipertensiva	Pressão arterial extremamente elevada (>180/120 mmHg) acompanhada de sintomas de lesão em órgãos-alvo, como: dor no peito, falta de ar, alteração da visão, confusão mental, cefaleia intensa, fraqueza ou dormência súbita em um lado do corpo, dor nas costas, náuseas ou vômitos.
Urgência hipertensiva	Pressão arterial extremamente elevada sem sintomas de lesão aguda em órgãos-alvo. Ainda assim, é importante encaminhar para avaliação por profissionais ou serviços de saúde, embora a necessidade não seja tão imediata quanto em emergências.
Sintomas cardiovasculares	Dor torácica intensa que pode irradiar para o braço, pescoço ou mandíbula. Sensação de aperto ou pressão no peito. Palpitações ou sensação de batimentos cardíacos irregulares. Sudorese excessiva. Desmaios ou sensação de desmaio iminente. Sinais de insuficiência cardíaca como inchaço nos tornozelos, pés ou abdome, ganho de peso repentino e inexplicado, dificuldade respiratória durante atividades leves ou ao deitar-se, fadiga extrema. **Sinais de problemas vasculares**, como dor ou cãibras nas pernas ao caminhar (claudicação intermitente), frieza ou palidez nos membros, feridas ou úlceras que não cicatrizam, especialmente nos pés.
Sintomas neurológicos	Cefaleia súbita e grave. Alteração aguda da visão (visão borrada ou perda de visão). Dificuldade súbita de falar ou entender a fala. Fraqueza ou paralisia em um lado do corpo. Alteração do nível de consciência ou confusão.

(continua)

Quadro 3.7 (continuação) Sinais de alerta para encaminhamento pós-avaliação da pressão arterial[23-26]	
Palavra-chave	**Sinais de alerta**
Sintomas renais	Redução acentuada na quantidade de urina. Inchaço nas pernas, tornozelos ou pés. Fadiga ou fraqueza generalizada. Náuseas e vômitos persistentes.
Alterações bruscas na pressão arterial	Pressão arterial consistentemente baixa (inferior a 90/60 mmHg) causando tontura, desmaios, fadiga e fraqueza. Flutuações significativas na pressão arterial entre diferentes medições podem indicar instabilidade hemodinâmica ou uso inadequado de medicamentos.

Fonte: Autoria própria.

FREQUÊNCIA CARDÍACA

A **frequência cardíaca (FC)** também é um dos principais indicadores da função cardiovascular. É medida em batimentos por minuto (bpm) e reflete a eficiência com que o coração está bombeando sangue para todo o corpo. Essa frequência é controlada pelo sistema nervoso autônomo, que modula a atividade do nó sinusal, o marca-passo natural do coração.

No cuidado farmacêutico, a FC permite avaliar o estado cardiovascular do paciente, identificar possíveis casos de taquicardia (frequência cardíaca acima de 100 bpm) ou bradicardia (frequência cardíaca abaixo de 60 bpm), definir metas terapêuticas e monitorar os efeitos de medicamentos cardiovasculares. Além disso, alterações na FC podem também indicar interações medicamentosas ou efeitos adversos, aos quais o farmacêutico deve estar atento.[30-32]

Técnica e procedimentos de aferição

Existem duas formas principais de aferição da **FC** na prática clínica:

1. A medição manual do **pulso carotídeo** e **radial** (Quadro 3.8).
2. A medição automatizada utilizando **monitores cardíacos digitais**.[30-32]

A medição automatizada com monitores cardíacos digitais oferece vantagens significativas em termos de precisão e consistência, minimizando a variação humana. Esses dispositivos são fáceis de usar e não requerem treinamento extensivo, tornando-os acessíveis para uso doméstico e em clínicas. Muitos monitores digitais têm a capacidade de armazenar e registrar múltiplas leituras, facilitando o monitoramento a longo prazo e a comunicação com profissionais de saúde. No entanto, monitores digitais podem ser caros, o que pode ser um impedimento para alguns pacientes. Eles também necessitam de baterias ou energia elétrica, o que pode limitar o uso em algumas situações. Além disso, problemas técnicos, como falhas de calibração ou erros de leitura, podem ocorrer, necessitando de manutenção regular e verificações de precisão.[17,33,34]

Quadro 3.8

Técnica de aferição da frequência cardíaca por pulso radial e carotídeo[30-32]

Imagem	Procedimento
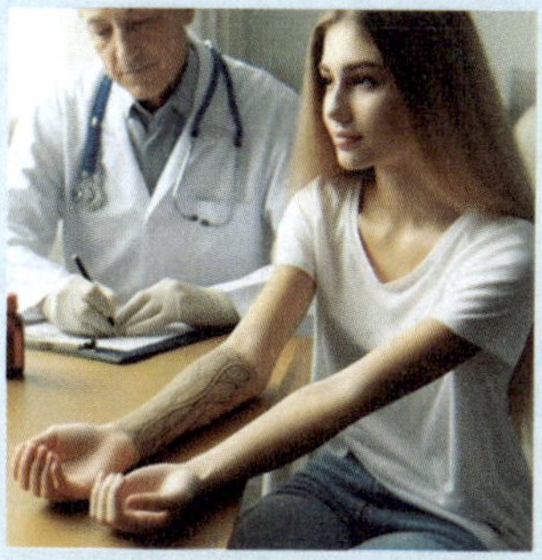	**Preparação do paciente**: ❑ Higienizar as mãos. Em ambientes clínicos, é recomendável lavar as mãos e, eventualmente, usar luvas descartáveis (avaliando a perda de sensibilidade). ❑ Pedir ao paciente para sentar-se com as pernas descruzadas, pés apoiados no chão, em uma posição confortável com o dorso relaxado e encostado na cadeira. ❑ Assegurar-se de que o braço do paciente esteja apoiado e relaxado, com a palma da mão voltada para cima. ❑ Caso o paciente tenha realizado atividade física, fumado ou ingerido bebida alcoólica e café, aguardar alguns minutos para realizar a medição.
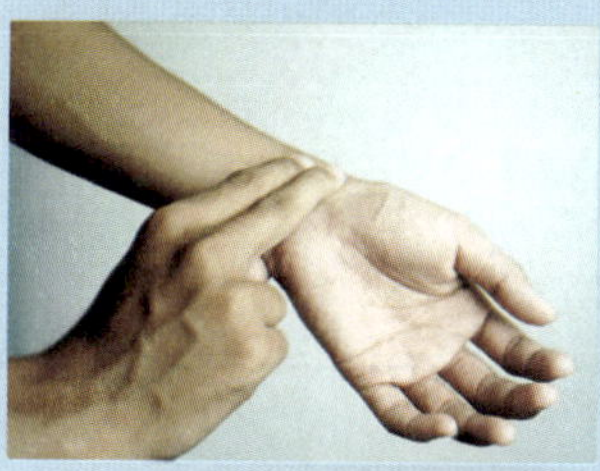 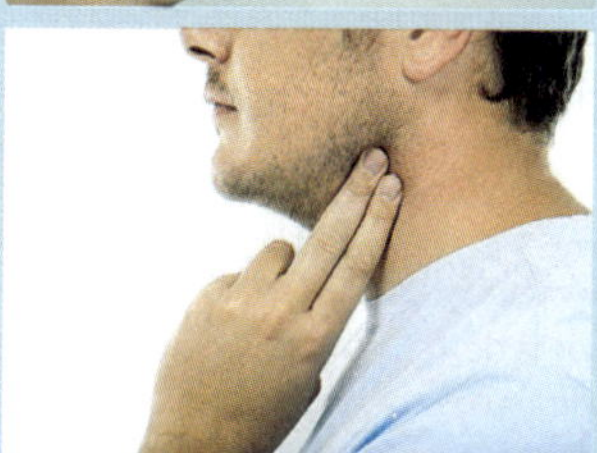	**Localização do pulso radial e contagem** ❑ Localizar o pulso radial na parte interna do punho, na base do polegar. ❑ Usar as pontas dos dedos indicador e médio para sentir o pulso. Não usar o polegar, pois ele tem seu próprio pulso que pode confundir a medição. ❑ Pressionar suavemente os dedos sobre a artéria radial até sentir as pulsações. ❑ Começar a contagem das batidas quando o ponteiro do relógio atingir um número inteiro. ❑ Contar as batidas durante 60 segundos para obter a frequência cardíaca em batidas por minuto (bpm). Alternativamente, contar as batidas por 30 segundos e multiplicar por dois, ou por 15 segundos e multiplicar por quatro para calcular a frequência cardíaca. ❑ Informar ao paciente, registrar o resultado e, recomenda-se, repetir a medição para confirmar a precisão do resultado. **Localização do pulso carotídeo e contagem** ❑ Localizar o pulso carotídeo na parte lateral do pescoço, entre a traqueia e o músculo esternocleidomastóideo. ❑ Localizar o pulso carotídeo na parte lateral do pescoço, entre a traqueia e o músculo esternocleidomastóideo. ❑ Pressionar suavemente os dedos sobre a artéria carotídea até sentir as pulsações. ❑ Contar as batidas durante 60 segundos para obter a frequência cardíaca em batidas por minuto (bpm). Alternativamente, contar as batidas por 30 segundos e multiplicar por dois, ou por 15 segundos e multiplicar por quatro para calcular a frequência cardíaca. ❑ Informar ao paciente, registrar o resultado e, recomenda-se, repetir a medição para confirmar a precisão do resultado.

Fonte das Imagens: Shutterstock e Copilot Bing.

Valores de referência e interpretação

Uma vez obtidos os valores de FC, a interpretação adequada dessa medida é crucial para a avaliação da saúde cardiovascular e para a identificação de possíveis anomalias. Os valores de referência clássicos variam conforme a idade, o nível de condicionamento físico e o estado de saúde do indivíduo. A FC é classificada em bradicardia, normocardia e taquicardia, correspondendo às faixas que estão, respectivamente, abaixo, dentro ou acima do recomendado, variando de acordo com a idade e condição atual do paciente (**Quadro 3.9**).[17,33,34]

Sinais de alerta e encaminhamentos

Após a avaliação da FC, o farmacêutico deve estar atento a vários sinais de alerta que podem indicar a necessidade de encaminhamento imediato para um profissional ou serviço de saúde. A identificação precoce desses sinais pode ser crucial para a prevenção de complicações graves e a garantia de um tratamento adequado (**Quadro 3.10**).[17,33,34]

Quadro 3.9

Classificação da frequência cardíaca segundo a American Heart Association em batimentos por minuto (bpm)[17,33,34]

Classificação	Mínima (bpm)	Máxima (bpm)
Recém-nascidos (0 a 3 meses):	90	160
Lactentes (3 a 12 meses):	80	140
Crianças pequenas (1 a 3 anos):	80	130
Crianças maiores (4 a 12 anos):	75	120
Adolescentes (12 a 18 anos):	60	105
Adultos:	60	100
Atletas e idosos:	50	100

Fonte: Diretrizes Brasileiras de Hipertensão (2020) e Diretrizes Brasileiras de Medidas da Pressão Arterial Dentro e Fora do Consultório (2023).[17,29]

Quadro 3.10

Sinais de alerta para encaminhamento pós-avaliação da frequência cardíaca[17,33,34]

Palavra-chave	Sinais de alerta
Taquicardia grave	Frequência cardíaca significativamente alta (acima de 100 bpm em repouso), dor no peito, falta de ar, palpitações intensas, desmaios, tontura.
Bradicardia grave	Frequência cardíaca significativamente abaixo do normal (menos de 50 bpm em adultos), fraqueza ou fadiga, tontura, confusão mental, falta de ar e dor no peito.
Irregularidades no ritmo e mudanças súbitas na frequência cardíaca	Presença de arritmias detectadas durante a medição. Ritmos irregulares ou batimentos cardíacos "saltando" ou "falhando". Elevação ou queda abrupta na frequência cardíaca sem causa aparente.
Sintomas sistêmicos	Sudorese excessiva, náusea, dor abdominal, dor referida (ombro ou mandíbula). Indicativo de condições graves como infarto do miocárdio ou choque cardiogênico.
Hipertensão descompensada	Pressão arterial elevada, dor de cabeça, tontura, zumbido nos ouvidos, visão turva, dor no peito e falta de ar.
Choque	Pele fria, úmida e pegajosa, com coloração pálida ou cianótica, diminuição da pressão arterial, nível de consciência alterado, enchimento capilar maior que dois segundos, taquicardia e frequência respiratória alterada (menor que 8 ou maior que 28 movimentos respiratórios por minuto – mrm).

Fonte: Autoria própria.

FREQUÊNCIA RESPIRATÓRIA E OXIMETRIA DE PULSO

A **frequência respiratória (FR)** é o número de ciclos respiratórios completos (inspiração e expiração) realizados em um minuto. A frequência respiratória normal de um adulto em repouso varia entre 12 e 20 movimentos respiratórios por minuto (mrm), podendo ser menor em pessoas fisicamente ativas ou maior em situações de estresse, ansiedade, febre ou exercício físico.

É controlada pelo centro respiratório localizado no tronco encefálico, que recebe estímulos químicos e mecânicos de receptores periféricos e centrais. Alterações na FR podem refletir o equilíbrio ou o desequilíbrio entre as demandas e a oferta de oxigênio e gás carbônico no organismo, podendo apontar alterações causadas por doenças pulmonares, insuficiência respiratória ou mesmo efeitos colaterais de medicamentos.[35,36]

Por outro lado, a **oximetria de pulso** é uma técnica não invasiva que mede a saturação de oxigênio da hemoglobina arterial (SpO_2) por meio de um sensor que emite luz sobre a pele. Essa oximetria reflete a oxigenação do sangue, e a função respiratória em um adulto em repouso varia entre 95% e 100%, podendo ser menor em pessoas com doenças pulmonares ou cardíacas. Alterações na oximetria podem indicar hipoxemia, que é uma condição potencialmente grave que pode levar à hipóxia tecidual e à falência orgânica.[35,36]

A aferição da **FR** e da **oximetria de pulso** pelo farmacêutico permite avaliar o estado respiratório do paciente, identificar possíveis casos de taquipneia (FR acima de 20 mrm), bradipneia (FR abaixo de 12 mrm), hipoxemia (SpO_2 abaixo de 95%), e monitorar os resultados de intervenções de hábitos de saúde ou farmacológicas, podendo ser essencial para avaliar a efetividade de broncodilatadores ou corticosteroides, por exemplo.[37,38]

Técnica e procedimentos de aferição

Umas das técnicas de aferição da FR é **observar o número de ciclos respiratórios completos** realizados por minuto, sendo cada ciclo composto por uma inspiração e uma expiração, acompanhado de movimento da caixa torácica. Observa-se a expansibilidade e retração da parede torácica e abdominal; além disso, é importante observar sinais e sintomas de desconforto respiratório e padrões respiratórios ineficazes, como uso da musculatura acessória, tosse, fadiga, dor ao respirar e alterações na profundidade da respiração.[39,40]

Embora a mensuração dos movimentos respiratórios por 15 segundos ou 30 segundos apresente alta correlação com a mensuração por 1 minuto completo, ela pode superestimar a FR. Além disso, caso a respiração não apresente criticidade no período de contagem, podem ser obtidos valores errôneos. Desse modo, recomenda-se, sempre que possível, mensurar a FR pelo período completo de 1 minuto.[37,38]

Em crianças, fatores que podem indicar um padrão respiratório ineficaz são secreção nos brônquios, hiperventilação, tosse, uso da musculatura acessória para respirar, ortopneia, ruídos adventícios. Em adultos e idosos, os fatores para identificar um padrão respiratório ineficaz são fadiga, dor, dispneia, taquipneia e ortopneia.[39,40]

Também é possível realizar avaliação da respiração por meio da **ausculta respiratória**, com a utilização do estetoscópio. Este funciona como um mecanismo amplificador dos sons respiratórios. O diafragma do estetoscópio é utilizado para auscultar os sons de alta frequência, como os sons respiratórios, enquanto a campânula permite a ausculta dos sons de baixa frequência, como aqueles produzidos pelo coração e pelo fluxo sanguíneo no interior dos vasos (**Quadro 3.11**).[39,40]

Já a **oximetria de pulso arterial** é realizada por equipamentos conhecidos como oxímetros de pulso, que utilizam sensores emissores e detectores de luz nas faixas de comprimento de onda vermelho e infravermelho. Os LEDs (*light-emitting diodes*) emissores de luz vermelha e infravermelha emitem luz com comprimentos de onda aproximados de 660 nm e 940 nm, respectivamente. Quando instalados em uma área com bom fluxo sanguíneo, esses sensores permitem a passagem de luz, que é absorvida de maneira variável,

Quadro 3.11
Técnica de aferição da frequência respiratória por observação dos ciclos respiratórios completos[37,38]

Imagem	Procedimento
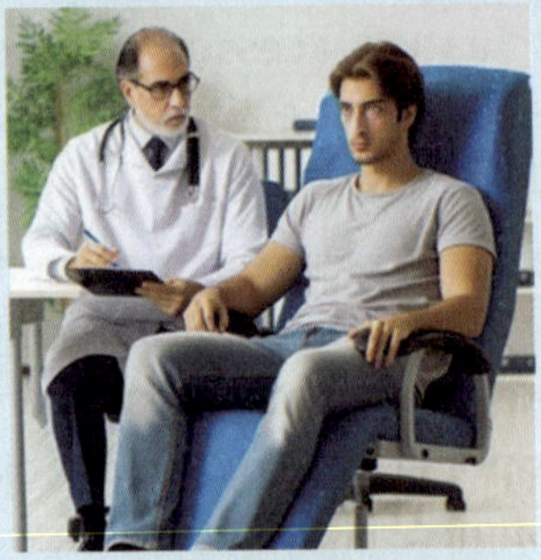	**Preparação do paciente** ❑ Pedir ao paciente para sentar-se com as pernas descruzadas, pés apoiados no chão, em uma posição confortável com o dorso relaxado e encostado na cadeira. ❑ A observação é realizada de preferência **sem que o paciente esteja ciente** da medição para evitar a alteração do padrão respiratório, que pode ocorrer por causa da ansiedade ou esforço consciente. (Pode ser realizada enquanto se faz a oximetria de pulso, p. ex., quando o paciente estará concentrado na leitura do aparelho).
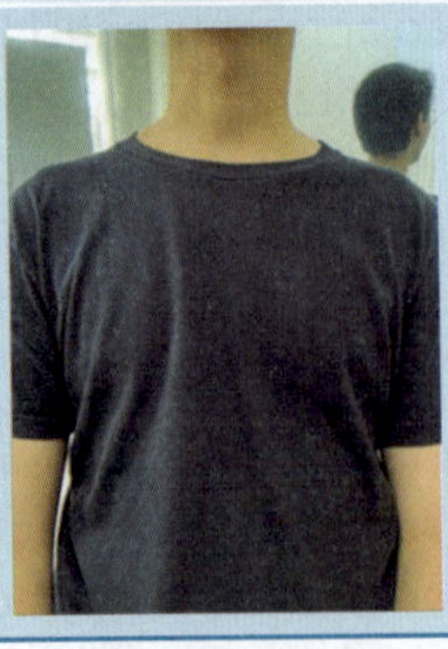	**Medição da frequência respiratória** ❑ O profissional observa os movimentos do tórax e do abdome, que correspondem às fases de inspiração e expiração. Cada ciclo respiratório completo inclui uma inspiração (entrada de ar nos pulmões) e uma expiração (saída de ar dos pulmões). É importante contar os ciclos respiratórios durante um minuto completo para se obter uma medição precisa. ❑ A frequência respiratória é calculada contando-se o número de ciclos respiratórios durante 60 segundos. Alternativamente, pode-se contar o número de respirações por 30 segundos e multiplicar o resultado por dois, ou contar por 15 segundos e multiplicar por quatro.

Fonte das imagens: Autoria própria.

dependendo da quantidade de hemoglobina saturada (oxi-hemoglobina) e reduzida (desoxi-hemoglobina) presente no local.[41,42]

A medição da SpO_2 pode ser realizada de forma intermitente ou contínua em diferentes locais do corpo, como a ponta dos dedos, a testa, o lóbulo da orelha ou o dedo do pé. Os dados coletados são expressos em porcentagem, com uma precisão que varia entre 80% e 100%. Valores próximos a 100% indicam melhor perfusão sanguínea.[43,44]

O princípio da **oximetria de pulso** envolve a comparação da quantidade de luz absorvida pelo sangue saturado de oxigênio com relação ao sangue não saturado. O sangue saturado e o não saturado absorvem luz em espectros diferentes, o que permite calcular a taxa de hemoglobina oxigenada com relação à hemoglobina total no sangue arterial. A técnica visa verificar a saturação parcial de oxigênio nos tecidos de maneira não invasiva e está em constante aprimoramento para oferecer informações mais precisas e relevantes sobre a oximetria arterial, buscando maior acurácia e melhor correlação com a condição clínica do paciente (Figura 3.2).[41,43]

Vale ressaltar que a qualidade das medições de SpO_2 depende de diversos fatores, como o posicionamento e o tamanho correto do sensor, movimentos do paciente, do fluxo sanguíneo no local de aplicação do sensor e da exposição à luz ambiente. Nesse contexto, ainda é debatido se unhas esmaltadas geram interferência na aferição, no qual discute-se, principalmente, o impacto de cada coloração na aferição (Quadro 3.12).[45]

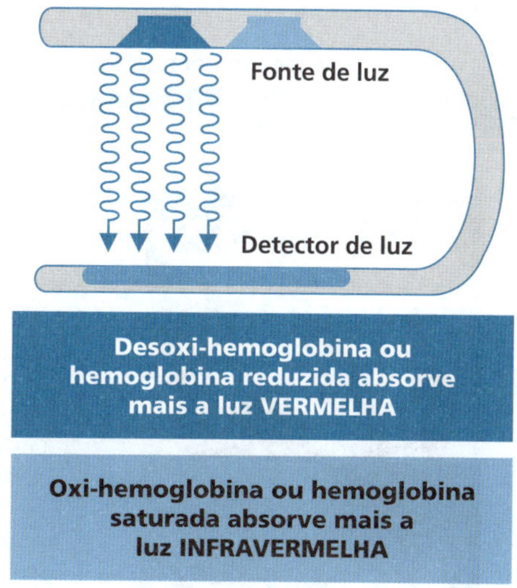

Figura 3.2. Princípio geral de absorção no oxímetro de pulso.[41,43]

Fonte: Autoria própria.

Valores de referência e interpretação

A **FR** varia com a idade e as condições do paciente. Em adultos saudáveis, a FR recomendada está entre 12 e 20 respirações por minuto. Em crianças, os valores de referência são mais elevados: recém-nascidos têm uma FR de 30 a 60 respirações por minuto, enquanto crianças pequenas podem variar de 20 e 40 respirações por minuto (Quadro 3.13).[40,46]

Na **oximetria de pulso**, os valores recomendados de saturação de oxigênio no sangue (SpO_2), estão entre 95% e 100%. Os valores de SpO_2 são classificados em quatro categorias: **normal**, **hipoxemia leve**, **hipoxemia moderada** e **hipoxemia grave** (Quadro 3.14).[39,47]

Sinais de alerta e encaminhamentos

Durante a avaliação da FR e oximetria de pulso, o farmacêutico deve estar atento

Quadro 3.12

Técnica de aferição da oximetria de pulso por oxímetro digital[43,44]

Imagem	Procedimento
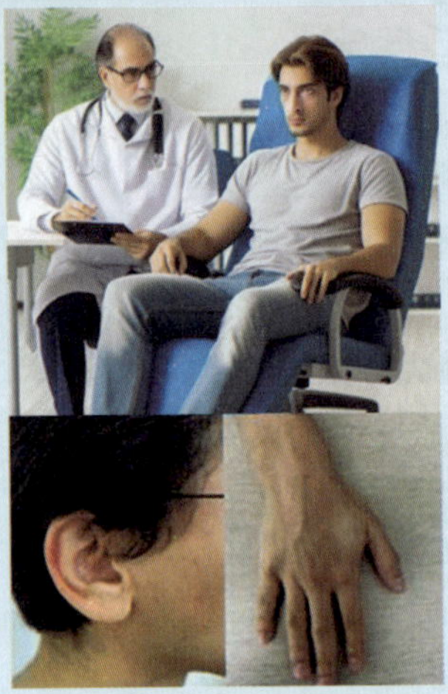	**Preparação do paciente e equipamento** ❑ Higienizar as mãos e explicar o procedimento ao paciente. ❑ Pedir ao paciente para sentar-se com as pernas descruzadas, pés apoiados no chão, em uma posição confortável com o dorso relaxado e encostado na cadeira. ❑ O oxímetro deve estar calibrado e funcionando corretamente. O sensor do oxímetro, geralmente equipado com LEDs, emissores de luz vermelha e infravermelha, deve ser limpo e livre de sujeira ou resíduos. ❑ Colocar o sensor do oxímetro em uma área do corpo com boa perfusão sanguínea. As áreas mais comuns são a ponta do dedo, o lóbulo da orelha ou, em alguns casos, o dedo do pé. Para uma medição precisa, é essencial que o sensor esteja bem ajustado e não mova durante a aferição.
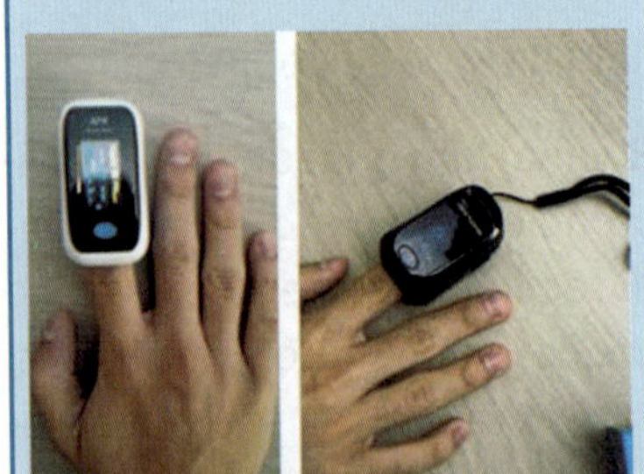	**Medição da frequência respiratória** ❑ O oxímetro digital exibirá a saturação de oxigênio (SpO_2) em valores percentuais (%); não confundir com a frequência do pulso em batimentos por minuto (bpm) que frequentemente é exibido junto no visor do dispositivo. ❑ Muitas vezes o valor final não é obtido instantaneamente e deve-se aguardar a estabilização da medição pelo aparelho. ❑ Após a obtenção das leituras, avaliar a saturação de oxigênio e a frequência do pulso em conjunto com a condição clínica do paciente. Fatores como o posicionamento inadequado do sensor, movimentos do paciente, baixa perfusão sanguínea no local de medição, e interferências de luz ambiente podem afetar a precisão da leitura. Em caso de valores fora do recomendado, considere repetir a medição e realizar uma avaliação mais detalhada conforme necessário.

Fonte das Imagens: Autoria própria.

Quadro 3.13

Valores de referência da frequência respiratória em respirações por minuto (rpm)[40,46]

Classificação	Mínima (rpm)	Máxima (rpm)
Recém-nascidos (0 a 3 meses):	30	60
Lactentes (3 a 12 meses):	30	50
Crianças pequenas (1 a 3 anos):	20	40
Crianças maiores (4 a 12 anos):	20	30
Adolescentes (12 a 18 anos):	12	20
Adultos:	12	20
Atletas e Idosos:	12	20

Fonte: Sociedade Brasileira de Pediatria (2018).[46]

Quadro 3.14
Valores de referência da oximetria de pulso em percentual de saturação de oxigênio (SpO_2)[39,47]

Classificação	Valor de saturação (SpO_2)
Hipoxemia grave	< 85%
Hipoxemia moderada	86% e 90%
Hipoxemia leve	91% e 94%
Normal	95% e 100%

Fonte: American Thoracic Society (2024).

a vários sinais de alerta que podem indicar condições graves ou que requerem encaminhamento imediato para atendimento médico. Esses sinais de alerta incluem tanto alterações nos valores medidos quanto sintomas associados que podem refletir problemas respiratórios ou sistêmicos subjacentes (Quadro 3.15).[40,48]

Quadro 3.15
Sinais de alerta para encaminhamento pós-avaliação da frequência respiratória e oximetria de pulso[48-50]

Palavra-chave	Sinais de alerta
Bradipneia	Pode indicar problemas respiratórios graves, como depressão respiratória, intoxicação por fármacos, ou doenças neuromusculares. Sinais visuais incluem respiração profunda com movimentos exagerados do peito e abdome, sugerindo trocas gasosas ineficientes.
Taquipneia	Caracterizada por respiração rápida e superficial, a taquipneia pode ser um sinal de insuficiência respiratória, infecções pulmonares, asma, bronquite, ou insuficiência cardíaca. Sintomas incluem palidez, ansiedade, sensação de falta de ar e respiração ruidosa.
Saturação (SpO_2) abaixo de 95%	Valores de SpO_2 abaixo de 95% podem indicar hipoxemia, que pode ser causada por condições como pneumonia, doença pulmonar obstrutiva crônica (DPOC), asma, embolia pulmonar ou outras condições que afetem a oxigenação do sangue. Valores abaixo de 90% são particularmente preocupantes e requerem atenção médica imediata. Uma queda repentina na SpO_2 pode ser um sinal de deterioração aguda na função respiratória ou cardiovascular, e deve ser tratada como uma emergência.
Desconforto respiratório	Se o paciente apresenta sinais de desconforto respiratório, como uso de músculos acessórios para respirar, retrações intercostais ou cianose (coloração azulada da pele), mesmo que os valores de SpO_2 não estejam criticamente baixos, isso pode indicar insuficiência respiratória iminente.
Sintomas associados	Dor torácica (pode indicar problemas cardíacos ou pulmonares graves, como infarto do miocárdio ou embolia pulmonar). Confusão ou alteração no estado mental (pode ser um sinal de hipóxia cerebral em decorrência da insuficiência respiratória ou outras condições sistêmicas graves). Fadiga excessiva ou fraqueza (pode indicar problemas respiratórios crônicos ou agudos que estão afetando a oxigenação adequada dos tecidos).

Fonte: Autoria própria.

Referências bibliográficas

1. Conselho Federal de Farmácia. Resolução nº 585 de 29 de agosto de 2013. 2013.
2. Hasegawa F, Hazama K, Ikeda S, Takeda H. Extending role by Japanese pharmacists after training for performing vital signs monitoring. Pharm Pract (Granada). 2014;12(3):442.
3. Krinsky DL, Ferreri SP, Hemstreet B, Hume AL, Newton GD, Rollins CJ, et al. Handbook of nonprescription drugs: an interactive approach to self-care. 19th ed. Washington, Apha; 2020.
4. Pazin-Filho A, Schmidt A, Maciel BC. Ausculta cardíaca: bases fisiológicas – fisiopatológicas. Medicina (Ribeirao Preto Online). 2004;37(3/4):208.
5. Castro FSF de, Peniche A de CG, Mendoza IYQ, Couto AT. Temperatura corporal, índice Aldrete e Kroulik e alta do paciente da Unidade de Recuperação Pós-Anestésica. Rev Esc Enferm USP. 2012;46(4):872-6.
6. Scarpellini S. Regulação da temperatura corporal: sensores e efetores térmicos. Universidade Federal de São Carlos. 2016;
7. Poveda V de B, Nascimento A de S. Intraoperative body temperature control: esophageal thermometer versus infrared tympanic thermometer. Rev Esc Enferm USP. 2016;50(6):946-52.
8. Strabelli AMD, Luft ACC, Garcia ALM, Pinheiro CAS, Hirschmann CFD, Santos FS, et al. Manual de higiene, limpeza, desinfecção e esterilização . Fundação casa: Centro de Acolhimento Socioeducativo ao Adolescente. 2020;
9. DynaMed [Internet]. Ipswich (MA): EBSCO Information Services. 1995 – . Record No. T543857, Temperature Measurement in Infants and Children. 2018.
10. Green R, Jeena P, Kotze S, Lewis H, Webb D, Wells M. Management of acute fever in children: Guideline for community healthcare providers and pharmacists. South African Med J. 2013;103(12):948-54.
11. Chiappini E, Venturini E, Remaschi G, Principi N, Longhi R, Tovo PA, et al. 2016 Update of the Italian Pediatric Society Guidelines for Management of Fever in Children. J Pediatrics. 2016.
12. Ward MA. Fever in infants and children: patophysiology and management. Post TW, editor. Waltham (MA): UpToDate; 2020.
13. DynaMed. Perioperative Temperature Management. Disponível na Internet: https://www.dynamed.com/condition/perioperative-temperature-management#GUID-785DC2CE-9E57-453C-9474-ADACADC9CD8F.
14. DynaMed. Accidental Hypothermia. EBSCO Information Services. Disponível na Internet: https://www.dynamed.com/condition/accidental-hypothermia.
15. Jiménez AM. Termografía aplicada para temperatura corporal – COVID-19. Disponível na Internet: https://thebigbangphysics.es/termografia-aplicada-para-temperatura-corporal-covid-19/. 2020.
16. Araújo TL de, Faro ACM e, Laganá MTC. Temperatura corporal: planejamento da assistência de enfermagem na verificação da temperatura no atendimento da febre e da hipertermia maligna. Rev da Esc Enferm USP. 1992;26(3):315-24.
17. Barroso WKS, Rodrigues CIS, Bortolotto LA, Mota-Gomes MA, Brandão AA, Feitosa AD de M, et al. Diretrizes brasileiras de hipertensão arterial – 2020. Arq Bras Cardiol. 2021;116(3):516-658.
18. Malachias MVB, Souza WKSB, Plavnik FL, Rodrigues CIS, Brandão AA, Neves MFT, et al. 7ª Diretriz brasileira de hipertensão. Rio de Janeiro: Sociedade Brasileira de Cardiologia; 2016.
19. Nogueira DA, Mereu GP. Mecanismos fisiopatológicos da hipertensão arterial sistêmatica e as estruturas anatômicas envolvidas: Revisão de Literatura. 2014;1-12.
20. Dias FS, Rezende E, Mendes CL, Réa-Neto Á, David CM, Schettino G, et al. Parte II: monitorização hemodinâmica básica e cateter de artéria pulmonar. Rev Bras Ter Intensiva. 2006;18(1).
21. Potter PA, et al. Fundamentos de Enfermagem. 9ª ed. Rio de Janeiro: Elsevier; 2018.
22. DynaMed. Blood Pressure Measurement and Monitoring. EBSCO Information Services.
23. Niiranen TJ, Asayama K, Thijs L, Johansson JK, Ohkubo T, Kikuya M, et al. Outcome-driven thresholds for home blood pressure measurement. Hypertension. 2013;61(1):27-34.
24. Minh H Van, Huy T Van, Long DPP, Tien HA. Highlights of the 2022 Vietnamese Society of Hypertension guidelines for the diagnosis and treatment of arterial hypertension. J Clin. 2022;24(9):1121-38.
25. Miyashita Y, Hanevold C, Faino A, Scher J, Lande M, Yamaguchi I, et al. White coat hypertension persistence in children and adolescents: The Pediatric Nephrology Research Consortium Study. J Pediatr. 2022;246:154.
26. Camafort M, Alcocer L, Coca A, Lopez-Lopez JP, López-Jaramillo P, Ponte-Negretti CI, et al. Latin-American Ambulatory Blood Pressure Registry (MAPA-LATAM): An urgent need. Rev Clin Española. 2021;221(9):547-52.
27. Polito MD, Farinatti PDT V. Considerações sobre a medida da pressão arterial em exercícios contra-resistência. Rev Bras Med Esporte. 2003;9(1):25-33.
28. Ministério da Saúde. Linhas de Cuidado. Técnica de aferição da Pressão Arterial (PA).
29. Feitosa AD de M, Barroso WKS, Mion Junior D, Nobre F, Mota-Gomes MA, Jardim PCBV, et al. Diretrizes Brasileiras de Medidas da Pressão Arterial Dentro e Fora do Consultório – 2023. Arq Bras Cardiol. 2024;121(4).
30. Vanderlei LCM, Pastre CM, Hoshi RA, Carvalho TD de, Godoy MF de. Noções básicas de variabilidade da frequência cardíaca e sua aplicabilidade clínica. Rev Bras Cir Cardiovasc. 2009;24(2):205-17.

31. Gomes MJ, Pagan LU. Controle da frequência cardíaca na insuficiência cardíaca. Arq Bras Cardiol. 2020;115(6):1070-1.
32. Sadik A, Yousif M, McElnay JC. Pharmaceutical care of patients with heart failure. Br J Clin Pharmacol. 2005;60(2):183-93.
33. Goldstein LB, Bushnell CD, Adams RJ, Appel LJ, Braun LT, Chaturvedi S, et al. Guidelines for the primary prevention of stroke. Stroke. 2011;42(2):517-84.
34. Piepoli MF, Abreu A, Albus C, Ambrosetti M, Brotons C, Catapano AL, et al. Update on cardiovascular prevention in clinical practice: a position paper of the European Association of Preventive Cardiology of the European Society of Cardiology. Eur J Prev Cardiol. 2020;27(2):181-205.
35. Eisenberg ME, Givony D, Levin R. Acoustic respiration rate and pulse oximetry-derived respiration rate: a clinical comparison study. J Clin Monit Comput. 2020;34(1):139-46.
36. Machado MH, Duarte E, Ruffino MC. Análise da importância clínica da rotina da verificação da frequência respiratória em pacientes hospitalizados. Rev Enferm Nov Dimens. 1975;1(5):248-52.
37. Ferreira CAS. Efeito da oxigenoterapia e dos broncodilatadores no desempenho físico de pacientes com DPOC. 2005;1-63.
38. Mangiapane S, Schulz M, Mühlig S, Ihle P, Schubert I, Waldmann HC. Community Pharmacy–Based Pharmaceutical Care for Asthma Patients. Ann Pharmacother. 2005;39(11):1817-22.
39. Costa ALJ da, Eugenio SCF. Cuidados de enfermagem. Porto Alegre: Artmed; 2014.
40. Alba Lucia Bottura Leite de Barros. Anamnese e exame físico: Avaliação diagnóstica de enfermagem no adulto. 2022.
41. de Carvalho EB, Leite TRS, de Magalhães Sacramento RF, do Nascimento PRL, dos Santos Samary C, Rocco PRM, et al. Justificativa e limitações da SpO_2/FiO_2 como possível substituta da PaO_2/FiO_2 em diferentes cenários pré-clínicos e clínicos. Rev Bras Ter Intensiva. 2022;34(1).
42. LNB P. Guide to mechanical ventilation and intensive respiratory care. 1st ed. WB Saunders Company; 1995. 147-74 p.
43. Jubran A. Pulse oximetry. Crit Care. 2015;19(1):272.
44. Dauar RB, de Barros Junior N, de Lima PRL, Kyiose AT, Leão LEV, Succi JE. Valor da oximetria de pulso na avaliação da perfusão da mão para retirada da artéria radial: O teste de Allen é satisfatório? Braz J Cardiovasc Surg. 1998;13(3).
45. Miyake MH, Diccini S, de Cássia Bettencourt AR. Interferência da coloração de esmaltes de unha e do tempo na oximetria de pulso em voluntários sadios. J Pneumol. 2003;29(6):386-90.
46. Sociedade Brasileira de Pediatria. Pneumonia adquirida na Comunidade na Infância. 2018.
47. Society AT. Patient Information – Pulse oximetry. Disponível na Internet: https://sbpt.org.br/portal/publico-geral/doencas/oximetria-de-pulso/. 2024.
48. Oktem A, Yigit S, Oğuz B, Celik T, Haliloğlu M, Yurdakok M. Accuracy of lung ultrasonography in the diagnosis of respiratory distress syndrome in newborns. J Matern Fetal Neonatal Med. 2021; 34(2):281-6.
49. Heinonen S, Süvari L, Gissler M, Pitkänen O, Andersson S, Helve O. Transient Tachypnea of the Newborn Is Associated With an Increased Risk of Hospitalization Due to Respiratory Syncytial Virus Bronchiolitis. Pediatr Infect Dis J. 2019;38(4):419-21.
50. Kimura AF, Yoshitake APM, Bueno M, Belli MA de J. Avaliação da função respiratória do recém-nascido no período neonatal imediato. Rev Bras Enferm. 2009;62(6):850-5.

4

Cefaleia Tensional e Migrânea (Enxaqueca)

Juliana Maria de Albuquerque Vaz • Sara Rodrigues Oliveira • Sabrina Oliveira Campos de França • Bárbara Manuella Cardoso Sodré Alves • Laís Bié Pinto Bandeira • Djane Braz Duarte • Luciene Alves Moreira Marques • Nara Amanda Laismann • Tácio de Mendonça Lima • Rosângela Maria Gomes • Leonardo Régis Leira Pereira • Nélio Gomes de Moura Junior • Alice Silva Costa • Isabelle Cristinne Pinto Costa • Rodrigo Fonseca Lima • Tiago Marques dos Reis • Rafael Santos Santana

CEFALEIA

A cefaleia, comumente chamada dor de cabeça, é um sintoma de dor na região craniana que pode estar localizado em qualquer parte da cabeça, inclusive atrás dos olhos e na porção superior do pescoço. Trata-se de uma queixa clínica comum, com estimativa de pelo menos um episódio por ano em cerca de 70% da população brasileira, que representa cerca de 9% das consultas por problemas agudos em atenção primária no país. É classificada quanto à sua origem em:

a. Cefaleia primária (quando não apresenta uma causa definida ou conhecida).
b. Cefaleia secundária (quando resulta de outra condição de saúde subjacente, local ou sistêmica, que provoca tração ou inflamação nas estruturas sensíveis à dor na cabeça).[1-6]

A cefaleia primária pode ser tensional ou migrânea (enxaqueca). Tanto a cefaleia tensional quanto a enxaqueca são classificadas quanto à sua frequência em episódica, quando ocorrem em menos de 15 dias ao mês, e crônica, quando ocorrem por, no mínimo, 15 dias por mês e por pelo menos três meses (**Figura 4.1**). Além disso, ambas são mais prevalentes em mulheres na faixa etária dos 30 aos 39 anos e estão associadas à redução da qualidade de vida e da produtividade, ao aumento na quantidade de ausências ao trabalho, à ansiedade e depressão, além de outras complicações.[7-14]

Na atenção primária à saúde, a maior parte dos pacientes com cefaleia apresenta cefaleias primárias benignas, cujos tipos mais comuns são a cefaleia tensional e a enxaqueca, com prevalências de 30% e 15%, respectivamente, na população brasileira.[14-17] Em contraste, menos de 1% dos pacientes apresenta cefaleia secundária, provocada por condição de saúde subjacente grave que representa risco à vida e requer atendimento de urgência.[14,18] Destaca-se que a maioria dos indivíduos apresenta algum episódio de cefaleia durante a vida adulta, embora poucos procurem atendimento médico. Estima-se que 16% dos pacientes com

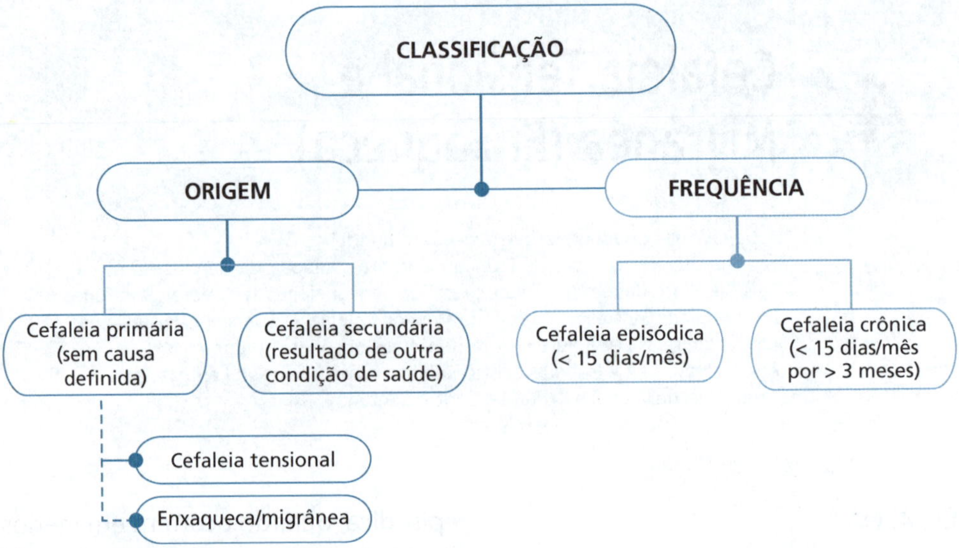

Figura 4.1. Classificação das cefaleias.
Fonte: Autoria própria.

cefaleia tensional e 56% dos pacientes com enxaqueca procuram atendimento de médico generalista.[4,5,20]

OBJETIVOS DO CUIDADO FARMACÊUTICO

1. Apoiar o paciente na identificação de gatilhos da cefaleia vivenciada, orientando sobre características, formas de prevenção e manejo.[5,8,11,14,21]
2. Recomendar tratamento confiável, efetivo e rápido para cefaleia tensional e enxaqueca episódicas com o intuito de aliviar a dor, restaurar a funcionalidade, minimizar efeitos adversos e reduzir a reincidência e a duração dos episódios.[8,9,11,14,20-22]
3. Reduzir o risco de desenvolvimento de cefaleia por uso excessivo de medicamentos e da transformação de cefaleias episódicas em crônicas por meio de educação em saúde.[4,11,17,24-26]
4. Identificar sinais de alerta indicativos de potencial cefaleia secundária provocada por condição de saúde subjacente grave que representa risco à vida e requer atendimento de urgência.[4,5,8,14,22,18]
5. Encaminhar pacientes que apresentam a necessidade de investigações do episódio de cefaleia.[4,14,22,24]

CAUSAS, SINAIS, SINTOMAS E ANAMNESE FARMACÊUTICA

A etiologia e a patogênese da cefaleia tensional e da enxaqueca não são totalmente compreendidas. Atualmente, propõe-se que esses transtornos sejam resultado de sensibilização de vias de dor, periféricas e centrais, a partir da ativação de nociceptores localizados primordialmente, no caso da cefaleia tensional, na musculatura pericraniana e, no caso da enxaqueca, nos vasos sanguíneos meníngeos, o que explicaria o fato de a cefaleia tensional e enxaqueca coexistirem em muitos pacientes.[7,8,10,11,26-27] Além disso, propõe-se que essa ativação de nociceptores seja favorecida por fatores genéticos e desencadeada por fatores ambientais e que o sistema trigeminovascular desempenha um papel fundamental nesse processo. Contudo, enquanto acredita-se que a cefaleia tensional não esteja relacionada com fatores hereditários, a enxaqueca parece ter maior risco de desenvolvimento em pessoas com história familiar.[7,8,10-12,18,22,24]

Clinicamente, a cefaleia tensional caracteriza-se como uma dor bilateral ou generalizada, de intensidade leve a moderada, de qualidade incômoda e constritiva descrita como uma faixa apertada ao redor da cabeça, com duração de 30 minutos a sete dias (Figura 4.2). Geralmente, a cefaleia tensional não deflagra outros sintomas marcantes associados, apesar de, em alguns casos, poder haver sensibilidade muscular pericraniana raramente incapacitante.

Características clínicas

Cefaleia	Tensão	Migrânea
Localização	Bilateral 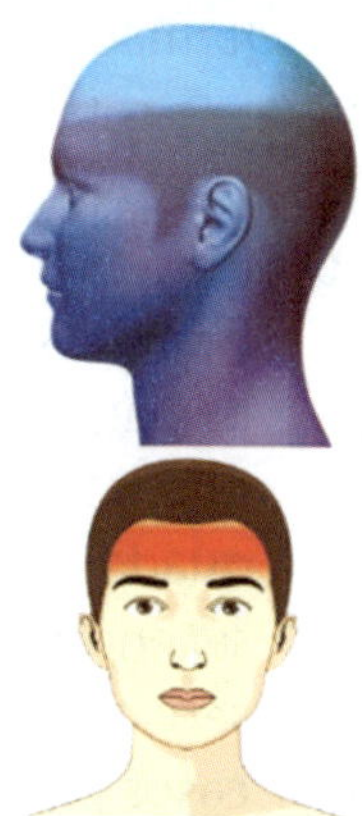	Unilateral 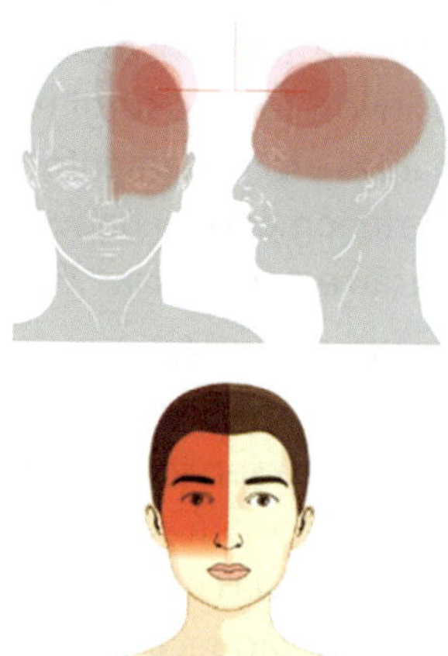
Intensidade	Leve a moderada	Moderada a grave
Qualidade	Em faixa, tipo pressão e constritiva	Pulsátil ou latente
Duração	30 minutos a 7 dias	4 a 72 horas
Grau de incapacidade	Nenhum	Incapacidade de realizar atividades físicas de rotina
Sintomas associados	Sensibilidade pericraniana	Náusea, vômito, fotofobia, fonofobia e/ou aura

Figura 4.2. Principais características clínicas de cefaleia tensional e enxaqueca episódicas.

Fonte: Autoria própria.

Assim, a cefaleia tensional não apresenta aspectos identificadores ou distintos, o que a torna o tipo menos diferenciado das cefaleias primárias.[5,7,8,11,24,28]

Por outro lado, a enxaqueca caracteriza-se como uma dor geralmente unilateral, de intensidade moderada a grave, de qualidade pulsátil ou latejante, de duração de 4 a 72 horas, de caráter incapacitante, associada a náuseas e/ou vômitos, fotofobia e fonofobia.[4,5,8-10,12,14,16,17,18,20,26,29] A enxaqueca pode, também, apresentar aura, um conjunto totalmente reversível de sintomas neurológicos focais, visuais, sensoriais e/ou de linguagem. Com duração de até 60 minutos, a aura pode ocorrer antes ou durante o episódio de enxaqueca, desenvolvendo-se de forma gradual e apresentando-se tanto por meio de fenômenos positivos, como o surgimento de luzes brilhantes e formigamento, quanto por meio de fenômenos negativos, como perda de visão e dormência.[8-10,14,17,18,21,26]

Outro tipo de cefaleia primária, menos comum, que demanda encaminhamento para serviços especializados e, por isso, não será abordada nessa diretriz, é a chamada cefaleia em salvas. Assim como a enxaqueca, a cefaleia em salvas geralmente é unilateral e pulsátil, mas localiza-se normalmente em região periorbital (ao redor dos olhos), com lacrimejamento e hiperemia conjuntival, de grande intensidade e com crises periódicas que variam de 30 minutos a 3 horas.[5,7,8,10,11,14,20,24]

Fatores desencadeantes e agravantes de cefaleia tensional e enxaqueca incluem diversos aspectos do estilo de vida como: **estresse**, seja este físico, mental ou emocional; padrão de **sono irregular**, seja por privação ou por excesso; e **hábitos alimentares** irregulares, seja jejum prolongado por perda de refeições ou desidratação por baixo consumo de água. O consumo de alguns alimentos, como cafeína em excesso, vinho tinto, queijos e alimentos ricos em nitratos, também são potenciais fatores desencadeantes e agravantes; contudo, esses gatilhos alimentares são mais frequentes na enxaqueca do que na cefaleia tensional. Outros fatores relevantes em casos de enxaqueca incluem menstruação, odores e mudanças climáticas de estação, de temperatura, de umidade e de pressão.[4,5,7,8,10,22,24,26]

O objetivo principal da anamnese farmacêutica (**Quadro 4.1**) é diferenciar se a cefaleia vivenciada pelo paciente é provavelmente decorrente de cefaleia tensional e/ou enxaqueca episódica ou de outras condições de saúde diferentes dessas, de forma a caracterizar casos em que o manejo do farmacêutico é adequado e casos em que o paciente deve ser encaminhado a outros profissionais e serviços de saúde.[4,5,12,14] A elucidação de casos prováveis de cefaleia tensional e enxaqueca episódica é feita por meio do reconhecimento das características clínicas típicas desses agravos junto à constatação de ausência de indícios de outros tipos de cefaleias secundárias.[4,7,10,11,14,24]

Para tanto, são realizadas medidas de sinais vitais, especialmente temperatura corporal e pressão arterial sistêmica (PAS), além da coleta de informações sobre as características clínicas

Quadro 4.1

Anamnese farmacêutica em pacientes com cefaleia (Estratégia INDICO)[5,8,11,17,21]

Domínio	Perguntas/Investigação*	Observações importantes
Identificação do paciente	Qual é o **sexo** do paciente? (mais frequente em mulheres) A paciente está grávida? Qual a **idade** do paciente? É jovem (pode estar relacionada com o início das menstruações?) É idoso? Tem informações sobre a profissão ou **estilo de vida** atual? Padrão de alimentação ou prática de atividades físicas?	Tanto a cefaleia tensional quanto a enxaqueca têm mais prevalência em mulheres e na faixa etária dos 30 aos 39 anos. Além disso, um novo padrão de cefaleia pode ocorrer em pacientes com início da idade avançada, principalmente acima dos 50 anos. Rotinas estressantes estão associadas à cefaleia tensional, e ingestão de alimentos específicos em pessoas sensíveis podem desencadear crises de enxaqueca.
Natureza dos sinais e sintomas	Qual é a **localização** da dor? Unilateral, generalizada, próximo aos olhos? O paciente relatou se foi a pior cefaleia que já sentiu? Houve algum trauma? Qual é a **qualidade** da dor? (pressão, em faixa, pulsátil, latejante) e a **intensidade** da dor? Há sensibilidade pericraniana, náuseas, vômitos, fotofobia, fonofobia ou aura? A dor é agravada com tosse, espirro, inclinação ou mudança de postura? Há febre, tontura ou **outros sintomas**? **Antes da crise**, houve mudanças alimentares, perturbação do sono, eventos estressantes?	Trauma recente, tosse, espirro, manobra de Valsalva e inclinação ou mudança de postura, uma vez que são indícios de cefaleias secundárias potencialmente perigosas. Com relação aos sintomas associados, investigar a presença de sensibilidade pericraniana, náuseas, vômitos, fotofobia, fonofobia e sintomas de aura. A ausência desses sintomas associados e/ou a existência de qualquer outro, especialmente de caráter sistêmico e/ou neurológico, como, p. ex., febre, tontura e desorientação mental, destoam do perfil clínico de cefaleia tensional e enxaqueca, o que sugere outros tipos de cefaleia primária e cefaleias secundárias.
Duração	**Tempo dos sintomas** atuais e se houve intervalos ou é ininterrupta? É **frequente**? Qual a periodicidade das crises? Há algum horário ou **período do tempo** específico para seu surgimento? Essas dores ocorrem múltiplas vezes por mês ou **duram mais de 3 a 4 horas**?	O perfil temporal é um aspecto a ser observado com atenção, pois cefaleias de início súbito ou abrupto, de duração variando entre segundos a minutos, as que provocam o despertar noturno e as que pioram progressivamente são indícios de outros tipos de cefaleia primária e de cefaleias secundárias potencialmente perigosas.
Iniciou algum tratamento	Já foi feito uso de algum medicamento para a dor? Qual foi o **medicamento usado**? Por quanto **tempo** está em uso? Tem sido efetivo? Em **episódios anteriores**, como foi feito o tratamento? Os tratamentos anteriores tiveram qual resultado? Houve alguma **reação adversa** dos medicamentos que você usou para aliviar a sua dor de cabeça?	Essa avaliação permite identificar se há uso excessivo de medicamentos analgésicos agudos, o que pode exacerbar a cefaleia preexistente e levar ao desenvolvimento de uma cefaleia secundária crônica denominada cefaleia por uso excessivo de medicamento, além de permitir que a prescrição seja guiada pelo sucesso ou falha terapêuticos observados na história do paciente.

(continua)

Quadro 4.1 (continuação)
Anamnese farmacêutica em pacientes com cefaleia (Estratégia INDICO)[5,8,11,17,21]

Domínio	Perguntas/Investigação*	Observações importantes
Comorbidades	O paciente apresenta **outras condições** de saúde? Faz **uso regular de algum medicamento**? Houve alguma mudança recente nesse tratamento? Fez uso recente de algum medicamento nunca usado? Sofre de **hipertensão, rinossinusite**, distúrbios oftalmológicos ou do ouvido, intolerância a determinados alimentos, alteração hormonal significativa? Há história atual ou prévia de **câncer** ou **imunossupressão** (neuroinfecção)?	Há possibilidade de o episódio de cefaleia em curso ser efeito adverso de algum medicamento utilizado, como é relatado com anticoncepcionais orais e descongestionantes nasais, ou ser consequência da alteração, inclusive da suspensão, de algum medicamento usado anteriormente, como corticosteroides. O surgimento de um novo padrão de cefaleia, diferentemente do vivenciado anteriormente em pacientes acima dos 50 anos, com história de câncer ou de imunossupressão, como pessoas que vivem com HIV, pode sinalizar cefaleias potencialmente perigosas.
Outras situações especiais	Há **história familiar** de enxaqueca? Há alterações de **temperatura corporal ou pressão arterial**? Suspeita de algum **gatilho específico** ou algo que torna a sua dor de cabeça pior? O que você estava fazendo quando teve a dor de cabeça?	Investigar se há história familiar de cefaleia semelhantemente à do paciente, visto que a enxaqueca apresenta um componente genético hereditário de predisposição. Medir a temperatura e a pressão arterial sistêmica, além de ser uma prática clínica adequada, pode revelar indícios de outros tipos de cefaleias, uma vez que o episódio de cefaleia tensional e de enxaqueca são acompanhados de um exame físico normal.

** Perguntas sugestivas. Não têm finalidade diagnóstica e sim para melhor compreensão do caso e identificação de potenciais sinais de alerta para encaminhamento.*
Fonte: Autoria própria.

do episódio de cefaleia em curso, dos fatores desencadeantes, do uso de medicamentos e da história de saúde e familiar do paciente. Essas informações são obtidas, principalmente, por entrevista durante a anamnese, visto que não há teste específico para cefaleia e os sinais físicos presentes são normalmente inespecíficos.[8,10,14,17,29,36]

Se durante a anamnese o farmacêutico observar que determinadas características podem indicar outros tipos de cefaleia secundária, deve estar atento aos seguintes problemas de saúde:

- Doenças infecciosas
- Rinites e sinusites
- Dismenorreia
- Traumas na cabeça
- Aneurismas e doenças vasculares
- Hipertensão e diabetes
- Problemas dentários, oculares e do ouvido
- Neurites, meningites e encefalites
- Tumores
- Doenças psiquiátricas.

INTERVENÇÕES NÃO FARMACOLÓGICAS

As evidências científicas do manejo não farmacológico como forma de prevenir ou reduzir cefaleia tensional ou enxaqueca episódicas são limitadas. Contudo, o manejo não farmacológico é uma opção a ser considerada para todos os pacientes, em virtude do seu potencial benefício e pouco risco associado. A escolha do tratamento não farmacológico mais adequado deve ser feita com base nas preferências pessoais e singularidades clínicas de cada paciente, visto que não há evidência científica que dê suporte à escolha de um tratamento específico para cada tipo de paciente. Há diversas opções disponíveis de tratamento não farmacológico. Entretanto, serão exploradas nessa diretriz aquelas que apresentam maior nível de evidência.[20,24,28]

Entre as possíveis intervenções terapêuticas não farmacológicas, o *biofeedback* por eletromiografia apresenta algum efeito documentado para prevenção de cefaleia tensional e enxaqueca. Constitui-se em um conjunto de técnicas que têm o objetivo de aumentar a habilidade do indivíduo no controle voluntário de respostas físicas por meio da observação e de informações de sinais psicofisiológicos emitidos pelo organismo, visando à diminuição da dor muscular por meio do controle consciente da tensão muscular.[8,9,11,14,20,28,30]

Outras terapias não farmacológicas com potencial benefício no manejo da cefaleia são terapia cognitivo-comportamental (TCC), treinamento de relaxamento, fisioterapia, acupuntura, meditação e práticas de ioga (Quadro 4.2).

Quadro 4.2
Resumo de evidências das intervenções não farmacológicas para cefaleia tensional e enxaqueca[8,9,11,14,32,40,43-45]

Conduta	Embasamento técnico	GRADE	
		Nível de evidência	Grau de recomendação
Orientações ao paciente	Informações gerais relacionadas com a cefaleia e seu manejo, assim como a identificação e o controle de fatores desencadeantes demonstram algum benefício na redução de novos episódios.	Muito baixo ●○○○	Forte ✓
Biofeedback	O objetivo de *biofeedback* por eletromiografia consiste em auxiliar o paciente a reconhecer e controlar tensão muscular, ao fornecer *feedback* contínuo sobre a atividade muscular. Sessões tipicamente incluem etapas de adaptação, de determinação basal e de treinamento, seguidos por uma fase de autocontrole. Efeito documentado para prevenção de cefaleia do tipo tensão e enxaqueca.	Alto ●●●●	Forte ✓

(continua)

Quadro 4.2 (continuação)
Resumo de evidências das intervenções não farmacológicas para cefaleia tensional e enxaqueca[8,9,11,14,32,40,43-45]

Conduta	Embasamento técnico	GRADE	
		Nível de evidência	Grau de recomendação
Terapia cognitivo-comportamental	Terapia cognitivo-comportamental baseia-se na premissa de que a ansiedade e o estresse agravam o episódio de cefaleia e, portanto, há potencial terapêutico em ajudar o paciente a reconhecer e a controlar fatores estressantes, com o intuito de minimizar os efeitos prejudiciais desencadeados por estresse. É provavelmente efetiva para a prevenção de cefaleias do tipo tensão e enxaqueca; porém, não há evidência de qualidade que confirme o benefício.	Baixo ●●○○	Forte
Treinamento de relaxamento	Treinamento de relaxamento inclui relaxamento muscular progressivo, exercícios de respiração, exercícios de visualização guiada, entre outros. O objetivo consiste no desenvolvimento da habilidade de relaxamento a longo prazo, em vez da resolução de episódios individuais imediatamente no início do tratamento. Quanto maior a repetição das sessões e quanto mais frequente a prática pelo paciente, maiores são as chances de sucesso na redução da frequência de cefaleia por meio dessa estratégia. É provavelmente efetiva na prevenção de cefaleias do tipo tensão e enxaqueca. Estudos clínicos randomizados sugerem que pode ser tão efetiva quanto propranolol e topiramato na prevenção de enxaquecas, contudo não há evidência científica robusta.	Baixo ●●○○	Forte
Fisioterapia	Pode ser uma opção a ser considerada na prevenção de cefaleias frequentes ou crônicas, porém sem evidência científica de eficácia para cefaleia do tipo tensão. Estudos clínicos randomizados sugerem que pode ser tão efetiva quanto propranolol e topiramato na prevenção de enxaquecas. Documentos sugerem que deve ser composta principalmente por orientações acerca de como manter postura correta e como realizar atividade física em casa.	Baixo ●●○○	Forte

(continua)

Quadro 4.2 (continuação)
Resumo de evidências das intervenções não farmacológicas para cefaleia tensional e enxaqueca[8,9,11,14,32,40,43-45]

Conduta	Embasamento técnico	GRADE	
		Nível de evidência	Grau de recomendação
Ioga	Metanálise revelou um efeito geral estatisticamente significativo a favor da ioga para a frequência da dor de cabeça, duração e intensidade da dor. O efeito geral significativo foi principalmente em decorrência de pacientes com cefaleias do tipo tensional. Para pacientes com enxaqueca, nenhum efeito estatisticamente significativo foi observado.	Moderado ●●●○	Forte ✓
Meditação	Metanálise com 315 pacientes demonstrou que a meditação *mindfulness* induziu melhora significativa na intensidade e na frequência da dor de cabeça. Outra revisão não observou benefício significativo para alguns tipos de cefaleia crônica. Os benefícios pareceram ser maiores para as cefaleias tensionais.	Baixo ●●○○	Forte ✓

Fonte: Autoria própria.

A ioga pode representar vantagem com relação às demais práticas por combinar exercícios de relaxamento muscular local, treinamento de equilíbrio e meditação.[4,8,9,11,14,22-24,28,30-32]

Além disso, o profissional deve promover a educação em saúde com informações claras e corretas sobre a cefaleia, bem como sobre o propósito e as opções do manejo do problema de saúde; esclarecer que, apesar de a cefaleia tensional e enxaqueca episódicas não terem cura, podem ser efetivamente manejadas por meio de tratamentos não farmacológicos de prevenção e tratamentos farmacológicos agudos; e sugerir adaptações no estilo de vida do paciente a partir dos fatores desencadeantes identificados.[8,9,11,13,14,20,22,24,28]

INTERVENÇÕES FARMACOLÓGICAS

Há duas abordagens principais para a prescrição de medicamentos a pacientes sintomáticos com cefaleia tensional ou enxaqueca episódicas.[9,13,14,23,30] Uma propõe que os medicamentos sejam prescritos em sequência (fases), a partir do medicamento efetivo mais barato, de forma que todos os pacientes, independentemente de suas características clínicas, tenham seu tratamento iniciado e escalonado, da mesma maneira, até que o objetivo terapêutico seja alcançado.[9,13,14,23] Outra propõe que os medicamentos sejam prescritos de acordo com as características clínicas de intensidade e grau de incapacidade do episódio vivenciado por cada paciente, de forma que o tratamento pode ser iniciado com diferentes medicamentos para diferentes pacientes (estratificada).[9,13,23,30]

Essa diretriz abordará o tratamento farmacológico agudo de cefaleia tensional e enxaqueca episódicas (Quadro 4.3) a partir de uma abordagem de prescrição estratificada adaptada, pois a prescrição farmacêutica geralmente abrange apenas medicamentos isentos de prescrição (MIPs).[34] Portanto, pacientes com episódios leves ou moderados terão o manejo da condição pelo farmacêutico realizado a partir de MIPs (primeiro nível), enquanto pacientes com episódios de maior intensidade e alto grau de incapacidade associado serão encaminhados a outros profissionais e serviços de saúde para que o devido manejo com outros níveis de medicamentos com necessidade de prescrição possa ser realizado. O encaminhamento também será a primeira opção para pacientes com náuseas e/ou vômitos intensos que requerem terapia adjunta de medicamentos antieméticos ou formulações medicamentosas não orais.[8,9,13,14,20-22,29,30]

A primeira linha de tratamento farmacológico para pacientes com cefaleia tensional e enxaqueca episódicas leves a moderadas é formada por **analgésicos não opioides orais e anti-inflamatórios não esteroidais** (AINEs).[8,11,13,14,20,25,29] Entre essas opções, recomenda-se MIPs como **ácido acetilsalicílico, paracetamol, ibuprofeno e naproxeno sódico**. O **ibuprofeno** em doses baixas (200 mg a 400 mg) tende a causar menos irritação estomacal que o **ácido acetilsalicílico**.

Nesse contexto, destaca-se o fato de que o **ácido acetilsalicílico** é um medicamento geralmente comprado para uso "familiar", mas seu uso no Brasil no manejo da dor e febre é restrito a pessoas maiores de 12 anos, dada a relação do uso do fármaco com a ocorrência de síndrome de Reye. Essa questão deve ser reforçada durante a dispensação, pois estudos têm mostrado o desconhecimento dos pais sobre essa limitação.[8,11,13,14,20,25,29,35,36]

Acredita-se que entre os medicamentos citados, o **paracetamol** seja o menos efetivo, especialmente nos casos de enxaqueca. Contudo, apresenta menor risco de efeitos adversos gastrointestinais quando comparado às outras opções. Analisando o perfil de segurança, é o medicamento de escolha em populações específicas como crianças e gestantes, caso o uso de alternativa farmacológica mostre-se necessário.[8,13,14,20,25,28]

A **dipirona** é um dos medicamentos mais utilizados no Brasil e em muitos países para tratar cefaleia. Todavia, não está disponível em outros países (particularmente nos EUA e no Reino Unido) por causa de sua associação com discrasias sanguíneas potencialmente fatais, como agranulocitose.[37-40]

Uma revisão da Cochrane de quatro estudos envolvendo um total de 636 indivíduos adultos mostrou que o alívio da dor pela dipirona (500 mg ou 1 g) foi significativamente maior que o placebo e que o **ácido acetilsalicílico** (1 g). Dois dos quatro estudos avaliaram eventos adversos. Nenhum evento adverso sério foi relatado e nenhuma diferença significativa nos eventos adversos foi detectada entre a **dipirona** e os comparadores (placebo e ácido acetilsalicílico). Contudo, a agranulocitose é um evento raro para ser detectado em ensaios clínicos, e um estudo multicêntrico latino-americano que analisou casos no Brasil, México e Argentina concluiu que, apesar da associação com a dipirona, agranulocitose induzida por fármacos não parece ser um grande problema de saúde pública nas regiões de estudo.[41,42]

A segunda linha de tratamento farmacológico para pacientes com cefaleia tensional e enxaqueca leves a moderadas é formada por **analgésicos combinados com cafeína**. A ressalva para compor uma segunda linha se dá porque essa combinação medicamentosa, apesar de potencializar o efeito do analgésico, também aumenta o risco de desenvolvimento de cefaleia por uso excessivo de medicamentos. Digno de nota também é a preferência dessas associações pelo aumento da atividade mental e manutenção da vigília. Contudo, seu uso deve ser cauteloso em períodos noturnos, em casos com sintomas de ansiedade e em pessoas sensíveis à cafeína ou que já fazem uso dessa substância em quantidades maiores, haja vista que as doses disponíveis no mercado podem equivaler a uma xícara de café pequena.[8,14,32-34,37,38,40]

Recomenda-se que a escolha entre os medicamentos para cada paciente em específico seja com base: na eficácia, na tolerabilidade e no perfil farmacocinético de cada medicamento; na história de eficácia de tratamentos farmacológicos já utilizados; na presença de comorbidades ou outros medicamentos que possam interferir ou inviabilizar a eficácia e a segurança do tratamento; e, por fim, na preferência pessoal do paciente.[9,13,22,23,30]

Recomenda-se, ainda, no intuito de reduzir o risco de desenvolvimento do uso excessivo de medicamentos, que o paciente seja orientado sobre a importância de limitar o uso desses medicamentos a até 14 dias por mês, no caso de analgésicos simples, e a até nove dias por mês, no caso de analgésicos combinados com cafeína, com uma regra geral de manter a frequência do uso restrita a até dois dias por semana.[9,11,13,14,23-25,27-30]

Na enxaqueca, o tratamento agudo é normalmente mais efetivo quando utilizado no começo do episódio. Portanto, recomenda-se que o uso do medicamento inicie precocemente. Por analogia, recomenda-se o início precoce do uso do medicamento no tratamento agudo de cefaleia tensional, apesar de não haver dados válidos que sustentem essa recomendação.[11,25,30]

A American Academy of Family Physicians[43] propõe analgésicos não opioides e AINEs (ácido acetilsalicílico, ibuprofeno, naproxeno e associações a cafeína) como linhas iniciais para o tratamento da enxaqueca. Esses medicamentos são frequentemente eficazes e bem tolerados. No entanto, para pacientes que não respondem adequadamente ou que têm crises de enxaqueca mais graves, os agentes específicos para enxaqueca, como os derivados da ergotamina, como **diidroergotamina** (intranasal), e os triptanos como o **sumatriptano** (oral ou subcutâneo), **zolmitriptano**,

naratriptano, eletriptano, rizatriptano (orais), são indicados como opções de tratamento. Esses medicamentos são projetados especificamente para o tratamento da enxaqueca e atuam diretamente nos receptores serotoninérgicos no cérebro para aliviar a dor e outros sintomas associados à cefaleia. Além disso, **antieméticos** são recomendados para o tratamento de vômitos e náuseas, que são considerados sintomas incapacitantes durante as crises de enxaqueca e podem ser prescritos em conjunto com outras terapias para fornecer alívio completo dos sintomas.[8,9,13,20,25,29,30]

Há evidências limitadas de melhora da dor com a administração oral de ergotamina, seja isoladamente (1 mg a 6 mg) ou em combinação com cafeína (100 mg). Observou-se que a ergotamina e seus derivados foram menos eficazes que o sumatriptano no alívio da dor associada à enxaqueca. Além disso, a incidência de efeitos adversos associados ao uso de ergotamina e seus derivados foi relatada como alta em comparação com placebo, AINEs e sumatriptano. Além da farmacologia complexa, farmacocinética desfavorável, efeitos vasoconstritores generalizados e sustentados e uma alta frequência de abuso, há risco de cefaleias de rebote, associados ao uso crônico desses fármacos. No entanto, a diidroergotamina pode ser considerada útil em pacientes com crises de enxaqueca de maior duração ou alta taxa de recorrência, especialmente quando os triptanos não são eficazes.[11,13,14,23-25,29]

Caso o farmacêutico observe que o paciente em questão já utilizou medicamentos das primeiras linhas de forma correta e sem sucesso e beneficiar-se-ia de triptanos ou outras alternativas, deve encaminhá-lo ao médico para aprofundamento do manejo clínico.[25,28-30]

SINAIS DE ALERTA E ENCAMINHAMENTOS

Caso na anamnese farmacêutica identifique-se que a cefaleia é decorrente de outras condições de saúde diferentes de cefaleia tensional e enxaqueca, o paciente deve ser encaminhado a outros profissionais e serviços de saúde.[4,5,14]

Além disso, o encaminhamento a outros profissionais e serviços de saúde é realizado quando a avaliação da cefaleia é incerta ou inconclusiva, a frequência é maior que 10 dias ao mês, a resposta terapêutica a medicamentos anteriormente efetivos é alterada ou é insatisfatória com o manejo pelo cuidado farmacêutico e o uso excessivo de medicamentos analgésicos agudos é identificado.[14,22,24,26,27]

Entre as características que apontam para outros tipos de cefaleia, uma atenção especial deve ser dada a sinais de alerta (**Quadro 4.4**) que indiquem potencial cefaleia secundária provocada por condição de saúde subjacente grave que representa risco à vida e requer atendimento de urgência, apesar de esse ser o caso de menos de 1% dos pacientes com queixa de cefaleia.[14,21,26,18] Essa suspeita é importante, pois cefaleias podem ser sintomas de traumatismo craniano e/ou vasculares; de infecções; de distúrbios metabólicos ou da homeostase; e de outras complicações sistêmicas de maior gravidade.[5,10,11,24]

Quadro 4.3

Resumo das intervenções farmacológicas para cefaleia tensional e enxaqueca episódicas[8,9,11,13,14,23-25,27-30]

Medicamento	Apresentações*	Uso padrão	Orientações ao paciente	Alertas	GRADE Nível de Evidência	GRADE Grau de Recomendação
Ácido acetilsalicílico $$$$ MIP SUS	**Comprimido e comprimido de liberação prolongada** 500 mg (Aspirina® e AAS®)	**ADULTOS:** 1 a 2 comprimidos de 500 mg. Se necessário, repetir a cada 4 a 6 horas. Dose máxima: 4.000 mg/dia (8 comprimidos). **CRIANÇAS:** **Contraindicado para menores de 12 anos**.	"Tomar preferencialmente após as refeições". "Evitar o uso de álcool pelo aumento do risco de irritação gástrica". "Como demais AINEs, evitar doses altas, tempo prolongado (+ de 5 dias)". "Reportar quaisquer sinais de sangramento excessivo".	Pacientes com úlceras gastrointestinais, problemas de coagulação e uso de anticoagulantes. Suspeita de dengue. Insuficiência renal, hepática e cardiaca. Gravidez e lactação. Asma (crise induzida por salicilatos). Crianças com sintomas virais (síndrome de Reye). Uso de metotrexato.	Moderado	Forte
Ácido acetilsalicílico + cafeína $$$$ MIP	**Comprimido** 400 mg + 50 mg, 500 mg + 30 mg, 650 mg + 65 mg (CafiAspirina®, Melhoral® e Doril®)	**ADULTOS:** 1 a 2 comprimidos. Se necessário, repetir a cada 8 horas. Dose máxima: 6 comprimidos (doses menores) ou 5 comprimidos (doses maiores). **CRIANÇAS:** **Contraindicado para menores de 12 anos**.	"Tomar preferencialmente após as refeições". "Evitar o uso de álcool pelo aumento do risco de irritação gástrica". "Como demais AINEs, evitar doses altas, tempo prolongado (+ de 5 dias)". "Reportar quaisquer sinais de sangramento excessivo".	Pacientes com úlceras gastrointestinais, problemas de coagulação e uso de anticoagulantes. Suspeita de dengue. Insuficiência renal, hepática e cardíaca. Gravidez e lactação. Asma (crise induzida por salicilatos). Crianças com sintomas virais (síndrome de Reye). Uso de metotrexato.	Moderado	Fraco

(continua)

Quadro 4.3 (continuação)

Resumo das intervenções farmacológicas para cefaleia tensional e enxaqueca episódicas[8,9,11,13,14,23-25,27-30]

Medicamento	Apresentações*	Uso padrão	Orientações ao paciente	Alertas	GRADE	
					Nível de evidência	Grau de recomendação
Paracetamol $$$$ MIP SUS	**Comprimido** 500 mg e 750 mg **Suspensão oral** 100 mg/mL e 32 mg/mL **Solução oral** 200 mg/mL (Tylenol®, Vicky Pyrena® e Sonridor®)	**ADULTOS:** 1 a 2 comprimidos de 500 mg ou 1 comprimido de 750 mg. Se necessário, repetir a cada 4 a 6 horas. Dose máxima: 4.000 mg/dia (8 comprimidos de 500 mg). **CRIANÇAS:** A dose recomendada varia de 10 a 15 mg/kg/dose. Deve-se usar seringa dosadora adequada. Se necessário repetir a cada 4 a 6 horas. Dose máxima: 75 mg/kg/dia (5 doses).	"Boa parte dos comprimidos são revestidos; não partir ou mastigar". "Alternativa preferencial para grávidas e crianças com cautela". "As fórmulas efervescentes devem ser dissolvidas em pelo menos meio copo de água".	Pacientes com insuficiência hepática grave. Deve ser evitado com bebida alcoólica em decorrência do aumento de risco de lesão hepatica. Potencializa a ação anticoagulante da varfarina e de outros derivados cumarínicos.	Moderado ●●●○	Forte
Paracetamol + cafeína $$$$ MIP	**Comprimido revestido** 500 mg + 65 mg **Comprimido efervescente** 500 mg + 65 mg (TylenolDC®, Cefadrin® e SonridorCaf®)	**ADULTOS:** 1 a 2 comprimidos. Se necessário, repetir a cada 6 horas. Dose máxima: 4.000 mg + 520 mg/dia (8 comprimidos). **CRIANÇAS:** **Contraindicado para menores de 12 anos.**	"Quando se tratar de comprimido efervescente dissolver em pelo menos meio copo com água". "Não deve fazer uso de outros medicamentos à base de paracetamol e evitar ingestão acentuada de cafeína".	Pacientes com função renal ou hepática comprometidas. Deve ser evitado com bebida alcoólica. Potencializa a ação anticoagulante da varfarina e de outros cumarínicos. Uso prolongado, surgimento de edema ou vermelhidão requer encaminhamento médico (RAM).	Moderado ●●●○	Fraco

(continua)

Quadro 4.3 (continuação)

Resumo das intervenções farmacológicas para cefaleia tensional e enxaqueca episódicas[8,9,11,13,14,23-25,27-30]

Medicamento	Apresentações*	Uso padrão	Orientações ao paciente	Alertas	GRADE: Nível de evidência	GRADE: Grau de recomendação
Ácido acetilsalicílico + paracetamol + cafeína $$$$ MIP	**Comprimido** 250 mg + 250 mg + 65 mg (Doril Exaqueca® e Migrainex®)	**ADULTOS:** 1 a 2 comprimidos. Se necessário, repetir a cada 6 horas. Dose máxima: 2.000 mg + 2.000 mg + 520 mg/dia (8 comprimidos). **CRIANÇAS:** **Contraindicado para menores de 12 anos**.	"Tomar preferencialmente após as refeições". "Evitar o uso de álcool pelo aumento do risco de irritação gástrica". "Como demais AINEs, evitar doses altas, tempo prolongado (+ de 5 dias)". "Reportar quaisquer sinais de sangramento".	Pacientes com úlceras gastrointestinais, problemas de coagulação. Suspeita de dengue. Insuficiência renal, hepática ou cardíaca grave. Gravidez e lactação. Asma (crise induzida por salicilatos) Crianças com sintomas virais (síndrome Reye). Uso de metotrexato e varfarina.	**Moderado**	**Fraco**
Dipirona $$$$ MIP SUS	**Comprimido** 500 mg e 1 g **Comprimido efervescente** 1 g **Solução oral** 50 mg/mL e 500 mg/mL (Anador® e Novalgina®)	**ADULTOS:** 1 a 2 comprimidos. Se necessário, repetir a cada 6 horas. Dose máxima: 4 g (8 comprimidos 500 mg ou 4 comprimidos 1 g) **CRIANÇAS (acima de 3 meses e 5kg):** A dose recomendada varia de 10 a 15 mg/kg/dose. Deve-se usar seringa dosadora adequada ou orientação de gotas por kg na bula. Se necessário repetir a cada 6 horas. Dose máxima: 60 mg/kg/dia (4 doses).	"Evitar uso em pessoas com história de alergias medicamentosas". "Pode ser utilizado em suspeita de dengue". "Preferir outras alternativas em idosos debilitados ou possibilidade de hipotensão". "Pode alterar alguns exames laboratoriais como perfil lipídico; alertar analista". "Evitar solução oral em pacientes com diabetes".	Pacientes com função da medula óssea prejudicada, doenças do sistema hematopoiético ou qualquer história de agranulocitose (diminuição acentuada de glóbulos brancos). Gravidez e lactação. Pacientes idosos deve-se considerar a possibilidade de desenvolvimento de insuficiência hepática e renal. Pacientes com desenvolvimento anterior de broncoespasmo ou outras reações anafilactoides (p. ex., urticária, rinite, angioedema) provocadas por medicamentos.	**Moderado**	**Forte**

(continua)

Quadro 4.3 (continuação)

Resumo das intervenções farmacológicas para cefaleia tensional e enxaqueca episódicas[8,9,11,13,14,23-25,27-30]

Medicamento	Apresentações*	Uso padrão	Orientações ao paciente	Alertas	GRADE: Nível de evidência	GRADE: Grau de recomendação
Ibuprofeno $$$$ MIP SUS	**Comprimido e cápsulas** 200 mg, 300 mg e 400 mg **Suspensão oral** 20 mg/mL, 30 mg/mL, 50 mg/mL e 100 mg/mL (Advil® e Alivium®)	**ADULTOS**: 1 a 2 comprimidos de 200 mg ou 1 comprimido de 300 mg ou 1 comprimido de 400 mg. Se necessário, repetir a cada 4 a 6 horas. Dose máxima: 1.200 mg/dia (3 comprimidos de 400 mg). **CRIANÇAS (acima de 6 meses):** A dose recomendada varia de 5 a 10 mg/kg. Se necessário, repetir a cada 6 a 8 horas. Dose máxima: 40 mg/kg/dia (4 doses).	"Tomar preferencialmente junto ou após as refeições". "Na suspensão oral, agite bem antes de medir a dose". "Evitar álcool ou fumo, dado risco de sangramento gastrointestinal". "Como demais AINEs, evitar doses altas, tempo prolongado (+ de 5 dias)".	Pacientes com úlceras gastrointestinais, problemas de coagulação e uso de anticoagulantes (uso contínuo de AAS). Insuficiência renal, hepática e/ou cardíaca grave. Gravidez e lactação. Uso conjunto com corticoides e com Inibidores seletivos da recaptação de serotonina (ISRS) aumentam as reações gástricas. Reduz efeito de diuréticos.	Alto ●●●●	Forte
Naproxeno $$$$ MIP SUS	**Comprimido** 250 mg e 500 mg de naproxeno base **Comprimido** 275 mg e 550 mg de naproxeno sódico (Flanax® e Napronax®)	**ADULTOS**: 1 comprimido de 250 mg. Se necessário, repetir em 6 a 8 horas limitando-se a essas duas doses dia. Ou 1 comprimido de 500 mg por dia. Dose máxima: 1.000 mg/dia. **CRIANÇAS: Contraindicado para menores de 12 anos**.	"Deve ser administrado 1 hora antes ou 2 horas após a refeição". "A absorção pode ser retardada com alimentos, porém não afeta seu efeito". "Evitar álcool ou fumo, dado risco de sangramento gastrointestinal". "Como demais AINEs, evitar doses altas, tempo prolongado (+ de 5 dias)".	Pacientes com úlceras gastrointestinais, problemas de coagulação e uso de anticoagulantes (uso contínuo de AAS). Insuficiência renal, hepática e/ou cardíaca grave. Gravidez e lactação. Pacientes com asma, rinite, pólipos nasais. Reduz efeito de diuréticos.	Moderado ●●●○	Forte

**Nomes comerciais listados foram incluídos no intuito de facilitar a identificação dos itens e evitar erros de seleção; é desaconselhável utilizá-los em prescrições ou no processo de orientação farmacêutica. Marcas foram incluídas de forma circunstancial e pode haver outras disponíveis no mercado não listadas. Fonte: Autoria própria.*

Quadro 4.4
Sinais de alerta para encaminhamento de paciente com cefaleia[5,8,14,17,20,21,26]

Palavra-chave	Sinais de alerta
Início súbito	Cefaleia de início súbito ou abrupto, que provoca o despertar ou com piora progressiva.
Náuseas e vômitos	Cefaleia associada a náusea e vômitos incontroláveis com produção de **desidratação**, hipotensão postural ou incapacidade de reter medicamentos orais.
Sintomas sistêmicos	Cefaleia, associada a sintomas sistêmicos, pode estar relacionada com infeções ou problemas de saúde que necessitam de investigação; encaminhar especialmente se houver **febre, perda de peso ou pressão alta não verificada antes**.
Sintomas neurológicos	Cefaleia associada a sintomas e sinais neurológicos focais ou generalizados, como comprometimento cognitivo, mudança de personalidade ou convulsões.
Aura	Cefaleia associada a sinais atípicos de aura, como fraqueza motora.
Possível compressão local	Cefaleia que pode indicar uma possível compressão local incomum, que geralmente é agravada por manobra de Valsava (pressão induzida pela respiração), exercício físico, tosse, espirro ou mudança de postura.
Trauma	Cefaleia após **trauma** ocorrido até 3 meses antes.
Idade ou imunossupressão	Novo padrão de cefaleia em população **acima dos 50 anos** ou em pacientes com história de câncer ou imunossupressão, como convivência com o vírus da imunodeficiência humana (HIV).
Mudança de padrão	Cefaleia descrita como a pior vivenciada ou com alteração, significativa, do padrão comum de cefaleia do paciente.

Fonte: Autoria própria.

MONITORAMENTO DOS RESULTADOS

Considera-se que o manejo de cefaleia tensional e enxaqueca episódicas é bem-sucedido quando o alívio da dor é atingido em até duas horas após o uso do medicamento agudo.[9,13,17,25,28] Além disso, o esquema terapêutico proposto é considerado efetivo quando:

1. **Funciona com consistência em, pelo menos, 75% das vezes em que é utilizado sem necessidade de doses adicionais.**
2. **Limita a incapacidade associada à cefaleia.**
3. **É bem tolerado pelo paciente.**[20,25]

Por outro lado, o manejo de cefaleia tensional e enxaqueca episódicas é considerado falho se dois ou mais desses critérios de avaliação não são atingidos após tentativa em três episódios.[12,20,25] Conforme mencionado anteriormente, o encaminhamento a outros profissionais e serviços de saúde é realizado quando a resposta terapêutica a medicamentos anteriormente efetivos é alterada ou insatisfatória com o manejo feito no âmbito do cuidado farmacêutico.[14,22,24,27]

Caso o tratamento agudo recomendado tenha sido ineficaz, múltiplas causas devem ser consideradas, como:

- Avaliação incorreta de provável cefaleia tensional ou enxaqueca episódicas.
- Avaliação correta do caso, porém incompleta em virtude da presença de mais de um tipo de cefaleia primária.

- Avaliação correta do caso, porém, com escolha de medicamento ou dose inadequada.
- Avaliação correta do caso, porém, com tratamento de início tardio.
- Avaliação correta do caso com terapia otimizada, porém com presença de cefaleia por uso excessivo de medicamentos ou expectativas irrealistas do resultado do tratamento por parte do paciente.
- Avaliação correta do caso com terapia otimizada, porém sem impacto significativo de fatores desencadeantes; e progressão da intensidade e incapacidade da cefaleia antes observada, que altera as necessidades clínicas do paciente.[11,12,25,26]

Uma ferramenta útil para o acompanhamento do esquema terapêutico proposto e avaliação da sua efetividade é a manutenção de um **diário de cefaleia** (Figura 4.3).[14,16,28,30]

LOGOMARCA
da empresa ou estabelecimento de saúde

Nome do estabelecimento
CNPJ
Endereço
Telefone

Mês: ____________________

Dor de cabeça? (sim ou não)	Maior intensidade? (1 a 3)*	Usou medicação analgésica? (sim ou não)	Qual medicamento efetivo?
1.			
2.			
3.			
4.			
5.			
6.			
7.			
8.			
9.			
10.			
11.			
12.			
13.			
14.			
15.			
16.			
17.			
18.			
19.			
20.			
21.			
22.			
23.			
24.			
25.			
26.			
27.			
28.			
29.			
30.			
31.			

*1: leve; 2: intensa, mas não é incapacitante e; 3: incapacitante, impedindo a realização das atividades habituais por, pelo menos, parte do dia.

Figura 4.3. Modelo de diário de cefaleia.

Fonte: Adaptado de Rothrock JF.[56]

O diário de cefaleia registra as características descritivas dos episódios de cefaleia, como frequência, intensidade, duração e sintomas associados, para esclarecer se a avaliação da cefaleia como provável cefaleia tensional ou enxaqueca episódica está adequada e estabelecer um parâmetro de comparação para verificar a eficácia do tratamento implementado.[5,7,12-14,16,20,22,28,30] Por outro lado, o diário registra eventos relacionados com os episódios de cefaleia, como os possíveis fatores desencadeantes de alimentação, estresse e menstruação, e a necessidade de uso de medicamentos, de forma a monitorar a frequência do uso e a adesão ao tratamento. A recomendação do tempo pelo qual essa ferramenta deve ser mantida varia de duas semanas a alguns meses.[16,18,26,28]

Referências bibliográficas

1. BIREME/OPAS/OMS. Descritores em Ciências da Saúde: DeCs [Internet]. São Paulo (SP). 2017.
2. MacGregor E, Steiner T, Davies P. Guidelines for all healthcare professionals in the diagnosis and management of migraine, tension-type, cluster and medication-overuse headache. British Association for the Study of Headache; 2010.
3. Queiroz LP, Silva Junior AA. The prevalence and impact of headache in Brazil. Headache. 2015;55(S1):32-8.
4. Dynamed. Record nº. T114773, Headache – Approach to the Adult Patient. Ipswich: EBSCO Information Services; 2018.
5. Wootton R, Wippold II F, Whealy M. Evaluation of headache in adults. In: Post T, Swanson J, Goddeau R, editors. UpToDate. Waltham: UptoDate Inc.; 2020.
6. Neblett M. Avaliação da cefaleia aguda em adultos. BMJ Best Practice. 2020.
7. Taylor F. Tension-type headache in adults: pathophysiology, clinical features, and diagnosis. In: Post T, Swanson J, Goddeau R, editors. UptoDate. Waltham: UptoDate Inc.; 2020.
8. Collins T. Cefaleia enxaquecosa em adultos. BMJ Best Practice. 2018.
9. Worthington I, Pringsheim T, Gawell MJ, Gladstone J, Cooper P, Dilli E, et al. Canadian headache society guideline: acute drug therapy for migraine headache. Can J Neurol Sci. 2013;40(5 Suppl 3):S1-S80.
10. Cutrer F. Pathophysiology, clinical manifestations, and diagnosis of migraine in adults. In: Post T, Swanson J, Goddeau R, editors. UpToDate. Waltham: UptoDate Inc.; 2020.
11. Green M, Colman R. Cefaleia tensional. BMJ Best Practice. 2018.
12. Cvetković VV, Kes VB, Šerić V, Solter VV, Demarin V, Jančuljak D, et al. Evidence based guidelines for treatment of primary headaches – 2012 uptodate. Acta Clin Croat. 2012;51(3):323-78.
13. Scottish Intercollegiate Guidelines Network. Pharmacological management of migraine: a national clinical guideline. 2020;(February):45.
14. Steiner TJ, Jensen R, Katsarava Z, Linde M, MacGregor EA, Osipova V, et al. Aids to management of headache disorders in primary care (2nd edition): on behalf of the European Headache Federation and Lifting the Burden: The Global Campaign against Headache. J Headache Pain. 2019;20(1):1-52.
15. Haag G, Diener HC, May A, Meyer C, Morck H, Straube A, et al. Self-medication of migraine and tension-type headache: Summary of the evidence-based recommendations of the Deutsche Migräne und Kopfschmerzgesellschaft (DMKG), the Deutsche Gesellschaft für Neurologie (DGN), the Österreichische Kopfschmerzgesellschaft (ÖKSG) and the Schweizerische Kopfwehgesellschaft (SKG). J Headache Pain. 2011; 12(2):201-17.
16. National Institute for Health and Care Excellence. Headaches in Over 12's: diagnosis and management. National Institute for Helath and Care Excellence. 2012;(September 2012):1-30.
17. BASH. National headache management system for adults; 2019.
18. Bendtsen L, Birk S, Kasch H, Aegidius K, Sørensen PS, Thomsen LL, et al. Reference programme: Diagnosis and treatment of headache disorders and facial pain. Danish Headache Society, 2nd Edition, 2012. J Headache Pain. 2012;13 Suppl 1(Suppl 1):S1-29.
19. Scottish Intercollegiate Guidelines Network. Pharmacological management of migraine: a national clinical guideline. 2020;(February):45.
20. Toward Optimized Practice. Primary care management of headache in adults: clinical practice guideline: 2nd edition. Toward Optimized Practice. 2016;(September):1-76.
21. Neblett M. Avaliação da cefaleia aguda em adultos. BMJ Best Practice. 2020.
22. Dynamed. Record nº T114718, Migraine in Adults. Ipswich: EBSCO Information Services. 2018.
23. Dynamed. Record nº T259237, Migraine – Treatment of Acute Attack in Adults. Ipswich: EBSCO Information Services. 2018.
24. Dynamed. Record nº T114522, Tension-type Headache. Ipswich: EBSCO Information Services. 2018.

25. Taylor F. Tension-type headache in adults: Acute treatment. In: Post T, Swanson J, Goddeau R, editors. UptoDate. Waltham: UptoDate Inc.; 2020.
26. MacGregor E, Steiner T, Davies P. Guidelines for All Healthcare Professionals in the Diagnosis and Management of Migraine, Tension-Type, Cluster and Medication-Overuse Headache. British Association for the Study of Headache. 2010;1-53.
27. Haag G, Diener HC, May A, Meyer C, Morck H, Straube A, et al. Self-medication of migraine and tension-type headache: Summary of the evidence -based recommendations of the Deutsche Migräne und Kopfschmerzgesellschaft (DMKG), the Deutsche Gesellschaft für Neurologie (DGN), the Österreichische Kopfschmerzgesellschaft (ÖKSG) and the Schweizerische Kopfwehgesellschaft (SKG). J Headache Pain. 2011;12(2):201-17.
28. Bendtsen L, Evers S, Linde M, Mitsikostas DD, Sandrini G, Schoenen J. EFNS guideline on the treatment of tension-type headache – Report of an EFNS task force. Eur J Neurol. 2010;17:1318-25.
29. Smith J. Acute treatment of migraine in adults. In: Post T, Swanson J, Goddeau R, editors. UptoDate. Waltham: UptoDate Inc.; 2020.
30. Sarchielli P, Granella F, Prudenzano MP, Pini LA, Guidetti V, Bono G, et al. Italian guidelines for primary headaches: 2012 revised version. J Headache Pain. 2012;13 Suppl 2:S31-70.
31. Sharpe L, Dudeney J, Acdc W, Nicholas M, Mcphee I, Baillie A, et al. Psychological therapies for the prevention of migraine in adults; 2019.
32. Nielsen A. Acupuncture for the prevention of tension-type headache (2016). Explore. 2017; 13(3):228-31.
33. Anheyer D, Leach MJ, Klose P, Dobos G, Cramer H. Mindfulness-based stress reduction for treating chronic headache: a systematic review and meta-analysis. Cephalalgia. 2019;39(4):544-55.
34. Conselho Federal de Farmácia. Resolução nº 586 de 29 de agosto de 2013. Regula a prescrição farmacêutica e dá outras providências. Brasil; 2013. p. 487-92.
35. Derry S, Pj W, Ra M, Bendtsen L. Ibuprofen for acute treatment of episodic tension-type headache in adults (Review) SUMMARY OF FINDINGS FOR THE MAIN COMPARISON. 2017;(7).
36. Stephens G, Derry S, Moore RA. Paracetamol (acetaminophen) for acute treatment of episodic tension-type headache in adults. Cochrane Database Syst Rev. 2016;2016(6):CD011889.
37. Arrais PSD, Coelho HLL, Batista M do CDS, Carvalho ML, Righi RE, Arnau JM. Perfil da automedicação no Brasil. Rev Saude Pública. 1997;31(1):71-7.
38. Gómez-Duarte OG. Is it time to restrict the clinical use of dipyrone? Colombian J Anesthesiol. 2019; 47(2):81-3.
39. Arellano F, Sacristán JA. Metamizole: reassessment of its therapeutic role. Eur J Clin Pharmacol. 1990; 38(6):617-9.
40. Vaz JM, Alves BM, Duarte DB, Marques LA, Santana RS. Quality appraisal of existing guidelines for the management of headache disorders by the AGREE II's method. Cephalalgia. 2022;42(3):239-249.
41. Hamerschlak N, Maluf E, Biasi Cavalcanti A, Avezum Júnior Á, Eluf-Neto J, Passeto Falcão R, et al. Incidence and risk factors for agranulocytosis in Latin American countries—the Latin Study. Eur J Clin Pharmacol. 2008;64(9):921-9.
42. Ramacciotti AS, Soares BG, Atallah ÁN. Dipyrone for acute primary headaches. In: Hobson A, editor. Cochrane Database of Systematic Reviews. Chichester: John Wiley & Sons, Ltd; 2007.
44. Morey SS. Guidelines on migraine: Part 3. Recommendations for individual drugs. Am Fam Physician. 2000;62(9):2145-8, 2151.
44. Rothrock JF. Headache diary. Headache. 2006; 46(5):831-2.

5 Febre e Febrefobia

Alice Paiva da Costa • Ana Paula de Oliveira Barbosa • Bárbara Manuella Cardoso Sodré Alves • Rafael Mota Pinheiro • Laís Bié Pinto Bandeira • Felipe Melo Queiroz • Marcela Mofati Boechat • Nélio Gomes de Moura Junior • Tiago Marques dos Reis • Rafael Santos Santana

FEBRE

Febre é definida como uma temperatura corporal acima da variação normal, caracterizada como uma resposta fisiológica controlada a infecção, doença ou trauma.[1-4] A temperatura interna do corpo, em situações normais, mantém-se entre 36°C e 37,5°C, mudando em decorrência do momento do dia (temperaturas mais baixas são registradas ao acordar), do instrumento utilizado para mensuração e do ambiente em que se encontra o indivíduo. A média diária da temperatura geralmente está próximo de 37°C (**Figura 5.1**).[4-7]

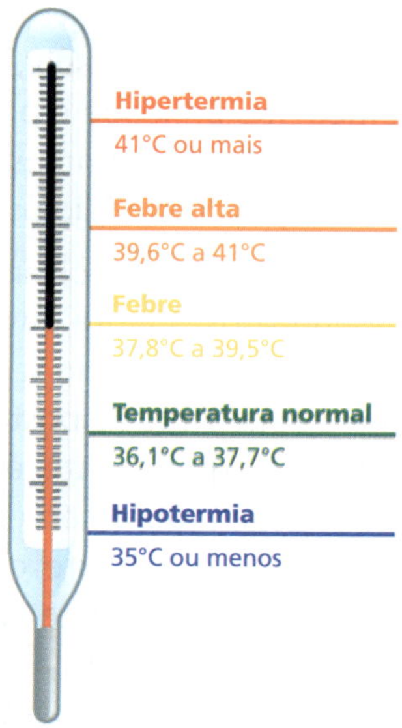

Figura 5.1. Níveis de referência para temperatura corporal.
Fonte: Autoria própria.

Alguns fatores podem alterar a temperatura corporal naturalmente:

- Ingestão de alimentos e tabagismo (+ 0,3°C).
- Bebidas quentes (até + 0,9°C).
- Bebidas geladas (até –1,2°C).
- Taquipneia ou respiração acelerada (reduz 0,5°C ou mais a depender do aumento da frequência respiratória).
- Cerume (reduz a temperatura timpânica).
- Ovulação (+ 0,6°C).
- Exercício físico vigoroso (até + 2°C).

Crianças têm uma média de temperatura corporal mais alta que adultos. Em recém-nascidos, a média retal é de 37,5°C, podendo chegar a 38°C. Idosos, por outro lado, apresentam uma média de temperatura corporal mais baixa. A Organização Mundial da Saúde (OMS) e a Society of Critical Care Medicine (SCCM) definem febre como temperatura retal maior que 38°C ou axilar maior que 37,5°C em adultos ou crianças. No grupo geriátrico seria febre a temperatura oral maior que 37,8°C ou retal maior que 37,5°C ou, ainda, aumento acima de 1,1°C de variação da temperatura basal verificada em medidas anteriores. Dos três maiores sítios de verificação da temperatura (retal, oral e axilar), a retal é a mais exata para definição da temperatura corporal, embora a axilar seja o método mais cômodo. Fatores como suor, temperatura ambiente, umidade e pelos na axila podem atrapalhar a mensuração correta desse parâmetro fisiológico.[5,8]

Há três conceitos importantes de serem distinguidos. A **febre ou pirexia** consiste em um mecanismo regulado pelo hipotálamo como resposta a um pirógeno e que, geralmente, é benéfica para o indivíduo e serve como alerta. **Hiperpirexia** ocorre quando essa "febre" é extremamente elevada, acima de 41,5°C, o que implica a probabilidade de um problema de saúde mais sério, geralmente causado por sepses ou hemorragias intracranianas e que pode resultar em sérias consequências físicas e cerebrais. Ainda, a **hipertermia** pode ser definida como uma elevação exacerbada da temperatura, causada por falha hipotalâmica em manter a homeostase do corpo, o que eleva a temperatura de forma não controlada e exclui a hipótese de febre causada por pirógenos. Extremamente prejudicial, exige tratamento diferenciado e emergencial, já que não responde ao uso de antipiréticos.[6-10]

Em 2017, nos Estados Unidos, a febre foi a terceira principal causa para visitas emergenciais a ambulatórios. Em indivíduos com menos de 15 anos, tanto do sexo masculino como do feminino, a febre apresentou-se como a principal causa para a busca pelo atendimento de emergência. No Brasil, há poucos dados sistematizados sobre o problema de saúde, mas segundo registros do Ministério da Saúde, a febre é a causa principal de quase 10 mil internações por ano no Sistema Único de Saúde (SUS).[11,12] A doença febril em crianças é reportada por 20% a 40% dos pais todos os anos, representando até 25% dos atendimentos pediátricos e, também, o segundo principal motivo para internações.[7,13]

Um estudo que envolveu 17 publicações, sendo quatro brasileiras, mostrou que aproximadamente metade dos casos de febre aguda em regiões tropicais não é especificado. Em casos em que há identificação de um patógeno, o mais frequentemente reportado foi o vírus da dengue, da *chikungunya* e zika.[14]

Importante destacar também o conceito de ***"feverphobia"***, ou **febrefobia**, que consiste em uma tendência que afeta os pais de todos os níveis socioeconômicos e profissionais de saúde, ao tratar a febre como algo de extrema preocupação, de forma geral, por meio da abordagem na avaliação e no manejo desse sinal em crianças. Observa-se, assim, que as pessoas parecem acreditar que a febre, isoladamente, possa causar danos graves e irreversíveis, o que leva a ansiedade, consultas emergenciais em hospitais e uso de tratamentos desnecessários ou de forma incorreta com antipiréticos.[9,10,15]

Uma revisão sistemática de 13 estudos mostrou que a maioria dos pais não sabem identificar uma temperatura febril.[16] A falta de informação estende-se também ao entendimento sobre a progressão e os riscos da febre. A maioria dos pais acredita que uma temperatura elevada pode levar a desidratação, convulsão, dano cerebral e morte, além da concepção de que a temperatura pode elevar-se indefinidamente.[10,16]

No manejo da febre, estudos mostram que um quarto dos pais daria antipiréticos às crianças com temperaturas abaixo de 37,8°C; 85% também reportam que acordam seus filhos para dar continuidade ao tratamento com antipiréticos.[10] Também se observa uma alta quantidade de erros de medicação, sendo o mais frequente a superdosagem.[10,16] A razão mais apontada para o uso de antipiréticos foi a diminuição do risco de convulsões febris, dano cerebral e evolução da doença, apontando a diminuição da temperatura como o principal desfecho esperado.[16]

OBJETIVOS DO CUIDADO FARMACÊUTICO

1. Reduzir a "febrefobia" por meio da educação dos pais, fornecendo informações de manejo em crianças e diminuindo a ansiedade relacionada com o estado febril.[10,16]
2. Orientar sobre rotina de observação da febre e cuidados não farmacológicos.[7,9]
3. Apoiar o paciente quanto à forma correta do manejo farmacológico da febre em casa aliviando o desconforto relacionado com os sinais e sintomas apresentados.[1,7,16]
4. Identificar pacientes com febre aguda que podem ser tratados em casa e pacientes com febre de alto risco que requerem tratamento específico e encaminhamento.[1,7,16]
5. Analisar os fatores que promovem a febre para verificar se são resultados de tratamentos de longo prazo, comorbidades, imunização ativa, inflamação e ou infecções não identificadas.[1,7,16]

CAUSAS, SINAIS, SINTOMAS E ANAMNESE FARMACÊUTICA

A febre acontece a partir da interação de pirógenos externos (p. ex., infecciosos ou toxinas) ou internos (p. ex., citocinas imunes) no ponto de equilíbrio hipotalâmico que regula a temperatura corporal. As citocinas são carregadas pela circulação até o hipotálamo anterior, onde induzem o aumento abrupto na produção de prostaglandina, especialmente a prostaglandina E2 (PGE2), que no cérebro aumenta o ponto de ajuste do centro hipotalâmico. Assim, o centro termorregulatório, reconhecendo a temperatura corporal como muito baixa, aciona uma série de mecanismos para aumentá-la até que seja alcançado o novo equilíbrio.[5,6]

A partir da estimulação do centro vasomotor hipotalâmico é iniciada a vasoconstrição, derivando o sangue da periferia a fim de diminuir perda de calor e, algumas vezes, induzindo calafrios, que aumentam a produção de calor. O processo segue até que a temperatura do sangue que banha o hipotálamo diminua o ponto de equilíbrio hipotalâmico (p. ex., com fármacos antipiréticos), revertendo, então, para perda de calor por meio de sudorese e vasodilatação.[6,7]

Dados já demonstraram que pacientes hospitalizados com diagnósticos infecciosos e febre de até 39,4°C têm prognóstico mais positivo que aqueles que mantêm a normotermia, evidenciando que a febre não é uma doença, e sim um mecanismo de defesa do organismo no combate a infecções de fase aguda, resultando em um efeito final benéfico ao indivíduo.[6,10]

O aumento da temperatura corporal diminui a replicação de bactérias e vírus que infectam seres humanos, além de aumentar a defesa dos glóbulos brancos por meio do aumento da velocidade em que estes chegam aos sítios de infecção, a produção de neutrófilos e a proliferação de linfócitos T.[6] Em contrapartida, a febre é relacionada com sinais e sintomas que levam ao desconforto do paciente e ao aumento da demanda metabólica, podendo ser prejudicial quando há comprometimento da função cardíaca ou pulmonar.[5,6,10]

As causas de uma doença febril muitas vezes não são identificadas. Sabe-se que, de forma geral, a febre é causada em reação a doenças inflamatórias e/ou infecciosas. A febre aguda, mais frequente, costuma ser decorrente de algum tipo de infecção autolimitada, podendo ser facilmente tratada em casa. Entretanto, além de estar relacionada com sérios desconfortos para o indivíduo, a febre também pode ser um indicativo de infecções bacterianas ou doenças graves.[7,9,17]

A anamnese farmacêutica deve ser conduzida no sentido de analisar se o problema de saúde autolimitado relatado pelo paciente se confirma ou se pode tratar-se de alguma injúria que requer maior atenção, com sinais de agravamento (**Quadro 5.1**). São fatores e comorbidades que podem causar hipertermia ou febre:[4,7,9,18]

1. Infecções e síndromes gripais, grande parte das vezes causadas por vírus da influenza, rinovírus, adenovírus, coronavírus e outros.
2. Arboviroses (dengue, zika, *chikungunya* e febre amarela), além de outras doenças negligenciadas, como tuberculose e malária.
3. Infecções bacterianas e fúngicas.
4. Laringite, faringoamigdalite, otite média.
5. Desregulação do sistema nervoso central.
6. Imunodeficiência, distúrbios metabólicos e enfermidades inflamatórias.
7. Neoplasias (linfomas, renal, pulmonar).
8. Calor excessivo e desidratação.
9. Febre induzida por medicamentos ou vacinas.

Um estudo, que utilizou o questionário *Fever Assessment Tool* (FAST) para

Quadro 5.1

Anamnese farmacêutica em pacientes com febre (Estratégia INDICO)[1,5,7,13,18-21]

Domínio	Perguntas/Investigação*	Observações importantes
Identificação do paciente	Qual a **idade** do paciente? O paciente está em **bom estado geral**? Alimenta-se bem? Apresenta alguma **dificuldade para falar, andar ou dormir**?	O relato dos pais ou observação do estado geral da criança pelo profissional é fundamental para medir o nível e a gravidade da febre. Sempre pergunte e tente observar se a criança está alerta e responsiva. Oriente os pais sobre os sinais de alerta e quando devem buscar ajuda especializada. A febre costuma ser menos pronunciada em idosos e neonatos.
Natureza dos sinais e sintomas (ou motivações de uso)	O paciente apresenta algum sinal ou **sintoma associado** ao episódio febril? Frequência respiratória, cardíaca ou pressão arterial alterada? Apresenta dor? Apresenta desconforto, cefaleia, calafrios, dor no corpo, coriza, congestão, tosse? A febre é **contínua** ou **intermitente**?	A investigação de sintomas associados é crucial para confirmação de problema de saúde autolimitado e para definir as intervenções farmacológicas e não farmacológicas indicadas (devem cobrir o conjunto de sintomas). Se constatação de "sintomas gripais" claros, recomendar teste diagnóstico (Covid-19, *Influenza*) e orientar distanciamento social (5 a 10 dias). Não há nenhuma base científica para diferenciar infecções virais ou bacterianas pela magnitude da febre ou mesmo pela resposta aos antitérmicos.
Duração	**Quando iniciou** o estado febril do paciente? É recorrente? Fez alguma **viagem** recente ao exterior? Teve **contato** com alguma pessoa com sintomas gripais?	Investigar viagens recentes a regiões as quais podem ter alguma epidemia em curso ou endemia característica local. Febre persistente por mais de três dias requer encaminhamento médico em crianças e adultos, bem como episódios febris recorrentes em um período de seis meses.
Iniciou algum tratamento	O paciente já fez uso de algum medicamento durante esse episódio? Caso afirmativo, houve melhora? Quais os **medicamentos usados** anteriormente? O paciente tem alguma **preferência de tratamento**?	A falta de resposta ao uso de antipiréticos no período de três dias requer encaminhamento médico. Também pode ser importante a prescrição de medicamentos que o paciente relate efetividade anteriormente ou associações para manejo de outros problemas como coriza e dor de cabeça.
Comorbidades	Fez uso recente de antibióticos? Qual a **história de vacinação**? O paciente apresenta alguma doença crônica? É **imunossuprimido**?	Investigar febre induzida por fármacos ou por uso de vacinas. Algumas doenças crônicas limitam o uso de alguns medicamentos. Pacientes com imunodeficiência devem ser encaminhados ao médico.
Outras situações especiais	A paciente está **grávida** ou é **lactante**? Faz uso correto dos termômetros?	A febre em puérperas pode ser causada por mastites e deve ser avaliada pelo médico. Em grávidas, o uso de medicamentos é limitado.

** Perguntas sugestivas. Não têm finalidade diagnóstica e sim para melhor compreensão do caso e identificação de potenciais sinais de alerta para encaminhamento.*
Fonte: Autoria própria.

determinação dos sinais e sintomas relacionados com a febre mostrou que, além de calafrios, frio, calor e tremores, a febre também pode manifestar-se de forma associada a dor generalizada no corpo, sonolência e dificuldade ao respirar na maioria dos pacientes sintomáticos. A tosse também foi associada à febre, mesmo naqueles pacientes que não foram admitidos em unidade hospitalar por comorbidades respiratórias. Além disso, uma porção substancial de pacientes encontrava-se assintomática durante os episódios febris.[19]

Na anamnese de crianças pode ser importante a medida de sinais vitais para rastreio de doenças mais graves. No entanto, geralmente essa população tem boa tolerância a estados febris. A avaliação de uma criança acima de seis meses, portanto, não deve basear-se apenas nas temperaturas altas, mas sim na impressão geral de seu estado clínico, se está alerta ou desorientada, e nas informações dadas por seus acompanhantes. Pode ser utilizado o Sistema das Luzes de Semáforo para avaliação da criança com febre (Quadro 5.2).[1,9,13,15,18]

Quadro 5.2

Sistema das Luzes de Semáforo para avaliação da criança com febre[13,22]

Sinais e sintomas	Verde Baixo risco	Amarelo Risco intermediário	Vermelho Alto risco
Cor da pele, lábios e língua	Normal.	Palidez.	Palidez. Pele manchada. Cianose.
Atividade	Resposta cognitiva normal. Criança sorri. Acordada ou acorda facilmente. Choro muito forte ou ausência de choro.	Resposta cognitiva anormal. Não sorri. Acorda apenas com estímulo vigoroso. Atividade diminuída.	Sem resposta cognitiva. Aparência debilitada. Não acorda ou não permanece acordada. Choro contínuo ou fraco.
Respiração	Frequência respiratória normal* **Lactentes:** (**20 a 40** respirações por minuto). **Crianças:** (**20 a 25** respirações por minuto).	Taquipneia – respiração acelerada. Com **+ de 40** respirações por minuto. Saturação de oxigênio **menor que 95%**.	Criança grunhindo ou gemendo. Taquipneia **+ de 60** respirações por minuto. Retrações costais.
Circulação e hidratação	Pele e olhos normais. Mucosas úmidas.	Taquicardia. Mucosas secas. Baixo apetite. Redução do volume urinária.	Turgor da pele anormal.
Outros	Nenhum dos sintomas amarelos ou vermelhos.	Temperatura maior que 39°C, ou febre por vários dias. Calafrios. Edema em membro ou articulação. Falta de apoio em alguma perna.	Exantema que não desaparece à pressão. Fontanela abaulada. Rigidez na nuca. Estado epilético. Sinais neurológicos focais. Convulsões focais.

**Os valores podem variar de acordo com a referência utilizada (adultos geralmente apresentam frequência abaixo de 20 rpm). Fonte: Autoria própria.*

A taquicardia é comum na febre em crianças, contanto que não seja persistente. Taquipneia, hipertensão e hipotensão postural sugerem presença de outras comorbidades mais graves, como distúrbios sistêmicos, inflamatórios ou infecções graves.[18]

A febre induzida pela utilização de medicamentos geralmente aparece entre o sétimo e o décimo dia de tratamento, mas também pode aparecer após um longo período de tratamento. Pode ser causada e vir acompanhada de reações de hipersensibilidade, ou pode ser consequência de uma alteração da termorregulação causada pela substância. A febre associada à utilização de vacinas ocorre dentro dos dois dias seguidos da vacinação e caracteriza-se por uma febre leve. A incidência de febres medicamentosas em pacientes ambulatoriais é desconhecida, mas em pacientes internados pode atingir até 10% dos casos (Quadro 5.3).[7,9,18,23]

Quadro 5.3

Medicamentos e vacinas relacionados com o aparecimento de febre ou hipertermia[7,23-25]

Vacinas*	Medicamentos**
Pentavalente DTP/Hib (conjugada)/ Hepatite B (recombinante) Pneumocócica 10 valente (conjugada) Meningocócica C (conjugada) Febre amarela (atenuada) Varicela (atenuada) Tetra viral Sarampo/caxumba/rubéola/varicela (atenuada) Trivalente (fragmentada e inativada) Poliomielite (inativada) Hepatite A (inativada) e Hepatite B (recombinante) Tríplice bacteriana – DTP (adsorvida, difteria, tétano e pertússis) Covid-19 (recombinante)	**Antimicrobianos** ❑ Beta-lactâmicos, sulfonamidas, anfotericina B, clorafenicol, imipenem, isonializa, nitrofurantoína, minociclina, penicilina, rifampicina, vancomicina. ❑ Principal causa de febre induzida por medicamentos. **Anticonvulsivantes e agentes do sistema nervoso central (SNC)** ❑ Carbamezepina, clozapina, fenitoína, fenobarbital, haloperidol, lítio, primidona. ❑ Frequentemente acompanhados de reações cutâneas. ❑ Pode estar relacionado com história familiar. ❑ Pode ocorrer a chamada síndrome *serotoninérgica*, caracterizada por hipertermia, agitação, confusão e hiperatividade autonômica. ❑ Relacionados com o uso isolado de inibidores seletivos da recaptação de serotonina (IRSS) ou combinação com outros medicamentos, como lítio, L-dopa. ❑ A clozapina também parece causar febre leve e autolimitada por mecanismos desconhecidos. **Antineoplásicos** ❑ Bleomicina, clorambucil, citarabina, daunorrubicina, hidroxiureia, L-asparaginase, mercaptopurina, procarbazina. ❑ No paciente oncológico a febre também é um sinal de alerta para possíveis infecções e deve ter uma atenção especial para encaminhamento. **Alopurinol** ❑ Reação adversa incomum, porém pode causar danos hepáticos, renais, eosinofilia e reações cutâneas graves, sendo o diagnóstico diferencial de extrema importância. **Heparina** ❑ Trata-se de uma causa rara relacionada com a heparina de alto peso molecular.

**Principais vacinas do Programa Nacional de Imunizações. A febre relacionada com vacinas está entre as reações adversas mais comuns, sendo > 38°C.*
***A febre também pode acontecer após administração parenteral de diversos medicamentos e por reações idiossincráticas a diversos fármacos. Fonte: Autoria própria.*

Num contexto de medicalização da sociedade, está sendo cada vez mais comum o hábito de se fazer "profilaxia" da febre durante a vacinação. Em estudo randomizado controlado que avaliou essa conduta observou-se que, embora as reações febris tenham diminuído significativamente no grupo intervenção (usando paracetamol), a administração profilática de medicamentos antipiréticos no momento da vacinação não deve ser recomendada de rotina, uma vez que as respostas dos anticorpos a vários antígenos vacinais foram reduzidas.[24]

INTERVENÇÕES NÃO FARMACOLÓGICAS

As medidas físicas de redução da temperatura (banhos, compressas e outros) geralmente não são recomendadas ou têm pouca efetividade quando isoladas.[2,7] Os pacientes geralmente utilizam-na até que os antipiréticos comecem a fazer efeito e geralmente têm a intenção de reduzir o desconforto relacionado com os sintomas que acompanham a febre e a temperatura corporal por meio da perda de calor.[7,9]

Cobrir-se com roupas quentes ou cobertores pesados, bem como a utilização de roupas muito leves, banhos com água fria,[1,2,13] banhos com álcool ou uso de gelo[7,10] e outras técnicas de resfriamento do corpo,[2] não são procedimentos produtivos e não devem ser recomendados. Isso ocorre porque o resfriamento do corpo externamente não modifica a alteração fisiológica hipotalâmica como os antipiréticos, apresentando, então, pouca utilidade no tratamento da febre leve e aguda.[4,9]

Banhos com água fria são utilizados em pacientes com hipertermia e hiperpirexia para diminuição rápida da temperatura corporal.[9] No entanto, pacientes febris podem apresentar diminuição da temperatura axilar; porém, a constrição arterial resultante dos métodos de resfriamento pode aumentar a conservação de calor internamente, levando ao aumento da temperatura retal e, consequentemente, à piora da febre. Essas técnicas também podem estar relacionadas com aumento dos tremores.[26]

Uma revisão sistemática da Cochrane[26] incluiu sete estudos, porém com problemas metodológicos evidentes, comparando métodos físicos de resfriamento com placebo ou nenhum tratamento. Os dados obtidos foram inconclusivos para demonstrar ou refutar a recomendação da maioria dessas técnicas. O banho de esponja com água morna chegou a demonstrar efeitos benéficos para os pacientes em alguns estudos pequenos, mas a maioria das diretrizes sobre o tema não recomenda o uso rotineiro da técnica, pois pode causar desconforto e tremores.[1,5,7,9,13]

O paciente deve apenas ser mantido em ambiente fresco com temperaturas até 25,6°C preferencialmente. Deve-se utilizar mantas e roupas que permitam que o indivíduo mantenha-se confortável, sem procurar elevar ou diminuir por demasiado a temperatura corporal.[1,7,9]

Deve-se recomendar o aumento da ingestão de fluidos, evitando-se a desidratação, seja água ou leite materno. A hidratação adequada, principalmente de crianças, deve ser mantida rigorosamente durante o período de tratamento da febre, com ingestão de pelo menos 2 L de água por dia, sendo entre 2 L e 3 L para adultos. Isso porque a elevação da temperatura corporal pela febre aumenta a transpiração do paciente, fazendo-o perder mais água.[1,7,9,13]

Sugere-se evitar a recomendação de tratamentos e outras intervenções (**Quadro 5.4**) quando não for realmente evidente a necessidade de diminuição da temperatura corporal.[1,2,7] A febre é um mecanismo de defesa natural do corpo. Em alguns casos, tanto farmacológico quanto não farmacológico, pode ser desnecessário.[23]

O principal motivo para tratar crianças febris é a melhora de seu desconforto.[1,5] Portanto, é possível optar por não tratar crianças (e adultos) com febre leve sem desconfortos associados. Nesse contexto, recomenda-se orientar os pais e/ou cuidadores sobre as situações que requerem manejo da temperatura corporal e minimizar a ansiedade e apreensão (febrefobia) desses adultos.[1,7,13,17]

Uma revisão sistemática[27] incluindo oito estudos mostrou que a educação contínua e preventiva dos pais e cuidadores das crianças (antes de episódios febris) sobre manejo da febre e infecções comuns é vantajosa para a criança e para o sistema de saúde. Além da diminuição de consultas médicas e de visitas em unidades emergenciais, essa intervenção também contribui para a otimização do manejo medicamentoso, com diminuição da administração de medicamentos isentos de prescrição (MIPs) inapropriados e em doses incorretas.

Assim, em casos leves de febre em crianças, sem sinais de alerta, assegure que os pais entendam que:[1,5,7,10,13,15,17]

- A febre não aumenta os riscos de convulsões, dano cerebral ou morte. As convulsões febris não são comuns e o uso de antipiréticos não previne que elas ocorram, além de geralmente não resultarem em danos cerebrais permanentes.
- A febre irá retornar e sofrer variações até que a doença melhore e sua presença não esteja relacionada com piora da doença associada.
- Não é necessário fazer um controle rigoroso da temperatura. É importante checar a criança enquanto ela dorme, mas não é necessário que ela seja acordada para fazer uso dos antipiréticos ou outras intervenções.
- O risco de doenças mais graves é pequeno na ausência de sintomas debilitantes.
- O objetivo principal das intervenções não é a diminuição da temperatura, e sim o aumento do conforto da criança. O foco deve estar na hidratação e no bem-estar geral da criança, e não nos números do termômetro.
- A dosagem dos medicamentos é feita de acordo o peso corporal da criança. Deve-se evitar o uso de combinações de medicamentos a fim de evitar sobredosagens.
- Manter a criança longe da escola ou creche até que a febre melhore.
- O aleitamento materno deve ser continuado normalmente.

- Auxílio quanto à forma correta e mais eficiente de mensuração da temperatura corporal.
- Evitar o uso de terapias complementares ou fitoterápicas em virtude da falta de evidência científica.
- Procurar um profissional da saúde em caso de identificação de sinais de alerta, piora ou persistência do quadro.
- Fazer o descarte correto de termômetros de mercúrio caso o paciente ainda utilize esse aparelho.

Quadro 5.4
Resumo de evidências das intervenções não farmacológicas para febre[1,2,5,7,10,13,15,17]

Conduta	Embasamento técnico	GRADE	
		Nível de evidência	Grau de recomendação
Ingestão de fluidos	A elevação da temperatura corporal aumenta a transpiração e a perda de água pelo corpo, sendo de extrema importância a reposição de líquidos pelo paciente para evitar danos decorrentes da desidratação.	Muito baixo ●○○○	Forte ✓
Educação preventiva	Pais de crianças febris tendem a ter muita ansiedade e administrar o tratamento de forma inadequada. Uma revisão sistemática que avaliou a educação preventiva e contínua dos pais de crianças febris e com resfriados comuns mostrou diminuição de consultas médicas de até 48%. Quatro estudos também demonstraram melhora significativa no manejo medicamentoso, com diminuição da administração de medicamentos isentos de prescrição inapropriados e em dosagens incorretas.	Moderado ●●●○	Forte ✓
Métodos físicos	A utilização de métodos físicos de resfriamento do corpo é muito utilizada na intenção de aumentar a perda de calor corporal em pacientes febris, porém também está relacionada com o aparecimento de efeitos adversos desconfortáveis e prejudiciais. Em uma revisão da Cochrane que analisou sete diferentes estudos, um ensaio mostrou efeito positivo do banho de esponja com água morna na resolução da febre, porém com um número muito pequeno de participantes. Dois ensaios com 125 participantes mostraram um efeito maior na resolução da febre quando o método físico era feito em conjunto com o tratamento com paracetamol. Outro estudo demonstrou apenas uma pequena diferença entre os dois grupos. Em três estudos, o grupo com utilização do banho de esponja com água morna apresentou mais efeitos adversos, incluindo calafrios, tremores e choro em crianças. Outros métodos, como banho com água fria e aplicação de álcool, demonstraram um efeito modesto na redução da temperatura corporal, porém com efeitos adversos ainda mais frequentes que na utilização do banho de esponja com água morna. Ademais, a utilização de álcool para resolução da febre é contraindicada em decorrência de riscos de irritação e intoxicação por inalação do produto.	Moderado ●●●○	Fraco ? (Desaconselhar)

Fonte: Autoria própria.

INTERVENÇÕES FARMACOLÓGICAS

O tratamento farmacológico da febre deve ser utilizado apenas com objetivo de diminuir um desconforto significativo do paciente e quando a relação risco-benefício for favorável. A diminuição da temperatura corporal não é o principal objetivo da terapia medicamentosa.[2,4,5,13] Os MIPs disponíveis no Brasil para o tratamento da febre são: anti-inflamatórios não esteroidais (AINEs), como **ácido acetilsalicílico** e **ibuprofeno**; e os antipiréticos **paracetamol** e **dipirona** (Quadro 5.5). O efeito antipirético desses medicamentos normalmente começa após 1 hora e 3 horas da administração, com duração de até seis horas, e o tempo de tratamento não deve exceder três dias.[7,9]

O mecanismo de antipirexia está relacionado, principalmente, com a inibição de ciclo-oxigenases 1 e 2 (COX-1 e COX-2), enzimas responsáveis pela síntese de PGE2. O paracetamol é um fraco inibidor dessas enzimas no tecido periférico, porém sua metabolização no cérebro leva ao efeito antipirético. Os AINEs estão relacionados com a alteração de uma série de fatores que levam à febre e inflamação. A inibição da COX-2 no cérebro é seu principal efeito antipirético, porém essa classe de medicamentos também diminui a ação de diversas outras citocinas que podem levar ao aumento da temperatura corporal.[8,23]

Os fármacos com maiores evidências de uso são o **ibuprofeno** e o **paracetamol**.[4,7,9] Ambos são, também, os medicamentos considerados seguros e efetivos para uso em crianças e os mais recomendados e prescritos internacionalmente. Contudo, no Brasil, também há disponibilidade de uso da **dipirona**, com autorização de uso em crianças pela Anvisa.[1,7,10,13,28]

A **dipirona** apresenta evidências de uso escassas, principalmente em adultos, por conta da sua não comercialização em alguns países, especialmente nos Estados Unidos, além de não ser recomendada em algumas diretrizes internacionais em virtude dos riscos de agranulocitose. No entanto, estará presente nessa diretriz em razão de sua ampla utilização no território brasileiro e pelas evidências e segurança já reportadas no capítulo de cefaleia.[7,29]

No Brasil, Pesquisa Nacional sobre Acesso, Utilização e Promoção do Uso Racional de Medicamentos (PNAUM), maior pesquisa populacional sobre acesso a medicamentos, **ibuprofeno**, **paracetamol** e **dipirona** são os medicamentos mais consumidos por crianças no país, sendo a dipirona o mais utilizado. A Coorte de Nascimentos de Pelotas, maior e mais antiga do país, também observa o consumo prioritário dessa tríade ao longo das décadas.[30,31]

Em um ensaio clínico randomizado comparando o uso oral de **dipirona** e **ibuprofeno** e o uso intramuscular da **dipirona** para febre em crianças, incluindo entre 26 e 28 pacientes por grupo, todos apresentaram diminuição de cerca de 1°C após 2 horas de administração com diminuição de sintomas relacionados. Quando, entretanto, analisada a segurança do medicamento, estudos concluíram que o uso é seguro a curto prazo e em ambiente controlado. No entanto, o medicamento carece de evidências de apoio e estudos de efetividade com maior qualidade, além de apresentar uma recomendação de uso inconsistente entre a literatura internacional.[29,32]

Nas doses apropriadas, o paracetamol apresenta-se quase livre de efeitos adversos. Todavia, a superdosagem causada pelo medicamento é de difícil tratamento e pode ser fatal. O **ibuprofeno** está relacionado com sintomas gastrointestinais e renais, porém também é considerado seguro em doses adequadas.[5,23]

Uma revisão sistemática[33] encontrou cinco artigos que abordaram os efeitos antipiréticos do **ibuprofeno** e **paracetamol** em adultos e 30 artigos com crianças. Dos cinco artigos com adultos, todos apontaram efetividade dos medicamentos na redução da temperatura corporal, três mostraram uma superioridade do **ibuprofeno** e dois encontraram um efeito similar dos dois medicamentos, porém não foi possível fazer a metanálise. Metade dos estudos realizados com crianças também apontaram superioridade do **ibuprofeno.**

Os efeitos adversos reportados foram de leves a graves, desde náuseas até pneumopatias. Na segurança em adultos, nenhum estudo mostrou uma diferença significativa entre os antipiréticos. Por outro lado, de 30 estudos com crianças, apenas um mostrou uma diferença significativa, apontando o **paracetamol** como mais tolerável que o **ibuprofeno.** Conclui-se que o ibuprofeno é mais ou tão efetivo quanto o paracetamol e que ambos os medicamentos são seguros para adultos e crianças.[33]

Em uma revisão sistemática incluindo 19 estudos com crianças com menos de dois anos,[34] o **ibuprofeno** foi relacionado com maior diminuição da temperatura corporal do que o **paracetamol,** com padrões de segurança equivalentes. Não se observou maior risco de danos renais ou piora de quadros asmáticos com **ibuprofeno** quando comparado ao **paracetamol.** No entanto, a superioridade do ibuprofeno na diminuição de temperatura não foi significativa após 24 horas, de forma que a evidência disponível é insuficiente para priorizar o ibuprofeno com relação ao paracetamol.

O uso alternado ou combinado de **paracetamol** e **ibuprofeno,** apesar de ser efetivo, ainda apresenta ressalvas.[1,13,15] Uma revisão da Cochrane[35] que envolveu seis estudos, incluindo 915 crianças, comparou o uso isolado de um antipirético com a combinação **paracetamol + ibuprofeno** ou o uso alternado entre os medicamentos. O uso alternado é definido pela administração isolada de um dos antipiréticos, seguida pela administração de outro caso a febre não tenha sido resolvida entre 1 hora e 4 horas. Por outro lado, a terapia combinada é definida pela administração simultânea de ambos os medicamentos.[28] O tratamento combinado resultou em uma diminuição mais significativa da temperatura corporal após 1 hora da administração e em menos crianças retornando ao estado febril após 4 horas, com diferenças de até 0,7°C, quando comparado com a monoterapia, mas sem diferença nos sinais e sintomas relacionados com a febre. O regime alternado resultou em uma diferença de até 0,6°C entre os grupos após uma hora de administração do segundo medicamento.[28,35] Apesar dos efeitos benéficos na diminuição da temperatura corporal e de não serem reportados efeitos adversos graves, os autores questionaram a segurança desse regime terapêutico e os benefícios desse esquema.[35,36]

Outra metanálise com nove estudos envolvendo 2.026 crianças também demostrou que terapia combinada ou alternada resultou mais eficaz do que a monoterapia na redução da temperatura corporal. No entanto, o benefício pareceu modesto e provavelmente não clinicamente relevante.[37] O efeito sobre o desconforto da criança e o número de doses da medicação também foi modesto. Além disso, a utilização de dois medicamentos para controlar um evento considerado inofensivo pelo profissional da saúde pode, nos casos de manejo de febre em crianças, aumentar a ansiedade dos pais, contribuindo para a febrefobia.[10,15,36] Assim, o uso combinado de **paracetamol** e **ibuprofeno** só deve ser considerado caso o uso isolado não se mostre efetivo.[5,13,17]

Também se recomenda evitar produtos com combinações para tosse e gripe em crianças, pois podem aumentar os riscos de superdosagem, efeitos adversos e utilização duplicada de princípios ativos.[1,4,7,10] Dados experimentais mostram que medicamentos que contêm mistura de analgésicos e antipiréticos aumentam as chances de toxicidade renal quando comparados com formas isoladas.[38] Além disso, a hepatotoxicidade induzida por **paracetamol** está relacionada com sobredosagem por ingestão concomitante de múltiplos medicamentos que contêm o princípio ativo.[23]

Em adultos, o *ácido acetilsalicílico* também é utilizado. Por outro lado, não se recomenda o uso em crianças com menos de 12 anos, em virtude do risco de desenvolvimento da síndrome de Reye.[1,7,23]

Em uma revisão, analisou-se a efetividade do **ácido acetilsalicílico** no tratamento de febre e resfriados em diferentes ensaios clínicos.[39] Os três ensaios clínicos analisados apresentaram diminuição significativa da temperatura corporal, mostrando efetividade semelhante a outros anti-inflamatórios e antipiréticos utilizados no tratamento da febre. Em um ensaio clínico randomizado com pacientes adultos que apresentavam febre aguda,[40] tanto o **paracetamol** quanto o **ácido acetilsalicílico** diminuíram até 1 °C a temperatura corporal quando utilizados 500 mg, e até 1,4°C quando utilizados 1.000 mg. Nesse ensaio, também foi concluído que a diminuição da temperatura corporal vem acompanhada de um alívio do desconforto e sintomas relacionados com o estado febril.

O uso de anti-inflamatórios (**ibuprofeno e ácido acetilsalicílico)** na gravidez pode inibir o parto e, portanto, não deve ser usado, assim como a dipirona. Tanto na gravidez quanto na lactação, o **paracetamol** deve ser a primeira escolha de tratamento.[7,41]

Em pacientes idosos, é necessário estar atento ao uso de polifarmácia, demais comorbidades e história clínica.[7] O uso dos AINEs (**ibuprofeno e ácido acetilsalicílico)** para febre é contraindicado, segundo os critérios de Beers,[42] em virtude do aumento do risco de sangramentos gastrointestinais e úlceras. Esses medicamentos também devem ser vistos com cautela por causa dos demais efeitos adversos e a tendência dessa população a ter problemas gastrointestinais, cardiovasculares e renais.[41] Assim, o **paracetamol** também se torna o antipirético recomendado.[7,41] Outra consequência do uso de AINEs é a elevação da pressão arterial em virtude da inibição da vasodilatação renal;[41] portanto, o uso deve ser evitado em pacientes com hipertensão, insuficiência cardíaca e/ou renal, devendo ser priorizado o uso de **paracetamol**.[7]

Não se recomenda o uso profilático de medicamentos para prevenir a febre pós-vacinação em decorrência da falta de estudos, mostrando a eficácia dessa intervenção.[1,7,36] A febre e as reações locais devem ser observadas como reações normais à vacina e não são prejudiciais.[1] A resposta imune pode ser diminuída com a administração de paracetamol de forma profilática, só devendo ser utilizado caso haja, de fato, desconforto significativo após a administração da vacina.[7,43]

O Ministério da Saúde recomenda a administração de **paracetamol, dipirona ou ibuprofeno** nesses casos.[43] Os antipiréticos não devem ser utilizados em crianças com o objetivo principal de prevenir convulsões febris.[1,13,15] Uma revisão sistemática[44] mostrou que os antipiréticos **ibuprofeno e paracetamol** são inefetivos em prevenir a recorrência de convulsões ou mesmo para diminuir a temperatura corporal em episódios que levam à convulsão. Três estudos que compararam o uso de antipirético e placebo encontraram a mesma taxa de ocorrência de convulsões nos dois grupos, entre 22% e 24%, respectivamente. Assim, o uso de antipiréticos não deve diferir, havendo ou não história de convulsões febris na criança.

Pacientes que foram diagnosticados com dengue, ou que vivem ou viajaram para áreas endêmicas, não devem usar AINEs em virtude do risco de quadros hemorrágicos.[7,45] O Ministério da Saúde recomenda o tratamento com **paracetamol** ou **dipirona** em casos de suspeita de arboviroses (**Quadro 5.5**).[46]

SINAIS DE ALERTA E ENCAMINHAMENTOS

Para crianças com menos de três meses de idade que apresentam febre, recomenda-se a avaliação pelo médico pediatra. Isso se faz necessário, pois nessa população a febre pode ser o único sinal clínico de uma infecção grave.[5,18]

Alta exposição a episódios febris no primeiro trimestre da gravidez podem aumentar as chances de malformações, aparecimento de fenda palatina e outros danos no feto, bem como a utilização de alguns medicamentos.[47] Lactantes podem ter febre relacionada com mastite, uma inflamação do tecido mamário, caracterizada por vermelhidão, calor, inchaço e dor.[48] Portanto, a febre em grávidas, quando persistente, e em lactantes deve ser avaliada pelo médico.[7]

A febre induzida por fármacos pode acontecer, principalmente, em pacientes idosos, em uso de polifarmácia e pessoas vivendo com o vírus da imunodeficiência humana (HIV).[7,25] Nesse caso, o encaminhamento deve ser feito por escrito ao prescritor; recomenda-se a retirada do medicamento, e o uso de antipiréticos isentos de prescrição não é efetivo para esses pacientes.[4,7]

As situações em que são necessárias encaminhamento ao médico estão descritas no **Quadro 5.6**.

Quadro 5.5

Resumo das intervenções farmacológicas para febre[1,7,10,13,28]

Medicamento	Apresentações*	Uso padrão	Orientações ao paciente	Alertas	GRADE – Nível de evidência	GRADE – Grau de recomendação
Ácido acetilsalicílico	**Comprimido e comprimido de liberação prolongada** 500 mg (Aspirina® e AAS®)	**ADULTOS:** 1 a 2 comprimidos de 500 mg. Se necessário, repetir a cada 4 a 6 horas. Dose máxima: 4.000 mg/dia (8 comprimidos). **CRIANÇAS:** **Esse medicamento é contraindicado para menores de 12 anos**.	"Tomar preferencialmente após as refeições". "Evitar o uso de álcool pelo aumento do risco de irritação gástrica". "Como demais AINEs, evitar doses altas, tempo prolongado (+ de 5 dias)". "Reportar quaisquer sinais de sangramento excessivos".	Pacientes com úlceras gastrointestinais, problemas de coagulação e uso de anticoagulantes. Suspeita de dengue. Insuficiência renal, hepática e cardíaca. Gravidez e lactação. Asma (crise induzida por salicilatos). Crianças com sintomas virais (síndrome de Reye). Uso de metotrexato.	Moderado	Forte
Paracetamol	**Comprimido** 500 mg e 750 mg **Pó e comprimido efervescente** 500 mg **Suspensão oral** 100 mg/mL e 32 mg/mL **Solução oral** 200 mg/mL (Tylenol®, Vicky Pyrena® e Sonridor®)	**ADULTOS:** 1 a 2 comprimidos de 500 mg ou 1 comprimido de 750 mg. Se necessário, repetir a cada 4 a 6 horas. Dose máxima: 4.000 mg/dia (8 comprimidos de 500 mg). **CRIANÇAS:** A dose recomendada varia de 10 a 15 mg/kg/dose. Deve-se usar seringa dosadora adequada. Se necessário, repetir a cada 4 a 6 horas. Dose máxima: 75 mg/kg/dia (5 doses).	"Alternativa preferencial para grávidas e crianças." "Em casos de suspensão, agite bem antes de medir a dose". "As fórmulas efervescentes devem ser dissolvidas em pelo menos meio copo de água". "Checar medicamentos com combinações de princípios ativos, a fim de evitar sobredosagem".	Pacientes com insuficiência hepática grave. Deve ser evitado com bebida alcoólica em virtude do aumento de risco de lesão hepática. Pacientes com história ou em abuso de álcool. Potencializa a ação anticoagulante da varfarina e de outros derivados cumarínicos.	Moderado	Forte

(continua)

Quadro 5.5 (continuação)

Resumo das intervenções farmacológicas para febre[1,7,10,13,28]

Medicamento	Apresentações*	Uso padrão	Orientações ao paciente	Alertas	GRADE: Nível de evidência	GRADE: Grau de recomendação
Ibuprofeno $$$$ MIP SUS	**Comprimido e cápsulas** 200 mg, 300 mg e 400 mg **Suspensão oral** 20 mg/mL, 30 mg/mL, 50 mg/mL e 100 mg/mL (Advil® e Alivium®)	**ADULTOS:** 1 a 2 comprimidos de 200 mg ou 1 comprimido de 300 mg ou 1 comprimido de 400 mg. Se necessário, repetir a cada 4 a 6 horas. Dose máxima: 1.200 mg/dia (3 comprimidos de 400 mg). **CRIANÇAS (Somente acima de 6 meses):** A dose recomendada varia de 5 a 10 mg/kg. Se necessário, repetir a cada 6 a 8 horas. Dose máxima: 40 mg/kg/dia (4 doses).	"Em casos de suspensão, agite bem antes de medir a dose". "O paciente não deve ingerir álcool ou fumar durante o uso do medicamento, pois pode aumentar o risco de sangramentos". "Como demais AINEs, evitar doses altas, tempo prolongado (+ de 5 dias)". "A ingestão com alimentos diminui possíveis desconfortos gástricos".	Pacientes com úlceras gastrointestinais, problemas de coagulação e uso de anticoagulantes (uso contínuo de AAS). Insuficiência renal, hepática e cardíaca. Gravidez e lactação. Uso conjunto com corticoides e com inibidores seletivos da recaptação de serotonina (ISRS) aumentam as reações gástricas. Reduz efeito de diuréticos. Pode piorar edemas ou retenção de fluidos em pacientes com hipertensão e insuficiência cardíaca.	Moderado ●●●○	Forte
Dipirona $$$$ MIP SUS	**Comprimido** 500 mg e 1 g **Comprimido efervescente** 1 g **Solução oral** 50 mg/mL e 500 mg/mL (Anador® e Novalgina®)	**ADULTOS:** 1 a 2 comprimidos. Se necessário, repetir a cada 6 horas. Dose máxima: 4 g (8 comprimidos 500 mg ou 4 comprimidos 1g). **CRIANÇAS (Somente acima de 3 meses e 5 kg):** A dose recomendada varia de 10 a 15 mg/kg/dose. Deve-se usar seringa dosadora adequada ou orientação de gotas por kg na bula. Se necessário, repetir a cada 6 horas. Dose máxima: 60 mg/kg/dia (4 doses).	"Evitar uso em pessoas com história e alergias medicamentosas; questionar paciente sempre". "Pode ser utilizado em suspeita de dengue". "Preferir outras alternativas em idosos debilitados ou possibilidade de hipotensão". "Pode alterar alguns exames laboratoriais como perfil lipídico; alertar analista". "Evitar solução oral em pacientes com diabetes".	Pacientes com função da medula óssea prejudicada, doenças do sistema hematopoiético ou qualquer história de agranulocitose (diminuição acentuada de glóbulos brancos). Gravidez e lactação. Em pacientes idosos, deve-se considerar a possibilidade de desenvolvimento de insuficiência hepática e renal. Pacientes com desenvolvimento anterior de broncoespasmo ou outras reações anafilactoides (p. ex., urticária, rinite, angioedema) provocadas por medicamentos.	Moderado ●●●○	Forte

*Nomes comerciais listados foram incluídos no intuito de facilitar a identificação dos itens e evitar erros de seleção; é desaconselhável utilizá-los em prescrições ou no processo de orientação farmacêutica. Marcas foram incluídas de forma circunstancial e pode haver outras disponíveis no

Quadro 5.6 Sinais de alerta para encaminhamento de paciente com febre [1,9,13,15]	
Palavra-chave	**Sinais de alerta**
Febre persistente ou recorrente	Febre persistente por **mais de 3 dias** em crianças e adultos e mais de 24 horas em bebês com menos de 2 anos. **Falta de resposta** ao uso de antipiréticos. Episódios febris recorrentes em um período maior que seis meses.
Desconforto coninúo	**Não resolução dos sintomas** relacionados com a febre, mesmo com diminuição da temperatura corporal, após 3 dias de tratamento. Crianças com **dificuldade para ingerir líquidos** ou com vômito, impossibilitando tratamento de via oral.
Altas temperaturas	Temperatura **acima de 40°C**. Suspeita de **hipertermia**. Crianças com menos de 3 meses e temperatura retal acima de 38°C.
Alterações de pele, respiração ou neurológicos	Aparência muito debilitada, estado mental alterado e **sinais vitais muito alterados**. Crianças com história de **convulsões**. Crianças com os sinais "amarelos" ou "vermelhos" como alterações cutâneas, na respiração, **confusão mental**, sinais de **desidratação**.
Grávidas e puérperas	Febre em puérperas. Grávidas com febre persistente. Mulheres amamentando com sinais de mastite.
Comorbidades	Febre **induzida por fármacos**. Suspeita de doença subjacente grave. Sistema **imune comprometido** (p. ex., uso de corticoides ou outros imunossupressores, quimioterapia, HIV). Possível **lesão no sistema nervoso** central (história de lesões ou derrames).
Sinais e sintomas confusos	Presença de **sinais/sintomas incomuns** que gerem preocupação. Sintomas focais de alguma infecção que requerem tratamento médico (p. ex., suspeita de infecção urinária). Vômitos ou diarreia. **Dor intensa na barriga e nas costas**. Dor na região suprapúbica.

Fonte: Autoria própria.

MONITORAMENTO DOS RESULTADOS

A avaliação dos resultados da terapia farmacológica e não farmacológica ocorre pela reavaliação completa do paciente, analisando adesão, segurança e efetividade das intervenções e possível necessidade de encaminhamento médico. A diminuição da temperatura com o uso de antipiréticos normalmente acontece logo na administração da primeira dose. No entanto, a efetividade do tratamento só deve ser avaliada após pelo menos um dia de uso para avaliação da diminuição real da temperatura.[7,9] Em crianças, o profissional deve avaliar, principalmente, a melhora do bem-estar geral do paciente, sua aparência física, nível de atividade e ausência de demais sinais e sintomas.[5,13]

Assim, ao reavaliar o paciente, deve ser considerado os seguintes aspectos:[1,5,7-9,13]

- A meta terapêutica para esse paciente é a diminuição da temperatura corporal e o aumento do conforto, com diminuição dos sinais e sintomas relacionados.
- Após três dias, o paciente deverá ser encaminhado para o médico em caso de inefetividade do tratamento.
- Ao avaliar crianças e bebês de até cinco anos, mensurar também

suas frequências cardíacas e respiratórias a fim de fazer o rastreio para doenças mais graves.

- Aconselhar os pais nos diferentes sintomas de alerta que devem ser observados, a fim de informar quando a criança deve ser levada a outro profissional de saúde para avaliação.
- Recomendar que o paciente procure o médico caso a febre não melhore em 48 horas ou se os sintomas relacionados piorarem.

Nas situações de automonitoramento é importante instruir a família sobre a forma correta de mensurar a temperatura; considere a idade e preferência do indivíduo quanto à via de mensuração. Lembre-se de recomendar que a temperatura seja medida sempre com o mesmo aparelho e no mesmo local, a fim de garantir a correta comparação entre as temperaturas ao longo do dia.[7,9]

A comparação de uso entre os termômetros é complexa e divergente nos dados da literatura cientifica. Isso ocorre também pelo recente lançamento de novas versões por conta da pandemia do coronavírus. Alguns estudos apontaram que a temperatura corporal em crianças é eficientemente mensurada usando-se um **termômetro timpânico** (ouvido), bem como **termômetros axilares** digitais. **Termômetros orais** são recomendados apenas caso a criança tenha idade o suficiente para colaborar com o procedimento de mensuração. A via **retal**, apesar de apresentar uma temperatura mais confiável, é um método invasivo e não é recomendado de maneira rotineira. Os **termômetros sem contato** (infravermelho) devem ser utilizados com atenção, dada sua maior possibilidade de erro de operação; contudo, tendem a ser os mais utilizados atualmente e apresentam maior número de lançamentos e inovação.[1,5,36,49]

Referências bibliográficas

1. Green R, Jeena P, Kotze S, Lewis H, Webb D, Wells M. Management of acute fever in children: Guideline for community healthcare providers and pharmacists. South African Med J. 2013;103(12):948-54.
2. Scrase W, Tranter S. Improving evidence-based care for patients with pyrexia. Nursing Standard. 2011; 25(29):37-41.
3. DynaMed [Internet]. Ipswich: EBSCO Information Services. 1995. Record nº T115836. Fever without apparent source in children aged 3-36 months. 2018.
4. Baos V, Dáder MJF. Protocolos de indicación farmacéutica y criterios de derivación al médico en síntomas menores. Málaga: Editorial Técnica Avicam; 2018. p. 224.
5. Ward MA. Fever in infants and children: Patophysiology and management. Post TW, editor. Waltham: UpToDate; 2020.
6. Walter EJ, Hanna-Jumma S, Carraretto M, Forni L. The pathophysiological basis and consequences of fever. Crit Care. 2016;20(200):1-10.
7. Conselho Federal de Farmácia. Guia de Prática Clínica: sinais e Sintomas não específicos – Febre. Conselho Federal de Farmácia, editor. Brasília: Conselho Federal de Farmácia; 2018. 122 p.
8. Dinarello CA, Porat R. Pathophysiology and treatment of fever in adults. Post TW, editor. Waltham (MA): UpToDate; 2018.
9. American Pharmacists Association. Handbook of nonprescription drugs: an interactice approach to self care. 16th ed. Young LL, editor. Washington, DC: American Pharmacists Association; 2009. 1050 p.
10. Sullivan JE, Farrar HC. Fever and antipyretic use in children. Pediatrics. 2011;127(3):580-7.
11. Rui P, Kang K. National Hospital Ambulatory Medical Care Survey: 2017 emergency department summary tables. National Center for Health Statistics. 2017.
12. DATASUS. Morbidade Hospitalar do SUS. Disponível na Internet: http://tabnet.datasus.gov.br/cgi/tabcgi.exe?sih/cnv/niuf.def.
13. National Institute for Health and Care Excellence (NICE). Fever in under 5s: assessment and initial management (NICE Guideline nº 143);2019.
14. Moreira J, Bressan CS, Brasil P, Siqueira AM. Epidemiology of acute febrile illness in Latin America. Clin Microbiol Infect. 2018;24(8):827-35.

15. Trainor JL, Stamos JK. Fever without a localizing source. Pediatr Ann. 2011;40(1):21-5.
16. Thompson AP, Nesari M, Hartling L, Scott SD. Parents' experiences and information needs related to childhood fever: a systematic review. Patient Educ Couns. Patient Educ Couns. 2020;103(4):750-63.
17. Wilkinson A. Pre-hospital assessment of a child under one year old with fever. Emergency Nurse. 2017;24(10):28-32.
18. Ishimine P. Avaliação da febre em crianças. BMJ Best Practice. 2019;71.
19. Ames NJ, Powers JH, Ranucci A, Gartrell K, Yang L, VanRaden M, et al. A systematic approach for studying the signs and symptoms of fever in adult patients: The fever assessment tool (FAST). Health Qual Life Outcomes. 2017;15(1):1-11.
20. Correr CJ. Manual 6: Autocuidado. 1 ed. Curitiba; 2016.
21. Correr CJ. Farmácia clínica e a prestação de serviços farmacêuticos. Curitiba: Practice; 2016. 132 p.
22. Blank D. Febre e febrefobia: educação, abordagem e manejo. In: Ferreira JP, editor. Pediatria prática. São Paulo: Editora dos Editores; 2020. p. 1-12.
23. Cuddy MLS. The effects of drugs on thermoregulation. AACN Clin Issues. 2004;15(2):238-53.
24. Prymula R, Siegrist CA, Chlibek R, Zemlickova H, Vackova M, Smetana J, et al. Effect of prophylactic paracetamol administration at time of vaccination on febrile reactions and antibody responses in children: two open-label, randomised controlled trials. The Lancet. 2009;374(9698):1339-50.
25. McDonald M, Sexton DJ. Drug fever. Post TW, editor. Waltham: UpToDate; 2018.
26. Meremikwu MM, Oyo-Ita A. Physical methods versus drug placebo or no treatment for managing fever in children. Cochrane Database Syst Rev. 2003;(2):CD004264.
27. Peetoom KKB, Smits JJM, Ploum LJL, Verbakel JY, Dinant GJ, Cals JWL. Does well-child care education improve consultations and medication management for childhood fever and common infections? A systematic review. Arch Dis Child. 2017;102(3):261-7.
28. DynaMed. Ipswich: EBSCO Information Services. 1995. Record nº T905351, Antipyretics for Fever in Children; 2018.
29. Kötter T, Da Costa BR, Fässler M, Blozik E, Linde K, Jüni P, et al. Metamizole-associated adverse events: A systematic review and meta-analysis. PLoS One. 2015;10(4):1-18.
30. Oliveira EA de, Bertoldi AD, Domingues MR, Santos IS, Barros AJD. Uso de medicamentos do nascimento aos dois anos: Coorte de Nascimentos de Pelotas, RS, 2004. Rev Saude Publica. 2010;44(4):591-600.
31. Pizzol T da SD, Tavares NUL, Bertoldi AD, Farias MR, Arrais PSD, Ramos LR, et al. Use of medicines and other products for therapeutic purposes among children in Brazil. Rev Saude Publica. 2016;50.
32. Prado J, Daza R, Chumbes O, Loayza I, Huicho L. Antipyretic efficacy and tolerability of oral ibuprofen, oral dipyrone and intramuscular dipyrone in children: a randomized controlled trial. Sao Paulo Med J. 2006;124(3):135-40.
33. Pierce CA, Voss B. Efficacy and safety of ibuprofen and acetaminophen in children and adults: A meta-analysis and qualitative review. Annal Pharmacother. 2010;44(3):489-506.
34. Tan E, Braithwaite I, McKinlay CJD, Dalziel SR. Comparison of acetaminophen (paracetamol) with ibuprofen for treatment of fever or pain in children younger than 2 years: a systematic review and meta-analysis. JAMA Netw Open. 2020;3(10):e2022398.
35. Wong T, Stang AS, Ganshorn H, Hartling L, Maconochie IK, Thomsen AM, et al. Combined and alternating paracetamol and ibuprofen therapy for febrile children. Cochrane Database Syst Rev. 2013;(10):CD009572.
36. Chiappini E, Venturini E, Remaschi G, Principi N, Longhi R, Tovo PA, et al. 2016 Update of the Italian Pediatric Society Guidelines for Management of Fever in Children. J Pediatr. 2017;180:177-183.e1.
37. Trippella G, Ciarcià M, de Martino M, Chiappini E. Prescribing Controversies: An Updated Review and Meta-Analysis on Combined/Alternating Use of Ibuprofen and Paracetamol in Febrile Children. Front Pediatr. 2019 5;7:217.
38. Henrich W, Agadoa L, Barrett B, et al. Analgesics and the kidney: Summary and Recommendations to the Scientific Advisory Board of the National Kidney Foundation from an ad hoc committee of the National Kidney Foundation. Am J Kidney Dis. 1996;27:162-5.
39. McCarthy DM. Efficacy and gastrointestinal risk of aspirin used for the treatment of pain and cold. Best Pract Res Clin Gastroenterol. 2012;26(2):101-12.
40. Bachert C, Chuchalin AG, Eisebitt R, Netayzhenko VZ, Voelker M. Aspirin compared with acetaminophen in the treatment of fever and other symptoms of upper respiratory tract infection in adults: A multicenter, randomized, double-blind, double-dummy, placebo-controlled, parallel-group, single-dose, 6-hour dose-ranging st. Clin Ther. 2005;27(7):993-1003.
41. Hersh EV., Moore PA, Ross GL. Over-the-counter analgesics and antipyretics: a critical assessment. Clin Ther. 2000;22(5):500-48.
42. Fick DM, Semla TP, Steinman M, Beizer J, Brandt N, Dombrowski R, et al. American Geriatrics Society 2019 Updated AGS Beers Criteria® for Potentially Inappropriate Medication Use in Older Adults. J Am Geriatr Soc. 2019;67(4):674-94.
43. Brasil. Ministério da Saúde. Secretaria de Vigilância em Saúde. Departamento de Vigilância das Doenças Transmissíveis. Manual de vigilância epidemiológica de eventos adversos pós-vacinação. 3rd ed. Ministério da Saúde, Secretaria de Vigilência em

Saúde, Departamento de Vigilância das doenças transmissíveis, editors. Brasília: Ministério da Saúde; 2014. 250 p.

44. Rosenbloom E, Finkelstein Y, Adams-Webber T, Kozer E. Do antipyretics prevent the recurrence of febrile seizures in children? A systematic review of randomized controlled trials and meta-analysis. Eur J of Paediatric Neurol. 2013;17(6):585-8.

45. Centers of Disease Control and Prevention. Chikungunya: clinical management in dengue-endemic areas;2014.

46. Ministério da Saúde. Dengue: aspectos epidemiológicos, diagnóstico e tratamento. Fundação Nacional de Saúde. 2002;20.

47. Le Gouez A, Benachi A, Mercier FJ. Fever and pregnancy. Anaesth Crit Care Pain Med. 2016;35:S5-12.

48. Levy L, Bértolo H. Manual de Aleitamento Materno. Manual de Aleitamento Materno;2012.

49. DynaMed. Ipswich: EBSCO Information Services. 1995 – . Record nº T543857, Temperature Measurement in Infants and Children. 2018.

6 Dor Muscular e Lombar (Mialgias e Lombalgias)

Laís Alves Marques • Henrique Rodrigues de Oliveira • Gabriele Aivi de Lima • Bruna Rabech Sousa Santos Pereira • Nara Amanda Laismann • Marcela Mofati Boechat • Karla Adriana Paixão Lopes • Djane Braz Duarte • Mani Indiana Funez • Rafael Santos Santana • Daniel Tenório da Silva • Nélio Gomes de Moura Junior

DOR MUSCULAR E LOMBALGIA

As mialgias, conhecidas popularmente como dores musculares, apresentam desafios no diagnóstico, requerendo informações precisas para sua caracterização. Essas dores geralmente não manifestam sinais visíveis, sendo a avaliação clínica com base, exclusivamente, na sensação relatada pelo paciente. A dor muscular, sintoma comum e inespecífico vivenciado pela maioria das pessoas ao longo da vida, é tipicamente de fácil localização. Associada a sensações como pressão e cãibra, caracteriza-se por baixa tolerância, diferenciando-se de outras dores, como as cutâneas ou viscerais.[1-4]

As percepções da dor podem variar entre homens e mulheres, dependendo do contexto. Mesmo que ambos relatem a mesma intensidade de dor muscular, as mulheres, de maneira geral, são mais propensas a serem afetadas por dores musculares e tendem a demonstrar maior aceitação da dor. Por outro lado, em alguns casos, os homens podem apresentar maior apreensão com relação ao movimento e níveis mais baixos de esforço físico durante crises.[5,6] A experiência de dor muscular é comum ao longo da vida, podendo ser desencadeada por diversas causas, como exercício físico, esforço repetitivo, noites mal dormidas ou até mesmo lesões traumáticas. Além disso, as mialgias podem variar de simples e autolimitadas, a graves e patológicas, apresentando distintas causas e sintomas.[4,7]

As dores musculares localizadas na região dorsal são problemas frequentes na população, sendo uma das principais causas de aposentadoria precoce em virtude da perda da capacidade para o trabalho. Podem ser classificadas de acordo com a localização em cervicalgia, dorsalgia e lombalgia.[8]

A cervicalgia refere-se à dor na região cervical, podendo afetar tanto posterior quanto lateralmente o pescoço, podendo ser classificada como aguda (popular "torcicolo") ou crônica. Mundialmente, é considerada a quarta causa de incapacidade nas atividades diárias, levando à aposentadoria precoce em decorrência da piora na qualidade de vida e no desempenho das atividades rotineiras.[10] A dorsalgia é a dor localizada na região do tórax, sendo a causa mais comum de incapacidade em indivíduos com menos de 50 anos.[10] A lombalgia é definida como dor, tensão muscular ou rigidez na região entre o arco costal e a linha glútea inferior, com ou sem irradiação da dor para a perna (dor no nervo isquiático ou "nervo ciático").[11,12] Ela representa um dos problemas de saúde mais comuns ao redor do mundo, com uma prevalência estimada de aproximadamente 11,9%[13] e impacta de forma substancial os indivíduos e suas famílias, comunidades, sistemas de saúde e negócios (**Figura 6.1**).[14]

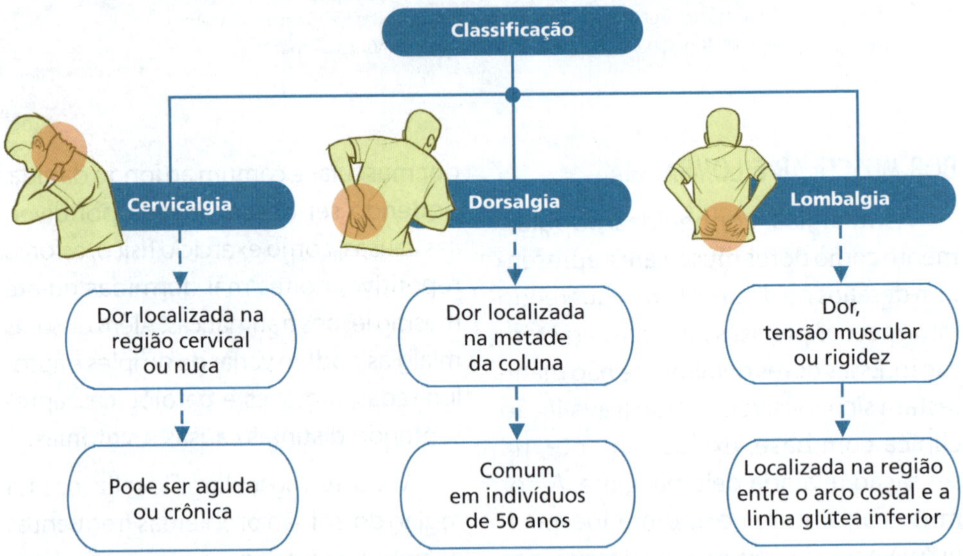

Figura 6.1. Classificação das dores musculares da região dorsal conforme localização.

Fonte: Autoria própria.

OBJETIVOS DO CUIDADO FARMACÊUTICO

- Apoiar o paciente na caracterização adequada dos sintomas, tipo e local da dor para identificação das suas causas, manejo e prevenção.[4,16,17]
- Estabelecer junto com o paciente terapia apropriada para alívio do desconforto e da dor, promovendo relaxamento muscular e redução da inflamação associada.[4,16,17]
- Reduzir o tempo de recuperação e prevenir complicações ou recorrência dos sintomas.[4,16,17]
- Identificar pacientes com dores crônicas ou que requerem tratamento específico para encaminhá-los a profissionais como reumatologista, ortopedista, terapeuta ocupacional e fisioterapeuta.[4,16,17]

CAUSAS, SINAIS, SINTOMAS E ANAMNESE FARMACÊUTICA

As mialgias são sensações dolorosas nos músculos, geralmente associadas a um processo inflamatório que acomete as fibras musculares e podem sofrer influência em sua frequência e duração, a depender do local atingido. É necessário caracterizar as causas e os sintomas com precisão para auxiliar em um diagnóstico preciso.[16,18]

As mialgias podem ser **difusas** (disseminada pelo corpo), afetando os músculos de membros superiores e inferiores, e podem ser **localizadas**, atingindo geralmente músculos de pernas, braços, pescoço, costas, ombros e quadril (Quadro 6.1).[4]

As causas para o surgimento das dores musculares são diversas e são frequentemente associadas a:[14,19-22]

- **Tensão física ou lesão** (pós-esforço, má postura laboral, trauma, cirurgia, gravidez, crescimento).
- **Uso de medicamentos** (estatinas, anfetaminas) e outras substâncias (álcool, cocaína).
- **Infecções virais e bacterianas** (dengue, *chikungunya*, *influenza* e Covid-19).
- Miopatias **inflamatórias e doenças reumatológicas.**

A patogênese das **mialgias** é complexa e envolve a ativação de terminações nervosas nociceptivas no músculo. A adenosina trifosfato (ATP) liberada durante lesões musculares e os prótons produzidos em eventos como espasmos musculares ativam receptores específicos que enviam sinais ao sistema nervoso central (SNC) por meio de fibras amielínicas (grupo IV) ou finamente mielinizadas (grupo III). Além disso, trauma muscular, moléculas inflamatórias endógenas, como bradicinina, e fator de crescimento nervoso, liberados durante a inflamação, contribuem

Quadro 6.1
Principais causas de mialgias[26-29]

Mialgias difusas	Mialgias localizadas
❑ Infecção sistêmica (dengue, *chikungunya*, *influenza*, Covid-19 e outras doenças virais e bacterianas). ❑ Doença reumática, especialmente polimialgia reumática e miopatia inflamatória. ❑ Condições não inflamatórias, como fibromialgia e síndrome da fadiga crônica. ❑ Medicamentos, principalmente estatinas, antimaláricos, anfetaminas, inibidores de *checkpoint* imunológico, bem como na retirada abrupta de baclofeno ou de medicamentos antidepressivos. ❑ Distúrbios metabólicos, como deficiência de vitamina D e escorbuto. ❑ Distúrbios endócrinos, como doença da tireoide e insuficiência adrenal. ❑ Distúrbios psiquiátricos, como manifestações somáticas de depressão. ❑ Estresse e/ou insônia.	❑ Exercício extenuante incomum. ❑ Inadequação postural. ❑ Torção (lesão na junção muscular ou musculotendinosa). ❑ Entorse (lesão nos ligamentos musculares). ❑ Contusão muscular (músculo é submetido a uma força compressora intensa e repentina). ❑ Distensão (força de tensão excessiva aplicada ao músculo leva ao estiramento excessivo das miofibrilas e, consequentemente, a uma ruptura próximo da junção musculotendinosa). ❑ Doença dos tecidos moles (como bursite, trauma ou infecção). ❑ Piomiosite (infecção bacteriana do músculo). ❑ Síndrome da dor miofascial. ❑ Infarto muscular ou síndrome compartimental. ❑ Algumas vacinas podem causar dor muscular (frequentemente no local da aplicação) ou dor geral.

Fonte: Autoria própria.

para a sensibilização das terminações nervosas. Esta última, por sua vez, leva a características clinicamente observáveis de hiperalgesia e alodinia, ambos fenômenos de sensibilização nociceptiva. Esses eventos complexos culminam na percepção da dor, que ocorre em nível de estruturas supraespinhais, destacando a necessidade de compreensão abrangente para o desenvolvimento de estratégias terapêuticas eficazes.[27,28]

A mialgia apresenta-se como dor profunda e permanente, acompanhada de sensação de pressão ou tensão nos músculos, de forma intermitente semelhantemente à cãibra muscular ou espasmo. A sensação dolorosa permanece mesmo quando o indivíduo está em repouso e tende a se acentuar após movimentos ou exercício físico.[29,30] É comum o surgimento da dor muscular de início tardio, que é definida como um desconforto na musculatura esquelética que ocorre algumas horas após o exercício físico. Nesse caso, o episódio da dor também é marcado pela restrição da amplitude da mobilidade e da força muscular.[27,28]

As mialgias podem estar acompanhadas de alguns sinais como edema, febre, fraqueza muscular e sintomas articulares, o que pode sugerir outras doenças de etiologias infecciosas, metabólicas ou inflamatórias. Em boa parte dos casos, sugere-se aos pacientes o encaminhamento para o serviço médico, visando ao diagnóstico e ao tratamento preciso.[4,19,30,31]

É relevante verificar a possível associação da mialgia ao uso de medicamentos, como observado em pacientes sob inibidores de *checkpoint* imunológico (ipilimumabe, pembrolizumabe e nivolumabe), estatinas ou anfetaminas (metilfenidato). Clinicamente significativa, a **mialgia induzida por estatinas** exerce um impacto substancial na adesão ao tratamento, comprometendo a eficácia na prevenção de eventos cardiovasculares. Vale ressaltar a possível influência do efeito nocebo, em que a expectativa negativa do paciente com relação aos efeitos colaterais pode contribuir para a manifestação e intensificação da mialgia. Apesar de apenas 7% dos casos apresentarem correlação comprovada na prática, esse sintoma é relatado por quase 30% dos pacientes em uso de estatinas.[33-35]

Um percentual maior de mialgias está associado a quadros infeciosos, como dengue. Observa-se essa ocorrência em 57% das crianças e 89% dos adultos com *influenza* A ou B, bem como em cerca de 35% dos pacientes com Covid-19.[36,37]

No que diz respeito à lombalgia, ela é geralmente classificada em específica e inespecífica, com base na relação entre os sintomas apresentados, os achados do exame físico e as avaliações por imagem, indicando um mecanismo patofisiológico específico.[38,39] Também pode ser classificada quanto sua duração em **aguda** (com período de latências em até quatro semanas), **subaguda** (com período de latência de quatro a 12 semanas) e **crônica** (quando persiste por mais de 12 semanas).[40]

Estima-se que apenas 25% a 30% dos pacientes com dor lombar buscam por tratamento médico, de forma que, no restante dos casos, o manejo da condição é feito pelo próprio paciente.[41] Esse automanejo é comumente feito por meio do uso medicamentos isentos de prescrição (MIPs) adquiridos em farmácias comunitárias. Nesse contexto, com frequência, demanda-se do farmacêutico um serviço de cuidado e orientação acerca da lombalgia e do seu tratamento, porém ele deve estar atento a sinais de alerta e de cronicidade para o devido encaminhamento a outros profissionais ou serviços de saúde. (Quadro 6.2).[42,43]

Quadro 6.2
Anamnese farmacêutica em pacientes com mialgias e lombalgia (Estratégia INDICO)[8,18,29,48,50,51]

Domínio	Perguntas/Investigação*	Observações importantes
Identificação do paciente	Qual o **sexo** do paciente? Qual a **idade**? Qual o nível de atividade física e seus **hábitos sociais** ou **atividade laboral**? O paciente apresenta alguma deficiência?	Dados demográficos do paciente, como idade (menos comum em crianças) e sexo (mais comum em mulheres) podem ser característicos para causas de mialgia. Lombalgia apresenta como fatores de risco: tabagismo, obesidade, idade, sexo feminino, trabalho fisicamente extenuante, trabalho sedentário, trabalho psicologicamente extenuante, baixa escolaridade, insatisfação no trabalho e fatores psicológicos como transtorno de somatização, ansiedade e depressão.
Natureza dos sinais e sintomas	A dor começou **súbita** ou **gradualmente**? Foi seguida de algum trauma ou atividade? Já passou por cirurgias relacionadas com a área afetada? Quais as **partes do corpo** em que você sente dor? Essa dor é **localizada** ou **difusa**? Sente dor em **repouso** ou quando faz algum **movimento**? Como você **caracteriza** a dor: sensação de pressão; câibra; espasmos; tensão; pontada; queimação? Qual a **intensidade** da dor? O que **melhora** ou **piora a mialgia**? Existe vermelhidão, inchaço, calor no local? Além da dor, você **experimenta outros sintomas**, como febre, rigidez ou fraqueza?	Identificar a intensidade e características da dor (pungente, latejante, queimante) para avaliar a gravidade da condição e suas implicações no bem-estar do paciente. Determinar a localização específica da dor e se ela irradia-se para outras áreas, o que pode fornecer pistas sobre possíveis causas e direcionar estratégias de tratamento. Entender quais atividades, movimentos ou posições pioram ou aliviam a dor, orientando recomendações específicas de autocuidado e prevenção. Avaliar se a dor está relacionada com algum evento traumático ou lesão, fornecendo informações importantes sobre possíveis danos estruturais e encaminhamentos. Identificar sintomas adicionais que podem sugerir complicações ou condições subjacentes. Para indivíduos com mialgia de longa data sem alteração na função, a fibromialgia deve ser considerada, com adequado referenciamento ao profissional devido.
Duração	**Desde quando** acontece? Já teve outros episódios de dor? Qual **período** do dia a mialgia é mais frequente? Qual a **frequência** da dor? Ela é **persistente**?	A duração dos sintomas é essencial para caracterizar a dor como aguda, subaguda ou crônica e, portanto, influencia na escolha do tratamento. Dores difusas e com tempo de duração prolongado e com muita frequência podem ser sinal de alerta para doenças crônicas.

(continua)

Quadro 6.2 (continuação) Anamnese farmacêutica em pacientes com mialgias e lombalgia (Estratégia INDICO)[8,18,29,48,50,51]		
Domínio	**Perguntas/Investigação***	**Observações importantes**
Iniciou algum tratamento	O que já utilizou? Está fazendo uso de algum **medicamento**? Qual? Está fazendo algum **tratamento não farmacológico**?	Os sintomas musculares que se seguem à administração de um novo medicamento (estatinas) devem levar o farmacêutico a considerar a dor muscular induzida pelo medicamento.
Comorbidades	Apresenta **doenças** crônicas ou agudas? Apresenta hérnia de disco ou outro problema de saúde que atinja o aparelho locomotor?	História médica pregressa, como diagnóstico prévio de doença da tireoide, hepatite C, diabetes ou hiperparatireoidismo. Uma avaliação psicológica pode auxiliar no diagnóstico de depressão ou transtorno de somatização como causa de mialgia.
Outras situações especiais	**Gravidez**? Lactação? Alergias? Tomou alguma vacina recentemente?	Dor musculoesquelética na região lombar e câibras musculares que levam a dores nas pernas são comuns na gravidez. Avaliar se existem condições que podem contraindicar opções terapêuticas é essencial. Também é útil separar os sintomas difusos dos localizados.

**Perguntas sugestivas. Não têm finalidade diagnóstica, mas sim a melhor compreensão do caso e identificação de potenciais sinais de alerta para encaminhamento.*
Fonte: Autoria própria.

A maioria dos pacientes atendidos na atenção primária (> 85%) tem lombalgia inespecífica, o que significa que o paciente tem dor na ausência de uma condição subjacente específica que possa ser identificada com segurança. A maioria dos pacientes nessas condições melhora dentro de algumas semanas.[44]

Ainda no contexto da atenção primária, entre os pacientes que apresentam lombalgia, menos de 1% terá uma etiologia sistêmica grave (como síndrome da cauda equina, câncer metastático e infecção espinhal). Quase todos os pacientes com essas condições terão fatores de risco ou outros sintomas associados.[44]

Indivíduos com lombalgia persistente geralmente apresentam uma série de problemas de saúde, como distúrbios do sono, ansiedade e depressão, bem como dor musculoesquelética concomitante em outros locais do corpo, principalmente dor axial (18% a 58%), dor nas extremidades (6% a 50%) e dor musculoesquelética em vários locais (10% a 89%).[45]

Dessa maneira, o objetivo clínico inicial é identificar pacientes com dor lombar específica, que requerem tratamento especializado ou encaminhamento urgente ao médico, para evitar consequências graves, distinguindo-os da maioria dos pacientes com dor lombar inespecífica por meio de indicadores de alerta, apresentados posteriormente neste capítulo. A abordagem mais adequada é basear-se em uma combinação de aspectos clínicos em vez de uma única característica isolada.[43]

INTERVENÇÕES NÃO FARMACOLÓGICAS

Há diversas opções de tratamento disponíveis, abrangendo tanto abordagens não farmacológicas quanto farmacológicas. Os objetivos primordiais do tratamento concentram-se no alívio da dor e na restauração das funções musculares e motoras na região afetada. Em termos gerais, as recomendações para o tratamento de mialgias não variam significativamente das diretrizes para a lombalgia. Contudo, em algumas situações, intervenções e evidências são apresentadas de maneira específica para pacientes com dor lombar (Quadro 6.3).[26]

Na ausência de contraindicações específicas, o tratamento inicial das dores musculares envolve medidas como proteção, repouso, termoterapia e, em alguns casos, elevação da área lesionada. Algumas opções terapêuticas não farmacológicas exigem que o farmacêutico encaminhe o paciente para profissionais de diferentes especialidades, como fisioterapeutas, que empregam estratégias como o uso de estimulação elétrica nervosa transcutânea (TENS, do inglês *transcutaneous electrical nerve stimulation*), ultrassom, *laser* e acupuntura.[48]

Evidências de qualidade moderada mostram que o uso de **termoterapia**, por meio da aplicação de um dispositivo que forneça calor no local da dor, melhora moderadamente a dor e a incapacidade quando comparado ao placebo.[52,53] De modo semelhante, o uso da termoterapia também reduz significativamente a dor e a incapacidade até dois dias após o término da intervenção em pessoas com lombalgia aguda. Embora a bandagem térmica reduza a dor na fase aguda da lombalgia, seu efeito a longo prazo é desconhecido.[50]

Com relação à **crioterapia** (terapia utilizando o frio), uma revisão sistemática conduzida pela Agency for Healthcare Research and Quality, do Departamento de Saúde dos EUA, identificou apenas evidências de baixa qualidade que indicam seu uso em condições de mialgias. A aplicação de uma bolsa de gelo três vezes ao dia, por três dias, mostrou associação com um tempo mais curto para a recuperação da funcionalidade motora (andar sem dor, ficar em pé sem dor, subir escadas sem dor, ou correr e pular sem dor) em comparação com a terapia de calor, aplicada de 1 a 3 vezes ao dia durante o mesmo período.[51]

Da mesma forma, o uso de gel de compressa fria por 48 horas foi associado a maior probabilidade de recuperação em 2 e 7 dias em comparação com a ausência de terapia fria (diferença absoluta de 13% e 23,6%, respectivamente), embora testes de significância estatística não tenham sido relatados.[51]

A **acupuntura** pode ser considerada uma opção viável para pacientes interessados e com acesso a um profissional acupunturista. É relevante destacar que no Brasil a acupuntura é reconhecida como uma especialidade farmacêutica pelo Conselho Federal de Farmácia (CFF). Contudo, ensaios clínicos randomizados envolvendo acupuntura, geralmente, apresentam tamanhos amostrais reduzidos, metodologias heterogêneas e desafios na implementação de cegamento nos participantes. Revisões sistemáticas de estudos sobre acupuntura para dor lombar aguda mostraram resultados positivos, inclusive em comparação com tratamentos medicamentosos. No entanto, em virtude da inconsistência desses estudos, é importante considerar a acupuntura uma terapia complementar, dada sua relativa segurança e a escassez de eventos adversos relatados, em vez de uma substituição integral de outras abordagens terapêuticas.[52-54]

Em pacientes com crises recorrentes ou caos mais graves pode ser oportuno encaminhar para atendimento de **terapia ocupacional** (TO) que se insere nos diferentes aspectos da vida do indivíduo, ajudando a promover comportamentos saudáveis que equilibram o bem-estar geral. Intervenções de TO incluem programas de prevenção, tratamento e conservação, adaptados às necessidades físicas, emocionais e ambientais de cada paciente. Na prevenção, adaptações no ambiente e na rotina são feitas para adequar as atividades às capacidades individuais. No tratamento, a TO pode ser associada a medicamentos para promover autonomia e minimizar a dor. Na conservação, são feitas avaliações contínuas para evitar recaídas. Apesar de sua eficácia na lombalgia, faltam estudos comparativos com outras terapias para determinar seu nível de evidência.[55,56]

Existem poucos dados para apoiar outras intervenções não farmacológicas (**Quadro 6.3**), como **proteção do local afetado**, **apoio lombar**, **cessação do tabagismo** ou **perda de peso**, para a prevenção de mialgias e lombalgias. No entanto, intervenções como cessação tabágica e emagrecimento podem ser benéficas para a saúde e contribuir para o tratamento no geral.[55,56]

A maioria das diretrizes desaconselha fortemente o uso de mais de dois dias de **repouso no leito** para pacientes com dor lombar. Pacientes que seguem um protocolo de repouso prolongado tendem a experimentar maior dor e recuperação mais lenta em comparação com aqueles que permanecem ativos. A modificação das atividades deve ser mínima, incentivando os pacientes a retornarem às suas atividades diárias e ao trabalho o mais rapidamente possível. Caso a atividade cause desconforto ou intensifique a dor, é aconselhável que os pacientes realizem o máximo de atividades possíveis, aumentando gradualmente a intensidade conforme tolerado. Destaca-se a importância de se evitar períodos prolongados de inatividade para otimizar a recuperação.[28,39,577]

O uso de suplementos antioxidantes (principalmente vitaminas C, E, compostos ricos em flavonoides) tem sido reportado e utilizado para manejo da dor muscular após esforço físico. No entanto, é necessário cautela no seu uso e indicação. Revisão da Cochrane com 50 ensaios randomizados e 1.089 participantes, predominantemente do sexo masculino (88,2%), mostrou pequena diferença favorável à suplementação antioxidante para a dor muscular pós-exercício, mas clinicamente insignificante. Destaca-se que os resultados agrupados indicaram uma pequena diferença favorável à suplementação antioxidante para a dor muscular pós-exercício, mas clinicamente insignificante.[57]

Quadro 6.3
Resumo de evidências das intervenções não farmacológicas para dor muscular e lombalgia[54,55,57,62]

Conduta	Embasamento técnico	GRADE	
		Nível de evidência	Grau de recomendação
Termoterapia	A aplicação de dispositivos que forneçam calor superficial (termoterapia) apresenta evidência moderada para redução da dor a curto prazo. O calor é frequentemente aplicado com a justificativa de que pode reduzir o espasmo muscular.	Moderado	Forte
Crioterapia	Aplicação de bolsas de gelo nos locais afetados é frequentemente recomendada para pacientes com dores musculares, com a justificativa de que pode ajudar a reduzir o edema provocado por processo inflamatório. A crioterapia de corpo inteiro pode reduzir a dor muscular pós-esforço diretamente após exercício vigoroso em homens, mas a extensão e a duração da redução da dor podem não ser clinicamente importantes.	Baixo	Fraco
Acupuntura	Várias hipóteses têm sido propostas sobre o mecanismo da acupuntura, mas nenhuma oferece uma explicação completa. A teoria "*gate control*", uma das mais populares, postula que um tipo de entrada sensorial, como a dor, pode ser inibido no sistema nervoso central por outro tipo de entrada, no caso a inserção da agulha. A acupuntura tem demonstrado estimular a liberação de opioides endógenos no tronco cerebral, subcortical e em estruturas límbicas, além de hormônio adrenocorticotrófico e cortisol na glândula pituitária.	Baixo	Fraco
Proteção da região afetada	Grande parte das condições de dor musculoesqueléticas estão relacionadas com lesões, ou caso sejam sujeitas a estas podem acabar piorando a experiência dolorosa. Assim, a proteção do local, de modo a evitar contatos com intensidade desnecessária, deve ser indicada, inclusive com bandagens de suporte se necessário.	Baixo	Forte
Descanso ou repouso no leito (desaconselhar)	O descanso costuma ser uma recomendação tradicional para o manejo da dor, incluindo mialgias e dor lombar. No entanto, as diretrizes atuais indicam uma abordagem mais equilibrada e ativa. O repouso excessivo no leito por períodos prolongados não é mais amplamente recomendado, pois pode levar a complicações, como perda de força muscular, rigidez e, até mesmo, piora da dor em alguns casos. A abordagem moderna enfatiza a continuidade ou retomada das atividades diárias normais, tanto quanto possível. Manter-se ativo, adaptando as atividades conforme tolerado e evitando períodos prolongados de inatividade, é geralmente preferido. O repouso relativo pode ser útil nas fases iniciais de uma lesão aguda, mas a inatividade prolongada não é a recomendação principal.	Moderado	Fraco

(continua)

Quadro 6.3 (continuação)
Resumo de evidências das intervenções não farmacológicas para dor muscular e lombalgia[54,55,57,62]

Conduta	Embasamento técnico	GRADE	
		Nível de evidência	Grau de recomendação
Uso de antioxidantes	O uso de antioxidantes para aliviar mialgia ou dor muscular tem sido objeto de estudo, embora os resultados sejam variados e, em alguns casos, inconclusivos. Antioxidantes, como vitaminas C e E, são propostos para reduzir os danos oxidativos nos músculos durante o exercício intenso, potencialmente minimizando a dor muscular subsequente. No entanto, a evidência sobre a eficácia desses suplementos é mista. Alguns estudos sugerem benefícios modestos na redução da dor muscular após o exercício, enquanto outros não encontram diferenças significativas em comparação com placebos. Além disso, a dosagem, a duração e o tipo de antioxidante podem variar entre os estudos, contribuindo para a heterogeneidade dos resultados.	**Moderado** ●●●○	**Fraco** (?)

Fonte: Autoria própria.

INTERVENÇÕES FARMACOLÓGICAS

Na ausência de resposta às opções não farmacológicas, o tratamento medicamentoso é indicado, seja ele isolado ou como terapia adjuvante. Esse tratamento sintomatológico das mialgias e lombalgia inclui classes terapêuticas usuais no tratamento da dor, como dipirona, paracetamol, anti-inflamatórios não esteroidais (AINEs), relaxantes musculares, opioides e classes terapêuticas, que têm outras indicações primárias, como antidepressivos e glicocorticoides sistêmicos.[55,64-67] Neste capítulo serão apresentadas as recomendações relacionadas com o manejo com MIPs pelo profissional farmacêutico (**Quadro 6.4**).

Para a redução da dor aguda, há evidências de recomendação moderada, indicando que as intervenções mais efetivas incluem **paracetamol**, **dipirona**, associações desses fármacos, **AINEs orais** e **AINEs tópicos.** A escolha irá depender da intensidade da dor e da resposta individual e limitações de uso do paciente. O **paracetamol** tende a ser mais eficaz e seguro para dores leves. Os **AINEs**, como **ibuprofeno**, **naproxeno** e **diclofenaco**, são eficazes na redução da inflamação e alívio da dor, embora possam causar efeitos colaterais gastrointestinais e renais com uso prolongado. A **dipirona** é outra opção para dores moderadas, com menos efeitos colaterais gastrointestinais, mas com risco raro de agranulocitose. **Relaxantes musculares**, como **ciclobenzaprina** e **carisoprodol**, são mais indicados para dores associadas a espasmos musculares, apesar de poderem causar sedação. Terapias tópicas são eficazes para dores localizadas com menos efeitos colaterais sistêmicos.[58,59]

Quadro 6.4

Resumo das intervenções farmacológicas para dor muscular e lombalgia[64,65,72,73,75,76,78]

Medicamento	Apresentações*	Uso padrão	Orientações ao paciente	Alertas	GRADE – Nível de evidência	GRADE – Grau de recomendação
Paracetamol	**Comprimido** 500 mg e 750 mg **Suspensão oral** 100 mg/mL e 32 mg/mL **Solução oral** 200 mg/mL (Tylenol®)	**ADULTOS:** 1 a 2 comprimidos de 500 mg ou 1 comprimido de 750 mg. Se necessário, repetir a cada 4 a 6 horas. Dose máxima: 4.000 mg/dia (8 comprimidos de 500 mg). **CRIANÇAS:** A dose recomendada varia de 10 a 15 mg/kg/dose. Deve-se usar seringa dosadora adequada. Se necessário repetir a cada 4 a 6 horas. Dose máxima: 75 mg/kg/dia.	"Boa parte dos comprimidos são revestidos; não partir ou mastigar". "Alternativa preferencial para grávidas e crianças com cautela". "As fórmulas efervescentes devem ser dissolvidas em pelo menos meio copo de água".	Pacientes com insuficiência hepática grave. Deve-se evitar com bebida alcoólica em virtude do aumento de risco de lesão hepática. Potencializa a ação anticoagulante da varfarina e de outros derivados cumarínicos.	Moderado ●●●○	Forte
Dipirona	**Comprimido** 500 mg e 1g **Solução oral** 50 mg/mL e 500 mg/mL (Anador® e Novalgina®)	**ADULTOS:** 1 a 2 comprimidos. Se necessário, repetir a cada 6 horas. Dose máxima: 4 g (8 comprimidos 500 mg ou 4 comprimidos 1 g). **CRIANÇAS: Somente acima de 3 meses e 5 kg):** A dose recomendada varia de 10 a 15 mg/kg/dose. Deve-se usar seringa dosadora adequada ou orientação de gotas por kg na bula. Se necessário repetir a cada 6 horas. Dose máxima: 60 mg/kg/dia (4 doses).	"Evitar uso em pessoas com história de alergias medicamentosas". "Pode ser utilizado em suspeita de dengue". "Preferir outras alternativas em idosos debilitados ou possibilidade de hipotensão". "Pode alterar alguns exames laboratoriais como perfil lipídico; alertar analista".	Pacientes com função da medula óssea prejudicada, doenças do sistema hematopoiético ou qualquer história de agranulocitose (diminuição acentuada de glóbulos brancos). Gravidez e lactação. Em pacientes idosos, deve-se considerar a possibilidade de desenvolvimento de insuficiência hepática e renal. Pacientes com desenvolvimento anterior de broncoespasmo ou outras reações anafilactoides (p. ex., urticária, rinite, angioedema) provocadas por medicamentos.	Baixo ●●○○	Forte

(continua)

Quadro 6.4 (continuação)
Resumo das intervenções farmacológicas para dor muscular e lombalgia[64,65,72,73,75,76,78]

Medicamento	Apresentações*	Uso padrão	Orientações ao paciente	Alertas	GRADE: Nível de evidência	GRADE: Grau de recomendação
Naproxeno $$$$ MIP SUS	**Comprimido** 250 mg e 500 mg de naproxeno base **Comprimido** 275 mg e 550 mg de naproxeno sódico (Flanax® e Napronax®)	**ADULTOS:** 1 comprimido de 250 mg. Se necessário, repetir em 6 a 8 horas limitando-se a essas duas doses dia. Ou 1 comprimido de 500 mg por dia. Dose máxima: 1.000 mg/dia. **CRIANÇAS:** **Esse medicamento é contraindicado para menores de 12 anos.**	"Deve ser administrado 1 hora antes ou 2 horas após a refeição. A absorção pode ser retardada com alimentos, porém não afeta seu efeito". "Evitar álcool ou fumo, dado risco de sangramento gastrointestinal". "Como demais AINEs, evitar doses altas, tempo prolongado (+ de 5 dias)".	Pacientes com úlceras gastrointestinais, problemas de coagulação e uso de anticoagulantes (uso contínuo de AAS). Insuficiência renal, hepática e/ou cardíaca grave. Gravidez e lactação. Pacientes com asma, rinite, pólipos nasais. Reduz efeito de diuréticos.	**Moderado** ●●●○	**Forte**
Diclofenaco dietilamônio $$$$ MIP	**Aerossol** 11,6 mg/g **Emulgel** 11,6 mg/g e 23,2 mg/g (CataflamPro®)	**ADULTOS:** Para aerossol, aplicar sobre a região afetada de 3 a 4 vezes ao dia. Vaporizar o produto por 3 a 6 segundos na área afetada, massageando até que a solução seja absorvida. Para emulgel de 11,6 mg/g, aplicar sobre a área afetada de 3 a 4 vezes ao dia, massageando a pele. Para emulgel de 23,2 mg/g, aplicar a cada 12 horas. **CRIANÇAS (Somente acima de 14 anos):** Idem.	"Deve ser aplicado sobre a pele intacta, sem feridas abertas ou escoriações". "Consultar um médico se os sintomas não melhorarem ou se houver piora em 7 dias do início do tratamento". "Após a aplicação, as mãos devem ser lavadas".	Pacientes nos quais crises de asma, angioedema, urticária ou rinite aguda são desencadeadas por ácido acetilsalicílico ou outros AINEs. Gravidez e lactação.	**Moderado** ●●●○	**Forte**

(continua)

Quadro 6.4 (continuação)

Resumo das intervenções farmacológicas para dor muscular e lombalgia[64,65,72,73,75,76,78]

Medicamento	Apresentações*	Uso padrão	Orientações ao paciente	Alertas	GRADE Nível de evidência	GRADE Grau de recomendação
Ibuprofeno $$$$ MIP SUS	**Comprimido e cápsulas** 200 mg, 300 mg e 400 mg **Suspensão oral** 20 mg/mL, 30 mg/mL, 50 mg/mL e 100 mg/mL (Advil® e Alivium®)	**ADULTOS:** 1 a 2 comprimidos de 200 mg ou 1 comprimido de 300 mg ou 1 comprimido de 400 mg. Se necessário, repetir a cada 4 a 6 horas. Dose máxima: 1.200 mg/dia (3 comprimidos de 400 mg). **CRIANÇAS (Somente acima de 6 meses):** A dose recomendada varia de 5 a 10 mg/kg. Se necessário, repetir a cada 6 a 8 horas. Dose máxima: 40 mg/kg/dia (4 doses).	"Tomar preferencialmente junto ou após as refeições". "Na suspensão oral, agite bem antes de medir a dose". "Evitar álcool ou fumo, dado risco de sangramento gastrointestinal". "Como demais AINEs, evitar doses altas, tempo prolongado (+ de 5 dias)".	Pacientes com úlceras gastrointestinais, problemas de coagulação e uso de anticoagulantes (uso contínuo de AAS). Insuficiência renal, hepática e/ou cardíaca grave. Gravidez e lactação. Uso conjunto com corticoides e com inibidores seletivos da recaptação de serotonina (ISRS) aumentam as reações gástricas. Reduz efeito de diuréticos.	Alto ●●●●	Forte
Dipirona + orfenadrina + cafeína $$$$ MIP	**Comprimido** 300 mg + 35 mg + 50 mg **Solução gotas** 300 mg/mL + 35 mg/mL + 50 mg/mL (Dorflex®)	**ADULTOS:** Para **comprimidos**, tomar 1 a 2 comprimidos. Se necessário, repetir a cada 6 a 8 horas. Para **solução gotas**, tomar 30 a 60 gotas. Se necessário, repetir a cada 6 a 8 horas.	"Administrar o comprimido com líquido (aproximadamente ½ a 1 copo), por via oral". "Cada 30 gotas da solução corresponde a 1 mL".	Glaucoma, obstrução pilórica ou duodenal, acalasia do esôfago, úlcera péptica estenosante, hipertrofia prostática, obstrução do colo da bexiga e miastenia grave. Porfiria hepática aguda intermitente. Deficiência congênita de G6PD. Função da medula óssea insuficiente ou doenças do sistema hematopoiético. Gravidez e lactação. Contraindicado para crianças.	Baixo ●●○○	Forte

(continua)

Quadro 6.4 (continuação)

Resumo das intervenções farmacológicas para dor muscular e lombalgia[64,65,72,73,75,76,78]

Medicamento	Apresentações*	Uso padrão	Orientações ao paciente	Alertas	GRADE Nível de evidência	GRADE Grau de recomendação
Paracetamol + carisoprodol + cafeína $$$$ MIP	**Comprimido** 350 mg + 150 mg + 50 mg (Dorilax®)	**ADULTOS:** Tomar 1 a 2 comprimidos. Se necessário, repetir a cada 6 a 12 horas. Dose máxima: 8 comprimidos.	"Tomar os comprimidos com líquido, por via oral". "O medicamento não deve ser partido ou mastigado".	Miastenia grave, discrasias sanguíneas, porfiria aguda intermitente, gastrites, duodenites, úlceras gástricas ou duodenais, hipertensão, cardiopatias, nefropatias e hepatopatias. Categoria de risco na gravidez: C	**Baixo**	**Forte**
Cafeína **Carisopradol** **Paracetamol** **Diclofenaco**	**Comprimido** 30 mg + 125 mg + 50 mg + 300 mg (Torsilax®)	**ADULTOS:** Tomar 1 comprimido. Se necessário, repetir a cada 12 horas. Dose máxima: 2 comprimidos.	"Por ser uma associação de vários AINEs com a cafeína, o efeito anti-inflamatório é potencializado; com isso os efeitos colaterais são mais evidentes". "Sempre administrar com água e uma hora após as refeições para amenizar os efeitos colaterais".	Miastenia grave, discrasias sanguíneas, porfiria aguda intermitente, gastrites, duodenites, úlceras gástricas ou duodenais, hipertensão, cardiopatias, nefropatias e hepatopatias. Categoria de risco na gravidez: C.	**Muito baixo**	**Fraco**

*Nomes comerciais listados foram incluídos no intuito de facilitar a identificação dos itens e evitar erros de seleção; é desaconselhável utilizá-los em prescrições ou no processo de orientação farmacêutica. Marcas foram incluídas de forma circunstancial e pode haver outras disponíveis no mercado não listadas. Fonte: Autoria própria.

Entre os AINEs, o ibuprofeno e naproxeno têm sido relatados na maioria das diretrizes como medicamentos de primeira escolha para o tratamento de mialgias, caso não haja contraindicação. Em uma revisão da Cochrane identificou-se que os AINEs são mais eficazes do que placebo para redução da dor a curto prazo (qualidade moderada), incapacidade (qualidade alta) e melhora global (qualidade baixa), mas a magnitude dos efeitos em alguns casos é pequena. Não houve diferença na redução da dor a curto prazo (baixa certeza) ao comparar inibidores seletivos de COX-2 a **AINEs não seletivos.**[64]

A melhora sintomática global após uma semana foi modestamente maior para pacientes com dor lombar aguda tratados com AINEs em comparação com placebo, contudo estavam mais associados a eventos adversos em comparação com placebo ou paracetamol. Os AINEs estão associados a mais eventos renais, gastrointestinais e cardiovasculares, e podendo ser contraindicados em alguns pacientes, especialmente idosos.[26,48]

Na maioria dos estudos, as diferenças entre os AINEs e o paracetamol foram pequenas e não estatisticamente significativas.[52,55] Apesar da sua prescrição ser menos frequente na prática clínica, ele pode ser indicado para dores leves a moderadas e tende a ser bem tolerado, com poucos efeitos colaterais gastrointestinais. Em pacientes selecionados para os quais não há alternativas seguras e o paracetamol é o tratamento potencialmente menos prejudicial, é razoável ao profissional de saúde considerar o uso de paracetamol como terapia inicial.[26]

A dipirona apresenta limitações de uso em alguns países, o que pode impactar a sua inclusão em algumas recomendações; contudo, os dados atuais de segurança e sua ampla utilização no país fazem dela uma alternativa consistente para o uso em dores moderadas.[48,60,61,63]

Os analgésicos tópicos são usados para uma variedade de condições dolorosas, incluindo as mialgias. Existem evidências de que algumas formulações tópicas de diclofenaco e cetoprofeno são úteis em condições de dor aguda, com forte mensagem de que a formulação exata usada é criticamente importante. Em avaliações de dor musculoesquelética de até sete dias, as terapias tópicas que apresentaram melhores resultados em comparação com placebo foram: diclofenaco emulgel, gel de cetoprofeno, piroxicam gel e diclofenaco emplastro.[65]

Evidências para outras intervenções tópicas, como salicilato, capsaicina de baixa concentração, lidocaína e fitoterápicos, são de menor qualidade e tipicamente limitadas a estudos únicos ou comparações com dados esparsos. Portanto, indica-se cautela ao indicá-las apesar de haver circunstâncias em que um farmacêutico ainda possa optar por usá-los.[53,66]

Entre as alternativas fitoterápicas, a mais utilizada para dores musculares é a arnica (*Arnica montana*). Arnica é amplamente utilizada em forma de cremes, pomadas, géis ou tinturas, e é conhecida por suas propriedades anti-inflamatórias e analgésicas. Ela é aplicada topicamente para ajudar a reduzir a inflamação, aliviar a dor e acelerar a cicatrização de contusões e lesões musculares. É uma espécie de planta herbácea perene, que pertence à família das Compostas Tunifloraís. É geralmente considerada segura quando usada topicamente por curtos períodos. No entanto, ela pode causar irritação na pele em algumas pessoas e não deve ser usada em pele lesionada ou com feridas abertas. Enquanto alguns estudos sugerem que a arnica pode ser eficaz para dores musculares, a evidência é inconclusiva, e mais pesquisas de alta qualidade são necessárias para estabelecer definitivamente sua eficácia.[67]

Relaxantes musculares são uma classe diversificada de medicamentos usados para aliviar espasmos musculares e espasticidade. Eles atuam no sistema nervoso central ou nas células musculares esqueléticas, causando efeitos colaterais comuns como tontura, sonolência, náusea, boca seca e, eventualmente, taquicardia. Está incluído na lista de medicamentos que devem ser prescritos com cuidado em pacientes idosos e/ou com risco de quedas e fraturas (critérios de Beers).[3,69]

A **ciclobenzaprina** (Miosan®), p. ex., demonstrou eficácia em melhorar o sono e o bem-estar geral em pacientes com fibromialgia e dor miofascial mandibular. Também é útil no tratamento da dor lombar, mas com efeito modesto, mais pronunciado nos primeiros quatro dias de uso, recomendando-se seu uso por curtos períodos. É estruturalmente relacionada com, e pode ter ações semelhantes a, antidepressivos tricíclicos. Esses possíveis efeitos incluem ações anticolinérgicas centrais e periféricas, efeito sedativo, tontura, boca seca e aumento na frequência cardíaca. Paciente deve ser alertado caso haja sinais de arritimia ou taquicardia.[68-71]

O **carisoprodol** (Mioflex®, Tandrilax®, Dorilax®, Torsilax®) embora eficaz para dor lombar, apresenta um risco significativo de dependência física e psicológica, e deve ser reservado como última linha de terapia. A comparação entre **tizanidina** e **baclofeno** mostrou que ambos são eficazes na redução da espasticidade, mas sem diferenças significativas entre eles.[60,67-71]

A **orfenadrina**, (Dorflex®), um derivado da difenidramina, tem triplo mecanismo de ação (anti-histamínico central, anticolinérgico e antagonista NMDA), que lhe confere propriedades relaxantes musculares e analgésicas. Esse efeito tende a ser potencializado por dipirona, paracetamol e cafeína, geralmente presentes nas formulações em associação. Assim como os demais relaxantes, pode causar efeitos anticolinérgicos, náuseas e vômitos, e o paciente pode relatar a ocorrência de eventos sincopais, palpitações ou taquiarritmia. Porém é o único presente no Brasil em medicamentos de venda livre, talvez pelo menor perfil de dependência do que o **carisoprodol** ou menor número de eventos adversos; contudo, os estudos disponíveis são antigos, com resultados restritos e geralmente comparados ao placebo.[60,67-71]

No Sistema Único de Saúde (SUS), atualmente nenhum relaxante muscular está incluído na Relação Nacional de Medicamentos Essenciais (RENAME). Isso pode ser em virtude da falta de evidências científicas robustas sobre a eficácia e a relação custo-benefício desses medicamentos.[68]

Para o tratamento de condições dolorosas persistentes, é essencial o encaminhamento médico. Em alguns casos, podem ser utilizados medicamentos como **opioides**, **antidepressivos** e **anticonvulsivantes**. Os **opioides** apresentam eficácia de curto prazo na dor lombar crônica, mas os benefícios e riscos a longo prazo são desconhecidos. Estudos indicam que tramadol, buprenorfina transdérmica, morfina, di-hidromorfina, oxicodona e tapentadol são mais eficazes que o placebo. A eficácia dos **antidepressivos tricíclicos** é controversa, sem evidências claras de benefício na dor lombar. **Anticonvulsivantes**, como gabapentina e pregabalina, mostram resultados mistos em pequenos estudos, com alguns benefícios observados.[71-75]

SINAIS DE ALERTA E ENCAMINHAMENTOS

No início da avaliação de pacientes com mialgia, o farmacêutico deve identificar aqueles com uma condição grave ou com risco de vida. As condições que causam mialgias podem levar a sofrimento significativo, mas as verdadeiras emergências médicas que apresentam mialgia são raras. O diagnóstico e o tratamento imediatos são necessários para infecções bacterianas, especialmente endocardite e sepse iminente, que podem apresentar mialgia difusa, febre, calafrios, artralgia, fadiga e dor na região dorsal. A rabdomiólise pode apresentar mialgias difusas, bem como insuficiência renal e/ou síndrome compartimental em casos graves.[26]

Se houver suspeita de mialgia induzida por medicamento sujeito à prescrição médica, deve ser feita uma avaliação de causalidade acerca dos riscos de interromper o tratamento medicamentoso e, em caso de confirmação, realizar o encaminhamento para que o prescritor possa fazer os ajustes necessários ou troca da farmacoterapia.[60,67-71]

Algumas diretrizes sugerem sintomas de "*red flags*" que podem identificar pacientes em risco para uma causa mais perigosa de lombalgia e representar indicação para exames de imagem precocemente, necessitando, assim, de encaminhamento ao médico. Os sinais de aleta associados à maior probabilidade pós-teste de fratura vertebral são idade avançada, uso prolongado de corticosteroides, trauma grave e presença de contusão ou abrasão (**Quadro 6.5**).[60,67-71]

Quadro 6.5

Sinais de alerta para encaminhamento de paciente com dor muscular[64,72,75]

Palavra-chave	Sinais de alerta
Infecções bacterianas	Endocardite e sepse iminente, que podem apresentar mialgia difusa, febre, calafrios, artralgia, fadiga e dor nas costas.
Rabdomiólise	A rabdomiólise pode apresentar mialgias difusas, bem como insuficiência renal e/ou síndrome compartimental em casos graves.
Sintomas sistêmicos	Dor muscular, associada a sintomas sistêmicos, pode estar relacionada com problemas de saúde crônicos que necessitam de investigação; encaminhar em casos de lúpus, fibromialgia, atrite reumatoide e outras dores reumáticas.
Sintomas neurológicos	Dor no nervo isquiático, cervicalgia, lombalgia e outras dores crônicas difusas ou localizadas que podem levar à aposentadoria compulsória.
Trauma	Esforço físico, lesões por esforço repetitivo, contusão, abrasão, rompimento de ligamentos musculares.
Fraturas	Fraturas nos membros inferiores ou superiores causadas por acidentes (doméstico, trabalho, demais causas acidentais que possam fraturar os ossos).
Tumores	Osteossarcoma, câncer de coluna, metástase.

Fonte: Autoria própria.

MONITORAMENTO DOS RESULTADOS

O prognóstico para mialgias agudas e lombalgia aguda é excelente. Apenas um terço dos pacientes procura atendimento médico posterior, sugerindo sua resolutividade como desfecho mais comum. O tempo de melhora relatada para 70% a 90% dos atendimentos é de sete semanas. No entanto, as recorrências são comuns, afetando até 50% dos pacientes em seis meses e 70% em 12 meses. Semelhantemente ao episódio inicial, as recorrências têm prognóstico favorável. Nesse sentido, a principal estratégia para evitar a recorrência é a identificação da causa das dores, seja um fato intrínseco ao paciente ou fatores externos que devam ser evitados.[26,63]

Alguns pacientes com dor lombar aguda irão desenvolver dor lombar crônica. As estimativas da porcentagem de pacientes que desenvolvem dor crônica variam. Em um estudo de coorte prospectivo de pacientes com dor lombar aguda atendidos na atenção primária, a dor lombar crônica foi diagnosticada em 20% deles dois anos após sua visita inicial. No entanto, outros estudos sugeriram que apenas 5% a 10% dos pacientes com dor lombar aguda desenvolvem dor lombar crônica.[44]

Referências bibliográficas

1. Camargo Neto AA, Motta CM, Senger MH, Martinez JE. Recomendações para a abordagem de dor musculoesquelética crônica em unidades básicas de saúde. Comunicação médica: um atributo em extinção. 2010;8(5):428-33.
2. Calcagnotto MH. Contextualizando a dor. Do Corpo: Ciências e Artes. 2011;1(1):1-13.
3. Villiger PM, Schoser B. Myalgie und Myopathie. Z Rheumatol. 2015;74(6):488-9.
4. Glaubitz S, Schmidt K, Zschüntzsch J, Schmidt J. Myalgia in myositis and myopathies. Best Pract Res Clin Rheumatol. 2019;33(3):101433.

5. Queme LF, Jankowski MP. Sex differences and mechanisms of muscle pain. Curr Opin Physiol. 2019;11:1-6.
6. Martin LJ, Acland EL, Cho C, Gandhi W, Chen D, Corley E, et al. Male-Specific Conditioned Pain Hypersensitivity in Mice and Humans. Cur Biol. 2019;29(2):192-201.e4.
7. Shmerling R. Approach to the patient with myalgia. Uptodate. 2020.
8. Chenot JF, Greitemann B, Kladny B, Petzke F, Pfingsten M, Schorr SG. Clinical practice guideline: non-specific low back pain. Dtsch Arztebl Int. 2017;114(51-52):883-90.
9. Sherman KJ, Cook AJ, Wellman RD, Hawkes RJ, Kahn JR, Deyo RA, et al. Five-week outcomes from a dosing trial of therapeutic massage for chronic neck pain. Ann Fam Med. 2014;12(2):112-20.
10. Group BP. Visão geral de distúrbios musculoesqueléticos relacionados ao trabalho. BMJ Best Practice. 2018.
11. Koes BW, Tulder MW van, Thomas S. Diagnosis and treatment of low back pain. BMJ Best Practice. 2006;332(7555):1430-4.
12. Casser HR, Seddigh S, Rauschmann M. Acute lumbar back pain: investigation, differential diagnosis and treatment. Dtsch Arztebl Int. 2016;113(13):223-33.
13. Hoy D, Bain C, Williams G, March L, Brooks P, Blyth F, et al. A systematic review of the global prevalence of low back pain. Arthritis Rheum. 2012;64(6): 2028-37.
14. Hoy D, Brooks P, Blyth F, Buchbinder R. The Epidemiology of low back pain. Best Pract Res Clin Rheumatol. 2010;24(6):769-81.
15. Traumatologia e Ortopedia. Lombalgia ou dor ciática. Entenda a diferenca entre dor lombar e dor ciatica. lombalgia-ou-dor-ciatica-entenda-a-diferenca-entre-dor-lombar-e-dor-ciatica/dorsalgia/. 2021.
16. Possebom M, Bernardi DL, Almeida Alves I. Lombalgia: o papel do farmacêutico na identificação, acompanhamento, manejo e prevenção. Rev Interdisc Cien Saude Biol. 2019;3(1):86-100.
17. Halperin JJ. Myalgias – approach to the patient. Dynamed. 2021.
18. Mattede M, Dalapícola J, Pereira E. Atenção farmacêutica na dor. Infarma-Ciências Farmacêuticas. 2013.
19. Pergolizzi J V., Coluzzi F, Colucci RD, Olsson H, LeQuang JA, Al-Saadi J, et al. Statins and muscle pain. Expert Rev Clin Pharmacol. 2020;13(3):299-310.
20. Gerwin R. The enigma of muscle pain: a neglected entity. Pain Medicine (United States). 2019; 20(7):1261-4.
21. Kennedy C, Köller Y, Surkova E. Effect of Coenzyme Q10 on statin-associated myalgia and adherence to statin therapy: a systematic review and meta-analysis. Atherosclerosis. 2020;299(March):1-8.
22. Miyazaki M, Hara K, Takayoshi T, Kawase T, Nakagawa Y, Arai T. Epidemic myalgia associated with human parechovirus type 3 infection: a case report. Intern Med. 2020;59(5):733-7.
23. Sambandam S, Mounasamy V, Manoharan S. Entorses e distensões musculoesqueléticas. BMJ Best Practice. 2020.
24. DynaMed. Statin-associated Myopathy. EBSCO Information Services. 2018.
25. Kishner S, Paulk K, Schraga E, Ioffe J, Cho S. Pain assessment. Medscape. 2018.
26. Shmerling R. Approach to the patient with myalgia. Uptodate. 2020.
27. Mense S. Muscle pain: mechanisms and clinical significance. Dtsch Arztebl Int. 2008;105(12):214-9.
28. Puntillo F, Giglio M, Paladini A, Perchiazzi G, Viswanath O, Urits I, et al. Pathophysiology of musculoskeletal pain: a narrative review. Ther Adv Musculoskelet Dis. 2021;13:1759720X2199506.
29. Urban DL, Lehmann E, Scholle LM, Kraya T. Myalgia in 30 patients with suspected myopathy. Int J Environ Res Public Health. 2020;17(7):2502.
30. Roicke H, Köhler W, Baum P, Baerwald C, Krasselt M. Nichtentzündliche Muskelschmerzen. Dtsch Med Wochenschr. 2020;145(13):887-94.
31. Branco ANC, Miyamoto GC, Soliano ACG, Farhat HA, Franco KFM, Cabral CMN. Comparison of satisfaction, motivation, flexibility and delayed onset muscle soreness between modern Pilates method and unstable Pilates method. Fisioter Pesq. 2017; 24(4):427-36.
32. Cappelli LC, Gutierrez AK, Bingham CO, Shah AA. Rheumatic and Musculoskeletal Immune-Related Adverse Events Due to Immune Checkpoint Inhibitors: A Systematic Review of the Literature. Arthritis Care Res (Hoboken). 2017;69(11):1751-63.
33. Tomaszewski M, Stępień KM, Tomaszewska J, Czuczwar SJ. Statin-induced myopathies. Pharmacological Reports. 2011;63(4):859-66.
34. Tobert JA, Newman CB. The nocebo effect in the context of statin intolerance. J Clin Lipidol. 2016; 10(4):739-47.
35. Mehta A. Non adherence to lipid-lowering therapy and strategies to improve adherence. Indian Heart J. 2024;76 Suppl 1(Suppl 1):S138-S140.
36. Paliwal VK, Garg RK, Gupta A, Tejan N. Neuromuscular presentations in patients with Covid-19. Neurol Sci. 2020;41(11):3039-56.
37. Mosnier A, Caini S, Daviaud I, Nauleau E, Bui TT, Debost E, et al. Clinical characteristics are similar across type a and b influenza virus infections. PLoS One. 2015;10(9):e0136186.
38. Koes BW, Tulder MW van, Thomas S. Diagnosis and treatment of low back pain. BMJ Best Practice. 2006.
39. Casser HR, Seddigh S, Rauschmann M. Acute Lumbar Back Pain: Investigation, Differential diagnosis and treatment. Dtsch Arztebl Int. 2016;113(13):223-33.
40. Wheeler S, Wipf J, Staiger T, Deyo R, Jarvik J. Evaluation of low back pain in adults. UpToDate. 2021.
41. Kinkade S. Evaluation and treatment of acute low back pain. Am Fam Physician. 2007;75(8):1181-8.

42. Abdel Shaheed C, McFarlane B, Maher CG, Williams KA, Bergin J, Matthews A, et al. Investigating the primary care management of low back pain: a simulated patient study. J Pain. 2016;17(1):27-35.
43. Maher C, Underwood M, Buchbinder R. Non-specific low back pain. The Lancet. 2017;389(10070):736-47.
44. Wheeler S, Wipf J, Staiger T, Deyo R, Jarvik J. Evaluation of low back pain in adults. UpToDate. 2021.
45. Øverås CK, Johansson MS, de Campos TF, Ferreira ML, Natvig B, Mork PJ, et al. Distribution and prevalence of musculoskeletal pain co-occurring with persistent low back pain: a systematic review. BMC Musculoskelet Disord. 2021;22(1):1-14.
46. Clarkson PM, Hubal MJ. Exercise-induced muscle damage in humans. Am J Phys Med Rehabil. 2002; 81(Supplement):S52-69.
47. Søgaard K, Sjøgaard G. Physical Activity as Cause and Cure of Muscular Pain: Evidence of Underlying Mechanisms. Exerc Sport Sci Rev. 2017;45(3):136-45.
48. Qaseem A, McLean RM, O'Gurek D, Batur P, Lin K, Kansagara DL. Nonpharmacologic and pharmacologic management of acute pain from non-low back, musculoskeletal injuries in adults: a clinical guideline from the american college of physicians and american academy of family physicians. Ann Intern Med. 2020;173(9):739-48.
49. Côté-Picard C, Tittley J, Mailloux C, Perreault K, Mercier C, Dionne CE, et al. Effect of thermal therapy and exercises on acute low back pain: a protocol for a randomized controlled trial. BMC Musculoskelet Disord. 2020;21(1):1-7.
50. Côté-Picard C, Tittley J, Mailloux C, Perreault K, Mercier C, Dionne CE, et al. Effect of thermal therapy and exercises on acute low back pain: a protocol for a randomized controlled trial. BMC Musculoskelet Disord. 2020;21(1):1-7.
51. Chou R, Wagner J, Ahmed AY, Blazina I, Brodt E, Buckley DI, et al. Treatments for acute pain: a systematic Review. Agency for Healthcare Research & Quality. 2020;20(21):12.
52. Corp N, Mansell G, Stynes S, Wynne-Jones G, Morsø L, Hill JC, et al. Evidence-based treatment recommendations for neck and low back pain across Europe: A systematic review of guidelines. Eur J Pain. 2021;25(2):275-95.
53. Knight C, Deyo R, Staiger T, Wipf J. Treatment of acute low back pain. UpToDate. 2022.
54. Lin H, Wang X, Feng Y, Liu X, Liu L, Zhu K, et al. Acupuncture versus oral medications for acute/subacute non-specific low back pain: a systematic review and meta-analysis. Curr Pain Headache Rep. 2024; 28(6):489-500.
55. Fuchs M, Cassapian MR. A Terapia Ocupacional e a dor crônica em pacientes de Ortopedia e Reumatologia: revisão bibliográfica. Cad Ter Ocupac UFSCar. 2012;20(1):107-19.
56. Souza da Silva PR, Pimentel de Araújo Monteiro R, Da Silva Pereira LN. Terapia ocupacional e quadro álgico de coluna: uma revisão do processo de avaliação e diagnóstico terapêutico ocupacional. Rev Interinstit Bras Ter Ocup. 2022;6(3):1182-98.
57. Ranchordas MK, Rogerson D, Soltani H, Costello JT. Antioxidants for preventing and reducing muscle soreness after exercise. Br J Sports Med. 2020; 54(2):74-78.
58. Costello JT, Baker PR, Minett GM, Bieuzen F, Stewart IB, Bleakley C. Whole-body cryotherapy (extreme cold air exposure) for preventing and treating muscle soreness after exercise in adults. Cochrane Database Syst Rev. 2015;2015(9):CD010789.
59. Corp N, Mansell G, Stynes S, Wynne-Jones G, Morsø L, Hill JC, et al. Evidence-based treatment recommendations for neck and low back pain across Europe: A systematic review of guidelines. Eur J Pain. 2021;25(2):275-95.
60. Mu J, Furlan AD, Lam WY, Hsu MY, Ning Z, Lao L. Acupuncture for chronic nonspecific low back pain. Cochrane Database Syst Rev. 2020;2020(12).
61. Sambandam S, Mounasamy V, Manoharan S. Entorses e distensões musculoesqueléticas. BMJ Best Practice. 2020.
62. Cohen SP, Mullings R, Abdi S, Warltier DC. The Pharmacologic Treatment of Muscle Pain. Anesthesiology. 2004;101(2):495-526.
63. Sznejder H, Amand C, Stewart A, Salazar R, Scala WAR. Real world evidence of the use of metamizole (dipyrone) by the Brazilian population. A retrospective cohort with over 380,000 patients. Einstein (São Paulo). 2022;20:eAO6353.
64. Gerwin R. The Enigma of Muscle Pain: A Neglected Entity. Pain Medicine (United States). 2019; 20(7):1261-4.
65. Kishner S, Paulk K, Schraga E, Ioffe J, Cho S. Pain Assessment. Medscape. 2018.
66. van der Gaag WH, Roelofs PDDM, Enthoven WTM, van Tulder MW, Koes BW. Non-steroidal anti-inflammatory drugs for acute low back pain. Cochrane Database Syst Rev. 2020;2020(4).
67. Derry S, Wiffen PJ, Kalso EA, Bell RF, Aldington D, Phillips T, et al. Topical analgesics for acute and chronic pain in adults – an overview of Cochrane Reviews. Cochrane Database Syst Rev. 2017;2017(5).
68. Adkison JD, Bauer DW, Chang T. The Effect of topical arnica on muscle pain. Ann Pharmacother. 2010; 44(10):1579-84.
69. Smith AG, Miles VN, Holmes DT, Chen X, Lei W. Clinical trials, potential mechanisms, and adverse effects of arnica as an adjunct medication for pain Management. Medicines. 2021;8(10):58.
70. Cascaes LHF da S, Oliveira JC de. Evidências sobre relaxantes musculares de uso ambulatorial: uma

revisão da literatura. Rev Bras Med Fam Comunidade. 2018;12(39):1-14.

71. American Geriatrics Society (AGS). American Geriatrics Society 2023 updated AGS Beers Criteria® for potentially inappropriate medication use in older adults. J Am Geriatr Soc. 2023;71(7):2052-81.

72. Häuser W, Thieme K, Turk DC. Guidelines on the management of fibromyalgia syndrome – A systematic review. Eur J Pain. 2010;14(1):5-10.

73. Cashin AG, Wand BM, O'Connell NE, Lee H, Rizzo RR, Bagg MK, et al. Pharmacological treatments for low back pain in adults: an overview of Cochrane Reviews. Cochrane Database Syst Rev. 2023; 2023(4).

74. Chaparro LE, Furlan AD, Deshpande A, Mailis-Gagnon A, Atlas S, Turk DC. Opioids compared with placebo or other treatments for chronic low back pain. Spine. 2014;39(7):556-63.

75. Frasson VB. Dor lombar: como tratar? Disponível na Internet: https://www.rets.epsjv.fiocruz.br/sites/default/files/arquivos/biblioteca/fasciculo_9.pdf. 2016.

7 Dismenorreia Primária (Cólica Menstrual)

Camilla Luany Nunes Prado • Larissa França Abreu • Nara Amanda Laismann • Laís Bié Pinto Bandeira • Bárbara Manuella Cardoso Sodré Alves • Juliana Maria de Albuquerque Vaz • Marcela Mofati Boechat • Tiago Marques dos Reis • Noemia Urruth Leão Tavares • Ana Paula de Oliveira Barbosa • Rafael Santos Santana

DISMENORREIA

A dismenorreia ou dor menstrual é uma das doenças ginecológicas mais prevalentes entre adolescentes e jovens adultas no período reprodutivo. O termo dismenorreia significa "menstruação dolorosa" e é derivado das palavras gregas: *dys* (doloroso, difícil), *meno* (mensal) e *rhoe* (fluxo).[1,2] A dismenorreia é classificada em duas diferentes categorias:

a. Primária, que ocorre sem que haja alguma doença pélvica associada e ocorrendo com ciclos menstruais ovulatórios.
b. Secundária, quando há uma doença pélvica associada, como endometriose, adenomiose ou miomas uterinos.[1-4]

A principal queixa relacionada com a dismenorreia é a sensação de cãibra intensa e dolorosa na parte inferior do abdome, de origem uterina, que ocorre durante a menstruação.[3,5-7] Essa dor pode ser acompanhada comumente por outros sintomas como sudorese, cefaleias, náuseas, vômitos, diarreia e tremores.[6]

Estudos relatam que 50% a 90% das mulheres em idade reprodutiva sofrem ou sofreram com a dismenorreia, e aproximadamente 10% dessas pessoas apresentam sintomas com intensidade suficiente para interferir no cotidiano.[1,4,7,8,11]

A maior parte dessas mulheres cursa com a dismenorreia primária, que ocorre tipicamente de 6 a 12 meses após a menarca (primeira menstruação), tendo seu pico de prevalência durante o final da adolescência e início da fase adulta (de 17 a 25 anos, geralmente).[3,6,12,13] A tendência é que a incidência da dismenorreia primária decaia com o avançar da idade, e a secundária se desenvolva com o passar do tempo (mais comum em mulheres com idade superior a 30 anos).[9,14]

Estudos pelo mundo envolvendo centenas de mulheres mostram o impacto negativo da dismenorreia em vários aspectos de sua vida pessoal, incluindo: relações familiares, amizades, escola, trabalho, produtividade e atividades sociais e recreativas. Além do impacto social, a dismenorreia também causa impacto econômico na vida das mulheres pelos seguintes motivos:

a. Perda de produtividade pela dor e absenteísmo a escola e trabalho.
b. Diminuição da qualidade do sono em função de cólicas ao longo da noite.
c. Custos diretos de aquisicão de medicamentos e busca por cuidados em saúde.[9-12,14,15]

Nos Estados Unidos, p. ex., isso se traduz em uma perda de 600 milhões de horas por ano, o equivalente a US$ 2 bilhões.[16] Em uma pesquisa realizada no Brasil com adolescentes em idade escolar (entre 12 a 19 anos), cerca de 70% das participantes relataram dor durante a menstruação, das quais 16% relataram dor intensa e 8% informaram que a dor afeta as atividades diárias. Além da perda de produtividade, é importante ressaltar que há perda econômica em virtude do custo de medicamentos e de cuidados médicos.[6,17]

Outro fator que deve ser levado em consideração ao se tratar uma mulher com dismenorreia é que esse problema de saúde, além de uma experiência sensorial, é um evento emocional, podendo levar a sofrimento psicológico e a alterações de humor.

Ainda, alguns estudos mostram que mulheres relataram ter um sono mais perturbado nos primeiros dias de menstruação, e 28% delas informaram que seu sono foi interrompido por cólicas menstruais ou dor. Esses fatos, como mencionado anteriormente, podem ajudar a compreender a diminuição da produtividade nesse período, já que as mulheres ficam mais sonolentas e fadigadas pelo sono interrompido.[7]

OBJETIVOS DO CUIDADO FARMACÊUTICO

1. Promover educação em saúde sobre o ciclo menstrual e os sintomas associados à menstruação e à dismenorreia.[9-12]
2. Proporcionar alívio adequado da dor e dos sintomas associados, como cefaleias, dor lombar, diarreia, náuseas e vômitos, entre outros.[1,2,4,13]
3. Reduzir os impactos negativos (dias perdidos no trabalho, escola ou atividades extracurriculares) causados pelo transtorno e melhorar a qualidade de vida.[9-12]
4. Identificar sinais de alerta indicativos de dismenorreia secundária e encaminhar paciente para investigação especializada.[1,2,4,13]
5. Acompanhar a terapia da paciente por até três meses para checar efetividade do manejo, alteração no cuidado ou necessidade de encaminhar para outros profissionais de saúde quando a resposta terapêutica adequada não for atingida ou quando houver suspeita de causa subjacente da sua dismenorreia.[9-12]

CAUSAS, SINAIS, SINTOMAS E ANAMNESE FARMACÊUTICA

Acredita-se que os ciclos ovulatórios estejam associados a contrações uterinas dolorosas, provavelmente desencadeadas pela queda dos níveis de progesterona no início da menstruação. Essas contrações podem gerar vasoconstrição, com consequente isquemia uterina, causando dor (passível de modulação pela liberação de prostaglandinas).[1]

As causas da dismenorreia primária ainda não são claras, mas uma das explicações mais aceitas é que a retirada da progesterona do corpo lúteo causa a liberação de fosfolipídios de mebrana celular, que em seguida são convertidos em ácido araquidônico e, por fim, em prostaglandinas (**Figura 7.1**). Esse aumento na síntese de prostaglandinas derivada da atividade da ciclo-oxigenase-2 (COX-2) no momento da menstruação ovulatória resulta em aumento da pressão uterina e contrações na camada miometrial, que pode levar à dismenorreia.[4,12,13,18]

Portanto, a dismenorreia é resultante de quando a pressão uterina excede a pressão arterial, desenvolvendo-se a isquemia uterina e tendo acúmulo dos metabólitos anaeróbios estimulando os neurônios da dor do tipo C.[9] A dismenorreia primária é caracterizada, clinicamente, como uma dor de cólica, geralmente localizada na região inferior do abdome, que pode estender-se na lombar ou nas coxas.[1,2,4,13]

Mulheres diagnosticadas com dismenorreia primária não sofrem de qualquer doença pélvica e seu exame pélvico tem achados normais.[4,14] Normalmente, os sintomas são similares em cada período menstrual.[13] Caso a dor não se encontre

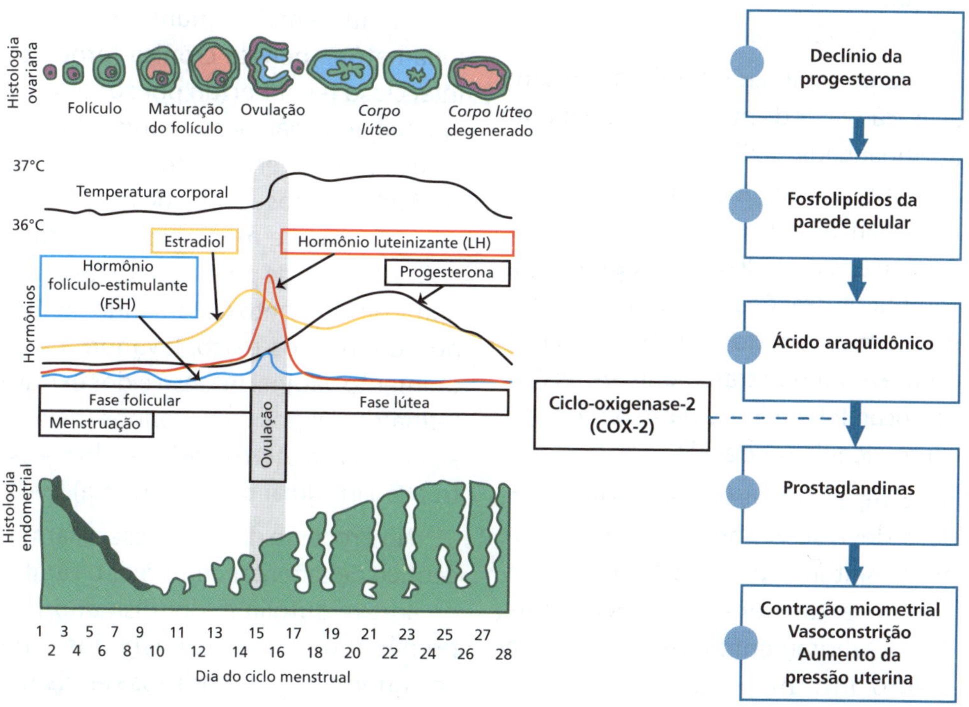

Figura 7.1. Ciclo menstrual e mecanismo da dor na dismenorreia primária.[3,5-7]
Fonte: Autoria própria adaptado de Boyd FR (2019).

mediana, especialmente se unilateral, pode sugerir uma anomalia uterina, e é necessária atenção para um diagnóstico alternativo.[9]

A dismenorreia primária ocorre em mulheres jovens,[11] mas geralmente não está associada às primeiras menstruações, pois essas tendem a ser anovulatórias, ou seja, sem ovulação.[14,19]

Os sintomas normalmente iniciam-se 1 a 2 dias antes do início do sangramento menstrual,[9] tendo seu pico máximo nas primeiras 24 a 36 horas, mas podendo persistir por mais 2 a 3 dias.[1,2,7,11,14,18,19] A dor é capaz de atingir diferentes intensidades, podendo ser intensa entre 2% e 29% das afetadas. Alguns sintomas são associados à dismenorreia primária, principalmente fadiga, irritabilidade, tonturas, cefaleia, dor lombar, diarreia, náuseas e vômitos.[1,2,7,9,11,14,18,19]

Há possibilidade também de uma sensação geral de mal-estar, geralmente acompanhada de dor, além de distensão abdominal, insônia ou sonolência.[7,9,11,14] Raramente ocorre síncope ou febre. A ocorrência de diarreia leve e de afta são manifestações comuns relacionadas com o período menstrual e dificilmente requerem tratamento específico ou encaminhamento a outro profissional ou serviço de saúde.[1,11,13]

É importante ressaltar que na anamnese deve-se verificar a existência de outros sintomas que constumam acompanhar a dismenorreia secundária, como: sangramento pós-coito, sangramento intermenstrual, corrimento vaginal ou dispareunia (dor durante a relação sexual) profunda, uma vez que costumam acompanhar a dismenorreia secundária.[2,20]

Alguns fatores podem ser associados ao aumento da prevalência da dismenorreia primária: menarca abaixo dos 12 anos; tabagismo e exposição, passiva, à fumaça; idade menor que 30 anos; estresse; baixo *status* socioeconômico; nuliparidade (ou seja, nunca ter tido filhos); história familiar; obesidade; e fluxo menstrual mais longo e pesado.[6,7,9,10,11]

Além desses fatores, alguns outros podem levar a evolução para um quadro de dismenorreia secundária, a saber: síndrome pré-menstrual, padrão irregular de sangramento, esterilização, suspeita de doença inflamatória pélvica, menstruações intensas, corrimento vaginal anormal, abuso sexual, sintomas psicológicos como a depressão.

As causas mais comuns são: doença inflamatória pélvica crônica (processo infeccioso reconhecido por corrimento vaginal anormal, ocasionando dores e vasoconstrição); endometriose (dor e desconforto pélvicos acentuados no período pré-menstrual e menstrual provocado pelo aumento de prostaglandinas); adenomiose (aumento de tamanho uterino no período pós-parto, levando a sangramento vaginal intenso e dor extrauterina); e pólipos intrauterinos (massas separadas no útero ocasionando menstruação irregular ou menorragia).[2,3,6,19]

No processo da anamnese, o farmacêutico deve tentar confirmar o caráter de agravo autolimitado (dismenorreia primária) ou identificar achados clínicos anormais com indícios de dismenorreia secundária, que demandam atendimento especializado. Durante a anamnese farmacêutica, é necessário também considerar a história de uso anterior dos medicamentos para tratar a dismenorreia, especialmente se ocorreu falha terapêutica ou alguma reação adversa. Essa investigação pode fornecer dados quanto às preferências da paciente, possíveis erros de administração do medicamento e a frequência dos sintomas, ajudando na elaboração do plano de cuidado, sendo necessário identificar necessidades, problemas de saúde, precauções, gravidade dos sintomas, situações especiais e possibilidades de conduta (**Quadro 7.1**). Existem diversos mitos relacionados com os distúrbios menstruais, e o farmacêutico deve realizar uma abordagem cuidadosa e elaborar uma explicação clara quanto à sua origem e ao manejo.[2,3,6,19]

Quadro 7.1
Anamnese farmacêutica em pacientes com dismenorreia primária (Estratégia INDICO)[1,2,3,4,6,7,9-14,18,19]

Domínio	Perguntas/Investigação*	Observações importantes
Identificação da paciente	Qual a **idade** da paciente? Qual a idade da **menarca**? Peso? Fuma? Paciente já **engravidou alguma vez**? Tem história de dismenorreia muito dolorosa na família? Com que frequencia? Se possível, obter informações de **história menstrual e história sexual**. Identificar fatores que aumentam a prevalência da dismenorreia.	Verificar a frequência menstrual, duração do período, fluxo menstrual estimado e presença ou ausência de sangramento intermenstrual. Deve-se registrar qualquer história de distúrbios menstruais na família, em particular endometriose em parentes de primeiro grau. A dismenorreia primária ocorre em mulheres mais jovens, com início de 6 a 12 meses após a menarca. Outros fatores associados ao aumento da prevalência da dismenorreia primária: menarca abaixo dos 12 anos, tabagismo, idade menor que 30 anos, nuliparidade (nunca teve parto), obesidade. A dismenorreia primária parece ser mais prevalente em pacientes com história de abuso sexual.
Natureza dos sinais e sintomas	A paciente apresenta algum sinal ou **sintoma associado** ao episódio de cólica? Observar **localização, tipo e intensidade da dor**, bem como sua relação com o ciclo menstrual e características dele (**fluxo menstrual mais longo e pesado**). Já precisou ir ao hospital por conta da dor? Quanto ela dificulta o trabalho ou ida à escola? Dor durante o ato sexual? Observar se há sintomas de depressão, ansiedade ou outros transtornos psiquiátricos.	A dismenorreia primária é tida como uma dor de cólica, geralmente localizada na região inferior do abdome, que pode se estender a ambos os quadrantes inferiores, lombar ou coxas. A avaliação da intensidade da dor é feita ao se levar em conta sua repercussão na capacidade para o trabalho, por sintomas sistêmicos e pela necessidade de uso de analgésicos. Alguns sintomas podem estar associados a dismenorreia primária, principalmente fadiga, irritabilidade, tonturas, cefaleia, dor lombar, diarreia, náuseas e vômitos. Sensação geral de mal-estar geralmente acompanhada de dor, além de distensão abdominal e insônia ou sonolência. Raramente pode-se notar síncope e febre.

(continua)

Quadro 7.1 (continuação)
Anamnese farmacêutica em pacientes com dismenorreia primária (Estratégia INDICO)[1,2,3,4,6,7,9-14,18,19]

Domínio	Perguntas/Investigação*	Observações importantes
Duração	**Quando iniciaram** as cólicas? Quanto tempo tem durado a dor? Comparar com início do ciclo menstrual. Há quantos ciclos vem sentindo esses sintomas? Está pior, melhor ou igual?	Os sintomas normalmente iniciam-se 1 a 2 dias antes do início do sangramento menstrual, tendo seu pico máximo nas primeiras 24 a 36 horas, mas podendo a dor persistir por mais 2 a 3 dias.
Iniciou algum tratamento	A paciente já fez uso de algum medicamento durante esse episódio? Houve melhora? Quais os **medicamentos usados** anteriormente? A paciente tem alguma **preferência de tratamento**? Faz uso de algum medicamento de uso crônico?	Fazer uma lista de tratamentos anteriores, incluindo dose, duração de uso, efeitos colaterais e resposta. Checar se existem outros medicamentos em uso, tendo em vista a possibilidade de interações que poderão determinar a escolha do tratamento farmacológico, além de que alguns deles podem induzir aumento de sangramento menstrual ou contração uterina, modificando a manifestação da dismenorreia.
Comorbidades	Observar a existência de sangramento pós-coito, sangramento intermenstrual, corrimento vaginal ou dispareunia profunda. Presença de **síndrome pré-menstrual**, esterilização, suspeita de doença inflamatória pélvica, abuso sexual e sintomas psicológicos, como depressão? Presença de **doenças sexualmente transmissíveis**. Tem algum sintoma intestinal, difuso ou inespecífico?	A existência de sangramento pós-coito, sangramento intermenstrual, corrimento vaginal ou dispareunia profunda, uma vez que costumam acompanhar a dismenorreia secundária. Alguns fatores podem levar ao desenvolvimento da dismenorreia primária, mas também a evolução para um quadro da dismenorreia secundária, são eles: síndrome pré-menstrual, esterilização, suspeita de doença inflamatória pélvica, abuso sexual e sintomas psicológicos, como depressão. Descartar outras doenças com sintomas semelhantes como a síndrome do intestino irritável ou a intolerância à lactose.
Outras situações especiais	A paciente está/esteve **grávida** recentemente ou é **lactante**?	Perguntar sobre os planos de gestação e sobre história de infertilidade primária ou secundária.

**Perguntas sugestivas. Não têm finalidade diagnóstica e sim para melhor compreensão do caso e identificação de potenciais sinais de alerta para encaminhamento.*
Fonte: Autoria própria.

INTERVENÇÕES NÃO FARMACOLÓGICAS

As terapias não farmacológicas são normalmente medidas adjuvantes ao tratamento farmacológico. A seguir alguns exemplos de medidas não farmacológicas, frequentemente utilizadas, com diferentes níveis de evidência:[7,9,11-13,18,21]

- Exercícios físicos regulares.
- Eletroestimulação transcutânea dos nervos (TENS).
- Acuestimulação e/ou acupuntura.
- Calor tópico utilizando toalhas aquecidas, adesivos ou bolsas térmicas.
- Mudanças dietéticas, como a dieta vegetariana, vitaminas e suplementos (ômega 3, cálcio e magnésio).
- Terapias comportamentais e psicoterapia.
- Cessação do tabagismo.

A prática de exercícios regular, com ênfase nas atividades aeróbicas, especialmente na fase lútea do ciclo menstrual, é recomendada para aliviar os sintomas da dismenorreia e diminuir a intensidade e a duração da dor. Essas atividades aumentam a liberação de endorfinas, que agem como analgésicos não específicos, e melhoram o fluxo sanguíneo, prevenindo espasmos e contrações musculares.[10,11,13]

Não existem fortes evidências de estudos randomizados, porém dada a consolidação dos benefícios dos exercícios para a saúde em geral e assumindo-se que é improvável que resulte em dano adicional para a dismenorreia, é razoável recomendá-lo.[1,19]

TENS de alta frequência ou "eletroanalgesia" mostrou-se efetiva na diminuição da percepção da dor, sendo recomendada para alívio dos sintomas. Pode ser usada em associação com terapias não hormonais e/ou hormonais, além de ser uma alternativa para pacientes que não podem ou preferem não usar medicamentos.

Há dois tipos de aparelhos que podem ser utilizados: um específico para profissionais (fisioterapia) e outro para o alívio da dor pela própria paciente. Alguns eventos adversos associados ao uso de TENS incluem rigidez muscular, dores de cabeça, náusea, vermelhidão ou queimação na pele.[11]

Revisão da Cochrane, que analisou o uso de acupressão e/ou acupuntura para manejo da dismenorreia, observou que não houve evidências suficientes para demonstrar se são eficazes ou reduzem os sintomas, ainda que existam alguns estudos favoráveis e com resultados positivos segundo algumas escalas de dor.[22] A recomendação do profissional farmacêutico deve, então, ser realizada com cautela e pode ser útil em associação com tratamento medicamentoso ou para pacientes que têm restrições de uso de anti-inflamatórios não esteroidais (AINEs), por exemplo.[22,23]

A aplicação de calor na parte inferior do abdome, com adesivos ou compressas aquecidas, mostrou-se eficaz no alívio dos sintomas da dismenorreia, além de produzir efeitos analgésicos comparáveis ao ibuprofeno e mais eficiente que o paracetamol. A terapia de calor pode melhorar a eficácia de outros tratamentos, como o uso de analgésicos, reduzindo o tempo necessário para alívio da dor. Essas compressas aquecidas são facilmente acessíveis e baratas, podendo ser recomendadas para o alívio da dor na dismenorreia.[1,9,11,19]

Uma variedade de mudanças dietéticas e terapias com vitaminas podem reduzir a gravidade da dor menstrual, mas os dados são limitados a poucos estudos, não apresentando evidências suficientes para confirmar seu emprego na prática clínica. Algumas dessas mudanças incluem redução do consumo de carne vermelha, dieta vegetariana, suplementação de vitamina E, B1, B6, D3 e óleo de peixe.[1,9,11,13]

Também observou-se a eficácia de algumas vitaminas, minerais e suplementos no tratamento da dismenorréia, como, gengibre, feno-grego, valeriana, vitamina B1, óleo de peixe, combinação de óleo de peixe/vitamina B1 e sulfato de zinco (recomendação fraca).[28]

Por fim, observou-se uma relação entre o tabagismo e piora sintomática da dismenorreia, além dos malefícios globais no perfil de saúde. Uma revisão sistemática com metanálise de 24 estudos indicou associação significativa entre tabagismo (tanto atual quanto ex-fumante) e dismenorreia. O tabagismo aumentou 1,5 vez a ocorrência de dor quando comparado às pacientes que nunca fumaram. Portanto, recomenda-se orientar e estimular as pacientes a reduzirem e cessarem essa dependência (**Quadro 7.2**).[1,9,11,13,31]

Como medidas não farmacológicas, em dores causadas pela **tensão pré-menstrual** destacam-se, principalmente, as mudanças no estilo de vida. Elas são recomendadas para reduzir os sintomas pré-menstruais, mas as evidências de eficácia são limitadas, destacando o aumento do exercício aeróbico. A anamnese farmacêutica é importante, pois pode obter história de violência doméstica, trauma físico ou emocional, e abuso de substâncias. Nesse caso, recomenda-se com grande avanço a terapia cognitivo-comportamental (TCC) em mulheres com síndrome pré-menstrual grave, para reduzir o estressa e oferecer suporte emocional.[9,11,13,18,21]

Quadro 7.2

Resumo de evidências das intervenções não farmacológicas para dismenorreia primária[1,9-11,13,19,24-26]

Conduta	Embasamento técnico	GRADE	
		Nível de evidência	Grau de recomendação
Aplicação de calor local	O calor local pode agir como analgésico, por aumentar o fluxo sanguíneo, removendo substâncias que causam dor, como prostaglandinas e leucotrienos, e diminuindo a constrição e contração musculares. Além disso, parece alterar o limiar da dor no hipotálamo, promovendo sensação de bem-estar. O uso pode ser feito como monoterapia durante 8 a 12 horas ou de maneira intermitente, por 20 minutos, em terapia associada.	Moderado ●●●○	Forte
Prática regular de exercícios físicos	Estudos mostraram que pacientes que fazem regularmente exercícios físicos têm menos dor, e há melhora de sintomas quando comparados a pacientes sedentárias. O exercício pode suprimir a liberação de prostaglandinas. Além de reduzir o estresse, propicia o relaxamento da musculatura pélvica, bem como diminui a fadiga. Não há comprovação de quanto tempo, frequência e intensidade da prática são adequados para o alívio de dismenorreia, e esta deve ser orientada por um educador físico.	Moderado ●●●○	Forte

(continua)

Quadro 7.2 (continuação)
Resumo de evidências das intervenções não farmacológicas para dismenorreia primária[1,9-11,13,19,24-26]

Conduta	Embasamento técnico	GRADE	
		Nível de evidência	Grau de recomendação
Eletroestimulação (TENS)	Revisão da Cochrane indicou que TENS de alta frequência pode ser eficaz para o tratamento da dismenorreia por uma série de pequenos ensaios. Os efeitos adversos menores relatados em um estudo requerem investigação adicional. Não há evidências suficientes para determinar a eficácia da TENS de baixa frequência na redução da dismenorreia. A TENS pode reduzir a dor menstrual, por redução da isquemia do músculo uterino, pelo aumento da vasodilatação local; liberação de endorfinas, por meio das fibras eferentes descendentes; bloqueio do sinal ascendente de dor na medula vertebral.	Moderado ●●●○	Forte ✓
Acupuntura e acupressão	Há estudos que mostram que a acuestimulação ocasiona pequenas melhorias, porém significativas, na pior intensidade da dor, número de dias com dor e proporção de mulheres usando analgésicos. Porém há evidências conflitantes sobre o tempo necessário para emprego dessa prática. A redução da dor ocorre por meio da modulação da via descendente da dor e pelo aumento do fluxo sanguíneo uterino, por meio do reflexo do nervo simpático do ovário e por meio da alteração no teor de prostaglandinas.	Moderado ●●●○	Fraco ?
Mudanças dietéticas	Evidências apontam que uma dieta vegetariana com baixo teor de gordura reduz a duração e a intensidade da dor menstrual, assim como a ingestão de diversas vitaminas ou minerais (magnésio, zinco, vitamina B1, B12).	Moderado ●●●○	Fraco ?
Cessação ou prevenção do tabagismo	Metanálise de 14 estudos demonstrou uma associação positiva significativa entre tabagismo e dismenorreia tanto nos modelos não ajustados quanto nos modelos ajustados. Outra metanálise de 24 estudos observacionais indicou que as fumantes eram 1,45 vez mais propensos a desenvolver dismenorreia do que as não fumantes.	Moderado ●●●○	Forte ✓

Fonte: Autoria própria.

INTERVENÇÕES FARMACOLÓGICAS

Como a dor resulta da vasoconstrição uterina, anoxia e contrações mediadas por prostaglandinas, o alívio sintomático pode ser obtido com o uso de agentes que inibem a síntese de prostaglandinas e contêm propriedades anti-inflamatórias e analgésicas (Quadro 7.3).[14]

Os AINEs são o tratamento padrão de primeira escolha na dismenorreia primária. Uma revisão com 80 ensaios clínicos randomizados (5.820 mulheres) demonstrou que AINEs foram significativamente

Quadro 7.3

Resumo das intervenções farmacológicas para dismenorreia[13,27-29,41,42]

Medicamento	Apresentações*	Uso padrão	Orientações ao paciente	Alertas	GRADE	
					Nível de evidência	Grau de recomendação
Paracetamol $$$$ MIP SUS	**Comprimido** 500 mg e 750 mg **Pó e comprimido efervescente** 500 mg. (Tylenol®, Vicky Pyrena® e Sonridor®)	**ADULTOS:** 1 a 2 comprimidos de 500 mg ou 1 comprimido de 750 mg. Se necessário, repetir a cada 4 a 6 horas. Dose máxima: 4.000 mg/dia (8 comprimidos de 500 mg).	"Boa parte dos comprimidos são revestidos, não partir ou mastigar". "Evitar o uso de outros medicamentos com associações". "As fórmulas efervescentes devem ser dissolvidas em pelo menos meio copo de água".	Pacientes com insuficiência hepática grave. Deve ser evitado com bebida alcoólica em virtude do aumento de risco de lesão hepática. Potencializa a ação anticoagulante da varfarina e de outros derivados cumarínicos. A sobredosagem de paracetamol geralmente ocorre com o uso de outros medicamentos em associações (que geralmente também contêm paracetamol).	Moderado ●●●○	Forte
Dipirona $$$$ MIP SUS	**Comprimido** 500 mg e 1 g **Comprimido efervescente** 1 g **Solução oral** 50 mg/mL e 500 mg/mL (Anador® e Novalgina®)	**ADULTOS:** 1 a 2 comprimidos. Se necessário, repetir a cada 6 horas. Dose máxima: 4.000 mg/dia (8 comprimidos 500 mg ou 4 comprimidos 1 g).	"Evitar uso em pessoas com história e alergias medicamentosas; questionar paciente sempre". "Preferir outras alternativas em idosos debilitados ou possibilidade de hipotensão". "Pode alterar alguns exames laboratoriais como perfil lipídico; alertar analista". "Evitar solução oral em pacientes com diabetes".	Em pacientes com função da medula óssea prejudicada, doenças do sistema hematopoiético ou qualquer história de agranulocitose (diminuição acentuada de glóbulos brancos). Gravidez e lactação. Pacientes com desenvolvimento anterior de broncoespasmo ou outras reações anaflactoides (p. ex.: urticária, angioedema) provocadas por medicamentos.	Muito baixo ●○○○	Forte

(continua)

Quadro 7.3 (continuação)
Resumo das intervenções farmacológicas para dismenorreia[13,27-29,41,42]

Medicamento	Apresentações*	Uso padrão	Orientações ao paciente	Alertas	GRADE: Nível de evidência	GRADE: Grau de recomendação
Ibuprofeno $$$$ MIP SUS	**Comprimido e cápsulas** 200 mg, 300 mg e 400 mg **Suspensão oral** 20 mg/mL, 30 mg/mL, 50 mg/mL e 100 mg/mL (Advil® e Alivium®)	**ADULTOS:** 1 a 2 comprimidos de 200 mg ou 1 comprimido de 300 mg ou 1 comprimido de 400 mg. Se necessário, repetir a cada 4 a 6 horas. Dose máxima: 1.200 mg/dia (3 comprimidos de 400 mg).	"Tomar preferencialmente junto ou após as refeições". "Na suspensão oral, agitar bem antes de medir a dose". "Evitar álcool ou fumo, dado risco de sangramento gastrointestinal". "Como demais AINEs, evitar doses altas, tempo prolongado".	Pacientes com úlceras gastrointestinais, problemas de coagulação e uso de antiplaquetários (uso contínuo de AAS). Insuficiência renal, hepática e/ou cardíaca grave. Gravidez e lactação. Uso conjunto com corticoides e com inibidores seletivos da recaptação de serotonina (ISRS) aumentam as reações gástricas. Reduz efeito de diuréticos e de outros anti-hipertensivos.	Alto ●●●●	Forte
Naproxeno $$$$ MIP SUS	**Comprimido** 250 mg e 500 mg de naproxeno base **Comprimido** 275 mg e 550 mg de naproxeno sódico (Flanax® e Napronax®)	**ADULTOS:** 1 comprimido de 250 mg. Se necessário, repetir em 6 a 8 horas limitando-se a essas duas doses dia. Ou 1 comprimido de 500 mg por dia. Dose máxima: 1.000 mg/dia.	"Deve ser administrado 1 hora antes ou 2 horas após a refeição. A absorção pode ser retardada com alimentos". "Evitar álcool ou fumo, dado risco de sangramento gastrointestinal". "Como demais AINEs, evitar doses altas, tempo prolongado".	Pacientes com úlceras gastrointestinais, problemas de coagulação e uso de antiplaquetários (uso contínuo de AAS). Insuficiência renal, hepática e/ou cardíaca grave. Gravidez e lactação. Pacientes com asma, rinite, pólipos nasais. Reduz efeito de diuréticos.	Alto ●●●●	Forte

(continua)

Quadro 7.3 (continuação)

Resumo das intervenções farmacológicas para dismenorreia[13,27-29,41,42]

Medicamento	Apresentações*	Uso padrão	Orientações ao paciente	Alertas	GRADE: Nível de evidência	GRADE: Grau de recomendação
Ácido mefenâmico $$$$	**Comprimido** 500 mg (Flanax®)	**ADULTOS:** 1 comprimido de 500 mg. Se necessário, repetir em 8 horas. Dose máxima: 1.500 mg/dia.	"Tomar preferencialmente junto ou após as refeições". "Evitar álcool ou fumo, dado risco de sangramento gastrointestinal". "Como demais AINEs, evitar doses altas, tempo prolongado (+ de 5 dias)".	Pacientes com úlceras gastrointestinais, problemas de coagulação e uso de antiagregantes (uso contínuo de AAS). Insuficiência renal, hepática e/ou cardíaca grave, hipertensão. Gravidez e lactação. Pacientes com asma, rinite, pólipos nasais.	Moderado	Forte
Celecoxibe $$$$	**Capsula** 200 mg e 400 mg (Celebra® e Cibex®)	**ADULTOS:** 1 comprimido de 400 mg ou 2 de 200 mg; se necessário, repetir dose 200 mg de 12/12 horas. Dose Máxima: 1.200 mg/dia.	"Pode ser utilizado com ou sem alimentos". "Evitar álcool ou fumo (embora reduzido risco de sangramento gastrointestinal)". "Como demais AINEs, evitar doses altas, tempo prolongado".	Embora com risco diminuído de eventos, ainda deve ser evitado por pacientes com úlceras gastrointestinais, problemas de coagulação e uso de antiagregantes (uso contínuo de AAS). Problemas renais, hepáticos e/ou cardíaca grave, hipertensão.. Gravidez e lactação. Pacientes com asma, rinite, pólipos nasais.	Moderado	Fraco
Etinilestradiol levonorgestrel $$$$ SUS	**Comprimido** 0,03 mg + 0,15 mg (Evanor® e Ciclo21®)	**ADULTOS:** 1 comprimido diariamente. por 21 dias consecutivos com pausa de 7 dias.	"No mesmo horário e na ordem indicada na embalagem". "Após 2 ou 3 dias do último comprimido, geralmente tem início a menstruação que pode não cessar antes do início da embalagem seguinte". "Usar métodos contraceptivos de barreira no início da terapia ou nos momentos de falha no uso".	Eventos mais comuns podem incluir pressão arterial elevada, dor de cabeça, mamas aumentadas ou sensíveis, tontura, alterações de humor, náusea. Tabagistas ou com agravos de coagulação. Gravidez e lactação. A terapia hormonal de longo prazo aumenta o risco de infarto do miocárdio, acidente vascular cerebral, trombose venosa profunda, embolia pulmonar, demência e câncer de mama ou endometrial.	Moderado	Fraco

(continua)

Quadro 7.3 (continuação)
Resumo das intervenções farmacológicas para dismenorreia[13,27-29,41,42]

Medicamento	Apresentações*	Uso padrão	Orientações ao paciente	Alertas	GRADE	
					Nível de evidência	Grau de recomendação
Noretisterona $$$$	**Comprimido** 0,35 mg (Micronor® e Norestin®)	**ADULTOS:** 1 comprimido diariamente sem interrupções durante o período menstrual.	"No mesmo horário e na ordem indicada na embalagem". "Usar métodos contraceptivos de barreira no início da terapia ou nos momentos de falha no uso".	Eventos mais comuns podem incluir pressão arterial elevada, dor de cabeça, mamas aumentadas ou sensíveis, tontura, alterações de humor, náusea. Tabagistas ou com agravos de coagulação. Gravidez e lactação. A terapia hormonal de longo prazo aumenta o risco de infarto do miocárdio, acidente vascular cerebral, trombose venosa profunda, embolia pulmonar, demência e câncer de mama ou endometrial.	**Moderado** ●●●○	**Fraco** (?)
Butilbrometo de escopolamina $$$$ MIP	**Comprimido** 10 mg **Solução oral em gotas** 10 mg/mL (Buscopam®)	**ADULTOS:** 1 a 2 comprimidos (10 mg a 20 mg). Se necessário, repetir a cada 6 a 8 horas. Dose máxima: 100 mg/dia.	"A solução deve ser ingerida via oral, podendo ser diluído na água". "Evitar atividades que exijam alerta mental ou coordenação até que os efeitos do medicamento sejam percebidos, pois pode causar sonolência e visão turva".	Pacientes com miastenia *gravis*; estenose mecânica no trato gastrointestinal; íleo paralítico ou obstrutivo; megacólon. Os efeitos colaterais podem incluir boca seca, dilatação das pupilas, tontura, agitação, deficiência visual, confusão, midríase e faringite.	**Baixo** ●●○○	**Fraco** (?)

*Nomes comerciais listados foram incluídos no intuito de facilitar a identificação dos itens e evitar erros de seleção; é desaconselhável utilizá-los em prescrições ou no processo de orientação farmacêutica. Marcas foram incluídas de forma circunstancial e pode haver outras disponíveis no mercado não listadas. Fonte: Autoria própria.

mais eficazes para o alívio da dor do que o placebo. Foram também significativamente mais eficazes para o alívio da dor do que o paracetamol. Contudo, como era de se esperar, tiveram maior número de efeitos adversos que o não tratamento. Por isso seu uso deve ser desaconselhado em pacientes com história de úlcera péptica, sangramento gastrointestinal, deficiências de coagulação, efeitos adversos gastrointestinais com o uso prévio de AINEs ou mesmo sintomas que requerem altas doses de AINEs não seletivos.[13,27]

Não há evidências suficientes para determinar qual AINE é o mais seguro e eficaz para o tratamento da dismenorreia. Análise dos inibidores específicos para COX-2 (**etoricoxibe** e **celecoxibe**) também não conseguiu demonstrar superioridade deles com relação aos AINEs tradicionais.[13,27,28]

A escolha da alternativa terapêutica deve se dar considerando experiência prévia, eficácia e tolerabilidade para cada paciente, e um segundo AINE deve ser tentado se o primeiro não fornecer alívio suficiente. O tratamento farmacológico deve ser iniciado de forma precoce, logo nos primeiros indícios dos sintomas de cólica e normalmente necessita de continuidade por mais 1 ou 2 dias. **Ibuprofeno** e **naproxeno** são os mais comumente usados para o tratamento da dismenorreia na prática clínica.[13,27-29]

O **naproxeno** tende a inibir mais a dor que o **ibuprofeno**, **celecoxibe** e **cetoprofeno**. Outros anti-inflamatórios, como **diclofenaco** ou **clonixinato de lisina** também são utilizados, mas apresentam evidência limitada. Mulheres que têm alto risco de toxicidade gastroduodenal relacionada com os AINEs podem considerar o celecoxibe como uma opção. Entretanto, deve-se ponderar a possibilidade de outros efeitos adversos, seu custo mais elevado que outros AINEs não específicos e seu potencial de redução de eficácia quando comparado ao naproxeno.[9,13,27] O **ácido mefenâmico** é o único que inibe a prostaglandina sintetase e bloqueia a ação das prostaglandinas já formadas. Pode ser considerado para as pacientes que não respondem aos AINEs anteriores.[13,27,28,30]

Apesar da menor eficácia no alívio da dor, o **paracetamol** não deve ser totalmente descartado, pois tem boa tolerância gastrointestinal e pode ser considerado como alternativa mais segura em paciente com insuficiência renal ou hipertensão arterial, já que a utilização de AINEs pode afetar negativamente esses agravos.[4,14] A **dipirona,** apesar de também ser muito utilizada na prática clínica, apresenta pouca evidência que ateste sua indicação nesse agravo.

Antiespasmódicos como o **butilbrometo de escopolamina** (monofármaco e combinações) são pouco utilizados para dismenorreia em países como Estados Unidos, porém são populares no Brasil. Seu uso, apesar de registrado na Anvisa, não encontra bases sólidas de recomendação na literatura científica. Tratam-se de farmácos anticolinérgicos que têm como alvo os receptores muscarínicos para relaxar o músculo liso. Os efeitos adversos comuns incluem boca seca, constipação e tontura.[11,31]

Estudos sobre o efeito de **butilbrometo de escopolamina** e **papaverina** na dismenorreia são raros e antigos. A escopolamina chegou inclusive a estar na Relação Nacional de Medicamentos Essenciais (Rename), mas foi retirada na edição de 2007 pela escassez de estudos.[32] Revisões sistemáticas que contemplem esses e outros antiespasmódicos na cólica menstrual não foram localizados, apesar de existirem dados sobre efeitos na musculatura lisa (especialmente trato gastrointestinal). Um ensaio clínico randomizado mais recente comparou uma combinação de um antiespasmódico (drotaverina) e AINE (aceclofenaco) com AINE isoladamente e mostrou que a combinação proporcionou alívio superior da dor para dismenorreia primária, o que pode indicar benefício nos casos de casos refratários ao uso de AINEs isolados.[31,33]

Os anticoncepcionais orais, por bloquearem a ovulação mensal e dimunuírem o fluxo menstrual, podem ajudar a aliviar os sintomas da dismenorreia primária. Não são primeira escolha para adolecentes ou pessoas sexualmente inativas, mas podem ser considerados o tratamento de primeira linha para mulheres com dismenorreia que também desejam contracepção. Os contraceptivos hormonais tendem a reduzir fluxos sanguíneos vigorosos, consequentemente aliviando os sintomas. Se combinados com dispositivo intrauterino (DIU) ou algum AINE, são ainda mais efetivos no alívio da dor dismenorreica. Estão associados também a redução dos sintomas do distúrbio disfórico pré-menstrual e melhora da acne.[13,28,34]

Revisão sistemática sobre o tema revelou limitações nas evidências, apesar de confirmar que estrogênio de baixa dose e contraceptivos combinados de estrogênio de dose média em comparação com placebo mostraram melhora da dor em ensaios com 497 mulheres (OR 2,01, IC 95%: 1,32 a 3,08).

Três ensaios clínicos relataram efeitos adversos, principalmente náuseas, dores de cabeça e ganho de peso, com o uso de contraceptivos. Outra revisão também mostrou limitações no uso de contraceptivos no caso de dismenorreia associada a endometriose, apesar da recomendação na maioria das diretrizes clínicas do tema. Não foram identificados estudos adequados que compararam os anticocepcionais combinados com AINEs.[35,36]

Não foi comprovada diferença entre as várias apresentações de contraceptivos orais disponíveis no mercado. A combinação de derivados **progesterona (progestinas + estrogênio)** é um dos métodos hormonais mais utilizados. Inibe a ovulação e diminui a espessura do endométrio, reduzindo o fluxo sanguíneo. A seleção do fármaco ocorre mediante prescrição médica com base na situação clínica e preferências da paciente, controle de ciclo, custo, disponibilidade e efeitos. Uma análise comparando a pílula oral de progesterona + estrogênio com placebo indicou resultados positivos no tratamento (OR 2,01, 95%: 1,32 a 3,08). Observou-se resultado semelhante para comprimidos com doses de estrogênio $\leq$ 35 mcg e > 35 mcg. Uma análise com 12 ensaios clínicos comparando o anel vaginal com o contraceptivo hormonal oral obteve resultados semelhantes na diminuição do nível de dor (anel contraceptivo: 17,4% a 5,9%; contraceptivo hormonal oral: 19% a 6,4%. Em um dos estudos o **valerato de estradiol + dienogeste** e o **etinilestradiol + levonorgestrel** foram comparativamente eficazes na dismenorreia com 200 mulheres em três ciclos de 28 dias.[9,11,30,37]

No Brasil, estão disponíveis diversos contraceptivos orais, de diferentes classes e gerações. Optou-se por destacar aqueles que estão selecionados na Rename e disponíveis pelo programa Farmácia Popular: **etinilestradiol 0,03 mg + levonorgestrel 0,15 mg** (de baixa concentração, é mais utilizado pelas brasileiras), **noretisterona 0,35 mg** (minipílula), **enantato de norestisterona 50 mg + valerato de estradiol 5 mg** (injetável mais utilizado no país).[38,39]

É possível que a ingestão de algumas vitaminas e minerais (como vitamina E, vitamina B1 e ômega 3), possa, ainda que de forma limitada, reduzir a dor dismenorreica.[11,13,30] Contudo, isso é controverso. Uma revisão da Cochrane, que incluiu 27 ensaios clínicos, verificou que a maioria dos estudos encontrados apresentava baixa qualidade e não determinava claramente os benefícios do uso de algumas vitaminas e suplementos.[50] Na comparação com placebo, não houve evidência de eficácia para a **vitamina E**, houve resposta limitada para **ômega 3, vitamina B1**, associação desses dois e **sulfato de zinco**. Essa mesma revisão também mostrou que não pode ser estabelecida evidência de efeito, quando comparados a AINEs, para fitoterápicos/plantas medicinais como **endro, erva-doce, goiaba, ruibarbo, gengibre** ou **valeriana**. As evidências sobre a efetividade da **camomila** também mostraram-se limitadas.[40]

Um dos problemas de saúde relacionados que precisa de atenção é a **tensão pré-menstrual** (TPM) (síndrome pré-menstrual), por ser uma condição marcada por sintomas físicos e psicológicos recorrentes durante a fase lútea da menstruação. Afeta 20% a 32% das mulheres com sintomas físicos e psicológicos evidentes. História pessoal ou familiar de outros transtornos afetivos, como depressão maior e depressão pós-parto, aumentam o risco de a paciente desenvolver síndrome pré-menstrual. Fatores de risco adicionais incluem história de violência doméstica, trauma físico ou emocional e abuso de substâncias. Assim como a dismenorreia, o seu tratamento farmacológico, principalmente em questão das dores e cólicas, é feito com o objetivo de promover alívio dos sintomas, visando possíveis causas fisiológicas dos sintomas, incluindo ciclicidade do hormônio ovulatório e neurotransmissores do sistema nervoso central que afetam o humor, como a serotonina.[1,13]

Os tratamentos médicos de primeira linha para o tratamento da TPM grave e do transtorno disfórico pré-menstrual (TDPM) incluem contraceptivos orais combinados que contêm drospirenona, que é recomendada na amamentação pela sua segurança. Recomendam-se, também, os inibidores seletivos da recaptação de serotonina (ISRS)/inibidores da recaptação de serotonina e noradrenalina (IRSN) em casos de transtorno disfórico na tensão pré-menstrual. Os agonistas do hormônio liberador de gonadotrofina (GnRH) entram como opção de tratamento de segunda ou terceira linha para mulheres com TPM grave,[1,13] mas podem ser considerados como tratamento de primeira linha apenas em mulheres com sintomas pré-menstruais mais graves. Os agonistas do GnRH têm como mecanismo de ação suprimir a produção de esteroides ovarianos, como no alívio da síndrome pré-menstrual e as dores causadas por ela, com um efeito da "menopausa médica" induzida. Os efeitos adversos, particularmente ondas de calor e redução da densidade óssea, limitam o uso a alguns meses.[27,29]

SINAIS DE ALERTA E ENCAMINHAMENTOS

Em alguns casos, a crise dolorosa é muito intensa e a resposta aos AINEs não parece surtir efeito. Nesses casos, pode ser necessário o encaminhamento para atendimento de urgência e tratamento com analgésicos opioides visando ao controle da dor. Essas pacientes cujos sintomas não são aliviados por AINEs também são propensas a ter uma condição pélvica subjacente (p. ex., endometriose). Pacientes com essa suspeita devem ser encaminhadas para atendimento especializado, pois precisarão realizar outros exames complementares. No Quadro 7.4 constam os principais sinais e sintomas de alarme da progressão da dismenorreia primária para uma secundária ou o aparecimento de outras patologias pélvicas.[1,9-11,14]

Quadro 7.4
Sinais de alerta para encaminhamento de paciente com dismenorreia[1,9-11,14]

Palavra-chave	Sinais de alerta
Dor persistente ou muito forte	Dor persistente mesmo com tratamento farmacológico recomendado. Dor pélvica que não se localiza na parte inferior do abdome. Progressão na gravidade dos sintomas. História de ineficácia de tratamento, reações adversas ou múltiplas restrições.
Sintomas digestivos	Dor abdominal associada a diarreia, náuseas e vômitos pode apontar gastroenterite. Dor periumbilical (pode ser algum comprometimento intestinal, como apendicite ou diverticulite). Dor abdominal aguda epigástrica (piora pós-refeições) pode indicar colelitíase, úlcera péptica ou pancreatite.
Sintomas pélvicos anormais	Sangramento uterino anormal (p. ex., sangramento menstrual intenso, sangramento irregular, infrequente ou sangramento intermenstrual). Presença de dispareunia (desconforto ou dor durante a relação sexual) ou disquezia (defecação dolorosa). Dor pélvica lateral ou alteração de lugar da dor menstrual. Um ou mais achados de sensibilidade uterina ou presença de sangue na urina.
Sintomas neurológicos	Manifestações que indiquem transtorno disfórico pré-menstrual.
Sintomas sistêmicos ou atípicos	Febre ou cefaleia vascular frequente. Início da dismenorreia após os 25 anos.

Fonte: Autoria própria.

MONITORAMENTO DOS RESULTADOS

Independentemente da terapia escolhida é fundamental acompanhar a evolução do caso, monitorar adequadamente e avaliar os resultados, fazendo uma análise completa da farmacoterapia, bem como da adesão, segurança e efetividade do tratamento. Isso é necessário para verificar se as intervenções realizadas foram satisfatórias, se é necessário realizar medidas adicionais, se houve adesão ao tratamento e se é necessário encaminhamento a outro profissional ou servico de saúde. Esse acompanhamento deve ser realizado por três meses, inicialmente analisando o bem-estar geral da paciente, seu estado físico, nível de atividade e ausência de sintomas.[1,2,4,13]

Caso necessário, realizar uma nova anamnese, observando se:

- Houve falha terapêutica; a localização e intensidade da dor continua a mesma, aumentou ou diminuiu.
- Houve alteração no ciclo menstrual, sangramento intermenstrual, ou pós-coito.
- Houve alteração no corrimento vaginal.
- Há presença de sintomas associados.
- Há presença de síndrome pré-menstrual.
- Há alguma suspeita de causa subjacente da dismenorreia.
- Ocorreram sintomas psiquiátricos como depressão, ansiedade.[1,13]

Referências bibliográficas

1. Burnett M, Lemyre M. No. 345-Primary Dysmenorrhea Consensus Guideline. J Obstet Gynaecol Can. 2017; 39(7):585-95.
2. Lumsden MA, Iliodromiti S. Avaliação da dismenorreia. BMJ Best Practice. 2015.
3. M Latthe P, Champaneira R. Dysmenorrhoea. BMJ Clin Evid. 2014;2014:0813.
4. Paulo M, Mieli A, Yvon P, Cezarino A, Margarido FR, Simões R. Dismenorreia primária: tratamento. Rev Assoc Med Bras. 2013;59(5):413-9.
5. Boyd FR. Dysmenorrhea. DynaMed. 2019:3-10.
6. Ju H, Jones M, Mishra G. The prevalence and risk factors of dysmenorrhea. Epidemiol Rev. 2014; 36(1):104-13.
7. Iacovides S, Avidon I, Baker FC. What we know about primary dysmenorrhea today: a critical review. Hum Reprod Update. 2015;21(6):762-78.
8. Calis KA, PharmD, MPH, FASHP, FCCP. Dysmenorrhea. Medscape. 2019;1-25.
9. Smith RP, Kaunitz AM. Dysmenorrhea in adult women: Clinical features and diagnosis. UpToDate. 2019;1-12.
10. Harel Z. Dysmenorrhea in adolescents and young adulst. An update on pharmacological treatments and management strategiees. Expert Opin Pharmacother. 2012;13(15):2157-70.
11. Conselho Federal de Farmácia. Guia de prática clínica: sinais e sintomas do aparelho genital feminino: dismenorreia. Guias de prática clínica para farmacêuticos. 2017.
12. Ryan SA. The treatment of dysmenorrhea. Pediatr Clin North Am. 2017;64(2):331-42.
13. Boyd FR. Dysmenorrhea. Dynamed. 2019;3-10.
14. Calis KA. Dysmenorrhea. Medscape. 2019;1-25.
15. Osayande A, Mehulic S. Diagnosis and initial management of stroke. Am Fam Physician. 2014; 89(5):341-6.
16. Sharghi M, Mansurkhani SM, Ashtary-Larky D, Kooti W, Niksefat M, Firoozbakht M, et al. An update and systematic review on the treatment of primary dysmenorrhea. J Bras Reprod Assist. 2019;23(1):51-7.
17. Harlow SD, Campbell OMR. Epidemiology of menstrual disorders in developing countries: a systematic review. BJOG. 2004;111(1):6-16.
18. Sharghi M, Mansurkhani SM, Ashtary-Larky D, Kooti W, Niksefat M, Firoozbakht M, et al. An update and systematic review on the treatment of primary dysmenorrhea. J Bras Reprod Assist. 2019;23(1):51-7.
19. Osayande A, Mehulic S. Diagnosis and initial management of stroke. Am Fam Physician. 2014; 89(5):341-6.
20. Blenkinsopp A, Paxton P, Blenkinsopp J. Symptoms in the pharmacy – a guide to the management of common illness. 2018. 432 p.

21. Guimarães MMA, Araújo EMQ, Santos Junior AF, Travassos AGA. Impacto de ácidos graxos essenciais na terapêutica suplementar da dismenorreia primária: uma revisão de ensaios clínicos. Research, Society and Development. 2021;10(14):e191101421732.
22. Smith CA, Armour M, Zhu X, Li X, Lu ZY, Song J. Acupuncture for dysmenorrhoea. Cochrane Database Syst Rev. 2016;4(4):CD007854.
23. Kong X, Fang H, Li X, Zhang Y, Guo Y. Effects of auricular acupressure on dysmenorrhea: A systematic review and meta-analysis of randomized controlled trials. Front Endocrinol (Lausanne). 2023;13:1016222.
24. Qin LL, Hu Z, Kaminga AC, Luo BA, Xu HL, Feng XL, et al. Association between cigarette smoking and the risk of dysmenorrhea: A meta-analysis of observational studies. Glantz SA, editor. PLoS One. 2020; 15(4):e0231201.
25. Proctor M, Farquhar C, Stones W, He L, Zhu X, Brown J. Transcutaneous electrical nerve stimulation for primary dysmenorrhoea. Cochrane Database Syst Rev. 2002;2002(1):CD002123.
26. Jenabi E, Khazaei S, Veisani Y. The relationship between smoking and dysmenorrhea: A meta-analysis. Women Health. 2019;59(5):524-33.
27. Marjoribanks J, Ayeleke RO, Farquhar C, Proctor M. Nonsteroidal anti-inflammatory drugs for dysmenorrhoea. Cochrane Database Syst Rev. 2015; 2015(7):CD001751.
28. Banikarim C. Primary dysmenorrhea in adolescents. UpToDate. 2019.
29. Guimarães I, Póvoa AM. Primary Dysmenorrhea: Assessment and Treatment. Rev Bras Ginecol Obstet. 2020;42(8):501-7.
30. Guimarães I, Póvoa AM. Primary Dysmenorrhea: Assessment and Treatment. Rev Bras Ginecol Obstet. 2020;42(8):501-7.
31. Oladosu FA, Tu FF, Hellman KM. Nonsteroidal antiinflammatory drug resistance in dysmenorrhea: epidemiology, causes, and treatment. Am J Obstet Gynecol. 2018;218(4):390-400.
32. Brasil. Ministério da Saúde. Relação nacional de medicamentos essenciais: Rename 2007. 2007. 286 p.
33. Pareek A, Chandurkar NB, Patil RT, Agrawal SN, Uday RB, Tambe SG. Efficacy and safety of aceclofenac and drotaverine fixed-dose combination in the treatment of primary dysmenorrhoea: a double-blind, double-dummy, randomized comparative study with aceclofenac. European Journal of Obstetrics & Gynecology and Reproductive Biology. 2010;152(1):86-90.
34. ACOG Practice Bulletin no. 110: noncontraceptive uses of hormonal contraceptives. obstetrics & gynecology. 2010;115(1):206-18.
35. Wong CL, Farquhar C, Roberts H, Proctor M. Oral contraceptive pill for primary dysmenorrhoea. Cochrane Database Syst Rev. 2009;2009(4):CD002120.
36. Brown J, Crawford TJ, Datta S, Prentice A. Oral contraceptives for pain associated with endometriosis. Cochrane Database Syst Rev. 2018;5(5):CD001019.
37. Wong CL, Farquhar C, Roberts H, Proctor M. Oral contraceptive pill for primary dysmenorrhoea. Cochrane Database Syst Rev. 2009;2009(4):CD002120.
38. Farias MR, Leite SN, Tavares NUL, Oliveira MA, Arrais PSD, Bertoldi AD, et al. Use of and access to oral and injectable contraceptives in Brazil. Rev Saude Publica. 2016;50(suppl 2):14s.
39. Ministério da Saúde. Relação Nacional de Medicamentos Essenciais. 2020. 217 p.
40. Pattanittum P, Kunyanone N, Brown J, Sangkomkamhang US, Barnes J, Seyfoddin V, et al. Dietary supplements for dysmenorrhoea. Cochrane Database Syst Rev. 2016;3(3):CD002124.
41. Agência Nacional de Vigilância Sanitária. Dipirona (Novalgina) Bula Profissional. 2022.
42. JT DiPiro, GC Yee, LM Posey, ST Haines T, Nolin VE, et al. pharmacotherapy: a pathophysiologic approach. 12th ed. New York: Mc Graw Hill; 2023.

8 Contracepção de Emergência

Taynara Andrioli Campos • Laís Rocha Antunes • Eloá Fátima Ferreira de Medeiros • Bárbara Manuella Cardoso Sodré Alves • Marcela Mofati Boechat • Rafael Santos Santana • Sofia Alves Monteiro Carvalho • Tiago Marques dos Reis • Maria Christina dos Santos Verdam • Rafael Poloni • Ana Paula de Oliveira Barbosa

CONTRACEPÇÃO DE EMERGÊNCIA

O sistema reprodutor feminino humano é composto por ovários, tubas uterinas, útero e vagina. Os óvulos são desenvolvidos nos ovários. No meio de cada ciclo menstrual, um óvulo é expelido do folículo ovariano para a cavidade abdominal, próximo às aberturas das duas tubas uterinas. O óvulo, então, segue pelas tubas até o útero. Caso fertilizado por um espermatozoide (fecundação), o óvulo implanta-se no útero e inicia o desenvolvimento fetal. Em torno de 4 a 6 dias após a fertilização, é possível observar um blastocisto contendo cerca de 100 células na cavidade uterina.[1,2]

Como é sabido, métodos contraceptivos podem prevenir a gravidez indesejada. Alguns desses métodos, como preservativos, anticoncepcionais e dispositivo intrauterino (DIU), estão disponíveis de forma gratuita para os brasileiros no serviço público de saúde.[3] Ainda assim, estima-se que no país, cerca de 25% das mulheres brasileiras engravidam acidentalmente.[4,5] Não há, entretanto, dados precisos sobre a prevalência de abortos no Brasil. Na Inglaterra, 30% das gestações são indesejadas e 20% das gestações totais terminam em aborto. Nos Estados Unidos, quase 50% das gestações são indesejadas e 40% destas resultam em aborto.[6,7]

A contracepção de emergência é definida como um método efetivo e seguro de prevenir uma gravidez não planejada, idealmente em até 72 horas após o coito, mas possível de utilizar até 120 horas após a relação sexual. Embora tenha tido seu primeiro registro em 1998, essa estratégia de prevenção ainda parece ser subutilizada no país ou utilizada de forma inadequada.[8-10]

Nos Estados Unidos, a contracepção de emergência com progestogênio é possível a partir de prescrição lavrada por profissionais de saúde habilitados (não necessariamente médicos) para qualquer idade desde 2013. No Reino Unido, por sua vez, os medicamentos de contracepção de emergência são comercializados sem a necessidade de prescrição médica para mulheres com idade superior a 16 anos.[6,9] No Brasil, com a publicação da Resolução do Conselho Federal de Farmácia (CFF) nº 12/2024 (vigente na ocasião da publicação deste livro), que regulamentou a prescrição de contraceptivos hormonais por farmacêuticos para prevenção de gravidez, espera-se que o acesso aos medicamentos dessa classe seja facilitado (especialmente no Sistema Único de Saúde – SUS).

Com relação à política pública, entende-se que para evitar as gestações indesejadas é necessário o desenvolvimento e a implementação de programas de educação sexual, conscientizando a população sobre o uso correto dos diferentes métodos de contracepção. Segundo a Lei Federal nº 9.263/96, o planejamento familiar é direito de todo o cidadão e permite à família decidir a quantidade de filhos que pretende conceber, no momento que considerar mais conveniente.[11] Nesse sentido, oferecer orientações e estratégias para o planejamento familiar torna-se uma atribuição inerente aos órgãos, entidades e profissionais diretamente envolvidos com a saúde pública.

A frequência de uso da contracepção de emergência no cenário nacional ainda é incerta, dado que a última Pesquisa Nacional de Demografia e Saúde (PNDS), realizada em 2006, apontava uso por cerca de 12% das mulheres de 15 anos a 49 anos, sexualmente ativas, podendo chegar até 20% das mulheres dependendo da faixa etária.[12] Contudo, pesquisas regionais mais recentes mostraram variações de 23% a 48% no uso entre estudantes e mulheres jovens.[13,14]

A PNDS 2006 apontou que a contracepção de emergência passou a ocupar o quinto lugar entre os métodos contraceptivos modernos usados por todas as mulheres, e o terceiro lugar entre as mulheres não casadas e ativas sexualmente (últimos 12 meses).[12] Estima-se que o uso adequado do **levonorgestrel** pode reduzir pela metade o número de gestações indesejadas a cada ano, o que também pode ter interferência direta na diminuição das taxas de aborto.[15]

Em virtude das mudanças socioculturais na forma de interação sexual entre homens e mulheres, mediada hoje pela tecnologia digital e por meio da composição de parcerias mais ocasionais, o uso de contracepção de emergência pode aumentar expressivamente entre casais. Uma pesquisa de 2015 sobre práticas contraceptivas entre mulheres de 15 a 44 anos na cidade de São Paulo mostrou um aumento de seis vezes do relato de uso de contracepção de emergência quando comparado com dados de 2006. O método é usado com muita frequência, especialmente por mulheres com menos de 35 anos, e mais de 60% das mulheres de 15 a 29 anos disseram ter usado contracepção de emergência pelo menos uma vez na vida.[16]

No entanto, o uso precoce, frequente e incorreto pode representar perigo às usuárias de **levonorgestrel**. Levantamento realizado pela Casa da Adolescente, unidade da Secretaria de Estado da Saúde de São Paulo, com 600 adolescentes de 10 a 15 anos mostrou que 75% das meninas e 60% dos meninos conheciam o contraceptivo de emergência, 23% utilizaram após sexo desprotegido e grande parte relatou uso indiscriminado como "pílula do fim de semana", havendo relatos de uso em quantidade superior a quatro vezes por mês.[17,18]

Assim, é de extrema importância que profissionais de saúde, como o farmacêutico, ofereçam suporte aos pacientes por meio da educação em saúde, aconselhando o uso correto da contracepção de emergência, auxiliando na escolha de um método contraceptivo contínuo e provendo informações claras e confiáveis para seu uso racional. Além disso, o farmacêutico é um profissional acessível à população, encontrando-se em posição ideal para realizar o acolhimento dos pacientes de todas as idades e contribuir para a redução dos riscos da automedicação desassistida.[11,19]

OBJETIVOS DO CUIDADO FARMACÊUTICO

1. Orientar a paciente sobre a proteção contra infecções sexualmente transmissíveis e identificar situações que demandem aconselhamento sobre medidas de prevenção.[11,19]
2. Prevenir potenciais falhas de adesão, orientando sobre a maneira correta de uso, dosagem, tempo e situações de maior ou menor efetividade da contracepção.[11,19]
3. Incentivar o uso do preservativo como dupla proteção e auxiliar na escolha de métodos contraceptivos de uso contínuo adaptados às necessidades da paciente.[20,21]
4. Identificar fatores de risco, situações de uso incorreto ou abuso de utilização do método, orientando sobre efeitos esperados e medidas de prevenção de eventos adversos.[20,21]

CAUSAS, SITUAÇÕES DE USO E ANAMNESE FARMACÊUTICA

Como discutido, a contracepção pós-coito ou contracepção de emergência reduz o risco de gestação após uma relação sexual desprotegida. A opção mais utilizada no país é a contracepção hormonal à base de progestogênio (**levonorgestrel**), mas também existem os métodos com uso de modulador seletivo dos receptores de progesterona (**ulipristal**) e à base de estrogênio/progestogênio (**esquema de Yuzpe**). Além disso, há a possibilidade de contracepção de emergência por meio do DIU de cobre se inserido em cinco dias após a relação sexual desprotegida. Esses métodos serão abordados nas seções seguintes, mas exploraremos com mais detalhes o primeiro método como padrão nas recomendações e análises no presente documento.[6,20,21]

A contracepção de emergência deve ser iniciada o mais rápido possível, pois há diminuição da eficácia contraceptiva com o aumento do tempo entre o coito e o seu uso.[20,22]

Como exemplo de situações em que cabe o uso da contracepção de emergência, podemos citar:[6,9,23]

- **Relações sexuais desprotegidas**, de uma maneira geral nos últimos cinco dias (até 120 horas).
- **Falha do método contraceptivo de barreira**, como rompimento ou mal uso do preservativo durante o ato sexual.
- **Após a agressão sexual**, em vítimas de estupro ou violência doméstica desprotegida.

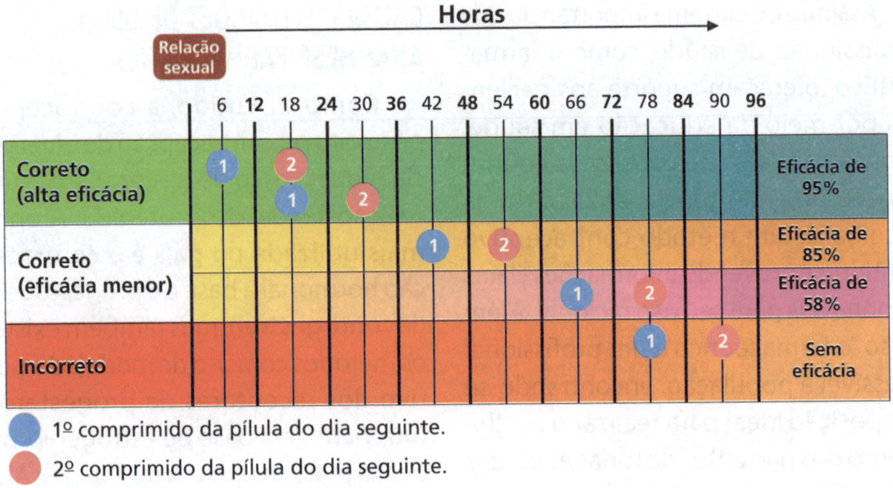

Figura 8.1. Estimativa de eficácia para o uso de levonorgestrel 0,75 mg (dois comprimidos).[20,22]

Fonte: Autoria própria.

- **Uso incorreto ou falha do contraceptivo regular** como:
  - Esquecimento por dois ou mais dias consecutivos de pílulas anticoncepcionais que contêm estrogênio e progesterona, e atraso de um dia ou até menos das usuárias de pílulas anticoncepcionais que contêm apenas progestina ("minipílula").
  - Pacientes que usam injeções de acetato de medroxiprogesterona de depósito (contracepção de até três meses), mas estão em atraso há duas semanas (algumas diretrizes recomendam contracepção de emergência apenas se o atraso for de quatro semanas).
  - Diafragma ou capuz cervical que deslocou, quebrou, rasgou ou foi removido precocemente.
  - Adesivo de controle de natalidade e anel vaginal anticoncepcional removidos antes do período ou inseridos após o período.
  - Comprimido ou filme espermicida que não dissolveu antes do ato sexual.
  - Erro no "método do ritmo/tabelinha" ou relação sexual durante sua "janela fértil".
- **Deslocamento do DIU**.

Vale mencionar, entretanto, que a contracepção de emergência evita gravidez indesejada, mas não serve para prevenção de infecções sexualmente transmissíveis (ISTs). Por isso, a mulher submetida a relações sexuais não consentidas, com parceiro potencialmente contaminado, violência doméstica ou situações afins deve procurar assistência para eventualmente realizar profilaxia pós-exposição do HIV.

A anamnese farmacêutica (Quadro 8.1) deve ser conduzida visando à identificação de possíveis fatores de risco para o uso de contracepção de emergência, comorbidades, interações medicamentosas e outras situações que requeiram orientações acerca da escolha e do manejo correto do contraceptivo de emergência, de um método contraceptivo de uso contínuo e de educação sexual. Portanto, o farmacêutico deve conduzir a entrevista clínica investigando esses fatores/situações para analisá-los e sanar dúvidas da paciente, garantindo o uso correto e consciente do método.[20,22]

Na anamnese o farmacêutico deve incluir perguntas que analisem, se possível:[23,24]

- Tempo desde a relação sexual desprotegida.
- Momento da última menstruação.
- Detalhes da falha anticoncepcional.
- Uso de medicamentos que podem afetar a eficácia contraceptiva.

Quadro 8.1
Anamnese farmacêutica para usuárias de contracepção de emergência (Estratégia INDICO)[6,9,23-27]

Domínio	Perguntas/Investigação*	Observações importantes
Identificação da paciente	Qual é a **idade da paciente**? Já esteve grávida? Se já esteve grávida, quantas gestações?	Pacientes adolescentes ou muito jovens podem apresentar mais dúvidas sobre o uso do método, seus efeitos e manejo posterior. Observar se realizou anticoncepção na adolescência, na perimenopausa, no pós-parto, no pós-aborto.
Natureza dos sinais e sintomas (ou motivações de uso)	Por que a paciente deseja usar a contracepção de emergência? Há **possibilidade de já estar grávida**? (A última menstruação foi mais leve ou ocorreu mais tarde do que o habitual? Está atrasada?) Apresenta alguma suspeita de violência sexual ou necessidade de prevenção de infecções sexualmente transmissíveis (ISTs)?	Relação sexual ocorrida durante o período em que a mulher esqueceu de usar o contraceptivo comum pode aumentar o risco de gravidez, dependendo da dose e do número de pílulas esquecidas. Como dito anteriormente, não é necessário fazer testes para uso da contracepção, contudo se a paciente estiver grávida, o método não terá efetividade. Em caso de dúvidas um exame de gravidez pode ser ofertado. Em caso de violência sexual desprotegida, além das medidas legais cabíveis a paciente deve ser orientada e encaminhada para seguimento do Protocolo Clínico e Diretrizes Terapêuticas para Profilaxia Pós-exposição (PEP) de Risco à Infecção pelo HIV, IST e hepatites virais.
Duração	Quando foi a **última relação** sexual?	Regimes de levonorgestrel são considerados mais eficazes quando administrados dentro de 72 horas (3 dias) após a relação sexual.
Iniciou algum tratamento	Faz **uso de outro método contraceptivo**? Como foi a falha? (Analisar com a paciente a falha de uso e como proceder após o uso da contracepção de emergência).	❑ Se a pílula tem 30 μg a 35 μg de etinilestradiol: ◆ Esqueceu-se de tomar 1 ou 2 pílulas seguidas: tomar a pílula esquecida assim que possível e continuar tomando a cartela. Não parece ser necessário proteção anticoncepcional adicional..

(continua)

Quadro 8.1 (continuação)
Anamnese farmacêutica para usuárias de contracepção de emergência (Estratégia INDICO)[6,9,23-27]

Domínio	Perguntas/Investigação*	Observações importantes
		◆ Esqueceu-se de tomar três ou mais pílulas seguidas: tomar uma pílula esquecida assim que lembrar, descartar as demais pílulas esquecidas, e continuar tomando a cartela até o final. Deverá usar preservativos ou evitar relações sexuais até que tenha tomado a pílula durante sete dias consecutivos. Se teve relações sexuais durante o período de esquecimento da pílula, deverá usar contracepção de emergência. ❑ Se a pílula tem 20 μg de etinilestradiol ou menos: ◆ Esqueceu-se de tomar 1 pílula: tomar a pílula esquecida assim que possível e continuar tomando a cartela. Não parece ser necessário proteção anticoncepcional adicional. ◆ Esqueceu-se de tomar duas pílulas seguidas: tomar uma pílula esquecida assim que lembrar, descartar as demais esquecidas e continuar utilizando a cartela até o final. Deverá usar preservativos ou evitar relações sexuais até que tenha utilizado a pílula durante 7 dias consecutivos. Se teve relações sexuais durante o período de esquecimento da pílula deverá usar contracepção de emergência. O uso de anticonvulsivantes, rifampicina, rifambutina, griseofulvina, ritonavir e erva-de-são-joão, podem induzir enzimas hepáticas que aumentam o metabolismo do levonorgestrel e reduzir sua eficácia.
Comorbidades	Encaixa-se em alguma das contraindicações para o uso de contracepção de emergência?	Doença hepática grave. O ulipristal não é recomendado para pacientes com asma grave controlada por glicocorticoides orais. Apesar de não haver evidências quanto a danos ao feto, a única contraindicação absoluta do levonorgestrel considerada pela Organização Mundial de Saúde (OMS) é a confirmação de gravidez. Se confirmada, nesse caso o farmacêutico não deve realizar a dispensação e deve alertar a paciente que o medicamento não contém potencial abortivo.
Outras situações especiais	A paciente deseja iniciar um método contraceptivo contínuo? Tem dúvidas quanto a isso?	Qualquer método anticoncepcional regular pode ser iniciado imediatamente após o uso de levonorgestrel ou contracepção de emergência combinada estrogênio-progestágeno, mas a mulher deve se abster de relações sexuais ou usar contracepção de barreira por sete dias.

**Perguntas sugestivas. Não têm finalidade diagnóstica e sim para melhor compreensão do caso e identificação de potenciais sinais de alerta para encaminhamento.*
Fonte: Autoria própria.

INTERVENÇÕES NÃO FARMACOLÓGICAS

Apesar de seguro, o uso da contracepção de emergência não é aconselhado como método regular de anticoncepção, já que o seu uso repetitivo ocasiona transtornos menstruais, dificulta a identificação das fases do ciclo e pode ter efeitos adversos mais prevalentes do que os demais métodos hormonais. Por isso, o ideal é a educação sexual da paciente e o apoio na escolha de um método contraceptivo contínuo. Para manter a saúde sexual e reprodutiva, as pacientes precisam ter acesso a informações precisas e a métodos contraceptivos seguros, efetivos e acessíveis.[28,29]

O acesso a essas informações pode ser facilitado por meio de aconselhamento liderado por pares, incluindo educadores que forneçam informações e aconselhamento, palestras e apresentações em grupo e distribuição de materiais educativos impressos, com ênfase principal na anatomia e fisiologia masculina e feminina do sistema reprodutivo, precauções preventivas contra ISTs, métodos de planejamento familiar, habilidades de comunicação, orgulho étnico e de gênero, habilidades de uso de preservativos e relacionamentos saudáveis.[30]

Revisão sistemática de Levine (2022)[28] mostrou que as ações de **orientação e educação em saúde** resultam no incremento de conhecimento e autonomia quanto a saúde reprodutiva. Além disso, favorecem a melhoria de comportamentos de saúde como planejamento familiar, uso de vitaminas pré-natal e adesão a amamentação.[30] Esse empoderamento das pacientes por meio da educação em saúde, desempenha um papel importante na saúde reprodutiva das mulheres em vários contextos, incluindo contracepção (uso adequado), fertilidade, triagem pré-natal e saúde sexual.[31,32]

Estudos realizados com adolescentes revelaram que parte da população investigada nunca participou de conversas sobre contracepção nas escolas ou disseram que obtinham informações de forma esporádica pelo professor de ciências. Nesse contexto, a escola pode ser um ambiente propício para explorar a educação sexual, principalmente por meio de ações que integrem profissionais de educação e saúde.[3,32]

Na Atenção Primária, a atuação dos profissionais de saúde, no que se refere ao planejamento reprodutivo e à saúde sexual, envolve também:

- **Aconselhamento.**
- **Atividades clínicas.**[33,34]

O **aconselhamento** é um diálogo com base em uma relação de confiança entre o profissional de saúde e o indivíduo ou o casal, que busca dar à pessoa condições para que analise suas próprias circunstâncias, tome decisões sobre ter ou não filhos e sobre os recursos a serem utilizados para concretizar suas escolhas, considerando o que seja mais adequado à sua realidade e ao ato sexual seguro. Essa prática pressupõe:[33,34]

- Acolher a demanda da mulher ou casal, entender suas necessidades, curiosidades e dúvidas relacionadas com as questões de planejamento reprodutivo e prevenção das ISTs.

- Identificar o contexto de vida da pessoa ou do casal e o anseio ou não em ter ou não ter filhos.
- Avaliar a vulnerabilidades individual ou do casal para a infecção pelo vírus do HIV e outras ISTs.
- Compreender que o sucesso a ser alcançado depende da ação conjunta e dos profissionais de saúde com o paciente.

As **atividades clínicas** voltadas para a saúde sexual e a saúde reprodutiva devem ser realizadas visando à promoção, à proteção e à recuperação da saúde. Essas atividades clínicas devem incluir:[33,34]

- Anamnese, para compreensão das queixas da paciente.
- Exames e rastreamento (ISTs, gravidez, fertilidade etc.).
- Identificação de dificuldades quanto às relações sexuais.
- Orientação para a escolha dos recursos à anticoncepção, incentivando a participação ativa na decisão individual ou do casal.
- Prescrição e oferta do método escolhido.
- Orientação para prevenção de IST, com incentivo à dupla proteção.

A prevenção simultânea das ISTs e gravidez foi definida pela Organização Mundial da Saúde (OMS) como dupla proteção. É com base no uso combinado de camisinha (masculina ou feminina) com outro método anticoncepcional (como pílula, injetável, DIU, diafragma, laqueadura tubária ou vasectomia).[33,34] Nesse contexto, cabe esclarecer que os métodos contraceptivos existentes são classificados em:[28,29]

1. **Hormonais**
   - Orais: combinados, monofásicos, bifásicos, trifásico, minipílulas.
   - Injetáveis: mensais e trimestrais.
   - Implantes subcutâneos.
   - Percutâneos (adesivos).
   - Vaginais: comprimidos e anel.
   - Sistema liberador de levonorgestrel (SIU).
2. **Barreira**
   - Feminino: diafragma, espermicida, esponjas, capuz cervical, preservativo feminino.
   - Masculino: preservativo masculino.
3. **Intrauterinos**
   - DIU de cobre e DIU com levonorgestrel.
4. **Comportamentais ou naturais**
   - Tabela ou calendário (Ogino-Knaus).
   - Curva térmica basal ou de temperatura.
   - Sintotérmico Billings (muco cervical).
   - Coito interrompido.
   - Duchas vaginais.
5. **Definitivos (esterilização)**
   - Feminino (laqueadura).
   - Masculino (vasectomia).

Os métodos anticoncepcionais reversíveis oferecidos pelo SUS são:[3,34]

- Pílula combinada de baixa dosagem (etinilestradiol 0,03 mg + levonorgestrel 0,15 mg).
- Minipílula (noretisterona 0,35 mg).

- Pílula anticoncepcional de emergência (levonorgestrel 0,75 mg).
- Injetável mensal (enantato de norestisterona 50 mg + valerato de estradiol 5 mg).
- Injetável trimestral (acetato de medroxiprogesterona 150 mg).
- Preservativo masculino e feminino.
- Diafragma.
- DIU.

É importante frisar que nenhum exame clínico ou teste é necessário antes do fornecimento ou prescrição de contracepção de emergência. A oferta ou disponibilidade da contracepção de emergência deve ocorrer sempre que houver uma relação sexual desprotegida ou inadequadamente protegida, e a paciente manifestar preocupação com a possibilidade de uma gravidez indesejada. A administração da contracepção de emergência não deve ser negada ou postergada para aguardar um teste de gravidez (Quadro 8.2), tampouco deve ser recusada com base na suposição de que o ato sexual desprotegido pode não ter ocorrido durante um período fértil do ciclo menstrual. Em determinados casos, testes para ISTs podem ser recomendados/ofertados.[6,23]

Quadro 8.2
Resumo de evidências das intervenções não farmacológicas para contracepção de emergência[6,23,25,26,28,29,33,34]

Conduta	Embasamento técnico	GRADE	
		Nível de evidência	Grau de recomendação
Educação sexual	Estudos sugerem que a educação em saúde desempenha um papel importante na saúde reprodutiva das mulheres, aumentando a adesão a contracepção, triagem pré-natal e saúde sexual. Os pacientes devem ser informados quanto aos métodos de proteção contra as ISTs. O acesso a essas informações pode ser feito por meio de aconselhamento em sessões individuais, palestras e apresentações em grupo, distribuição de materiais impressos e explicação sobre o que é o planejamento familiar.	Moderado ●●●○	Forte
Aconselhamento para método contraceptivo e prevenção de ISTs	Tem como premissa a prestação de informações, aconselhamento, acompanhamento clínico e apresentação de uma gama de métodos e técnicas de contracepção cientificamente aceitos. Aqui, é feito um planejamento reprodutivo, que envolve: aconselhamento e atividades clínicas. É muito importante oferecer diferentes opções de métodos anticoncepcionais para todas as etapas da vida reprodutiva, de modo que as pessoas tenham a possibilidade de escolher o método mais apropriado às suas necessidades. O profissional deve estar atento às especificidades da paciente. Em termos da elegibilidade dos métodos anticoncepcionais, são considerados os seguintes critérios: **1.** Eficácia; **2.** Efeitos secundários; **3.** Aceitabilidade; **4.** Disponibilidade; **5.** Facilidade de uso; **6.** Reversibilidade; e **7.** Proteção contra ISTs.	Alto ●●●●	Forte

(continua)

Quadro 8.2 (continuação) Resumo de evidências das intervenções não farmacológicas para contracepção de emergência[6,23,25,26,28,29,33,34]			
		GRADE	
Conduta	Embasamento técnico	Nível de evidência	Grau de recomendação
Rastreamento de gravidez e ISTs	Geralmente, não é requerido nenhum exame clínico nem teste de gravidez prévio à administração da contracepção hormonal de emergência, contudo pode ser ofertado à paciente que durante a anamnese demonstre receio de potencial gravidez por situação desprotegida anterior. Pode-se também ofertar testes para ISTs, em situações de suspeita ou relato de violência sexual. Caso haja suspeita de aquisição recente de ISTs, pode ser necessário realizar um novo teste após o intervalo apropriado.	Moderado ●●●○	Fraco (?)

Fonte: Autoria própria.

INTERVENÇÕES FARMACOLÓGICAS

Os métodos de contracepção de emergência incluem **DIU de cobre** e diferentes tipos de pílulas, como pílula moduladora de progesterona **acetato de ulipristal (UPA)**, pílula antiprogestina (**mifepristona**), pílula combinada de estrogênio e progestina (**método de Yuzpe**) e pílula apenas de progestina (**levonorgestrel**). Entre elas, há diferenças no mecanismo de ação, eficácia, potencial de interações medicamentosas e efeitos colaterais.[35]

O **DIU** é usado no Brasil principalmente como método contraceptivo contínuo; porém, nos Estados Unidos, Canadá e alguns países europeus, é também recomendado como contracepção de emergência. Para essa finalidade pode ser usado o **DIU de cobre** e o DIU que libera o hormônio progesterona. É considerado o método mais eficaz de contracepção de emergência.[23,35] Apesar das vantagens, o DIU de cobre não pode ser utilizado universalmente por requerer infraestrutura e profissionais capacitados para implantar e monitorar o uso do dispositivo, além de não proteger contra ISTs. Visando à contracepção de emergência, o DIU de cobre pode ser útil se implantado em até cinco dias (120 horas) após relação sexual desprotegida ou inadequadamente protegida. Na verdade, é possível que haja algum efeito na contracepção de emergência se implantado até 10 dias após a relação sexual, mas o risco de falha reduz a garantia de efetividade. Pode ser inserido até cinco dias após a data mais próxima da ovulação, como por exemplo: dia 17 em um ciclo de 26 dias; dia 19 em um ciclo de 28 dias; dia 21 em um ciclo de 30 dias; dia 23 em um ciclo de 32 dias. As pacientes em uso do DIU de cobre podem apresentar alterações nos padrões de sangramento como reação adversa.[23,35]

O **UPA** (nome comercial: Ella®, EllaOne®), atualmente sem registro no Brasil, não é um hormônio. Funciona impedindo que o hormônio progesterona tenha seu efeito normal na ovulação e no interior do útero. O UPA apresenta-se em uma pílula de dose única e deve ser administrado até 120 horas (cinco dias) após a relação sexual. Esse método é atualmente disponível nos Estados Unidos e em países da Europa.[36,37] As usuárias desse medicamento devem ser aconselhadas a iniciar o uso de contracepção hormonal contínua pelo menos cinco dias após o uso do UPA, pois a interação entre eles pode reduzir a eficácia de ambos. Além disso, é importante informar a necessidade de abster-se de relações sexuais ou utilizar métodos de barreiras por sete dias após iniciar ou retomar a contracepção regular.[6,35]

A **mifepristona** também é eficaz na contracepção de emergência, mas não é registrada em países como Brasil e Rússia, visto que pode ser usada com finalidade abortiva. Atua como antagonista dos receptores de progesterona. Uma dose única de 10 mg a 25 mg de mifepristona é suficiente para exercer o efeito esperado quando usada dentro de 120 horas após a relação sexual desprotegida. Contém poucos efeitos colaterais se comparada aos outros tipos de pílula comumente usadas, embora possa causar atraso maior no aparecimento da próxima menstruação (efeito dose-dependente: mais intenso com doses de 600 mg do que nas doses de 10 mg ou 25 mg).[6,23,35]

O **método de Yuzpe** consiste no uso de pílulas anticoncepcionais orais comuns à base de hormônios sintéticos (progestogênio associado ou não a estrogênio) como contraceptivo de emergência. Esse método funciona evitando ou atrasando a ovulação. Reduz em 75% o risco de gestação, mas não consegue interrompê-la caso já tenha ocorrido a nidação. É a menos eficaz de todas as pílulas de levornogestrel e funciona apenas até 72 horas do sexo desprotegido. Por isso, é considerado útil principalmente em regiões emergentes ou menos desenvolvidas, nas quais os métodos anteriormente citados não estão disponíveis.[23,35] Comparado às outras pílulas, requer o uso de mais comprimidos para atingir o efeito esperado (pode haver instruções específicas dependendo da marca do medicamento). O método de Yuzpe não deve ser recomendado como intervenção padrão para contracepção de emergência, bem como não deve ter uso rotineiro e proposital após esquecimento de contraceptivo regular, pois apresenta maior risco de falha quando comparado aos demais métodos (Quadro 8.3).[6,23,35]

Quadro 8.3
Dosagem do método de Yuzpe*[6,23,35]

Pílulas de baixa dosagem	❑ **1ª dose** (4 comprimidos): logo que possível, depois da relação sexual de risco. ❑ **2ª dose** (4 comprimidos): tomada 12 horas depois da primeira dose.
Pílulas de média dosagem	❑ **1ª dose** (2 comprimidos): logo que possível, depois da relação sexual de risco. ❑ **2ª dose** (2 comprimidos): tomada 12 horas depois da primeira dose.

** O uso de doses separadas por intervalos de 12 horas tem o propósito de reduzir os efeitos adversos de mal-estar temporário provocado pelo estrogênio (inexistente na dose única, que contém apenas progestogênio), como enjoo, vômitos e dores de cabeça. Também, pelo mesmo motivo, é indicada a ingestão das doses com alimentos. Fonte: Autoria própria.*

O **levonorgestrel** é o método mais utilizado no Brasil. Considerado um contraceptivo de segunda geração derivado da progesterona e da 19-nortestosterona, está disponível em dose única de 1,5 mg ou em dois comprimidos orais de levonorgestrel 0,75 mg, que devem ser utilizados em um intervalo de 12 horas (**Quadro 8.4**). O método funciona interrompendo o ciclo reprodutivo por meio da inibição ou atraso da ovulação, dificultando a entrada do espermatozoide no útero ou alterando a passagem do espermatozoide e do óvulo pela tuba uterina. Por isso, seu efeito é anterior à fecundação.[6,35]

O mecanismo de ação que resulta na prevenção da gravidez se dá conforme o momento do ciclo menstrual em que a mulher utiliza o método de emergência. Como o processo de fertilização, por causa da sobrevida dos espermatozoides, pode levar até 120 horas após a relação sexual, o levonorgestrel deve ser utilizado em no máximo cinco dias. Caso se inicie a implantação do óvulo fecundado nas paredes do útero, o método torna-se inefetivo. Não é abortivo e não está relacionado com prejuízo no desenvolvimento do feto. Relações sexuais que ocorram após seu uso requerem a utilização de outras formas de contracepção até que a menstruação ocorra.

O Food and Drug Administration (FDA) indica que pode ser iniciada contracepção contínua logo após o uso do **levonorgestrel**, porém o farmacêutico deve alertar a paciente que deve se abster de relações sexuais ou usar contracepção de barreira por sete dias, pois a ocorrência de nova relação sexual desprotegida, mesmo durante o período de uso, está diretamente relacionada com a falha contraceptiva.[6,23,35,38] É comum relatos de falha da contracepção de emergência, mesmo quando usado no período recomendado, porque a eficácia diminui com a aproximação do período de ovulação.[39-41]

Uma revisão da Cochrane mostrou que, na prevenção da gravidez, a dose única de levonorgestrel parece ser tão eficaz quanto a dose dividida. Nesse mesmo estudo observou-se que **levonorgestrel** e **mifepristona** foram mais eficazes do que o **método de Yuzpe**. A **mifepristona** e o **UPA** tendem a ser mais eficazes do que o **levonorgestrel**.[42]

Dois pontos importantes quanto à segurança do uso do levonorgestrel precisam ser alvo do trabalho farmacêutico:

a. Evitar o alarmismo quanto aos efeitos adversos da contracepção de emergência.
b. Combater a desinformação de que se trata de método abortivo. Estudo realizado junto a atendentes de farmácia do Rio de Janeiro revelou concepções equivocadas entre os entrevistados com relação ao levonorgestrel como contracepção de emergência, relacionando-o a uma "bomba hormonal" que poderia causar danos aos órgãos reprodutivos femininos e outros sistemas do corpo.[43]

Pesquisas anteriores destacaram prejuízos na distribuição/uso desse método contraceptivo em decorrência de fatores como preconceito, discriminação, falta de conhecimento e influência de valores morais ou religiosos

Quadro 8.4

Resumo das intervenções farmacológicas para contracepção de emergência[6,23,35,38]

Medicamento	Apresentação*	Uso padrão	Orientações ao paciente	Alertas	GRADE – Nível de evidência	GRADE – Grau de recomendação
Levonorgestrel $$$$ SUS	**Comprimido** 0,75 mg e 1,5 mg (Pilem®, Postinor®, Diad® e Hora H®)	**Adultos:** 1 comprimido de 1,5 mg ou 2 comprimidos de 0,75 mg o mais breve possível após as relações sexuais, não ultrapassando 72 horas. Se usar 1 comprimido de 0,75 mg inicialmente, repetir a dose após 12 horas.	"Usar preferencialmente a dose única de 1,5 mg o mais rápido possível". "A contracepção continua que pode ser iniciado logo em seguida, mas preservativo deve ser mantido por 7 dias". "O método é seguro e não abortivo; em caso de vômito no período de 3 horas após o uso, tomar novamente a dose".	A eficácia é reduzida quanto mais tempo da relação sexual, quanto mais próximo da ovulação e em mulheres obesas. Mulheres com gravidez confirmada. Não deve ser utilizado rotineiramente em virtude da redução da eficácia e do aumento das chances de efeitos colaterais.	Muito baixo	Forte

*Nomes comerciais listados foram incluídos no intuito de facilitar a identificação dos itens e evitar erros de seleção; é desaconselhável utilizá-los em prescrições ou no processo de orientação farmacêutica. Marcas foram incluídas de forma circunstancial e pode haver outras disponíveis no mercado não listadas. Fonte: Autoria própria.

nas ações de profissionais de saúde e responsáveis pelas políticas públicas. Esses fatores resultam na desaprovação social do uso da contracepção de emergência. Reitera-se que o medicamento não é abortivo, pois não atua na nidação (implementação do embrião), não impede a fixação do zigoto (não apresenta ação no endométrio) e é ineficaz após essa fixação no colo uterino.[44,45]

Ademais, estudos que envolvem contraceptivos orais de alta dosagem indicam que a contracepção hormonal de emergência não confere nenhum risco a uma gravidez estabelecida ou dano a um embrião em desenvolvimento.[46-48] No entanto, o levonorgestrel pode ser menos efetivo para contracepção de emergência em indivíduos com índice da massa corporal (IMC) > 25 kg/m^2 ou peso superior a 70 kg, mas alguma efetividade pode ser mantida e, por isso, seu uso não deve ser desencorajado.[49]

O levonorgestrel pode causar efeitos adversos aparentemente menores que os outros métodos de contracepção oral de emergência, a saber:[9,40]

- Dor de cabeça (20% a 25%).
- Náuseas (20%), tontura (11%) e vômitos (menos frequente, menos de 1%).
- Fadiga (17%).
- Dismenorreia, dor abdominal.
- Mastalgia.
- Padrões de sangramento alterados.

O sangramento antes da menstruação (sangramento não menstrual) é mais comum quando o medicamento é usado no início do ciclo. Caso ocorra episódio de vômito em menos de três horas, considerar a repetição de dose.[9,40]

O farmacêutico deve estar atento ao uso concomitante ou recente de medicamentos indutores do CYP 3A4 e pode reduzir as concentrações de **levonorgestrel** e diminuir a eficácia contraceptiva, como:[6,23,40]

- Anticonvulsivantes (como carbamazepina, fenitoína e oxcarbazepina).
- Antibióticos (como a rifampicina).
- Antirretrovirais (como efavirenz).
- Medicamentos à base de ervas (como a erva-de-são-joão).

O **levonorgestrel** é o mais eficaz e seguro do que o **método de Yuzpe**. **Levonorgestrel** e **UPA** são comparáveis, com eficácia e perfil de efeitos adversos semelhantes. **UPA** tem uma janela de eficácia mais ampla, enquanto o levonorgestrel é menos efetivo após 72 horas. **UPA** é a mais indicada para mulheres com obesidade.[23,35]

SINAIS DE ALERTA E ENCAMINHAMENTOS

Quando acontecer vômitos nas duas primeiras horas após a administração do levonorgestrel, recomenda-se que a dose seja repetida. Se o vômito se repetir após a segunda dose, recomenda-se uma nova dose administrada em conjunto com medicamentos antieméticos. O Protocolo do Ministério da Saúde diz que a absorção dos anticoncepcionais de emergência pelo epitélio vaginal proporciona níveis semelhantes à absorção por via oral do levonorgestrel, embora os desfechos do uso dessa via ainda careçam de estudos robustos. Assim, o uso vaginal não deve ser convencional, ficando reservado a casos de impossibilidade de uso por via oral (p. ex., mulheres inconscientes após trauma físico e/ou psicológico decorrente de violência sexual).[6,23,40]

Nenhum dos métodos de contracepção de emergência oferece proteção contra ISTs. Assim, pacientes com suspeita de infecções devem ser encorajadas a procurar uma unidade de saúde para aconselhamento e fazer teste de ISTs.[6,35]

A paciente deve ser aconselhada a consultar um profissional de saúde (**Quadro 8.5**) se houver alteração no perfil da menstruação após o uso da contracepção. Como exemplo de alterações, citam-se as situações: tornar-se escassa; não ocorrer dentro de quatro semanas (gravidez é possível); tornar-se dolorosa (possibilidade de gravidez ectópica). Ressalta-se que a contracepção oral de emergência não causa gravidez ectópica. Após contracepção de emergência, a paciente deve ser informada de que a próxima menstruação pode começar um pouco antes ou depois da data esperada.[6,35]

Para o manejo clínico de intercorrências como náuseas e vômitos, recomenda-se:[6,23,40]

- **Náuseas**: que se alimente logo após ingerir as pílulas; medicamentos antieméticos podem ser ingeridos meia hora antes das pílulas anticoncepcionais de emergência e, depois, a cada 4 a 6 horas.
- **Vômitos**: se a mulher vomitar em até duas horas após tomar as

Quadro 8.5
Sinais de alerta para encaminhamento de paciente em uso da contracepção de emergência[6,23,40,51]

Palavra-chave	Sinais de alerta
Vômitos e náuseas	Vômitos e náuseas dentro de 2 horas após ingerir a(s) pílula(s).
Menstruação irregular	Menstruação diferente da usual; menstruação escassa (diferente do normal da paciente); ausência de menstruação dentro de 4 semanas após o uso da contracepção de emergência (possível gravidez); menstruação muito dolorosa (possível gravidez ectópica).
Violência sexual	Os casos de suspeita ou relato de violência sexual devem ser encaminhados para além do uso de contracepção; realizar manejo para prevenção de ISTs.
Ovulação eminente ou índice de massa corporal (IMC) alto	O monitoramento de casos com maior relato de falhas pode ser importante, como mulheres sabidamente próximo ao pico de ovulação e mulheres com IMC mais alto.
História de tromboembolismo	Deve-se ter maior atenção em mulheres com risco de trombose vascular, tromboembolismo, pessoas com diabetes com complicação vascular, hipertensão descontrolada e doenças sanguíneas.
Uso muito frequente	O uso constante, não associado ao uso de preservativos aumenta o risco de ISTs como AIDS, gonorreia e sífilis, além de potencial redução da eficácia ainda não completamente elucidada.

Fonte: Autoria própria.

pílulas, ela deve tomar nova dosagem. Se o vômito ocorrer após esse período, não deve tomar pílulas adicionais.

Estudo recente que analisou o uso concomitante de levonorgestrel + piroxicam ganhou notoriedade na mídia por um possível incremento no potencial de prevenção de gravidez da intervenção com relação ao controle (de 63,4% para levonorgestrel isolado para 94,7% com levonorgestrel + piroxicam). Esse aumento do possível efeito contraceptivo poderia ser útil em países como o Brasil, que não apresenta um número limitado de alternativas para a contracepção de emergência (especialmente em casos de uso sabidamente próximo à ovulação ou em pessoas com IMC alto). Contudo, mais estudos parecem ser necessários para sustentar esses resultados e elucidar o possível mecanismo desse efeito sinérgico. Efeitos adicionais à segurança das pacientes também não podem ser desconsiderados.[50]

MONITORAMENTO DOS RESULTADOS

Nenhum exame clínico ou teste de gravidez é necessário antes de se administrar a contracepção hormonal de emergência. Contudo, se a paciente estiver grávida ou com suspeita de gravidez, não há sentido de uso do método. Pela história clínica da paciente, o farmacêutico deve considerar a avaliação de: tempo de relação sexual desprotegida; tempo do último período menstrual; detalhes da falha contraceptiva; uso de medicamentos que podem afetar a eficácia contraceptiva.[6,23,35]

Para realizar o monitoramento da contracepção de emergência, os exames de rotina com um ginecologista são indicados para a pílula oral combinada de longo prazo visando à monitoração dos efeitos colaterais e à possível gravidez. O levonorgestrel é metabolizado pelo fígado e está sujeito a comprometimento em pacientes com disfunção hepática. Portanto, o monitoramento dos testes de função hepática no momento da administração pode ser benéfico. Além disso, medicamentos que contêm propriedades indutoras de enzimas hepáticas do citocromo p450 CYP3A4 podem aumentar o metabolismo, reduzindo a eficácia do levonorgestrel [6,23,35]

O farmacêutico tem que alertar sobre os riscos e eventos adversos associados ao uso recorrente. Nesses casos, deve-se aconselhar a mulher quanto ao uso de métodos contínuos. Além disso, é papel do farmacêutico desmistificar preconceitos e esclarecer que a pílula de contracepção emergencial à base de levonorgestrel não é abortiva e seu uso na suspeita de gravidez é ineficaz. Em adição, sempre que desejado, ofertar testagem para ISTs.[6,23,35]

O farmacêutico deve também acolher a paciente, de forma a transmitir empatia, respeito e segurança nas informações fornecidas para favorecer um vínculo de confiança entre profissional e paciente. As pacientes jovens merecem ainda mais atenção, pois a maioria usa os contraceptivos de emergência incorretamente.[6,23,40,51] Quanto mais precoce e mais recorrente o uso, maior os riscos de efeitos adversos e complicações no ciclo reprodutivo da mulher.

Referências bibliográficas

1. Guyton A, Hall J. Tratado de fisiologia médica. Rio de Janeiro: Guanabara Koogan; 2017.
2. Costanzo. LS. Fisiologia. Rio de Janeiro: Elsevier; 2014.
3. Lefèvre F, Lefèvre AMC, Araújo SDT de, Figueiredo R. Gravidez na adolescência e contracepção de emergência. BIS Boletim do Instituto de Saúde. 2016; 17(2):55-67.
4. Ministério da Saúde. Anticoncepção de emergência: perguntas e respostas para profissionais de saúde. Brasília, 2011.
5. Figueiredo R, Bastos S. Contracepção de emergência: atualização, abordagem, adoção e impactos em estratégias de DST/Aids. 2008;51-51.
6. Anne Burke. Contracepção. BMJ Best Practice. 2022 [cited 2023 Jan 14]; Disponível na Internet: https://bestpractice.bmj.com/topics/pt-br/418.
7. Cardoso BB, Vieira FM dos SB, Saraceni V. Aborto no Brasil: o que dizem os dados oficiais? Cad Saude Publica. 2020;36(suppl 1).
8. Baldwin SB, Solorio R, Washington DL, Yu H, Huang YC, Brown ER. Who is Using Emergency Contraception? Women's Health Issues. 2008 Sep;18(5):360-8.
9. American Congress of Obstetricians and Gynecologists. Practice Bulletin No. 152. Obstet Gynecol. 2015;126(3):e1-11.
10. Aiken AM, Gold MA, Parker AM. Changes in young women's awareness, attitudes, and perceived barriers to using emergency contraception. J Pediatr Adolesc Gynecol. 2005;18(1):25-32.
11. Silva AKR, Pinto RR. Atenção farmacêutica no uso de métodos contraceptivos: uma revisão narrativa. Research, Society and Development. 2021;10(16): e122101623365.
12. Brasil. Ministério da Saúde. Pesquisa nacional de demografia e saúde da criança e da mulher 2006 – Dimensões do processo reprodutivo e da saúde da criança. 2009.
13. Alano GM, Costa LN, Miranda LR, Galato D. Conhecimento, consumo e acesso à contracepção de emergência entre mulheres universitárias no sul do Estado de Santa Catarina. Cien Saude Colet. 2012; 17(9):2397-404.
14. Araújo MSP, Costa LOBF. Comportamento sexual e contracepção de emergência entre adolescentes de escolas públicas de Pernambuco, Brasil. Cad Saude Publica. 2009;25(3):551-62.
15. Vrettakos C, Bajaj T. Levonorgestrel. StatPearls; 2022.
16. Olsen JM, Lago TDG, Kalckmann S, Alves MCGP, Escuder MML. Práticas contraceptivas de mulheres jovens: inquérito domiciliar no Município de São Paulo, Brasil. Cad Saude Publica. 2018;34(2) :e00019617.
17. Brasil. Ministério da Saúde. Saúde do Adolescente: competências e habilidades. 2008.
18. Regina Figueiredo ALVB. Panorama da Contracepção de Emergência no Brasil. 2016.
19. Blenkinsopp A, Paxton P, Blenkinsopp J. Symptoms in the pharmacy – A guide to the management of common illness. 2018. 432 p.
20. Figueiredo R, Borges ALV, Paula SHV. Panorama da contracepção de emergência no Brasil. São Paulo: Instituto de Saúde; 2016. 249 p.
21. Krinsky DL, Ferreri SP, Hemstreet B, Hume AL, Newton GD, Rollins CJ, et al. Handbook of Nonprescription Drugs: An Interactive Approach to Self-Care, 20th Ed. 2020.
22. Brandão ER. O atendimento farmacêutico às consumidoras da contracepção de emergência. Saude e Sociedade. 2017;26(4):1122-35.
23. Levine E. Emergency contraception. DynaMed [Internet]. 2022.
24. World Health Organization. Emergency contraception. Disponível na Internet: https://www.who.int/news-room/fact-sheets/detail/emergency-contraception. 2021.
25. Hussainy SY, Ghosh A, Taft A, Mazza D, Black KI, Clifford R, et al. Protocol for ACCESS: A qualitative study exploring barriers and facilitators to accessing the emergency contraceptive pill from community pharmacies in Australia. BMJ Open. 2015;5(12):1-8.
26. Practice Bulletin No. 110: Noncontraceptive uses of hormonal contraceptives. Obstet Gynecol. 2010; 115(1):206-18.
27. Brasil. Ministério da Saúde. Protocolo clínico e diretrizes terapêuticas para profilaxia pós-exposição (PEP) de risco à infecção pelo HIV, IST e hepatites virais. 2021.
28. Brasil. Ministério da Saúde. Secretaria de Atenção à Saúde. Anticoncepção de emergência: perguntas e respostas para profissionais de saúde. 2011. 44 p.
29. Ministério da Saúde. Protocolo para utilização do levonorgestrel na anticoncepção hormonal de emergência. 2012.
30. Kilfoyle KA, Vitko M, O'Conor R, Bailey SC. Health literacy and women's reproductive health: a systematic review. J Womens Health. 2016;25(12):1237-55.
31. Seidu AA, Ameyaw EK, Ahinkorah BO, Baatiema L, Dery S, Ankomah A, et al. Sexual and reproductive health education and its association with ever use of contraception: a cross-sectional study among women in urban slums, Accra. Reprod Health. 2022;19(1):7.
32. Queiroz MVO, Alcântara CM, Brasil EGM, Silva RM. Participação de adolescentes em ações educativas sobre saúde sexual e contracepção. Rev Bras Prom Saude. 2016;29(sup):58-65.
33. Secretaria da Saúde do Município de São Paulo. Protocolo de Orientação para Atenção Integral em Saúde Sexual e Reprodutiva dos Adolescentes nos Serviços de Saúde do Município de São Paulo.
34. Brasil. Ministério da Saúde. Saúde sexual e saúde reprodutiva. 2013.
35. Upadhya KK, Breuner CC, Alderman EM, Grubb LK, Hornberger LL, Powers ME, et al. Emergency Contraception. Pediatrics. 2019;144(6).

36. Dynamed. Contracepção de emergência.
37. Batur P, Kransdorf LN, Casey PM. Emergency Contraception. Mayo Clin Proc. 2016;91(6):802-7.
38. Center for Chronic Disease Prevention. U.S. selected practice recommendations for contraceptive use. 2013.
39. Canadian Contraception Consensus Chapter 3 Emergency contraception. J Obstet Gynaecol Can. 2015;37(10 Suppl):S20-S28.
40. Prabakar I, Webb A. Emergency contraception. BMJ. 2012;344(mar19 1):e1492-e1492.
41. Lalitkumar PGL, Berger C, Gemzell-Danielsson K. Emergency contraception. Best Pract Res Clin Endocrinol Metab. 2013;27(1):91-101.
42. Shen J, Che Y, Showell E, Chen K, Cheng L. Interventions for emergency contraception. Cochrane Database Syst Rev. 2019;1(1):CD001324.
43. Brandão ER, Cabral C da S, Ventura M, Paiva SP, Bastos LL, Oliveira NVBV de, et al. "Bomba hormonal": os riscos da contracepção de emergência na perspectiva dos balconistas de farmácias no Rio de Janeiro, Brasil. Cad Saude Publica. 2016;32(9):e00136615.
44. Hardy E, Duarte GA, Osis MJD, Arce XE, Possan M. Anticoncepção de emergência no Brasil: facilitadores e barreiras. Cad Saude Publica. 2001;17(4):1031-5.
45. Díaz S, Hardy E, Alvarado G, Ezcurra E. Acceptability of emergency contraception in Brazil, Chile, and Mexico: 1 – Perceptions of emergency oral contraceptives. Cad Saude Publica. 2003;19(5):1507-17.
46. Gemzell-Danielsson K. Mechanism of action of emergency contraception. Contraception. 2010; 82(5):404-9.
47. Bačič M, De Casparis AW, Diczfalusy E. Failure of large doses of ethinyl estradiol to interfere with early embryonic development in the human species. Am J Obstet Gynecol. 1970;107(4):531-4.
48. Ortiz ME. Post-coital administration of levonorgestrel does not interfere with post-fertilization events in the new-world monkey Cebus apella. Human Reproduction. 2004;19(6):1352-6.
49. Glasier A, Cameron ST, Blithe D, Scherrer B, Mathe H, Levy D, et al. Can we identify women at risk of pregnancy despite using emergency contraception? Data from randomized trials of ulipristal acetate and levonorgestrel. Contraception. 2011;84(4):363-7.
50. Li RHW, Lo SST, Gemzell-Danielsson K, Fong CHY, Ho PC, Ng EHY. Oral emergency contraception with levonorgestrel plus piroxicam: a randomised double-blind placebo-controlled trial. The Lancet. 2023;402(10405):851-8.
51. Ferreira JAP, Silva RA. Riscos associados ao anticoncepcional de emergência. Revista Ibero-Americana de Humanidades, Ciências e Educação. 2021; 7(10):2057-66.

9 Diarreia Aguda

Laís de Fátima Barbosa • Francisca Moreira Cotrim • Gustavo Pereira Calado • Luciene Alves Moreira Marques • Ariane de Almeida Coelho • Nara Amanda Laismann • Rafaela Antunes Barbosa • Juliana Maria de Albuquerque Vaz • Alessandra Rezende Mesquita • Rafael Santos Santana • Tiago Marques dos Reis • Laís Bié Pinto Bandeira

DIARREIA

Diarreia caracteriza-se por uma alteração na frequência, consistência ou volume das fezes. Embora a frequência dos movimentos peristálticos varie de acordo com cada indivíduo, mais de três evacuações por dia são consideradas anormais. Além disso, a diminuição na consistência ou o aumento do peso das fezes (> 200 g) também são interpretados como diarreia. A diarreia é considerada um problema de saúde pública global que apresenta elevada morbimortalidade, principalmente nos países em desenvolvimento. De acordo com a Organização Mundial da Saúde (OMS), registram-se cerca de 1,7 bilhão de casos de doenças diarreicas por ano em todo o mundo, sendo considerada a segunda principal causa de mortalidade infantil (aproximadamente 525 mil mortes de crianças menores de cinco anos por ano).[1-3]

A transmissão das doenças diarreicas no mundo ocorre majoritariamente pela ingestão de água e alimentos contaminados. Assim, os principais fatores associados aos casos de diarreia são a falta de acesso a condições adequadas de saneamento, o consumo de água sem tratamento e a falta de hábitos de higiene. Segundo dados do Instituto Brasileiro de Geografia e Estatística (IBGE), em 2016 cerca de 87% dos domicílios no Brasil tinham a rede geral de distribuição como principal fonte de abastecimento de água, embora a região Norte se destacasse por abastecer suas comunidades com água oriunda de poços, fontes e nascentes. Outro fator relacionado é o clima das diferentes regiões do país: mudanças climáticas causam secas ou inundações, gerando maior risco de exposição da população à água de fontes desconhecidas.[1] A diarreia pode se apresentar como:[3,4]

- **Diarreia aguda**: duração menor que 14 dias. Pode surgir como diarreia aguda aquosa, quando há secreção ativa de água e eletrólitos sob a estimulação de determinadas substâncias, ou como diarreia aguda com sangue (disenteria), quando um agente infeccioso invade a mucosa do cólon.
- **Diarreia persistente**: duração maior ou igual a 14 dias. Nesse caso, há uma infecção continuada de

agente provocando danificação das vilosidades e/ou regeneração inadequada dos eritrócitos em virtude da desnutrição crônica. Pode manifestar-se como diarreia aquosa ou disenteria.

- **Diarreia crônica**: duração maior que 30 dias. Ocorre quando há diferentes causas, como inflamações crônicas, alergia a alimentos, cólon irritável e parasitoses intestinais.

As doenças diarreicas persistentes e crônicas geralmente são secundárias a outras condições ou tratamentos médicos crônicos, necessitando de encaminhamento para cuidados médicos especializados.[3,4] O foco deste documento, portanto, serão as doenças diarreicas agudas, por se tratar de um problema de saúde autolimitado.

OBJETIVOS DO CUIDADO FARMACÊUTICO

1. Apoiar o paciente no desconforto e na redução dos sintomas associados à diarreia aguda, focando principalmente a prevenção da desidratação.[3-5]
2. Orientar medidas de prevenção de infecções e cuidados não farmacológicos para manejo da diarreia.[3-5]
3. Orientar o paciente sobre medidas higiênicas antes de uma viagem a locais de risco.[3]
4. Reduzir a duração e gravidade da diarreia por meio de suporte farmacológico, se necessário.[3-5]
5. Identificar sinais de alerta típicos, como desidratação, e encaminhar para outros profissionais da saúde quando apropriado.[3]

CAUSAS, SINAIS, SINTOMAS E ANAMNESE FARMACÊUTICA

Como mencionado, a diarreia aguda tem as seguintes características: início repentino, etiologia presumivelmente infecciosa, potencialmente autolimitada, com duração menor que 14 dias, aumento no volume e/ou na frequência de evacuações com consequente aumento das perdas de água e eletrólitos.[3-5] Podem ser **classificadas** de acordo com os mecanismos fisiopatológicos subjacentes que alteram a função intestinal normal:[6]

- ***Induzida por dieta (osmótica)***: quando substâncias osmoticamente ativas estão presentes no lúmen intestinal, resultando em retenção de água. Isso pode ocorrer em decorrência da perda de absorção de um soluto da dieta (como a lactose) ou a administração de um soluto não absorvível.[6,7]
- ***Relacionada com o transporte de eletrólitos (secretória):*** ocorre quando há alterações nos mecanismos de transporte de íons nas células epiteliais, resultando em maior secreção ou menor absorção de fluidos e eletrólitos. Essa categoria engloba diferentes tipos de doenças diarreicas, como aquelas causadas por bactérias e vírus enterotoxigênicos. As causas não infecciosas da diarreia secretora incluem aquelas mediadas por peptídeos gastrointestinais, aquelas causadas por substâncias fisiológicas (como ácidos biliares), alguns medicamentos e aquelas causadas

por defeitos congênitos (p. ex., diarreia congênita por cloreto).[6] Esse tipo de diarreia pode ser considerado adaptativa, pois ajuda na eliminação de patógenos.[6-8]

- ***Relacionada com motilidade***: alterações na motilidade gastrointestinal podem influenciar significativamente a absorção de líquidos, principalmente no cólon. A hipomotilidade resulta em estase com crescimento bacteriano subsequente e desconjugação secundária do ácido biliar, má absorção do ácido biliar e ativação da secreção colônica. Por outro lado, a hipermotilidade pode levar à diarreia secundária.[6,7]
- ***Relacionados com inflamação***: pode causar diarreia por meio de múltiplos mecanismos como infecção viral, bacteriana ou parasitária. Ainda, pode ter um componente induzido pela dieta, pois o processo inflamatório causa destruição ou comprometimento das células epiteliais, resultando em perda da área superficial e transporte e consequente diminuição da absorção de nutrientes e aumento da carga osmótica no lúmen intestinal. Pode também estar relacionada com o transporte por meio da indução ativa de secreção de cloreto (Cl^-) e perda de absorção de sódio (Na^+). Além disso, o processo inflamatório pode levar à quebra da função da barreira intestinal, resultando na exsudação de muco, proteína e sangue no lúmen intestinal.[6-8]

Os **mecanismos fisiopatológicos** envolvidos na maioria dos casos de diarreias agudas são osmóticos e secretores, enquanto os mecanismos motores e exsudativos geralmente estão subjacentes às doenças diarreicas crônicas.[3]

Há também a chamada "**diarreia do viajante**", quando ocorrem episódios de diarreia durante ou após uma viagem, geralmente em países de baixa ou média renda, em que os recursos são limitados (**Figura 9.1**).[9,12,13]

A diarreia do viajante pode ser classificada como leve, moderada ou grave. Em casos leves, é uma diarreia tolerável que não interfere na realização das atividades planejadas, enquanto em casos graves há um impedimento completo da realização dessas atividades pelo quadro de disenteria que se instala. Em casos moderados ocorre um desconforto, podendo interferir, mas não impedir completamente, a execução das atividades diárias.[10,11]

Infecções por vírus, bactérias e parasitas são as causas mais comuns de diarreia aguda no mundo todo. A transmissão ocorre, principalmente, pela ingestão de água ou alimentos contaminados,[14,15] mas pode ser também pelo contato com objetos ou pessoas contaminadas e pelo contato com animais. Grande parte das infecções são potencialmente autolimitadas ou de fácil tratamento.[16]

Nos países em desenvolvimento, os vírus são menos predominantes durante o verão, sendo as bactérias e parasitas entéricos as causas mais comuns de diarreia aguda nessa estação. No inverno, por sua vez, os vírus são a causa mais

Locais de baixo risco	Locais de risco moderado	Locais de alto risco
• Norte da Europa • Austrália • Nova Zelândia • Estados Unidos • Canadá • Singapura • Japão	• Ilhas do Caribe • África do Sul • Ásia Central • Ásia Oriental (incluindo Rússia e China) • Europa Oriental • Oriente Médio (incluindo Israel)	• Sul e Sudeste Asiático • África (com exceção da África do Sul) • América do Sul • América Central • México

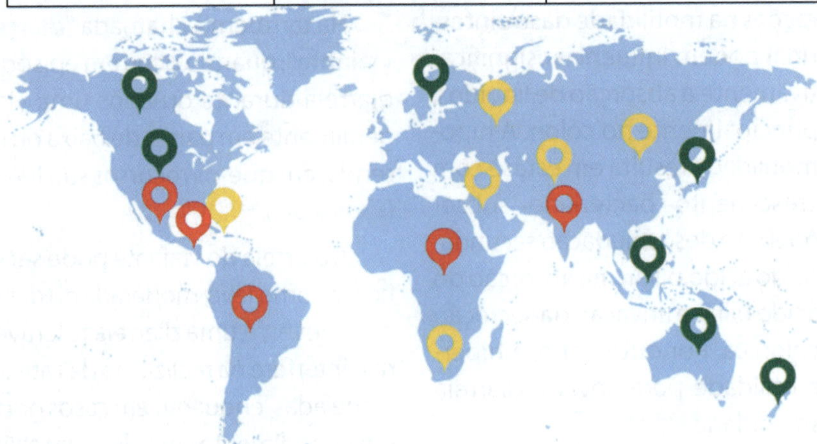

Figura 9.1. Risco de incidência da diarreia, de acordo com o destino da viagem.[12,13]

Fonte: Autoria própria.

frequente de diarreia aguda nos países industrializados e em desenvolvimento.[17]

Quatro agentes virais são mais comumente associados à gastroenterite aguda: norovírus, rotavírus, adenovírus entérico e astrovírus. No caso da diarreia do viajante, as bactérias, principalmente *Escherichia coli* enterotoxigênica (ETEC), são as maiores responsáveis pelo quadro de diarreia (cerca de 80% dos casos).[17,18] A diarreia também pode ser causada por agentes parasitários, incluindo *Balantidium coli, Giardia lamblia, Entamoeba histolytica, Isospora belli* e *Cryptosporidium* sp.[3,19] Esses agentes são responsáveis por um pequeno número de casos de doenças diarreicas infecciosas em crianças nos países em desenvolvimento.[17] Ocorre com maior frequência em imigrantes e nos indivíduos que têm contato direto com animais ou que consomem carnes processadas. Também é frequente em pacientes imunocomprometidos, manifestando-se, geralmente, como diarreia aquosa, acompanhada de cólicas abdominais, vômitos, febre baixa e possibilidade de evolução para quadros mais graves.[20]

A **intolerância alimentar** pode provocar diarreia e pode resultar de uma alergia alimentar ou ingestão de alimentos excessivamente gordurosos, condimentados ou que contenham grande quantidade de sementes. Os carboidratos na dieta comumente incluem os dissacarídeos lactose e sacarose, que são normalmente hidrolisados em monossacarídeos pela enzima lactase. Quando esses dissacarídeos não são hidrolisados, eles se acumulam no lúmen do intestino, onde fermentam e produzem um desequilíbrio osmótico, com alteração do potencial hidrogeniônico (pH). A hiperosmolaridade resultante atrai fluido para o lúmen intestinal, causando diarreia.[3] A maioria das infecções de origem alimentar geralmente se manifesta com diarreia, náuseas, vômitos e desconforto abdominal.[21]

Muitos medicamentos podem causar diarreia (Quadro 9.1). Além dos laxantes, que contêm alguma intencionalidade, a diarreia pode ocorrer como efeito indesejado comum nas pessoas em uso principalmente de antiácidos, inibidores da bomba de prótons, quimioterápicos, alguns medicamentos que atuam no sistema nervoso e muitos antibióticos. No Quadro 9.1, as principais classes e fármacos.[22,23]

O **quadro clínico** da doença diarreica aguda geralmente é caracterizado por alteração na frequência de evacuação (maior número de evacuações – três episódios ou mais em 24 horas) e na consistência das fezes (pode ser amolecida ou aquosa). Em alguns casos, pode ocorrer a presença de sangue ou muco nas fezes, associado também a outros sintomas como febre, dor abdominal, flatulência, náusea e vômito.[19,24-26] A diarreia do viajante comumente vem acompanhada de, pelo menos, um desses sintomas, que podem variar de acordo com o patógeno causador.[9,27] Grande parte dos sintomas aparece durante os primeiros dias de exposição ao patógeno, porém podem aparecer dias após a exposição.[20]

Em um quadro de diarreia há perda de líquido, que em excesso pode levar o paciente a sentir alguns sintomas como sede, urina de cor escura e, em uma frequência reduzida, olhos ou boca seca, inquietação/irritação, tempo de recarga capilar atrasado, turgor da pele

Quadro 9.1
Medicamentos que mais provocam diarreia[22,23]

Grupos	Medicamentos
Antibióticos	Neomicina, amoxicilina, azitromicina, ampicilina, cefalexina, ceftriaxona, claritromicina e sulfametoxazol + trimetoprima
Anti-inflamatórios	Naproxeno, cetoprofeno, tenoxicam, diclofenaco e mesalazina
Antiácidos, inibidores da bomba de prótons e antagonista do receptor H2	Hidróxido de magnésio, omeprazol, esomeprazol, lansoprazol, rabeprazol, pantoprazol, cimetidina, ranitidina e nizatidina
Antieméticos/procinéticos	Ondansetrona, aprepitanto e metoclopramida
Sistema nervoso	Alprazolam, ácido valproico, fluoxetina, escitalopram, rivastigmina e clorpromazina
Hipoglicemiantes	Metformina
Antineoplásicos	Bleomicina, capecitabina, cetuximabe, docetaxel, erlotinibe, imatinibe, irinotecano, oxaliplatina e sorafenibe

Fonte: Autoria própria.

reduzido ou sonolência, caracterizando um quadro de desidratação.[20,28,29] Em bebês e crianças, os sinais de desidratação incluem batimento cardíaco acelerado, boca, língua e lábios secos, falta de energia, diminuição do turgor da pele, ausência de lágrimas ao chorar e fraldas secas por três horas ou mais. Olhos fundos, fontanela (popularmente conhecida como moleira) afundada na parte superior da cabeça, sonolência e irritabilidade em bebês e crianças sugere desidratação mais grave.[25,30,31]

A diarreia aguda geralmente tem quadro característico, mas é importante investigar se há agravo decorrente de outros problemas de saúde, como: intussuscepção (problema no qual parte do intestino sofre uma invaginação, levando à obstrução desse órgão; trata-se de uma emergência médica, mais frequente em crianças, que pode ser fatal se não tratada), síndrome hemolítico-urêmica, colite pseudomembranosa, síndrome do choque tóxico, megacólon tóxico, apendicite, tumor carcinoide, giardíase, doença de Crohn pediátrica, hipertireoidismo pediátrico, síndrome do intestino irritável pediátrico, síndromes de má absorção pediátrica, síndrome do intestino curto pediátrico, intolerância à proteínas, infecção por *Shigella*.[17,29,32]

Além desses casos citados, a diarreia pode ocorrer no contexto de outras infecções sistêmicas, como gripe, infecção por HIV, dengue e malária.[33]

Na anamnese farmacêutica (**Quadro 9.2**) devem ser coletados alguns dados importantes, como: início, duração e gravidade do quadro, alteração no número de evacuações, quantidade e consistência das fezes, presença de muco ou sangue nas fezes, se há familiares ou conhecidos com os mesmos sintomas, se apresenta doenças crônicas, se viajou recentemente, se há sinais de desidratação (como sede, tontura, mudança no estado mental, diminuição da produção de urina), história alimentar (ingestão de líquidos e alimentos antes e após o início da diarreia), se apresenta outros sintomas associados (como dor abdominal, náusea, vômito, distensão abdominal, flatulência, febre e tenesmo), história de medicamentos, história médica ou cirúrgica, história social (práticas sexuais, uso de drogas e de bebidas alcoólicas) e história ocupacional.[4,7,28,34,35]

Posteriormente, devem ser analisados alguns sinais para ajudar na tomada de decisão, a fim de determinar se o caso consiste em um problema autolimitado, em que o farmacêutico poderá propor uma intervenção para resolução do problema, ou se será necessário o encaminhamento do paciente ao médico. Alguns sinais vitais que devem ser coletados nesses casos são: temperatura, frequência respiratória, frequência cardíaca e pressão arterial. Esse último parâmetro, juntamente com a análise da aparência geral do paciente (olhos, pele), pulso, turgor cutâneo, membranas, mucosas (secas ou não) e tempo de enchimento capilar (sinal da prega), são necessários para verificar indícios de desidratação (**Figura 9.2**).[7,36]

Quadro 9.2
Anamnese farmacêutica em pacientes com diarreia aguda (Estratégia INDICO)[4,7,26,28,34,35]

Domínio	Perguntas/Investigação*	Observações importantes
Identificação do paciente	Qual a **idade** do paciente? Se mulher, está **grávida**?	Atentar para os bebês, crianças e idosos que tendem a ter maior risco de desidratação como resultado das evacuações periódicas. Pacientes com idade inferior a dois meses e idosos apresentam maiores chances de complicações.
Natureza dos sinais e sintomas	O paciente aparenta-se **pálido** ou com **sinais de desidratação**? Houve **mudança na dieta** ultimamente? Está sentindo alguma **dor**? Em qual região? Tem **febre**? **Vômito**? Perdeu peso? Teve outros sintomas associados? Qual **aspecto, consistência das fezes e frequência das evacuações**? Há presença de **muco** ou **sangue**? Se sim, apresenta fissuras anais ou hemorroidas? Ingeriu **alimentos de confusão** (como beterraba e frutas vermelhas)? Viajou recentemente para alguma área endêmica/epidêmica de doenças diarreicas?	Pacientes com quadros de diarreia superior a 14 dias ou com sinais de desidratação grave (sede, tontura, diminuição da frequência urinária, sonolência) ou com sintomas associados (febre, sangue nas fezes, muita dor abdominal, hipotensão, oximetria diminuída) devem ser encaminhados ao médico. O peso do paciente também é um dado objetivo de interesse. Investigar se geralmente ocorre após a ingestão de alimentos ou água. Se sim, verificar se esses alimentos ou bebidas são provenientes de fontes não higiênicas.
Duração	**Tempo dos sintomas** atuais (início, duração)? Houve intervalos ou é ininterrupta? Teve episódios anteriores? É **frequente**? Qual a periodicidade?	Pacientes com quadros de diarreia superior a 14 dias ou que já têm história de episódios diarreicos devem ser encaminhados ao médico.
Iniciou algum tratamento	Já foi feito uso de **algum medicamento**? Por quanto tempo está em uso? Tem sido **efetivo**? Utilizou algum antibiótico recentemente? Observa **piora ou melhora dos sintomas** com a ingestão de algum alimento ou medicamento?	Uso de medicamentos deve ser considerado na avaliação, principalmente para avaliar as alternativas terapêuticas restantes e identificar outros medicamentos que possam causar diarreia.
Comorbidades	O paciente apresenta **outras condições** de saúde? Faz **uso regular de algum medicamento**? Sofre de **dismenorreia, diabetes**, dispepsia, intolerância a determinados alimentos ou alteração hormonal significativa? Ingere **álcool com frequência**? Há história atual ou prévia de **câncer ou tratamento quimioterápico**?	Deve ser questionado sobre outras doenças que apresenta no momento ou já apresentou no passado; hábitos de vida do paciente como: onde se alimenta; viagens recentes; fontes de água; história de neoplasias ou outro transtorno do trato gastrointestinal na família; uso de drogas lícitas e ilícitas.
Outras situações especiais	Há **história recorrente de diarreia em situações específicas como viagens ou ingestão de determinados alimentos**? Suspeita de algum **gatilho específico** abordado? Algum parente ou conhecido está com os mesmos sintomas?	Ajudar o paciente a identificar gatilhos ou suspeitar que pode se enquadrar num caso de recorrência não investigado.

** Perguntas sugestivas. Não têm finalidade diagnóstica e sim para melhor compreensão do caso e identificação de potenciais sinais de alerta para encaminhamento.*
Fonte: Autoria própria.

Parâmetros de avaliação	Hidratado	Desidratado	Desidratação grave
Estado geral	Alerta	Irritado/hipoativo	Deprimido, comatoso
Olhos	Brilhantes com lágrimas	Fundos	Muito fundos, sem lágrimas
Mucosas	Úmidas	Secas	Muito secas
Sede	Normal	Sedento	Incapaz de beber
Pulso	Cheio	Palpável	Ausente, incontável
Turgidez da pele	Normal	Reduzida	—
Pressão arterial	Normal	Normal	Diminuída/ taquicardia
Diurese	Normal	Pouco diminuída	Oligúria/anúria
Sinal da prega	Retrai imediatamente	Retrai lentamente	Permanece dobrada
Redução do peso	0%	< 10%	> 10%

Figura 9.2. Principais sinais para a avaliação do grau de desidratação.[7,17,32,36]

Fonte: Adaptado de Ministério da Saúde, 2012; Farthing et. al., 2012; Guandalini; Cuffari, 2018.

INTERVENÇÕES NÃO FARMACOLÓGICAS

As ações de prevenção primária para a diarreia baseiam-se na inserção de medidas básicas de higiene pessoal e alimentar. As principais medidas são:[2,28,29,33,37,38]

- Educação em saúde sobre as formas de transmissão.
- Lavar as mãos após ir ao banheiro, antes e depois de preparar algum alimento e antes de comer.
- Garantir a disponibilidade de água potável segura.
- Descarte adequado de resíduos humanos.
- Manuseio e processamento seguro de alimentos.
- Uso de saneamento adequado.
- Evitar contato com o doente.

No caso de crianças, um dos grupos mais afetados pela doença diarreica, muitas vezes o problema está relacionado com causas alimentares, sendo o aleitamento materno também uma estratégia essencial de prevenção por ser, comprovadamente, uma prática que confere elevada proteção a esse grupo populacional.[19,38]

O **tratamento não farmacológico** para diarreia consiste em reidratação, preferencialmente oral, e dieta. Recomenda-se reidratação por via endovenosa apenas nos casos em que não for possível o uso da via oral. A reidratação imediata é essencial para prevenir ou corrigir quadros de desidratação.[2,39]

A correção da perda de fluidos e dos desequilíbrios eletrolíticos é a base do tratamento, e pode ser realizada por meio da terapia de reidratação oral.[3,40] A terapia de reidratação consiste na administração de soluções orais apropriadas para evitar ou corrigir a desidratação, que pode ser causada em quadros de diarreia.[17] Os sais de reidratação oral, descritos no **Quadro 9.3**, são o tratamento de escolha em casos de diarreia leve a moderada, pois contêm quantidades específicas de sais que são perdidos nas evacuações.[3,17,26] Contêm **sais de sódio e potássio** para substituir esses íons essenciais e **citrato e/ou bicarbonato** para corrigir a acidose. A **glicose** também é um ingrediente importante, pois atua como um transportador de íons sódio e, portanto, de água através da mucosa do intestino delgado.[41]

Esse tratamento é recomendado independentemente da idade do paciente ou do tipo de diarreia, podendo ser iniciado mesmo se o encaminhamento ao médico for aconselhado. Nos países em desenvolvimento, a solução de reidratação oral proposta pela OMS salva a vida de milhões de crianças anualmente. A OMS recomenda sais de reidratação oral com uma menor osmolaridade, teor de sódio e glicose mais baixos (**Quadro 9.4**).[3,17,26,41]

Alguns sais de reidratação oral também contêm em sua formulação a inclusão do **gliconato de zinco**. A literatura atual apoia o uso de zinco oral no tratamento da diarreia em crianças com mais de seis meses, especialmente se houver risco de deficiência nutricional e aquelas expostas a infecções gastrointestinais recorrentes. Mais pesquisas são necessárias para confirmar os achados em crianças com baixo risco de deficiência de zinco. O uso de

Quadro 9.3
Sais de reidratação oral

Sais	Informações
Citrato/Cloreto de POTÁSSIO + cloreto de SÓDIO + CITRATO de sódio + GLICOSE	**Produtos**: Floralyte®, Hidralyte®, Rehidrat®, Rehidrazol®, Hidraplex® ❑ Administrar com frequência, principalmente após evacuações, em pequenas doses, para evitar vômitos. ❑ Não usar em íleo paralítico, obstrução ou perfuração do intestino e nos vômitos repetidos e incontroláveis. ❑ Usar com cautela em função renal diminuída (em decorrência do potássio).
Citrato de POTÁSSIO + cloreto de SÓDIO + CITRATO de sódio + GLICOSE + gliconato de ZINCO	**Produto:** Pedialyte® ❑ Administrar com frequência, principalmente após evacuações, em pequenas doses, para evitar vômitos. ❑ Não usar em íleo paralítico, obstrução ou perfuração do intestino e nos vômitos repetidos e incontroláveis. ❑ Usar com cautela em função renal diminuída (em decorrência do potássio).

Fonte: Autoria própria.

suplemento oral específico será tratado na seção posterior.[42]

É importante ressaltar que pacientes diabéticos podem usar sais de reidratação oral, mas devem ser lembrados de monitorar os níveis de glicose no sangue com cuidado.[41]

De acordo com o grau de desidratação do paciente, podem ser seguidos três planos de tratamento: plano A (para pacientes sem sinais de desidratação, no qual o tratamento será domiciliar); plano B (para pacientes com sinais de desidratação, mas que conseguem ingerir líquidos, no qual o tratamento será feito com soro de reidratação oral em uma unidade de saúde); plano C (para pacientes com desidratação grave, que vão ser tratados na unidade de saúde com terapia de reidratação por via parenteral). O profissional farmacêutico pode seguir o plano A para tratamento de pacientes com diarreia aguda sem sinais de desidratação, de modo que, se o paciente já apresentar algum quadro de desidratação deve ser encaminhado imediatamente a uma unidade de saúde.[43,44]

Boa parte dos sais comumente encontrados em farmácias estão na forma líquida. Para os sais em pó, é essencial que o farmacêutico aconselhe adequadamente seus pacientes sobre como o pó deve ser reconstituído. Apenas água deve ser usada para fazer a solução (nunca suco de frutas ou refrigerantes), optando-se, preferencialmente, pela água fervida e resfriada, sobremaneira quando administrada em crianças menores de um ano. Não usar água fervente, pois causa a liberação de dióxido de carbono. A solução pode ser guardada por até 24 horas se for armazenada no refrigerador. Bebidas gaseificadas e açucaradas nunca devem ser usadas para fazer fluidos de reidratação, pois produzem solução hiperosmolar que pode agravar o problema. O teor de sódio e de glicose dessas bebidas podem ser elevados.[26,30]

O uso de **soro caseiro**, solução preparada artesanalmente em casa com adição de sal e açúcar à água, consta na Caderneta de Saúde da Criança do Ministério da Saúde do Brasil, que ensina a preparar a solução usando o método "*pinch and scoop*" (um punhado de açúcar e três pitadas de sal em 200 mL de água). O **soro caseiro** também pode ser preparado usando-se uma colher medidora e uma colher de chá/colher de sopa. A OMS, em seu documento de 2005 sobre o tratamento da diarreia aguda, faz um breve comentário sobre a possibilidade de seu uso (com o uso de colher de chá/colher de sopa), relatando que, embora potencialmente eficaz, não seria recomendado em virtude de seu preparo e consumo inadequados.[5]

Para pacientes com diarreia sem sinais de desidratação, além de sais de reidratação, pode ser recomendada a ingestão de soro caseiro, além de líquidos caseiros, como água de arroz (água obtida do cozimento do grão de arroz), chás, sucos e sopas para prevenir a desidratação (**Quadro 9.4**).[19]

Contudo, para pacientes com desidratação, o tratamento com soro caseiro não deve ser recomendado, uma vez que a precisão do conteúdo de eletrólitos não pode ser garantida, e essa precisão é essencial, especialmente em bebês, crianças pequenas e idosos.[19,26]

É importante também aconselhar os pacientes a beberem muito líquido, especialmente se for uma pessoa idosa. Beber com frequência, em pequenos goles, pode ser a melhor maneira para evitar dor de estômago.[37]

Não há contraindicações para a terapia de reidratação oral, a menos que o paciente esteja vomitando com frequência e não consiga segurar a solução, caso em que pode ser necessária a reposição de fluido intravenoso e eletrólitos. A sobrecarga de fluidos em decorrência da administração excessiva de sais de reidratação é altamente improvável em jovens e adultos, mas é possível se a administração for continuada em bebês e crianças por mais de 48 horas. A sobrecarga de fluidos é reconhecida pelas pálpebras, tornando-se inchadas, e é corrigida rapidamente pela suspensão dos sais e outros líquidos.[41]

Uma **dieta** apropriada para a idade deve ser introduzida assim que o paciente tiver sido reidratado. Recomenda-se continuar com a alimentação normal em casos em que não há sinais de desidratação, evitando-se interrupções na administração de alimentos superiores a quatro horas (**Quadro 9.4**).[17]

Os pacientes (ou seus responsáveis) devem ser aconselhados a evitar alimentos gordurosos, alimentos ricos em açúcares simples que podem causar diarreia osmótica e alimentos picantes que podem causar distúrbios gastrointestinais. As bebidas que contêm cafeína também devem ser evitadas porque podem aumentar os níveis de monofosfato de adenosina cíclico, que promovem a secreção de fluidos e podem piorar a diarreia.[3] Em adição, café, bebidas geladas, bebidas alcoólicas, refrigerantes e água com gás devem ser evitados (**Quadro 9.4**).[39,45]

Amidos e cereais fervidos (p. ex., batata, macarrão, arroz, trigo e aveia) com sal são indicados em pacientes com diarreia aquosa; biscoitos, bananas, sopa e vegetais cozidos também podem ser consumidos.[16,26] Os produtos lácteos (exceto iogurte) podem ser difíceis de digerir na presença de doenças diarreicas porque a enzima que digere o leite (lactase) no intestino é inativada, podendo produzir intolerância temporária à lactose e piorar a diarreia.[26] Portanto, é recomendado evitar temporariamente alimentos que contenham lactose.[14,39,46]

Em casos de lactentes, o recomendado é que continue amamentando, inclusive durante a fase de reidratação. Contudo, pode ser necessário alimentar o bebê com mais frequência ou prolongar as mamadas. A amamentação não só tem um efeito protetor bem conhecido contra o desenvolvimento de enterite, como também promove uma recuperação mais rápida e fornece melhor nutrição.[32,47] Se o bebê for amamentado com mamadeira, ele provavelmente continuará com a fórmula usual do leite. As crianças mais velhas provavelmente serão capazes de comer alimentos normais, mas é preciso estar atento aos alimentos que são mais adequados (**Quadro 9.4**). [48]

. Episódios isolados de diarreia após o tratamento é normal. No entanto, a diarreia persistente, associada a cólicas, febre ou sangue, exige uma consulta médica imediatamente.[9]

Quadro 9.4
Resumo de evidências das intervenções não farmacológicas para diarreia aguda[2,28,29,33,37,38,49-53]

Conduta	Embasamento técnico	GRADE	
		Nível de evidência	Grau de recomendação
Terapia de reidratação oral	A perda hídrica pode ser tratada com a administração de terapia de reidratação oral, um tratamento simples e custo-efetivo que pode aliviar a desidratação nos indivíduos afetados. Uma revisão sistemática da Cochrane[69] comparou a terapia de reidratação oral com a intravenosa, no qual resultados demonstraram que não houve diferenças clínicas importantes entre elas para a reidratação secundária em gastroenterite em crianças. Para cada 25 crianças tratadas com a terapia de reidratação oral, uma falharia e necessitaria da terapia de reidratação intravenosa.	Alto	Forte
Dieta apropriada	Há recomendações da dieta habitual correspondente com a idade do paciente durante ou após o processo de reidratação. Uma metanálise mostrou que a alimentação precoce (após o início da reidratação) foi tão segura e eficaz quanto a alimentação posterior em crianças menores de seis anos com diarreia aguda em países de baixa, média e alta renda.	Baixo	Forte
Amamentação contínua	A alimentação com leite humano deve ser continuada em lactentes e crianças durante todo o episódio de diarreia. A amamentação não só tem um efeito protetor bem conhecido contra o desenvolvimento de enterite, mas também promove recuperação mais rápida e fornece melhor nutrição. Pode ser necessário alimentar o bebê com mais frequência ou prolongar as mamadas.	Alto	Forte
Soro e líquidos caseiros	Para pacientes com diarreia sem sinais de desidratação, além dos sais de reidratação, pode ser indicada a utilização de líquidos caseiros (como o soro caseiro). Para crianças pequenas, idosos ou pacientes com sinais leves de desidratação, o soro caseiro tende a ser menos efetivo dada a imprecisão do seu preparo, mesmo com orientação dos profissionais de saúde. O preparo caseiro deve ser cauteloso, especialmente em locais de maior vulnerabilidade e com dificuldades de acesso a água de boa qualidade.	Baixo	Fraco

(continua)

Quadro 9.4 (continuação)
Resumo de evidências das intervenções não farmacológicas para diarreia aguda[2,28,29,33,37,38,49-53]

Conduta	Embasamento técnico	GRADE	
		Nível de evidência	Grau de recomendação
Restrição de alimentos	**Alimentos gordurosos** podem causar diarreia osmótica, pois são substâncias de difícil digestão e absorção que acabam permanecendo no intestino, fazendo com que uma quantidade excessiva de água permaneça nas fezes. **Alimentos picantes e muito temperados** podem causar distúrbios gastrointestinais, pois podem causar maior irritação da mucosa intestinal, causando comprometimento das células epiteliais e resultando em perda da área superficial e transporte e, consequente, diminuição da absorção de nutrientes e aumento da carga osmótica no lúmen intestinal. A **cafeína** pode aumentar os níveis de monofosfato de adenosina cíclico, que promovem a secreção de fluidos e podem piorar a diarreia. Os **produtos lácteos** podem ser difíceis de digerir na presença de doenças diarreicas, porque durante a diarreia, a enzima no intestino que digere o leite (lactase) é inativada, podendo produzir intolerância temporária à lactose, o que piora a diarreia. Uma metanálise envolvendo crianças menores que seis anos com diarreia aguda constatou que dieta sem lactose reduziu a duração da diarreia e reduziu a falha no tratamento pela metade. Embora a dieta com restrição de lacticínios seja comumente recomendada, os dados de suporte para essa intervenção são limitados.	Baixo	Forte

Fonte: Autoria própria.

INTERVENÇÕES FARMACOLÓGICAS

A prevenção da gastroenterite viral aguda está principalmente na vacinação. A **vacina contra o rotavírus** está disponível no Sistema Único de Saúde (SUS) por meio do Plano Nacional de Imunização (PNI) desde 2006. Nesse sentido, a vacinação deve ser encorajada pelo farmacêutico como forma de evitar internação e complicações da gastroenterite. Surtos devem ser comunicados à vigilância sanitária e epidemiológica local para que sejam reforçadas medidas de isolamento dos infectados, investigação e eliminação dos reservatórios do vírus.[54-56]

Estudos de impacto após introdução da **vacina contra rotavírus** no Brasil mostraram redução de 40 mil hospitalizações por diarreia aguda entre crianças com menos de cinco anos e declínio de 22% da mortalidade relacionada. Outros estudos mostraram que em locais com alta cobertura vacinal há inclusive proteção estendida para faixas etárias maiores (como idosos) em virtude da proteção indireta.[54-57]

Para o manejo da diarreia, em casos mais graves apenas a terapia de reidratação não será suficiente para tratar o paciente. No entanto, antes de recomendar qualquer tratamento, as causas subjacentes graves de diarreia devem ser consideradas e excluídas.[3,41] Além disso, ainda faltam evidências científicas de que alguns agentes farmacológicos reduzem a frequência das fezes ou a duração da doença em adultos.[3]

Os farmacêuticos podem prescrever medicamentos isentos de prescrição (MIPs) quando, pela anamnese, for determinado que o quadro do paciente relaciona-se com um problema autolimitado. Na **primeira linha de tratamento**, além da terapia de reidratação oral, que é o tratamento primário em quadros de diarreia, podem ser prescritos alguns medicamentos como terapia adjuvante (**Quadro 9.5**).

O **suplemento com zinco** pode reduzir a duração do quadro de diarreia, principalmente em crianças nos países em desenvolvimento, nos quais é comum a deficiência de zinco.[17,43,44] Uma metanálise demonstrou redução nos episódios de diarreia grave, disenteria e diarreia persistente, bem como de infecções respiratórias, como pneumonia. No Brasil, são comercializadas soluções de zinco elementar de 4 mg/mL na forma de **gliconato de zinco** e na forma de **sulfato de zinco**. Outra opção disponível, como mostrado anteriormente, são os sais de reidratação com 6 mg de gluconato de zinco para cada 100 mL.[44]

Os **probióticos** são empregados tanto no tratamento como na prevenção da diarreia em algumas situações. São microrganismos administrados para restabelecer a microbiota intestinal, restaurando a função intestinal normal e suprimindo o crescimento de microrganismos patogênicos. Os probióticos ***Saccharomyces boulardii***, ***Lactobacillus rhamnosus GG*** e ***Lactobacillus acidophilus*** diminuem a duração da diarreia infecciosa e associada ao uso de antibióticos em adultos e crianças, podendo também serem usados para prevenir a diarreia associada a antibióticos. A recomendação é que sejam utilizados como coadjuvantes no tratamento da diarreia aguda, em conjunto com a terapia de reidratação e manutenção da alimentação.[2,58,59]

Múltiplas opções de probióticos estão disponíveis nas farmácias e apresentam benefício na redução da duração da diarreia. Apenas algumas cepas de probióticos foram estudadas no contexto de diarreia. Esses estudos devem ser cuidadosamente analisados quanto aos desfechos avaliados e cepas avaliadas, pois existem diferentes mecanismos de ação. ***Lactobacillus GG*** e ***Saccharomyces boulardii*** são os mais frequentemente testados cientificamente. A ação dos probióticos ocorre principalmente por antagonismo, imunomodulação ou exclusão de patógenos. Os efeitos estão relacionados com a redução do episódio diarreico, melhora do quadro e redução de complicações em muitos estudos, ainda que em análises mais robustas e com menor risco de viés esses efeitos são menos expressivos ou inconsistentes.[5,58,60]

Os produtos com enzima lactase podem ser úteis para pacientes com diarreia secundária à intolerância à lactose, apesar de geralmente apresentar um quadro de duração prolongada e não necessariamente uma diarreia aguda. A lactase é necessária para a digestão dos carboidratos, e quando o paciente não tem essa enzima, a ingestão de produtos lácteos causa diarreia osmótica.[2]

Existem alguns medicamentos que também são usados no tratamento da diarreia, porém requerem prescrição médica. Para isso, a **segunda linha de tratamento** consiste em tratamento com agentes antidiarreicos, agentes antissecretórios, antibióticos e antiparasitários.

A diarreia deve ser vista como a forma natural de "expulsar" os agentes infecciosos causadores de doenças e as toxinas presentes e acumuladas no intestino. Nessa perspectiva, o uso de antidiarreicos como a **loperamida**, que são antimotilidade intestinal ou adsorventes, é considerado desnecessário e, às vezes, indesejável. Por outro lado, é reconhecido que os pacientes muitas vezes desejam reduzir a diarreia por razões de conveniência, e não há evidências de que os antidiarreicos, se usados de forma correta, sejam inseguros para o paciente ou prolongue a doença. No entanto, o tratamento com esses agentes antimotilidade ou adsorventes deve ser uma terapia adjuvante para a reidratação oral.[17,26,61]

A **loperamida** é um medicamento antidiarreico eficaz para uso em adolescentes, jovens e adultos. É um agonista opioide sintético que produz efeitos antidiarreicos por meio da estimulação dos receptores micro-opioides localizados nos músculos circulares intestinais. Essa ação retarda a motilidade intestinal, permitindo a absorção de eletrólitos e água pelo intestino. A estimulação do receptor micro-opioide GI também diminui a secreção GI, o que pode contribuir para os efeitos antidiarreicos do fármaco. Outros mecanismos relacionados podem incluir a interrupção dos mecanismos colinérgicos e não colinérgicos envolvidos na regulação da peristalse, inibição da função da calmodulina e inibição dos canais de cálcio dependentes de voltagem. Os efeitos de inibição nos canais de calmodulina e cálcio podem contribuir para os efeitos antissecretores da loperamida.[3,26]

A **loperamida** está inserida na Lista de Substâncias Entorpecentes, Psicotrópicas, Precursoras e Outras sob Controle Especial (RDC nº 473, de 24 de fevereiro de 2021). Faz parte da Lista C1, mas não requer retenção de receita.[2] Seus efeitos terapêuticos incluem redução do volume fecal diário, aumento da viscosidade, volume em massa e redução da perda de líquidos e eletrólitos.[3] É recomendada principalmente para a diarreia do viajante (leve a moderada), em que não há sinais clínicos de invasão por microrganismos. Deve ser evitada na disenteria, em casos suspeitos de apresentar componente inflamatório (pacientes febris) ou na presença de dor abdominal intensa (sugere também diarreia inflamatória). O uso de loperamida não pode ser recomendado para crianças, pois pode aumentar a gravidade e as complicações da doença.[17,26,61]

Em doses usuais, a **loperamida** tem poucos efeitos colaterais além de tonturas e constipação ocasional. Outros efeitos adversos que ocorrem com pouca frequência incluem dor abdominal, distensão abdominal, náusea, vômito, boca seca, fadiga e reações de hipersensibilidade. Se ocorrer distensão abdominal, constipação ou íleo paralítico, o uso deve ser interrompido. Nenhuma interação medicamentosa significativa é relatada.[3]

Um agente antissecretor passível de uso é a **racecadotrila,** inibidora da encefalinase, enzima responsável pela degradação das encefalinas. A partir da ação prolongada das encefalinas, elas reduzem a secreção intestinal de água e eletrólitos, controlando o quadro de diarreia aguda. Não interferem na motilidade intestinal, garantindo maior segurança no seu uso como coadjuvante no tratamento, tendo assim um papel importante na redução das perdas diarreicas e na duração da diarreia aguda. O tratamento deve ser interrompido assim que houver melhora do quadro. Também não é indicado na diarreia enteroinvasiva caracterizada por febre e sangue, assim como diarreia provocada por tratamento com antibióticos de amplo espectro.[17,58]

Como mencionado anteriormente, o tratamento com antibiótico normalmente não é empregado em casos de diarreia aguda. Devem ser reservados a casos de disenteria (diarreia com sangue), com comprometimento do estado geral, com infecção aguda comprovada por *Giardia lamblia* ou *Entamoeba histolytica,* em imunossuprimidos, para pacientes com anemia falciforme, para portadores de prótese, para crianças com sinais de disseminação bacteriana extraintestinal e para casos de cólera grave. Para outras situações, os antibióticos não são eficazes e não devem ser prescritos.[19,44]

Em casos de diarreia sanguinolenta (disenteria), o uso de antibióticos é adequado, principalmente em pacientes que apresentam febre e comprometimento do estado geral. A principal causa nesses casos é a infecção por *Shigella* spp., porém há outros agentes que causam quadros graves e que vão necessitar de antibioticoterapia, como *Escherichia coli enteroinvasiva*, *Yersinia enterocolítica*, *Vibrio chorelae*, *Clostridium difficille* e *Salmonella* não tifoide.[17,44]

O uso de antibióticos profiláticos não é recomendado para a maioria dos viajantes (principalmente para crianças), exceto para pessoas que são de alto risco e que vão realizar viagens curtas (p. ex., pacientes imunossuprimidos). A quimioprofilaxia não deve ser usada rotineiramente em virtude da potencial alteração da microbiota intestinal, desenvolvimento de eventos adversos, resistência antimicrobiana e possíveis interações medicamentosas.[10,27,16]

Os antiparasitários devem ser usados somente para pacientes diagnosticados com amebíase, em que o tratamento de disenteria por *Shigella* sp. não foi efetivo, em casos em que foi identificado nas fezes do paciente trofozoítos de *Entamoeba histolytica* englobando hemácias, ou em pacientes diagnosticados com giardíase, se forem identificados cistos ou trofozoítos nas fezes ou no aspirado intestinal.[19]

Os antieméticos são desnecessários no manejo da diarreia aguda, pois têm efeitos sedativos e podem dificultar a terapia de reidratação. Em geral, não conferem nenhum benefício prático para as crianças com diarreia aguda ou persistente.[17] Os adsorventes, como caulim-pectina, carvão ativado e atapulgita não têm eficácia comprovada, portanto não devem ser recomendados.[17,62]

Quadro 9.5
Resumo das intervenções farmacológicas para diarreia

Medicamento	Apresentações*	Uso padrão	Orientações ao paciente	Alertas	GRADE: Nível de evidência	GRADE: Grau de recomendação
Sulfato de zinco $$$$ MIP SUS	**Comprimido** 20 mg **Solução oral** 17,60 mg/mL (Unizinco® e Nesh Zinco®)	**Adultos:** 1 a 2 comprimidos de 20 mg/dia OU ingerir 7,5 mL /dia. **Crianças (até 6 meses):** 2,5 mL/dia durante 10 a 14 dias. **(acima de 6 meses):** 5 mL/dia durante 10 a 14 dias.	"O zinco tem sua absorção prejudicada na presença de alimentos. Para tanto, deve-se administrar o produto no intervalo entre as refeições". "Nesh Zinco® pode ser mastigado, engolido diretamente com água ou pode ser dissolvido em 100 mL de água".	Pode causar dispepsia, náusea ou vômito (doses altas ou longas). Recomenda-se a administração dos antibióticos 2 horas antes, ou de 4 a 6 horas após a ingestão do suplemento contendo zinco. Contém FENILALANINA.	Moderado	Forte
Bacillus cereus $$$$ MIP	**Suspensão** 5 × 10[6] endósporos (Biovicerin®)	**ADULTOS:** 1 flaconete a cada 4 horas/dia. **CRIANÇAS:** 1 flaconete a cada 4 horas/dia.	"Usar com cautela em pacientes portadores de diabetes". "Suspensão deve ser agitada antes de usar".	Não são conhecidas reações desagradáveis decorrentes do uso.	Moderado	Forte
L. acidophilus* + *L. rhamnosus* + *L. paracasei* + *B. lactis MIP	**Sachê** 1 g (Probiatop® e Simbioflora®)	**ADULTOS:** 1 a 2 sachês por dia. **CRIANÇAS:** Idem adulto.	"O sachê deve ser consumido assim que aberto". "Usar preferencialmente a noite quando não for mais se alimentar".	O risco de efeitos nocivos dos probióticos é maior em pessoas com doenças graves ou sistema imunológico comprometido.	Moderado	Forte

(continua)

Quadro 9.5 (continuação)
Resumo das intervenções farmacológicas para diarreia

Medicamento	Apresentações*	Uso padrão	Orientações ao paciente	Alertas	GRADE: Nível de evidência	GRADE: Grau de recomendação
Saccharomyces boulardii $$$$ MIP	**Cápsulas** 100 mg, 200 mg e 250 mg **Pó** 200 mg e 250 mg (Floratil®, Repoflor® e Florent®)	**ADULTOS**: 1 comprimido de 200 mg ou 2 comprimidos de 100 mg a cada 12 horas. **CRIANÇAS:** 1 sachê de 200 mg diluído em água ou alimentos semissólidos, uma vez ao dia OU 1 comprimido de 100 mg a cada 12 horas.	"Não misturar com bebidas ou alimentos carbonatados, ou que contenham álcool". "Usar em jejum ou pelo menos meia hora antes das refeições". "É uma levedura não tóxica e não transmissível, tem efeito biorregulador sobre a flora".	Pacientes com cateter central em virtude do risco aumentado de transmissão de fungemia e com hipersensibilidade a leveduras. Não administrar junto com antifúngicos. Intolerância à lactose ou dieta vegana (pode conter lactose).	Moderado ●●●○	Forte
Loperamida $$$$	**Comprimido** 2 mg (Imosec®, Diasec® e Kaosec®)	**ADULTOS:** 2 comprimidos (4 mg) por via oral seguido de 1 comprimido (2 mg) após cada evacuação líquida. Dose máxima: 8 comprimidos/dia. **Esse medicamento é contraindicado para crianças**.	"O tratamento deve ser interrompido após a produção de fezes sólidas ou após 24 horas sem evacuar". "Evitar atividades que requeiram alerta mental ou coordenação até início dos efeitos do fármaco". "Pequenas quantidades podem ser excretadas no leite materno".	Náuseas, vômitos, dor de cabeça, dor abdominal e cólicas abdominais. Insuficiência hepática. Não usar em pacientes com disenteria aguda (caracterizada por sangue nas fezes e febre alta). Pode causar sintomas cardiovasculares, gastrointestinais, hepáticos e imunológicos.	Moderado ●●●○	Fraco (?)
Racecadotrila $$$$	**Cápsula gelatinosa** 100 mg **Grânulo** 10 mg e 30 mg (Tiorfan® e Avide®)	**ADULTOS:** 1 cápsula de 100 mg 3 vezes ao dia. Dose máxima: 4 cápsulas/dia. **CRIANÇAS:** 10 mg para crianças acima de 3 meses, 20 mg para crianças acima de 10 meses ou 30 mg para crianças acima de 3 anos, 3 vezes ao dia. Dose máxima: 6 mg/kg/dia.	"Tratamento não deve ultrapassar mais do que 7 dias". "Granulado deve ser ingerido com água, dissolvendo pela agitação, ou misturando uma pequena quantidade de alimento em uma colher, ou colocado diretamente na boca". "Usar com cautela em pacientes portadores de diabetes".	Distúrbios intestinais funcionais (potencial exacerbação). Síndrome disentérica com fezes com sangue. Presença de desidratação (terapia de reidratação obrigatória). Intolerância à frutose, síndrome de má absorção de glicose/galactose ou deficiência a isomaltase sucrase.	Moderado ●●●○	Fraco (?)

**Nomes comerciais listados foram incluídos no intuito de facilitar a identificação dos itens e evitar erros de seleção; é desaconselhável utilizá-los em prescrições ou no processo de orientação farmacêutica. Marcas foram incluídas de forma circunstancial e pode haver outras disponíveis no mercado não listadas. Fonte: Autoria própria.*

SINAIS DE ALERTA E ENCAMINHAMENTOS

Alguns pacientes têm maiores chances de complicações em um quadro de diarreia. Entre eles estão crianças (principalmente menores de um ano), idosos, indivíduos que vivem em ambientes com saneamento precário e que estão em constante contato com alimentos e água contaminados, pacientes imunodeprimidos (portadores de HIV, neoplasias ou que precisam de transplante de órgãos), grávidas, pacientes com condições médicas preexistentes (p. ex., doença inflamatória intestinal, diabetes *mellitus*, insuficiência renal crônica, imunodeficiência), pacientes com hipocloridria gástrica ou em uso de antiácidos (especialmente inibidores da bomba de prótons) (Quadro 9.6).[19,33,63,64]

As crianças, especialmente as mais jovens, correm maior risco em virtude de sua curiosidade natural e propensão a tocar em vários objetos indiscriminadamente e a colocá-los na boca. Além disso, são menos seletivas no tipo e na fonte de alimentos que consomem e têm menor probabilidade de aderir às medidas de higiene recomendadas.[63] Em casos de episódios repetidos de diarreia aguda nesse grupo de pacientes, pode ocorrer déficit de crescimento linear, que as predispõem a novos episódios de doenças infecciosas.[65] Isso também pode estar associado a outros resultados ao longo da vida, como diminuição da função cognitiva e maior possibilidade do desenvolvimento de doenças crônicas.[66]

Nesses casos, o farmacêutico deve alertar o paciente sobre complicações e encaminhar o paciente para investigação de transtornos adicionais junto a:

- Unidade básica de saúde do SUS.
- Consulta com médico clínico geral/gastroenterologista particular ou de seguro/plano de saúde.

Quadro 9.6
Sinais de alerta para encaminhamento de paciente com diarreia aguda[3,7,18,20,28,48]

Palavra-chave	Sinais de alerta
Disenteria	Presença de sangue ou muco nas fezes e/ou evacuação em um período de 72 horas sem nenhuma melhoria e/ou diarreia aquosa abundante.
Diarreia persistente	Diarreia persistente por um período ≥ a 14 dias OU diarreia com duração superior a um dia em crianças menores de um ano OU ausência de melhora com a terapia de reidratação.
Desidratação	Sinais de desidratação grave (sede, diminuição na frequência urinária, inquietação e olhos ou bocas secas, taquicardia, hipotensão ortostática, letargia).
Induzida por medicamentos	Suspeita de reação induzida por medicamentos sob prescrição médica.
Grupos de risco	Diarreia acompanhada de forte dor abdominal em pacientes com mais de 50 anos OU grávidas OU lactentes OU pacientes imunodeprimidos.
Potencial surto infeccioso	Potencial para surto infeccioso, como quando o paciente manuseia grandes quantidades de alimentos ou reside/trabalha em uma casa de repouso ou creche, em que outras pessoas com exposição alimentar comum também têm sintomas de diarreia.
Sintomas associados	Sinais e/ou sintomas que sugerem doença grave: febre ≥ 38,5°C e nenhuma melhora por ≥ 48 horas, desidratação grave, perda de peso e/ou vômitos intensos.

Fonte: Autoria própria.

MONITORAMENTO DOS RESULTADOS

A maioria dos pacientes com diarreia aguda, mesmo quando não tratada, é espontaneamente curada em 48 horas e, muitas vezes, a média de duração da diarreia é de 4 a 5 dias. Aproximadamente 5% e 1% dos indivíduos afetados têm diarreia que persiste por mais de 14 dias e 1 mês, respectivamente. O curso clínico tende a ser mais grave e prolongado em crianças, especialmente aqueles com menos de dois anos.[63]

A prescrição farmacêutica visa à redução dos sintomas da diarreia aguda e à prevenção da desidratação. O farmacêutico deve avaliar os resultados obtidos com base nas recomendações feitas ao paciente. O objetivo do acompanhamento é monitorar e avaliar a evolução do paciente, para verificar:[2,11]

- Se houve melhora da diarreia e dos sintomas relacionados.
- Se houve aparecimento de sinais de desidratação.
- A presença de efeitos adversos (p. ex., dor abdominal, constipação).
- A adesão do paciente ao plano de tratamento.
- Reavaliar periodicamente até a resolução do problema.

O paciente deve ser monitorado para verificar a desidratação medindo o peso corporal, os sinais vitais e o estado de alerta mental. Não consta na literatura o tempo que o profissional deve aguardar a partir das intervenções acordadas com o paciente para realizar o monitoramento dos resultados. Sugere-se, entretanto, que a avaliação de resultados ocorra entre 24 horas a 48 horas, podendo ocorrer em um período mais curto nos casos de pacientes em situações especiais (como crianças e idosos). Com alívio sintomático efetivo, o paciente pode esperar redução da frequência e consistência normal das fezes, bem como alívio dos sintomas generalizados, como letargia e dor abdominal.[11,63]

Referências bibliográficas

1. Brasil. Ministério da Saúde. Secretaria de Vigilância Sanitária. Doenças diarreicas agudas;2021.
2. DiPiro JT, Yee GC, Posey LM, Haines ST, Nolin VE. Pharmacotherapy: a pathophysiologic approach. 11th ed. New York: Mc Graw Hill; 2020.
3. Berardi RR, Ferreri SP, Hume AL, Kroon LA, Newton GD. Handbook of nonprescription drugs: an interactive approach to self-care. 13th Ed. Washington: American Pharmacists Association; 2009.
4. Brasil. Ministério da Saúde. Secretaria de Atenção à Saúde. Cadernos de Atenção Básica n. 28, Volume II – Acolhimento à demanda espontânea: queixas mais comuns na Atenção Básica. Disponível na Internet: http://189.28.128.100/dab/docs/publicacoes/cadernos_ab/caderno_28.pdf. 2013.
5. Brandt KG, Antunes MMC, da Silva GAP. Acute diarrhea: evidence-based management. J Peditr (Rio J). 2015;91(6):S36-43.
6. Thiagarajah JR. Pathogenesis of acute diarrhea in children. UpToDate. 2020.
7. Pawlowski. SM. Avaliação da diarreia aguda. BMJ Best Practice. 2018.
8. Silverthorn DU, Ribeiro FM, Krause MS, Schenkel PC. Fisiologia humana: uma abordagem integrada. 7 ed. Porto Alegre: Artmed; 2017.
9. Riddle MM. Diarreia do viajante. 2019.
10. Riddle MS, Connor BA, Beeching NJ, DuPont HL, Hamer DH, Kozarsky P, et al. Guidelines for the prevention and treatment of travelers' diarrhea: a graded expert panel report. J Travel Med. 2017;24(1):S57-74.
11. Steffen R. Epidemiology of travellers' diarrhea. J Travel Med. 2017;24(1).
12. Barrett J, Brown M. Travellers' diarrhoea. BMJ (Online). 2016;353.
13. LaRocque R; Harris JB. Travelers ' diarrhea: microbiology, epidemiology, and prevention. UpToDate. 2020.
14. LaRocque R; Harris JB. Approach to the adult with acute diarrhea in resource-rich settings. UpToDate. 2019.

15. Radlović N, Leković Z, Vuletić B, Radlović V, Simić D. Acute diarrhea in children. Srp Arh Celok Lek. 2015;143(11–12):755-62.
16. Riddle MS, Dupont HL, Connor BA. ACG clinical guideline: diagnosis, treatment, and prevention of acute diarrheal infections in adults. AM J Gastroenterol. 2016;111(5):602-22.
17. Farthing M, Salam M, Lindberg G, Dite P, Khalif I, Salazar-Lindo E, et al. Diarreia aguda em adultos e crianças: uma perspectiva mundial. World Gastroenterol Organ Glob Guidel. 2012.
18. Moraes AC, Castro FMM. Diarreia aguda. Rev Bras Med. 2014;102(2).
19. Brasil. Ministério da Saúde.. Guia de vigilância em saúde 3ª ed. Secretaria de Vigilância em Saúde. Coordenação-Geral de Desenvolvimento da Epidemiologia em Serviços. 2019. 741 p.
20. Fleisher G. Approach to diarrhea in children in resource-rich countries. UpToDate. 2019.
21. Harris RLJB. Causes of acute infectious diarrhea and other foodborne illnesses in resourcerich settings. UpToDate. 2019.
22. Conaway MPDZB. Druginduced diarrhea. MedlinePlus. 2019.
23. Zieve MPD. Diarrhea – overview. 2018.
24. Nemeth V, Pfleghaar N.. Diarrhea. StatPearls Publishing. 2024.
25. National Institute of Diabetes and Digestive and Kidney Diseases. Diarreia. 2016.
26. Blenkinsopp A, Paxton P, Blenkinsopp J. Symptoms in the pharmacy: a guide to the management of common illness. 7th ed. Hoboken: Wiley Blackwell; 2007.
27. Leung AKC, Leung AAM, Wong AHC, Hon KL. Travelers' Diarrhea: A Clinical Review. Recent Pat Inflamm Allergy Drug Discov. 2019;13(1):38-48.
28. Acute diarrhea in adults. Postgrad Med. 1989; 86(8):145-6.
29. Ebach D, Lang E, A Scott MB. Acute diarrhea in children. J Iowa State Med Soc. 2019.
30. Ortiz B. Como tratar a diarreia em bebês e crianças pequenas. MedlinePlus. 2020.
31. American Academy of Pediatrics. Diarrhea. Am Acad Pediatr. 2015.
32. S Guandalini CC. Diarrhea. Medscape. 2018.
33. LaRocque MP. Approach to the adult with acute diarrhea in resource-limited countries. UpToDate. 2019.
34. Riddle MS. Current management of acute diarrheal infections in adults. Pol Arch Intern Med. 2018; 128(11):685-92.
35. Ministério da Saúde. Cadernos de Atenção Básica: acolhimento à demanda espontânea: queixas mais comuns na Atenção Básica. 2012. p. 290 apud Vanzella MF, Kasper KC, Guaragna JB de A, Hauschild JA. Diarreia aguda: diagnóstico clínico e tratamento.0-7. 2012.
36. Guarino A, Vecchio A Lo, Dias JA, Berkley JA, Boey C, Bruzzese D, et al. Universal recommendations for the management of acute diarrhea in nonmalnourished children. J Pediatr Gastroenterol Nutr. 2018; 67(5):586-93.
37. Practice. BB. Diarrhoea in adults. 2020.
38. World Health Organization. Doença diarreica. 2020.
39. Baos V, Faus-Dáder MJ. Protocolos de indicación farmacéutica y criterios de derivación al médico en síntomas menores. Madrid: GIAF, 2008.
40. Florez ID, Al-Khalifah R, Sierra JM, Granados CM, Yepes-Nuñez JJ, Cuello-Garcia C, et al. The effectiveness and safety of treatments used for acute diarrhea and acute gastroenteritis in children: protocol for a systematic review and network meta-analysis. Syst Rev. 2016;5(1):1-9.
41. Nathan A. Non-prescription Medicine. 2010.
42. Lazzerini M. Oral zinc provision in acute diarrhea. Curr Opin Clin Nutr Metab Care. 2016;19(3):239-43.
43. Brasil. Ministério da Saúde. Manejo do paciente com diarreia. Disponível na Internet: http://bvsms.saude.gov.br/bvs/cartazes/manejo_paciente_diarreia_cartaz.pdf.
44. Morais MB, Cruz AS, Sadovsky ADI, Brandt KG, Epifânio M, Toporovski MS, et al. Diarreia aguda: diagnóstico e tratamento – Guia Prático SBP. Sociedade Brasileira de Pediatria. 2017.
45. NK. Kaneshiro, D. Zievi BC. When you have diarrhea. MedlinePlus. 2019.
46. Ochoa CMS. Acute and chronic diarrheal diseases. Am Coll Gatroenterology. 2012.
47. Gaffey MF, Wazny K, Bassani DG, Bhutta ZA. Dietary management of childhood diarrhea in low- and middleincome countries: a systematic review. Am J Public Health. 2013;13:S17 apud Brandt KG, Antunes MM de C, da Silva GAP. Acute diarrhea: evidence-based management. J Pediatr (Rio J) [Internet]. 2015.
48. BMJ Best Practice. Diarrhoea in children. BMJ Best Practice. 2020.
49. Shane AL, Mody RK, Crump JA, Tarr PI, Steiner TS, Kotloff K, et al. 2017 Infectious Diseases Society of America Clinical Practice Guidelines for the diagnosis and management of infectious diarrhea. Clinical Infectious Diseases. 2017;65(12):e45-80.
50. MacGillivray S, Fahey T, McGuire W. Lactose avoidance for young children with acute diarrhoea. Cochrane Database Syst Rev. 2013;2013(10):CD005433.
51. Gregorio G V, Dans LF, Silvestre MA. Cochrane Review: early versus delayed refeeding for children with acute diarrhoea. Evid Based Child Health. 2012; 7(2):721-57.
52. Hartling L, Bellemare S, Wiebe N, Russell KF, Klassen TP, Craig WR. Oral versus intravenous rehydration for treating dehydration due to gastroenteritis in children. Cochrane Database Syst Rev. 2006; 2006(3):CD004390.
53. Ezezika O, Ragunathan A, El-Bakri Y, Barrett K. Barriers and facilitators to implementation of oral rehydration therapy in low- and middle-income countries: a systematic review. PLoS One. 2021;16(4):e0249638.

54. Sociedade Brasileira de Imunizações/Associação Brasileira de Alergia e Imunologia/Sociedade Brasileira de Pediatria. Nota Técnica Conjunta sobre Vacina rotavírus. 2017.
55. Brasil. Ministério da Saúde.. Calendário Nacional de Vacinação. Disponível na Internet: https://www.gov.br/saude/pt-br/assuntos/saude-de-a-a-z/c/calendario-nacional-de-vacinacao. 2022.
56. Pawlowski SW, Warren CA, Guerrant R. Diagnosis and treatment of acute or persistent diarrhea. Gastroenterology. 2009;136(6):1874-86.
57. Carmo GMI, Yen C, Cortes J, Siqueira AA, Oliveira WK, Cortez-Escalante JJ, et al. Decline in diarrhea mortality and admissions after routine Childhood Rotavirus Immunization in Brazil: a time-series analysis. PLoS Med. 2011;8(4):e1001024.
58. A. Guarino, S Ashkenazi, D Gendrel A Lo, Vecchio, R. Shamir HS, et al. European Society for Pediatric Gastroenterology, Hepatology, and Nutrition/European Society for Pediatric Infectious Diseases evidence-based guidelines for the management of acute gastroenteritis in children in Europe: update 2014. J Pediatr Gastroenterol Nutr. 2014;59(1):132-52.
59. Szajewska H, Canani RB, Guarino A, Hojsak I, Indrio F, Kolacek S, et al. Probiotics for the prevention of antibiotic-associated diarrhea in children. J Pediatr Gastroenterol Nutr. 2016;62(3):495-506.
60. Collinson S, Deans A, Padua-Zamora A, Gregorio G V, Li C, Dans LF, et al. Probiotics for treating acute infectious diarrhoea. Cochrane Database Syst Rev. 2020;12(12):CD003048.
61. MedlinePlus. Loperamide. 2018.
62. Riddle MS, DuPont HL, Connor BA.. ACG clinical guideline: diagnosis, treatment, and prevention of acute diarrheal infections in adults. Am J Gastroenterol. 2016;111(5):602-22. apud Riddle MS. Current management of acute diarrheal infections in adults. Pol Arch Intern Med. 2018;128(11):685-92.
63. Steffen R, Hill DR, DuPont HL. Traveler's diarrhea: A clinical review. JAMA 313(1): 71-80. apud Leung AKC, Leung AAM, Wong AHC, Hon KL. Travelers' Diarrhea: A Clinical Review. Recent Pat Inflamm Allergy Drug Discov. 2019;13. 2015.
64. K. Leder PFW. Travel advice. UpToDate. 2020.
65. Kotloff KL, Nasrin D, Blackwelder WC, Wu Y, Farag T, Panchalingham S, et al. The incidence, aetiology, and adverse clinical consequences of less severe diarrhoeal episodes among infants and children residing in low-income and middle-income countries: a 12-month case-control study as a follow-on to the Global Enteric Multicenter Study. Lancet Glob Health. 2019;7(5):e568-e584.
66. Anderson JD 4th, Bagamian KH, Muhib F, Amaya MP, Laytner LA, Wierzba T, et al. Burden of enterotoxigenic Escherichia coli and Shigella non-fatal diarrhoeal infections in 79 low-income andlower middle-income countries: a modelling analysis. LancetGlob Health. 2019;7:e321-30.
67. Hartling L, Bellemare S, Wiebe N, Russell KF, et al. Oral versus intravenous rehydration for treating dehydration due to gastroenteritis in children. Cochrane Database of Systematic Reviews 2006, Issue 3. Art. No.: CD004390. DOI: 10.1002/14651858.CD004390.pub2.

10 Constipação Intestinal

Breno Ferreira Rocha Lima • Verônica Cortez Ginani • Ariane de Almeida Coelho • Rodrigo Fonseca Lima • Nara Amanda Laismann • Bárbara Manuella Cardoso Sodré Alves • Camilo Molino Guidoni • Jocileide de Sousa Gomes • Cleyverson da Silva dos Santos • Adalberto Gustavo da Conceição Lopes • Alice Silva Costa • Isabelle Cristinne Pinto Costa • Luciene Alves Moreira Marques • Tiago Marques dos Reis • Rafael Santos Santana • Laís Bié Pinto Bandeira

CONSTIPAÇÃO INTESTINAL

A preocupação com o funcionamento do intestino acompanha a humanidade ao longo da história em muitas culturas. Desde a Antiguidade, há o entendimento de que o padrão intestinal normal é sinal de boa saúde, e alterações recorrentes nesse padrão tendem a indicar prejuízos e preocupações. No entanto, nota-se na literatura que não há um consenso quanto à definição clínica exata para o quadro de constipação. Alguns aspectos das diferentes definições disponíveis assemelham-se, considerando o problema de saúde como um distúrbio no qual o indivíduo apresenta uma defecação insatisfatória, caracterizada por evacuações pouco frequentes (menos de três vezes por semana), dolorosas ou pela presença de fezes endurecidas e de grande calibre que podem exigir esforço excessivo.[1-3]

Considerando a etiologia, a constipação pode ser classificada como:

1. Primária (idiopática ou funcional), quando há uma mudança no hábito intestinal sem alterações estruturais ou metabólicas.
2. Secundária (orgânica), que geralmente tem causa bem definida (como doenças endócrinas e neurológicas, doenças intestinais, gravidez, período pré-menstrual ou uso inadvertido de substâncias constipantes).

Pela duração, a constipação pode ser classificada como aguda (se ocorrer em um período de até quatro semanas) ou crônica (duração maior que quatro semanas).[4,5] Contudo, algumas diretrizes estendem esse prazo, considerando como constipação crônica aquela que dura de oito semanas a três meses.[2,6]

As constipações primárias ou funcionais são as mais frequentes na prática clínica. Os critérios mais utilizados para identificação da condição de saúde fazem parte do critérios de Roma IV (**Quadro 10.1**). Foram desenvolvidos, entre outros, para classificar os transtornos gastrointestinais a partir dos sintomas e estabelecer critérios diagnósticos baseados em evidências.

Quadro 10.1 Definição de constipação primária ou funcional, de acordo com os Critérios de Roma IV[7-10]
Dois ou mais dos seguintes sintomas, ocorrendo pelo menos uma vez por semana, por um período mínimo de um mês, com critérios insuficientes para diagnóstico de síndrome do intestino irritável:
❑ Duas ou menos evacuações por semana em criança de pelo menos 4 anos.
❑ Pelo menos um episódio de incontinência fecal por semana.
❑ História de postura de retenção ou excessivo comportamento de retenção das fezes.
❑ História de evacuações dolorosas e fezes endurecidas.
❑ Presença de grande massa fecal no reto.
❑ História de fezes de grande diâmetro capazes de obstruir o vaso sanitário.
❑ Após avaliação apropriada, os sintomas não podem ser totalmente explicados por outra condição clínica.

Fonte: Adaptado de DynaMed (1995);[2] Benninga et al. (2016);[7] Hyams et al. (2016);[8] Jani e Marsiscano (2018).[9]

Com relação às crianças, a constipação geralmente é identificada quando há diminuição da frequência de defecação (menos de três vezes na última semana), fezes grandes e endurecidas ou em forma de pelotas (também denominadas "cocô de coelho"), esforço excessivo ou dor na evacuação, presença de sangramento durante ou depois da evacuação, perda de apetite, dor de estômago que melhora após a evacuação. O National Institute of Care and Excellence (NICE), órgão público britânico que fornece orientação e conselhos para melhorar a saúde e os cuidados sociais no Reino Unido, reforça como critérios para o diagnóstico em crianças:

a. Menos de três evacuações por semana.

b. Fezes duras/grumosas.

Destaca-se que a dor abdominal é um sintoma frequente em crianças, mas sua presença não é critério exclusivo para constipação funcional.[1-3]

A constipação é uma das queixas mais frequentes nos consultórios médicos, acometendo cerca de 20% da população mundial. Sua prevalência varia de 2% a 27% de acordo com o local, grupo populacional e com o tipo de inquérito utilizado para diagnóstico, o que torna difícil estimar a real prevalência do problema. Em indivíduos que usam analgésicos, sobretudo opioides, a prevalência é de 50% a 90%, em que grande parte das pessoas com esse distúrbio necessitam de tratamento com laxativos.[10,11]

Na infância, o problema é comum e afeta cerca de 30% das crianças no mundo inteiro.[5] Representa cerca de 3% a 5% de todas as visitas a pediatras e 25% dos encaminhamentos para a gastroenterologia pediátrica. Na América do Norte e do Sul, a prevalência de constipação em crianças, incluindo bebês e adolescentes, variou entre 10% e 23%. Um estudo sul-americano constatou que 28% das crianças brasileiras de 8 a 10 anos apresentavam constipação.[6,12,13]

Além das crianças, a constipação é muito comum nos adultos e idosos. Estima-se que 25% a 50% de todas as pessoas com mais de 65 anos tenham constipação como resultado de um estilo de vida sedentário, diminuição da ingestão de líquidos, má nutrição, doenças crônicas e uso de medicamentos. A análise das informações disponíveis indica que as mulheres são 2 a três 3 mais propensas a sofrer de constipação do que os homens, e 40% das mulheres no final da gestação experimentam episódios de constipação.[14-16]

Pacientes com constipação primária ou funcional geralmente adotam abordagens de automanejo, com cerca de 80% deles inserindo em suas dietas alimentos com efeito laxante e nutracêuticos. A automedicação com medicamentos isentos de prescrição (MIPs) e a busca de tratamento especializado são também alternativas que as pessoas adotam na busca pela solução do problema.[17,18]

OBJETIVOS DO CUIDADO FARMACÊUTICO

1. Apoiar o paciente na identificação das causas de constipação e manejo precoce para evitar complicações e desconfortos adicionais.[19]
2. Promover o alívio dos sintomas de constipação e o restabelecimento do fluxo normal do intestino.[1,20-24]
3. Prestar orientações básicas sobre ingestão de fibras, dieta adequada e ingestão de líquidos, além de hábitos saudáveis que auxiliem a prevenção de recorrências.[1,20-23]
4. Promover o uso seguro dos medicamentos disponíveis (isentos ou não de prescrição médica) e evitar o abuso dos laxantes.[1,20-23]
5. Identificar sinais de alerta para encaminhamento a outro profissional de saúde ou serviço especializado.[13]

CAUSAS, SINAIS, SINTOMAS E ANAMNESE FARMACÊUTICA

A constipação pode ter diferentes causas, como fatores orgânicos, fisiológicos, psicológicos, emocionais, físicos e ambientais. Baixo consumo de fibras, reduzida ingestão hídrica, sedentarismo, sintomas relacionados com ansiedade e depressão, e consumo de alguns medicamentos reduzem a motilidade intestinal e favorecem o aparecimento de constipação intestinal. A etiologia da constipação é, portanto, multifatorial e pode incluir fatores intrínsecos e extrínsecos.[3,20,24]

A **constipação primária ou funcional** ocorre em decorrência da regulação desordenada das funções neuromusculares anorretais e colônicas, bem como da função neuroentérica cérebro-intestino. Podem ser divididas em três subtipos:

a. **Constipação de trânsito lento**.
b. **Disfunção de saída ou defecação dissinérgica**.
c. **Constipação de trânsito intestinal normal**.[25,26]

A **constipação de trânsito lento**, que ocorre de 4% a 13% dos casos, caracteriza-se por um retardo prolongado no trânsito das fezes por todo o cólon. Isso pode ser em decorrência de uma disfunção primária do músculo liso do cólon (miopatia), da inervação neuronal (neuropatia) ou ambas.[27-29] É associada ao tempo prolongado entre os movimentos intestinais. Como consequência, ocorre falta de desejo de defecar, distensão abdominal, inchaço e desconforto. É comum em mulheres jovens no início da puberdade. Quadros leves melhoram com tratamento dietético e aumento da ingestão de fibras e líquidos. Ingestão de carnes associada à insuficiência de atividade motora pode piorar os sintomas.[20,30,31]

A **disfunção de saída ou defecação dissinérgica**, que ocorre em 25% a 27% dos casos, resulta da inadequada propulsão defecatória causada pela contração paradoxal ou relaxamento inadequado durante a tentativa de defecação. O trânsito colônico pode ser normal ou prolongado. Segundo Rao *et al.* (2004), a maioria dos pacientes com dissinergia mostrou inabilidade de coordenar os músculos abdominais, retoanais e do assoalho pélvico durante a tentativa de defecação. Bebês com constipação geralmente cursam com disfunção de saída, visto que apresentam o sistema gastrointestinal imaturo e seus músculos retais não relaxam de maneira coordenada. A disfunção de saída está associada a esforços excessivos, sensação de evacuação incompleta, medo da dor ao defecar (fezes volumosas e endurecidas), fissura anal e hemorroidas, abuso físico ou sexual ou a distúrbios alimentares. A falta de preenchimento total do reto pode levar a problemas na coordenação muscular durante a defecação. Ignorar ou suprimir a urgência de evacuação pode contribuir para uma evolução mais grave.[20,30,31]

A **constipação de trânsito intestinal normal**, que ocorre de 59% a 68% dos casos, descrita como síndrome do intestino irritável com predomínio de constipação (SII-C), caracteriza-se por uma hipersensibilidade visceral sem evidências de causa anatômica ou neurológica primária. Várias etiologias possíveis foram propostas para a SII-C, incluindo fatores genéticos, ambientais, sociais, biológicos e psicológicos. Embora o tempo de passagem pelo cólon seja normal, o paciente refere ser constipado, queixando-se de fezes endurecidas, defecação persistentemente difícil, infrequente ou aparentemente incompleta. São indivíduos com distúrbios psicossociais frequentes, que se queixam também de desconforto abdominal e flatulência. Quadros leves geralmente respondem à adição de fibras à dieta e à melhor hidratação.[2,33,34]

A **constipação secundária ou orgânica**, no entanto, manifesta-se como consequência de outros problemas de saúde, fatores ou condições, como:[2,31-37]

- Distúrbios endócrinos e metabólicos (hipercalcemia, hipotireoidismo, hiperparatireoidismo e diabetes *mellitus*).
- Distúrbios neurológicos (doença de Parkinson e lesões da medula espinhal).
- Uso de medicamentos constipantes (como opiáceos, bloqueadores do canal de cálcio, antipsicóticos, antiácidos, anticolinérgicos, antidepressivos – principalmente tricíclicos).
- Gravidez.

Em adultos, estudos experimentais mostraram que a constipação está frequentemente associada à disbiose intestinal, um desequilíbrio na microbiota em função da alteração do número de cepas de microrganismos como *Bifidobacteria, Lactobacillus, Bacteroides* e *Prevotella* spp. Não há evidências conclusivas que indiquem relação causal com alterações da motilidade intestinal.[38-41]

A constipação primária ou funcional acomete a maioria das crianças com constipação, ou seja, não têm alterações clínicas que justifiquem o problema. Baixa ingestão de fibras, déficits de nutrientes ou ingestão de água insuficiente podem ser o motivo para as fezes mais endurecidas. O esforço defecatório necessário para expulsá-las pode ocasionar uma experiência negativa, incentivando a criança a conter a vontade de defecação. Isso piora o quadro de constipação, requerendo maior esforço defecatório.[12]

De maneira geral, os principais sinais clínicos dos pacientes de qualquer idade com constipação são as fezes duras, secas, pequenas ou mais volumosas do que o habitual. Sintomas inespecíficos como dor de cabeça, fadiga, irritabilidade, perda de apetite, náusea e vômito também podem ser identificados. A escala de Bristol (Figura 10.1) pode ser útil durante o processo semiotécnico de compreensão da queixa apresentada pelo paciente.[3,20,42,43]

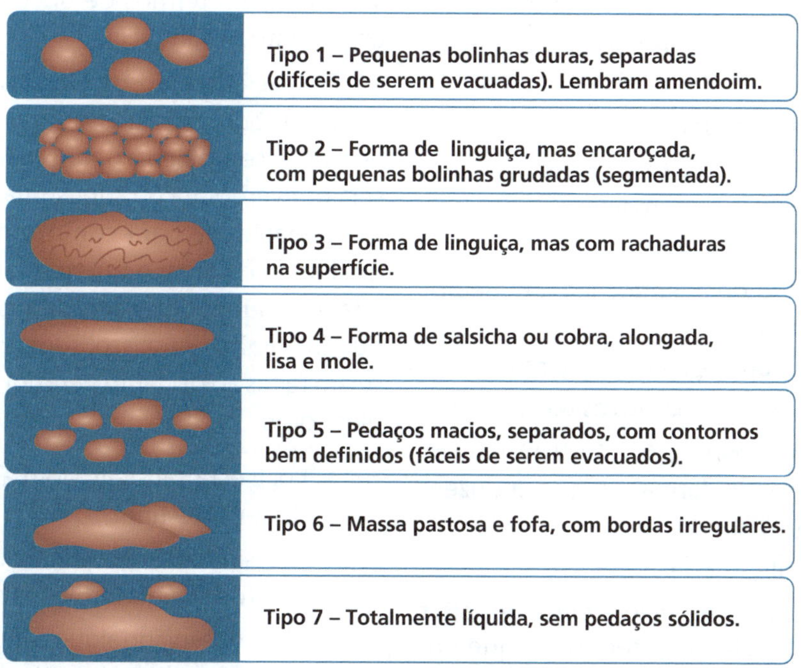

Figura 10.1. Escala de Bristol.[44] Tipo 1 e 2: fezes endurecidas, características de constipação; tipo 3 a 5: fezes normais; tipo 6 e 7: fezes líquidas, diarreicas.

Fonte: Adaptado de Martinez e Azevedo (2012).[42]

Após o acolhimento do paciente que se queixa de constipação, é essencial que o farmacêutico realize a anamnese para identificar suas necessidades em saúde. O sintoma deve ser investigado por meio de variáveis, como tempo de início, frequência, duração, localização, características, gravidade, ambiente e fatores que o agravam ou o aliviam (incluindo o uso de medicamentos) (**Quadro 10.2**). Em adição, pode ser importante a aferição de parâmetros bioquímicos e/ou fisiológicos e a verificação de outros dados objetivos como estado geral e sinais de desidratação ou desnutrição. Dessa forma, será possível reunir evidências que permitirão atestar se o problema é realmente autolimitado ou se a constipação pode estar associada a outros distúrbios que aumentam a dificuldade de defecação, sendo, portanto, secundária.[45,46]

São fatores de risco para constipação:[34,35,36,45,46]

- Sexo feminino.
- Idade acima de 65 anos.
- Dieta pobre em fibras.
- Sedentarismo.
- Desordem endócrina ou neuromuscular.
- História de constipação na infância.
- História de abuso físico ou sexual.
- Estresse, depressão ou ansiedade.
- Uso de fármacos que induzem constipação.
- Polifarmácia.

Em crianças, vale a pena ressaltar que a constipação tem destaque em três momentos principais de transição:

- Lactentes no desmame ou início da alimentação.
- Crianças pequenas adquirindo habilidades no uso do vaso sanitário.
- Crianças em idade escolar que possam ter dificuldades de ir ao banheiro fora de casa.[11,47]

Condições como ansiedade, estresse e depressão podem predispor constipação. Indivíduos com depressão apresentam 1,6 mais chance de apresentar sintomas gastrointestinais que indivíduos sem sintomas depressivos. Nesses casos, é essencial tratar o transtorno (seja ele ansiedade, estresse ou depressão), mas a escolha do antidepressivo precisará envolver fármacos que não tenham efeito constipante. Gravidez e lactação representam condições que podem causar constipação, porém são limitantes em termos de opções para tratamento na farmácia.[1,2,24]

Em pacientes idosos, é preciso contornar o estigma social associado à constipação. Esse problema pode ser omitido, seja por vergonha ou subestimação de sua capacidade para comprometer a qualidade de vida, o que requer habilidades na identificação adequada do quadro clínico. Para isso, sugerem que sejam feitas ao paciente perguntas simples como:[48]"

- Você está satisfeito com a saúde do seu intestino?"
- "Os sintomas intestinais atrapalham de alguma forma sua rotina?"
- "Tem observado alguma mudança nos seus hábitos intestinais?"
- "Quanto tempo você gasta no banheiro (ao defecar)?"

Quadro 10.2
Anamnese farmacêutica em pacientes com constipação intestinal (Estratégia INDICO)[1,2,3,34,35,45,48]

Domínio	Perguntas/Investigação*	Observações importantes
Identificação do paciente	Qual a **idade** do paciente? Muito jovem ou idoso? A paciente está **grávida**? O paciente aparenta boa nutrição? Houve mudança na dieta ultimamente? Como é a rotina de **atividade física**? Como é a ingestão hídrica diária?	Os extremos de idade (bebês e idosos) demandam atenção especial e podem requerer encaminhamento. Investigar consumo insuficiente de fibras (cereais integrais, frutas, legumes) e ingestão reduzida de água e líquidos. A prática de atividade física regular tende a favorecer o peristaltismo; o sedentarismo, por outro lado, pode agravar a constipação. A constipação é comum na gravidez, especialmente no último trimestre. Deve-se checar se os medicamentos em uso ou indicados são permitidos nessa condição.
Natureza dos sinais e sintomas	Qual o **aspecto, consistência das fezes e frequência das evacuações**? Destas, quantas o paciente obteve dificuldade? O paciente aparenta bom estado geral? Está sentindo **alguma dor**? Em qual região? Apresenta muitos gases? Essa constipação ou dor ao evacuar está incomodando de forma leve, moderada ou grave? **Apresenta sangue**? Presença de hemorroidas ou fissura anal? Percebeu necessidade de realizar alguma manobra que possibilite uma evacuação mais facilitada? Há sensação de **evacuação incompleta**? Teve outros sintomas desde que esteve constipado? Quais? Observa piora ou **melhora dos sintomas com a ingestão de algum alimento**?	Observar sintomas clássicos de constipação de acordo com Critérios de Roma IV (Quadro 10.1) como escassez de evacuações (menos de 3 por semana), fezes rígidas, sensação de bloqueio anorretal, manobra manual ou evacuação incompleta em pelo menos 25% das vezes. A escala de Bristol (Figura 10.1) pode ser útil para melhor definir o perfil das fezes e orientar o paciente. Importante investigar os sinais de alerta que podem indicar complicações e necessidade de encaminhamento do paciente. Sintomas de **obstrução intestinal** (como dor forte em cólicas ou ondas, distensão abdominal e náuseas e vômitos) requerem o encaminhamento imediato. Acalmar o paciente e orientar quando há presença de "sangue" nas fezes. Garantir que não se trata de confusão com a ingestão de alimentos avermelhados. Questionar sobre hemorroidas ou fissuras e encaminhar, quando necessário.
Duração	Verificar o **tempo dos sintomas** atuais (início, duração), se houve intervalos ou é ininterrupta? Quando foi a última evacuação do paciente? Teve episódios anteriores? É **frequente**? Qual a periodicidade?	Em adultos saudáveis é recomendável encaminhamento médico quando constatados quaisquer sintomas intestinais que persistem por duas semanas ou se repitam ao longo de um período de pelo menos 3 meses. Crianças devem ser encaminhadas em tempo menor e pessoas acima de 50 anos com persistência do quadro de constipação são candidatas à investigação.

(continua)

Quadro 10.2 (continuação)
Anamnese farmacêutica em pacientes com constipação intestinal (Estratégia INDICO)[1,2,3,34,35,45,48]

Domínio	Perguntas/Investigação*	Observações importantes
Iniciou algum tratamento	Já foi feito uso de **algum medicamento**? Por quanto tempo está em uso? Tem sido **efetivo**? Fez uso de **laxantes/purgantes**, supositórios ou enemas? Fez uso de algum alimento, suplemento, nutracêutico ou planta medicinal para tratar? Alterou a ingestão hídrica?	Explorar o uso anterior de medicamentos (orais e retais, laxantes, analgésicos) para os sintomas atuais. O uso contínuo, especialmente de laxantes estimulantes pode levar a um ciclo vicioso (inclusive porque após evacuação induzida é natural ficar algum tempo sem novo episódio, o que às vezes leva a novo uso de laxante). Uso crônico de laxantes pode reduzir a atividade muscular intestinal, o que amplia a gravidade do caso e demonstra necessidade de encaminhamento.
Comorbidades	O paciente apresenta **outras condições** de saúde? Faz **uso regular de algum medicamento**? Sofre de intolerância a determinados alimentos, síndrome do intestino irritável, distúrbio alimentar ou intestinal? Há história atual ou prévia de **câncer ou tratamento quimioterápico**?	Algumas comorbidades podem tanto predispor o surgimento da constipação como consequentemente conter uma farmacoterapia que tenha como efeito adverso a constipação.
Outras situações especiais	Tem algum tipo de alergia? Quais? O que o paciente normalmente faz para aliviar os sintomas? Tem história familiar de algum **transtorno gastrointestinal**? Está passando por algum momento de grande estresse ou dificuldade emocional? Suspeita de algum **gatilho específico** não questionado anteriormente?	Ajudar o paciente a identificar gatilhos ou suspeitar que pode se enquadrar em um caso de recorrência não investigado.

** Perguntas sugestivas. Não têm finalidade diagnóstica e sim para melhor compreensão do caso e identificação de potenciais sinais de alerta para encaminhamento.*
Fonte: Autoria própria.

- "Você precisa forçar para defecar/evacuar?"
- "Qual a frequência de seus movimentos intestinais?"
- "Você usa algum medicamento para o intestino?"

INTERVENÇÕES NÃO FARMACOLÓGICAS

Em geral, medidas não farmacológicas (**Quadro 10.3**), como **alterações na dieta** e rotina de **atividade física**, não são apenas medidas preventivas. Elas servem também como estratégias para o manejo inicial da constipação quando o paciente não apresenta um quadro sugestivo de impactação fecal (um bloqueio no intestino, também conhecido como fecaloma, que surge após quadros prolongados de constipação) ou causas secundárias. Nesse contexto, a redução do estresse mental e físico, bem como a atenção quanto à dieta e ao estilo de vida, podem ajudar a melhorar o trânsito intestinal e diminuir a necessidade do uso de laxantes.[35,49]

A **adição de fibras na dieta** colabora para reduzir a constipação, desde que associadas ao adequado consumo hídrico. As fibras nos alimentos podem ser do tipo solúvel (presentes nas frutas, hortícolas, leguminosas e aveia, formam um gel quando misturadas com água e aumentam o tempo de absorção dos nutrientes) ou insolúvel (presentes na maioria das hortaliças e cereais integrais, aumentam o volume e fluidez das fezes e a motilidade intestinal).[34,41,48,50]

Ambas têm efeito sobre o manejo da constipação, mas as fibras insolúveis são consideradas verdadeiros laxantes naturais. Cerca de 85% dos pacientes que não têm achados patológicos subjacentes melhoram ou se tornam livres de sintomas de constipação com o aumento do consumo de fibras. Todavia, 80% dos pacientes com constipação de trânsito lento e 63% dos pacientes com problemas de defecação dissinérgica não respondem ao aumento da fibra dietética, sendo recomendado interromper o consumo.[34,41,48,50]

Ameixas secas são alternativa natural a laxantes. Um ensaio clínico randomizado, controlado e cego, mostrou que o consumo de ameixas secas é tão efetivo quanto o uso de *psyllium* na melhoria dos sintomas de constipação. Frutas ricas em pectina como maçãs, morangos, lichias ou peras podem ser usadas para aumentar o volume do bolo fecal e acelerar o trânsito intestinal, facilitando a evacuação de forma suave e satisfatória.[11,41,52]

Uma alternativa preventiva para crianças é o uso de 120 mL a 180 mL de suco de fruta integral de ameixa, maçã ou pera por dia nos pacientes de 1 a 6 anos que não apresentarem desejo de evacuar em um período de 24 horas.[52]

Para reduzir o risco de episódios contínuos de constipação, diminuir o consumo de carne vermelha, alimentos fritos ou gordurosos, leite e queijo na dieta pode ser útil. Concomitantemente, pode ser trabalhado com o paciente a formação de uma rotina alimentar, regularizando os horários das refeições e inserindo o consumo de alimentos com efeito purgativo em determinados horários.[20,24,30,41]

Além disso, uma evacuação regular é esperada a cada 1 ou 2 dias, sendo mais comum no período da manhã e após as refeições. Por conta disso, pacientes com constipação podem ser encorajados a não pular a primeira refeição do dia, quando o reflexo gastrocólico (responsável pelo controle da motilidade gastrointestinal após refeições) está no ápice, nem evitar a defecação quando apresentar necessidade. O uso de técnicas de relaxamento também pode ser útil para evitar a constipação.[41]

A prevenção e o manejo inicial da constipação envolvem uma abordagem do paciente sobre o treinamento do controle esfincteriano ao evacuar.[52] Compreender a fisiopatologia da constipação e suas principais formas de manejo tende a ser a base do processo educativo. O paciente pode ser esclarecido de que quando as fezes entram no reto, o músculo liso involuntário do esfíncter anal interno está relaxado. A necessidade de defecar é sinalizada quando as fezes atingem o esfíncter anal externo. Se o indivíduo voluntariamente relaxar o esfíncter externo de forma adequada, o reto será evacuado. Contudo, se a pessoa contrair o esfíncter externo e os músculos glúteos, a massa fecal será empurrada para trás na abóbada retal e a vontade de defecar diminuirá.[23]

Em crianças, alguns comportamentos são característicos quando ela tentar provocar uma retenção do desejo de evacuação, entre os quais: agachar, balançar o corpo, andar na ponta dos pés, cruzar as pernas ou se sentar com os calcanhares pressionando o períneo. A contenção leva ao alongamento do reto e do cólon inferior e à retenção de fezes. Quanto mais tempo as fezes permanecem no reto, mais água é removida e mais endurecidas ficam as fezes, podendo causar impactação intestinal.[23]

A posição da pessoa no vaso sanitário também tem influência nesse processo. Recomenda-se inclinar o corpo para a frente, com as costas retas e os pés sobre um apoio (**Figura 10.2**). O apoio para os pés favorece o conforto e facilita o relaxamento do assoalho pélvico. Além disso, a construção de um hábito intestinal regular, também conhecida como padrão de uso regular do banheiro, contribui para a prevenção da constipação pelo incentivo do uso sem pressa do banheiro e pela conduta de não segurar a vontade de evacuar, inclusive programando as idas ao banheiro para estimular a defecação. A maioria das pessoas com hábitos normais de evacuação tende a defecar no mesmo horário todos os dias.[23,53]

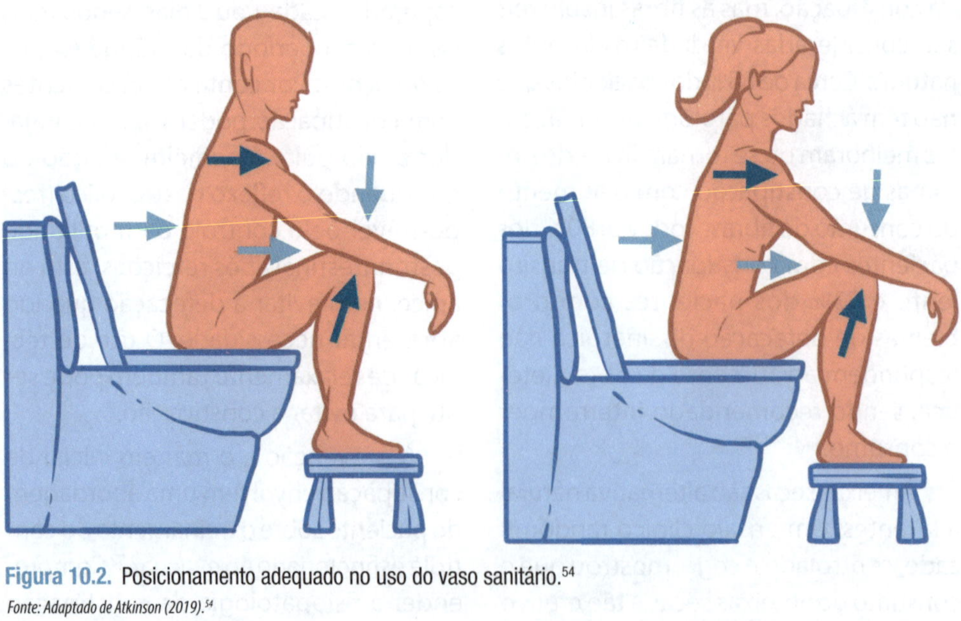

Figura 10.2. Posicionamento adequado no uso do vaso sanitário.[54]

Fonte: Adaptado de Atkinson (2019).[54]

Quadro 10.3

Resumo das intervenções não farmacológicas para constipação intestinal[34,35,41,55-57]

Conduta	Embasamento técnico	GRADE – Nível de evidência	GRADE – Grau de recomendação
Aumento do consumo de fibras e líquidos	A abordagem gradativa do tratamento consiste na recomendação de que **aumento do consumo de fibras** (25 gramas ao dia) seja incorporado à dieta, como grãos, frutas e vegetais, ou como suplementos padronizados, de forma gradual, a fim de evitar distensão abdominal e flatulência. Acompanhado do aumento de fibras, o aumento da ingestão de líquidos também deve ser realizado (1,5 a 2 L/dia), evitando bebidas com cafeína, alcoólicas, ricas em teor de açúcar ou até mesmo o próprio leite de vaca. Uma revisão sistemática da eficácia da suplementação de fibra no tratamento da constipação idiopática crônica demonstrou que, em comparação com o placebo, a fibra solúvel levou a melhorias nos sintomas globais (86,5% *vs* 47,4%), esforço (55,6% *vs* 28,6%), dor na defecação, consistência das fezes e o número médio de fezes por semana, bem como redução no número de dias entre as fezes. Outra revisão, em idosos, mostrou que a utilização de fibras de aveia permitiu a interrupção de laxantes em 59% nesse grupo em um hospital geriátrico, além de melhorar o peso corporal e o bem-estar.	Moderado ●●●○	Forte ✓
Atividade física	A realização de atividade física regular, principalmente aeróbica, pode ser considerada, porém há escassez de evidências sobre a efetividade dessa medida. Mesmo em grupos específicos como crianças e idosos, essa medida também pode ser sugerida, com moderação, dada a escassez de ensaios que avaliem a relação no aumento da atividade física com o desfecho dos sintomas de constipação.	Muito baixo ●○○○	Forte ✓
Medicina tradicional chinesa	Uma revisão sistemática de Lin *et al.* (2009) sugeriu, a partir de resultados de oito estudos de qualidade comparando fitoterapia com tratamento convencional, que a fitoterapia é mais benéfica no tratamento da constipação. Entretanto, os próprios autores apontam que uma conclusão definitiva não pode ser feita em virtude da existência de heterogeneidade entre os estudos.	Moderado ●●●○	Fraco ?
Treinamento de uso do vaso	A prevenção e o manejo inicial da constipação envolve uma abordagem com o paciente sobre o treinamento do controle esfincteriano ao evacuar, fornecendo apoio para os pés para sentar-se no vaso sanitário (para conforto e facilitar o relaxamento do assoalho pélvico).	Moderado ●●●○	Forte ✓

Fonte: Autoria própria.

INTERVENÇÕES FARMACOLÓGICAS

A terapia medicamentosa é bastante efetiva no alívio dos sintomas de constipação. A prevalência de uso diário de laxativos está entre 10% e 18% na população na terceira idade.[29] Em estudos controlados e randomizados, a terapia medicamentosa mostrou ter um ganho terapêutico de 10% a 30% sobre placebo. Por conta da facilidade de acesso aos MIPs, a automedicação com laxantes é muito frequente. Contudo, um processo de autocuidado adequado com esses medicamentos requer o suporte do farmacêutico, instruindo corretamente sobre os cuidados que o paciente deve ter durante o tratamento.[58-60]

Os laxantes são uma das classes de medicamentos que ajudam a resolver a constipação. Existem vários tipos diferentes disponíveis, e a escolha do laxante para tratamento ou prevenção da constipação depende não só da etiologia, mas também de tratamentos realizados anteriormente.[61-63]

A maioria das evidências e diretrizes recomendam que em pacientes com constipação que não respondem a mudanças do estilo de vida e não apresentam sinais de alerta, é prudente iniciar o manejo do problema com **laxantes formadores de volume fecal**, seguido de **laxantes osmóticos** e, por último, **laxantes estimulantes** (**Quadro 10.4**). Em determinados casos ou mediante avaliação médica, é possível ainda o uso de agentes procinéticos.[61-63]

Os **laxantes formadores de volume fecal** são agentes que contêm fibras solúveis (naturais ou sintéticas). Absorvem água no intestino e entumecem a massa fecal, possibilitando maior estímulo mecânico para a indução do peristaltismo intestinal. Os agentes formadores de volume são usados para profilaxia de longo prazo, tratamento da constipação, ou ambos, em pacientes sem disfunção de saída por obstrução anatômica. No Brasil, esses laxantes são representados, principalmente, pelas fibras solúveis (metilcelulose, goma de guar e *Psyllium*) e insolúveis (policarbofila cálcica, sopa de extrato de malte).[61-63]

Representam a alternativa terapêutica com melhor relação risco-benefício e provavelmente a que mais mimetiza a função fisiológica de evacuação, podendo ser usados, também, em pacientes com dieta pobre em fibras, no pós-parto, em idosos e em pacientes com síndrome do intestino irritável.[61,62]

No entanto, podem não ser tão indicados em episódios mais agudos, pois tendem demorar cerca de três dias para fazer efeito. Podem causar alguma distensão abdominal, dores abdominais e flatulência, que tendem a minimizar com redução gradual da dose. Deve-se ter atenção em pacientes com doenças crônicas, pois podem diminuir a absorção de alguns medicamentos. Também é necessário reforçar a manutenção ou o aumento da ingestão hídrica para evitar a possibilidade de obstrução intestinal.[64,65]

Os **laxantes osmóticos** são muito versáteis para o tratamento da constipação. Em pequenas doses, são úteis para o tratamento de longo prazo da constipação com trânsito colônico lento em pacientes refratários à suplementação de fibra alimentar, mas em grandes doses podem ser usados como parte de protocolos de evacuação intestinal para procedimentos invasivos ou cirúrgicos.[64,65]

Laxantes osmóticos contêm íons ou moléculas que são pouco absorvidos e ambos contêm habilidade de reter água no lúmen intestinal, o que amolece as fezes. Os laxantes osmóticos incluem principalmente: glicerina, **lactulose**, polietilenoglicol (PEG) e associações, sorbitol, citrato/sulfato de magnésio, fosfatos de sódio.[64,65]

Evidências mostram que polietilenoglicol ou **lactulose** podem aumentar a frequência das evacuações em comparação com o placebo em adultos com constipação. Ambos melhoram também a consistência das fezes. Os laxantes osmóticos geralmente são bem tolerados, mas o uso excessivo pode provocar diarreia, com perda de água e eletrólitos. A **lactulose** deve ser usada com precaução em pacientes intolerantes à lactose. Os sais de magnésio são usados para alívio rápido da constipação, mas sua ação pode ser indesejavelmente potente, especialmente no uso regular.[24,64,66,67]

Os **laxantes estimulantes** incluem fármacos como bisacodil, senosídeos derivados da planta senna, **cáscara sagrada** e picossulfato de sódio. O bisacodil e o picossulfato de sódio estimulam a peristalse, o que altera a secreção de água e eletrólitos, causando acúmulo de líquido intestinal. Consequentemente, há efeito laxativo em até 24 horas e pode causar cólicas abdominais.

O picossulfato de sódio pode causar hiperfosfatemia, hipocalcemia, hipernatremia e hipocalemia, motivo pelo qual seu uso não é tão recomendado. Embora essas anormalidades eletrolíticas sejam clinicamente insignificantes na maioria dos pacientes, em outros elas podem causar arritmias cardíacas ou insuficiência renal aguda, em virtude da deposição tubular de fosfato de cálcio (nefrocalcinose).

Os senosídeos e a **cáscara sagrada** induzem a defecação, agindo diretamente na mucosa intestinal ou no plexo nervoso, o que estimula a atividade peristáltica e aumenta a motilidade intestinal (ação de 8 horas a 12 horas após a administração).[1,24,65,66]

Os laxativos estimulantes, principalmente bisacodil, **cáscara sagrada** e senosídeos, podem ser efetivos na melhora da frequência de evacuações e consistência das fezes em pacientes com constipação ocasional ou após falha terapêutica com o uso de outros tipos de laxantes. Entretanto, o uso desses medicamentos está associado a casos de dores abdominais, irritações intestinais, diarreias crônicas e má absorção, motivo pelo qual o tempo de tratamento deve ser curto.[1,24,65,66]

O *British National Formulary* sugere que se for necessário o uso de laxantes na gravidez, os agentes formadores de volume fecal devem ser eleitos como alternativa de primeira linha, seguidos dos agentes osmóticos e, por fim, dos agentes estimulantes. Essa recomendação, embora não seja consensual, parece efetiva e segura para gestantes e lactantes.[68,69]

Os **amolecedores fecais ou emolientes**, classe de laxantes emolientes representada pelos sais de docusato, são usados para profilaxia da constipação em quadros agudos e subagudos. Úteis nos casos de fezes duras e secas, costumam ser utilizados na prevenção da constipação. Seu uso também ocorre de forma associada aos laxativos estimulantes no tratamento a longo prazo em constipação induzida por opioides.[70]

Os docusatos são agentes surfactantes que, no intestino, agirão reduzindo a tensão interfacial óleo/água das fezes e possibilitando a incorporação de água e gordura nelas (resulta em fezes mais macias). Apesar de apresentarem uma relação risco-benefício parecida à dos formadores de volume, no Brasil, o docusato de sódio é vendido em associação com o bisacodil, o que na prática compromete seu uso como escolha de primeira linha.[70]

Os **laxantes lubrificantes** são usados no tratamento agudo ou subagudo da constipação. Eles retardam a absorção colônica da água das fezes, amolecendo-as e facilitando sua passagem pelo intestino. Os laxantes lubrificantes incluem os óleos minerais. Os laxantes lubrificantes e os emolientes podem ser benéficos em casos que requeiram a manutenção de fezes pouco consistentes, que permitam uma evacuação sem esforço.[64] As evidências sobre essa classe de laxativos são limitadas, havendo menos recomendações de uso se comparado às demais alternativas terapêuticas disponíveis.[71]

Os **agentes procinéticos** promovem a motilidade intestinal e são usados para sintomas graves de constipação predominante associados à SII-C ou constipação idiopática crônica. Importante destacar que não são fármacos purgativos (laxantes). Os agentes procinéticos incluem, entre outros, lubiprostona (um ativador do canal de cloreto de ação local, que aumenta a secreção de fluido intestinal e a motilidade intestinal), a prucaloprida (que age como agonista serotoninérgico nos receptores 5-HT4) e a domperidona (age impedindo a ligação do neurotransmissor dopamina aos seus receptores D2, causando aumento da peristalse).[72,73]

Há algum tempo vem sendo debatido o uso de **probióticos** no manejo da constipação, visto que, como discutido anteriormente, algumas evidências sugerem uma possível relação entre a disbiose e o quadro clínico em questão. Em uma revisão sistemática com metanálise que tratou sobre os efeitos de probióticos em constipação funcional em adultos, verificou-se que probióticos como *Bifidobacterium lactis* melhoram o tempo de trânsito intestinal e a consistência das fezes.[39,37-39]

A literatura mostra também que os probióticos são bem tolerados, com baixo risco de eventos adversos e altas taxas de adesão.[39,73]

No entanto, a subnotificação dos eventos adversos e a falta de evidências sobre o uso em crianças compromete a certeza com relação à efetividade e à segurança dos probióticos na constipação.

Quadro 10.4
Resumo das principais intervenções farmacológicas para constipação intestinal[58-60,76-79]

Medicamento	Apresentações*	Uso padrão	Orientações ao paciente	Alertas	GRADE	
					Nível de evidência	Grau de recomendação
Bisacodil $$$$ MIP	**Comprimido revestido** 5 mg (Lacto-purga®, Dulcolax®, Ducodil® e Bisalax®)	**ADULTOS:** 1 a 2 comprimidos em dose única diária. Dose máxima: 10 mg/dia. **CRIANÇAS (Somente acima de 4 anos):** Para crianças de 4 a 10 anos: 1 comprimido por dia. Dose máxima: 5 mg/dia.	"Não usar por mais de 7 dias". "Antes ou após 1 hora da ingestão de outros medicamentos". "Ingerir à noite para que se obtenha evacuação na manhã seguinte". "Não ingerir com produtos que reduzem a acidez, como leite, antiácidos e inibidores da bomba de prótons".	Presença de dores abdominais, náuseas, vômitos ou quaisquer sintomas de apendicite, abdome agudo, compactação fecal, obstrução intestinal, perfuração intestinal ou hepatite aguda. Evitar uso na gravidez (especialmente 3 primeiros meses). Interações com diuréticos e adrenocorticosteroides.	Baixo ●●○○	Forte
Docusato de sódio + bisacodil $$$$ MIP	**Comprimido revestido** 60 mg + 5 mg (Humectol D®)	**ADULTOS:** 1 a 2 comprimidos ao deitar. Dose máxima: 120 mg + 10 mg/dia. **CRIANÇAS (Somente acima de 5 anos)**: 1 comprimido ao deitar. Dose máxima: 60 mg + 5 mg/dia.	"Não usar por mais de 7 dias". "Não deve ser administrado junto com óleo mineral". "Não ingerir com produtos que reduzem a acidez, como leite, antiácidos e inibidores da bomba de prótons". "Antes ou após 1 hora da ingestão de outros medicamentos".	Presença de dores abdominais, náuseas, vômitos ou quaisquer sintomas de apendicite, abdome agudo, compactação fecal, obstrução intestinal, perfuração intestinal ou hepatite. Pacientes idosos (iniciar o tratamento utilizando metade da dose recomendada). Evitar uso na gravidez (especialmente 3 primeiros meses). Interações com diuréticos e antibióticos. Pacientes com hipocalemia. Contém TARTRAZINA (reações alérgicas).	Moderado ●●●○	Forte

(continua)

Quadro 10.4 (continuação)
Resumo das principais intervenções farmacológicas para constipação intestinal[58-60,76-79]

Medicamento	Apresentações*	Uso padrão	Orientações ao paciente	Alertas	GRADE: Nível de evidência	GRADE: Grau de recomendação
Lactulose $$$$ MIP SUS	**Xarope** 667 mg/mL (Lactulona®, Duphalac®, Lactosan®, Farlac® e Pentalac®)	**ADULTOS:** 15 mL a 30 mL ao dia. Dose máxima: 150 mL/dia (casos graves). **CRIANÇAS:** Para lactentes: 5 mL/dia; para crianças de 1 a 5 anos: 5 a 10 mL/dia; e para crianças de 6 a 12 anos: 10 a 15 mL/dia.	"Pode ser administrada preferencialmente em uma única dose pela manhã ou à noite, isoladamente ou com alimentos". "O uso de antiácidos pode inibir a ação da lactulose". "Os lactentes podem desenvolver hiponatremia e desidratação".	Intolerância à lactose, galactose e frutose. Pacientes com apendicite, hemorragia retal não diagnosticada ou com obstrução intestinal. Pacientes portadores de diabetes e encefalopatia hepática. Procedimentos de eletrocautério. Interação com medicamentos que induzem hipopotassemia ou hipomagnesemia. Cautela na gravidez e lactação.	**Moderado**	**Forte**
Macrogol + bicarbonato de sódio + cloreto de potássio + cloreto de sódio $$$$ MIP	**Pó** 13,125 g + 0,1775 g + 0,0466 g + 0,3507 g (Muvinlax®)	**ADULTOS:** 1 a 2 envelopes com 125 mL de água ao dia. Dose máxima: 5 envelopes/dia. **CRIANÇAS:** **Esse medicamento é contraindicado para menores de 7 anos.**	"Deve ser tomado após dissolução completa de cada envelope, podendo ser tomado com água, chá ou suco". "Mexer bem a solução antes de tomar cada dose". "Não ingerir alimentos sólidos por pelo menos 2 horas antes de tomar o medicamento". "O efeito pode demorar de 24 a 48 horas desde a primeira administração".	Portadores de doenças inflamatórias intestinais ativas graves, colite tóxica, obstrução ou perfuração do trato gastrointestinal e na presença de dor abdominal. Cautela na gravidez e lactação.	**Moderado**	**Fraco**

(continua)

Quadro 10.4 (continuação)

Resumo das principais intervenções farmacológicas para constipação intestinal[58-60,76-79]

Medicamento	Apresentações*	Uso padrão	Orientações ao paciente	Alertas	GRADE: Nível de evidência	GRADE: Grau de recomendação
Picossulfato de sódio $$$$ MIP	**Solução oral** 7,5 mg/mL (Rapilax®, Guttalax® e Cronoplex®)	**ADULTOS:** 10 a 20 gotas da solução por dia. Dose máxima: 20 gotas/dia. **CRIANÇAS:** Para crianças com menos de 4 anos: 0,25 mg/ kg/dia; para crianças de 4 a 10 anos: 5 a 10 gotas/ dia; para crianças acima de 10 anos: 10 a 20 gotas/dia.	"Ingerir à noite para que se obtenha evacuação na manhã seguinte". "O efeito pode demorar de 6 a 12 horas desde a primeira administração". "Iniciar o uso com a menor dose e ajustar até a dose máxima recomendada para produzir evacuações regulares". "Uma gota contém 0,5 mg de picossulfato de sódio".	Pacientes com íleo paralítico ou com obstrução intestinal, com dor severa e/ou com quadros abdominais agudos febris associados a náuseas e vômitos. Pacientes com doenças inflamatórias agudas do intestino, desidratação grave e condição de intolerância à frutose. Uso concomitante de diuréticos ou adrenocorticosteroides pode aumentar o desequilíbrio eletrolítico. Uso de antibióticos pode reduzir a ação. Cautela na gravidez.	Moderado ●●●○	Forte
Policarbofila cálcica $$$$ MIP	**Comprimido revestido** 625 mg (Benestare®)	**ADULTOS:** 1 a 2 comprimidos a cada 12 horas. Dose máxima: 12 comprimidos/dia. **CRIANÇAS:** **Esse medicamento é contraindicado para menores de 12 anos.**	"Não usar por mais de 7 dias". "1 hora antes ou 2 horas após a ingestão de outros medicamentos". "Tomar cada dose com 200 mL de água, de preferência durante ou após as refeições". "Recomenda-se a ingestão de pelo menos 1 a 2 litros de água/dia".	Presença de dor abdominal, náuseas ou vômitos não esclarecidos. Suspeita de obstrução em qualquer parte do tubo digestivo. Indivíduos que apresentam dificuldade de deglutição. Pode ser utilizado na gravidez e lactação.	Moderado ●●●○	Forte

(continua)

Quadro 10.4 (continuação)

Resumo das principais intervenções farmacológicas para constipação intestinal[58-60,76-79]

Medicamento	Apresentações*	Uso padrão	Orientações ao paciente	Alertas	GRADE: Nível de evidência	GRADE: Grau de recomendação
Sorbitol + laurilsulfato de sódio $$$$ MIP	**Solução retal** 714 mg + 7,70 mg (Minilax® e Enemin®)	**ADULTOS:** 1 a 2 bisnagas por via retal. **CRIANÇAS:** 1 bisnaga por via retal.	"Cortar a ponta da cânula e aplicar por via retal". "Inserir suavemente a cânula e comprimir a bisnaga, até que todo o conteúdo tenha sido expelido". "As doses pediátricas podem ser individualizadas de acordo com a idade do paciente, a critério médico".	Deve ser evitado em pacientes com hemorragia e enterocolite hemorrágica. Não deve ser usado na gravidez.	**Moderado** ●●●○	**Fraco** (?)
***Plantago ovata* Forssk** $$$$ MIP SUS	**Pó efervescente** 3,5 g **Pó para suspensão oral** 3,4 g **Pó solúvel** 0,562 g/g (Plantaben®, Metamucil® e Plantolaxy®)	**ADULTOS:** 1 envelope ou sachê em 240 mL de água, podendo-se aumentar gradualmente até 3 doses diárias. Dose máxima: 6 envelopes ou sachês/dia. **CRIANÇAS (Somente acima de 6 anos):** meio envelope dissolvido em água. Dose máxima: 1,5 envelope ou sachê/dia.	"Deve ser usado somente após a dissolução em água, e ingerido antes ou após as refeições". "Antes ou após 2 horas da ingestão de outros medicamentos". "Recomenda-se a ingestão de pelo menos 1 a 2 litros de água/dia". "Tomar um copo de água fria após a ingestão para se obter um melhor efeito".	Doenças inflamatórias do sistema gastrointestinal, obstrução intestinal, impactação fecal, dor abdominal aguda, náuseas, vômitos ou outros sintomas de apendicite ou dor abdominal não diagnosticada. Pacientes com mobilidade comprometida. Pacientes portadores de diabetes. O medicamento pode diminuir a absorção de alguns minerais, vitamina B12, glicosídeos cardíacos e derivados cumarínicos. Contém FENILALANINA (fenilcetonúria).	**Alto** ●●●●	**Forte** ✓

(continua)

Quadro 10.4 (continuação)
Resumo das principais intervenções farmacológicas para constipação intestinal[58-60,76-79]

Medicamento	Apresentações*	Uso padrão	Orientações ao paciente	Alertas	GRADE	
					Nível de evidência	Grau de recomendação
Senna alexandrina $$$$ MIP	**Cápsula dura** 34 mg, 100 mg e 350 mg **Comprimido revestido** 29 mg, 66,66 mg e 100 mg **Geleia oral** 8,89 mg/g (Natulaxe®, Sene Herbarium®, Seneben® e Seneflora®)	**ADULTOS**: 1 a 2 cápsulas OU comprimido OU 1 colher de chá (5 g) de geleia ao deitar. Dose máxima: 3 cápsulas OU 1 comprimido de 100 mg/dia. **CRIANÇAS**: **Esse medicamento é contraindicado para menores de 10 anos.**	"Não usar por mais de 14 dias". "Pacientes idosos devem, inicialmente, administrar metade da dose recomendada". "As cápsulas devem ser ingeridas inteiras, sem mastigar e com água suficiente para que possam ser deglutidas". "Sennalax geleia oral contém açúcar".	Pacientes que apresentam obstrução e estenose intestinal, apendicite, sintomas abdominais não diagnosticados, atonia, cistite, hemorroida, desidratação severa com depleção de água e eletrólitos e doenças inflamatórias intestinais. Pacientes que apresentam dor abdominal aguda, náusea, vômito ou constipação crônica. Múltiplas interações, pode reduzir a absorção de estrógenos, potencializar os glicosídeos cardiotônicos e antiarrítmicas. Insuficiência hepática, renal ou cardíaca. Evitar uso na gravidez e lactação.	Alto ●●●●	Fraco (?)
Senna alexandrina Mill. + Cassia fistula L. $$$$ MIP	**Cápsula dura** 14.634 mg + 11.700 mg 29.268 mg + 23.400 mg 28,9 mg + 19,5 mg **Geleia** 4.878 mg/g + 4.719 mg/g 5,8 mg/g + 3,9 mg/g (Tamarine® e Naturetti®)	**ADULTOS:** 1 a 2 cápsulas OU ½ a 1 colher (5 g) ao dia após a última refeição. Dose máxima: 1 a 2 cápsulas OU 1 colher/dia. **CRIANÇAS:** **Esse medicamento é contraindicado para menores de 12 anos.**	"Não usar por mais de 7 dias". "Normalmente, é suficiente tomar esse medicamento de 2 a 3 vezes por semana". "Pacientes idosos devem, inicialmente, administrar metade da dose recomendada". "Esse medicamento não deve ser partido, aberto ou mastigado".	Retocolites e doença de Crohn. Síndromes dolorosas abdominais de causa desconhecida. Insuficiência hepática, renal ou cardíaca. Crianças com idade inferior a 12 anos. Casos de desidratação severa com depleção de água e eletrólitos. Múltiplas interações, pode reduzir a absorção de estrógenos, potencializar os glicosídeos cardiotônicos e antiarrítmicas. Evitar uso na gravidez e lactação (Naturetti).	Alto ●●●●	Fraco (?)

(continua)

Quadro 10.4 (continuação)

Resumo das principais intervenções farmacológicas para constipação intestinal[58-60,76-79]

Medicamento	Apresentações*	Uso padrão	Orientações ao paciente	Alertas	GRADE	
					Nível de evidência	Grau de recomendação
Glicerol $$$$ SUS	**Supositório adulto** 2,68 g **Supositório infantil** 1,44 g (Glicerin® e Glicel®)	**ADULTOS:** Um supositório ao dia quando necessário ou a critério médico. **CRIANÇAS:** Um supositório ao dia quando necessário ou a critério médico.	"O supositório pode ser umedecido com água antes de ser colocado no reto". "Não é necessário que o produto se dissolva completamente para que produza o efeito desejado". "Pode causar desconforto, irritação local, cólica e maior formação de gases".	Não usar em pacientes com apendicite, hemorragia retal não diagnosticada, obstrução intestinal ou que estejam se recuperando de uma cirurgia retal. Pacientes com hipervolemia, insuficiência cardíaca, distúrbios renais e desidratados. Pode diminuir a ação de suplementos de potássio e diuréticos poupadores de potássio.	Moderado	Forte

*Nomes comerciais listados foram incluídos no intuito de facilitar a identificação dos itens e evitar erros de seleção; é desaconselhável utilizá-los em prescrições ou no processo de orientação farmacêutica. Marcas foram incluídas de forma circunstancial e pode haver outras disponíveis no mercado não listadas. Fonte: Autoria própria.

SINAIS DE ALERTA E ENCAMINHAMENTOS

A impactação fecal, como mencionado, é um bloqueio no intestino decorrente de quadros prolongados de constipação, podendo ocorrer em todas as idades e tipos de pacientes. Crianças, pacientes incapacitados e idosos institucionalizados são considerados as populações de maior risco.[24,77] A impactação fecal geralmente ocorre no contexto de constipação crônica ou grave, de anormalidades anatômicas anorretais e distúrbios gastrointestinais de origem neurológica ou funcionais. Seu diagnóstico é realizado a partir da análise da história clínica pregressa e do exame físico (incluindo imagens radiológicas como tomografia).[77]

O manejo da impactação fecal inclui fragmentação manual e extração da massa fecal, limpeza do cólon distal usando-se enemas e lavagem retal com o auxílio de um sigmoidoscópio e/ou meio de contraste solúvel em água, como gastrografina. Dessa forma, casos suspeitos devem ser encaminhados a serviço médico-hospitalar.[2,77]

Quando a constipação se apresenta de forma aguda, é importante considerar possíveis causas secundárias, sinais de alertas e suspeita de impactação fecal. Diante da suspeita de causas secundárias, recomenda-se o encaminhamento imediato a um serviço de urgência para uma análise mais precisa e intervenções direcionadas.[10,52]

É importante que o farmacêutico avalie casos de incapacidade de defecar, esforço excessivo na defecação e casos de constipação em recém-nascidos. Esses casos geralmente também requerem encaminhamento para avaliação médica.[2,77]

As situações de alerta devem ser analisadas com cautela, pois definem se a conduta envolverá o encaminhamento imediato a um serviço de emergência ou a outro profissional de saúde. Essas situações estão descritas no **Quadro 10.5**.[2,77]

Quadro 10.5
Sinais de alerta para encaminhamento de pacientes com constipação intestinal[58,60,76,77]

Palavra-chave	Sinais de alerta
Constipação persistente	Quaisquer sintomas intestinais que persistem por mais de duas semanas ou se repitam ao longo de um período de pelo menos três meses; ausência de melhora ou piora da constipação com tratamento.
Dor abdominal	Dor abdominal severa ou significante distensão ou cólica abdominal; mudança abrupta nos hábitos intestinais (especialmente idosos).
Grupos de risco	Crianças < 2 anos (cuidado com os de 2 a 6 anos); gestantes ou lactantes; pacientes maiores de 50 anos não submetidos a triagem prévia para câncer de cólon; história familiar de neoplasia de cólon ou síndrome do intestino irritável; presença de doenças crônicas que impossibilitem o autocuidado com laxativos (doença inflamatória intestinal, colostomia, paraplegia e quadriplegia); prolapso retal ou doença inflamatória intestinal.
Constipação alternada	Constipação alternada com diarreia; perda de peso involuntária (≥ 4,5 kg); febre, náuseas e/ou vômitos; anemia; flatulência inexplicada ou severa.
Hematoquezia	Sangue vívido nas fezes (hematoquezia) ou fezes escuras (enegrecidas); repentina mudança no calibre ou consistência das fezes.

Fonte: Autoria própria.

MONITORAMENTO DOS RESULTADOS

Episódios de constipação são comuns e frequentemente resolvem-se por conta própria (problema de saúde autolimitado).[24] Muitos pacientes que aderem ao tratamento evoluem favoravelmente seguindo medidas não medicamentosas e medicamentosas, quando necessário.[30,52]

Entretanto, existe uma parcela desses pacientes que, mesmo com o manejo adequado, podem apresentar constipação persistente.[24] Ainda assim, não é comum encontrar pacientes debilitados por conta da constipação.[30] A recorrência dos sintomas pode estar associada ao grau de adesão do paciente ao tratamento,[30] podendo até se tornar um instrumento de avaliação do plano de cuidado que será apresentado a seguir.

A constipação não tratada pode, a longo prazo, levar a complicações como fissuras anais, hemorroidas e impactação fecal.[11,24,52] As fissuras ocorrem em função da expulsão forçada de fezes duras por meio de um esfíncter anal incompletamente retraído, levando a rupturas na mucosa anal e lesão. Com lesões repetidas, pode haver cura incompleta levando a fissuras crônicas. Nesses casos, o tratamento consistirá no uso de pomadas tópicas de diltiazem 2%, corticosteroides e anestésicos locais.

Se surgirem hemorroidas relacionadas com o esforço excessivo, o manejo envolverá banhos de assento, terapia tópica com corticosteroide e anestésicos, bandagem ou cirurgia. Além disso, o paciente deverá evitar esforço excessivo. Outras complicações mais raras poderão ocorrer: retocele, perda involuntária das fezes, síndrome de úlcera retal solitária, megarreto e megacólon.[33,60]

Nas crianças, a constipação também pode levar a fissura anal, além do aumento de incontinência fecal, dor abdominal e desidratação, inclusive a curto prazo. A fissura anal e a incontinência fecal são as complicações mais recorrentes. A dor abdominal pode ocorrer com o uso de laxantes estimulantes ou altas doses de PEG, sobremaneira se houver impactação fecal.[12] A desidratação está relacionada com o uso inadequado de PEG (quando administrado em grande volume a formulação sem eletrólitos ou quando reconstituído de forma errônea).[12]

A avaliação de resultados decorrentes das medidas não medicamentosas, consideradas primeiras medidas de manejo do quadro clínico, deve ocorrer nas primeiras semanas de tratamento (7 a 14 dias), a fim de acompanhar a evolução e necessidade de introdução de medicamentos.[6,30,52]

Independentemente da faixa etária, exames laboratoriais de rotina não são necessários na avaliação de resultados, a menos que haja preocupação com potenciais anormalidades eletrolíticas como efeito adverso da terapia, especialmente com laxantes osmóticos.[6,30,52] Ademais, o farmacêutico deverá considerar os seguintes aspectos:[20,34]

- A meta terapêutica a ser alcançada é o alívio dos sintomas de constipação e restabelecimento do fluxo normal do intestino (acima de três evacuações semanais).

Nesse contexto, manter uma dieta adequada, praticar atividade física, melhorar a ingesta de água e evitar o uso abusivo dos laxantes são fatores fundamentais na prevenção de recorrências.

- Reavaliar sinais e sintomas, sendo importante a investigação daqueles considerados de alerta para encaminhamento.
- Antes de considerar falha no tratamento, avaliar a adesão e o possível uso de medicamentos que apresentem efeito constipante.

Referências bibliográficas

1. Tabbers MM, DiLorenzo C, Berger MY, Faure C, Langendam MW, Nurko S, et al. Evaluation and treatment of functional constipation in infants and children. J Pediatr Gastroenterol Nutr. 2014; 58(2):265-81.
2. DynaMed. Ipswich: EBSCO Information Services. 1995. Record nº T900171. Constipation in children. [updated 2018 Nov 30, cited 2020 Mar 31]. Disponível na Internet: https://www.dynamed.com/condition/constipation-in-children. Registration and login required. 2018.
3. National Collaborating Centre for Women's and Children's Health. Constipation in children and young people diagnosis and management of idiopathic childhood constipation in primary and secondary care. Constipation in children and young people: diagnosis and management of idiopathic childhood constipation in primary and secondary care. 2010.
4. Sood M. Prevention and treatment of acute constipation in infants and children. UpToDate [Internet]. Waltham: UpToDate Inc. Disponível na Internet: https://www.uptodate.com. 2017.
5. Khan L. Constipation management in pediatric primary care. Pediatr Ann. 2018;47(5):e180-4.
6. Borowitz SM. Pediatric constipation. Emedicine.medscape.com. [atualizado 14 dezembro 2018] [citado 31 março 2020]. Disponível na Internet: http://emedicine.medscape.com/article/315632-overview.
7. Benninga MA, Nurko S, Faure C, Hyman PE, St. James Roberts I, Schechter NL. Childhood functional gastrointestinal disorders: neonate/toddler. Gastroenterology. 2016;150(6):1443-55.
8. Hyams JS, Di Lorenzo C, Saps M, Shulman RJ, Staiano A, van Tilburg M. Childhood functional gastrointestinal disorders: child/adolescent. Gastroenterology. 2016;150(6):1456-1468.e2.
9. Jani B, Marsicano E. Constipation: Evaluation and Management. Mo Med. 2018;115(3):236-40.
10. Spiegel BMR, Khanna D, Bolus R, Agarwal N, Khanna P, Chang L. Understanding Gastrointestinal Distress: A Framework for Clinical Practice. Am J of Gastroenterol. 2011;106(3):380-5.
11. Antunes MD, de Oliveira KCC, Acencio FR, de Oliveira DV, Garcez DAG, Bennemann RM. Constipação intestinal em idosos e a relação com atividade física, alimentação e cognição. Rev Med (Rio J). 2019; 98(3):202-7.
12. Belkind-Gerson J, Zar-Kessler C, Baker C. Constipação em crianças. BMJ Best Practice. London: BMJ Publishing Group; 2018 [cited 2020 Mar 31]. Disponível na Internet: https://bestpractice.bmj.com/.
13. de Araújo Sant'Anna AMG, Calçado AC. Constipation in School-Aged Children at Public Schools in Rio de Janeiro, Brazil. J Pediatr Gastroenterol Nutr. 1999; 29(2):190-3.
14. Drossman DA, Li Z, Andruzzi E, Temple RD, Talley NJ, Grant Thompson W, et al. U. S. Householder survey of functional gastrointestinal disorders. Dig Dis Sci. 1993;38(9):1569-80.
15. Higgins PDR, Johanson JF. Epidemiology of constipation in North America: a systematic review. Am J of Gastroenterol. 2004;99(4):750-9.
16. Harari D, Gurwitz JH, Avorn J, Bohn R, Minaker KL. Bowel habit in relation to age and gender. Findings from the National Health Interview Survey and clinical implications. Arch Intern Med. 1996; 156(3):315-20.
17. Müller-Lissner SA, Kaatz V, Brandt W, Keller J, Layer P. The perceived effect of various foods and beverages on stool consistency. Eur J Gastroenterol Hepatol. 2005;17(1):109-12.
18. Dimidi E, Christodoulides S, Fragkos KC, Scott SM, Whelan K. The effect of probiotics on functional constipation in adults: a systematic review and meta-analysis of randomized controlled trials. Am J Clin Nutr. 2014;100(4):1075-84.
19. Greenwald BJ. Clinical practice guidelines for pediatric constipation. J Am Acad Nurse Pract. 2010; 22(7):332-8.
20. Junior ASR, Bonetti AF, Bagatim BAQ, Soares CCR, Vilela FC, De Almeida FHO, et al. Protocolos de constipação. Conselho Federal de Farmácia. p. 1-10.
21. Levy EI, Lemmens R, Vandenplas Y, Devreker T. Functional constipation in children: challenges and solutions. Pediatric Health Med Ther. 2017;8(5):19-27.
22. Sood M. Constipation in infants and children: Evaluation. UpToDate. Waltham, MA: UpToDate Inc. Disponível na Internet: https://www.uptodate.com [acessado em 05 novembro 2019].

23. Rowan-Legg A. Managing functional constipation in children. Paediatr Child Health. 2011;16(10):661-5.
24. DynaMed. Ipswich: EBSCO Information Services. 1995. Record nº T116186. Constipation in adults. [updated 2018 Dec 03, cited 2020 Mar 31]. Disponível na Internet: https://www.dynamed.com/condition/constipation-in-adults. p. 1-73.
25. Lacy BE, Mearin F, Chang L, Chey WD, Lembo AJ, Simren M, et al. Bowel Disorders. Gastroenterology. 2016;150(6):1393-1407.
26. Drossman DA, Hasler WL. Rome IV—functional GI disorders: Disorders of gut-brain interaction. Gastroenterology. 2016;150(6):1257-61.
27. Nullens S, Nelsen T, Camilleri M, Burton D, Eckert D, Iturrino J, et al. Regional colon transit in patients with dys-synergic defaecation or slow transit in patients with constipation. Gut. 2012;61(8):1132-9.
28. Sobrado CW, Neto IJFC, Pinto RA, Sobrado LF, Nahas SC, Cecconello I. Diagnosis and treatment of constipation: a clinical update based on the Rome IV criteria. J Coloproctology. 2018;38(02):137-44.
29. Rao S. Constipation in the older adult. UpToDate. Waltham: UpToDate Inc. Disponível na Internet: https://www.uptodate.com [acessado em 05 novembro 2019]. p. 21.
30. Basson MD. Constipation. Emedicine.medscape.com. [Internet]. [atualizado 05 julho 2019] [citado 31 março 2020]. Disponível na Internet: https://emedicine.medscape.com/article/184704-overview.
31. Rose S. Constipation - A practical approach to diagnosis and treatment. Rose, MD, MSEd S, editor. New York: SpringerLink; 2014.
32. Leung L, Riutta T, Kotecha J, Rosser W. Chronic Constipation: An Evidence-Based Review. J Am Board Fam Med.. 2011;24(4):436-51.
33. Bharucha AE, Pemberton JH, Locke GR. American Gastroenterological Association Technical Review on Constipation. Gastroenterology. 2013;144(1):218-38.
34. Paquette IM, Varma M, Ternent C, Melton-Meaux G, Rafferty JF, Feingold D, et al. The American Society of Colon and Rectal Surgeons' clinical practice guideline for the evaluation and management of constipation. Dis Colon Rectum. 2016;59(6):479-92.
35. World Gastroenterology Organisation. Constipação: uma perspectiva mundial. World Gastroenterology Organisation Practice Guidelines. 2010. p. 2-13.
36. Khalif I, Quigley E, Konovitch E, Maximova I. Alterations in the colonic flora and intestinal permeability and evidence of immune activation in chronic constipation. Dig Liver Dis.. 2005;37(11):838-49.
37. Zhao Y, Yu YB. Intestinal microbiota and chronic constipation. Springerplus. 2016;5(1):1130.
38. Zhu L, Liu W, Alkhouri R, Baker RD, Bard JE, Quigley EM, et al. Structural changes in the gut microbiome of constipated patients. Physiol Genomics. 2014; 46(18):679-86.
39. Wojtyniak K, Szajewska H. Systematic review: probiotics for functional constipation in children. Eur J Pediatr. 2017;176(9):1155-62.
40. Kyle G. Risk assessment and management tools for constipation. Br J Community Nurs. 2011; 16(5):224-30.
41. Hunt R, Quigley E, Abbas Z, Eliakim A, Emmanuel A, Goh KL, et al. Coping With Common Gastrointestinal Symptoms in the Community. J Clin Gastroenterol. 2014;48(7):567-78.
42. Martinez AP, Azevedo GR de. The Bristol Stool Form Scale: its translation to Portuguese, cultural adaptation and validation. Rev Lat Am Enfermagem. 2012;20(3):583-9.
43. Correr CJ, Reis WCT. A Clínica do autocuidado. In: Manual 6: autocuidado. Practice. Curitiba; 2016. p. 15-8.
44. Correr CJ, Otuki MF. A prática farmacêutica na farmácia comunitária. Porto Alegre: Artmed; 2013.
45. Rao SSC. Constipation: Evaluation and treatment of colonic and anorectal motility disorders. Gastrointest Endosc Clin N Am. 2009;19(1):117-39.
46. McCrea GL, Miaskowski C, Stotts NA, Macera L, Varma MG. A review of the literature on gender and age differences in the prevalence and characteristics of constipation in North America. J Pain Symptom Manage. 2009;37(4):737-45.
47. Loening-Baucke V. Prevalence rates for constipation and faecal and urinary incontinence. Arch Dis Child. 2007;92(6):486-9.
48. Emmanuel A, Mattace-Raso F, Neri MC, Petersen KU, Rey E, al. E. Constipation in older people: a consensus statement. Int J Clin Pract. 2017;71(1):1-9.
49. Shibata K, Matsumoto A, Nakagawa A, Akagawa K, Nakamura A, Yamamoto T, et al. Use of pharmacist consultations for nonprescription laxatives in Japan: an online survey. Biol Pharm Bull. 2016; 39(11):1767-73.
50. Quigley EMM. The enteric microbiota in the pathogenesis and management of constipation. Best Pract Res Clin Gastroenterol. 2011;25(1):119-26.
51. Petersen B. Diagnosis and management of functional constipation: a common pediatric problem. Nurse Practitioner. 2014;39(8):1-6.
52. Rao S, Sharma A. Constipação em Adultos. BMJ Best Practice [Internet]. London: BMJ Publishing Group; 2018 [cited 2020 Mar 31]. Disponível na Internet: https://bestpractice.bmj.com/.
53. Walia R, Mahajan L, Steffen R. Recent advances in chronic constipation. Curr Opin Pediatr. 2009; 21(5):661-6.
54. Atkinson NSS. Constipation. In: Inflammatory bowel disease nursing manual [Internet]. Cham: Springer International Publishing; 2019. p. 311–25. Disponível na Internet: http://link.springer.com/10.1007/978-3-319-75022-4_33.

55. Sturtzel B, Mikulits C, Gisinger C, Elmadfa I. Use of fiber instead of laxative treatment in a geriatric hospital to improve the wellbeing of seniors. J Nutr Health Aging. 2009;13(2):136-9.
56. Antunes MD, de Oliveira KCC, Acencio FR, de Oliveira DV, Garcez DAG, Bennemann RM. Constipação intestinal em idosos e a relação com atividade física, alimentação e cognição. Rev Med (Rio J). 2019; 98(3):202–7.
57. Lin LW, Fu YT, Dunning T, Zhang AL, Ho TH, Duke M, et al. Efficacy of traditional Chinese medicine for the management of constipation: A systematic review. J Altern Complement Med. 2009;15(12):1335-46.
58. Barish CF, Drossman D, Johanson JF, Ueno R. Efficacy and Safety of Lubiprostone in Patients with Chronic Constipation. Dig Dis Sci. 2010;55(4):1090-7.
59. Mueller-Lissner S, Kamm MA, Wald A, Hinkel U, Koehler U, Richter E, et al. Multicenter, 4-week, double-blind, randomized, placebo-controlled trial of sodium picosulfate in patients with chronic constipation. AM J Gastroenterol.. 2010;105(4):897-903.
60. Lembo AJ, Kurtz CB, MacDougall JE, Lavins BJ, Currie MG, Fitch DA, et al. Efficacy of linaclotide for patients with chronic constipation. Gastroenterology. 2010; 138(3):886-895.e1.
61. Thayalasekeran S. Novel therapies for constipation. World J Gastroenterol. 2013;19(45):8247.
62. Centro de Informação do Medicamento. Aconselhamento Farmacêutico na obstipação intestinal. 2013.
63. Krinsky DL, Ferreri SP, Hemstreet B, Hume AL, Newton GD, Rollins CJ, et al. Handbook of nonprescription drugs: an interactive approach to self-care, 20th ed. 2020.
64. Belsey JD, Geraint M, Dixon TA. Systematic review and meta analysis: polyethylene glycol in adults with non-organic constipation. Int J Clin Pract. 2010;64(7):944-55.
65. van Mill MJ, Koppen IJN, Benninga MA. Controversies in the Management of Functional Constipation in Children. Curr Gastroenterol Rep. 2019;_21(6).
66. Bardisa-Ezcurra L, Ullman R, Gordon J. Diagnosis and management of idiopathic childhood constipation: summary of NICE guidance. BMJ. 2010;340(jun01 2):c2585.
67. Royal Pharmaceutical Society. British National Formulary. 60th. London: BMJ Publishing Group Ltd and Royal Pharmaceutical Society; 2010.
68. Rungsiprakarn P, Laopaiboon M, Sangkomkamhang US, Lumbiganon P, Pratt JJ. Interventions for treating constipation in pregnancy. Cochrane Database Syst Rev. 2015;(9):CD011448.
69. Farinde A. Laxatives, Stool Softeners, and Prokinetic Agents. Emedicine.medscape.com.[Internet]. [atualizado 14 dezembro 2018] [citado 31 março 2020]. Disponível na Internet:: https://emedicine.medscape.com/article/2172208-overview.
70. Cash BD, Epstein MS, Shah SM. A Novel Delivery System of Peppermint Oil Is an Effective Therapy for Irritable Bowel Syndrome Symptoms. Dig Dis Sci. 2016;61(2):560-71.
71. Katzung BG. Basic & Clinical Pharmacology. New York: McGraw-Hill; 2017. 1250 p.
72. Quigley EMM, Neshatian L. Advancing treatment options for chronic idiopathic constipation. Expert Opin Pharmacother. 2016;17(4):501-11.
73. Hempel S, Newberry S, Ruelaz A, Wang Z, Miles JN V, Suttorp MJ, et al. Safety of probiotics used to reduce risk and prevent or treat disease. Evid Rep Technol Assess (Full Rep). 2011;(200):1-645.
74. Müller-lissner S, Rykx A, Kerstens R, Vandeplassche L. A double-blind, placebo-controlled study of prucalopride in elderly patients with chronic constipation. Neurogastroenterol Motil. 2010;22(9):991-e255.
75. Quigley EMM, Vandeplassche L, Kerstens R, Ausma J. Clinical trial: the efficacy, impact on quality of life, and safety and tolerability of prucalopride in severe chronic constipation - a 12-week, randomized, double-blind, placebo-controlled study. Aliment Pharmacol Ther. 2009;29(3):315-28.
76. Sociedade Brasileira de Motilidade Digestiva e Neurogastroenterologia. Constipação intestinal. 2019.
77. Hussain ZH, Whitehead DA, Lacy BE. Fecal impaction. Curr Gastroenterol Rep. 2014;16(9):404.

11 Náuseas e Vômitos

Marcos Luciano Moscardini • Gabriela Mantovani Geraldo •
Talita Bárbara Patrocínio • Evandro de Oliveira Lupatini •
Felipe Tadeu Carvalho Santos • Juliana Maria de Albuquerque Vaz •
Camilo Molino Guidoni • Nara Amanda Laismann •
Luciene Alves Moreira Marques • Rafael Santos Santana •
Tiago Marques dos Reis • Laís Bié Pinto Bandeira

NÁUSEA E VÔMITO

Náusea é definida como uma sensação desconfortável de estar prestes a vomitar, enquanto vômito ou êmese é a ejeção (expulsão) rápida e forçada do conteúdo gástrico de forma retrógrada vinda do trato gastrointestinal, que passa pela boca até ser expulsa ao meio externo. Essa ação é acompanhada por fortes contrações dos músculos abdominais, abaixamento do diafragma e abertura da cárdia. Deve-se diferenciar vômito de regurgitação, referindo-se esse último ao ato em que o conteúdo gástrico sobe do estômago ou esôfago para a faringe, mas não ocorre a ejeção forçada e projetada.[1,2]

O vômito pode ter diversos aspectos visuais, sendo um líquido não consistente, transparente ou amarelado, geralmente contendo alimentos recentemente ingeridos, de origem no esôfago, estômago ou duodeno. Pode ser esverdeado (o que indica a presença de bile) ou sanguinolento ("sangue vivo" – indica sangramento na parte alta do trato gastrointestinal – ou em "borra de café" – sugere sangue digerido pelo ácido estomacal).[1-3]

Nos Estados Unidos, as manifestações de náusea e vômito correspondem a cerca de 3% dos casos de atendimento hospitalar. Em um estudo que avaliou 3.256 passageiros em 52 viagens de ônibus, 28% relataram sentir-se mal durante o deslocamento, 13% afirmaram sentir náuseas e 2% referiram a ocorrência de vômito.[4]

Também estima-se que 30% dos pacientes submetidos a procedimentos cirúrgicos apresentem náusea, vômito, ou ambos, após receberem anestesia geral. Esse percentual é variável de acordo com a quantidade de fatores de risco que o indivíduo apresenta, podendo-se alcançar até 80% nos pacientes classificados com alto risco.[5,6]

Dados também apontam que em torno de 75% das mulheres grávidas apresentam náuseas e/ou vômito em algum momento da gestação, principalmente nos primeiros meses. Os sintomas de náusea e vômito foram classificados como leve em 40%, moderado em 46% e grave em 14% dos casos.[7-11]

A complicação mais preocupante do vômito, enquanto condição autolimitada, é a desidratação pela perda de água e de eletrólitos, podendo ser necessário sua reposição por via oral ou endovenosa, dependendo da gravidade, duração e intensidade dos vômitos.[10,12,13] Embora a náusea e o vômito agudo geralmente sejam condições autolimitadas, o farmacêutico deve realizar uma avaliação adequada caso a caso, uma vez que esses sintomas podem decorrer de condições graves com possível risco à vida.[8,14]

OBJETIVOS DO CUIDADO FARMACÊUTICO

1. Ajudar o paciente a identificar as causas e os gatilhos da náusea e do vômito, orientando sobre as formas de prevenção e manejo precoce.[1-3,15,16]
2. Relacionar a causa com os sintomas e achados na anamnese, considerando que a maioria dos episódios é autolimitada, o que torna necessário apenas o manejo para alívio sintomático da náusea e do vômito.[1-3]
3. Apoiar o paciente na identificação de gatilhos da náusea vivenciada, orientando sobre suas características.[1-3,8,15,16]
4. Estabelecer o manejo com medidas não farmacológicas e, quando necessário, uma associação com tratamento farmacológico efetivo e seguro de acordo com as características da náusea e vômito.[1-3,8,15,16]

CAUSAS, SINAIS, SINTOMAS E ANAMNESE FARMACÊUTICA

A náusea e o vômito são sintomas inespecíficos de caráter agudo, podendo ser desencadeados por diversos problemas de saúde. Entre eles estão **problemas no sistema digestivo** (obstrução mecânica, dispepsia funcional, ingestão de alimentos em excesso, intoxicação alimentar, úlcera péptica, apendicite, pancreatite, colecistite, intolerância à lactose); **problemas infecciosos e parasitários** (gastroenterites, giardíase, meningite, otite média, pneumonias, Covid-19 e algumas gripes); **problemas psiquiátricos e neurológicos** (enxaqueca, bulimia nervosa); **problemas renais e urológicos** (infecção do trato urinário, nefrolitíase); **problemas cardiovasculares** (hipertensão postural); **problemas no labirinto** (labirintite); **problemas hormonais** (cetoacidose diabética); e ingestão de **produtos tóxicos** e **efeitos adversos dos medicamentos**.[2,3,13,14,16,17]

Considerando apenas os fatores etiológicos com caraterísticas autolimitadas, a cinetose, a gastroenterite viral, a gravidez e os efeitos de medicamentos ou procedimentos de saúde são as causas mais recorrentes de queixas de náusea e vômito nas farmácias comunitárias.

A **cinetose**, conhecida como enjoo de movimento, é a condição clínica que pode desenvolver-se na exposição a estímulos mecânicos como o movimento de um carro em uma estrada sinuosa ou o navegar. Assim como os movimentos reais, sensações de movimentos visuais simulados também podem causar os sintomas, como o uso de monitores e óculos de realidade virtual, cinemas, animações computadorizadas e televisores. Além de induzir sensações de automovimento, os monitores e as telas de dispositivos também induzem à desorientação, condição que foi denominada *cybersickness* (náusea digital).[10,18]

Pacientes do sexo feminino são mais suscetíveis à cinetose, principalmente quando grávidas. De forma semelhante, indivíduos que sofrem de enxaqueca, crianças, pessoas com história familiar da cinetose, pessoas com vestibulopatias e indivíduos de origem chinesa parecem ter maior risco de apresentar a cinetose. Fatores genéticos e ansiedade também interferem na susceptibilidade aos sintomas da cinetose.[10,18]

Além de náusea e vômito, outros sintomas podem ocorrer de forma associada a situações de cinetose, especialmente desconforto epigástrico, cefaleia, sudorese fria, xerostomia (boca seca), tontura, bocejos, sonolência e palidez. Os sintomas podem persistir por algumas horas mesmo após a cessação do estímulo.[1,10,18]

Como mencionado anteriormente, a **gastroenterite aguda** manifesta-se com náusea e vômito, além de outros sintomas digestivos, como a diarreia. Pode ser causada por agentes bacterianos, virais (sendo estes responsáveis por mais de 70% dos casos) e parasitários. O vômito é mais comum nas crianças, mas também acomete indivíduos na idade adulta. Estima-se que uma criança com menos de cinco anos apresenta 2,2 episódios de diarreia por gastroenterite/ano em países desenvolvidos, tendo incidência ainda maior em países em desenvolvimento, como o Brasil. Por ser uma doença transmissível de pessoa a pessoa (principalmente via oral-fecal), pode apresentar diversas formas epidemiológicas, como surtos em locais como creches, escolas, hospitais, lares para idosos ou até epidemias.[9,19,20]

Os fatores de risco associados ao surgimento da gastroenterite viral aguda são: ingestão de alimentos ou água contaminados; higiene pessoal, de objetos, de alimentos e ambiental precária; contato próximo com pessoas infectadas. Indivíduos com doenças crônicas e/ou vírus da imunodeficiência humana (HIV) tendem a apresentar a doença de forma mais grave. Além da possível náusea e vômito, a sintomatologia da gastroenterite viral aguda pode incluir diarreia aquosa, cólicas abdominais, mal-estar, febre baixa, perda de apetite.[8,9,16,19,21]

Náusea e vômito por medicamentos geralmente são decorrentes de efeitos adversos ou pelo mecanismo de ação do fármaco. Vários medicamentos podem causar náusea e vômito (Quadro 11.1), porém nem sempre sua suspensão é possível ou indicada, sem contar que o referido efeito pode ser transitório (presente apenas na fase de adaptação ao uso).[8,9,16,19,21]

Alguns exames e procedimentos em saúde também podem causar náusea e vômito, como cirurgia de longa duração, laparoscopia, colecistectomia e procedimentos ginecológicos. Os fatores de risco incluem: paciente do sexo feminino, história prévia de náusea e vômito pós-operatórios, uso de opioides pós-operatórios, presença de cinetose, idade inferior a 50 anos.[8,22]

Quadro 11.1 Medicamentos que mais provocam náusea e vômito[8,9,16,19,21]	
Grupos	**Medicamentos**
Quimioterápicos	Cisplatina, dacarbazina, etoposídeo, metotrexato, citarabina, vimblastina, tamoxifeno e fluoruracila.
Antibióticos e antivirais	Eritromicina, aciclovir, tetraciclinas, sulfonamidas e tuberculostáticos.
Cardiovasculares	Digoxina, bloqueadores do canal de cálcio, antiarrítmicos, diuréticos e betabloqueadores.
Terapia hormonal e metabolismo	Hipoglicemiantes (metformina) e contraceptivos orais.
Sistema nervoso	Nicotina, opiáceos, antidepressivos, antiparkinsonianos, anticonvulsivantes e canabinoides (uso crônico).
Doença inflamatória intestinal	Sulfassalazina e azatioprina.
Outros	Ferro, fósforo, anti-inflamatório não esteroidal (ácido acetilsalicílico), colchicina e vitaminas em altas doses.

Fonte: Autoria própria.

Geralmente a **náusea e o vômito na gravidez** são sintomas do primeiro trimestre. Têm início após o atraso da primeira menstruação e ocorrem principalmente no início da manhã. A gravidez deve ser considerada como uma possível causa dos sintomas em qualquer mulher em idade fértil que procure o farmacêutico com queixa de náusea e vômito, uma vez que são sintomas característicos. Grávidas constituem um grupo considerado de risco; portanto, devem ser avaliadas clinicamente de forma cautelosa para que se diferencie um quadro de náusea e vômito leve/moderado derivado de uma hiperêmese gravídica ou outra condição subjacente.[2,7,8,23]

Na anamnese (Quadro 11.2), o farmacêutico deve confirmar que o problema (náusea/vômito) está relacionado com cinetose, gastroenterite viral, agravo decorrente do uso de medicamentos ou de procedimentos em saúde, ou gravidez. É importante elucidar como e onde ocorreu o início dos sintomas, associando-os a um fator como um estímulo visual ou de movimento, p. ex., um procedimento invasivo recente ou outra causa. Nesse processo, deverá questionar a duração dos sintomas, se melhorou após o vômito ou após cessação do estímulo, se houve piora ao tentar ler dentro do veículo em movimento ou ao fazer qualquer outra atividade que exigisse atenção e orientação espacial. Caso os indivíduos que convivem com o paciente também apresentem os sintomas, pode ser sugestivo de causa infecciosa, assim como a presença de febre.[12,17] De forma similar, a história de procedimentos cirúrgicos realizados e o uso de medicamentos devem ser considerados na avaliação, principalmente anti-inflamatórios não esteroidais (AINEs), anestésicos, opioides e outros medicamentos que possam causar desconforto abdominal ou náusea e/ou vômito.[2]

Quadro 11.2

Anamnese farmacêutica em pacientes com náusea e vômito (Estratégia INDICO)[1-3,10,12,17,18]

Domínio	Perguntas/Investigação*	Observações importantes
Identificação do paciente	Qual a **idade** do paciente? Muito jovem ou idoso? Qual é o **sexo** do paciente? A paciente está **grávida**? Quantas semanas?	Atentar para bebês, crianças e idosos que tendem a ter maior risco de desidratação como resultado dos vômitos periódicos. Nos bebês é preciso diferenciar os vômitos propriamente ditos (geralmente em jatos) das naturais "golfadas" (geralmente expelidas sem esforço). Para qualquer mulher em idade fértil com atraso menstrual é recomendado teste rápido de gravidez. Até a 12ª-14ª semana o sintoma é mais comum.
Natureza dos sinais e sintomas	O paciente se aparenta **pálido** ou com **sinais de desidratação**? Houve **mudança na dieta** ultimamente? Está sentindo alguma **dor**? Em qual região? Tem **febre**? Enxaqueca? Vertigem? Teve outros sintomas associados? Quais? Qual o **aspecto do vômito**? Há presença de sangue no vômito? Está relacionado com **viagens ou movimento**? Em quais situações/ambientes os sinais e sintomas aparecem?	Relacionar os sintomas com algum fator desencadeante, como exposição a indivíduos doentes, comidas de procedência suspeita ou duvidosa e exposição a toxinas ou intoxicação. Verificar características do vômito (transparente, esverdeado, sanguinolento, feculento ou regurgitação), dor (importante questionar sobre a localização e a intensidade), sintomas respiratórios, diarreia, traumas, viagens, medicamentos e procedimentos médicos ou odontológicos recentes. Febre ou existência de indivíduos que convivem com o paciente e que apresentam os mesmos sintomas: sugestivo de causa infecciosa.
Duração	**Tempo dos sintomas** atuais (início, duração), se houve intervalos ou é ininterrupta? Persiste por mais de 24 h em adultos ou mais de 12 h em crianças? É **frequente**? Qual a periodicidade? Teve episódios anteriores? Há algum horário ou **período do tempo** específico para seu surgimento?	Quando decorrente da exposição a estímulos mecânicos, como o movimento de um carro ou navio, pode persistir por horas. Nos adultos, um quadro com episódios de vômitos por dois dias ou mais requer encaminhamento. Em crianças, esse tempo deve ser ainda menor com objetivo de evitar desidratação. A observação de quadros crônicos de náusea e vômito deve ser encaminhada para investigação.
Iniciou algum tratamento	Realizou uso de **algum medicamento**? Por quanto tempo está em uso? Tem sido **efetivo**? Observa **piora ou melhora dos sintomas** com a ingestão de algum alimento ou medicamento?	Uso de medicamentos deve ser considerado na avaliação, principalmente anti-inflamatórios não esteroidais (AINEs), anestésicos, opioides e outros medicamentos que possam causar desconforto abdominal ou náusea e/ou vômito.

(continua)

Quadro 11.2 (continuação)
Anamnese farmacêutica em pacientes com náusea e vômito (Estratégia INDICO)[1-3,10,12,17,18]

Domínio	Perguntas/Investigação*	Observações importantes
Comorbidades	O paciente apresenta **outras condições** de saúde? Faz **uso regular de algum medicamento**? Fez procedimento cirúrgico recentemente? Sofre de **enxaqueca, diabetes**, hipertensão, distúrbios do ouvido ou labirintite, intolerância a determinados alimentos, alteração hormonal significativa? Ingere **álcool com frequência** ou faz uso de tabaco? Há história atual ou prévia de **câncer ou tratamento quimioterápico**?	Deve ser questionado sobre outras doenças que apresenta no momento ou apresentou no passado; hábitos de vida do paciente como: onde se alimenta; viagens recentes; fontes de água; história de neoplasias ou outro transtorno do trato gastrointestinal na família; uso de drogas lícitas e ilícitas, como álcool (uso crônico tende a provocar náusea e vômito principalmente no período da manhã); tabaco e *cannabis*. História de procedimentos cirúrgicos realizados que possam causar desconforto abdominal ou náusea e/ou vômito.
Outras situações especiais	Há **história recorrente de náuseas em situações especificas como viagens ou outros**? História familiar? Suspeita de algum **gatilho específico** não questionado, abordado? Se gravidez confirmada, tem **história de hiperêmese** em gestação anterior ou na família?	Pessoas com propensão a náusea tendem a desenvolver mais casos em situações críticas. A hiperêmese gravídica requer cuidados especiais para evitar quadros de desidratação e pode se estender por um período maior que o terceiro trimestre. Recomenda-se acompanhamento obstétrico maior e cuidados especiais.

** Perguntas sugestivas. Não têm finalidade diagnóstica e sim para melhor compreensão do caso e identificação de potenciais sinais de alerta para encaminhamento.*
Fonte: Autoria própria.

O farmacêutico deve distinguir, por meio da anamnese, vômito de regurgitação. Regurgitação pode ocorrer com frequência em bebês, sendo considerada fisiológica na maioria das situações. Contudo, é necessário investigar a possibilidade de outras causas mais complexas que justifiquem a regurgitação, entre as quais está o refluxo gastroesofágico. Quando a regurgitação ocorre em adultos, ela pode estar associada à doença esofágica com dificuldade em engolir. A náusea está associada ao vômito, mas não à regurgitação e isso pode ser empregado como uma característica distintiva durante a entrevista clínica com o paciente.[17]

Dados objetivos são variáveis de interesse na análise do farmacêutico. Parâmetros como pressão arterial, frequência cardíaca, sinal da prega cutânea, temperatura, glicemia casual, estado geral do paciente (atento, letárgico, sonolento, entre outros) e peso corporal podem ser investigados, principalmente os que evidenciam a desidratação. Não é comum a solicitação de exames laboratoriais em uma investigação inicial do sintoma de náusea e vômito como sintoma autolimitado; porém, caso o paciente apresente exames laboratoriais realizados recentemente, os resultados poderão ser considerados na avaliação.[2,24]

INTERVENÇÕES NÃO FARMACOLÓGICAS

A prevenção da saúde e o tratamento não farmacológico são definidos de acordo com a etiologia da náusea e do vômito. É importante ressaltar que a maioria das estratégias de prevenção é também efetiva no alívio dos sintomas, por isso podem ser utilizadas como tratamento não farmacológico.[2,10,17,18]

A prevenção da **cinetose** consiste em evitar o estímulo, seja ele visual ou de movimento. É possível que o paciente se adapte ao movimento e, com o tempo, torne-se menos suscetível a apresentar os sintomas. Os melhores resultados são observados em exposições curtas e repetidas ao estímulo até que o indivíduo se acostume com o movimento.[2,10,17,18]

As opções para o tratamento não farmacológico consistem em evitar odores fortes ou desagradáveis; evitar o movimento em atividades que exijam atenção, como ler dentro de um veículo; dirigir mais lentamente e da maneira mais suave possível; manter-se firme no veículo e evitar mexer a cabeça; o paciente deve sentar-se no banco da frente e fixar os olhos no horizonte ou mantê-los fechados; em veículos aquáticos, o paciente deve ficar no meio do barco, de preferência no deque; em aviões, o paciente deve ficar sentado, parado, preferencialmente com os olhos fechados, com o corpo firme no assento e o cinto apertado no quadril, contraindo os músculos ventrais do tronco. A cinetose pode iniciar principalmente em decolagens, aterrissagens e turbulências.[2,10,17,18]

Na **gastroenterite viral**, a desinfecção de superfícies e a lavagem correta das mãos são estratégias para evitar a disseminação. Os lactentes devem ser alimentados exclusivamente com o leite materno até os seis meses; após esse período, devem ser adicionados outros alimentos de forma complementar por mais seis meses e, após o primeiro ano, a amamentação deve ser encorajada até quando o lactente e a lactante assim desejarem.[25-27]

Um dos pilares do tratamento não farmacológico consiste em reidratar o paciente com soluções de reidratação por via oral (ver Capítulo 9 – Diarreia Aguda), iniciada de forma imediata para evitar a depleção do volume e agravo do quadro, como soluções com base em polímeros e soluções baseadas em glicose. Vale lembrar que a administração de líquidos por via oral deve ocorrer com cuidado, principalmente em pessoas muito letárgicas ou que apresentem algum sinal de que os reflexos protetores das vias aéreas estejam prejudicados. Em pessoas inconscientes, a ingestão de qualquer sólido ou líquido por via oral é totalmente contraindicada. Refrigerantes, sucos e alimentos com alto teor de açúcar devem ser evitados. Caso o paciente não tolere ou rejeite a reidratação oral, deve ser encaminhado à unidade de saúde para reidratação por via endovenosa.[2,8,9,19]

A evidência sobre o uso de bebidas esportivas, como isotônicos e energéticos, em pessoas desidratadas é bastante limitada. Assim, deve ser preferida a solução de reidratação oral, quando tolerada, admitindo-se as bebidas esportivas exclusivamente como alternativa paliativa e momentânea para evitar piora da desidratação.[20]

A prevenção de náusea e vômito por **procedimentos cirúrgicos** geralmente é realizada pelo médico. Contudo, o farmacêutico pode orientar o paciente a relatar todos os medicamentos que contêm história de eventos adversos ou mesmo realizar uma revisão da farmacoterapia previamente aos procedimentos. Isso tende a ajudar nos ajustes necessários ao procedimento, especialmente na escolha do tipo de anestesia. Caso se suspeite que a náusea e o vômito sejam uma reação adversa ao medicamento, o paciente deverá ser encaminhado ao médico, se possível o próprio prescritor, para avaliação.[22]

A prevenção e o tratamento não farmacológicos da náusea e do vômito em **gestantes** consiste, principalmente, em mudanças de hábitos como comer ao acordar alguns pedaços de bolacha de água e sal ou alimento semelhante tolerado e esperar cerca de 15 minutos deitada, levantar bem devagar e, em seguida, ingerir mais alguns pedaços antes de tomar o café da manhã. Recomenda-se fazer cinco pequenas refeições em vez das tradicionais três grandes refeições (café da manhã, almoço e jantar). Também sugere-se evitar líquidos e sopas nas refeições, deixando para ingerir água, em pequenas quantidades, no intervalo entre as refeições; evitar comidas gordurosas e ácidas como batata frita e limão; dormir e se alimentar em ambiente bem arejado; evitar cheiros desagradáveis e outros gatilhos (**Figura 11.1**).[7,17,28]

A aromaterapia foi avaliada por uma revisão sistemática da Cochrane para prevenção e manejo de náusea e vômito pós-operatórios. A maioria dos produtos era compostos múltiplos e alguns continham **hortelã-pimenta (*Mentha piperita*)** como base. Os resultados não foram diferentes do placebo na maioria das análises, mas alguns dados demonstraram que os pacientes submetidos à aromaterapia eram menos propensos a exigir antieméticos de resgate.[29]

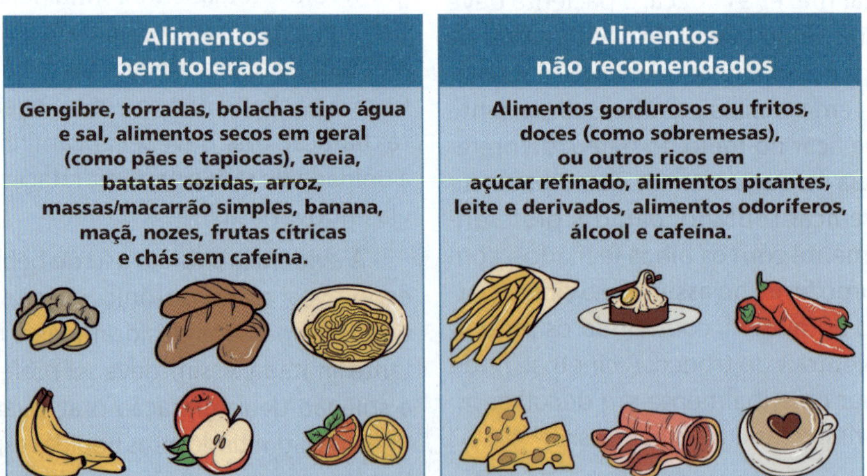

Alimentos bem tolerados
Gengibre, torradas, bolachas tipo água e sal, alimentos secos em geral (como pães e tapiocas), aveia, batatas cozidas, arroz, massas/macarrão simples, banana, maçã, nozes, frutas cítricas e chás sem cafeína.
Alimentos não recomendados
Alimentos gordurosos ou fritos, doces (como sobremesas), ou outros ricos em açúcar refinado, alimentos picantes, leite e derivados, alimentos odoríferos, álcool e cafeína.

Figura 11.1. Alimentos que influenciam os episódios de náuseas e vômitos.

Fonte: Autoria própria.

Uma revisão avaliou intervenções com suplementação de diferentes compostos, como camomila, óleo de limão, óleo de hortelã e vitamina B6. Entretanto, não conseguiu demonstrar benefício significativo desses itens durante a gravidez. Apesar de resultados limitados, três estudos demonstraram benefício da suplementação ou ingestão de alimentos contendo **gengibre (*Zingiber officinale*)** no alívio de náuseas em comparação ao placebo, porém não diminuiu o vômito. Não está claro na literatura quais alimentos são mais indicados durante os sintomas de náusea e vômito na gravidez, motivo pelo qual a consulta com um nutricionista deve ser encorajada, especialmente nos primeiros meses e na suspeita de hiperêmese gravídica.[7,17,28,30] No **Quadro 11.3** há um resumo de evidências das intervenções não farmacológicas para náusea e vômito.

Quadro 11.3
Resumo de evidências das intervenções não farmacológicas para náusea e vômito[2,7-10,17-19,28,31]

Conduta	Justificativa/embasamento	GRADE	
		Nível de evidência	Grau de recomendação
Reidratação oral	Principalmente na gastroenterite viral, a terapia de reidratação oral tem como objetivo repor as perdas existentes e promover homeostasia.	Moderado	Forte
Vacinação contra rotavírus	A vacinação pode evitar a gastroenterite viral aguda em crianças, especialmente casos mais graves (que podem levar a hospitalização e óbito).	Moderado	Forte
Habituação	Consiste em exposição breve e repetida ao movimento provocativo, pelo menos três vezes/semana, com intuito de promover dessensibilização ao estímulo de cinetose. Apesar da carência de evidências robustas, tem sido uma estratégia com bons resultados em pacientes que se expõem a experiências recorrentes como viagens de trabalho.	Baixo	Fraco
Acupuntura ou acupressão no P6	Pressionar o ponto de acupuntura P6 (pericárdio 6), localizado na região anterior do pulso, três dedos acima do punho, pode auxiliar em casos de cinetose ou gravidez. Contudo, revisão da Cochrane não mostrou diferença significativa em comparação ao placebo.	Baixo	Fraco
Alimentos à base de gengibre e outros	Faltam evidências de qualidade para apoiar qualquer intervenção específica com gengibre, camomila, óleos de limão, óleo de hortelã ou vitamina B6. Isso não é o mesmo que dizer que as intervenções estudadas são ineficazes, mas que não há evidências fortes suficientes para subsidiar a tomada de decisão. Estudos mostraram alívio da náusea com o gengibre em alguns pacientes.	Baixo	Fraco
Aromaterapia	A aromaterapia pode ter eficácia semelhante ao placebo. No entanto, esse achado é com base em evidências de baixa qualidade e, portanto, inconclusivo. Evidências de baixa qualidade também sugerem que os participantes que receberam aromaterapia podem precisar de menos medicamentos antieméticos.	Baixo	Fraco

Fonte: Autoria própria.

INTERVENÇÕES FARMACOLÓGICAS

O tratamento farmacológico, quando indicado, depende da causa, do estado de hidratação e de outras características do paciente. Mesmo em náusea e vômito atribuídos à gastroenterite viral não complicada, deve-se informar aos pacientes que esses sintomas agudos geralmente desaparecem dentro de 12 a 48 horas. O foco do cuidado farmacêutico deve ser prevenir a desidratação (especialmente nos casos de vômito e diarreia), usando-se terapias de reidratação oral. Os medicamentos antieméticos devem ser considerados, mediante acompanhamento médico, se a náusea e o vômito forem extremamente incômodos.[1,3]

A maioria dos pacientes em uso de antieméticos apresenta-se na farmácia com prescrição prévia, cabendo ao farmacêutico orientá-los e prevenir problemas relacionados com a farmacoterapia. As evidências sobre o uso doméstico de antieméticos orais são extremamente limitadas e os resultados de estudos que avaliam antieméticos intravenosos em emergências podem não ser extrapoláveis. Todos os medicamentos antieméticos podem causar efeitos adversos, que geralmente são leves, autolimitados e passíveis de resolução com a descontinuação do medicamento, mas podem incluir efeitos extrapiramidais, sedação e prolongamento do intervalo QT. (**Quadro 11.4**).[1,3]

Na cinetose, o tratamento farmacológico é indicado somente para casos de cinetose excepcional (p. ex., em indivíduos que vão realizar uma viagem esporádica de ônibus ou barco), pois o tratamento farmacológico impede a habituação ao estímulo provocativo. Pode ser indicado também quando a habituação não for possível. Caso o paciente seja altamente suscetível e não precise manter-se atento ou consciente, poderá ser utilizado medicamento com efeito de sedação. No Brasil, os medicamentos mais utilizados nessa condição são os anti-histamínicos, com destaque para o **dimenidrinato.** Em outros países, são mais utilizados **meclizina**, **cinarizina** e **prometazina**, provavelmente por seu registro como medicamento isento de prescrição (MIP) fora do país.[10,32]

O **dimenidrinato** apresenta início de ação rápida e associada a efeitos como sonolência, redução dos reflexos e da atenção. Talvez por isso seja o mais utilizado em viagens longas, inclusive como automedicação. Apesar de sua efetividade na prevenção e no tratamento de náusea, vômito e tontura associados à cinetose e gravidez, tem menor duração do efeito farmacológico. Seus efeitos permitem que o medicamento seja usado em alguns tipos de estados vertiginosos.[1,33]

Por conta dos seus efeitos adversos, é um medicamento potencialmente inapropriado em idosos, podendo piorar ou precipitar quadros de delírio, além de corroborar com quadros de redução do fluxo urinário, especialmente em homens.[1,33] Na sua atuação clínica, o farmacêutico deve prevenir o uso abusivo de **dimenidrinato**, dado que evidências recentes sugerem a existência de síndromes relacionadas com intoxicação, abstinência e dependência, mais comumente entre consumidores de longa data ou de doses maiores.[34]

A meclizina difere dos outros anti-histamínicos pela sua duração prolongada e potencialmente pela sua menor incidência de sonolência e efeitos extrapiramidais. Contudo, apresenta as mesmas restrições de uso em idosos observadas para o dimenidrinato. Parece ter melhor perfil de segurança cardiovascular que a ondansetrona, considerada como opção na gravidez.[1,33]

A Federação Brasileira de Associações de Ginecologia e Obstetrícia (Febrasgo) estima que cerca de 90% das mulheres conseguem manejar o vômito gestacional com medidas não farmacológicas. De 10% das mulheres que precisarão de manejo farmacológico, somente 1,1% apresentará quadro de hiperêmese gravídica. Contudo, na prática, estima-se que cerca de 30% das brasileiras utilizam antieméticos em algum momento da gravidez, normalmente com prescrição, o que demanda do farmacêutico uma ação de orientação sobre o uso e a prevenção de problemas relacionados com a farmacoterapia.[24,35,38] O manejo farmacológico, segundo a Febrasgo, ocorre principalmente por meio da ondansetrona, dos anti-histamínicos (dimenidrato, meclizina) e da metoclopramida.[24]

A ondansetrona, por sua seletividade, evita o bloqueio adicional sobre receptores de outros neurotransmissores (dopamina, acetilcolina, histamina), o que tende a apresentar menor grau de efeitos colaterais. Seu uso preferencial tem sido justificado pelos resultados de segurança em não intervir no neurodesenvolvimento de crianças expostas ao fármaco durante a embriogênese e a neurogênese.[24,35] Em 2019, a Agencia Española de Medicamentos y Productos Sanitarios (AEMPS) publicou uma nota informativa recomendando evitar a administração de ondansetrona durante a gravidez, especialmente no primeiro trimestre, em virtude de um leve aumento no risco de defeitos orofaciais. Entretanto, a decisão baseou-se em dois estudos que apresentavam algumas falhas metodológicas e conflitos de interesse.[36-38] Após esse episódio, a Agência Nacional de Vigilância Sanitária (Anvisa) e a Febrasgo mantiveram a orientação de manejo da náusea e do vômito em gestantes por meio de medidas não farmacológicas e uso, quando necessário, de ondansetrona.[39,40]

Na gestação, por sua vez, há recomendação de uso do *Zingiber officinale*, abordado anteriormente como tratamento não farmacológico (alimentos que contêm gengibre), mas que pode estar disponível como medicamento (principalmente como medicamento manipulado). A gravidez é uma situação especial que exige manejo muito cauteloso, por isso recomenda-se que o manejo farmacológico seja realizado apenas quando a gestante se encontrar em acompanhamento pré-natal.[24,30,35]

Os anti-histamínicos (dimenidrato e meclizina) também têm sido usados durante a gravidez e parecem promover relativo efeito antiemético nas formas moderadas de vômito, porém causam sonolência. O uso de dimenidrato associado à piridoxina (vitamina B6) tem se baseado em resultados de ensaios clínicos que apontaram uma pequena redução de escores de náusea e episódios de vômito durante a gravidez.[24,30,35,41]

A **metoclopramida** também foi relacionada como opção terapêutica para gestantes pela Febrasgo. Trata-se de um procinético que promove o bloqueio dos receptores de dopamina e de serotonina. Também parece ter mais efeito nos casos de média intensidade, e sua maior limitação de uso refere-se aos efeitos extrapiramidais (tremores de extremidade e desequilíbrio postural). Recomenda-se questionar os pacientes sobre história de sintomas e uso anterior durante a dispensação.[24,30,35,41]

As evidências com relação ao uso de antieméticos, em geral para **gastroenterites virais** ou em outras situações que ocasionam náusea e vômito, são desfavoráveis, não só pela segurança questionável, mas também pela incerteza de sua efetividade. Nesses casos, o principal objetivo do tratamento é prevenir a desidratação, aliviar o desconforto e reduzir a transmissão do agente causador da gastroenterite para outras pessoas.[42]

Para adultos, o tratamento farmacológico raramente é necessário, sendo indicado apenas quando ocorrem vômitos com alta intensidade e gravidade. Uma revisão da Cochrane sobre o tema analisou oito ensaios com qualidade adequada e baixo risco de viés, envolvendo 952 participantes, nos quais se verificou melhorias relativas com **metoclopramida, ondansetrona, prometazina e domperidona.** Não houve, entretanto, evidência convincente de superioridade de qualquer um desses fármacos em comparação com o placebo. Isso mostra que o tratamento de suporte (reidratação) pode ser suficiente para a maioria das pessoas em unidades hospitalares ou em nível domiciliar.[42,45]

No caso da náusea e do vômito decorrentes do **período pós-operatório**, o tratamento farmacológico vai depender de alguns fatores, como a presença ou ausência de profilaxia e o risco de o paciente desenvolver náusea e vômito após procedimento cirúrgico.[1,12,33]

Por fim, vale destacar que **bromoprida** é um procinético aprovado para uso pela Anvisa e tem sido utilizada em diferentes situações clínicas para o manejo farmacológico da náusea e do vômito no Brasil. Todavia, não foram encontradas recomendações de uso do medicamento para essa indicação nas referências utilizadas como fonte de informações nessa diretriz. Uma nota técnica informativa do Ministério da Saúde justifica o fato de o medicamento não estar padronizado para uso no Sistema Único de Saúde (SUS).[43-45]

A bromoprida não é aprovada para uso em agências reguladoras internacionais como o Food and Drug Administration (FDA). Países como Canadá, Inglaterra, França, Escócia e Suécia, onde há sistemas públicos de saúde como ocorre no Brasil, não incorporaram a bromoprida como opção para tratar náusea e vômito. Além disso, há outros medicamentos apontados como mais efetivos no controle da náusea e do vômito. Por esse motivo, a bromoprida também não foi incluída neste documento como recomendação para o tratamento farmacológico da náusea e do vômito.[43-45]

Quadro 11.4

Resumo das intervenções farmacológicas para náusea e vômito[7,10,19,20,28]

Medicamento	Apresentações*	Uso padrão	Orientações ao paciente	Alertas	GRADE: Nível de evidência	GRADE: Grau de recomendação
Dimenidrinato $$$$	**Cápsula gelatinosa mole** 25 mg e 50 mg (Dramin®)	**ADULTOS:** 1 a 2 cápsulas de 50 mg a cada 4 a 6 horas, se necessário. Dose máxima: 400 mg (8 cápsulas)/dia. **CRIANÇAS (somente acima de 6 anos):** 1 a 2 cápsulas de 25 mg a cada 6 a 8 horas antes ou durante as refeições. Dose máxima: 150 mg/dia.	"Pode causar sonolência; evitar uso ao dirigir e executar atividades que exigem atenção". "Para prevenção de cinetose, utilizar pelo menos 30 minutos antes da viagem". "Evitar consumo de álcool durante o uso".	Pacientes porfíricos, asmáticos; com glaucoma, enfisema, doença pulmonar crônica, dispneia e retenção urinária. Pacientes com insuficiência hepática (reduzir a dose). Interações com antidepressivos, sedativos e tranquilizantes. Evitar uso concomitante com inibidores da monoaminoxidase.	**Moderado** ●●●○	**Fraco** (?)
Dimenidrinato + cloridrato de piridoxina $$$$	**Comprimido revestido** 50 mg + 10 mg **Solução oral** 25 mg/mL + 5 mg/mL (Dramin B6®, Nausilon B6®, Dimenidrin® e Dramavit B6®)	**ADULTOS:** 1 a 2 comprimidos OU 1 gota/kg a cada 4 a 6 horas, se necessário. Dose máxima: 400 mg (8 comprimidos ou 320 gotas) /dia. **CRIANÇAS (somente acima de 2 anos):** 1 gota por kg de peso corporal a cada 6 a 8 horas, se necessário. Dose máxima: 60 gotas para crianças de 2 a 6 anos; e 120 gotas para crianças de 6 a 12 anos/dia.	"Pode causar sonolência; evitar uso ao dirigir e executar atividades que exigem atenção". "Para prevenção de cinetose, utilizar pelo menos 30 minutos antes da viagem". "Não administrar as gotas diretamente na boca, utilize uma colher para pingar as gotinhas". "Evitar consumo de álcool durante o uso".	Pacientes porfíricos, asmáticos; com glaucoma, enfisema, doença pulmonar crônica, dispneia e retenção urinária. Pacientes com insuficiência hepática (reduzir a dose). Interações com antidepressivos, sedativos e tranquilizantes. Evitar uso concomitante com inibidores da monoaminoxidase e levodopa. Uso concomitante de piridoxina e contraceptivos orais, hidralazina, isoniazida ou penicilina.	**Moderado** ●●●○	**Fraco** (?)

(continua)

Quadro 11.4 (continuação)

Resumo das intervenções farmacológicas para náusea e vômito[7,10,19,20,28]

Medicamento	Apresentações*	Uso padrão	Orientações ao paciente	Alertas	GRADE Nível de evidência	GRADE Grau de recomendação
Gengibre (*Zingiber officinale*) $$$$ M P	**Comprimido revestido** 160 mg (Gengimin®)	**ADULTOS:** 1 comprimido a cada 8 a 12 horas, se necessário. Dose máxima: 3 comprimidos/dia. **CRIANÇAS (somente acima de 6 anos):** 1 comprimido a cada 24 horas, se necessário. Dose máxima: 1 comprimido/dia.	"Para prevenção de cinetose, utilizar pelo menos 30 minutos antes da viagem". "A administração pode causar diminuição dos níveis de glicose". "Os comprimidos devem ser ingeridos por inteiros e com quantidade suficiente de água para que possam ser deglutidos".	Pacientes com cálculos biliares, irritação gástrica e hipertensão arterial. Pacientes com desordens da coagulação sanguínea, com história de hemorragias e plaquetopenia. Pacientes com diabetes (possível efeito hipoglicemiante). Uso de anticoagulantes e hipoglicemiantes. Múltiplas interações; pode aumentar a absorção de sulfaguanidina. Uso seguro na gravidez e lactação.	Baixo	Forte
Meclizina $$$$	**Comprimido** 25 mg e 50 mg (Meclin®)	**ADULTOS:** 1 a 2 comprimidos ao dia, se necessário. Dose máxima: 100 mg/dia. **CRIANÇAS:** **Esse medicamento é contraindicado para menores de 12 anos.**	"Pode causar sonolência; evitar uso ao dirigir e executar atividades que exigem atenção". "Para prevenção de cinetose, utilizar pelo menos 1 hora antes da viagem". "Evitar consumo de álcool durante o uso".	Pacientes com obstrução do trato urinário, hiperplasia prostática sintomática, obstrução gastroduodenal, predisposição a glaucoma, doença pulmonar obstrutiva crônica ou asma. Pacientes com insuficiência hepática e renal e idosos com quadro de ***delirium*** ou demência. Evitar uso na lactação. Contém TARTRAZINA (alergia).	Moderado	Forte

(continua)

Quadro 11.4 (continuação)
Resumo das intervenções farmacológicas para náusea e vômito[7,10,19,20,28]

Medicamento	Apresentações*	Uso padrão	Orientações ao paciente	Alertas	GRADE Nível de evidência	GRADE Grau de recomendação
Metoclopramida	**Comprimido** 10 mg **Solução oral** 4 mg/mL (Plasil®, Novosil®, Plavom®, Plagex®, Plabel® e Vomistop®)	**ADULTOS:** 1 comprimido OU 53 gotas a cada 8 horas, se necessário. Dose máxima: 3 comprimidos OU 159 gotas/dia. **CRIANÇAS:** **Esse medicamento é contraindicado para crianças.**	"Pode causar sonolência; evitar uso ao dirigir e executar atividades que exigem atenção". "Ingerir com líquido, 30 minutos antes das refeições". "Respeitar o intervalo de ao menos 6 horas, mesmo em casos de vômito e rejeição da dose". "Não usar por mais de 5 dias". "Evitar consumo de álcool durante o uso". "Evitar uso em pacientes depressivos ou com história".	Pacientes com hemorragia gastrointestinal, obstrução mecânica ou perfuração gastrointestinal, feocromocitoma, Parkinson, história de metemoglobinemia ou epilépticos. Pacientes com insuficiência hepática ou renal (reduzir a dose). Pacientes com diabetes. Não deve ser utilizado na lactação. Podem ocorrer sintomas extrapiramidais, cefaleia, fadiga, inquietação e/ou disgeusia. Múltiplas interações; pode potencializar o efeito de sedativos e tranquilizantes. Contraindicado o uso concomitante com levodopa ou agonistas dopaminérgicos.	Moderado	Forte
Ondansetrona	**Comprimido orodispersível** 4 mg e 8 mg **Comprimido revestido** 4 mg, 8 mg (Vonau Flash® e Nausedron®)	**ADULTOS:** 1 a 2 comprimidos de 8 mg, se necessário. **CRIANÇAS (somente acima de 2 anos):** 1 a 2 comprimidos de 4 mg, se necessário.	"Remover o comprimido orodispersível da embalagem e colocar imediatamente na ponta da língua para que este se dissolva em segundos; engolir com saliva". "Para comprimidos revestidos, devem ser ingeridos com um copo de água".	Contraindicado o uso concomitante com morfina. Múltiplas interações; o uso com fármacos serotoninérgicos pode causar síndrome serotoninérgica. Pacientes com insuficiência hepática. Não deve ser utilizado na lactação. Contém FENILALANINA e LACTOSE.	Moderado	Forte

(continua)

Quadro 11.4 (continuação)
Resumo das intervenções farmacológicas para náusea e vômito[7,10,19,20,28]

Medicamento	Apresentações*	Uso padrão	Orientações ao paciente	Alertas	GRADE	
					Nível de evidência	Grau de recomendação
Prometazina $$$$ SUS	**Comprimido revestido** 25 mg (Fenergan® e Pamergan®)	**ADULTOS:** 1 comprimido a cada 8 a 12 horas, se necessário. Dose máxima: 6 comprimidos/dia. **CRIANÇAS:** **Esse medicamento é contraindicado para menores de 2 anos.**	"Pode causar sonolência; evitar uso ao dirigir e executar atividades que exigem atenção". "Evitar consumo de álcool durante o uso". "Idosos podem se mostrar mais susceptíveis a reações adversas". "Pode causar fotossensibilidade; evitar a exposição prolongada à luz solar".	Portadores de discrasias sanguíneas ou agranulocitose, com risco de retenção urinária e pacientes com glaucoma. Deve ser evitado em pacientes com insuficiência hepática, renal ou cardíaca, doença de Parkinson, hipotireoidismo, feocromocitoma, miastenia *gravis* ou hipertrofia da próstata. Contraindicado na gravidez e lactação. Evitar em crianças e adolescentes com síndrome de Reye. Precaução em pacientes com asma, bronquite ou bronquiectasia. Múltiplas interações, precaução em uso de tranquilizantes ou barbitúricos.	Moderado ●●●○	Fraco ?

Nomes comerciais listados foram incluídos no intuito de facilitar a identificação dos itens e evitar erros de seleção; é desaconselhável utilizá-los em prescrições ou no processo de orientação farmacêutica. Marcas foram incluídas de forma circunstancial e pode haver outras disponíveis no mercado não listadas. Fonte: Autoria própria.

SINAIS DE ALERTA E ENCAMINHAMENTOS

As situações que requerem encaminhamento ao médico são aquelas não autolimitadas, ou seja, que estão associadas a algum problema de saúde secundário grave ou condição crônica. Nesse contexto, o farmacêutico precisa estar atento aos sinais e sintomas da desidratação, uma vez que é uma complicação preocupante do vômito (**Quadro 11.5**).

Nas crianças, o encaminhamento deve ocorrer quando a náusea ou o vômito estiverem acompanhados de uma das seguintes condições:[8-10,19]

- O responsável (cuidador) não consegue manejar os sintomas em casa.
- Rigidez de nuca.
- Idade menor que seis meses ou peso menor que 8 kg; criança recusa-se a ingerir líquidos, pouco responsiva, apática, sonolenta, desanimada ou chorando; criança que apresenta algum fator de alto risco (diabetes, hérnia, alguma doença no sistema nervoso central).
- Vômito com fluidos limpos; diarreia aquosa; ausência de micção nas últimas 8 horas a 12 horas; vômito sempre após refeição; vômito repetidamente projetado e/ou que permanece por mais de 8 horas; vômito com cor avermelhada, escura ou esverdeada; vômito associado a diarreia intensa, distensão abdominal, febre ou dor de cabeça severa; vômito após lesão na cabeça ou abdominal; suspeita de intoxicação; vômito recorrente, severo ou acompanhado de dor.

Quadro 11.5
Sinais de alerta para encaminhamento de paciente com náusea e vômito[8-10,19]

Palavra-chave	Sinais de alerta
Desidratação	Boca e língua secas; olhos afundados e/ou ressecados; fontanela afundada; redução da frequência urinária; urina escura; ritmo cardíaco acelerado; sede intensa; ausência de lágrimas ao chorar; diminuição do turgor da pele; sonolência; desânimo; membros frios; cansaço; perda de peso maior que 3%; redução da pressão arterial.
Náusea e vômito frequentes	Suspeita de intoxicação que não apresenta melhora por mais de 12 horas; adultos com os sintomas persistentes por mais de 48 horas; reações adversas a medicamento.
Hematêmese	Presença de úlcera ou sangramento severo; icterícia e palidez das mucosas (hepatite); presença de melena.
Grupos de risco	Cetonúria e/ou hiperglicemia com sinais de desidratação em pacientes diabéticos; idosos; glaucoma; hiperplasia prostática benigna; enfisema, bronquite ou asma; gravidez ou lactação; gastroparesia; indivíduos em tratamento de neoplasia.
Sintomas associados	Presença de febre e/ou diarreia; torcicolo com ou sem cefaleia e fotossensibilidade; ferimentos na cabeça; dormência; tontura; sintomas decorrentes de doenças crônicas.
Dor abdominal	Dor grave no meio ou quadrante inferior direito do abdome (apendicite); dor grave no quadrante superior direito do abdome (pancreatite); sensibilidade quando o abdome é tocado.

Fonte: Autoria própria.

MONITORAMENTO DOS RESULTADOS

A ocorrência de náusea e/ou vômito leves ou moderados, quando considerada autolimitada, tem curta duração. Se decorrente de cinetose, espera-se alívio ou cessação dos sintomas imediatamente ou em até algumas horas após a interrupção do estímulo na cinetose (caso seja uma exposição prolongada como em uma viagem de cruzeiro, o paciente deve ser monitorado com frequência para evitar desidratação). No caso de gastroenterites, espera-se uma melhora em 12 horas a 48 horas em adultos, enquanto crianças podem apresentar episódios de 3 a 7 dias, geralmente.[8-10,19]

O cuidado prestado pelo farmacêutico busca a redução dos sintomas e, principalmente, a prevenção da desidratação. O farmacêutico deve avaliar os resultados obtidos com base nas recomendações apresentadas ao paciente. O paciente deve ser monitorado por pelo menos 24 horas após a avaliação inicial. Esse monitoramento poderá ser feito via telefone ou presencialmente.[1,2,7,9]

Na avaliação dos resultados, o farmacêutico deve fazer uma análise da efetividade das intervenções propostas. Nesse processo, recomenda-se como condutas:[1,2,7,9]

- Verificar o aparecimento de sinais de desidratação.
- Verificar se houve melhora da náusea e/ou vômito e, caso ainda presente, investigar se há outros possíveis sintomas.
- Caso tenha sido prescrito tratamento farmacológico, monitorar o aparecimento de efeitos adversos ao medicamento, de acordo com cada medicamento prescrito.

Em caso de piora dos sintomas, aparecimento de febre, bem como sinal de desidratação, o paciente deverá ser encaminhado ao médico imediatamente, uma vez que, nesse caso, a náusea e/ou vômito podem ser secundários a outro problema de saúde. As possíveis complicações são, em sua maioria, derivadas da desidratação como acidose e insuficiência renal.[1,2,7,9]

O prognóstico dos pacientes que apresentam náusea e vômito autolimitados é bom. No entanto, há casos em que surgem sintomas da síndrome do intestino irritável, passíveis de diminuição com o tempo, ou surgimento de intolerância a alguns alimentos como a lactose após uma gastroenterite, podendo permanecer com essa condição por semanas ou ser permanente. Grávidas devem ter seu peso verificado frequentemente, e o acompanhamento deve ser feito pelo profissional de saúde responsável pelo pré-natal.[7,9,10,19]

Referências bibliográficas

1. Weiner BC, Qaseem A, Randall D. Nausea and vomiting in adults. DynaMed. [Internet]. 2020.
2. Berardi RR, Ferreri SP, Hume AL, Kroon LA. Handbook of nonprescription drugs: an interactive approach to self-care, 13th Ed. Amer Pharmacists Assn; 2003.
3. Cody F. Nausea and vomiting in children. Dynamed. [Internet]. 2020.
4. Adekoya N. Reasons for visits to emergency departments for Medicaid and State Children's Health Insurance Program patients: United States, 2004. N C Med J. 2010;71(2):123-30.
5. Gan TJ, Belani KG, Bergese S, Chung F, Diemunsch P, Habib AS, et al. Fourth consensus guidelines for the management of postoperative nausea and vomiting. Anesth Analg. 2020;131(2):411-48.

6. Kovac AL. Update on the management of postoperative nausea and vomiting. Drugs. 2013; 73(14):1525-47.
7. Jeffrey D. Quinlan M. Náuseas e vômitos da gravidez. BMJ Best Pract [Internet]. Disponível na Internet: https://bestpractice.bmj.com/topics/pt-br/999. 2020.
8. Hayes PE. Pharmacotherapy a pathophysiologic approach. 2020.
9. AKC. L. Gastroenterite viral em crianças. BMJ Best Pract [Internet]. Disponível na Internet: https://bestpractice.bmj.com/topics/pt-br/794. 2020.
10. Kenneth L. Koch M. Cinetose. BMJ Best Pract. [Internet]. Disponível na Internet: https://bestpractice.bmj.com/topics/pt-br/1034. 2018.
11. Einarson TR, Piwko C, Koren G. Quantifying the global rates of nausea and vomiting of pregnancy: a meta analysis. J Popul Ther Clin Pharmacol. 2013; 20(2):e171-83.
12. Kenneth L, Koch M. Avaliação de náuseas e vômitos em adultos. BMJ Best Pract [Internet]. Disponível na Internet: https://bestpractice.bmj.com/topics/pt-br/631. 2019.
13. John E. Fortunato M. Avaliação de náuseas e vômitos em crianças. BMJ Best Pract [Internet]. Disponível na Internet: https://bestpractice.bmj.com/topics/ptbr/1198. 2018.
14. Sanodze N, Shvangiradze N, Ovsephian T. Approach to the infant or child with nausea and vomiting. 2011.
15. Prunty JJ, Prunty LM. An outpatient approach to nausea and vomiting. US Pharmacist Medscape. 2013;38:24-8.
16. Longstreth GF. Approach to the patient with nausea and vomiting. Yamada's Handb Gastroenterol. 2019:48-47.
17. Curry CE. Symptoms in the pharmacy: a guide to the management of common illness. J Pharm Technol. 2016;22:131-2.
18. Priesol AJ. Motion sickness. 2020.
19. Liliana P SC. Gastroenterite viral. BMJ Best Pract [Internet]. 2. Disponível na Internet: https://bestpractice.bmj.com/topics/pt-br/202. 2020.
20. Alexandraki I, Smetana GW. Acute viral gastroenteritis in adults. [Internet]. Vol. 6, UpToDate. p. 54-63. Disponível na Internet: https://www.uptodate.com/contents/acute-viral-gastroenteritis-in-adults. 2021.
21. Rosa AAA, Soares JLF, Barros E. Sintomas e sinais na prática médica: consulta rápida. 2019. epub.
22. Feinleib J, Lori H, Kwan AY. Postoperative nausea and vomiting.pdf [Internet]. Disponível na Internet: https://www.uptodate.com/contents/postoperative-nausea=-and-vomiting?search=ponv&source-search_result&selectedTitle=1~102&usage_type=default&display_rank=1. 2021.
23. Duarte G, Cabral A, Vaz J, Moraes Filho O. Êmese da gravidez. Federação Brasileira das Associações de Ginecologia e Obstetrícia. 2018.
24. Correr MO. A prática farmacêutica na farmácia comunitária. Porto Alegre: Artmed; 2013.
25. Sociedade Brasileira de Imunizações, Associação Brasileira de Alergia e Imunologia, Sociedade Brasileira de Pediatria. Nota técnica conjunta sobre vacina rotavírus. 2017.
26. Ministério da Saúde. Calendário Nacional de Vacinação. Disponível em: https://www.gov.br/saude/pt-br/assuntos/saude-de-a-a-z/c/calendario-nacional-de-vacinacao. 2022.
27. Pawlowski SW, Warren CA, Guerrant R. Diagnosis and Treatment of Acute or Persistent Diarrhea. Gastroenterology. 2009;136(6):1874-86.
28. Smith JA. Nausea and vomiting of pregnancy Treatment and outcome UpToDate; p. 23. 2021.
29. Hines S, Steels E, Chang A, Gibbons K. Aromatherapy for treatment of postoperative nausea and vomiting. Cochrane Database of Systematic Reviews. 2018(3).
30. Matthews A, Haas DM, O'Mathúna DP, Dowswell T. Interventions for nausea and vomiting in early pregnancy. Cochrane Database of Systematic Reviews. 2015(9).
31. Teixeira MG, Costa M da CN, Da Paixão ES, Carmo EH, Barreto FR, Penna GO. The achievements of the SUS in tackling the communicable diseases. Cien Saude Colet. 2018;23(6):1819-28.
32. Dorigueto RS, Kasse CA, Silva RC. Cinetose. Revista Equilíbrio Corporal e Saúde. 2012;4(1).
33. Dynamed. Dimenhydrinate. DynaMed [Internet]. 2022.
34. Bahji A, Kasurak E, Sterling M, Good L. Misuse and dependence of dimenhydrinate: A mixed studies systematic review. J Psychiatr Res. 2021;136:581-8.
35. Magee L, Warren MS, Fedorowicz Z, DeGeorge K. Nausea and Vomiting in Pregnancy. DynaMed [Internet]. 2022.
36. Huybrechts KF, Hernández-Díaz S, Straub L, Gray KJ, Zhu Y, Patorno E, et al. Association of Maternal First-Trimester Ondansetron Use With Cardiac Malformations and Oral Clefts in Offspring. JAMA. 2018; 320(23):2429.
37. Agencia Española de Medicamentos y Productos Sanitarios (AEMPS). Ondansetrón: riesgo de defectos de cierre orofacialies (lábio leporino, paladar hendido) tras uso durante el primer trimestre del embarazo. 2019.
38. Parker SE, Van Bennekom C, Anderka M, Mitchell AA, National Birth Defects Prevention Study. Ondansetron for treatment of nausea and vomiting of pregnancy and the risk of specific birth defects. Obstetrics and gynecology. 2018;132(2):385-94.
39. Federação Brasileira das Associações de Ginecologia e Obstetrícia (Febrasgo). Ondansetrona no tratamento das náuseas e vômitos na gravidez. 2019.
40. Agência Nacional de Vigilência Sanitária. Uso de ondansetrona é investigado. Disponível na Internet: https://www.gov.br/anvisa/pt-br/assuntos/

noticias-anvisa/2019/uso-de-ondansetrona-e-investigado. 2019.

41. Sripramote M, Lekhyananda N. A randomized comparison of ginger and vitamin B6 in the treatment of nausea and vomiting of pregnancy. J Med Assoc Thai. 2003;86(9):846-53.
42. Furyk JS, Meek RA, Egerton-Warburton D. Drugs for the treatment of nausea and vomiting in adults in the emergency department setting. Cochrane Database Syst Rev. 2015 Sep 28;2015(9):CD010106.
43. Tafner PF do A, Chen FK, Rabello Filho R, Corrêa TD, Chaves RC de F, Serpa Neto A. Recent advances in bedside microcirculation assessment in critically ill patients. Rev Bras Ter Intensiva. 2017;29(2).
44. Agência Nacional de Vigilância Sanitária (Anvisa). Nota Técnica nº188 /2012 (Atualizado em 25/11/2015). 2012.
45. Epifanio M, Portela J de L, Piva JP, Ferreira CHT, Sarria EE, Mattiello R. Bromopride, metoclopramide, or ondansetron for the treatment of vomiting in the pediatric emergency department: a randomized controlled trial. Jornal de Pediatria (Versão em Português). 2018;94(1):62-8.

12 Azia e Dispepsia

Francisca Moreira Cotrim • Laís de Fátima Barbosa • Nélio Gomes de Moura Junior • Nara Amanda Laismann • Camila Francisca Tavares Chacarolli • Carina Carvalho Silvestre • Juliana Maria de Albuquerque Vaz • Luciene Alves Moreira Marques • Camilo Molino Guidoni • Rafael Santos Santana • Tiago Marques dos Reis • Laís Bié Pinto Bandeira

AZIA E DISPEPSIA

A azia e a dispepsia, consideradas transtornos autolimitados, são desordens comuns originadas no trato gastrointestinal superior e frequentemente tratadas com medicamentos isentos de prescrição (MIPs).[1,2] Os distúrbios gastrointestinais atingem grande parte da população, e é necessário que cada caso identificado seja avaliado individualmente, considerando as características culturais, regionais e a incidência de doenças do local.[2,3]

A **azia ou pirose** é uma sensação de queimação retroesternal causada quando há refluxo de componentes gástricos que irritam a superfície da mucosa, como o ácido para o esôfago. Um estudo epidemiológico realizado com 548 pacientes em Belo Horizonte, Minas Gerais, mostrou que mais da metade dos pacientes reportou azia e mais de 11% exibiam sintomas desse problema pelo menos uma vez na semana.[3] Outro estudo, com indivíduos brasileiros em contexto comunitário, reportou prevalência de 26,2% para pirose e 11,05% para regurgitação nos últimos seis meses, sendo as mulheres afetadas em maior número que os homens. O desconforto causado pela azia pode limitar a atividade diária e produtividade, além de impactar o sono e a atividade física, diminuindo, consequentemente, a qualidade de vida do paciente.[2,6]

Por sua vez, a **dispepsia ou indigestão** é relatada como dor ou desconforto na parte superior do abdome (epigástrica) associada a gases, saciedade precoce, inchaço pós-prandial, sensação de corrosão interna ou queimação. Contudo, diferentemente da azia, a dispepsia não necessariamente está relacionada com "retorno" ou regurgitação do conteúdo do estômago, mas sim com problemas no peristaltismo, aumento da sensibilidade da mucosa ou diversos outros fatores e causas. Também impacta de modo negativo a qualidade de vida do paciente no que se refere a sono, dieta, atividades físicas e lazer.[1,7-9] A fisiopatologia da dispepsia ainda é incerta, mas a condição geralmente é associada a alimentação, uso de álcool e tabaco, estresse e uso de medicamentos anti-inflamatórios não esteroidais (AINEs).[10,11]

A dispepsia é considerada **funcional** quando o exame de endoscopia não localiza achados claros de úlcera, doença de base como refluxo gastroesofágico ou outra causa que explique os sintomas. É considerada dispepsia **orgânica** quando os sintomas estão relacionados com doença orgânica de base, como a úlcera péptica. A prevalência mundial da dispepsia é de aproximadamente 20% da população. Acomete principalmente mulheres, fumantes e pacientes que usam AINEs e inibidores da ciclo-oxigenase-2.[10,14]

OBJETIVOS DO CUIDADO FARMACÊUTICO

1. Avaliar o paciente quanto aos sintomas da azia e dispepsia e ajudá-lo a identificar os principais gatilhos que desencadeiam o quadro.[1,2,15]
2. Promover a redução dos sintomas da azia e dispepsia, indicando o tratamento mais efetivo, seguro, com melhor custo-benefício e melhorando a qualidade de vida.[1,2,15]
3. Promover educação ao paciente orientando-o quanto à mudança de estilo de vida, hábitos alimentares e outras intervenções não farmacológicas que previnam e ajudem no manejo dos sintomas.[1,15]
4. Informar sobre o uso de medicamentos que podem aumentar a acidez estomacal, piorando o quadro de azia, e os alimentos que podem piorar os sintomas de dispepsia.[1,5,15,16]
5. Orientar o paciente a cessar o tabagismo ou convidar para serviço de suporte, se disponível, uma vez que o hábito pode causar dispepsia e reduzir a taxa de sucesso do tratamento.[5]
6. Desencorajar o uso da automedicação nos casos em que os sintomas são frequentes.[1,16]
7. Tratar azia e dispepsia com medicamentos isentos de prescrição médica somente em casos de sintomas leves ou moderados, incluindo queimação pós-prandial em abdome superior e desconforto abdominal centralizado.[1,16]
8. Identificar casos mais graves ou situações especiais (idosos, crianças e gestantes) que demandam encaminhamento médico.[2,17-19]

CAUSAS, SINAIS, SINTOMAS E ANAMNESE FARMACÊUTICA

A acidez estomacal anormal é resultado do funcionamento inadequado do esfíncter esofágico inferior, causando a elevação do ácido gástrico no esôfago e consequente irritação. O aparecimento dos sintomas de azia pode decorrer de causas autolimitadas, como o uso de medicamentos ou alimentação não equilibrada, mas também podem estar relacionados com outros problemas de saúde mais graves, como doença do refluxo gastroesofágico ou hérnia de hiato.[1,2,16]

Os sintomas da azia, na maioria dos pacientes, são intermitentes ou episódicos. Geralmente ocorrem após a ingestão do alimento (pós-prandial), durante a prática de exercícios físicos e na posição de decúbito (plana). Alguns pacientes apresentam sintomas severos, e o encaminhamento ao médico deve ser imediato quando identificadas disfagia (dificuldade em deglutir), odinofagia (dor em deglutir) e regurgitação.[2,5]

Com relação à dispepsia, os Critérios de Roma IV (para mais informações, ver Capítulo 10 – Constipação), elaborados por consenso médico de oito categorias de distúrbios digestivos, estabelecem que o diagnóstico do problema requer a manifestação de um ou mais dos seguintes sintomas:

1. Plenitude gástrica pós-prandial.
2. Saciedade precoce.
3. Dor ou queimação epigástrica não associada à defecação.
4. Quando os sintomas não podem ser totalmente explicados por outra condição clínica após avaliação apropriada dos sintomas.

Também podem ocorrer sintomas como inchaço, distensão e desconforto abdominal, náuseas, vômitos e diarreia.[1,2,16]

A dispepsia não deve ser considerada um problema isolado de saúde, mas sim um sintoma relacionado com desordem gástrica. Com base nesse critério, há uma subdivisão da dispepsia em três categorias:[13,14,20-22]

1. Síndrome do desconforto pós-prandial (SDP), caracterizada por sintomas dispépticos induzidos pela refeição, como desconforto, dor, náusea e preenchimento gástrico.
2. Síndrome da dor epigástrica (SDE), que se refere à dor ou queimação epigástrica. Não ocorre exclusivamente no período pós-prandial, podendo acontecer durante o jejum ou até mesmo melhorar com a ingestão de alimento.
3. Sobreposição de SDP e SDE, caracterizada por sintomas dispépticos induzidos por refeição e dor ou queimação epigástrica.

A dispepsia não tem causa específica, porém há muitos fatores envolvidos no surgimento dos sintomas, como o comprometimento da acomodação do alimento após as refeições, resultando em distribuição desproporcional do volume gástrico. Esse fator está envolvido com a gravidade dos sintomas e com a saciedade precoce. Pacientes com dispepsia apresentam hipersensibilidade visceral após distensão do fundo gástrico em jejum e após ingestão de refeições, o que pode causar dor.[20-22]

A presença da bactéria *Helicobacter pylori* pode causar inflamação estomacal ou úlceras, sendo importante observar se essa manifestação clínica está presente, pois estudos apontam possível relação entre a infecção e a dispepsia. Com relação aos fatores psicológicos ou sociais, os indivíduos com depressão ou ansiedade, em sua maioria, têm dispepsia. O consumo de álcool e o tabagismo também estão relacionados com o aparecimento dos sintomas. O uso de medicamentos como bisfosfonatos, nitratos, teofilina, antibióticos, bloqueadores dos canais de cálcio, AINEs e suplementos de ferro estão relacionados com a causa da dispepsia. Alimentos gordurosos e apimentados, leite e derivados, alimentos e bebidas com cafeína, carne vermelha, bebidas carbonadas e alimentos à base de trigo também podem ocasionar o surgimento de sintomas da dispepsia.[8,14,23]

O principal diagnóstico diferencial da azia é a doença do refluxo gastroesofágico (DRGE). A dispepsia pode ter como diagnósticos diferenciais mais usuais: úlcera péptica (com a presença ou não de *H. pylori*), gastroparesia, DRGE e intolerância à lactose. No caso de qualquer suspeita cujo problema não seja azia ou dispepsia, o paciente deverá ser encaminhado ao médico.[14,21,23]

No **Quadro 12.1** estão descritas sugestões de perguntas para a investigação de sinais e sintomas, a fim de auxiliar o profissional na realização da anamnese farmacêutica a partir dos domínios da Estratégia INDICO, além de observações importantes.

Quadro 12.1
Anamnese farmacêutica em pacientes com azia ou dispepsia (Estratégia INDICO)[2,10-14,17,19,21,23,24-34]

Domínio	Perguntas/Investigação*	Observações importantes
Identificação do paciente	Qual é o **sexo** do paciente? Qual a **idade** do paciente? Muito jovem ou idoso?	Pacientes com idade avançada (60 anos ou mais) devem ser submetidos à endoscopia digestiva alta para descartar malignidade. Crianças menores de 12 anos devem ser encaminhadas ao médico, pois se trata de sintoma incomum. O sexo feminino é mais acometido pelos sintomas dispépticos.
Natureza dos sinais e sintomas	Quais os **sintomas**? Qual a localização? Qual a **severidade** dos sintomas? Houve **mudança na dieta** ultimamente? Houve perda de peso não intencional? Apresenta dificuldades para engolir? Está sentindo **dor**? Em qual região? Tem **dor de cabeça**? Náuseas? Teve outros sintomas associados? Quais?	Em ambas as situações, a alimentação, a prática de exercícios físicos ou a postura do paciente (decúbito na hora de dormir) podem causar o surgimento ou piora dos sintomas. Dor severa e progressiva pode caracterizar um diagnóstico diferencial.
Duração	**Tempo dos sintomas** atuais (início, duração), se houve intervalos ou é ininterrupta? É **frequente**? Qual a periodicidade das crises? Teve episódios anteriores? Há algum horário ou **período do tempo** específico para seu surgimento?	É comum que os sintomas de azia ou dispepsia apareçam de modo episódico e intermitente. Quando os sintomas são recorrentes e persistentes (três semanas ou mais), é provável que estejam associados a outras condições de saúde como DRGE, úlcera ou outro problema gastrointestinal que requer atendimento médico especializado.
Iniciou algum tratamento	Já foi feito uso de **algum medicamento**? Por quanto tempo está em uso? Tem sido **efetivo**? Quem indicou esse tratamento? Observa **piora ou melhora dos sintomas** com a ingestão de algum alimento ou medicamento? Uso de fitoterápicos, nutracêuticos ou chás?	Antiácidos e inibidores da bomba de prótons são as principais classes utilizadas para o tratamento de azia e dispepsia, respectivamente. O paciente deve informar o uso desses medicamentos e se eles são efetivos. Os medicamentos AINEs, ácido acetilsalicílico, antimicrobianos, suplementos de ferro, bloqueadores de canais de cálcio, entre outros, estão relacionados com o aparecimento dos sintomas de azia e dispepsia.

(continua)

Quadro 12.1 (continuação)
Anamnese farmacêutica em pacientes com azia ou dispepsia (Estratégia INDICO)[2,10-14,17,19,21,23,24-34]

Domínio	Perguntas/Investigação*	Observações importantes
Comorbidades	O paciente apresenta **outras condições** de saúde? Faz **uso regular de algum medicamento**? Fez procedimento cirúrgico recentemente? Tem intolerância a determinados alimentos ou alteração hormonal significativa? Tem comprometimento da **função renal ou cardíaca**? Alguma deficiência do sistema imune?	Manifestações extraintestinais como doença autoimune, deficiência de ferro, osteoporose e história familiar de doença celíaca podem sugerir intolerância ao glúten, que pode ser a origem dos sintomas. Pacientes com a função renal comprometida podem ter complicações ao usar antiácidos à base de alumínio ou magnésio. Aqueles que fazem uso de medicamentos para doenças cardíacas devem ter cuidado ao utilizar bicarbonato de sódio.
Outras situações especiais	Suspeita de algum **gatilho específico** não abordado? Ingere **álcool ou fuma com frequência**? A paciente está **grávida**? Quantas semanas? Os familiares têm história de **doenças gastrointestinais**? Já teve algum diagnóstico de infecção por *H. pylori*?	Sintomas de azia e dispepsia podem ocorrer em quase 80% das gestantes, causados por alterações hormonais. Infecção por *H. pylori* pode ser uma causa dos sintomas dispépticos e requer diagnóstico laboratorial. O uso excessivo de álcool pode alterar a mucosa gástrica, favorecendo a adesão da bactéria na parede estomacal, além de causar gastrite, que pode resultar em sintomas dispépticos. O tabagismo também está relacionado com o surgimento dos sintomas.

** Perguntas sugestivas. Não têm finalidade diagnóstica e sim para melhor compreensão do caso e identificação de potenciais sinais de alerta para encaminhamento.*
Fonte: Autoria própria.

INTERVENÇÕES NÃO FARMACOLÓGICAS

A recomendação geral para alívio da azia e dispepsia é a **mudança na dieta e no estilo de vida**. O consumo de porções menores, a diminuição na ingestão de gorduras e a perda de peso constituem o primeiro passo para o alívio dos sintomas e melhora do quadro clínico, visto que os pacientes com azia e dispepsia devem evitar cafeína, alimentos apimentados, álcool, tabaco e o uso de AINEs sem indicação de um profissional da saúde. O trigo e o glúten estão relacionados com sintomas pós-prandiais e dor epigástrica, e os carboidratos fermentáveis, como sucos de fruta e leite, também estão envolvidos na indução dos sintomas de dispepsia.[2,8,12,14,35-37]

Perda de peso foi seguida por diminuição do tempo de exposição ao ácido esofágico em dois ensaios clínicos randomizados (de 5,6% para 3,7% e de 8,0% para 5,5%) e redução dos sintomas de refluxo em estudos observacionais. A cessação do tabagismo reduziu os sintomas de refluxo em indivíduos com peso normal em um grande estudo de coorte prospectivo. Nos ensaios clínicos randomizados, as refeições noturnas aumentaram os episódios de refluxo quando comparadas às refeições realizadas mais distante da hora de dormir. A elevação da cabeceira da cama também se mostrou superior à posição plana.[14,35,37,38]

Estudos que compararam intervenção farmacológica *versus* aconselhamento sobre escolhas alimentares e estilo de vida mostraram superioridade dos medicamentos no alívio dos sintomas a curto prazo. Contudo, os resultados secundários, como o número de eventos adversos, foram maiores entre o grupo de tratamento farmacológico. Esses resultados devem ser considerados nas populações especiais, como grávidas e usuários de múltiplos medicamentos.[39-44]

Uma metanálise mostrou que **prebióticos** e **probióticos** aparentam proporcionar benefícios para o tratamento da dispepsia.[52] O prebiótico é um composto não digerível, como fibras presentes em grãos integrais, frutas e verduras, que afeta beneficamente o hospedeiro, estimulando o crescimento e atividade de microrganismos ativos no intestino.[45]

O probiótico consiste nos microrganismos vivos que podem proporcionar benefícios à saúde do hospedeiro através do equilíbrio da microbiota intestinal, auxiliando a digestão e fortalecendo o sistema imunológico. O simbiótico, por sua vez, é a mistura de um prebiótico e um probiótico, que também pode ser suplementado com vitaminas.[35,45]

A combinação de simbióticos constituídos de múltiplos probióticos e prebióticos parece ampliar o efeito terapêutico, sugerindo que a combinação restaura a microbiota intestinal e diminui os sintomas da dispepsia. No estudo citado, *Lactobacillus* sp. foi o mais usado para o tratamento da dispepsia, seguido por *Bifidobacterium* sp., *Streptococcus* sp. e *Bacillus* sp.[35,45]

Um *overview* de revisões sistemáticas com metanálise, além de outros estudos, apontaram que o resultado da **acupuntura** é estatisticamente superior na melhoria da qualidade de vida (capacidade de comer e dormir melhor) quando comparado aos desfechos de tratamentos com ausência dessa intervenção, inclusive em pacientes grávidas. Contudo, o resultado direto de alívio dos sintomas de azia não parece bem fundamentado. Com relação aos resultados secundários, não houve diferença na taxa de efeitos colaterais entre mulheres que fizeram acupuntura e mulheres que não fizeram tratamento.[39-43]

A **psicoterapia** tem sido analisada para verificar o potencial benefício na modificação de comportamento e atitudes que podem estar sendo prejudiciais para o paciente, contribuindo para o surgimento de sintomas gástricos. Achados epidemiológicos de uma revisão sistemática mostraram alta prevalência de ansiedade e depressão em pacientes dispépticos, sugerindo uma relação intrínseca entre questões emocionais e a dispepsia.[53] Destaca-se que, em alguns casos, além da psicoterapia, é necessário tratamento farmacológico para depressão e/ou ansiedade.[44-47]

Outro estudo de revisão analisou quatro intervenções psicológicas (técnicas relaxantes, terapia cognitiva, terapia e hipnoterapia, psicodinâmica interpessoal) adotadas em quatro estudos diferentes realizados com pacientes que tinham dispepsia não ulcerosa. Esses estudos mostraram redução estatisticamente significante dos sintomas de dispepsia comparada com o grupo-controle e a melhora persistiu por mais de um ano. Porém, essa análise não foi o suficiente para confirmar a eficácia de uma intervenção psicológica, uma vez que o número de pacientes era pequeno e houve alta taxa de abandono no estudo.[47]

No Quadro 12.2 é apresentado um resumo de evidências, considerando nível de evidência e grau de recomendação, das intervenções não farmacológicas para azia e dispepsia.

Quadro 12.2
Resumo de evidências das intervenções não farmacológicas para azia e dispepsia

Condutas	Embasamento técnico	GRADE	
		Nível de evidência	Grau de recomendação
Acupuntura	A realização de acupuntura em meridianos específicos do estômago alivia os sintomas dispépticos. O resultado da acupuntura foi superior na melhoria da qualidade de vida quando comparado ao placebo, inclusive em pacientes grávidas. Contudo, os desfechos primários de alívio de sintomas gástricos não estão bem estabelecidos. Eventos adversos foram comparáveis ao não tratamento.	Moderado	Forte
Hábitos alimentares	A evidência que une a alimentação e a melhora dos sintomas dispépticos é limitada, porém o profissional de saúde pode aconselhar o paciente a consumir alimentos com porções menores, diminuir a ingestão de gorduras, alimentos apimentados/condimentados, cafeína e alguns carboidratos fermentáveis como sucos de fruta, leite e glúten.	Baixo	Forte
Estilo de vida	A perda de peso e a cessação do tabagismo devem ser recomendadas para pacientes obesos e fumantes, respectivamente. Evitar refeições tardias e elevação da cabeceira da cama é eficaz nos sintomas noturnos.	Moderado	Forte
Prebióticos e probióticos	O uso de probióticos pode ser efetivo no tratamento da dispepsia. A indicação de simbióticos (prebióticos + probióticos) foi efetiva na diminuição dos sintomas dispépticos e restauração da microbiota intestinal, mas novos estudos e revisões sistemáticas devem ser realizados.	Moderado	Forte
Psicoterapia	Os protocolos de tratamento indicam a psicoterapia para os pacientes depressivos ou ansiosos que apresentam sintomas dispépticos, apesar da evidência baixa.	Baixo	Forte

Fonte: Autoria própria.

INTERVENÇÕES FARMACOLÓGICAS

Para o tratamento farmacológico da azia e dispepsia, a classe de MIPs utilizada são os **antiácidos**. Apesar de os **inibidores da bomba de prótons** (IBP) e **antagonistas dos receptores de histamina-2** (ARH_2) serem indicados como primeira linha de tratamento para essas queixas gastrointestinais nos protocolos em geral, no Brasil não constam como MIPs e, portanto, devem ter seu uso reservado aos casos que demandam encaminhamento ao médico.[13,16-18,26,36,55,56] Todavia, é importante que o farmacêutico tenha conhecimento dessas classes terapêuticas a fim de fazer um aconselhamento ao paciente, otimizar o plano de cuidado e, eventualmente, apoiar nos processos de desmame.[11,13-15,23,29,30,48]

Os antiácidos são substâncias que neutralizam o ácido clorídrico do estômago, aumentando o pH gástrico. No Brasil, as composições mais comuns são à base de **sais de magnésio**, **alumínio e cálcio**, além de preparações com **sais de sódio ou bismuto** e combinações dessas substâncias.[21,32,49,50]

Os antiácidos podem interferir na absorção de outros fármacos. Por isso, uma das principais orientações ao paciente, caso seja usuário de outros medicamentos por via oral, é espaçar a administração deles. Recomenda-se aguardar duas horas após a administração de qualquer medicamento para utilizar os antiácidos. Deve-se dar especial atenção a medicamentos com revestimento gastrorresistente, que pode ser alterado por conta dos antiácidos e contraceptivos orais que podem ter efeito reduzido pela diminuição da absorção.[21,32,50,51]

O início e o tempo de efeito do antiácido dependem do metal utilizado na composição. O **bicarbonato de sódio** é muito hidrossolúvel, sendo rapidamente absorvido pelo estômago. Os **alginatos de sódio** formam uma camada protetora acima da superfície do estômago e impedem o refluxo.[51]

As formulações de alginato com bicarbonato, além da ação antiácida, permitem que a camada protetora flutue acima do conteúdo do estômago, pois liberam dióxido de carbono. Suas cargas de álcali e sódio, entretanto, podem representar risco para pacientes com insuficiência renal ou cardíaca. Também devem ser usados com precaução ou evitados em pacientes hipertensos. Deve-se orientar o paciente a evitar alimentos com altas concentrações de sal durante a utilização de medicamentos com sais de sódio para evitar retenção hídrica e exacerbação de sintomas associados ao excesso de sódio na corrente sanguínea.[21,32,50,51]

O **carbonato de cálcio** neutraliza o ácido estomacal de modo rápido e eficaz. Apesar de ser um neutralizador potente, pode causar efeito rebote, levando a uma produção exacerbada de ácido clorídrico. Um mecanismo semelhante ocorre com a ingestão de leite para o manejo da azia. Além disso, a liberação de CO_2 pode causar eructação, náusea, distensão abdominal e flatulência.[50,51]

A sobrecarga de cálcio pode acarretar a síndrome do leite-álcali, com hipercalcemia, acidose metabólica, vômito, anorexia, cefaleia e confusão mental. Por essas razões, o **carbonato de cálcio** não deve ser recomendado a longo prazo, optando-se pelo uso em doses baixas e preferencialmente de forma isolada (sem associação com outros antiácidos).[21,32,50-53]

Há situações, entretanto, que seu uso combinado é recomendado. **Alginato de sódio** + **bicarbonato de sódio** + **carbonato de cálcio** podem ser utilizados durante a gravidez, quando clinicamente necessário. Estudos clínicos em mais de 500 mulheres grávidas, bem como dados provenientes da experiência pós-comercialização, indicam ausência de toxicidade e malformações fetal/neonatal relacionadas com esses princípios ativos.[54,55]

O **hidróxido de magnésio** (Mg^{2+}) e o **hidróxido de alumínio** (Al^{3+}) são de reação rápida e reação lenta, respectivamente. Ambas as substâncias têm capacidade de neutralização equilibrada e sustentada, interferindo menos no funcionamento gastrointestinal. O **magaldrato** é um complexo aluminato de magnésio hidratado, substância rapidamente convertida no ácido gástrico em $Mg(OH)^2$ e $Al(OH)^3$. Apresenta baixa absorção, consequentemente exercendo efeito ácido sustentado. Os **sais de magnésio** tendem a causar diarreia, o que pode ser útil em pacientes levemente constipados.[54,55]

Po outro lado, os **sais de alumínio** podem causar constipação e devem ser desaconselhados em idosos e outros pacientes que normalmente apresentam sintomas de prisão de ventre. Por outro lado, podem ser uma opção terapêutica interessante em pacientes com episódios de diarreia. Não devem ser utilizados em pacientes com insuficiência renal ou hepática.[54,55]

O uso dos antiácidos com alumínio em idosos ou a longo prazo também tem sido questionado pelo potencial agravamento de doenças neurodegenerativas como demência e Alzheimer, talvez pelo acúmulo do composto no fígado e possível toxicidade cerebral a longo prazo. No entanto, não há dados claros sobre esse efeito e, embora seja improvável que o alumínio tenha relação causal com o Alzheimer, é recomendável a orientação e precaução em pacientes diagnosticados ou com propensão ao desenvolvimento da doença.[21,32,50-52,56]

Há diversas combinações de antiácidos existentes no mercado brasileiro:[57]

- Alginato de sódio + bicarbonato de potássio.
- Alginato de sódio + bicarbonato de sódio + carbonato de cálcio.
- Bicarbonato de sódio + carbonato de magnésio + carbonato de cálcio + carbonato básico de bismuto.
- Bicarbonato de sódio + carbonato de sódio + ácido acetilsalicílico + ácido cítrico.
- Bicarbonato de sódio + carbonato de sódio + ácido cítrico.
- Carbonato de cálcio.
- Carbonato de cálcio + hidróxido de alumínio + hidróxido de magnésio.
- Hidróxido de alumínio.
- Hidróxido de alumínio + hidróxido de magnésio.

- Hidróxido de alumínio + hidróxido de magnésio + oxetacaína.
- Hidróxido de alumínio + hidróxido de magnésio + simeticona.
- Magaldrato.
- Magaldrato + simeticona.
- Sulfato de magnésio + ácido cítrico + bicarbonato de sódio.

A combinação de vários princípios ativos pode modificar a farmacocinética, farmacodinâmica e possibilidade de reações adversas de cada produto. Não existem evidências sólidas comparando as alternativas disponíveis, mas é provável que na prática clínica as opções associadas minimizem alguns eventos adversos causados pelas doses de determinados antiácidos isolados. Em alguns casos também pode estar associado a um incremento de efetividade terapêutica.[49,52,53,57]

Outros compostos tendem a ser empregados em situações específicas. O **bismuto** geralmente está presente nas combinações com bicarbonato de sódio, carbonato de magnésio e cálcio. O componente pode ser usado por adultos, crianças maiores de 12 anos e com cautela em pacientes grávidas, mas não é indicado durante a amamentação. É contraindicado para crianças e jovens que tenham sinais e sintomas de infecções virais, ou AINEs, portadores de gota, diabetes, afecções hemorrágicas ou insuficiência renal.[32]

A **oxetacaína** é um anestésico local, eficaz no alívio da dor quando aplicado nas membranas mucosas e geralmente disponível como medicamento de forma associada aos hidróxidos de alumínio e magnésio.[58]

A **simeticona** é um antiflatulento, responsável por reduzir a tensão superficial dos gases e facilitar sua eliminação pelo intestino. O uso de simeticona para redução de gases visa complementar a terapêutica básica, visto que em muitos casos a dispepsia está associada à presença de eructação e flatulência que acabam aumentando o incômodo ou dor.[59]

O farmacêutico também deve estar atento às **interações medicamentosas** que podem ocorrer entre o antiácido e outros medicamentos que o paciente está em uso. Essas substâncias modificam o pH gástrico, culminando no aumento ou na diminuição da absorção de outros fármacos.[59,60]

As principais classes que não devem ser utilizadas de modo concomitante com antiácidos em virtude das reações adversas graves são: fosfatos orais, anti-hipertensivos (propranolol, felodipino, hidroclorotiazida), antimicrobianos (cetoconazol, norfloxacino, tetraciclina, doxiciclina), anti-histamínico (fexofenadina), antiplaquetário (ticlopidina), medicamentos usados para tratamento da osteoporose (ranelato de estrôncio e alendronato de sódio), agentes uricosúricos (probenecida), inibidores da síntese de ácido úrico (alopurinol) e anticonvulsivantes (gabapentina). Nesses casos, o farmacêutico deve reforçar a orientação de usar o antiácido duas horas após a administração dos fármacos citados.[1,31,32,50]

Os **antagonistas dos receptores de histamina-2** inibem a produção de ácido, competindo de modo reversível com a histamina pela ligação aos receptores H_2 na membrana basolateral das células parietais, o que explica a eficácia na supressão ácida noturna.[24,58,59,70] São indicados para o tratamento dos sintomas leves a moderados, episódicos e não frequentes. As opções mais indicadas são ranitidina e famotidina. Os efeitos adversos mais observados com o uso desses fármacos foram: diarreia, cefaleia, sonolência, fadiga, dor muscular e constipação. No Brasil, houve suspensão do uso de ranitidina após a detecção de impureza por N-nitrosodimetilamina (NDMA) pela Anvisa.[1,29, 31,32,61]

Os **inibidores da bomba de prótons** (**IBPs**) são fármacos com ação antissecretória potente, responsáveis por agir na bomba H^+/K^+-ATPase gástrica de modo seletivo. O **omeprazol** é o mais indicado, além de seu uso ser aconselhável aos pacientes que não tiveram sucesso com a terapia antiácida (antiácidos e ARH_2) e pacientes com sintomas recorrentes.[32,61]

Em alguns países, os IBPs são medicamentos de venda livre. No Brasil, seu uso mediante prescrição reserva-se como segunda linha de tratamento, tendo em vista seu tempo de efeito quando comparado aos antiácidos ou mesmo antagonistas H_2. Os IBPs são bem tolerados, mesmo em tratamentos prolongados.[32,61]

A evidência mostrou similar eficácia entre diferentes IBPs para as principais indicações de uso. Em boa parte dos ensaios clínicos, não houve diferença relevante entre eles e placebo quanto aos efeitos adversos. A segurança de uso por longo prazo está mais estabelecida para omeprazol, sendo a opção inicial mais indicada também pelo menor custo e maior facilidade de acesso.[21,32,50,61]

Alguns dados sobre essa classe têm mostrado relativa segurança em grupos específicos como grávidas, crianças e eventualmente lactantes. Contudo, seu uso crescente e amplamente disseminado na população tem preocupado especialistas. Nota-se aumento significativo do uso de IBPs para indicações mal definidas ao longo dos anos, dos resultados adversos associados ao uso em longo prazo e o consequente aumento dos custos com saúde.[21,32,50,61]

As consequências da inibição ácida incluem infecções gastrointestinais, pneumonia, deficiências nutricionais, fraturas, peritonite bacteriana espontânea e supercrescimento bacteriano do intestino delgado. Em indivíduos nos quais o medicamento não é indicado, a desprescrição de IBP tem sido incentivada por diferentes sistemas de saúde.[21,32,50,61]

O farmacêutico é um dos principais atores nesse processo e há protocolos específicos para esse serviço. As abordagens incluem a descontinuação do medicamento e a redução da dose ou terapia "sob demanda" após completar o tratamento. Contudo, existem barreiras para a desprescrição bem-sucedida e recomenda-se o acompanhamento para checar recorrência das manifestações e identificar os casos em que o tratamento deve ser reinstituído.[1,21,29, 31,32]

No **Quadro 12.3** também estão indicadas as opções terapêuticas pertencentes às classes dos IBPs e antagonistas dos receptores de histamina-2, demandando a prescrição médica.

Quadro 12.3

Resumo das intervenções farmacológicas para azia e dispepsia[11,13,14,21,23,32,50,52,53,56]

Medicamento	Apresentações*	Uso padrão	Orientações ao paciente	Alertas	GRADE: Nível de evidência	GRADE: Grau de recomendação
Alginato de sódio + bicarbonato de potássio $$$$ MIP	**Suspensão oral** 100 mg/mL + 20 mg/mL **Sachê** 100 mg/mL + 20 mg/mL (LuftaGastroPro®)	**ADULTOS:** 5 mL a 10 mL após as três principais refeições do dia e ao deitar. Dose máxima: 40 mL/dia. **CRIANÇAS:** **Esse medicamento é contraindicado para menores de 12 anos.**	"Cuidado em pacientes com restrição de sódio". "Não usar por mais de 7 dias e observar rebote ácido". "Após a administração, aguardar 2 horas para uso de outros medicamentos". "Suspensão deve ser agitada antes de usar".	A eficácia do medicamento pode ser reduzida em pacientes com níveis de ácido gástrico muito baixo. Não usar em hipercalemia e cálculos renais (decorrentes de cálcio). Pode ser utilizado durante a gravidez e lactação.	**Baixo**	**Forte**
Alginato de sódio + bicarbonato de sódio + carbonato de cálcio $$$$ MIP	**Comprimidos mastigáveis** 250 mg + 133,5 mg + 80 mg **Suspensão Oral** 50 mg/mL +26,7 mg/mL + 16 mg/mL (Gaviscon®)	**ADULTOS:** 2 comprimidos mastigáveis OU 10 mL a 20 mL após as principais refeições e ao deitar. Dose máxima: 16 comprimidos OU 80 mL/dia. **CRIANÇAS:** **Esse medicamento é contraindicado para menores de 12 anos.**	"Cuidado em pacientes com restrição de sódio". "Não usar por mais de 7 dias e observar rebote ácido". ""Após a administração, aguardar 2 horas para uso de outros medicamentos". "Suspensão deve ser agitada antes de usar".	Não usar em hipercalemia e cálculos renais (decorrentes de cálcio). Insuficiência renal e hepática. Múltiplas interações, atentar principalmente para antimicrobianos, anti-hipertensivos e hormônios. Dados de uso na gravidez.	**Moderado**	**Forte**

(continua)

Quadro 12.3 (continuação)
Resumo das intervenções farmacológicas para azia e dispepsia[11,13,14,21,23,32,50,52,53,56]

Medicamento	Apresentações*	Uso padrão	Orientações ao paciente	Alertas	GRADE	
					Nível de evidência	Grau de recomendação
Bicarbonato de sódio + carbonato de magnésio + carbonato de cálcio + carbonato básico de bismuto $$$$ MIP	**Pastilha** 63,70 mg + 67 mg + 521 mg + 3,30 mg (Magnésia Bisurada®)	**ADULTOS:** Dissolver na boca ou mastigar 1 ou 2 pastilhas, conforme necessidade. Repetir a cada hora se os sintomas persistirem. Dose máxima: 10 pastilhas/dia. **CRIANÇAS:** **Esse medicamento é contraindicado para crianças.**	"Cuidado em pacientes com restrição de sódio". "Intervalo de 1 a 2 horas entre a tomada de Magnésia Bisurada® e outros medicamentos". "Em portadores de diabetes, monitorar a glicose no sangue". "Evitar uso com alimentos ácidos".	Não usar em hipercalemia e distúrbios renais graves. Insuficiência cardíaca congestiva, comprometimento renal, cirrose hepática, hipertensão arterial e em uso de corticoides. Múltiplas interações, atentar principalmente para antimicrobianos, anti-hipertensivos e hormônios. Deve ser evitado durante gravidez.	Moderado ●●●○	Forte
Bicarbonato de sódio + carbonato de sódio + ácido cítrico $$$$ MIP	**Pó efervescente** Em torno de 2,3 g + 0,5 g + 2,2 g a cada 5 g (Estomazil®, Frusalt®, Eno®, Stomaliv®)	**ADULTOS:** Dissolver um envelope (5 g) em meio copo de água para uso oral quando houver sintomas. Dose máxima: 2 envelopes/dia. **CRIANÇAS:** **Esse medicamento é contraindicado para menores de 12 anos.**	"Cuidado em pacientes com restrição de sódio". "Não usar por mais de 7 dias e observar rebote ácido". "Após a administração, aguardar 2 horas para uso de outros medicamentos".	Pacientes com alcalose respiratória e metabólica, hipocloridria e hipocalcemia. Pacientes com problemas cardíacos, edema, insuficiência renal, hipertensão arterial ou aldosteronismo. Pode causar eructação (arroto), flatulência (gases), distensão abdominal e irritação gastrointestinal. Deve ser evitado durante gravidez. Múltiplas interações, atentar principalmente para antimicrobianos, anti-hipertensivos e hormônios.	Baixo ●●○○	Forte

(continua)

Quadro 12.3 (continuação)

Resumo das intervenções farmacológicas para azia e dispepsia[11,13,14,21,23,32,50,52,53,56]

Medicamento	Apresentações*	Uso padrão	Orientações ao paciente	Alertas	GRADE	
					Nível de evidência	Grau de recomendação
Bicarbonato de sódio + carbonato de sódio + ácido cítrico + AAS $$$$ MIP	**Comprimidos efervescentes** 1.854 mg + 400 mg + 1.413 mg + 325 mg (Sonrisal®)	**ADULTOS:** 1 a 2 comprimidos diluídos em 200 mL de água para uso oral quando houver sintomas. Dose máxima: 2 comprimidos/dia. **CRIANÇAS:** **Esse medicamento é contraindicado para menores de 16 anos.**	"Cuidado em pacientes com restrição de sódio". "Não usar por mais de 10 dias e observar rebote ácido". "Após a administração, aguardar 2 horas para uso de outros medicamentos". "Não usar se risco de sangramentos e úlceras".	Pode causar eructação (arroto), flatulência (gases), distensão abdominal e irritação gastrointestinal. Não usar em hipercalemia e cálculos renais, insuficiência renal e hepática. Múltiplas interações, atentar principalmente para anti-inflamatórios e anticoagulantes orais. Pacientes com úlceras gastrointestinais, problemas de coagulação e uso de anticoagulantes e suspeita de dengue. Deve ser evitado durante a gravidez e lactação.	Baixo	Fraco
Carbonato de cálcio $$$$ MIP	**Comprimido mastigável** 750 mg (Eno Tabs®)	**ADULTOS:** Mastigar 1 a 2 comprimidos após o aparecimento dos sintomas. Dose máxima: 10 comprimidos/dia. **CRIANÇAS:** **Esse medicamento é contraindicado para crianças.**	"Não usar por mais de 7 dias e observar rebote ácido". "Após a administração, aguardar 2 horas para uso de outros medicamentos". "Evitar consumo com leite ou alimentos ricos em cálcio".	Pode causar constipação, eructação, flatulência, distensão abdominal. Não usar em hipercalemia e cálculos renais, insuficiência renal e hepática. Múltiplas interações, atentar principalmente para antimicrobianos e bifosfonatos. Deve ser evitado durante gravidez e lactação, mas se necessário reduzir a dose (até 5 g/dia). Contém corante de TARTRAZINA (alergia).	Baixo	Forte

(continua)

Quadro 12.3 (continuação)
Resumo das intervenções farmacológicas para azia e dispepsia[11,13,14,21,23,32,50,52,53,56]

Medicamento	Apresentações*	Uso padrão	Orientações ao paciente	Alertas	GRADE	
					Nível de evidência	Grau de recomendação
Carbonato de cálcio + hidróxido de alumínio + hidróxido de magnésio $$$$ MIP	**Comprimido mastigável** Em torno de 230 mg + 141,47 mg + 185 mg **Pastilha** 231,5 mg + 178 mg + 185 mg **Pó efervescente** 235 mg + 178 mg + 185 mg **Suspensão** Em torno de 50 mg/mL + 180 mg/mL + 125 mg/mL (Gastrol®, Estomazil Pastilhas®, Kollangel Tabs® e Gastroftal®)	**ADULTOS:** 1 a 2 comprimidos mastigáveis OU 1 a 2 pastilhas OU 1 a 2 envelopes em meio copo de água OU 10 a 20 mL meia ou uma hora após as refeições e à noite. Dose máxima: 8 envelopes OU 10 pastilhas OU 80 mL OU 10 comprimidos mastigáveis/ dia. **CRIANÇAS:** **Esse medicamento é contraindicado para menores de 2 anos de idade.**	"Cuidado em pacientes com restrição de sódio". "Cuidado em pacientes com diarreia crônica". "Não usar por mais de 14 dias e observar rebote ácido". "Deve ser usado com cautela em portadores de diabetes". "Após a administração, aguardar 2 horas para uso de outros medicamentos". "Suspensão deve ser agitada antes de usar".	Contraindicado nos estados edematosos, nefrites, alcalose, albuminúria e anemias. Não usar em hipercalcemia, hipercalcinúria, neoplasias ou sarcoidose ou colite ulcerativa. Contraindicado em pacientes com insuficiência renal. Cautela em pacientes com insuficiência cardíaca, edema ou doença hepática grave. Múltiplas interações. A prescrição durante a gravidez depende do risco/benefício. Contém corante de TARTRAZINA (alergia).	Moderado ●●●○	Forte
Hidróxido de alumínio $$$$ MIP	**Comprimido mastigável** 230 mg (Pepsamar®)	**ADULTOS:** 2 a 4 comprimidos cerca de uma hora após as refeições e ao deitar-se. Dose máxima: 16 comprimidos/dia. **CRIANÇAS:** **Esse medicamento é contraindicado para menores de 6 anos.**	"Não usar por mais de 14 dias". "Usar antes ou após 2 horas da ingestão de outros medicamentos". "Cautela em pacientes idosos". "Evitar uso com frutas ácidas e alimentos muito condimentados".	Não usar na hipofosfatemia, obstrução intestinal, insuficiência renal ou hepática. Pode causar constipação, náuseas e vômitos. Cautela em sangramento intestinal e hemorroidas. Não aconselhado para uso em idosos, especialmente com demência ou Alzheimer. Muitas interações, atentar para antibioticos, anti-hipertensivos e hormônios.	Moderado ●●●○	Forte

(continua)

Quadro 12.3 (continuação)

Resumo das intervenções farmacológicas para azia e dispepsia[11,13,14,21,23,32,50,52,53,56]

Medicamento	Apresentações*	Uso padrão	Orientações ao paciente	Alertas	GRADE: Nível de evidência	GRADE: Grau de recomendação
Hidróxido de alumínio + hidróxido de magnésio $$$$ MIP	**Comprimido mastigável** 400 mg + 400 mg **Pastilhas** 200 mg + 200 mg **Pó efervescente** 178 mg + 185 mg (Stongel® e Kollangel FF®)	**ADULTOS:** 1 a 2 comprimidos mastigáveis OU 2 a 4 pastilhas OU 1 sachê em 200 mL de água meia hora após as refeições e ao deitar. Dose máxima: 6 comprimidos OU 12 pastilhas OU 4 sachês/dia. **CRIANÇAS:** **Esse medicamento é contraindicado para menores de 6 anos.**	"Não usar por mais de 14 dias". "Cautela em pacientes idosos". "Não deglutir os comprimidos e pastilhas por inteiro, pois devem ser mastigados". "Usar antes ou após 2 horas da ingestão de outros medicamentos".	Não usar na hipofosfatemia, insuficiência renal severa, obstrução intestinal. Deve ser evitado durante gravidez e lactação. Múltiplas interações, atentar principalmente com tetraciclina, fenitoína, digoxina, hipoglicêmicos e antagonistas H2.	**Moderado**	**Forte**
Hidróxido de alumínio + hidróxido de magnésio + oxetacaína $$$$ MIP	**Suspensão** 60 mg/mL + 20 mg/mL + 2 mg/mL (Droxaíne®)	**ADULTOS:** 1 a 2 colheres de chá (5 mL a 10 mL) 15 minutos antes das refeições e ao deitar. Dose máxima: 40 mL/dia. **CRIANÇAS:** **Esse medicamento é contraindicado para menores de 12 anos.**	"Não usar por mais de 14 dias". "Usar antes ou após 2 horas da ingestão de outros medicamentos". "Suspensão deve ser agitada antes de usar".	Contraindicado em pacientes com sintomas de apendicite, hipofosfatemia e insuficiência renal grave. Deve ser evitado durante gravidez e lactação. Alterações de trânsito intestinal poderão ocorrer, que desaparecerão com a interrupção do tratamento.	**Moderado**	**Forte**

(continua)

Quadro 12.3 (continuação)
Resumo das intervenções farmacológicas para azia e dispepsia[11,13,14,21,23,32,50,52,53,56]

Medicamento	Apresentações*	Uso padrão	Orientações ao paciente	Alertas	GRADE	
					Nível de evidência	Grau de recomendação
Hidróxido de alumínio + hidróxido de magnésio + simeticona $$$$ MIP	**Comprimido mastigável** 153 mg + 200 mg + 25 mg **Suspensão oral** Em torno de 80 mg/mL + 80 mg/mL + 6 mg/mL (Gastrogel®, GastrolTC®, Mylanta Plus® e SimecoPlus®)	**ADULTOS:** 2 a 4 comprimidos OU 2 a 4 colheres de chá (10 mL a 20 mL) cerca de uma hora antes ou após as refeições e ao deitar. Dose máxima: 16 comprimidos ou 60 mL/dia. **CRIANÇAS:** **Esse medicamento é contraindicado para menores de 12 anos.**	"Não usar por mais de 14 dias". "Usar antes ou após 2 horas da ingestão de outros medicamentos". "Suspensão deve ser agitada antes de usar".	Não usar na hipofosfatemia, obstrução intestinal, insuficiência renal ou hepática. Pode causar diarreia e dor abdominal. Deve ser evitado durante gravidez e lactação Múltiplas interações, atentar principalmente para antimicrobianos, anti-hipertensivos e hormônios. Evitar uso em idosos com predisposição a demência e Alzheimer. Contém corante de TARTRAZINA (alergia).	**Moderado** ●●●○	**Forte**
Magaldrato $$$$ MIP	**Suspensão** 80 mg/mL (Riopan®)	**ADULTOS:** 2 colheres de chá (10 mL) a cada 6 horas cerca de uma hora após as refeições e ao deitar. Dose máxima: 80 mL/dia. **CRIANÇAS:** **Esse medicamento é contraindicado para menores de 12 anos.**	"Não usar por mais de 14 dias". "Usar antes ou após 2 horas da ingestão de outros medicamentos". "Suspensão deve ser agitada antes de usar".	Não usar na hipofosfatemia, obstrução intestinal, insuficiência renal ou hepática. Múltiplas interações, atentar principalmente para antimicrobianos, anticoagulantes derivados da cumarina e hormônios. A prescrição durante a gravidez depende do risco/benefício.	**Baixo** ●●○○	**Forte**

(continua)

Quadro 12.3 (continuação)

Resumo das intervenções farmacológicas para azia e dispepsia[11,13,14,21,23,32,50,52,53,56]

Medicamento	Apresentações*	Uso padrão	Orientações ao paciente	Alertas	GRADE Nível de evidência	GRADE Grau de recomendação
Magaldrato + simeticona $$$$ MIP	**Suspensão oral** 80 mg/mL + 10 mg/mL (RiopanPlus®)	**ADULTOS:** 2 colheres de chá (10 mL) a cada 6 horas cerca de uma hora após as refeições e ao deitar. Dose máxima: 80 mL/dia. **CRIANÇAS:** **Esse medicamento é contraindicado para menores de 12 anos.**	"Não usar por mais de 14 dias". "Usar antes ou após 2 horas da ingestão de outros medicamentos". "Suspensão deve ser agitada antes de usar".	Não usar na hipofosfatemia, obstrução intestinal, insuficiência renal ou hepática. Múltiplas interações, atentar principalmente para antimicrobianos, anticoagulantes derivados da cumarina e hormônios. A prescrição durante a gravidez depende do risco/benefício.	Moderado ●●●○	Forte
Omeprazol $$$$ SUS	**Cápsula dura de liberação retardada** 10 mg 20 mg 40 mg (Lozeprel®, Teutozol® e Omepramed®)	**ADULTOS:** 1 comprimido de 20 mg antes do café da manhã durante quatro semanas. Dose máxima: 20 mg/dia. **CRIANÇAS:** **(Acima de 1 ano)** 10 mg em dose única administrada pela manhã com o auxílio de líquido (água ou suco de frutas, mas não leite).	"Uso deve ser feito antes das refeições, de preferência antes do café da manhã". "Esse medicamento não deve ser partido". "Deve ser usado com cautela em portadores de diabetes".	Deve ser evitado por idosos pelo Critério de Beers por mais de oito semanas. Múltiplas interações, não usar concomitantemente com clopidogrel, erva-de-são-joão ou rifampicina. Deve ser evitado durante gravidez e lactação. Contém corante de TARTRAZINA (alergia).	Moderado ●●●○	Forte

*Nomes comerciais listados foram incluídos no intuito de facilitar a identificação dos itens e evitar erros de seleção; é desaconselhável utilizá-los em prescrições ou no processo de orientação farmacêutica. Marcas foram incluídas de forma circunstancial e pode haver outras disponíveis no mercado não listadas. Fonte: Autoria própria.

O tratamento secundário da azia e dispepsia sugere a administração de agentes **procinéticos** e antidepressivos tricíclicos, apesar da falta de evidências científicas. Uma revisão sistemática com metanálise analisou 43 estudos sobre o uso de agentes procinéticos para o tratamento dos sintomas dispépticos. Os achados mostraram evidências inconclusivas sobre o uso dessa classe terapêutica, enfatizando a incerteza da eficácia e a necessidade da realização de novos estudos mais específicos e de boa qualidade científica.[12,14,21,23,50,63-65]

Em função da possível relação intrínseca entre questões emocionais e a dispepsia, antidepressivos tricíclicos como a amitriptilina e desipramina podem ser indicados para o tratamento de sintomas dispépticos quando o paciente apresenta depressão ou ansiedade. No entanto, a evidência dos efeitos é insuficiente.[12,50,63-65] Apesar de estarem citados nos compêndios oficiais brasileiros, há falta de estudos e evidências científicas quanto aos fármacos vegetais e fitoterápicos. Dessa forma, o uso da terapia adjuvante deve ser feito com cautela e os grupos de risco não devem utilizá-los.[32,66-74]

SINAIS DE ALERTA E ENCAMINHAMENTOS

Azia e dispepsia são queixas incomuns em crianças e a maioria manifesta sintomas leves e intermitentes, sem lesão na mucosa gastrointestinal. A história de ansiedade e as situações de estresse nessa faixa etária estão relacionadas com o aparecimento dos sintomas.[26,27]

Estudos identificam grupos de risco para azia e dispepsia, incluindo idosos com idade avançada (60 anos ou mais), pacientes do sexo feminino, gestantes, tabagistas e aqueles que fazem uso excessivo do álcool.[1,2,14,17]

A gravidez modifica os níveis hormonais do organismo e essa alteração pode diminuir a motilidade gastrointestinal, resultando em azia ou sintomas dispépticos como dor epigástrica, inchaço, náusea e vômito.[19,43,75]

No **Quadro 12.4** estão descritos os principais sinais de alerta para azia e dispepsia.

Quadro 12.4
Sinais de alerta para encaminhamento de paciente com azia e dispepsia[1,2,5,8,14,17,21,23]

Palavra-chave	Sinais de alerta
Pirose frequente	Pirose frequente por mais de três meses; pirose contínua após duas semanas de tratamento com MIPs ou medicamentos prescritos; pirose noturna.
Grupos de risco	Idade acima de 55 anos; grávidas; história familiar de câncer gastrointestinal; cirurgia gástrica ou história de pancreatite prévia; portadores de insuficiência renal.
Dor epigástrica	Dor epigástrica intensa; disfagia; odinofagia; perda de peso não intencional; massa palpável abdominal; sintomas que sugerem dor torácica do tipo cardíaca.
Induzida por medicamentos	Suspeita de reação adversa a medicamentos; tratamento com antiácidos com falha terapêutica; uso prolongado de inibidores de bomba de prótons (superior a 12 semanas).
Sangramento gastrointestinal	Sinais de sangramento gastrointestinal (presença de sangue no vômito ou fezes); anemia ferropriva inexplicada.

Fonte: Autoria própria.

MONITORAMENTO DOS RESULTADOS

Como informado anteriormente, a azia é uma condição de saúde autolimitada, geralmente oriunda da má alimentação e do uso de medicamentos. A dispepsia, por sua vez, é uma queixa de evolução crônica, sem causa específica que explique o surgimento dos sintomas, os quais podem estar relacionados com alimentação, a fisiologia do corpo humano e uso de medicamentos. Os dois sintomas gastrointestinais podem tornar-se recorrentes e o paciente pode manifestá-los todos os dias, impactando a sua qualidade de vida.[2,4,11,14,21,23]

As recomendações ao paciente envolvem mudança de hábitos de vida e alimentação, além do cuidado com a administração indevida de medicamentos que podem causar a manifestação dos sintomas. Para o tratamento medicamentoso do problema de saúde, apenas os antiácidos podem ser prescritos pelo farmacêutico. No entanto, no manejo da condição de saúde de forma geral, o farmacêutico pode avaliar os resultados terapêuticos da eventual prescrição de outros medicamentos pelo médico e monitorar a evolução dos sintomas, além de colaborar com esse profissional de saúde na tomada de decisão sobre as melhores opções terapêuticas para o paciente.[2,4,11,14,21,23]

A terapia acidossupressiva deve ser prescrita com base na frequência, duração e severidade dos sintomas de azia ou dispepsia funcional. Os antiácidos são indicados para os tratamentos de sintomas leves a moderados e episódicos, assim como os antagonistas dos receptores de histamina-2. Os IBPs, por sua vez, devem ser prescritos quando o tratamento não farmacológico associado aos antiácidos for inefetivo.[1,2,5,12,31,32,35]

O sucesso do tratamento é avaliado pela melhora e remissão total dos sintomas gastrointestinais. O manejo mais efetivo é quando o tratamento farmacológico é combinado com as mudanças de estilo de vida, como uma alimentação equilibrada e a suspensão do consumo de álcool e tabaco.[1,2,5,12,31,32,35]

De modo geral, os medicamentos utilizados no tratamento da azia e dispepsia são bem tolerados, mas devem ser prescritos e administrados com cautela. Nesse contexto, é importante lembrar que o principal mecanismo de ação dos antiácidos é a supressão ácida estomacal, de forma que o aumento do pH gástrico poderá impactar a absorção de alimentos e medicamentos, além de alterar o funcionamento gastrointestinal.[1,2,5,12,31,32,35]

Os principais efeitos adversos dos antiácidos envolvem a modificação da absorção de nutrientes ou outros medicamentos e seu uso deve ser feito com cautela nos pacientes com insuficiência renal ou cardíaca. Os IBPs são bem tolerados, mas devem ser utilizados com cautela e não por mais de quatro semanas.[58] O uso crônico dessa classe terapêutica pode causar demência, deficiência de vitamina B12, fraturas, insuficiência renal crônica e infecção pela bactéria *Clostridium difficile*.[32,65-74]

Referências bibliográficas

1. Ferreri SP. Handbook of nonprescription drugs: an interactive approach to self-care. Ann Pharmacother. 2003;37.
2. Hunt R, Quigley E, Abbas Z, Eliakim A, Emmanuel A, Goh KL, et al. Coping with common gastrointestinal symptoms in the community: a global perspective on heartburn, constipation, bloating, and abdominal pain/discomfort May 2013. J Clin Gastroenterol. 2014;48(7):567-78.
3. Almeida AM, Martins LAG, Cunha PLT, Brasil VW, Félix LGF, Passos MCP. Prevalence of dyspeptic symptoms and heartburn of adults in Belo Horizonte, Brazil. Arq Gastroenterol. 2017;54(3):267.
4. Hachem C, Shaheen NJ. Diagnosis and management of functional heartburn. Am J Gatroenterol. 2016;111(1):53-61.
5. Blenkinsopp A, Paxton P, Blenkinsopp J. Symptoms in the pharmacy: a guide to the management of common illness. Hoboken: Wiley-Blackwell; 2014.
6. Moraes-Filho JPP, Domingues G, Chinzon D, Roveda F, Lobão Neto AA, Zaterka S. Impact of heartburn and regurgitation on individuals' well-being in the general population: a Brazilian national survey. Arq Gastroenterol. 2021;58(1):5-9.
7. Nimish V. Avaliação da Dispepsia. BMJ Best Practice. 2019.
8. Longstreth GF, Lamont JT, Grover S. Patient information: Upset stomach (functional dyspepsia) in adults (Beyond the Basics). UpToDate. 2015.
9. Moayyedi PM, Lacy BE, Andrews CN, Enns RA, Howden CW, Vakil N. ACG and CAG clinical guideline: management of dyspepsia. Am J Gastroenterol. 2017;112(7):988-1013.
10. Longstreth GF, Lacy BE. Functional dyspepsia in adults [Internet]. UpToDate. 2013.
11. Moayyedi PM, Lacy BE, Andrews CN, Enns RA, Howden CW, Vakil N. ACG and CAG clinical guideline: management of dyspepsia. Am J Gastroenterol. 2017;112(7):988-1013.
12. Lacy BE, Talley NJ, Locke GR, Bouras EP, Dibaise JK, El-Serag HB, et al. Current treatment options and management of functional dyspepsia. Aliment Pharmacol Ther. 2012;36(1):3-15.
13. Longstreth GF, Lacy BE. Approach to the adult with dyspepsia. UpToDate. 2019.
14. Enck P, Azpiroz F, Boeckxstaens G, Elsenbruch S, Feinle-Bisset C, Holtmann G, et al. Functional dyspepsia. Nat Rev Dis Primers. 2017;3.
15. NICE (National Institute for Health and Care Excellence). Gastro-oesophageal reflux disease and dyspepsia in adults : investigation and management. 2012;(3 september 2014):1-27.
16. Baos Vicente V, Faus Dáder MJ. Protocolos de indicación farmacéutica y criterios de derivación al médico en síntomas menores. 2008. 224 p.
17. Walker MM, Talley NJ. Functional dyspepsia in the elderly. Curr Gastroenterol Rep. 2019;21(10).
18. Ganesh M, Nurko S. Functional dyspepsia in children. Pediatr Ann. 2014;43(4):101-5.
19. Thélin CS, Richter JE. Review article: the management of heartburn during pregnancy and lactation. Aliment Pharmacol Ther. 2020;51(4):421-34.
20. Talley NJ. Functional dyspepsia: New insights into pathogenesis and therapy. Korean J Intern Med. 2016;31(3):444-56.
21. Dynamed. Functional Dyspepsia [Internet]. 2018.
22. Sebastián Domingo JJ. The new Rome criteria (IV) of functional digestive disorders in clinical practice. Med Clin (Barc). 2017;148(10):464-8.
23. Nimish V. Avaliação da dispepsia. BMJ Best Practice. 2019.
24. Shaukat A, Wang A, Acosta RD, Bruining DH, Chandrasekhara V, Chathadi K V., et al. The role of endoscopy in dyspepsia. Gastrointest Endosc. 2015; 82(2):227-32.
25. Miwa H, Kusano M, Arisawa T, Oshima T, Kato M, Joh T, et al. Evidence-based clinical practice guidelines for functional dyspepsia. J Gastroenterol. 2015;50(2):125-39.
26. Perez ME, Youssef NN. Dyspepsia in childhood and adolescence: Insights and treatment considerations. Curr Gastroenterol Rep. 2007;9(6):447-55.
27. Ganesh M, Nurko S. Functional dyspepsia in children. Pediatr Ann. 2014;43(4):101-5.
28. Ford AC, Marwaha A, Sood R, Moayyedi P. Global prevalence of, and risk factors for, uninvestigated dyspepsia: a meta-analysis. Gut. 2015;64(7):1049-57.
29. Camilleri M, Stanghellini V. Current management strategies and emerging treatments for functional dyspepsia. Nat Rev Gastroenterol Hepatol. 2013; 10(3):187-94.
30. Gisbert JP, Calvet X, Ferrándiz J, José J, Roca M, Alonso-coello P, et al. Manejo del paciente con dispepsia. Guía de práctica clínica. Aten Primaria. 2012; 44(12):728-33.
31. Nathan A. Non-prescription Medicine. 2010.
32. Analytics TH. Micromedex. DrugReference. Database. New York: IBM. 2018.
33. Pinto-Sanchez MI, Yuan Y, Hassan A, Bercik P, Moayyedi P. Proton pump inhibitors in functional dyspepsia. Front Gastrointest Res. 2017;32(1):77-83.
34. NHS. Indigestion and dyspepsia in pregnancy. 2020.
35. Tomita T, Oshima T, Miwa H. New approaches to diagnosis and treatment of functional dyspepsia. Curr Gastroenterol Rep. 2018;20(12):55.
36. Wang YP, Herndon CC, Lu CL. Non-pharmacological approach in the management of functional dyspepsia. J Neurogastroenterol Motil. 2020;26(1):6-15.
37. Duncanson KR, Talley NJ, Walker MM, Burrows TL. Food and functional dyspepsia: a systematic review. J Hum Nutr Diet.

38. Duboc H, Latrache S, Nebunu N, Coffin B. The role of diet in functional dyspepsia management. front psychiatry. 2020;11:1-6.
39. Ho RST, Chung VCH, Wong CHL, Wu JCY, Wong SYS, Wu IXY. Acupuncture and related therapies used as add-on or alternative to prokinetics for functional dyspepsia: Overview of systematic reviews and network meta-analysis. Sci Rep. 2017;7(1):1-16.
40. Pang B, Jiang T, Du YH, Li J, Li B, Hu YC, et al. Acupuncture for Functional Dyspepsia: What Strength Does It Have? A Systematic Review and Meta-Analysis of Randomized Controlled Trials. Evid Based Complement Alternat Med. 2016;2016:3862916.
41. Kim KN, Chung SY, Cho SH. Efficacy of acupuncture treatment for functional dyspepsia: a systematic review and meta-analysis. Complement Ther Med. 2015;23(6):759-66.
42. Sun R, Hong X, Guo J, Yin S, Feng P, Lan L, et al. The central mechanism of acupuncture treatment with a long-lasting effect for functional dyspepsia: Study protocol for a randomized controlled trial. Trials. 2018;19(1):1-10.
43. Da Silva JB, Nakamura MU, Cordeiro JA, Kulay L, Saidah R. Acupuncture for dyspepsia in pregnancy: A prospective, randomised, controlled study. Acupunct Med. 2009;27(2):50-3.
44. Phupong V, Hanprasertpong T. Interventions for heartburn in pregnancy. Cochrane Database Syst Rev. 2015;2015(9):CD011379.
45. Zhang J, Wu HM, Wang X, Xie J, Li X, Ma J, et al. Efficacy of prebiotics and probiotics for functional dyspepsia: a systematic review and meta-analysis. Medicine (United States). 2020;99(7).
46. Van Oudenhove L, Aziz Q. The role of psychosocial factors and psychiatric disorders in functional dyspepsia. Nat Rev Gastroenterol Hepatol. 2013; 10(3):158-67.
47. Soo S, Moayyedi P, Deeks J, Delaney B, Lewis M, Forman D. Psychological interventions for non-ulcer dyspepsia. Cochrane Database Syst Rev. 2004; (1):CD002301.
48. Pinto-Sanchez MI, Yuan Y, Hassan A, Bercik P, Moayyedi P. Proton pump inhibitors in functional dyspepsia. Front Gastrointest Res. 2017;32(1):77-83.
49. Brasil. Agência Nacional de Vigilância Sanitária. Instrução Normativa nº 86 de 12 de março de 2021. Define a Lista de Medicamentos Isentos de Prescrição. Diário Oficial da União: Brasília, DF. 2021;7042.
50. Longstreth GF, Lacy BE. Functional dyspepsia in adults. UpToDate. 2021. Disponível na Internet: www.uptodate.com. UpToDate. 2021.
51. Brunton LL, Chabner BA, Knollmann BC. As bases farmacológicas da terapêutica. 12ª ed. Porto Alegre: Artmed; 2012.
52. Blenkinsopp A, Paxton P, Blenkinsopp J. Symptoms in the pharmacy – a guide to the management of common illness. Hoboken: Wiley-Blackwell; 2018.
53. Santos PCJL, Rocha CE. Cuidado farmacêutico aos pacientes com distúbios menores. Rio de Janeiro: Atheneu; 2019.
54. Lindow SW, Regnéll P, Sykes J, Little S. An open-label, multicentre study to assess the safety and efficacy of a novel reflux suppressant (Gaviscon Advance) in the treatment of heartburn during pregnancy. Int J Clin Pract. 2003;57(3):175-9.
55. Strugala V, Bassin J, Swales VS, Lindow SW, Dettmar PW, Thomas ECM. Assessment of the safety and efficacy of a raft-forming alginate reflux suppressant (liquid gaviscon) for the treatment of heartburn during pregnancy. ISRN Obstet Gynecol. 2012; 2012:1-6.
56. Perl DP, Moalem S. Aluminum and Alzheimer's disease, a personal perspective after 25 years. J Alzheimers Dis. 2006;9(s3):291-300.
57. Berardi RR, Ferreri StP, Hume AL. Handbook of Nonprescription Drugs. 16th ed. Young LL, editor. Washington, DC: American Pharmacists Association; 2009. 596-597 p.
58. NHS. Antacid and oxetacaine oral suspension. 2013.
59. Ministério da Saúde. Nota Técnica nº163, de Novembro de 2015. Simeticona (dimeticona). 2012; 2013:1-6.
60. MedlinePlus. Taking antacids: MedlinePlus Medical Encyclopedia. 2021.
61. Brunton LL, Chabner BA, Knollmann BC. As bases farmacológicas da terapêutica, 12ª ed. Porto Alegre: Artmed; 2012.
62. Dharmarajan TS. The use and misuse of proton pump inhibitors: an opportunity for deprescribing. J Am Med Dir Assoc. 2021;22(1):15-22.
63. Pittayanon R, Yuan Y, Bollegala NP, Khanna R, Leontiadis GI, Moayyedi P. Prokinetics for functional dyspepsia. Cochrane Database Syst Rev. 2018; 10(10):CD009431.
64. Lu Y, Chen M, Huang Z, Tang C. Antidepressants in the treatment of functional dyspepsia: A systematic review and meta-analysis. PLoS One. 2016; 11(6):1-12.
65. Abid S, Mumtaz K, Lindberg G, Jafri W, Yakoob J, Hellstrom P, et al. Antidepressants and anxiolytics for functional dyspepsia. Cochrane Database System Rev. 2010;(1).
66. Brasil. Ministério da Saúde. Relação Nacional de Medicamentos Essenciais. 2020. 217 p.
67. Brasil. Agência Nacional de Vigilância Sanitária. RDC nº 10, de 9 de março de 2010. Dispõe sobre a notificação de drogas vegetais junto à Agência Nacional de Vigilância Sanitária (Anvisa) e dá outras providências. Diário Oficial da União: de Poder Executivo, Brasília, DF. 2010;
68. Conselho Regional de Farmácia do estado de São Paulo. Plantas Medicinais e Fitoterápicos. 2019.
69. Brasil. Agência Nacional de Vigilância Sanitária. Farmacopedia Brasileira. Formulário de Fitoterápicos. Agência Nacional de Vigilância Sanitária. 2ª edição. 2021.

70. BRASIL. Agência Nacional de Vigilância Sanitária. Memento Fitoterápico. Disponível na Internet: http://portal.anvisa.gov.br/. 2016.
71. Nicoletti MA, Oliveita-Jr MA, Bertassso CC, Caporossi PY, Tavares APL. Fitoterápicos – Principais Interações Medicamentosas. Associação Nacional de Farmacêuticos Magistrais. 2012.
72. Nehra AK, Alexander JA, Loftus CG, Nehra V. Proton pump inhibitors: Review of Emerging Concerns. Mayo Clin Proc. 2018;93(2):240-6.
73. Farrell B, Pottie K, Thompson W, Boghossian T, Pizzola L, Rashid FJ, et al. Deprescribing proton pump inhibitors: Evidence-based clinical practice guideline. Can Fam Physician. 2017;63(5):354-64.
74. Fick DM, Semla TP, Steinman M, Beizer J, Brandt N, Dombrowski R, et al. American Geriatrics Society 2019 Updated AGS Beers Criteria® for Potentially Inappropriate Medication Use in Older Adults. J Am Geriatr Soc. 2019;67(4):674-94.
75. NHS. Indigestion and dyspepsia in pregnancy. 2020.

13 Intolerância à Lactose

Caroline Moraes Tosta • Ana Paula de Oliveira Barbosa • Laura Beatriz Gomes Brandão • Laís Bié Pinto Bandeira • Luiza Borges Franco • Helaine Carneiro Capucho • Juliana Lima Oliveira • Evandro de Oliveira Lupatini • Natália Carolina Gonçalves Crepalde • Bárbara Manuella Cardoso Sodré Alves • Tiago Marques dos Reis • Rafael Santos Santana

INTOLERÂNCIA À LACTOSE

A lactose é o principal carboidrato encontrado na maioria dos leites de mamíferos, além de estar presente em alimentos lácteos como leite e seus derivados. Além disso, a lactose pode ser encontrada em produtos não lácteos, como alguns tipos de alimentos processados e revestimentos de medicamentos. Trata-se de um dissacarídeo composto por dois monossacarídeos: glicose e galactose. Para que seja absorvida, a presença da enzima lactase no organismo é necessária.[1-6]

Alguns indivíduos têm dificuldade na absorção da lactose. Essa condição é denominada intolerância, um processo caracterizado por uma variedade de sintomas, principalmente os gastrointestinais. A intolerância à lactose pode ter suas raízes na ausência (alactasia) ou na diminuição (hipolactasia) da lactase, a enzima responsável pela quebra da ligação glicosídica entre a glicose e a galactose, ambos monossacarídeos que compõem a lactose. Essa condição pode causar sintomas variados, desde problemas digestivos leves até desconfortos mais significativos, mas é importante distingui-la da alergia à proteína do leite.[1-5]

Na **alergia à proteína do leite**, o sistema imunológico identifica erroneamente a proteína do leite como uma substância nociva, desencadeando uma resposta imunológica. Isso pode levar a sintomas como erupções cutâneas, inchaço, coceira, problemas respiratórios e, em casos graves, anafilaxia, uma reação alérgica potencialmente fatal. Por outro lado, nos casos de **intolerância**, a lactose não é devidamente digerida no intestino delgado, o que causa desconforto gastrointestinal, como dor abdominal, gases, inchaço e diarreia, após o consumo de produtos lácteos.[1-5]

No mundo, cerca de 57% das pessoas apresentam intolerância à lactose e nas Américas a prevalência é de 50% das pessoas. A prevalência de indivíduos com intolerância à lactose está relacionada com o consumo de produtos lácteos e seus derivados.[1] No mapa representado pela **Figura 13.1**, pode-se observar a distribuição da **não persistência da lactase** em alguns países do mundo.[7-9]

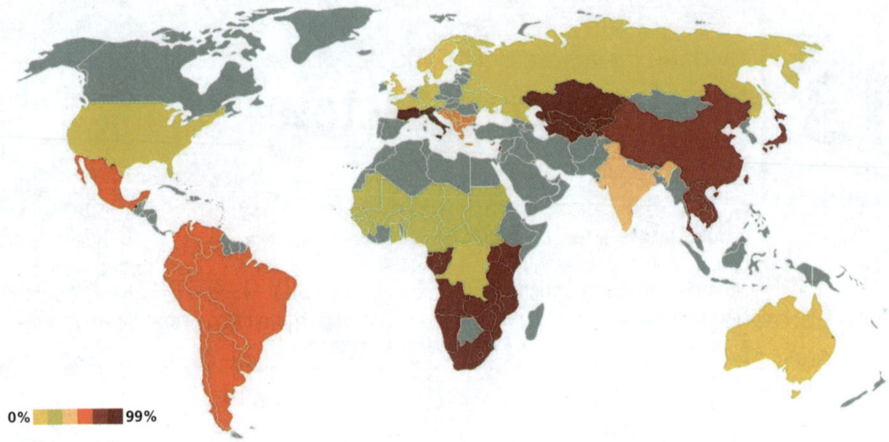

Figura 13.1. Distribuição geográfica da não permanência da lactose no mundo.[12]

Fonte: Szilagyi, 2018. Adaptado de http://vecteezy.com/.

Tendo em vista os costumes e etnias, acredita-se que, historicamente, existe uma correlação ligada ao consumo de lactose entre etnias que têm maior quantidade de pessoas com intolerância à lactose, e aquelas que não têm essa mesma intolerância. Nas populações que tinham uma dieta restrita de leite e seus derivados, notou-se serem mais intolerantes à lactose, como, p. ex., os africanos, asiáticos e judeus. Em contrapartida, regiões pastoreiras têm menor declínio da quantidade de pessoas com intolerância à lactose, possivelmente relacionada com o maior consumo de leite. E, por outro lado, apenas 2% da população dos europeus do Norte, têm intolerância à lactose.[6,10] Essa continuação da enzima foi considerada uma mutação e cerca de 35% da população atual continua com a presença de lactase.[2,3,6,7,11]

Existem quatro tipos de deficiência de lactase:

- Hipolactasia primária.
- Hipolactasia secundária.
- Hipolactasia congênita.
- Hipolactasia do desenvolvimento.[2,7,11]

A **intolerância** ou **hipolactasia primária** é a forma mais comum de intolerância à lactose. Nesse caso, ocorre diminuição natural da produção de lactase com o avanço da idade, especialmente após a infância. Isso pode variar em intensidade de pessoa para pessoa e entre grupos étnicos. Pode estar presente em até 70% da população mundial.[2,5,7,8,11,13,14]

Com o avanço da idade, observa-se uma diminuição na quantidade de enzima lactase. Acredita-se que esse declínio esteja principalmente associado ao processo de desmame, quando o bebê deixa de depender exclusivamente do leite como fonte de nutrição e passa a ingerir uma variedade de alimentos que fornecem calorias e nutrientes adicionais. Isso leva à redução na produção de lactase no intestino delgado, uma vez que a demanda por metabolização da lactose diminui significativamente.[3,4,10,13]

Na **intolerância ou hipolactasia secundária**, a atividade da lactase permanece normal. No entanto, a redução na produção de lactase está associada à presença de condições médicas preexistentes, como infecções, desnutrição grave, doença de Crohn, síndrome do intestino irritável, giardíase, doença celíaca, fibrose cística, gastroenterite, entre outras. Além disso, alguns tratamentos, como radioterapia e quimioterapia, podem causar danos à mucosa do intestino delgado, onde a lactase é produzida para a quebra da lactose.[2,4,5,7,11,13-18]

Esse tipo de deficiência de lactase, acomete uma porção inferior da população em comparação com a hipolactasia primária. É comum em crianças residentes de países em desenvolvimento, as quais apresentam como problema primário as infecções. A partir do momento que ocorre a melhora da doença ou o término do tratamento, os sintomas tendem a melhorar, em decorrência da melhora da mucosa intestinal.[2]

Também há a **intolerância ou hipolactasia congênita,** que acomete menos de 50 pessoas no mundo, mais comum em crianças; ou seja, é uma deficiência bastante rara. Geralmente, descobre-se após a primeira ingestão de leite pelo bebê. Caso não seja diagnosticada a tempo, pode levar a criança à morte, por desidratação e perda de eletrólitos, por meio da diarreia, principalmente.[7,11,14,18,19]

Por fim, a **intolerância ou hipolactasia do desenvolvimento** afeta principalmente recém-nascidos prematuros, com gestação inferior a 34 semanas. A intolerância resultante dessa condição ocorre em virtude do fato de que a mucosa intestinal não está totalmente desenvolvida em fetos até a 34ª semana de gestação. Se o bebê nascer antes desse desenvolvimento completo, pode apresentar sintomas de intolerância à lactose. Esse tipo de hipolactasia é temporário e persiste até que a mucosa intestinal esteja completamente desenvolvida. Após essa fase de desenvolvimento, os sintomas tendem a melhorar.[2,7,16,19]

OBJETIVOS DO CUIDADO FARMACÊUTICO

1. Promover a educação sobre a intolerância à lactose, além de orientá-los em busca de um diagnóstico adequado.[18,20]
2. Auxiliar o paciente na busca pela melhora dos sintomas, seja por meio de ajustes na dieta ou por intermédio de intervenções farmacológicas.[18]
3. Auxiliar o paciente no manejo de alternativas alimentares e substitutos sem lactose.[18,20]
4. Identificar sinais de alerta (pacientes com comorbidades e que não melhoram os sintomas com manejo) para encaminhamento.[18,20]

CAUSAS, SINAIS, SINTOMAS E ANAMNESE FARMACÊUTICA

A lactose começa a ser digerida no intestino delgado e, caso esse processo não aconteça, ela passa para o cólon por diferença osmótica. Essa diferença favorece o fluxo de água para o lúmen interno e, como consequência, acontece o amolecimento das fezes (diarreia). As bactérias ali presentes fermentam a lactose não absorvida e converte-a em ácidos graxos de cadeia curta e alguns tipos de gases, como metano, dióxido de carbono e hidrogênio.[1,3-5,8,18,21,22]

Os gases formados por esse processo podem ser reabsorvidos e os remanescentes viram flatulência.[18] Por outro lado, dependendo da microbiota presente no intestino delgado, a metabolização pode ser feita sem a produção de gases pelas bactérias, não ocorrendo, então, a produção de flatulência. A relação entre a quantidade de lactose ingerida, bem como a quantidade de lactase presente nas microvilosidades, inferem o quanto de lactose chegará ao cólon. Todos os fatores envolventes nesse processo podem resultar no aumento de gases e do trânsito intestinal, causando grande parte dos sintomas de intolerância à lactose (**Figura 13.2**).[2,5,6,18,21,23]

Ao se ter uma baixa quantidade da enzima, não necessariamente ocorrerá a aparição dos sintomas de intolerância. Para que se apresentem os sintomas de intolerância à lactose, a atividade da enzima deve ser inferior a 50% da atividade normal, que pode estar relacionada com a redução ou ausência da lactase presente na mucosa intestinal.[1,4,5,8,15,21,24,25]

Alguns fatores também podem interferir na potência e na gravidade dos sintomas da intolerância à lactose, como:[1]

- Baixa expressão da lactase e interferência da atividade enzimática.
- Quantidade e qualidade da microbiota presente no intestino delgado.
- Quantidade de lactose tolerada pelo indivíduo.
- Quantidade de lactose ingerida.
- Motilidade gastrointestinal do indivíduo.

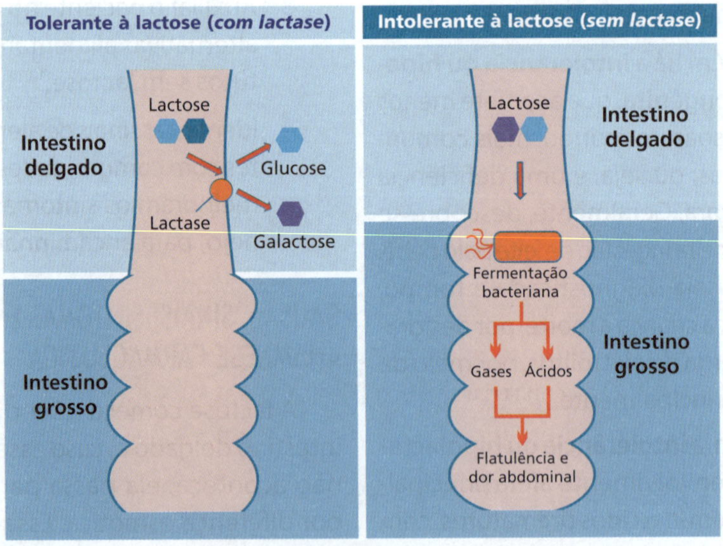

Figura 13.2. Fisiopatologia da intolerância à lactose.[26]

Fonte: Adaptada de Pina (2021). Autoria própria.

Outros sintomas também podem aparecer caso o paciente com intolerância à lactose a consuma além do que seu organismo consiga metabolizar, como cefaleia, cólica intestinal, tontura, perda de concentração, diminuição da memória recente, cansaço, dores nas articulações e músculos, depressão, aumento de micção, entre outros.[1,8-10,13,15,27]

O tempo de início dos sintomas varia de pessoa para pessoa, mas, em geral, surgem em **minutos** ou até horas após a ingestão de alimentos ou produtos que contêm lactose.[1,2,4,5,13,21,25]

Ao ingerir produtos lácteos que contêm lactose, os pacientes conseguem identificar que o causador desses sintomas são esses alimentos e, com isso, percebem essa correlação dos sintomas com a ingestão (Tabela 13.1).

Tabela 13.1
Teor de lactose em lácteos[6,9,11,14]

Fonte láctea	Quantidade de lactose (g)
Leite integral (1 xícara)	**12,8**
Iogurte natural com baixo teor de gordura (1 xícara)	**8,4**
Sorvete de baunilha (½ xícara)	**4,9**
Nata (½ xícara)	**4**
Queijo *cottage* (½ xícara)	**2 a 3**
Queijo duro (p. ex., *cheddar* e *gruyere*) (100 g)	**0,1**

Fonte: Autoria própria.

Em outros casos de intolerância à lactose, o paciente não consegue correlacionar os sintomas de intolerância com ingestão de alimentos não lácteos, mas que contêm lactose em sua composição. Nesses alimentos a lactose presente é chamada de lactose oculta, pois não se encontra aparente, ou seja, a sua identificação pelo consumidor não é tão clara, em comparação com a ingestão de produtos lácteos e seus derivados. Em crianças pequenas e idosos devem-se observar alguns sintomas que podem levar o paciente à desidratação, como diarreia, vômitos e problemas relacionados com o aumento de micção (Quadro 13.1).[28]

Quadro 13.1
Anamnese farmacêutica em pacientes com intolerância à lactose (Estratégia INDICO)[1,2,4,5,7-9,11,13,14,21,23,25]

Domínio	Perguntas/Investigação*	Observações importantes
Identificação do paciente	Quem é o paciente? Ele **apresenta diagnóstico de intolerância à lactose**? Qual é a **idade** do paciente?	Identificar se o paciente é criança, adulto ou idoso. Pacientes com sintomas de intolerância à lactose, podem ter sintomas de desidratação; por esse motivo, pacientes idosos precisam de maior atenção.
Natureza dos sinais e sintomas	Que tipo de **sintomas** o paciente apresenta? (Diarreia, dor abdominal, flatulência.) São sintomas característicos de **intolerância ou alergia**? Os sintomas aparecem após a ingestão de algum alimento em específico? (P. ex., leite ou derivados do leite.) Em que quantidade esse alimento foi ingerido?	Verificar se o paciente apresenta sintomas de intolerância à lactose ou de alergia à proteína do leite (entender se o paciente apresenta sinais e sintomas de resposta imunológica como erupções cutâneas, inchaço, coceira, problemas respiratórios e, em casos graves, anafilaxia). Observar se o alimento contém ou não lactose (p. ex., leite e seus derivados). **Tentar observar relação com alimentos ou produtos não lácteos, que contenham lactose.** Pacientes que têm intolerância à lactose geralmente suportam alguma quantidade de lactose e, em geral, toleram mais iogurtes e alguns tipos de queijos maturados.

(continua)

Quadro 13.1 (continuação) Anamnese farmacêutica em pacientes com intolerância à lactose (Estratégia INDICO)[1,2,4,5,7-9,11,13,14,21,23,25]		
Domínio	**Perguntas/Investigação***	**Observações importantes**
Duração	**Quanto tempo leva para início dos sintomas** após a ingestão? Após o início dos sintomas, **quanto tempo eles levam para desaparecerem**? Desde quando o paciente tem esses sintomas?	Os sintomas normalmente aparecem de **minutos a algumas horas após a ingestão de lactose** (geralmente não superior a 12 horas para início dos sintomas). Um estudo mostrou que sintomas em crianças do ensino fundamental desapareceram em um intervalo de 7 a 36 horas após a ingestão de lactose. Saber desde quando o paciente tem sintomas ao ingerir lactose auxilia, ao saber qual o tipo de hipolactasia que o paciente apresenta. A depender da quantidade de dias e dos sintomas, o paciente pode apresentar sinais e sintomas de desidratação, podendo mudar o manejo do paciente.
Iniciou algum tratamento	**Faz o uso de algum medicamento para aliviar os sintomas?** **Faz o uso de algum outro medicamento (checar se contém lactose)?** Fez recentemente o uso de antibióticos? Fez algum tratamento de quimioterapia ou de radioterapia recente?	Saber se o paciente utiliza lactase antes do consumo de alimentos que contêm lactose, caso o paciente já tenha sido diagnosticado. É importante saber se o paciente faz o uso de algum outro medicamento, e se esse medicamento contém lactose ou se pode causar um efeito na mucosa gastrointestinal (como antibióticos). O uso de antibióticos pode interferir na microbiota intestinal e causar alterações e sintomas de intolerância à lactose. Tratamentos como quimioterapia, bem como radioterapia, provocam/pode provocar sintomas de intolerância à lactose; provavelmente após intervalo de tratamento ou fim do mesmo, a mucosa intestinal volte a funcionar normalmente.
Comorbidades	Tem alguma **doença preexistente diagnosticada**? O paciente teve **alguma infecção recente**?	**Casos em que o paciente pode ter hipolactasia secundária**: doença celíaca, síndrome do intestino irritável, fibrose cística etc. Portanto, é importante observar se esse paciente tem alguma comorbidade ou faz algum tratamento que leva danos à mucosa do intestino delgado.
Outras situações especiais	Há **história familiar** de intolerância à lactose? Pode ser mais comum em determinados grupos étnicos.	A hipolactasia primária tem uma forte base genética e é mais comum em alguns grupos étnicos, como asiáticos, africanos, hispânicos e nativos americanos. Em contraste, algumas populações do norte da Europa e algumas comunidades africanas mantêm altos níveis de atividade da lactase ao longo da vida adulta, o que é conhecido como persistência da lactase.

**Perguntas sugestivas. Não têm finalidade diagnóstica e sim para melhor compreensão do caso e identificação de potenciais sinais de alerta para encaminhamento.*
Fonte: Autoria própria.

INTERVENÇÕES NÃO FARMACOLÓGICAS

Aos pacientes com sintomas de intolerância à lactose, as intervenções são necessárias para que possam ter qualidade de vida. Essas intervenções podem auxiliá-los a reduzir ou não desenvolver novos episódios dos sintomas.[1,4,22] As opções de tratamento são variadas, pois os sintomas são diferentes em grau de intensidade e podem ter origens diversas. Diante disso, o tratamento precisa ser individualizado.[1]

Alguns fatores podem auxiliar a melhora dos sintomas, como a **retirada completa de alimentos que contêm lactose** (sendo alimentos lácteos e não lácteos). Essa retirada dura em média quatro semanas ou mais e visa observar como o organismo responde à falta de lactose.[2,7,11,27]

Em alguns casos, a retirada do consumo de lácteos e seus derivados deve ser acompanhada por outro profissional de saúde (nutricionista, gastroenterologista), principalmente para aqueles **pacientes** que têm **sintomas graves de intolerância à lactose.**[3,5,13] Com a retirada do consumo de lácteos e seus derivados, poderá haver a diminuição de ingestão de cálcio e vitamina D, os quais são fundamentais para desenvolvimento, manutenção e saúde óssea.[2,7,10,14]

Além disso, os monossacarídeos que formam a lactose (glicose e galactose) são importantes para síntese de várias macromoléculas (oligossacarídeos, glicoproteínas e glicolipídios), bem como para síntese de outras moléculas importantes para o neurodesenvolvimento de lactantes, que são responsáveis pela produção de lactose.[1-3,6,7,11,14,21]

Alguns estudos inferem que, ao deixar de consumir produtos lácteos, pode ocorrer uma disbiose da microbiota intestinal e, com isso, desfavorecer a população de algumas bactérias como os *Lactobacillus* e *Bifidobacterium*, que, em boas condições, aumentam a quantidade de β-galactosidase bacteriana e auxiliam a redução de sintomas de intolerância à lactose.[13,15,22]

Por esses e outros motivos, estudos e diretrizes de manejo, em geral, **não recomendam a retirada em definitivo de alimentos lácteos da dieta.** Dessa forma, após a retirada desses lácteos é importante **reintroduzir os alimentos que contêm lactose** e estabelecer um consumo com baixa ingestão desse policassarídeo para evitar que os níveis adequados de cálcio e vitamina D fiquem abaixo dos valores ideais.[1-4,6,7,11-15,17,18,22-25]

Outra intervenção recomendada é a **diminuição da ingestão de lácteos e seus derivados.** Para isso, é importante saber a quantidade de lactose nos alimentos a serem consumidos, bem como se o alimento contém lactose em sua composição. Esse processo de identificar e adequar a dieta até a melhora dos sintomas é primordial, pois os pacientes com intolerância à lactose toleram em média cerca de 12 g de lactose (1 xícara de leite) ao dia,[2,12,21] podendo chegar a 18 g quando ingeridos com outros alimentos.[29,18]

De acordo com a Resolução da Diretoria Colegiada (RDC) nº 727 de 1º de julho de 2022, nos rótulos de alimentos que contêm quantidade maior do que 100 mg de lactose em 100 g ou 100 mL do alimento, deve estar explícito que o alimento contém lactose. Assim, deve constar no rótulo a advertência **"CONTÉM LACTOSE"**. Em fórmulas infantis essa informação deve ser adicionada quando a quantidade de lactose é maior que 10 mg em 100 kcal. Vale ressaltar que essas informações no rótulo devem estar abaixo ou após a lista de ingredientes do alimento.[30]

Entre os alimentos **lácteos**, existem alguns tipos que têm **maior aceitação** por pacientes com intolerância à lactose, como, por exemplo:[2,3,7,14,25,27]

- **Iogurtes,** possivelmente pelo efeito de bactérias ali presentes, que auxiliam na quebra da lactose.[8]
- **Queijos com maior grau de maturação e fermentados** (entre as opções de queijos, tendem a ter menos lactose).[20]

Alimentos/bebidas à base de plantas como, p. ex., leite de amêndoas, arroz ou soja, estão sendo utilizados com intuito de substituir o consumo de leite, e por não terem lactose em sua composição, acabam não gerando sintomas.[5,16,19] Entretanto, vale ressaltar que esses alimentos/bebidas, não são nutricionalmente equivalentes e alguns substitutos utilizados geralmente apresentam poucos nutrientes.[7,11]

Recomenda-se, em alguns casos, o consumo de **alimentos lácteos acrescidos de probióticos**, pois inferem que os probióticos ali presentes produzem β-galactosidases que degradam a lactose presente no alimento lácteo e, consequentemente, auxiliam o não desenvolvimento dos sintomas.[5,12,17,23] Um estudo mostrou que pacientes que ingeriram iogurtes com *Streptococcus thermophilus* e *Lactobacillus bulgaricus,* apresentaram melhora dos sintomas, em decorrência de alterações do esvaziamento gástrico, osmolaridade, densidade e viscosidade. Entretanto, nem todos os estudos aprovam o uso de probióticos, e outros dizem que apenas algumas cepas, em específico, promovem a melhora dos sintomas, porém os estudos apresentados até o momento não apresentam grande quantidade amostral e carecem de maior robustez.[10,13,18]

Além de reduzir o consumo de alimentos lácteos, outras adequações também podem ser necessárias com relação a alguns fatores que podem auxiliar a melhora dos sintomas, como **ingerir alimentos lácteos com outros alimentos ou distribuir pequenas quantidades ao longo do dia, em vez de consumir de só uma vez,** pois juntos, o produto lácteo e o alimento diminuem o tempo de trânsito intestinal e, consequentemente, a absorção da lactose passa a ser mais lenta, favorecendo, assim o, trabalho menos intenso das enzimas lactase.[5,18,25,27]

Entretanto, mesmo somente com a redução de lácteos e derivados, pode ser necessária a reposição de **cálcio** e **vitamina D** em adultos e crianças.[11] Tanto para o cálcio, quanto para a vitamina D, existem várias maneiras de incorporar essa reposição. Há a reposição por meio da **dieta e suplementação** e, no caso da vitamina D, por meio da exposição aos raios solares.[11,20]

Uma alternativa a ser introduzida, considerando a afeição do paciente pela dieta, é o consumo de alimentos com pouca ou sem lactose (reduzidos de lactose ou zero lactose). Esses alimentos passam por processos em que ocorre a quebra da lactose diminuindo sua quantidade no alimento. Esses alimentos com quantidade relativamente menor de lactose tendem a não provocar os sintomas de intolerância à lactose.[1,2,9,16,18,22]

Em alguns casos observam-se também pacientes que, mesmo com a redução ou exclusão de lácteos, não apresentaram melhora significativa dos sintomas. Isso pode ser decorrente de **intolerâncias alimentares secundárias**, como é o caso de alimentos fermentáveis. Nesses casos pode ser necessária a diminuição temporária do consumo de alimentos fermentáveis como os chamados *Fermentable Oligosaccharides, Disaccharides, Monosaccharides, and Polyols* (FODMAPS, oligossacarídeos fermentáveis, dissacarídeos, monossacarídeos e polióis, em tradução livre).[6,10,13]

Esses carboidratos são mal absorvidos no intestino delgado e podem ser fermentados por bactérias no intestino grosso, resultando na produção de gases, distensão abdominal, dor e outros sintomas gastrointestinais em algumas pessoas, especialmente aquelas com síndrome do intestino irritável (SII) ou sensibilidade ao intestino. Alimentos ricos em FODMAPs incluem algumas frutas (como maçãs, peras, mangas), vegetais (como cebola, alho, brócolis), produtos lácteos (como leite, iogurte), alguns grãos (como trigo, centeio), leguminosas (como feijão, lentilha), adoçantes artificiais (como sorbitol, manitol) e alguns alimentos processados.

Para pessoas com sensibilidade a esses alimentos, seguir uma dieta baixa em FODMAPs pode ajudar a reduzir os sintomas digestivos. Nesses casos, o farmacêutico pode auxiliar, mas sempre que possível deve encaminhar o paciente para consulta especializada com nutricionista e/ou gastroenterologista, pois há potenciais danos no início de dietas muito restritivas, como déficit de vários nutrientes e aumento dos custos alimentares (Quadro 13.2).[6,10,13]

Quadro 13.2
Resumo de evidências das intervenções não farmacológicas para o manejo da intolerância à lactose[1,5,6,10,13,15,17,18,22-25,27]

Conduta	Embasamento técnico	GRADE – Nível de evidência	GRADE – Grau de recomendação
Exclusão total de lactose	Pacientes com sintomas graves devem retirar a lactose da dieta. O tratamento inicial pode exigir a exclusão temporária de alimentos que contenham lactose até a remissão dos sintomas (geralmente ≥ 4 semanas) com reintrodução subsequente para determinar a tolerabilidade à lactose.	Muito baixo	Fraco
Redução de alimentos lácteos	Um relatório clínico do Comitê de Nutrição da American Academy of Pediatrics explica que em caso de crianças com intolerância à lactose, deve-se reduzir o consumo de alimentos lácteos ou substituir pela ingestão de produtos isentos ou reduzidos de lactose. Entretanto, o consumo de leite não deve ser totalmente interrompido, pois este contém nutrientes essenciais para a saúde da criança. Para adultos com deficiência de lactase ou alactasia, considerar a redução da ingestão de alimentos que contenham lactose em vez da exclusão completa. A dose limite na qual a lactose causa sintomas é variável entre pessoas e depende da atividade da lactase, taxas de esvaziamento gástrico, metabólitos bacterianos fecais, capacidade de absorção da mucosa colônica e tempo de trânsito intestinal.	Moderado	Forte

(continua)

Quadro 13.2 (continuação)
Resumo de evidências das intervenções não-farmacológicas para o manejo da intolerância à lactose[1,5,6,10,13,15,17,18,22-25,27]

Conduta	Embasamento técnico	GRADE	
		Nível de evidência	Grau de recomendação
Outros manejos da dieta	Uma alternativa proposta inclui a ingestão de produtos isentos ou reduzidos de lactose, como leite acrescido de lactase, queijos com pouca lactose (curados envelhecidos, fermentados ou maturados) e iogurtes. Para a maioria dos adultos, a ingestão de até 12 g de lactose (1 xícara [240 mL] de leite) em dose única é bem tolerada; maiores quantidades de lactose podem ser toleradas se ingeridas durante as refeições e distribuídas ao longo do dia. Também pode ser recomendado garantir a suplementação de cálcio e vitamina D para manter a densidade mineral óssea adequada ao consumir dieta com restrição de lactose. Entretanto, existem divergências quanto à substituição do leite por produtos à base de plantas, pois estes não são intercambiáveis nutricionalmente. Desse modo, é indicado dar preferência a alimentos à base de plantas acrescidos de cálcio e vitamina D.	Moderado	Forte
Alimentos com probióticos	Probióticos são acrescidos a produtos lácteos com o objetivo de promover a digestão da lactose ali presente, bem como diminuir o tempo de esvaziamento gástrico, reduzindo, assim, os sintomas. Com o passar do tempo, eles promovem uma adequação da microbiota intestinal.	Moderado	Forte
Redução de FODMAPS	Pacientes com intolerância à lactose podem também apresentar intolerância a outros tipos de alimentos fermentáveis, como os FODMAPs (oligo-, di-, monossacarídeos e polióis) e, às vezes, os sintomas podem continuar persistentes, mesmo após a redução de alimentos lácteos. Com isso, recomenda-se também a baixa ingestão de FODMAPs em casos em que somente a redução de lácteos não surtiu efeito significativo.	Moderado	Fraco

Fonte: Autoria própria.

INTERVENÇÕES FARMACOLÓGICAS

Entre as intervenções realizadas, pode ser necessária uma combinação de intervenções farmacológicas e não farmacológicas. Os tratamentos farmacológicos disponíveis para a intolerância à lactose são a ingestão de suplementos de **lactase** e **probióticos**. Outros fatores podem ser incorporados como forma de intervenção, como o **cálcio** e a **vitamina D** que, juntos, auxiliam o paciente, quando o mesmo tem baixa ingestão de leite e seus derivados (**Quadro 13.3**).[11,14,15,17]

A **lactase** é uma β-D-galactosidase, enzima responsável pela quebra da lactose em glicose e galactose. Naturalmente, ela tem seu pico de atividade ao nascimento e decai com o passar dos meses. A quantidade dessa enzima no organismo varia também de acordo com a cultura alimentar, assim como o tipo de hipolactasia. Os intolerantes à lactose, além de utilizarem a lactase acrescida em lácteos, podem utilizar a lactase como forma de suplementação oral.[18]

É importante lembrar que a lactose é um componente comum de diversos medicamentos e pode causar sintomas em pacientes com intolerância grave à lactose. Para esses pacientes gravemente intolerantes à lactose, considere manejar junto ao médico para que seus medicamentos sejam formulados sem lactose em uma farmácia de manipulação.[11,14,15,17]

A enzima **lactase**, que é vendida comercialmente, contém uma dosagem específica para degradação de alguma quantidade de lactose ingerida. Um estudo mostrou que três preparações comerciais dessa enzima, no formato de cápsula de gel mole (Lactogest®), cápsula (Lactaid®) e comprimido mastigável (Dairy Ease®) de 6.000 UI, são igualmente eficazes para redução de sintomas resultantes pela ingestão de 20 g de lactose; porém, para uma ingestão de 50 g de lactose, a suplementação não mostrou ser eficaz, ou seja, a quantidade de enzima lactase ingerida deve ser proporcional à quantidade de lactose consumida.[14]

Não há restrições com relação à quantidade de lactase consumida. Não deve ser consumido por crianças, gestantes e lactantes por falta de evidências robustas.[31]

Uma dúvida comum é sobre o uso de **lactase** ou produtos lácteos sem lactose (com lactase) por pacientes diabéticos, pelo fato de a enzima teoricamente poder aumentar os níveis de glicose. Não há estudos que demonstrem um aumento significativo nos níveis de glicose no sangue, porém é recomendável monitorar os níveis de glicose no sangue de perto ao consumir esses alimentos.[2,5,7,8,11,13,14]

Para pacientes com intolerância à galactose (condição genética rara em que o organismo é incapaz de metabolizar a galactose) é importante evitar a ingestão de produtos lácteos que contenham lactose, mesmo com o uso de **lactase**. Em vez disso, essas pessoas podem optar por produtos lácteos sem lactose ou alternativas não lácteas.[11,14,15,17]

Para o tratamento de intolerância à lactose, são utilizados também algumas cepas de **probióticos**. As cepas mais utilizadas são as de *Lactobacillus* e *Bifidobacterium*.[32] Entre os benefícios do uso de probióticos em animais, verificou-se melhora da microbiota gastrointestinal (por modulação colônica), da imunidade e da motilidade gastrointestinal.[33] Os probióticos também realizam a digestão da lactose, seja em produtos fermentados ou durante a ingestão de produtos lácteos.[32]

Revisão sistemática de 12 estudos que avaliaram o uso de probióticos para alívio de sintomas em adultos com intolerância à lactose, verificou efeito maior na redução de dor abdominal, seguido de diarreia e flatulência.[34] O efeito de modulação do ambiente microbiano intestinal é o efeito primordial para a promoção de outros efeitos do uso de probióticos.[32]

Uma pesquisa observou que um tipo de probiótico denominado DDS-1, um *Lactobacillus acidophilus*, parece atuar de forma positiva na melhora de sintomas de diarreia, cólica e vômitos quando o paciente com intolerância à lactose ingeria lactose. Esse probiótico promoveu a colonização intestinal de cepas que induziam a atividade de β-galactosidase e, consequentemente, favoreceu o consumo de alimentos com lactose em quantidade limitada sem o aparecimento de sintomas. Em longo prazo, a utilização desse probiótico mostrou melhora na qualidade de vida de pacientes com intolerância à lactose.[14,35]

Ao se reduzir ou retirar o leite da dieta, pode ser necessária a suplementação de **cálcio** e **vitamina D** para manter níveis ideais e manter a saúde óssea.[9,14] No Brasil, o **cálcio**, p. ex., pode ser consumido por meio da suplementação de tipos diferentes de sais que contêm cálcio, e neles, o cálcio elementar está presente em percentuais diferentes. São eles: o carbonato de cálcio, que contém o maior percentual de cálcio (40%); fosfato tricálcico (38%); citrato de cálcio (21%); citrato malato de cálcio (13%); e lactato de cálcio (13%).[36,37]

A quantidade de cálcio que o paciente deve tomar, varia de acordo com a necessidade individual. A **RDC nº 269, de 22 de setembro de 2005** define que existe uma recomendação diária para ingestão de cálcio (Tabela 13.2).

Estudos realizados em homens e mulheres não grávidas, independentemente da idade, demonstraram que uma ingestão reduzida de cálcio está associada a maior retenção de cálcio pelo organismo. Além disso, observou-se que o corpo passa por uma adaptação que regula a quantidade de cálcio absorvida, e essa adaptação ocorre geralmente dentro de 1 a 2 semanas. Portanto, os pacientes devem ter cuidado ao consumir quantidade de cálcio superior à tolerada pelo organismo (Tabela 13.3). O consumo excessivo de cálcio pode resultar em efeitos adversos, como hipercalcemia, hipercalciúria, calcificação vascular e de tecidos moles, formação de cálculos renais, aumento do risco de câncer de próstata e constipação.[37 39,40]

Tabela 13.2
Recomendações para ingestão diária de cálcio[38]

Grupo	Quantidade
0 a 6 meses	300 mg
7 a 11 meses	400 mg
1 a 3 anos	500 mg
4 a 6 anos	600 mg
7 a 10 anos	700 mg
Adulto	1.000 mg
Gestante	1.200 mg
Lactante	1.000 mg

Fonte: Autoria própria.

Tabela 13.3
Valores referentes aos níveis superiores toleráveis de ingestão de cálcio[37]

Sexo ou grupo	Idade	NIST*
Bebês	0 a 6 meses	1.000 mg
	6 a 12 meses	1.500 mg
Crianças	1 a 3 anos	2.500 mg
	4 a 8 anos	2.500 mg
Homens e mulheres	9 a 13 anos	3.000 mg
	14 a 18 anos	3.000 mg
	19 a 30 anos	2.500 mg
	31 a 50 anos	2.500 mg
	51 a 70 anos	2.000 mg
	> 70 anos	2.000 mg

** Nível de Ingestão Superior Tolerável (NIST). Fonte: Autoria própria.*

A **vitamina D** está disponível em dois tipos principais, a vitamina D2 e a D3. A vitamina D2 (ergocalciferol) é encontrada em alimentos de origem vegetal, enquanto a vitamina D3 (colecalciferol) é predominantemente encontrada em alimentos de origem animal e produzida pela pele a partir do 7-dehydrocholesterol mediante a exposição aos raios UVB (sol).

Estudos sugerem que a vitamina D3 é mais eficaz do que a vitamina D2 na elevação dos níveis sanguíneos de 25-hidroxivitamina D, que é o indicador mais comum da quantidade total de vitamina D no corpo; por isso, é mais comumente usada em suplementos dietéticos e formulações farmacêuticas.[37]

A RDC nº 269, de 22 de setembro de 2005, apresenta as doses de ingestão diária recomendada (IDR) para vitamina D em torno de 200 UI.

Uma metanálise mostrou que a utilização de suplementação oral com doses de vitamina D (colecalciferol) variando de 700 a 800 UI/dia, em idosos, resultou na diminuição do risco de fratura. Entretanto, doses orais de 400 UI/d não mostraram ser suficientes para a prevenção de fraturas.[41]

Vale ressaltar que a vitamina D é do tipo lipossolúvel, ou seja, ao se ingerir esse tipo de vitamina, ela tende a se acumular no organismo e não ser excretada. É preocupante o crescimento de casos de uso abusivo dessa alternativa terapêutica, pois mesmo que seja um suplemento alimentar, o seu consumo em excesso pode causar intoxicação, levando a hipercalcemia, dano renal e cardiovascular.[37,42,43]

Quadro 13.3

Resumo das intervenções farmacológicas para intolerância à lactose[1,18,44-47]

Medicamento	Apresentações*	Uso padrão	Orientações ao paciente	Alertas	GRADE – Nível de evidência	GRADE – Grau de recomendação
Lactase **(*Aspergillus oryzae*)** $$$$ MIP	**Gotas** 5.000 U.FCC/mL **Comprimidos** 4.500 FCC 9.000 FCC 10.000 FCC (Lacday®, Lactosil® e Perlatte®)	**ADULTOS:** 1 comprimido (9.000 ou 10.000 FCC) mastigável em cada refeição que contenha lactose (para cada 50 g de lactose em alimentos). **CRIANÇAS:** Gotas, sachês ou comprimidos equivalentes a 4.000 a 4.500 FCC em cada refeição que contenha lactose (para cada 50 g de lactose em alimentos).	"Consumir de 5 a 10 minutos antes da ingestão de alimentos que contêm lactose". "A dose pode variar caso a ingestão de lactose seja maior". "A ingestão em grávidas ou crianças menores é carente de evidências".	Diabéticos (pela quebra da lactose em galactose e **glicose**, podendo em alguns casos alterar a glicemia). Indivíduos com galactosemia (pela quebra da lactose em **galactose** e glicose). Gravidez e lactação Crianças menores. Alérgicos à proteína do leite (não apresenta efeito terapêutico).	**Moderado** ●●●○	**Forte**
L. acidophilus + L. rhamnosus + L. paracasei + B. lactis $$$$ MIP	**Sachê** 1 g (Probiatop® e Simbioflora®)	**ADULTOS:** 1 a 2 sachês por dia. **CRIANÇAS**: Idem adulto.	"O sachê deve ser consumido assim que aberto". "Usar preferencialmente à noite quando não for mais se alimentar".	O risco de efeitos nocivos dos probióticos é maior em pessoas com doenças graves ou sistema imunológico comprometido.	**Moderado** ●●●○	**Forte**
Carbonato de cálcio + colecalciferol $$$$ MIP	**Comprimido revestido** 500 mg + 400 UI 600 mg + 400 UI (Oscal D® e PrevCalD®)	**ADULTOS:** 1 a 2 comprimidos ao dia. **CRIANÇAS:** 1 comprimido ao dia.	"Carbonato de cálcio deve ser tomado preferencialmente em jejum para melhorar a absorção". "É indicada a monitorização dos níveis de cálcio, vitamina D e fosfato no sangue ".	Indivíduos com câncer de próstata. Indivíduos com história de cálculo renal. Insuficiencia renal crônica e doença cardiovascular (arterosclerose). Hipercalcemia. Gravidez, lactação e crianças menores de 3 anos.	**Baixo** ●●○○	**Forte**

**Nomes comerciais listados foram incluídos no intuito de facilitar a identificação dos itens e evitar erros de seleção; é desaconselhável utilizá-los em prescrições ou no processo de orientação farmacêutica. Marcas foram incluídas de forma circunstancial e pode haver outras disponíveis no mercado não listadas. Fonte: Autoria própria.*

SINAIS DE ALERTA E ENCAMINHAMENTOS

O farmacêutico deve atentar-se aos sinais de intolerância à lactose que podem, se não tratados, causar sintomas e sinais mais graves, p. ex., diarreia e vômito. Esses sintomas, em casos mais graves, podem levar o indivíduo à desidratação: olhos afundados e/ou ressecados, sede excessiva, tontura, dor de cabeça, perda de peso, letargia, bocas e línguas secas, fraqueza muscular e alteração mental. [28,48]

Caso o paciente esteja apresentando **sinais de caráter alérgico (sistema imune)**, recomendar não consumir leite e seus derivados e encaminhar o paciente ao médico para possível diagnóstico de alergia à proteína do leite de vaca e evitar complicações graves. Esses casos podem ser mais frenquentes em recém-nascidos e crianças menores.[28,48]

Pacientes com diabetes podem beneficiar-se do uso de lactase para ajudar na digestão da lactose, mas devem monitorar cuidadosamente seus níveis de glicose no sangue. Por outro lado, pacientes com intolerância à galactose devem evitar produtos lácteos que contenham lactose, mesmo com o uso de lactase, e optar por alternativas adequadas para sua condição. É fundamental que ambos os grupos consultem um médico ou nutricionista para orientação individualizada sobre a dieta e o manejo da condição.[28,48]

Caso o paciente esteja fazendo o uso de medicamentos para o tratamento de intolerância à lactose (vitamina D ou cálcio) e apresente efeitos adversos, recomendar cessar o uso desses medicamentos e encaminhar o paciente para o hospital (Quadro 13.4).[9]

Quadro 13.4
Sinais de alerta para encaminhamento de paciente com intolerância à lactose[2,5,7,8,11,13,14]

Palavra-chave	Sinais de alerta
Desidratação	Acompanhar pacientes com maior risco de desidratação, especialmente idosos e encaminhar quando observar sinais.
Gravidez, lactação e prematuros	O uso durante a gravidez, lactação e em crianças pequenas ainda não está totalmente elucidado pela falta de estudos. Caso os sintomas estejam presentes em uma criança prematura, cuja gestação foi inferior a 34 semanas, encaminhar ao hospital.
Sintomas de alergia a proteina do leite	Caso o paciente tenha sintomas de alergia, deve-se atentar a uma possível alergia à proteína do leite de vaca (APLV). O paciente, caso não diagnosticado, deve ser encaminhado para um centro de atendimento para realização de exames e possível diagnóstico.
Diabéticos e intolerantes à galactose	Ainda que sem dados robustos de impacto significativo na biodisponibilidade, é importante lembrar que a lactase degrada a lactose em glicose e galactose, o que suscita precaução em diabéticos e contraindicação em intolerantes a galactose.
Problemas renais e cardiovasculares	Nesses pacientes o uso de suplementos como cálcio e vitamida D deve ser avaliado com maior atenção para evitar cálculos renais ou outros eventos cardiovasculares.

Fonte: Autoria própria.

MONITORAMENTO DOS RESULTADOS

O farmacêutico deve observar o paciente que estiver fazendo o uso de alguma intervenção proposta, avaliando a melhora dos sintomas ou diminuição deles. Deve-se verificar também o surgimento de novos sintomas.[6,10,13,22]

Com dieta restrita de lácteos, dentro de limiar aceitável e utilizando suplementos alimentares, caso necessário, o paciente deve evoluir de forma positiva. Caso contrário, deve-se averiguar possíveis causas secundárias ou FODMAP.[6,10,13,22]

Avaliar os resultados dos exames de nutrientes, para averiguar se os níveis de **cálcio** e **vitamina D** estão dentro dos valores de referência. Em caso de desregulação, orientar o paciente a procurar um nutricionista ou médico, para ajuste de dose. Em pacientes que apresentarem hipercalcemia, bem como efeitos adversos causados pela ingestão exacerbada de suplementos alimentares, deve ser recomendado que o paciente busque auxílio médico por suspeita de intoxicação.[6,10,13,22]

Não é recomendado o consumo de enzima lactase e de outras intervenções farmacológicas para gestantes e lactantes sem prescrição médica. Deve-se avaliar se o paciente seguiu adequadamente as intervenções propostas e orientá-lo em caso de inclusão de alguma nova intervenção.[2,5,7,8,11,13,14]

Referências bibliográficas

1. Catanzaro R, Sciuto M, Marotta F. Lactose intolerance: an update on its pathogenesis, diagnosis, and treatment. Nutr Res. 2021;89:23-34.
2. Shaukat A. Deficiência de lactase. New York, NY; 2022 [cited 2022 Dec 18]. Disponível na Internet: https://bestpractice.bmj.com/topics/pt-br/798/pdf/798/Defici%C3%AAncia%20de%20lactase.pdf.
3. Toca MC, Fernández A, Orsi M, Tabacco O, Vinderola G. Lactose intolerance: myths and facts. An update. Arch Argent Pediatr. 2022;120(1):59-66.
4. Jansson-Knodell CL, Krajicek EJ, Savaiano DA, Shin AS. Lactose intolerance: a concise review to skim the surface. Mayo Clin Proc. 2020;95(7):1499-505.
5. Katoch GK, Nain N, Kaur S, Rasane P. Lactose intolerance and its dietary management: an update. J Am Nutr Assoc. 2022;41(4):424-34.
6. Romero-Velarde E, Delgado-Franco D, García-Gutiérrez M, Gurrola-Díaz C, Larrosa-Haro A, Montijo-Barrios E, et al. The importance of lactose in the human diet: Outcomes of a Mexican consensus meeting. Nutrients. 2019;11(11).
7. Heyman MB. Lactose intolerance in infants, children, and adolescents. Pediatrics. 2006;118(3):1279-86.
8. Corgneau M, Scher J, Ritie-Pertusa L, Le D t. l., Petit J, Nikolova Y, et al. Recent advances on lactose intolerance: Tolerance thresholds and currently available answers. Crit Rev Food Sci Nutr. 2017;57(15):3344-56.
9. Sherry Carter BL, Attel S. The diagnosis and management of patients with lactose intolerance. 2013 [cited 2023 Jan 16]. Disponível na Internet: www.tnpj.com.
10. Deng Y, Misselwitz B, Dai N, Fox M. Lactose intolerance in adults: biological mechanism and dietary management. Nutrients. 2015;7(9):8020-35.
11. Ebach D, Fedorowicz Z, Ehrlich A. Lactose intolerance in children. [cited 2022 Dec 29]. Disponível na Internet: https://www.dynamed.com/condition/lactose-intolerance-in-children.
12. Szilagyi A, Ishayek N. Lactose intolerance, dairy avoidance, and treatment options. Nutrients. 2018; 10(12):1994.
13. di Costanzo M, Berni Canani R. Lactose Intolerance: Common Misunderstandings. Ann Nutr Metab. 2019;73(Suppl 4):30-7.
14. Weiner BC, Shaughnessy A, Ehrlich A. Lactose intolerance in adults. [cited 2022 Dec 29]. Disponível na Internet: https://www.dynamed.com/condition/lactose-intolerance-in-adults.
15. Fassio F, Facioni MS, Guagnini F. Lactose maldigestion, malabsorption, and intolerance: a comprehensive review with a focus on current management and future perspectives. Nutrients. 2018;10(11):1599.
16. Rosado JL. Intolerancia a la lactosa. 2016; Disponível na Internet: www.anmm.org.mx.
17. Vandenplas Y. Lactose intolerance. Asia Pac J Clin Nutr. 2015;24 Suppl 1:S9-13.
18. Ugidos-Rodríguez S, Matallana-González MC, Sánchez-Mata MC. Lactose malabsorption and intolerance: a review. Food Funct. 2018;9(8):4056-68.
19. Malik T, Panuganti KK. Lactose intolerance. 2022 [cited 2023 Feb 8]. Disponível na Internet: https://www.ncbi.nlm.nih.gov/books/NBK532285/.

20. Suchy FJ, Brannon PM, Carpenter TO, Fernandez JR, Gilsanz V, Gould JB, et al. Development Conference: Lactose Intolerance and Health. Ann Inter Med. 2010;152(12):792-6.
21. Martínez Vázquez SE, Nogueira de Rojas JR, Remes Troche JM, Coss Adame E, Rivas Ruíz R, Uscanga Domínguez LF. The importance of lactose intolerance in individuals with gastrointestinal symptoms. Rev Gastroenterol Mex (Engl Ed). 2020;85(3):321-331.
22. Misselwitz B, Butter M, Verbeke K, Fox MR. Update on lactose malabsorption and intolerance: pathogenesis, diagnosis and clinical management. Gut. 2019; 68(11):2080-91.
23. Leis R, de Castro MJ, de Lamas C, Picáns R, Couce ML. Effects of prebiotic and probiotic supplementation on lactase deficiency and lactose intolerance: a systematic review of controlled trials. Nutrients. 2020; 12(5):1487.
24. Silberman ES, Jin J. Clinical Approach to lactose intolerance. JAMA. 2019;322(16):1600-01.
25. Hegar B, Widodo A. Lactose intolerance in Indonesian children. Asia Pac J Clin Nutr. 2015;24 Suppl 1:S31-40.
26. Pina S. Intolerância à lactose e alergia à proteína do leite: uma revisão sobre os impactos na alimentação infantil [Trabalho de Conclusão do Curso]. 2021.
27. Rienzo DT, D´angelo G, D´aversa F, Campanale MC, Cesario V, Montalto M, et al. Lactose Intolerance: From Diagnosis to Correct Management. Eur Rev Med Pharmacol Sci. 2013 [cited 2023 Jan 16];18-25. Disponível na Internet: https://www.europeanreview.org/wp/wp-content/uploads/018-025.pdf.
28. Diarreia e Desidratação. 2009 [cited 2023 Jan 10]. Disponível na Internet: https://bvsms.saude.gov.br/bvs/dicas/214_diarreia.html#:~:text=%2D%20ter%20muita%20sede%20e%20beber,mais%20sintomas%2C%20pode%20ser%20desidrata%C3%A7%C3%A3o.
29. Sharp E, D'Cunha NM, Ranadheera CS, Vasiljevic T, Panagiotakos DB, Naumovski N. Effects of lactose-free and low-lactose dairy on symptoms of gastrointestinal health: A systematic review. Intern Dairy J. 2021;114.
30. Brasil. Ministério da Saúde. Agência Nacional de Vigilância Sanitária. Resolução da Diretoria Colegiada – RDC nº 727, de 1º de julho de 2022. 2022.
31. Brasil. Ministério da Saúde. Agência Nacional de Vigilância Sanitária. Justificativas para os limites mínimos e máximos de nutrientes, substâncias bioativas e enzimas da proposta regulatória de suplementos alimentares. 2018 [cited 2023 Jan 30]; Disponível na Internet: http://antigo.anvisa.gov.br/documents/10181/3898888/Justificativa_Limites_Suplementos+-+CP+457-2017/ac372a4a-43ba-4721-bf3c-bd3c1ce60f81.
32. Oak SJ, Jha R. The effects of probiotics in lactose intolerance: a systematic review. Crit Rev Food Sci Nutr. 2019;59(11):1675-83.
33. Quigley EMM. Prebiotics and probiotics in digestive health. Clin Gastroenterol Hepatol. 2019; 17(2):333-44.
34. Ahn SI, Kim MS, Park DG, Han BK, Kim YJ. Effects of probiotics administration on lactose intolerance in adulthood: A meta-analysis. J Dairy Sci. 2023; 106(7):4489-501.
35. Pakdaman MN, Udani JK, Molina JP, Shahani M. The effects of the DDS-1 strain of lactobacillus on symptomatic relief for lactose intolerance – A randomized, double-blind, placebo-controlled, crossover clinical trial. Nutr J. 2016;15(1).
36. Pereira GAP, Genaro PS, Pinheiro MM, Szejnfeld L, Martini LA. Cálcio dietético – estratégias para otimizar o consumo. Rev Bras Reumatol. 2009;49.
37. Ross A, Taylor C, Yaktine A. Review Dietary Reference Intakes for Vitamin D and Calcium. 2011 [cited 2023 Jan 29]. Disponível na Internet: https://www.ncbi.nlm.nih.gov/books/NBK56060/.
38. Brasil. Ministério da Saúde, Agência Nacional de Vigilância Sanitária. Resolução da Diretoria Colegiada -RDC nº 269, de 22 de setembro de 2005. 2005.
39. Hunt CD, Johnson LK. Calcium requirements: new estimations for men and women by cross-sectional statistical analyses of calcium balance data from metabolic studies. Am J Clin Nutr. 2007. Disponível na Internet: https://academic.oup.com/ajcn/article-abstract/86/4/1054/4649393.
40. Dawson-Hughes B, Harris S, Kramich C, Dallal G, Rasmussen HM. Calcium retention and hormone levels in black and white women on high-and low-calcium diets. J Bone Miner Res. 1993;8(7):779-87.
41. Bischoff-Ferrari HA, Willett WC, Wong JB, Giovannucci E, Dietrich T, Dawson-Hughes B. Fracture Prevention With Vitamin D Supplementation A Meta-analysis of Randomized Controlled Trials. JAMA. 2005; 293(18):2257-64.
42. Rizzoli R. Vitamin D supplementation: upper limit for safety revisited? Aging Clin Exp Res. 2021; 33(1):19-24.
43. World Health Organization. Vitamin and Mineral Requirements in Human Nutrition. 2004. 341 p.
44. Floratil® (Saccharomyces boulardii). Bula.
45. 20Bi® Folheto (Probiótico).
46. Vitamina D3 (Colecalciferol). Althaia.
47. Vitamina D Cimed® Colecalciferol.
48. Denker B, Fedorowicz Z, Aird W. Dehydration and Hypovolemia in Adults. [cited 2023 Jan 10]. Disponível na Internet: https://www.dynamed.com/condition/dehydration-and-hypovolemia-in-adults#OVERVIEW_EV.

14 Estomatite Aftosa Recorrente (Afta)

Nara Amanda Laismann • Diana Graziele dos Santos •
Patrícia Melo Aguiar • Carla Juliane Lima • Érica Negrini Lia •
Jean Vinicius Cardoso dos Santos Ocampo • Laís Bié Pinto Bandeira •
André de Oliveira Baldoni • Tiago Marques dos Reis • Rafael Santos Santana

ESTOMATITE AFTOSA

A estomatite aftosa recorrente (EAR), também conhecida como afta, é uma condição comum da mucosa bucal caracterizada por ulcerações únicas ou múltiplas, pequenas, redondas ou ovais e dolorosas.[1] As úlceras são resultantes da exposição de tecido conjuntivo e apresentam o centro branco-amarelado rodeado por halo eritematoso. Embora existam estudos sobre o tema, ainda não foi possível identificara etiologia da EAR; entretanto, sabe-se que a EAR não é infectocontagiosa ou sexualmente transmissível.[2,3]

De forma geral, a EAR afeta até 25% da população, apresenta tendência familiar, com início frequente entre 10 e 20 anos. Estima-se que a doença afeta principalmente jovens adultos, com frequência e gravidade menor com o avanço da idade.[4,5] Mulheres, indivíduos com idade inferior a 40 anos, não fumantes e com maior grau socioeconômico são os que se queixam mais comumente de aftas.[6-8]

De acordo com as características clínicas (**Figura 14.1**), podem ser classificadas em:[8,9]

- ***Estomatite aftosa recorrente menor (aftas menores)***: apresenta entre uma a cinco lesões arredondadas superficiais, comumente localizadas nos lábios, na mucosa jugal, na borda lateral da língua e no assoalho da boca, com tamanho inferior a 1 cm de diâmetro e cicatrização espontânea em menos de 14 dias, sendo responsáveis por cerca de 85% de todos os casos de estomatite aftosa recorrente.
- ***Estomatite aftosa recorrente maior (aftas maiores)***: caracteriza-se por lesões arredondadas de 1 cm a 3 cm de diâmetro, mais profundas, com duração de 10 dias a 6 semanas ou mais, correspondendo a cerca de 10% dos casos de estomatite aftosa benigna. Ocorre comumente nos lábios, no palato mole e na faringe, e pode haver cicatriz fibrosa após sua remissão.

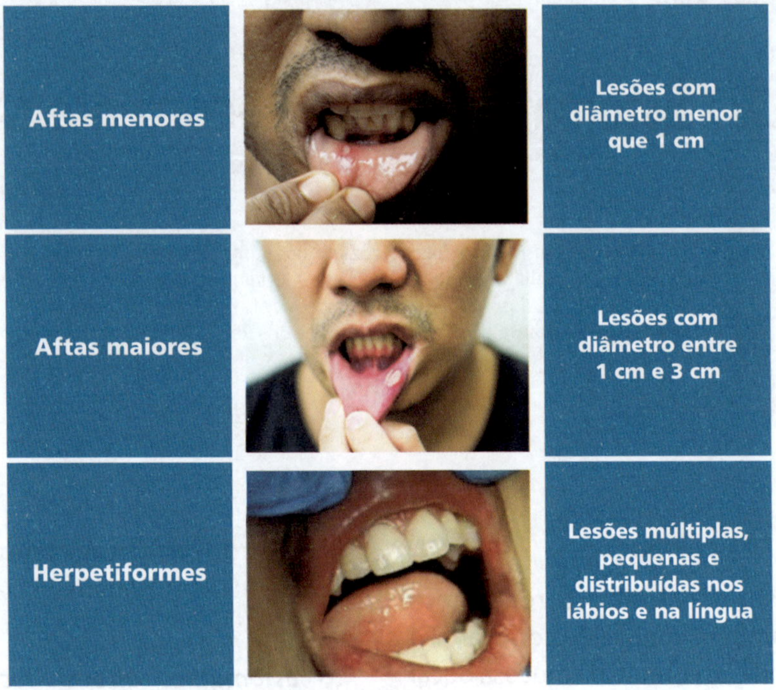

Figura 14.1. Variações clínicas da estomatite aftosa (aftas).[14]

Fonte: Pexels.

- ***Herpetiforme (afta herpetiforme)***: caracteriza-se por múltiplas úlceras pequenas que variam de 1 mm a 3 mm de diâmetro e podem coalescer formando úlceras maiores com borda irregular. É mais rara (menos de 5% dos casos), são extremamente dolorosas e persistem por 7 a 10 dias.

Em função da dor, as principais queixas associadas à EAR correspondem a dificuldade para falar, comer e deglutir, afetando negativamente a qualidade de vida dos pacientes, uma vez que restringe a ingestão de determinados alimentos e compromete a realização da higiene bucal.[10,11]

Não existe um tratamento específico para a EAR. Dessa forma, o tratamento é indicado e focado na redução dos sinais e sintomas. Evitar potenciais fatores desencadeantes podem prevenir e reduzir a frequência dos episódios.[7]

OBJETIVOS DO CUIDADO FARMACÊUTICO

1. Alívio da sintomatologia, especialmente dor, sensibilidade, inflamação local e ressecamento labial.[5,6,13]
2. Redução do tempo de duração das úlceras e prevenção de complicações (ampliação, prevenção de superinfecção, proteção de úlceras existentes) com objetivo de diminuir a frequência e gravidade das recorrências.[7]
3. Suspeitar de complicações, neoplasia ou doenças sistêmicas

que requerem encaminhamento médico.[7]

4. Instruir o paciente sobre cuidados e aplicação de medicamentos, especialmente produtos tópicos.[6,13]

CAUSAS, SINAIS, SINTOMAS E ANAMNESE FARMACÊUTICA

Apesar de as características clínicas da EAR serem bem definidas, sua patogênese ainda permanece desconhecida. Sabe-se que ocorrem reações na resposta imune mediada por células T e o fator de necrose tumoral (TNF). No estágio pré-ulcerativo, ocorre um infiltrado de células no epitélio e subsequente edema em decorrência de uma vacuolização queratinócita rodeada por um halo eritematoso. As úlceras formadas são infiltradas principalmente por neutrófilos, linfócitos e plasmócitos e, finalmente, ocorre a cicatrização com regeneração do epitélio.[1,14]

Muitas possibilidades são investigadas. Evidências atuais sugerem que a EAR é uma condição multifatorial e que os fatores causais podem estar associados a **deficiências nutricionais** (vitamina do complexo B como B12, folato, zinco e ferro) e **de absorção** (doença celíaca ou doenças inflamatórias intestinais), fatores **imunológicos** (infecções e episódios de febre recorrentes), fatores **emocionais** (ansiedade, estresse), **uso de medicamentos** (especialmente alguns antibióticos, quimioterápicos, antirretrovirais, diuréticos e anti-inflamatórios não esteroidais – AINEs), **além de traumas na mucosa** por mordidas acidentais, principalmente após anestesia odontológica, traumatismos provocados durante a escovação dentária, uso de aparelhos ortodônticos ou de próteses dentárias mal adaptadas, além de procedimentos odontológicos mais invasivos.[13,15-17]

A predisposição genética é uma possibilidade considerada, uma vez que estudos indicam que pacientes com história familiar de EAR podem desenvolver a doença mais precocemente e de forma mais grave quando comparados com os que não apresentam história familiar.[6,11]

Entre os fatores de risco com evidências fortes (maior número), destaca-se história familiar positiva, podendo ser descoberta em até 40% dos pacientes, ser não fumante ou ter abandonado o hábito de fumar recentemente, traumas locais (físico ou químico) e idade inferior a 40 anos.[2,7,16]

Os fatores de risco com evidências fracas (menor número), por sua vez, incluem infecção por *Streptococcus sanguis*, alimentação de crianças com leite de vaca, sexo feminino, etnia branca, condições socioeconômicas mais altas, altos níveis de estresse, intolerância ou hipersensibilidade alimentar (nozes, alimentos ácidos, chocolate, laticínios, trigo, temperos, alimentos com agentes conservantes, bebidas alcoólicas), desequilíbrio hormonal, uso de pasta de dente que contém lauril sulfato de sódio e uso de determinados medicamentos (piroxicam; fenobarbital; fenindiona; ácido niflúmico; nicorandil; captopril; ácido acetilsalicílico e outros AINEs, como ácido propiônico, ácido fenilacético e diclofenaco).[6,7,12,18]

Eventos estressantes foram associados de forma significativa ao início dos episódios de EAR, mas não com sua duração. Em pacientes com história de estresse, esses eventos podem desencadear mudanças envolvidas no início de novos episódios de EAR, podendo envolver tanto os estressores mentais quanto os físicos.[19]

Um estudo transversal realizado nos Estados Unidos estabeleceu a frequência de aftas em adultos e demonstrou que o tabagismo está associado a menores chances de episódios. O tabaco pode aumentar a queratinização da mucosa, o que pode diminuir a suscetibilidade à ulceração. A nicotina, substância presente no cigarro e absorvida localmente, pode desempenhar um papel na prevenção das aftas.[20]

Pesquisas sugeriram que ao parar de fumar, os indivíduos perdem o efeito protetor e apresentam ulceração rebote. Apesar disso, obviamente essas descobertas não justificam o uso de tabaco ou nicotina para o controle dessa condição, dado os inúmeros malefícios que esse hábito causa ao indivíduo. No entanto, o farmacêutico pode estar atento para correlacionar o aparecimento de aftas com pacientes em processo de cessação do tabaco.[20]

A avaliação clínica deve ser realizada por meio da investigação da história clínica e observação de úlceras orais ovoides ou redondas dolorosas, localizadas na mucosa labial, ventral ou lateral da língua, assoalho da boca, palato mole ou orofaringe, com pseudomembrana branca, amarela ou cinza em sua região central, que é rodeada por halo eritematoso.[2,6,11,21,30] Alguns dos sinais e sintomas associados à presença da infecção localizada na mucosa é a sensação alterada, eritema e edema focal, queimação e formigamento.

A apresentação dos sinais e sintomas da EAR é distinta nas aftas menores, maiores e herpetiformes (**Figura 14.2**).

Aftas menores
- Correspondem a cerca de 85% dos casos.
- Menos de 1 cm de diâmetro.
- Frequência de episódios varia.
- Cicatrização de 7 a 10 dias.

Aftas maiores
- Correspondem a cerca de 10% dos casos.
- Mais de 1 cm de diâmetro.
- Mais dolorosas e persistentes, podendo ser frequentes.
- Cicatrizam de forma lenta entre 10 e 40 dias.

Herpetiformes
- Correspondem a 5% dos casos; são mais raras.
- Úlceras distintas de 2 mm a 3 mm de diâmetro.
- Reaparecem com frequência a ponto de parecer contínua.
- Cicatrizam ao longo de 10 dias ou mais.

Figura 14.2. Características dos tipos de estomatite aftosa recorrente.

Fonte: Autoria própria.

É importante destacar que úlceras com características clínicas semelhantes às aftas, mas que não se resolvem com manejo e tempo esperado, podem estar associadas às condições sistêmicas ou ser indicativas de lesões malignas, como o carcinoma espinocelular. Os episódios de EAR são autolimitados, ocorrendo variações do tempo de resolução dos sintomas. As aftas menores e herpetiformes podem ser resolvidas espontaneamente em um período de até duas semanas. Por sua vez, as aftas maiores podem levar cerca de mais de um mês para se resolver, podendo ocorrer infecções bacterianas secundárias.[2,7,16,20,24,25]

É importante ter atenção à ulceração oral com aspecto clínico semelhante à EAR, mas associada a outras sintomatologias, o que pode indicar necessidade de investigação aprofundada, como estados de imunodeficiência, incluindo infecção por HIV ou disfunção por neutrófilos, na doença de Behçet (geralmente com presença de úlceras aftosas na mucosa genital); estados inflamatórios, como febre periódica acompanhada de manifestações de faringite e adenite; deficiências hematínicas (ferro, ácido fólico ou vitamina B12); doença inflamatória intestinal, como a doença de Crohn, colite ulcerativa e doença celíaca (Quadro 14.1).[2,4,7,16,26]

Apesar de não existirem achados laboratoriais específicos na EAR, o encaminhamento médico de alguns pacientes pode ser importante para analisar o hemograma completo e a estimativa hematínica, pois estes podem indicar a exclusão de deficiências de ferro e vitaminas.[16]

Em pacientes com suspeita de doença celíaca, o teste de imunoglobulina A-transglutaminase tecidual pode

Quadro 14.1
Transtornos com características semelhantes, mas não relacionadas com estomatite aftosa recorrente

Transtorno	Características de diferenciação
Doença mão-pé-boca	Erupção cutânea nas mãos ou nos pés. Hemograma completo mostrará contagem leucocitária elevada. História clínica de potencial transmissão.
Herpes simples	Lesões aglomeradas com bordas vermelhas próximo aos lábios. História clínica. O vírus herpes simplex tipo 1 pode ser transmitido por meio de membranas mucosas, pelo beijo e compartilhamento de toalhas e utensílios.
Herpangina	Febre associada, presença de linfadenopatia cervical e presença de úlceras no palato mole. É uma infecção viral altamente contagiosa que acomete principalmente lactentes e crianças.
Mucosite por quimioterápicos	Ardor e eritema poucas horas após a administração do medicamento, com evolução para múltiplas ulcerações na mucosa bucal. Um dos medicamentos associados são: metotrexato, daunorrubicina, doxorrubicina e hidroxiureia.
Pênfigo	As fases iniciais podem ser caracterizadas por úlceras crônicas, não cicatrizantes, dolorosas na boca e bolhas progressivas.
Síndrome de Behçet	Úlceras aftosas geniturinárias ou em outras mucosas, eritema nodoso, lesões postulares, uveíte. Diagnóstico com base em achados clínicos.

Fonte: Adaptado de BMJ (2018), Barros (2016) e Rakel (2009).[7,13,20]

ser uma investigação inicial apropriada. O exame de infecção por HIV também pode ser considerado em pacientes com história de infecções ou neoplasias associadas ao HIV. Em pacientes com suspeita de doença inflamatória sistêmica, pode-se considerar a avaliação da velocidade de hemossedimentação e proteína C-reativa, a fim de descartar a causa da ulceração aftosa.

Em casos de lesões ulceradas que não involuem em três semanas ou mais, especialmente quando a dor não está presente, o paciente deve ser encaminhado para investigação odontológica ou médica, dada a possibilidade de neoplasias malignas, especialmente em pessoas idosas.[7]

Durante o desenvolvimento da anamnese farmacêutica, deve-se coletar informações a respeito da história clínica do paciente e observar o aspecto das lesões da mucosa bucal, bem como seu tempo de duração (**Quadro 14.2**). Com isso, o farmacêutico pode ter facilidade na identificação e na diferenciação dos diversos sinais a fim de observar condições clínicas que possam desencadear um problema de maior gravidade a ponto de necessitar de um encaminhamento para outro profissional ou serviço de saúde.[7,13,20]

Quadro 14.2

Anamnese farmacêutica em pacientes com estomatite aftosa recorrente (Estratégia INDICO)[2,4-7,11,12,18,20-23,28]

Domínio	Perguntas/Investigação*	Observações importantes
Identificação do paciente	Qual é o **sexo** do paciente? A paciente está grávida? Qual a **idade** do paciente? Tem informações sobre a profissão ou o **estilo de vida**? Padrão de alimentação ou prática de atividades? Tem **diagnóstico prévio** de estomatite aftosa recorrente?	O agravo afeta em sua grande maioria adultos jovens, sendo o início mais frequente entre 10 e 20 anos. As úlceras são mais comuns em mulheres. Pacientes com história familiar podem desenvolver a doença mais cedo e de forma mais grave. Úlceras menores e herpetiformes aparecem pela primeira vez na infância. As úlceras maiores geralmente aparecem pela primeira vez na puberdade.
Natureza dos sinais e sintomas	Observe se há **possibilidade de trauma oral** (passou por anestesia odontológica recentemente, usa aparelho ortodôntico ou prótese dentária removível desadaptada?), características típicas, localização, **número e tamanho da úlcera**. Observe se há presença de **febre**, sintomas de fadiga, tontura, falta de respiração. Há história de doença de pele ou úlceras envolvendo **outras partes do corpo**? Há sensação de **formigamento, inchaço, queimação e eritema focal**? (sinais de complicação).	Mordidas acidentais e procedimentos odontológicos traumáticos, uso de aparelhos ortodônticos fixos ou próteses dentárias desadaptadas podem resultar em úlceras na mucosa bucal. Caso haja suspeita de úlcera maligna ou doença bolhosa, em caso de úlcera única com duração superior a três semanas, é necessário encaminhar a um especialista a fim de passar por novas investigações. A sintomatologia comumente relacionada é a percepção de alteração da mucosa, como o eritema, edema, queimação e formigamento localizados. A EAR não deve estar associada a manifestações como febre, linfadenopatia, sintomas gastrointestinais ou lesões de pele, além da mucosa bucal.

(continua)

Quadro 14.2 (continuação)
Anamnese farmacêutica em pacientes com estomatite aftosa recorrente (Estratégia INDICO)[2,4-7,11,12,18,20-23,28]

Domínio	Perguntas/Investigação*	Observações importantes
Duração	Qual a **duração** dos sintomas? Quantas vezes por ano esse episódio acontece? Quando teve início? Fuma ou **deixou de fumar** nos últimos tempos? Colocou aparelho ortodôntico ou prótese dentária recentemente?	As úlceras podem aparecer em cerca de 24 a 48 horas após traumatismo da mucosa bucal ou exposição a provável fator de risco. A úlcera menor tem um período de cicatrização de 7 a 10 dias, podendo variar a frequência dos episódios; a úlcera maior cicatriza de uma forma mais lenta, entre um período de 10 a 40 dias; as úlceras herpetiformes cicatrizam ao longo de 10 dias ou mais e reaparecem com frequência a ponto de parecerem contínuas. Geralmente, o início da EAR ocorre entre os 10 e 20 anos, mas pode acometer pessoas de qualquer idade frente a traumatismos da mucosa bucal.
Iniciou algum tratamento	Já foi feito uso de algum medicamento? Qual foi o **medicamento usado**? Por quanto **tempo** está em uso? Tem sido efetivo? Em **episódios anteriores**, como foi feito o tratamento? Os tratamentos anteriores tiveram qual resultado? Houve alguma **reação adversa**? Tem dúvidas sobre a aplicação dos **medicamentos tópicos**?	Em caso de tratamento com medicamentos tópicos, é necessário aplicá-los na úlcera seca e evitar alimentos e bebidas por até 30 minutos após a aplicação.
Comorbidades	O paciente apresenta **outras condições** de saúde? Faz **uso regular de algum medicamento**? Tem **alergias ou hipersensibilidade alimentar**? Há distúrbios gastrointestinais? Há história atual de **imunossupressão**? Há úlceras genitais e sintomas de uveíte?	O uso de medicamentos como anti-inflamatórios não esteroidais, betabloqueadores, nicorandil, metotrexato, quimioterápicos, entre outros, pode contribuir para o desenvolvimento da ulceração oral com aspecto clínico semelhante à EAR. Alimentos como nozes, chocolate, laticínios e trigo, e temperos como sal, pimentão, *curry*, entre outros podem desencadear, prolongar ou exacerbar a erupção da EAR. Pode estar associada à condições sistêmicas como nos estados de imunodeficiência, incluindo infecção por HIV ou disfunção de neutrófilos; também pode ocorrer na doença de Behçet, caso haja úlceras aftosas também na região genital.
Outras situações especiais	Há **história familiar** de aftas? Suspeita de algum **gatilho específico** não relatado para início do quadro e recorrência? Alguma **situação limitante** como lactação, restrição alimentar, dificuldade de aquisição de medicamentos ou higiene bucal?	O abandono do hábito de fumar, condições socioeconômicas mais altas e o uso de medicamentos como AINEs, betabloqueadores e quimioterápicos são fatores predisponentes à ocorrência de úlceras aftosas semelhantes à EAR. Pessoas idosas que se encontram em fase de adaptação de dentaduras e pacientes sob tratamento ortodôntico são predispostas à EAR.

**Perguntas sugestivas. Não têm finalidade diagnóstica e sim para melhor compreensão do caso e identificação de potenciais sinais de alerta para encaminhamento.*
Fonte: Autoria própria.

Com relação à abordagem, a história minuciosa é essencial, já que tende a ajudar a determinar os principais fatores que desencadeiam as úlceras recorrentes e se estão relacionadas com um processo inflamatório ou doença sistêmica.[16] Considera-se importante a inspeção da cavidade bucal para determinar o tamanho, o número e a distribuição das úlceras. Além disso, se possível, deve-se checar os sinais vitais, especialmente a temperatura do paciente.[22] Geralmente, antes do desenvolvimento da úlcera, há sensação de queimação local, apresentada de 24 a 48 horas antes do aparecimento dos sinais e sintomas clássicos.[20,27]

INTERVENÇÕES NÃO FARMACOLÓGICAS

A educação em saúde pode facilitar o tratamento precoce e minimizar o desconforto causado pelas aftas. Deve-se instruir o paciente sobre as possíveis medidas de prevenção e os fatores predisponentes a serem evitados.[8,16,29]

Deve-se considerar evitar fatores predisponentes como trauma da mucosa bucal, utilização de pasta de dente que contém lauril sulfato de sódio ou alimentos e bebidas que possam desencadear a erupção da úlcera e prolongar sua duração, além de manter boa higiene oral e usar escova com cerdas macias.[2,7,12,17,21,30]

Instruir o paciente sobre a gestão do estresse por meio de práticas de meditação, exercícios físicos ou ioga pode ser útil, assim como evitar alimentos e bebidas que possam desencadear, prolongar ou exacerbar a erupção de úlceras, como alimentos ácidos, nozes, chocolate, laticínios, trigo, temperos como sal, limão, vinagre, pimentão e *curry*, alimentos com agentes conservantes como cinamaldeído ou ácido benzoico, bebidas alcoólicas, ácidas ou carbonatadas.[2,7] Seguir uma dieta pode auxiliar no controle dos surtos, caso o paciente tenha ingerido determinado alimento possivelmente relacionado com ocorrência da úlcera. Nos casos de pacientes com intolerância ou doença celíaca, recomendar uma dieta sem glúten com acompanhamento nutricional. Pacientes com lesões bucais também devem evitar alimentos de consistência endurecida, picantes e ácidos (**Quadro 14.3**).[12]

Antes de iniciar o tratamento com medicamentos isentos de prescrição (MIPs) para estomatite aftosa, é necessário investigar se as causas reconhecidas estão contribuindo para o desenvolvimento da doença. Para isso, o farmacêutico deve questionar se o paciente tem exames hematológicos ou testes cutâneos recentes que avaliam a presença de alergias e deficiências nutricionais. Além disso, o farmacêutico pode estimar e relacionar nível de estresse do paciente com a presença de traumas bucais.[8,13]

Caso o paciente apresente indicação do uso de medicamentos tópicos, é de extrema importância a instrução sobre a sua aplicação na úlcera previamente seca e a necessidade de evitar a ingestão de alimentos e líquidos por 30 minutos após a aplicação.[2,6] É importante explicar ao paciente que, na maioria dos casos, a causa das aftas não é conhecida, mas que não configuram doenças infecciosas; que o tempo de cura deve ser, no máximo, até um mês; e que o objetivo do tratamento é o alívio dos sintomas.[22]

Como medida inicial, pode-se incluir a mudança da pasta dental para uma formulação sem lauril sulfato de sódio, indicar o uso de enxaguantes bucais antibacterianos com clorexidina e um tratamento para alívio dos sintomas por meio do uso de medicamentos tópicos.[7,29]

Quadro 14.3
Resumo de evidências das intervenções não farmacológicas para estomatite aftosa recorrente[2,7,29,35]

Conduta	Embasamento técnico	GRADE	
		Nível de evidência	Grau de recomendação
Restrições alimentares	Não há evidências robustas da relação causal de determinado tipo de dieta com o aparecimento das aftas. A patogênese das úlceras aftosas na doença celíaca não é clara, embora possa estar relacionada com os baixos níveis séricos de ferro, ácido fólico e vitamina B12 secundários à má absorção nesses pacientes. A restrição de alimentos ácidos, nozes, chocolate, lacticínios, trigo, comidas muito temperadas ou com agentes conservantes podem apresentar algum benefício, ao menos na crise.[2,7,29,31,32]	Baixo	Fraco
Manejo de ansidedade, depressão e estresse	Os estudos que relacionam as estomatites aftosas com ansiedade, depressão e estresse psicológico são conflitantes, apesar de parecer haver alguma associação entre essas condições. Nesse contexto, é válido sugerir ao paciente mudanças do estilo de vida e outras ações para manejo de ansiedade, depressão e estresse.[7,20,36,38,39]	Baixo	Forte
Creme dental com lauril sulfato de sódio	Uma revisão sistemática concluiu que o creme dental sem lauril sulfato de sódio, quando comparado ao creme que contém o surfactante, reduziu o número de úlceras, a duração, os episódios e a dor. No entanto, estudos futuros são necessários para fortalecer o corpo atual de evidências.[30]	Moderado	Fraco
Laserterapia	A laserterapia de baixa potência reduz a dor e o tempo de cicatrização em pacientes com afta menor. Entretanto, a prevenção de novos episódios parece incerta. As limitações incluem o custo e o treinamento do profissional.[30,33,34]	Moderado	Fraco

Fonte: Autoria própria.

INTERVENÇÕES FARMACOLÓGICAS

Não existe tratamento específico para estomatite aftosa. As opções terapêuticas utilizadas visam a alívio da dor, aumento da taxa de reepitelização, diminuição da inflamação, prevenção de superinfecção e proteção de úlceras existentes. Entre essas opções, estão medicamentos tópicos e sistêmicos.[21]

A escolha do medicamento deve ser guiada por gravidade da doença, nível de evidência, custo e perfil dos efeitos adversos. Pelas evidências disponíveis e perfil de pacientes que procuram apoio nas farmácias, o cuidado farmacêutico estará centrado na indicação de medicamentos tópicos. Quando observado que o paciente necessita ou pode beneficiar-se de terapia sistêmica ou destrutiva, deve-se encaminhá-lo para cuidado médico, odontológico ou a uma unidade de saúde.[6,12,16,21]

As revisões disponíveis sobre o tema revelam a existência de múltiplas alternativas terapêuticas, inclusive para pacientes com doenças crônicas relacionadas com aftas, com dados de eficácia principalmente relacionado com a redução da dor e promoção da cura da lesão aftosa. Contudo, apesar de representar um transtorno comum, há escassez de estudos de qualidade que avaliam ou comparam os tratamentos. Os estudos atualmente disponíveis apresentam níveis de evidência limitados, e as alternativas avaliadas nem sempre condizem com as alternativas terapêuticas aprovadas e disponíveis no Brasil.[13,20,36,37]

O tratamento com medicamentos tópicos, especialmente para as aftas menores (maioria dos casos) tende a alcançar um bom nível de alívio dos sintomas e a prevenção de complicações, especialmente se utilizado ainda no início das ulcerações. De maneira geral, tendem a ser relativamente seguros no uso eventual, baratos e de fácil acesso nas farmácias do setor privado (a maioria desses medicamentos não está disponível no Sistema Único de Saúde (SUS). Podem ser bochechos **antissépticos** (maioria dos casos), **anestésicos locais** e **antimicrobianos tópicos** e **corticosteroides tópicos**. Boa parte desses medicamentos está presente em combinações de fármacos e deve ser avaliada individualmente (**Quadro 14.4**).[36,37]

Dos **antissépticos bucais**, é razoável utilizar a **clorexidina** em quase todos os pacientes com aftas para diminuir a probabilidade de superinfecção por bactérias e fungos. Ensaios clínicos controlados randomizados evidenciam que a solução de clorexidina pode reduzir a duração da EAR e espaçar o intervalo entre o aparecimento das úlceras. Além disso, também é eficaz na eliminação e prevenção da formação do biofilme dentário.[13,20,36,37]

O **cetilpiridíneo**, presente em alguns enxaguantes bucais ou em associações medicamentosas específicas para o manejo da afta, também contém ação semelhante de controlar a carga microbiana e prevenir infecções secundárias. De forma semelhante, o **tartarato de bismuto e sódio**, geralmente presente em associações, contém ação antisséptica sobre estreptococos. O uso de bochechos antissépticos tem sido estudado e recomendado pela maioria das diretrizes clínicas.[13,20,36,37]

Quadro 14.4

Resumo das intervenções farmacológicos para estomatite aftosa recorrente[13,20,36,37,54-57]

Medicamento	Apresentações*	Uso padrão	Orientações ao paciente	Alertas	GRADE: Nível de evidência	GRADE: Grau de recomendação
Clorexidina $$$$ MIP SUS	**Solução bucal** 0,12% (Periogard® e Periotrat®)	**ADULTOS:** Bochechar 15 mL de solução não diluída (uma tampa cheia) pela manhã e à noite, após refeições e higiene bucal. **CRIANÇAS:** **Esse medicamento é contraindicado para crianças.**	"Bochechar por 30 segundos após a escovação dos dentes". "Uso recomendado por no máximo 21 dias". "Não se deve engolir a solução oral e deve-se evitar o contato com os olhos e ouvidos".	Pode aumentar os depósitos de cálculo supragengival. O uso rotineiro pode causar manchas nos dentes, alteração no paladar ou dores de dente. Cautela na gravidez.	Moderado	Forte
Benzidamina $$$$ MIP	**Pastilhas** 3 mg **Colutório** 1,5 mg/mL (Flogoral®, Ciflogex®, Gargabem® e Angino Rub®)	**ADULTOS:** Para pastilhas, dissolver uma na boca, 2 a 3 vezes ao dia. Para colutório, fazer 2 ou mais bochechos/gargarejos ao dia com 15 mL de colutório puro. **CRIANÇAS (Somente acima de 6 anos):** Idem anterior.	"A pastilha não deve ser partida ou mastigada". "O colutório deve ser utilizado exclusivamente por via oral, por meio de bochechos ou gargarejos. Não deve ser ingerido". "O creme dental destina-se ao uso tópico. Não deve ser ingerido".	Cautela em portadores de diabetes (contém açúcar) e gravidez. Cautela em pacientes com insuficiência renal. Podem ocorrer reações de hipersensibilidade em razão de seu efeito anestésico. Pode conter corante TARTRAZINA.	Moderado	Forte
Benzocaína + cetilpiridínio $$$$ MIP	**Pastilha dura** 10 mg + 1.466 mg **Solução *spray*** 4 mg/mL + 0,5 mg/mL (Neopiridin® e Sanilin®)	**ADULTOS:** Para pastilhas, dissolver uma pastilha na boca. Para solução *spray*, fazer 3 a 6 nebulizações na área afetada. Repetir o procedimento a cada 2 a 3 horas, se necessário. Dose máxima: 6 vezes/dia. **CRIANÇAS (Somente acima de 6 anos):** Idem anterior.	"Deve ser administrado com cuidado se a mucosa estiver muito traumatizada (especialmente as pastilhas, evitar contato direto com a afta e não mastigar)". "No *spray*, antes da primeira utilização, acionar a válvula algumas vezes (na pia) para que haja saída do produto".	Cautela em portadores de diabetes (contém açúcar). Cautela na gravidez e lactação. As gorduras presentes no leite e ovos antagonizam os efeitos do cetilpiridínio. Contém corante TARTRAZINA (alergia).	Moderado	Forte

(continua)

Quadro 14.4 (continuação)
Resumo das intervenções farmacológicos para estomatite aftosa recorrente[13,20,36,37,54-57]

Medicamento	Apresentações*	Uso padrão	Orientações ao paciente	Alertas	GRADE	
					Nível de evidência	Grau de recomendação
Benzocaína + borato de sódio + cetilpiridínio $$$$ MIP	**Solução bucal** 0,20 mg/mL + 60 mg/mL + 1 mg/mL (Malvona®)	**ADULTOS:** Para bochechos ou gargarejos, diluir 1 colher de chá (5 mL) em um copo com 50 mL de água. Se preferir, embeba em um pedaço de algodão e aplique sobre a lesão. Dose máxima: 5 vezes/dia. **CRIANÇAS:** **Esse medicamento é contraindicado para crianças.**	"É aconselhável não comer ou beber durante 30 minutos após o uso". "Deve ser utilizada exclusivamente por via oral, através de bochechos ou gargarejos, sem ingerir".	Cautela em pessoas sensíveis ao álcool (contém álcool). Cautela na gravidez e lactação. Contém extratos naturais que podem ficar aparentes (*Malva sylvetris L.*).	Moderado ●●●○	Forte
Hidrocortisona + neomicina + ácido ascórbico + troxerrutina + benzocaína $$$$	**Pomada** 5 mg/g + 5 mg/g + 0,5 mg/g + 20 mg/g + 2 mg/g (Gingilone®)	**ADULTOS:** Aplicar uma pequena quantidade de pomada no local afetado, 3 a 6 vezes ao dia. **CRIANÇAS (somente acima de 2 anos):** Idem anterior.	"Aconselhável aplicar depois das refeições e higiene oral, preferencialmente à noite para melhor contato com área afetada". "Não usar por mais de 7 dias".	Contraindicada em lesões tuberculosas, micóticas ou virais (herpes simples, vaccínia, varicela) da mucosa oral. Cautela em pacientes idosos. Cautela na gravidez e lactação. O uso prolongado de corticosteroides pode originar efeitos sistêmicos.	Moderado ●●●○	Forte
Neomicina + Bismuto e sódio + procaína $$$$ MIP	**Suspensão oral** 25 mg/mL + 25 mg/mL + 15 mg/mL **Suspensão oral** 15 mg/mL + 25 mg/mL + 15 mg/mL (Bismu-jet® e Aftine®)	**ADULTOS:** Pingar 1 a 2 gotas sobre o local afetado da boca, 3 a 6 vezes ao dia, se necessário. Dose máxima: 4 vezes/dia. **CRIANÇAS:** Idem anterior.	"É aconselhável não comer ou beber durante 30 minutos após o uso do medicamento". "Indicado somente para uso tópico. Não deve ser ingerido". "O uso prolongado poderá desenvolver resistência".	Cautela na gravidez e lactação. Interações medicamentosas com uso de acetazolamida, fenoximetil-penicilina, digoxina e metotrexato. Eficácia de contraceptivos orais pode ser reduzida.	Moderado ●●●○	Forte

(continua)

Quadro 14.4 (continuação)
Resumo das intervenções farmacológicos para estomatite aftosa recorrente[13,20,36,37,54-57]

Medicamento	Apresentações*	Uso padrão	Orientações ao paciente	Alertas	GRADE	
					Nível de evidência	Grau de recomendação
Triancinolona $$$$	**Pasta ou pomada** 1 mg/g (Omcilon®)	**ADULTOS:** **Aplicar** uma pequena quantidade de pomada no local afetado, por até 3 vezes ao dia. **CRIANÇAS:** **Esse medicamento é contraindicado para crianças.**	"Deve ser aplicado de preferência à noite, antes de dormir, permitindo o contato do esteroide com a lesão ao longo da noite". "Usar quantidade suficiente para cobrir a lesão com uma película fina". "Não usar por mais de 7 dias".	Contraindicada na presença de infecções fúngicas, virais ou bacterianas na boca ou garganta. Alerta para pacientes com tuberculose, úlcera péptica ou diabetes. Cautela na gravidez.	**Moderado** ●●●○	**Forte**
Tirotricina + hidroxiquinolina $$$$ **MIP**	**Solução pronta para uso** 0,1 mg/mL + 1 mg/mL **Solução** 0,3 mg/mL + 10 mg/mL (Malvatricin®)	**ADULTOS:** Para solução pronta para uso, bochechar ou gargarejar uma tampa-medida, 3 a 4 vezes ao dia. Para solução, diluir 10 mL em meio copo de água.	"Utilizar exclusivamente por via tópica, por meio de bochechos ou gargarejos. Não deve ser ingerida". "É aconselhável não comer ou beber durante 30 minutos após o uso do medicamento".	Cautela na gravidez. Cautela em pessoas sensíveis ao álcool (contém álcool).	**Baixo** ●●○○	**Forte**
Tirotricina + hidroxiquinolina + lidocaína $$$$ **MIP**	**Solução *spray*** 0,1 mg/mL + 2 mg/mL + 4 mg/mL (Malvatricin Spray®)	**ADULTOS:** Fazer de 2 a 3 aplicações na área afetada, 3 a 4 vezes ao dia, se necessário. **CRIANÇAS (Somente acima de 2 anos):** Molhar uma haste flexível com ponta de algodão no produto e passar nas áreas afetadas da boca.	"Utilizar exclusivamente por via tópica. Não deve ser ingerida". "É aconselhável não comer ou beber durante 30 minutos após o uso do medicamento". "Em casos agudos, usar de 2 em 2 horas".	Cautela na gravidez. Cautela em pessoas sensíveis ao álcool (contém álcool).	**Baixo** ●●○○	**Forte**

**Nomes comerciais listados foram incluídos no intuito de facilitar a identificação dos itens e evitar erros de seleção; é desaconselhável utilizá-los em prescrições ou no processo de orientação farmacêutica. Marcas foram incluídas de forma circunstancial e pode haver outras disponíveis no mercado não listadas. **Algumas versões do produto trocam a lidocaína por benzocaína, além da opção sem anestésico. Fonte: Autoria própria.*

Os **antimicrobianos tópicos** são considerados uma medida eficaz no alívio dos sintomas causados por infecção secundária. Embora a terapia antimicrobiana tópica não seja a primeira opção de manejo na rotina de pacientes com estomatite aftosa, pode ser útil especialmente em pacientes com ulceração oral extensa (afta maior).[21,38,39]

No Brasil, o mais usado é a **neomicina**, um antibiótico aminoglicosídeo ativo contra uma variedade de patógenos bacterianos Gram-positivos e Gram-negativos, inibindo a síntese de proteínas por ligação à unidade ribossômica bacteriana 30S. Pode, entretanto, causar alteração da microbiota e do trânsito intestinal.[21,38,39]

Outro antimicrobiano muito usado no país, especialmente em *sprays*, pastilhas e colutórios, é a **tirotricina,** com amplo espectro de atividade contra bactérias Gram-positivas e algumas infecções fúngicas. O seu uso e efeito é local, parecendo ser segura pela não absorção no trato gastrointestinal; no entanto, por seus potenciais efeitos sistêmicos indesejados, deve-se prevenir o uso frequente e não deve ser utilizada em crianças, grávidas e lactentes. Talvez possa ser mais indicada para aqueles pacientes com relato de dor de garganta associado.[21,38,39]

Os **anestésicos tópicos** têm uma utilidade limitada: apesar de efetivos no alívio dor, têm duração de efeito breve, o que poderia trazer benefício apenas em determinados procedimentos odontológicos ou em situações que o paciente não consegue comer ou fazer higiene bucal. A **lidocaína** é um anestésico local de aplicação tópica (pomada ou *spray*). Estudos demostraram que houve redução significativa na intensidade da dor associada a úlcera aftosa oral após uso da lidocaína. Outras opções mais usadas são a **benzocaína** (mais usada), a **procaína** e **tetracaína**, que estão disponíveis em associações e podem ter maior utilidade por conta do benefício conjunto dos demais fármacos.[36,37,40]

Os **corticosteroides tópicos** exercem efeito local com a finalidade de suprimir a resposta inflamatória, reduzindo a gravidade e a duração da EAR. Em geral, os tratamentos tópicos com corticosteroides estão disponíveis como solução oral, *spray* ou até mesmo pomadas. As pomadas são combinadas com uma base adesiva (orabase) a fim de proporcionar a aderência do produto à mucosa e otimizar o tempo de contato.[39,41,42]

O veículo proporciona uma cobertura protetora que reduz temporariamente a dor, associada a estímulos por alimentos e mecânicos. Os corticosteroides tópicos podem agir sobre os linfócitos e alterar a resposta das células efetoras aos precipitantes da imunopatogênese (p. ex., trauma e alergias alimentares). Por isso, seu uso logo no início do quadro pode aumentar a eficácia do tratamento.[41,42]

Apesar de muito utilizado e ser considerado por boa parte do corpo clínico como primeira linha de tratamento, há falta de evidências de alta qualidade a respeito de sua eficácia e especialmente da sua segurança. Estudos randomizados mostraram que a cicatrização da úlcera ocorreu em maior proporção nos pacientes sob uso da pomada de corticoide quando comparado ao grupo placebo. Efeitos adversos leves como erupção cutânea perioral, sensação de queimação na laringe e dor no local de aplicação foram identificados após o uso de corticoides tópicos.[4,7,17,21,32]

Apesar disso, as evidências sobre sua real efetividade e segurança são inconclusivas, motivo pelo qual recomenda-se reservar essa classe de medicamentos para pacientes com múltiplas lesões, afta maior e falha terapêutica com outras opções farmacológicas para o manejo desse problema de saúde.[4,7,17,21,32]

No Brasil, as principais opções disponíveis incluem a **triancinolona**, um glicocorticoide com propriedades anti-inflamatórias, antipruríticas e antialérgicas, exercendo efeito metabólico e alterando as respostas imunológicas do corpo a diferentes estímulos. E a **hidrocortisona** (geralmente em associação com outros fármacos para essa indicação) é um glicocorticoide adrenal que atua como agente anti-inflamatório, antipruRítico e vasoconstritor.[41,42]

Em virtude da possibilidade de efeito sistêmico, esses fármacos não devem ser utilizados em gestantes, pessoas com diabetes, problemas infecciosos (tuberculose, infecções micóticas e virais) e na fase aguda do herpes labial (o que reforça a importância do diagnóstico diferencial). O risco durante a amamentação também não pode ser descartado.[21,41,42]

A conversão da úlcera em ferida por meio de terapia destrutiva com fármacos é controversa. Geralmente ocorre com a utilização de cáusticos como o **nitrato de prata**, **bicarbonato de sódio**, fenol ou o ácido tricloroacético. No entanto, a cauterização química tem sido contraindicada ou desaconselhada por alguns estudos pelo potencial aumento de infecção bacteriana secundária, risco de agravamento de lesões neoplásicas, problemas na cicatrização das lesões ou pela ausência de evidências de eficácia robustas. Também não foram localizadas informações suficientes de eficácia e segurança do policresuleno, ácido hialurônico e outros.[4,43-45]

O tratamento em crianças com idade inferior a 12 anos ocorre por meio de medidas simples, como mudança da pasta de dente, evitar fatores desencadeantes e, sobretudo, a avaliação da presença de fator desencadeador de trauma. Há vários tratamentos anti-inflamatórios de venda livre para o alívio dos sintomas, visto que há um número limitado de corticosteroides disponíveis para uso oral em crianças. Os tratamentos sistêmicos raramente são usados em crianças abaixo de 12 anos. Caso sejam utilizados, devem ser administrados sob cuidados médicos especializados.[4,7,17,21,32]

Na maioria dos pacientes, evitar os fatores desencadeantes pode reduzir a frequência dos episódios, e utilizar terapia tópica é satisfatório no alívio dos sintomas. Os pacientes que recebem terapia sistêmica devem ser monitorados.[4,7,17,21,32] Se a condição clínica não responder às terapias tópicas, medicamentos sistêmicos podem ser necessários. São indicados também para casos de estomatite aftosa grave. Além do manejo dos sintomas, esses medicamentos agem na redução da frequência e gravidade da recorrência e manutenção da remissão. Entre os medicamentos sistêmicos estão corticoides, imunomoduladores e anti-inflamatórios. No entanto, poucos estudos avaliaram a eficácia e segurança desses medicamentos.

Alguns suplementos e fitoterápicos são relatados na literatura, porém sem evidências robustas. Um ensaio clínico controlado por placebo demostrou benefício da vitamina B12 1.000 mcg por via sublingual durante um período de seis meses. Outro ensaio randomizado, duplo-cego e controlado por placebo, realizado durante um período de seis meses, concluiu que o tratamento diário com 1 g de ômega 3, três vezes ao dia, levou a uma redução significativa no número, na duração e no nível de dor das úlceras.[46-48]

Um estudo de coorte realizado com crianças demostrou redução de 50% na frequência das úlceras aftosas com o uso de suplementação de vitamina C, por via oral, durante um ano.[20,46,48] Uma revisão sistemática evidenciou redução das taxas de recorrência a partir de suplementação com zinco. Outra revisão, que analisou a suplementação de probióticos durante o período de ulceração, explicitou benefício no alívio da dor e gravidade da úlcera quando associados ao uso de esteroides ou gel anestésico antisséptico.[49,50]

Malva sylvetris L (malva), *Matricaria chamomilla L* (camomila), curcumina e própolis são produtos naturais que podem ter algum benefício no uso tópico (geralmente como colutório), porém sem resultados de eficácia robustos. Destaca-se que a própolis não tem revisão específica para afta, mas uma metanálise demostrou benefício significativo de própolis na redução dos casos de mucosite oral grave quando comparada ao grupo controle.[52-54]

SINAIS DE ALERTA E ENCAMINHAMENTOS

O principal sinal de alerta é a presença de úlcera bucal única com duração acima de três semanas e que não responde ao tratamento tópico convencional e após remoção de possível causa relacionada com trauma mecânico.

Os demais sinais e sintomas de alerta para encaminhamento incluem palidez, fadiga, fraqueza e dispneia, dores abdominais e diarreia hemorrágica, erupção cutânea, edema labial ou facial, lesões aglomeradas com bordas vermelhas próximo ao lábios, presença de febre rotineira e mal-estar, fotossensibilidade e púrpura, história de imunodeficiência, lesões oculares ou genitais, úlceras persistentes e sem cicatrização, lesões brancas com área avermelhadas (leucoeritroplásicas), lesões com margens irregulares, presença de vesículas, presença de linfadenopatia e desidratação por capacidade limitada de comer e beber (**Quadro 14.5**).[21,31]

É importante que o farmacêutico esteja atento acerca das complicações e encaminhe o paciente para investigação de possíveis transtornos, podendo encaminhá-los para consulta médica ou odontológica por meio do sistema de saúde público ou privado.

Quadro 14.5
Sinais de alerta para encaminhamento de paciente com estomatite aftosa[4,31,37,58]

Palavra-chave	Sinais de alerta
Úlcera persistente	Úlceras que duram **muitas semanas sem sinais de melhora** (a afta maior tende a durar mais tempo, porém tende a mostrar melhora do aspecto, redução de halo e redução da dor ao longo do tratamento).
Locais atípicos	Úlceras bucais associadas a **feridas genitais** e sintomas sistêmicos (desconfiar de doença de Behçet) ou associadas a **feridas nos pés e mão** e **febre** em crianças (síndrome pé-mão-boca), **canto da boca** com ulceração não característica (suspeitar de herpes labial).
Sem resposta ao tratamento	Pacientes **sem resposta às intervenções tópicas** ou que demonstrem necessidade de tratamento sistêmico ou investigação especializada do quadro. Com sinais de complicação como edema ou aumento da dor.
Sinais e sintomas sistêmicos	Febre, **sinais vitais muito alterados**, sinais de **desidratação,** lesões nos olhos, genitais ou dérmicas, glicemia alterada.
Comorbidades e sintomas sistêmicos	Aftas **induzidas por fármacos** ou em sistema **imune comprometido** (p. ex., uso de imunossupressores, quimioterapia, tratamento HIV, AINEs). Associado a sintomas digestivos ou dérmicos recorrentes (suspeitar de alergias, intolerâncias alimentares e doença celíaca).

Fonte: Autoria própria.

MONITORAMENTO DOS RESULTADOS

O prognóstico para pacientes com aftas simples é satisfatório. Por ser uma doença autolimitada, pode causar periodicamente desconfortos moderados, mas bem tolerados.[21] No caso de aftas menores ou de pacientes acostumados ao manejo desse agravo, pode-se recomendar o **automonitoramento**. Por sua vez, nos pacientes com pouca experiência, múltiplas úlceras ou úlceras maiores, recomenda-se consulta de monitoramento. Em ambos os casos, o paciente deve ser instruído a acompanhar a progressão do agravo por meio da observação do incômodo, limiar de dor, tamanho do halo e características do processo de cicatrização.[5]

A terapia para a EAR não pode ser padronizada, pois há diferenças entre a forma de manifestação do problema em cada paciente (p. ex., na frequência ou gravidade dos episódios ao longo do tempo). Com isso, deve-se tranquilizar o paciente quanto à natureza benigna da úlcera, minimizando, assim, uma possível causa de estresse.[11]

Como forma de avaliar os resultados do tratamento, o farmacêutico deve considerar que:[21]

- O propósito terapêutico principal é a redução da dor, do tempo de cicatrização e prevenção de superinfecção.
- Os parâmetros de monitorização, o tempo de duração dos sinais e sintomas, o avanço da dor e a resposta ao tratamento devem ser considerados no monitoramento do paciente.
- O tratamento indicado deve estar sendo realizado de forma correta a fim de monitorar e identificar a adesão ao tratamento e se está sendo efetivo e seguro.

- A reavaliação do uso do tratamento irá possibilitar a identificação de problemas relacionados com a segurança do paciente. Caso o paciente apresente reações adversas ao medicamento, deve-se orientá-lo suspender os medicamentos e encaminhá-lo para outro profissional ou serviço de saúde.

Referências bibliográficas

1. BMJ Best Practice. Úlceras Aftosas Orais. Disponível na Internet: https://bestpractice.bmj.com/topics/pt-br/564. 2018.
2. Sapiecha J. Aphthous stomatitis. Pediatr Pol. 1961; 36:861-4.
3. Bischoff EWMA, Uijen A, van der Wel M. 10-Minute consultation: Aphthous ulcers. BMJ (Online). 2009; 339(7716):345.
4. Staines K, Greenwood M. Aphthous ulcers (recurrent). BMJ Clin Evid. 2015;2015:1-20.
5. Brocklehurst P, Tickle M, Glenny AM, Lewis MA, Pemberton MN, Taylor J, et al. Systemic interventions for recurrent aphthous stomatitis (mouth ulcers). Cochrane Database Syst Rev. 2012;(9):CD005411.
6. Cooperative Group of Endometriosis, Chinese Society of Obstetrics and Gynecology, Chinese Medical Association. Guideline for the diagnosis and treatment of endometriosis. Zhonghua Fu Chan Ke Za Zhi. 2015;50(3):161-9.
7. Úlceras aftosas orais. 2018.
8. Shah K, Guarderas J, Krishnaswamy G. Aphthous stomatitis. Ann Allergy Asthma Immunol. 2016; 117(4):341-3.
9. Burgess J, Meyers AD. Management of erythematous oral lesions. Medscape. 2018;1-12.
10. Saikaly SK, Saikaly TS, Saikaly LE. Recurrent aphthous ulceration: a review of potential causes and novel treatments. J Dermatolog Treat. 2018;29(6):542-52.
11. Femiano F, Lanza A, Buonaiuto C, Gombos F, Nunziata M, Piccolo S, et al. Guidelines for diagnosis and management of aphthous stomatitis. Pediatr Infect Dis J. 2007;26(8):728-32.
12. Mirowski GW, James WD. Aphthous stomatitis. Medscape. 2018.
13. Barrons RW. Treatment strategies for recurrent oral aphthous ulcers. Am J Health Syst Pharm. 2001; 58(1):41-53.
14. Edgar NR, Saleh D, Miller RA. Recurrent Aphthous Stomatitis: A Review. J Clin Aesthet Dermatol. 2017;10(3):26.
15. Williams LVA, Bramwell BL. Current concepts in the treatment of recurrent aphthous ulcers. Int J Pharm Compd. 2011;15(1):13-8.
16. Phillips FA. Aphthous ulcers. The Lancet. 1931; 217(5614):777.
17. Burgess J, Meyers AD. Management of erythematous oral lesions. Medscape. 2018;1-12.
18. McBride DR. Management of aphthous ulcers. Am Fam Physician. 2000;62(1):149-154+160.
19. Rakel D. Aphthous stomatitis. Integrative Medicine: 4th Edition. 2018;747-752.e1.
20. Rakel D. Aphthous Stomatitis. Integrative Medicine: 4th Edition. 2018;747-752.e1.
21. Dundar S. Recurrent Aphthous Stomatitis. Australas J Dermatol. 1987;28(3):143.
22. Bischoff EWMA, Uijen A, Van Der Wel M. 10-Minute consultation: Aphthous ulcers. BMJ (Online). 2009;339(7716):345.
23. Saikaly SK, Saikaly TS, Saikaly LE. Recurrent aphthous ulceration: a review of potential causes and novel treatments. J Dermatolog Treat. 2018;29(6):542-52.
24. Altenburg A, El-Haj N, Micheli C, Puttkammer M, Abdel-Naser M, Zouboulis CC. The treatment of chronic recurrent oral aphthous ulcers. Dtsch Arztebl Int. 2014;111(40):665-73.
25. Sabbagh AH, Felemban MF. Therapeutic management of recurrent aphthous stomatitis: a review of the growing knowledge. Ann Intern Med Dental Res. 2016;2(6):1-9.
26. Chiewchengchol D, Murphy R, Edwards SW, Beresford MW. Mucocutaneous manifestations in juvenile-onset systemic lupus erythematosus: a review of literature. Pediatric Rheumatol. 2015;13(1):1.
27. Smith JC. Aphthous ulcers. Aust Fam Physician. 1982;11(7):559.
28. Hudson J. Recurrent Aphthous Stomatitis: Diagnosis and Management in Primary Care. J Patient Cent Res Rev. 2014;1(4):197-200.
29. Williams LVA, Bramwell BL. Current concepts in the treatment of recurrent aphthous ulcers. Int J Pharm Compd. 2011;15(1):13-8.
30. Alli BY, Erinoso OA, Olawuyi AB. Effect of sodium lauryl sulfate on recurrent aphthous stomatitis: A systematic review. J Oral Pathol Med. 2019;48(5):358–64.
31. Sabbagh AH, Felemban MF. Therapeutic management of recurrent aphthous stomatitis: a review of the growing knowledge. Ann Intern Med Dental Res. 2016;2(6):1-9.
32. Sánchez-Bernal J, Conejero C, Conejero R. Recurrent aphthous stomatitis. Actas Dermosifiliogr (Engl Ed). 2020;111(6):471-80.
33. Seyyedi SA, Olyaee P, Fekrazad R, Partovi S, Baghizadeh Fini M. The effect of carbon dioxide laser on aphthous stomatitis treatment: a double-blind randomized clinical trial. J Lasers Med Sci. 2020; 11(Suppl 1):S67-72.

34. Khaleel Ahmed M, Jafer M, Nayeem M, Hussain Moafa I, Quadri MFA, Gopalaiah H, et al. Low-level laser therapy and topical medications for treating aphthous ulcers: a systematic review. J Multidiscip Healthc. 2020;Volume 13:1595-605.
35. Suter VGA, Sjölund S, Bornstein MM. Effect of laser on pain relief and wound healing of recurrent aphthous stomatitis: a systematic review. Lasers Med Sci. 2017;32(4):953-63.
36. Tarakji B, Gazal G, Al-Maweri SA, Azzeghaiby SN, Alaizari N. Guideline for the diagnosis and treatment of recurrent aphthous stomatitis for dental practitioners. J Int Oral Health. 2015;7(5):74-80.
37. Edgar NR, Saleh D, Miller RA. Recurrent Aphthous Stomatitis: A Review. J Clin Aesthet Dermatol. 2017;10(3):26.
38. Palm J, Fuchs K, Stammer H, Schumacher-Stimpfl A, Milde J. Efficacy and safety of a triple active sore throat lozenge in the treatment of patients with acute pharyngitis: Results of a multi-centre, randomised, placebo-controlled, double-blind, parallel-group trial (DoriPha). Int J Clin Pract. 2018; 72(12):e13272.
39. Notejane M, Notejane M. Antisépticos, anestésicos y analgésicos bucofaríngeos. Arch Pediatr Urug. 2021;92(NSPE2).
40. Altenburg A, El-Haj N, Micheli C, Puttkammer M, Abdel-Naser M, Zouboulis CC. The treatment of chronic recurrent oral aphthous ulcers. Dtsch Arztebl Int. 2014;111(40):665-73.
41. Brasil. Ministério da Saúde. Agência Nacional de Vigilância Sanitária. Triancinolona acetonida (Omcilon) Bula Profissional. 2022.
42. Brasil. Ministério da Saúde. Agência Nacional de Vigilância Sanitária. Acetato de hidrocortisona + associações (Gingilone) Bula profissional. 2022.
43. Ximenes Filho JA, Miziara ID. Estomatite aftoide recorrente: atualização no tratamento. Int Arch Otorhinolaryngol. 2001;5(4).
44. Casale M, Moffa A, Vella P, Rinaldi V, Lopez MA, Grimaldi V, et al. Systematic review: the efficacy of topical hyaluronic acid on oral ulcers. J Biol Regul Homeost Agents. 2017;31(4 Suppl 2):63-9.
45. Al-Maweri SA, Alaizari N, Alanazi RH, Ashraf S, Alanazi RH, Al-Sharani HM, et al. Efficacy of hyaluronic acid for recurrent aphthous stomatitis: a systematic review of clinical trials. Clin Oral Investig. 2021; 25(12):6561-70.
46. El khouli AM, El-Gendy EA. Efficacy of omega-3 in treatment of recurrent aphthous stomatitis and improvement of quality of life: a randomized, double-blind, placebo-controlled study. Oral Surg Oral Med Oral Pathol Oral Radiol. 2014;117(2):191-6.
47. Hadian Z, Moghadamnia AA, Kazemi S, Shirzad A. Effect of omega-3 on recurrent aphthous stomatitis and improvement quality of life. Int J Dent. 2021; 2021:1-9.
48. Volkov I, Rudoy I, Freud T, Sardal G, Naimer S, Peleg R, et al. Effectiveness of Vitamin B12 in Treating Recurrent Aphthous Stomatitis: A Randomized, Double-Blind, Placebo-Controlled Trial. The J Am Board Fam Med. 2009;22(1):9-16.
49. Cheng B, Zeng X, Liu S, Zou J, Wang Y. The efficacy of probiotics in management of recurrent aphthous stomatitis: a systematic review and meta-analysis. Sci Rep. 2020;10(1):21181.
50. Halboub E, Al-Maweri SA, Parveen S, Al-Wesabi M, Al-Sharani HM, Al-Sharani A, et al. Zinc supplementation for prevention and management of recurrent aphthous stomatitis: a systematic review. J Trace Elem Med Biol. 2021;68:126811.
51. Kowalski L, Matos BÁ de, Kupski C, Pagno AR. Estomatites Aftosas: uma revisão da literatura. Revista Interdisciplinar em Ciências da Saúde e Biológicas. 2020;4(1):35-49.
52. Gharibpour F, Fakheran O, Parvaneh A, Shirban F, Bagherniya M, Sathyapalan T, et al. The clinical use of curcumin for the treatment of recurrent aphthous stomatitis: a systematic review of clinical trials. Adv Exp Med Biol. 2021;1291:229-38.
53. Kuo CC, Wang RH, Wang HH, Li CH. Meta-analysis of randomized controlled trials of the efficacy of propolis mouthwash in cancer therapy-induced oral mucositis. Support Care Cancer. 2018;26(12):4001-9.
54. Brasil. Ministério da Saúde. Agência Nacional de Vigilância Sanitária. Benzocaína + Cetilpiridínio (Neopiridin) Bula Profissional. 2022.
55. Brasil. Ministério da Saúde. Agência Nacional de Vigilância Sanitária. Benzocaína + Borato de Sódio + Cetilpiridínio + Extrato de Malva (Malvona) Bula. 2022.
56. Brasil. Ministério da Saúde. Agência Nacional de Vigilância Sanitária. Clorexidina (Periogard) Bula Profissional. 2022.
57. Brasil. Ministério da Saúde. Agência Nacional de Vigilância Sanitária. Benzocaína + Tirotricina (Amidalin) Bula. 2022.
58. Weinberg MA, Segelnick SL. Management of Common Oral Sores. US Pharm. 2013;3(6):43-8.

15 Herpes Labial

Jean Vinicius Cardoso dos Santos Ocampo • Eduarda Souza da Silva • Bárbara Manuella Cardoso Sodré Alves • Nara Amanda Laismann • Luane Michel Winck • Érica Negrini Lia • Felipe Melo Queiroz • Carla Juliane Lima • Noemia Urrut Leão Tavares • Juliana Maria de Albuquerque Vaz • Alice Silva Costa • Isabelle Cristinne Pinto Costa • Victória Kethen Santos Pessoa • André de Oliveira Baldoni • Tiago Marques dos Reis • Rafael Santos Santana • Francisco Alisson Paula de França

HERPES LABIAL

O herpes labial é uma condição infecciosa primária ou recorrente que afeta a região orolabial, comumente na parte externa do lábio inferior, pela contaminação com o vírus herpes simples tipo 1 (HSV-1) e, menos frequentemente, com o vírus herpes simples tipo 2 (HSV-2). A infecção por HSV é assintomática e a maioria dos indivíduos portadores do vírus não sabe que está infectada. A maioria das pessoas com herpes labial recorrente apresenta menos de dois episódios sintomáticos ao ano, mas 5% a 10% delas chegam a apresentar pelo menos seis episódios ao ano.[1-6]

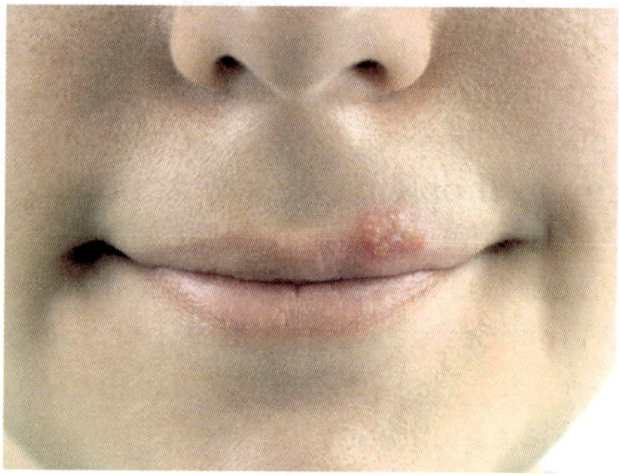

Figura 15.1. Lesão herpética na forma vesicular acometendo lábio superior.

Fonte: Pexels.

A principal queixa relacionada com o herpes labial é o incômodo em virtude da formação de pequenas vesículas, geralmente dolorosas e agrupadas sobre uma base eritematosa, que se rompem e formam úlceras/crostas na região orolabial (**Figura 15.1**).[7]

Na infecção primária, também denominada primoinfecção herpética, ocorre a exposição inicial ao vírus em pessoas não imunes, podendo haver comprometimento de toda a mucosa bucal e região orofaríngea, incluindo mucosa oral, gengivas, língua, palato mole, palato duro e orofaringe. Após a primoinfecção herpética, podem ocorrer infecções recorrentes durante toda a vida.[1,3,8,9]

O herpes labial recorrente pode prejudicar, consideravelmente, a qualidade de vida em mais de 80% dos casos sintomáticos. A percepção de saúde na maioria dos pacientes com herpes labial recorrente é de cansaço e exaustão regular.[10-12] Além disso, a maioria dos indivíduos relata perturbação em sua vida social, e aproximadamente dois terços dos pacientes com episódios recorrentes descrevem impacto em sua condição física e/ou emocional. A dor física relatada apresenta um efeito negativo sobre o trabalho e tarefas diárias.[1,2,10]

No mundo, o herpes labial é uma condição infecciosa comum e altamente contagiosa. Estima-se que até 90% da população mundial já teve algum tipo de exposição ao vírus. Em 2012, 3,7 bilhões de pessoas com idade inferior a 50 anos (67%) estavam infectados por HSV-1, mas nem todos desenvolveram a doença. A incidência dos casos sintomáticos do herpes labial aumentou nas últimas duas décadas, tornando-se um problema de saúde pública. A prevalência geral relatada é de 2,5 por 1.000 pessoas ao ano. São mais de 23 milhões de novos casos por ano e cerca de 15% a 40% da população mundial já experimentou ou experimenta algum surto sintomático.[1,2,5,13,14]

Parece haver um componente de vulnerabilidade social que interfere no risco de desenvolvimento da doença. A prevalência do HSV-1 está entre 70% e 80% nas populações de baixo nível socioeconômico e entre 40% e 60% nas populações de maior nível socioeconômico. Os anticorpos séricos detectáveis contra o HSV-1 são mais prevalentes na África (87%) e menos prevalentes nas Américas (40% a 50%). Na Europa, a soroprevalência do HSV-1 é maior nos países do Leste Europeu (especialmente na Bulgária) do que no Norte da Europa (Reino Unido, Alemanha, Holanda, Bélgica e Finlândia). Na Austrália, a soroprevalência do HSV-1 e HSV-2 é maior em mulheres e na população indígena. Em populações rurais e remotas, a soroprevalência do HSV-2 é menor quando comparada com populações metropolitanas.[2,13,15]

O herpes labial é incurável. Portanto, seu tratamento é focado na redução da duração dos sinais e sintomas. O reconhecimento imediato do herpes labial e o início precoce da terapia são de extrema importância na prevenção e no tratamento da condição.[1,12,16-18]

OBJETIVOS DO CUIDADO FARMACÊUTICO

1. Encurtar a duração e a gravidade dos surtos.[2,18-28]
2. Prevenir complicações como intensificação das lesões e infecções secundárias relacionadas com o herpes labial.[9,23,26,28]
3. Manejar corretamente a dor, dos casos simples aos recorrentes.[2,18,26,28]
4. Estabelecer estratégias para facilitar a cicatrização das lesões, diminuir o seu tamanho e prevenir o aparecimento de novas lesões.[2,5,9,28]
5. Reduzir o risco de transmissão e garantir o bom entendimento do paciente sobre medidas de prevenção do contágio.[2,6,9,17]
6. Orientar sobre a necessidade de início do tratamento farmacológico no momento em que sejam identificados os sinais e sintomas prodrômicos.[2,5,18,26,28]
7. Identificar casos de maior atenção (imunocomprometidos, crianças e gestantes) que demandem encaminhamento.[2,26,28]

CAUSAS, SINAIS, SINTOMAS E ANAMNESE FARMACÊUTICA

O herpes vírus humano (HHV) é uma espécie de vírus pertencente à família *Herpesviridae*. Dividem-se em oito subgrupos, entre os quais está o subgrupo denominado vírus do herpes simples (HSV), que pode ser do tipo 1 (HHV-1) ou tipo 2 (HHV-2). Constituem vírus de DNA que variam quanto à composição química e podem ser diferenciados por técnicas imunológicas. Os humanos são os únicos reservatórios naturais do HSV e não há vetor envolvido na transmissão.

O HSV-1 é transmitido principalmente por secreções orais mediante contato do vírus HSV-1 com feridas, saliva e superfícies na boca ou ao redor da boca. O risco de transmissão do HSV-1 é maior durante períodos sintomáticos do herpes labial (> 75%), mas também pode ser transmitido quando nenhum sinal ou sintoma é percebido ou visível. A transmissão pode ocorrer do indivíduo portador do vírus a outro indivíduo por meio de gotículas respiratórias ou pelo contato mucocutâneo. O vírus pode ser inativado à temperatura ambiente e por secagem.[1,2,9,16,21]

O HSV-2, por sua vez, pode ser a causa do herpes labial (minoria dos casos) e do herpes genital. Considerada uma infecção sexualmente transmissível, o herpes genital pode ser transmitido por contaminação direta (contato genital-genital) ou cruzada (contato oral-genital), motivo pelo qual se recomenda comportamento abstêmio e/ou protegido durante as fases sintomáticas.[2,13,29]

O HSV-1 e HSV-2 caracterizam-se por propriedades biológicas exclusivas: neurovirulência, latência, reativação e replicação. A neurovirulência manifesta-se pela capacidade de o vírus invadir e se replicar no sistema nervoso. A latência é o estabelecimento e manutenção de infecção latente nos gânglios das células nervosas proximais ao local da infecção.[2,16,30] Como no herpes labial, os gânglios trigêmeos são mais acometidos, o vírus sofre reativação e replicação nessas células e, então, migra para a camada externa da pele dos lábios ou para a mucosa bucal, ocasionando lesões vesiculares.

Dessa forma, a infecção estabelecida pelo HSV-1 e HSV-2 pode tornar-se crônica e latente ao longo da vida.[1,2,16,30]

A imunidade celular é uma importante defesa contra doenças causadas por vírus. A infecção por HSV é acompanhada pela resposta de células, como neutrófilos, monócitos e linfócitos T $CD4^+$ e $CD8^+$, bem como pela produção de citocinas e mediadores inflamatórios. As células T $CD8^+$ são encontradas nos gânglios e em áreas da mucosa periféricas, restringindo a replicação viral (**Figura 15.2**).

Alguns indivíduos em contato com o vírus nunca apresentam a doença, pois sua imunidade não permite o desenvolvimento viral. Contudo, pacientes imunodeprimidos como indivíduos portadores do vírus da imunodeficiência humana (HIV) apresentam até 95% de soropositividade ao antígeno HSV e devem receber maior atenção no manejo da condição e na prevenção de agravos.[1,2,9,13]

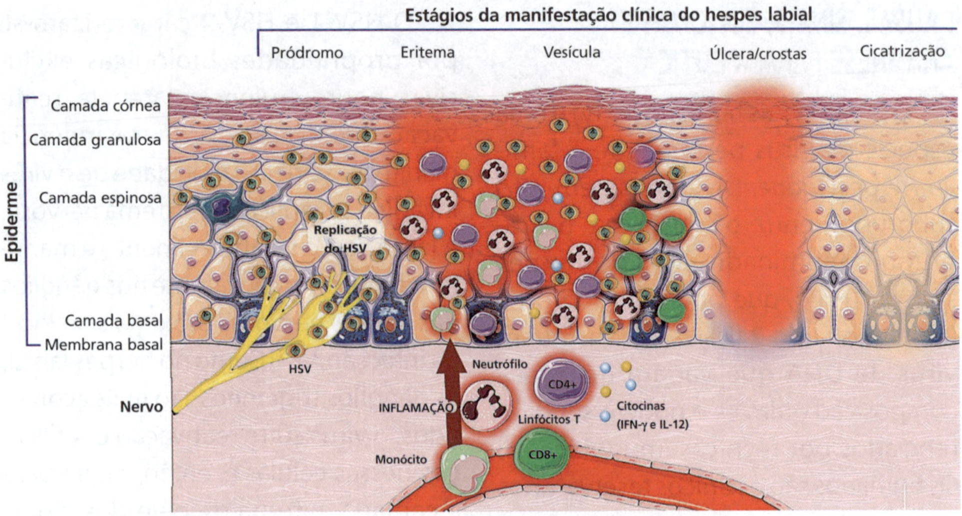

Figura 15.2. Representação esquemática da fisiopatologia do herpes labial.

Fonte: Autoria própria.

A apresentação dos sinais e sintomas do herpes labial pode ocorrer no estágio prodrômico, na primoinfecção herpética e nas infecções recorrentes.[1,2,4,5,9]

O estágio prodrômico consiste em um grupo de sintomas que pode indicar o início da doença antes que sintomas específicos surjam. Geralmente, os sintomas prodrômicos duram entre 6 e 48 horas. Até 60% dos indivíduos infectados por HSV-1 apresentam sintomas prodrômicos que incluem dor, queimação, prurido ou parestesia no rosto e ao redor dos lábios em momento anterior ao desenvolvimento da manifestação eritematosa e vesicular. A sensação de formigamento e coceira são sintomas prévios mais comuns.[1,2,4,9,16,29,31]

Nem sempre é possível identificar com precisão o episódio de infecção, pois a primoinfecção herpética por HSV-1 é comumente subclínica e pode não ser percebida na avaliação do profissional de saúde.[1,2,9,21,31] Contudo, pode diferir em adultos e crianças. Destaca-se que a **gengivoestomatite herpética** é a manifestação clínica mais frequente na infecção oral primária por HSV-1 em crianças de até cinco anos, caracterizando-se por febre alta, mal-estar, fadiga, náusea, vômito e desenvolvimento de vesículas dolorosas que afetam os lábios, a mucosa jugal, o palato mole, a língua e o assoalho da boca.

As vesículas, que geralmente têm 1 mm a 3 mm de tamanho, podem aumentar e se romperem posteriormente para formar uma área ulcerada recoberta por uma membrana cinza-amarelada, com aspecto semelhante a "aftas". Essa fase apresenta maior risco de transmissão da doença. Durante a fase aguda, algumas crianças podem recusar-se a comer ou beber em consequência do desconforto e da dor nas lesões bucais, podendo evoluir com desidratação.[1,4,9,21,31-33]

Nos adultos, a **faringoamigdalite herpética** é a manifestação clínica mais frequente com infecção oral primária por HSV-1. Os sinais da faringite herpética são inespecíficos e tendem estar associados a outros tipos de dores de garganta virais, com dificuldade de deglutição, edema faríngeo, exsudato tonsilar e lesões ulcerativas bucais.[1,2,4,9,21,31]

De forma geral, as manifestações bucais causadas pela infecção recorrente do HSV podem surgir de forma subclínica ou irreconhecível. Todavia, sabe-se que 20% a 40% dos indivíduos com infecção pelo HSV experimentam a reativação do vírus com manifestação de herpes labial durante diversos estímulos, como exposição à luz ultravioleta (UV), febre, queda do estado imunológico, alterações hormonais, estresse físico e emocional, traumas na cavidade oral, manipulação do nervo trigêmeo ou procedimentos odontológicos.[1,2,4]

O herpes labial pode se apresentar após os sintomas prodrômicos, originando pequenas pápulas que evoluem na forma de vesículas agrupadas como um buquê sobre área avermelhada e inchada. As vesículas rompem-se liberando um líquido rico em partículas virais, e rapidamente as vesículas ulceram, formando uma lesão com halo vermelho nos lábios (**Figura 15.3**).[1,2,4]

Tanto na primoinfecção herpética por HSV-1 quanto nos episódios recorrentes, alguns sinais e sintomas sistêmicos podem ser observados:[1,2,4,16,21,29]

- Mal-estar (comum).
- Dor de garganta (comum).

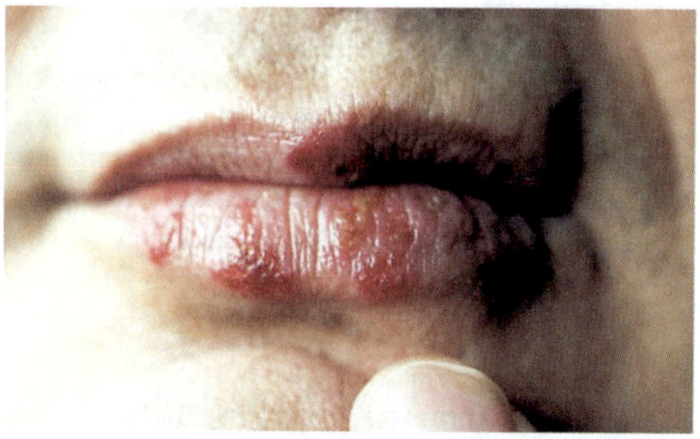

Figura 15.3. Herpes labial com vesículas rompidas e sangramento nos lábios.

Fonte: Elaborado pelos autores, utilizando a ferramenta Canva.

- Mialgia, febre e cefaleia (incomum), normalmente restritas ao primeiro episódio.
- Náusea, vômito, desidratação e perda de peso (incomum), normalmente restritas ao primeiro episódio infantil em decorrência da disfagia.

Na identificação diferencial, os transtornos que não estão associados ao herpes labial incluem estomatite aftosa recorrente, impetigo, herpangina, pênfigo vulgar, dermatite, entre outros descritos no **Quadro 15.1**.

Para a análise adequada dos sintomas do paciente com herpes labial, é importante considerar as características da queixa com relação a tempo de início, frequência e duração, localização, característica, gravidade, ambiente, fatores que agravam ou que aliviam e sintomas associados a uso prévio de medicamentos. Pode ser importante que o farmacêutico realize uma avaliação física e aferição de parâmetros objetivos e/ou fisiológicos (**Quadro 15.2**).[1,2,28,31,34]

Quadro 15.1

Transtornos com características semelhantes, mas não relacionados com herpes labial[1,2,9,21]

Transtorno	Características de diferenciação
Estomatite aftosa recorrente	As aftas são dolorosas, recorrentes, redondas ou ovais com pseudomembrana branca, amarela ou cinza; geralmente não formam vesículas ou crostas. Os sintomas prodrômicos de herpes ajudam a diferenciá-la da estomatite. Observar úlceras sem história anterior de vesículas.
Dermatite de contato	Erupção vermelha sempre que a pele entra em contato com o agente irritante ou alérgeno. Envolvimento da região oral, perioral ou qualquer parte da pele. Verificar história de contato com agente irritante/alérgeno.
Síndrome de Behçet	Produção de úlceras aftosas orais e genitais, lesões oculares e lesões cutâneas. Outros sintomas podem incluir artrite e entesite, ulceração gastrointestinal, sintomas neurológicos e tromboses vasculares ou aneurismas.
Impetigo	Apresenta-se mais comumente na face e nos braços. O impetigo não bolhoso apresenta-se sem sintomas sistêmicos e com lesões crostosas cor de mel. O impetigo bolhoso pode apresentar sintomas sistêmicos e progride rapidamente de vesícula para bolhas flácidas que se rompem e formam uma crosta.
Pênfigo vulgar	Caracteriza-se por úlceras crônicas, não cicatrizantes, dolorosas na boca e bolhas progressivas, bolhas e erosões da pele, bem como em outras membranas mucosas.
Herpangina	Apresenta-se com mal-estar, febre e dor de garganta com vesículas branco-acinzentadas com base eritematosa sobre palato posterior, úvula e pilares amigdalianos. Altamente contagiosa, acometendo principalmente lactentes e crianças, caracterizadas por lesões orais dolorosas.
Herpes-zóster por via perioral	Infecção causada pelo vírus varicela-zóster, o mesmo que provoca a catapora. É mais comum no idoso e tem origem na reativação do vírus. As vesículas ou pústulas surgem na base eritematosa na região perioral.
Mucosite por quimioterapia ou radiação	Envolvimento dos lábios, palato mole, mucosa jugal, ventre da língua e parede faríngea. História de medicamentos e radioterapia.
Carcinoma de células escamosas	Inchaços espessos e escamosos surgem em qualquer parte da pele e não curam. Há ulceração idiopática na cavidade oral com duração de mais de 3 semanas. Nódulo suspeito no lábio ou na cavidade oral com aspecto vermelho ou branco.

Fonte: Autoria própria; adaptado de Lee (2020).[4]

Quadro 15.2

Anamnese farmacêutica em pacientes com herpes labial (Estratégia INDICO)[1,2,4-6,12,13,15,16,18,21,26,28-33]

Definição	Perguntas/Investigação*	Observações importantes
Identificação do paciente	Tem **diagnóstico prévio** de herpes labial? Já teve **contato com alguém infectado** pelo vírus do herpes? Qual a **idade** do paciente? Observe o sexo e o grupo étnico do paciente.	A identificação inicial é feita pela história clínica, buscando contato prévio com um indivíduo positivo para HSV-1. Idade mais avançada (65 a 74 anos), sexo feminino e etnia negra representam maior risco de infecção por HSV, mas não de reativação.

(continua)

Quadro 15.2 (continuação)
Anamnese farmacêutica em pacientes com herpes labial (Estratégia INDICO)[1,2,4-6,12,13,15,16,18,21,26,28-33]

Definição	Perguntas/Investigação*	Observações importantes
Natureza dos sinais e sintomas	É a primeira vez com manifestação de feridas bucais? Observe se há presença de febre, náusea/vômito, dor de garganta ou muscular. Em que áreas do corpo as feridas surgiram? Qual **estágio da ferida** (vesículas numerosas ou ulcerativas)? Há presença de bolhas? Há formigamento, queimação, fissura e vermelhidão na área da ferida?	Os sintomas da primoinfecção herpética podem incluir febre alta, náusea/vômito, faringite e mialgia. Há desenvolvimento de lesões vesiculares que se rompem e formam as úlceras na região orolabial. Em geral, as vesículas são pequenas, múltiplas, bem circundadas, de aspecto redondo e superficial. As úlceras são mais extensas, dolorosas, com um aspecto avermelhado e branco. Muitas recorrências do herpes labial têm características sutis, como vermelhidão, fissuras, sensação de formigamento e queimação nos lábios.
Duração	Por ano, **quantas vezes**, aproximadamente, teve episódios de herpes labial? Há feridas com crostas amarelas que não cicatrizam? Identifique fatores que agravam a manifestação do herpes labial recorrente.	Geralmente, as infecções primárias têm duração mais longa e as recorrentes duração mais curta. A maioria da população afetada experimenta de 2 ou 3 episódios de herpes labial recorrente por ano, mas podem ocorrer seis episódios por ano. Fatores como exposição à luz UV, queda do estado imune do hospedeiro, estresse, febre, menstruação e trauma na região oral podem agravar as manifestações recorrentes.
Iniciou algum tratamento	O paciente fez uso de algum medicamento durante esse episódio? Caso afirmativo, houve melhora? Quais os **medicamentos usados** anteriormente? O paciente tem alguma **preferência de tratamento**?	Faça uma lista de todos os medicamentos (prescritos, isentos de prescrição, produtos naturais, vitaminas). As terapias imunossupressoras para transplantes de órgãos, quimioterapia, esteroides e outros agentes imunomoduladores (tacrolimus, ciclosporina, micofenolato) aumentam o risco de reativação e disseminação visceral do HSV, mas não de infecção.
Comorbidades	Tem algum comprometimento da **função renal**? Identifique se o paciente tem deficiência no **sistema imune** ou algum tipo de dermatite	Há risco de insuficiência renal aguda em pacientes com doença renal subjacente após doses altas de tratamento antiviral recomendado para o herpes labial. Nos hospedeiros imunocomprometidos, a condição pode ser prolongada e causar complicações graves. Pessoas com dermatite atópica são propensas a ter herpes labial recorrente, que pode ser atribuída à sua resposta imunológica antiviral deficiente.
Outros	É gestante? Ou amamenta? É criança ou já teve sinais anteriores de primoinfecção? É atleta? Tem história de alergias a medicamentos?	O vírus HSV pode ser transmitido ao bebê durante o parto. As lactantes com HSV podem continuar a amamentar se não houver lesões nas mamas e se as lesões em outras partes do corpo estiverem cobertas. Os atletas que praticam esportes de contato, representam maior risco de infecção por HSV. O farmacêutico pode orientar que atletas não participem da atividade até que todas as lesões cutâneas causadas pelo HSV-1 estejam cicatrizadas.

**Perguntas sugestivas. Não têm finalidade diagnóstica e sim para melhor compreensão do caso e identificação de potenciais sinais de alerta para encaminhamento.*
Fonte: Autoria própria.

INTERVENÇÕES NÃO FARMACOLÓGICAS

A principal medida de prevenção primária do herpes labial é evitar o contato direto com as lesões ou secreções infectadas.[2,4,12,17,18] A educação popular com o uso de campanhas direcionadas para infecção pelo HSV é uma forma importante de disseminar informações e prevenir a transmissão do HSV.[35]

O farmacêutico pode orientar o paciente com herpes labial sobre a natureza contagiosa do vírus, as formas de transmissão, os possíveis gatilhos da reativação viral, o reconhecimento de sinais e sintomas e a disseminação do vírus para outros locais do corpo, especialmente a mucosa ocular e genital.[4,12,17,26,28]

Durante a manifestação clínica do herpes labial, o farmacêutico deve orientar o paciente, por meio de informações verbais e escritas, sobre as medidas de prevenção, como:[2,6,17,21,24,26-28,36]

- Evitar o contato oral (incluindo beijo ou sexo oral) e contato direto com as lesões na pele.
- Não dividir copos, garrafas de água, toalhas, talheres, navalhas, hidratantes labiais e batons com outras pessoas.
- Advertir o paciente para não morder os lábios, manipular ou furar as vesículas das lesões. Não esfregar excessivamente a lesão, pois pode piorar a condição e fazer com que o vírus do herpes se espalhe para outras áreas da pele.
- Se o paciente manipular as lesões ativas, deve realizar a lavagem das mãos com água e sabão antes e depois do procedimento.
- Identificar e evitar os possíveis gatilhos da reativação viral.

Recomenda-se o uso de **protetor solar profilático** em casos de herpes labial em indivíduos com história de reativação da infecção pelo HSV-1 induzida pela luz UV.[4,12,17,26] A aplicação de filtro solar pode reduzir a frequência de episódios recorrentes de herpes labial, embora alguns estudos apresentem limitações metodológicas e resultados heterogêneos (**Quadro 15.3**).[12,17,26]

A terapia de imunização por meio de vacinas de DNA e tratamento à base de *laser* são propostas promissoras para diminuir o número de recidivas do herpes labial. Contudo, as vacinas anti-herpéticas ainda têm acesso limitado em função do custo e da disponibilidade, mas estudos têm sido realizados na busca de novas tecnologias em imunoprofilaxia. Até o momento, nenhuma vacina apresentou eficácia superior à do placebo em humanos na prevenção da infecção primária pelo HSV-1.[2,12,17,37]

A utilização do ***laser* de baixa potência**, conhecida também como fototerapia a *laser*, tem sido sugerida como modalidade coadjuvante no manejo e na prevenção do herpes labial, com a vantagem de diminuir a frequência de aparecimento e o tempo de cicatrização de lesões e, o mais importante, é indolor e bem aceita pelo paciente. O princípio da eficácia da fototerapia é fundamentado em seus efeitos analgésicos, anti-inflamatórios, anti-infecciosos

Quadro 15.3

Resumo de evidências das intervenções não farmacológicas para herpes labial[4,5,12,17,18,24,26–28,36,38-40]

Conduta	Embasamento/Justificativa	GRADE	
		Nível de evidência	Grau de recomendação
Protetor solar profilático	O uso de protetor solar profilático diminui recorrências em indivíduos com história de reativação da infecção pelo HSV induzida pela luz UV. Um estudo mostrou que o uso de protetor solar em comparação com o placebo é mais eficaz em diminuir a proporção de indivíduos com herpes labial recorrente em seis dias. Dois outros ensaios clínicos randomizados descobriram que, quando o filtro solar foi aplicado antes da exposição à luz UV, nenhuma lesão do herpes labial desenvolveu-se.	**Alto** ●●●●	**Forte**
Alteração da dieta	A ingestão de grandes quantidades de carboidratos refinados prejudica alguns parâmetros da função imunológica. No entanto, a relação entre ingestão de carboidratos refinados e suscetibilidade ao HSV não está bem estabelecida; muitos pacientes observaram que lesões herpéticas repetem-se quando comem muitos doces. Em alguns casos, a ingestão de até pequenas quantidades de açúcar refinado parecem desencadear uma exacerbação do herpes labial. A restrição da ingestão de carboidratos refinados deve, portanto, ser considerada caso a caso.	**Muito baixo** ●○○○	**Fraco**
Laserterapia	A terapia com luz infravermelha reduz a frequência, o tempo de cicatrização e resolução da dor de lesões na região orolabial. Há eficácia do *laser* de baixa potência na resolução da dor usando-se a escala analógica visual em comparação com o aciclovir em pacientes com episódios recorrentes de herpes labial.	**Moderado** ●●●○	**Fraco**
Bálsamos labiais	A vaselina e manteiga de cacau podem proporcionar alívio paliativo ou sintomático do episódio inicial ou recorrente de herpes labial, tornando as lesões bucais com fissuras menos suscetíveis a infecções secundárias.	**Muito baixo** ●○○○	**Fraco**

Fonte: Autoria própria.

e bioestimulantes. Além disso, não causa resistência antiviral. As aplicações de *laser* podem ser realizadas de 2 a 3 vezes por semana, com intervalo de 48 horas entre as sessões, até total cicatrização das vesículas. O *laser* deverá ser aplicado diretamente sobre a região afetada tanto na fase prurido como na ruptura das vesículas.[4,12,17,38,39]

O farmacêutico pode indicar **bálsamos labiais** com vaselina e manteiga de cacau para alívio paliativo ou sintomático do episódio inicial ou recorrente de herpes labial, reduzindo também o risco de infecções secundárias em decorrência de lesões com fissuras.[4,5,18,26-28,36]

Na fase aguda do herpes labial, recomenda-se **evitar alimentos** quentes, salgados, doces e ácidos. Com relação à dieta, algumas mudanças relatadas para prevenir recorrências do herpes labial incluem diminuição da ingestão de alimentos ricos em arginina, como nozes, chocolate e sementes, e o aumento da ingestão de alimentos ricos em lisina, como carnes, peixes e leguminosas.

Estudos sugerem que as proteínas ricas em arginina são necessárias para a reprodução do HSV, enquanto a lisina inibe competitivamente sua síntese. A lisina é um aminoácido essencial para crescimento, cicatrização de feridas, função endotelial e produção de óxido nítrico. A suplementação com L-lisina é ineficaz para profilaxia ou tratamento de lesões do herpes labial com doses inferiores a 1 g/d sem dietas com baixa arginina.

Por outro lado, doses superiores a 3 g/d parecem melhorar a experiência subjetiva da doença pelos pacientes. Nesse sentido, os profissionais de saúde podem analisar os riscos e benefícios e aconselhar os pacientes que existe um papel teórico da suplementação de lisina na prevenção de feridas nos casos de herpes labial, mas as evidências científicas são insuficientes para comprovar isso.[4,12,17,24,40,41]

Os preservativos não são totalmente eficazes na prevenção contra toda forma de transmissão sexual e disseminação do HSV-1 para mucosa genital. No entanto, os estudos sobre o HSV-2 indicam que o uso adequado de preservativo pode prevenir até metade dos casos sexualmente transmissíveis de herpes.[2,17,42]

INTERVENÇÕES FARMACOLÓGICAS

No geral, o tratamento farmacológico da infecção pelo HSV está centrado no tratamento antiviral específico. Os antivirais nucleosídeos (**aciclovir, famciclovir, valaciclovir** e **penciclovir**) são análogos de purina acíclicos sintéticos (ou análogos de guanina), substratos altamente específicos para a timidina quinase viral e inibidores da polimerase do ácido desoxirribonucleico (DNA), eficazes contra o HSV-1 e HSV-2 (**Quadro 15.4**). Vale ressaltar que não são medicamentos isentos de prescrição (MIPs) e não podem ser prescritos pelo farmacêutico, a não ser que ele preencha todos os critérios da Resolução nº 586/2013 do Conselho Federal de Farmácia.[2,5,43,44]

O **aciclovir** tem uma meia-vida curta, sendo necessárias várias doses para manter os níveis séricos terapêuticos do fármaco. Embora o **aciclovir** seja eficaz, a necessidade de múltiplas doses pode afetar a aderência ao tratamento. O **famciclovir** e o **valaciclovir** têm maior biodisponibilidade que o **aciclovir** e são mais convenientes em termos de comodidade posológica para os pacientes. O **valaciclovir** é um pró-fármaco do **aciclovir**, sendo rapidamente convertido no fármaco ativo pelo metabolismo intestinal e hepático. O **valaciclovir** é mais bem absorvido que o **aciclovir**; no entanto, tem maior custo agregado. O **famciclovir** é a forma oral do **penciclovir**, disponível apenas em preparações tópicas.[2,5,36,43-45]

A terapia antiviral no herpes labial pode ser dividida em duas categorias:

supressiva e **episódica.** A terapia supressiva diária visa diminuir o número de surtos (redução de 70% a 80%) e/ou reduzir o risco de transmissão e complicações do herpes (redução de 48%) em indivíduos com recidivas frequentes e/ou particularmente sintomáticos, ao passo que a terapia episódica diminui a duração do surto (redução de 40% a 50%). A terapia adjuvante com analgésicos e antipiréticos pode ser associada à terapia antiviral para alívio sintomático da dor e da febre.[2,4,5,18,28,36]

Os antivirais orais são as primeiras opções do tratamento. Diferentemente dos medicamentos tópicos, os medicamentos sistêmicos permitem maior biodisponibilidade, dosagem menos frequente e melhor adesão. As limitações da administração sistêmica do tratamento incluem maior risco de toxicidade e surgimento de cepas de HSV resistentes. Os antivirais tópicos estão reservados como opções secundárias no tratamento ou por preferência do paciente. A combinação de tratamento oral e tópico parece não trazer benefícios adicionais com relação apenas ao tratamento oral.[2,4,5,18,36,43]

Os antivirais nucleosídeos quando administrados por via oral estão associados ao tempo reduzido de cicatrização e tempo de resolução da dor, se a terapia for iniciada durante o estágio prodrômico em paciente com herpes labial recorrente. Em virtude do rápido desenvolvimento das vesículas, quando ocorrem os sintomas prodrômicos e o rápido declínio no ciclo viral durante a reativação (< 48 horas), o tratamento deve ser iniciado rapidamente para ser eficaz. Estudos demonstraram que a terapia com os antivirais nucleosídeos por via oral reduz a duração da extensão da fase ativa do herpes labial em até quatro dias, acelera a cicatrização de lesões e proporciona alívio da dor e da dificuldade de comer e beber em pessoas com um primeiro episódio do herpes labial. Porém, não há estudos comparativos que demonstram benefícios da terapia episódica durante a manifestação da doença por mais de cinco dias.[2,4,5,18,43]

O **aciclovir** está disponível no Sistema Único de Saúde (SUS) e é a alternativa que mais apresenta evidências de redução da duração dos sintomas relacionados com o herpes (quatro dias) quando iniciado assim que os primeiros sintomas prodrômicos aparecerem. Se for iniciado após o início dos sintomas prodrômicos, ele poderá não reduzir a duração da dor ou diminuir o tempo de cicatrização.[4,5,9,19,21]

O **valaciclovir** e **famciclovir**, com posologia facilitada, também reduzem a duração do episódio em pacientes com três ou mais episódios de herpes labial por ano. Não há evidências conclusivas de que o **famciclovir** seja eficaz na redução do número de lesões em adultos com história de herpes labial recorrente ou que uma dose mais alta seja mais eficaz que uma dose menor.[2,4,5,18,43]

A terapia supressiva (uso contínuo prolongado) é mais comum em pacientes com herpes genital, porém dados demonstram que também diminui o número de recorrências do herpes labial entre pacientes com recorrências do

HSV (mais de seis episódios/ano). Pode ser útil para pacientes com herpes labial recorrente e complicações graves, especialmente em pacientes com múltiplas lesões dolorosas ou desfigurantes de que não têm um pródromo identificável. Não existe evidência comprovada que os antivirais tópicos são efetivos como profilaxia contra episódios recorrentes de herpes labial.[2,4,5,18,36,43]

O **aciclovir** ou **valaciclovir** por via oral são eficazes na prevenção secundária do herpes labial, reduzindo o número de recorrências. O **valaciclovir** parece ser mais eficaz que o **aciclovir** na terapia supressiva, especialmente na redução do tempo de cicatrização das lesões e na redução da frequência do herpes labial recorrente.[2,4,5,36,43]

Na infecção por HSV quando ocorrem efeitos moderados e graves, como febre e dor, pode ser usado tratamento sintomático, incluindo antipiréticos e analgésicos. As opções primárias para terapia adjuvante no herpes labial incluem:[2,4,5,26-28]

- **Paracetamol** 500 mg a 1.000 mg por via oral a cada 4 e 6 horas quando necessário; máximo de 4.000 mg/dia OU
- **Ibuprofeno** 400 mg a 600 mg por via oral a cada 4 e 6 horas quando necessário; máximo de 1.200 mg/dia.

Os analgésicos e antipiréticos, como o **paracetamol** e o **ibuprofeno (anti-inflamatório)**, podem reduzir as dores bucais e a febre associada ao herpes labial. Podem ser prescritos pelo farmacêutico para a analgesia de adultos, e ambos demonstraram a mesma efetividade e segurança no tratamento agudo (até três dias) de dor bucal.[2,4,5,36,44]

A utilização do tratamento tópico para o herpes labial nem sempre é recomendada como primeira opção. A efetividade da terapia antiviral sistêmica é superior à tópica nos desfechos do tratamento do herpes labial, como redução do tempo de cicatrização, tempo de resolução da dor e número de recidivas. No entanto, o tratamento tópico é considerado menos tóxico, mais bem absorvido pela mucosa oral e mais utilizado na prática clínica do que os medicamentos sistêmicos. No Brasil, esses medicamentos são utilizados frequentemente como automedicação, tendo em vista a facilidade de acesso. Contudo, a maioria dos medicamentos exige prescrição no Brasil.[2,5,26,43,46]

Na terapia episódica do herpes labial recorrente, o tratamento tópico com cremes ou pomadas, como **aciclovir** a 5%, **penciclovir** a 1%, **docosanol** a 10% (não registrado no Brasil, mas frequentemente importado) ou combinação de **aciclovir 5% + hidrocortisona 1%** (também indisponível no país), são alternativas aos medicamentos antivirais sistêmicos. O tratamento com essas formulações requer aplicações diárias frequentes. O início imediato da terapia dentro de 48 horas também é importante para obter o máximo benefício clínico.[2,5,18,22,46–48]

Algumas pesquisas sugerem que o uso de um corticosteroide leve, como a hidrocortisona, em combinação com o **aciclovir**, pode alterar a evolução clínica do herpes labial em uma proporção considerável dos pacientes. A combinação poderia impedir a progressão das lesões ulcerativas e diminuir o tempo de cicatrização em adultos durante as recorrências do herpes labial.

Uma revisão sistemática sobre o tema mostrou redução significativa no desenvolvimento das lesões ulcerativas tanto na terapia combinada, quanto na terapia antiviral isolada. Contudo, não houve diferença de eficácia significativa entre ambas. A redução de dor e sensibilidade local foi levemente maior na terapia combinada com corticoide, e esta também não demonstrou casos de eventos adversos adicionais. Diversos países como Estados Unidos, Alemanha, Portugal e Holanda aprovaram o registro de formulações de antivirais associados aos corticosteroides tópicos para o tratamento do herpes labial; contudo, ainda não houve aprovação de registros em outros países, como o Brasil e Reino Unido.

Naturalmente, isso abre caminho para novos estudos para compreender e avaliar o papel da terapia tópica combinada com corticosteroides e agente antiviral no tratamento do herpes labial.[2,4,5,43,47,49]

O creme **penciclovir a 1%**, recentemente enquadrado como MIP, pode reduzir a duração das lesões recorrentes de herpes labial e a duração média da dor.[4,5,18,43] Os benefícios do penciclovir foram alcançados quando o tratamento foi iniciado nos dois estágios iniciais (pródromo e eritema) e tardio (vesícula ou úlcera).[4,5,18]

O **docosanol** é um álcool alifático saturado de 22 carbonos que atua inibindo a fusão do HSV com a membrana celular humana, bloqueando a entrada e subsequente replicação viral. O docosanol pode reduzir o tempo de cicatrização e resolução da dor de lesões recorrentes de herpes labial em cerca de 18 horas em pacientes com história de herpes labial recorrente. O creme docosanol está aprovado nos Estados Unidos como MIP, mas atualmente não tem registro na Agência Nacional de Vigilância Sanitária (Anvisa).[4,5,18,26,48]

As opções secundárias de medicamentos na terapia adjuvante do herpes labial incluem:[2,18,36]

- **Lidocaína tópica** (pomada a 5%) aplicar na(s) área(s) afetada(s) 2 a 3 vezes ao dia quando necessário OU
- **Óxido de zinco 0,3% com glicina** aplicar a cada duas horas quando necessário.

A **lidocaína tópica** pode ser usada para controlar a dor, especialmente se associada à primoinfecção herpética. O alívio da dor e coceira a curto prazo pode ser alcançado por meio de preparações tópicas de lidocaína 5% ou outros anestésicos tópicos, como **prilocaína**, **benzocaína** ou **tetracaína**. Um estudo de pacientes com herpes labial mostrou uma redução de 50% da dor e erupções cutâneas resultantes da infecção por HSV em pacientes que realizaram aplicação tópica da pomada de lidocaína 5%.[2,18,36]

O creme de **óxido de zinco/glicina** reduz a duração das lesões e a gravidade

Quadro 15.4

Resumo das intervenções farmacológicas para herpes

Medicamento	Apresentações*	Uso padrão	Orientações ao paciente	Alertas	GRADE: Nível de evidência	GRADE: Grau de recomendação
Aciclovir $$$$ SUS	**Comprimido** 200 mg e 400 mg **Creme** 50 mg/g (Antivirax®, Acivirax®, Zovirax® e Zynvir®)	**ADULTOS:** Para comprimido: 200 mg por via oral cinco vezes ao dia por 5 dias OU 400 mg por via oral a cada 12 horas por 5 dias. Para creme: aplicar cinco vezes ao dia. **CRIANÇAS (Somente acima de 6 anos):** Idem adulto.	"Não interromper o uso dos antivirais pelo tempo indicado, mesmo após regressão das lesões". "Administrar com intervalos de aproximadamente 4 horas, omitindo-se a dose noturna". "Usar o creme apenas na pele, evitando contato com regiões mais sensíveis como nariz e olhos".	Se necessário, agente preferido na gravidez, cautela na lactação. Em pacientes com comprometimento imune grave deve ser administrado o medicamento oral. Cautela em pacientes idosos, insuficiência renal (ajuste de dose) e outros agentes nefrotóxicos (evitar o uso concomitante).	Alto	Forte
Fanciclovir $$$$	**Comprimido revestido** 125 mg, 250 mg e 500 mg (Fanclomax® e Penvir®)	**ADULTOS:** 500 mg a cada 12 horas por 7 dias (em bula previsto para pacientes com HIV). **Esse medicamento é contraindicado para crianças.**	"Não interromper o uso dos antivirais pelo tempo indicado, mesmo após regressão das lesões". "Pode ser administrado com ou sem alimento".	Cautela em pacientes com insuficiência renal (ajuste de dose). Cautela em portadores de diabetes. Contém LACTOSE. Cautela na gravidez e lactação.	Moderado	Forte

(CONTINUA)

Quadro 15.4 (continuação)
Resumo das intervenções farmacológicas para herpes

Medicamento	Apresentações*	Uso padrão	Orientações ao paciente	Alertas	GRADE: Nível de evidência	GRADE: Grau de recomendação
Penciclovir $$$$ MIP	**Creme** 1% (Penvir Lábia®)	**ADULTOS:** Aplicar o creme na área afetada em intervalos de 2 horas por 4 dias, omitindo-se a dose noturna. **CRIANÇAS (Somente acima de 12 anos):** Idem adulto.	"Pode ser administrado com ou sem alimentos". "Uma fina camada deve ser aplicada na pele afetada". "Lavar as mãos antes e depois de aplicar o medicamento". "Deve-se evitar contato com mucosas e olhos".	Cautela na gravidez e lactação. Cautela em pacientes imunocomprometidos para que seja avaliado o tratamento adequado.	Moderado	Forte
***Uncaria tomentosa* (unha-de-gato)** $$$$ MIP SUS	**Gel-creme** 50 mg/g (Imunomax®)	**ADULTOS:** Aplicar o gel na área afetada a cada 8 horas. **Esse medicamento é contraindicado para crianças.**	"Uso externo. Deve-se evitar contato com mucosas e olhos". "A quantidade necessária depende da extensão da área afetada".	Contraindicado na gravidez. Monitorar potencial hipersensibilidade.	Baixo	Fraco

*Nomes comerciais listados foram incluídos no intuito de facilitar a identificação dos itens e evitar erros de seleção; é desaconselhável utilizá-los em prescrições ou no processo de orientação farmacêutica. Marcas foram incluídas de forma circunstancial e pode haver outras disponíveis no mercado não listadas. Fonte: Autoria própria.

dos sintomas em pacientes com herpes labial dentro de 24 horas da recorrência. O creme de óxido de zinco/glicina pode reduzir a duração média das lesões em aproximadamente cinco dias.[4,5,18] Não há evidência sobre a efetividade da aplicação tópica de sulfato de zinco para secar vesículas do herpes labial.[40,50]

As evidências são limitadas sobre a fitoterapia empregada no manejo e tratamento do herpes labial. O extrato de **própolis** tem sido usado para reduzir os sintomas e o eritema da lesão do herpes labial em torno de dois dias após aplicação.[40,51,52] O extrato da planta amazônica ***Uncaria tomentosa***, conhecida popularmente como **unha-de-gato**, recentemente lançada no mercado brasileiro como novo fitoterápico isento de prescrição (ImunoMax®) e disponível no SUS, contém glicosídeos do ácido quinóvico potencialmente capazes de reduzir a inflamação e diminuir as lesões decorrentes da infecção do HSV.[50,53]

Os produtos naturais que contêm **cânfora (< 3%) e mentol (< 1%)** atuam como analgésicos e podem aliviar a dor e a coceira.[40,52] Os produtos naturais como bioflavonoides ou *acidophilus* não demonstraram eficácia em ensaios clínicos controlados.[40,50,52]

Mais estudos devem ser realizados para solidificar a eficácia dos produtos naturais quando comparados com placebo e medicamentos antivirais sistêmicos no tratamento do herpes labial.[40,52]

SINAIS DE ALERTA E ENCAMINHAMENTOS

O farmacêutico deve alertar o paciente sobre complicações e encaminhar para investigação de transtornos adicionais em:

1. Unidade básica de saúde do SUS.
2. Consulta com médico ou dentista do sistema de saúde público ou privado.

A consulta com um dermatologista, infectologista ou dentista pode ser benéfica em casos de lesões atípicas do herpes labial. O tratamento farmacológico pode ser prescrito pelo médico ou dentista, dependendo do curso clínico da doença.

Em pacientes imunocomprometidos com infecção invasiva pelo HSV, a consulta da especialidade associada ao sistema orgânico afetado deve ser solicitada precocemente (p. ex., neurologista para possível infecção por herpes do SNC), a fim de auxiliar no diagnóstico.[2,4,16,28,31]

A hospitalização somente é necessária nos casos de suspeita de meningite por HSV-1, sintomas constitucionais graves e crianças com gengivoestomatite herpética primária que apresentam difícil controle da dor e/ou desidratação.[2,23,26,29,31,32]

Pode ser considerado encaminhamento ao psicólogo se o paciente apresentar sofrimento psicossocial secundário ao herpes. O aconselhamento comportamental pode ser necessário em alguns indivíduos que referem estigma, vergonha e menor senso de autoestima em decorrência de herpes labial recorrente.[10,11,54]

No **Quadro 15.5** estão destacados os principais sinais e sintomas de alarme da infecção pelo HSV.

Quadro 15.5
Sinais de alerta para encaminhamento de pacientes com herpes labial[4,11,27,35,37]

Palavra-chave	Sinais de alerta
Feridas persistentes	Feridas que não cicatrizam em duas semanas; feridas muito dolorosas quando tocadas; relato de história clínica de seis ou mais episódios recorrentes por ano.
Sintomas associados	Febre de 38° C ou mais (com ou sem calafrios); inchaço, vermelhidão e calor intenso ao redor da ferida; dor de garganta intensa e frequente; náusea, vômito e dores abdominais persistentes; crises epilépticas; secreção amarelada, esverdeada ou sangrenta produzida na ferida; odor oriundo da ferida.
Potencial contágio secundário	Infecção secundária bacteriana ou fúngica na pele; feridas extensas na região orolabial ou disseminação para outras regiões do corpo, como olhos, dedos, tranco e/ou genitália.
Complicações	Desidratação por capacidade limitada de comer e beber; dificuldade de fala e/ou deglutição; atividade mental ou consciência alterada; manifestações graves de impacto psicossocial negativo na aparência e qualidade de vida.
Grupos de risco	Imunocomprometidos; gestantes; recém-nascidos e bebês; idosos; indivíduos com queimaduras e dermatites atópicas ou alérgicas.

Fonte: Autoria própria.

MONITORAMENTO DOS RESULTADOS

O herpes labial é uma infecção viral crônica com evolução altamente variável. A infecção tem um curso clínico que depende da idade, do estado imunológico do hospedeiro e do local anatômico envolvido. Em hospedeiros imunocompetentes, as manifestações clínicas são leves, autolimitadas e podem durar até 14 dias. Já nos hospedeiros imunocomprometidos, a condição pode ser prolongada, podendo durar até mais de 30 dias e causar complicações graves.[1,2,4,15,16,21]

A progressão da manifestação clínica do herpes labial inicia-se após o pródromo, com desenvolvimento rápido de um grupo de pápulas eritematosas que seguem para forma de vesículas com posterior avanço para os estágios de ulceração/crostas e, finalmente, cicatrização (**Figura 15.4**). Os títulos virais atingem o pico nas primeiras 24 horas após a formação da lesão (a maioria está no estágio vesicular), momento em que a maioria das lesões está no estágio da vesícula, e depois diminuem progressivamente na forma de úlcera/crosta.[1,4,26,31,55]

A melhora clínica das lesões bucais normalmente começa em 3 a 4 dias após decaimento do processo viral. A reepitelização das feridas na região orolabial pode levar de 7 a 8 dias após redução do processo inflamatório. A cicatrização completa das lesões ocorre entre 1 e 2 semanas.[1,4,26,31,55]

A primoinfecção herpética manifesta-se entre 2 e 20 dias após exposição com o vírus, e os sinais e sintomas sistêmicos comuns podem durar cerca de 12 dias. Geralmente, os casos graves de febre persistem por 2 a 8 dias até a reepitelização das úlceras.[1,2,12,28]

As recorrências do herpes labial podem durar de 3 a 7 dias e ocorrer várias vezes por ano ou uma ou duas vezes na vida. Na maioria dos pacientes,

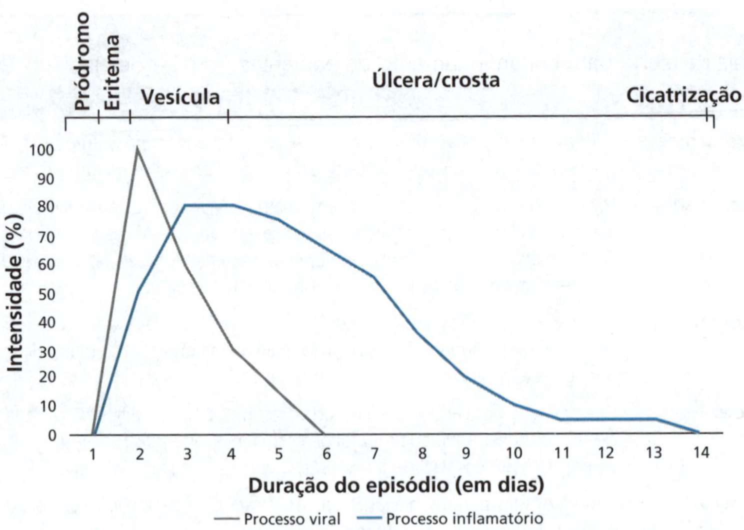

Figura 15.4. Progressão da manifestação clínica de herpes labial em hospedeiros imunocompetentes.

Fonte: Adaptada pelo autor com base nas evidências científicas relatadas em estudos prévios.[1,4,26,55]

menos de duas recorrências manifestam-se a cada ano, mas alguns experimentam episódio recorrentes de herpes labial mensalmente.[2,4,30,55]

O tratamento e manejo do herpes labial é uma situação comumente demandada em estabelecimentos farmacêuticos. O autodiagnóstico do paciente incorreto, a doença concomitante e os medicamentos em uso são aspectos importantes que devem ser abordadas no manejo farmacêutico. O número de episódios recorrentes de herpes labial pode diminuir com a prevenção e o tratamento adequado ao longo da vida. Recomenda-se que o paciente retorne em uma semana à farmácia para que o farmacêutico reavalie a condição pela contagem total de lesões, redução da febre e alívio da dor após início do tratamento com intuito de identificar melhora parcial, completa ou piora do quadro clínico.[1,4,26,28,55]

A melhora clínica das lesões e a redução de sinais e sintomas da infecção pelo HSV são indicativas de efetividade do tratamento do herpes labial. É importante considerar se novas lesões ainda apareceram após uma semana de tratamento, se sintomas sistêmicos ainda estiveram presentes ou se ocorreram complicações. Em alguns pacientes, as lesões podem ser bloqueadas e não progredirem para o estágio da vesícula, indicando melhora completa após o tratamento em uma semana. Outros pacientes podem apresentar melhora parcial ou piora, indicando falha terapêutica ou não adesão ao tratamento. As lesões bucais que não cicatrizam podem ser bacterianas ou fúngicas, especialmente quando não cicatrizam em duas semanas.[2,5,21,26,28]

Anualmente, a necessidade de terapia antiviral episódica *versus* supressiva deve ser abordada, pois as recorrências geralmente tornam-se menos frequentes e graves com o tempo. O farmacêutico pode instruir o paciente que a terapia antiviral não necessariamente interrompe o desenvolvimento de futuras lesões. O efeito supressor pode ser observado ao longo do tratamento. Além disso, durante a terapia supressiva indica-se a avaliação periódica da função renal e hepática em pacientes idosos, com infecção pelo HIV e/ou com doença renal ou hepática preexistente. Os dados de segurança e resistência do paciente para terapia supressiva a longo prazo com aciclovir devem seguir vigilância contínua.[2,5,28,56]

Referências bibliográficas

1. Crimi S, Fiorillo L, Bianchi A, D'Amico C, Amoroso G, Gorassini F, et al. Herpes Virus, Oral Clinical Signs and QoL: Systematic Review of Recent Data. Viruses. 2019;11(5):463.
2. BMJ Best Practice. Infecção pelo vírus do herpes simples – Sintomas, diagnóstico e tratmento. 2021.
3. Medscape. Herpes simplex. 2018.
4. Lee YLA. Oral herpes. DynaMed and American College Physicians [Internet]. 2020; Disponível na Internet: www.dynamed.com.
5. UpToDate. Treatment of herpes simplex virus type 1 infection in immunocompetent patients. 2020.
6. UpToDate. Patient education: cold sores (oral herpes) (The Basics). 2020.
7. Hennessy BJ. Feridas labiais, inflamação dos lábios e outras alterações. Manual MSD. Disponivel na Internet: https://www.msdmanuals.com/pt/casa/dist%C3%BArbios-da-boca-e-dos-dentes/dist%C3%BArbios-dos-l%C3%A1bios-e-da-l%C3%ADngua/feridas-labiais,-inflama%C3%A7%C3%A3o-dos-l%C3%A1bios-e-outras-altera%C3%A7%C3%B5es. 2022.
8. Celik M, Sucakli MH, Kirecci E, Ucmak H, Ekerbicer HC, Ozturk P. Recurrent herpes labialis among health school students in Kahramanmaraş, Turkey: A cross-sectional survey. Dermatologica Sinica. 2013;31(2):64-7.
9. Wiedbrauk DL. Herpes simplex virus. In: Molecular diagnostics. 2010. p. 453-60.
10. Dréno B, Malkin JE, Saiag P, Batuji-Garin S. Patients' profile, burden of disease and quality of life in recurrent herpes labialis: a survey conducted in USA and France. Vol. 26, J Eur Acad Dermatol Venereol. 2012;26(11):1458-60.
11. Dreno B, Malkin JE, Saiag P. Understanding recurrent herpes labialis management and impact on patients' quality of life: the HERPESCOPE. Eur J Dermatol. 2013;23(4):491-9.
12. Prevention of herpes simplex virus type 1 infection in immunocompetent patients – UpToDate.
13. Looker KJ, Magaret AS, May MT, Turner KME, Vickerman P, Gottlieb SL, et al. Global and regional estimates of prevalent and incident herpes simplex virus type 1 infections in 2012. PLoS One. 2015;10(10).
14. Bennett JE, Dolin R, Blaser MJ. Mandell, Douglas, and Bennett's Principles and Practice of Infectious Diseases. Elsevier Inc.; 2014.
15. Taylor TJ, Brockman MA, McNamee EE, Knipe DM. Herpes simplex virus. Front Biosci. 2002;7:d752-64.
16. Fatahzadeh M, Schwartz RA. Human herpes simplex virus infections: Epidemiology, pathogenesis, symptomatology, diagnosis, and management. J Am Acad Dermatol. 2007;57(5):737-63.
17. Chi CC, Wang SH, Delamere FM, Wojnarowska F, Peters MC, Kanjirath PP. Interventions for prevention of herpes simplex labialis (cold sores on the lips). Cochrane Database Syst Rev. 2015;2015(8):CD010095.
18. Worrall G. Herpes labialis. BMJ Clin Evid. 2009; 2009:1704.
19. Raborn G, Association MGJCD, 2003 undefined. Recurrent herpes simplex labialis: selected therapeutic options. J Can Dent Assoc. 2003;69(8):498-503.
20. Management of infection guidance for primary care for consultation and local adaptation. 2014.
21. Gonsalves WC, Chi AC, Neville BW. Common oral lesions: part i. superficial mucosal lesions. Am Fam Physician. 2007;75(4):501-7.
22. Haigh C, Hannan J, Patel J, Edwards K. NHS Bolton CCG Guidelines for the Management of Community Acquired Infections Title of document Guidelines for the Management of Community Acquired Infections. 2013.
23. Doenças infecciosas e parasitárias – Guia de Bolso. Brasília; 2010.
24. Brasil. Ministério da Saúde. Secretaria de Políticas de Saúde. Departamento de Atenção Básica. Dermatologia na atenção básica. 2002.
25. Herpes simplex infections. Primary Care Dermatology Society. UK.
26. Herpes simplex oral – Guidance, evidence search, NICE.
27. Oral herpes – Clinical guidelines.
28. Baos Vicente V, Faus Dáder MJ. Protocolos de Indicación Farmacéutica y Criterios de Derivación al Médico en Síntomas Menores. 2008. 224 p.
29. Arduino PG, Porter SR. Herpes Simplex Virus Type 1 infection: overview on relevant clinico-pathological features. J Oral Pathol Med. 2008;37(2):107-21.
30. Cunningham AL, Diefenbach RJ, Miranda-Saksena M, Bosnjak L, Kim M, Jones C, et al. The cycle of human herpes simplex virus infection: virus transport and immune control. J Infect Dis. 2006;194(s1):S11-8.

31. Sciubba JJ. Herpes simplex and aphthous ulcerations: Presentation, diagnosis and management – an update. Gen Dent. 2003;51(6):510-6.
32. Kolokotronis A, Doumas S. Herpes simplex virus infection, with particular reference to the progression and complications of primary herpetic gingivostomatitis. Clin Microbiol Infect. 2006; 12(3):202-11.
33. Ajar A, Chauvin PJ. Acute herpetic gingivostomatitis in adults: a review of 13 cases, including diagnosis and management. J Can Dent Assoc. 2002; 68(4):247-51.
34. Correr CJ, Alcantara F. Autocuidado e tratamento para problemas menores. In: Manual de Serviços Farmacêuticos Abrafarma – Protocolos e Ferramentas 2019-2020. Curitiba: Editora Practice; 2019. p. 83.
35. Patel R. Educational interventions and the prevention of herpes simplex virus transmission. Herpes. 2004;11 Suppl 3:155A-160A.
36. Herpes Viruses Association. HVA herpes simplex guideline | Independent professional body guideline. Guidelines. 2011.
37. Rupp R, Bernstein DI. The potential impact of a prophylactic herpes simplex vaccine. Expert Opin Emerg Drugs. 2008;13(1):41-52.
38. Bello-Silva MS, De Freitas PM, Cecilia A, Aranha C, Lage-Marques JL. Low-and High-Intensity Lasers in the Treatment of Herpes Simplex Virus 1 Infection. Photomed Laser Surg. 2010;28(1):135-9.
39. Al-Maweri SA, Kalakonda B, AlAizari NA, Al-Soneidar WA, Ashraf S, Abdulrab S, et al. Efficacy of low-level laser therapy in management of recurrent herpes labialis: a systematic review. Lasers Med Sci. 2018; 33(7):1423-1430.
40. Gaby AR. Herpes simplex Natural Remedies for Herpes simplex. Altern Med Rev. 2006;11(2):93-101.
41. Mailoo V, Journal SRIMAC, 2017 undefined. Lysine for Herpes Simplex Prophylaxis: a review of the evidence. BMJ Case Rep. 2019;12(3):e225385.
42. Wald A, Langenberg AGM, Krantz E, Douglas JM, Handsfield HH, DiCarlo RP, et al. The relationship between condom use and herpes simplex virus acquisition. Ann Intern Med. 2005;143(10).
43. Chen F, Xu H, Liu J, Cui Y, Luo X, Zhou Y, et al. Efficacy and safety of nucleoside antiviral drugs for treatment of recurrent herpes labialis: a systematic review and meta-analysis. J Oral Pathol Med. 2017;46(8):561-8.
44. Brasil. Ministério da Saúde. Formulário Terapêutico Nacional 2010. Rename 2010. 2010;
45. Jensen LA, Hoehns JD, Squires CL. Oral Antivirals for the Acute Treatment of Recurrent Herpes Labialis. Ann Pharmacother. 2004;38:705-9.
46. Rahimi H, Mara T, Costella J, Speechley M, Bohay R. Effectiveness of antiviral agents for the prevention of recurrent herpes labialis: a systematic review and meta-analysis. Oral Surg Oral Med Oral Pathol Oral Radiol. 2012;113(5):618-27.
47. Arain N, Paravastu SCV, Arain MA. Effectiveness of topical corticosteroids in addition to antiviral therapy in the management of recurrent herpes labialis: A systematic review and meta-analysis. BMC Infect Dis. 2015;15(1).
48. Treister NS, Woo S Bin. Topical n-docosanol for management of recurrent herpes labialis. Expert Opin Pharmacother. 2010;11(5):853-60.
49. Hull CM, Brunton S. The role of topical 5% acyclovir and 1% hydrocortisone cream (xerese™) in the treatment of recurrent herpes simplex labialis. Postgrad Med. 2010;122(5):1-6.
50. Mathes A, Bellanger R. Herbs and Other Dietary Supplements: Current Regulations and Recommendations for Use to Maintain Health in the Management of the Common Cold or Other Related Infectious Respiratory Illnesses. J Pharm Pract. 2010; 23(2):117-27.
51. Propolis: MedlinePlus Supplements.
52. Singh BB, Udani J, Prasad Vinjamury S, Der-Martirosian C, Gandhi S, Khorsan R, et al. Safety and effectiveness of an L-lysine, zinc and herbal-based product on the treatment of facial and circumoral herpes. Altern Med Rev. 2005;10(2):123-7.
53. Brasil. Ministério da Saúde. Agência Nacional de Vigilância Sanitária. Farmacopeia brasileira memento fitoterápico. 2016.
54. Rodrigues Mateus MJ, Lauritzen Duarte I, Maria V, Gondim L, Paula A, Sobral V. Avaliação do nível de estresse e sua correlação com o surgimento do herpes labial recorrente. Rev Bras Prom Saude. 3006; 19(1):39-9.
55. Woo S, Surgery SCO, Medicine O, Pathology O, 2007 undefined. Management of recurrent oral herpes simplex infections. Oral Surg Oral Med Oral Pathol Oral Radiol Endod. 2007;103 Suppl:S12.e1-18.
56. Burch J, Fernandez-Peñas P. How does short-term (≤1 month) treatment with oral or topical acyclovir affect recurrence and severity of recurrent herpes simplex labialis in adults? Cochrane Clinical Answers. 2017.

16 Resfriado Comum ou Infecções das Vias Aéreas Superiores

Gabriela Mantovani • Eduarda Souza da Silva • Nara Amanda Laismann • Dayani Galato • Sarah Nascimento Silva • Juliana Maria de Albuquerque Vaz • Débora Santos Lula Barros • Rafael Santos Santana • Luciene Alves Moreira Marques • Tiago Marques dos Reis • Laís Bié Pinto Bandeira

RESFRIADO

O resfriado comum é definido como uma inflamação aguda da mucosa do trato respiratório superior que pode envolver, de forma isolada ou conjunta, o nariz, a garganta, os seios nasais e a laringe. É uma das infecções das vias aéreas superiores (IVAS) de maior prevalência em todo o mundo, representando a segunda causa de consulta e o diagnóstico mais comum nos serviços de emergência. Portanto, o resfriado comum representa um problema de saúde pública, especialmente em períodos de inverno.[1,2]

A mortalidade associada às infecções respiratórias superiores é rara, embora o resfriado seja responsável por um desconforto considerável aos acometidos por ele, além de motivar ausência escolar e ao trabalho, assim como custos com os cuidados de saúde. A sua incidência média é de cinco a sete episódios por ano em crianças de idade pré-escolar e de dois a três episódios por ano na idade adulta, segundo um estudo realizado pela Escola de Higiene e Saúde Pública da Universidade de Michigan. Desse modo, essas ausências anuais à escola e ao trabalho em virtude dos resfriados causam milhões de dias perdidos, representando 40% da ausência nos empregos trabalhadores.[3-5]

A morbidade causada por doenças respiratórias representa 30% a 50% do tempo de afastamento do trabalho entre adultos, e por 60% a 80% do tempo de afastamento das escolas entre as crianças. Quando se observa a faixa etária e o gênero, observa-se que as crianças em idade escolar são a faixa etária com maior número de episódios de resfriados; por outro lado, as mulheres são o gênero mais afetado, possivelmente pelo maior contato com esse grupo em comparação com os homens adultos.[6,7]

Em inquéritos nacionais, a prevalência média de sintomas respiratórios nos últimos 30 dias foi de 1/3 dos brasileiros adultos, o que demonstra a grande proporção da doença no dia a dia da população. Dos acometidos, apenas 26% relataram procurar um serviço de saúde para manejo do quadro, o que leva a imaginar que os demais trataram o problema por conta própria em automedicação ou com auxílio dos estabelecimentos farmacêuticos.[8]

As manifestações clínicas do resfriado comum podem variar de acordo com o vírus envolvido; contudo, raramente o quadro clínico apresenta diferenças significativas entre os patógenos causadores. Para infecções pelo rinovírus, vírus responsável pela maior parte das contaminações, o resfriado comum apresenta duração em torno de 7 a 10 dias, com início dos sintomas cerca de três dias após a incubação.[4,5]

É importante salientar que o resfriado comum é um agravo distinto da gripe, faringite, bronquite aguda, rinossinusite bacteriana aguda, rinite alérgica e da infecção por Covid-19 (**Quadro 16.1**). Apesar da dificuldade existente em diferenciar essas doenças, sabe-se que a maioria das pessoas é infectada algumas vezes durante o ano com vírus do resfriado, pois estes são capazes de reinfectar após a reexposição, enquanto a gripe ocorre com menor frequência, geralmente uma vez em alguns anos.[1,9]

OBJETIVOS DO CUIDADO FARMACÊUTICO

1. Orientar o paciente e assegurar o bom entendimento dele sobre as medidas de prevenção do contágio.[1,2]
2. Garantir alívio dos sintomas da febre, dor e coriza nos primeiros dias de manejo.[4,5]
3. Diferenciar de outros problemas do trato respiratório, identificando casos mais graves ou situações especiais que demandem encaminhamento.[1,9]
4. Orientar o paciente quanto ao uso racional dos medicamentos sintomáticos, prevenindo abusos (uso desnecessário de antibióticos) e danos adicionais.[4,5]

CAUSAS, SINAIS, SINTOMAS E ANAMNESE FARMACÊUTICA

Existem mais de 200 tipos de vírus que podem causar resfriados comuns; entretanto, os **rinovírus**, que incluem mais de 100 sorotipos, são os vírus mais associados a sintomas de resfriado e, coletivamente, causam 30% a 50% dos casos da doença. Esses vírus estão presentes em partículas suspensas no ar ou nos objetos de uso diário, e ao passarem pelo revestimento protetor do nariz e da garganta desencadearão uma reação do sistema imunológico. As IVAS podem, ainda, em menor proporção, serem causadas por adenovírus, coronavírus, vírus sincicial respiratório e outros.[10,11]

À vista disso, a transmissão pode ser aumentada mediante contato direto por meio de gotículas de secreção salivar transportadas pelo ar, principalmente ao tossir ou espirrar próximo, pelo contato de mãos contaminadas com a via aérea de indivíduos sadios, assim como o tempo de exposição com fômites contaminados. Além disso, a carência de imunidade também aumenta a susceptibilidade ao contágio por agentes etiológicos virais.[2,12]

As manifestações clínicas da infecção por rinovírus aparecem após o período de incubação, que dura aproximadamente de 12 a 72 horas após o contato. Pessoas com sintomas de resfriado

Quadro 16.1

Sintomas comuns nos agravos de resfriado, gripe, Covid-19, rinite alérgica, sinusite bacteriana e bronquite aguda[19,20]

Sintomas	Resfriado	Gripe (*Influenza*)	Covid-19	Rinite alérgica	Sinusite bacteriana	Bronquite aguda
Início dos sintomas	Gradual	**Abrupto**	Gradual	Variável (intermitente, crônico, **sazonal**)	Gradual	Gradual
Ardência e sintomas oculares	Leve	Leve	Não reportado	**Muito comum (vermelhidão)**	Comuns	Comuns
Cansaço e mal-estar	Ausentes ou leves	**Moderados a intensos (pode durar 2 a 3 semanas)**	Possíveis (inclusive com exaustão extrema)	Ausentes ou leves	Leves	**Moderados a intensos**
Cefaleia	Ausente ou leve	**Frequente (moderada a intensa)**	Possível	Possível	**Frequente (moderada a intensa)**	Possível
Febre	Ausente ou baixa (mais comum em crianças)	**Possível (37°C a 39°C, por 2 a 4 dias com aumento rápido)**	**Muito frequente**	Ausente	**Possível**	Ausente ou baixa
Rinorreia e congestão	Frequentes (leves)	**Frequentes (moderadas a intensas)**	Possíveis	**Frequentes (moderadas a intensas)**	**Moderadas a intensas (com dor nos seios da face)**	Incomuns

(continua)

Quadro 16.1 (continuação)

Sintomas comuns nos agravos de resfriado, gripe, Covid-19, rinite alérgica, sinusite bacteriana e bronquite aguda[19,20]

Sintomas	Resfriado	Gripe (*Influenza*)	Covid-19	Rinite alérgica	Sinusite bacteriana	Bronquite aguda
Espirros	Frequentes	Variáveis	Possíveis	**Muito frequentes (sintoma proeminente)**	Incomuns	Incomuns
Dor de garganta	Moderada	**Moderada a intensa**	Possível	Possível, especialmente ao acordar	Frequente	Frequente
Dor muscular	Ausente ou leve	Frequente (moderada a intensa) **de forma precoce**	Possível	Ausente	Possível	Frequente
Falta de ar	Incomum	Incomum	**Possível (em casos graves)**	Ausente	Possível	**Frequente**
Tosse	Frequente (geralmente seca, de leve a moderada)	Frequente (seca ou produtiva, moderada a intensa)	Frequente	Possível (com características de cronicidade)	Frequente	**Sintoma predominante e persistente (seco ou úmido)**

Fonte: Adaptado de Dynamed (2024) e American Family Physician (2019).

podem transmitir o vírus nos primeiros 3 a 4 dias após o início dos sintomas. Essa transmissão pode durar até a remissão do quadro, a qual ocorre entre 7 e 11 dias ou, em alguns casos, em até 21 dias. O derramamento viral (maior expulsão do vírus) atinge o pico no terceiro dia da doença após a inoculação, o que coincide com o pico dos sintomas.[3,11,13]

O quadro clínico, o qual deve ser avaliado por anamnese (Quadro 16.2), caracteriza-se por um conjunto de sintomas inespecíficos, entre eles: secura ou irritação nasal (pode ser o primeiro sintoma); mal-estar, dor de garganta ou irritação na garganta (sintoma inicial comum e incômodo); coriza, congestão nasal e espirros (normalmente intensifica-se por 2 e 3 dias); dor de cabeça; pressão facial e do ouvido; perda do olfato e paladar; tosse (30% dos indivíduos infectados); rouquidão (20%); vômito pós-tosse; irritabilidade ou inquietação; febre (incomum em adultos, mais comum em crianças, geralmente de baixo grau, ou seja, encontra-se entre 37,8° C e 39° C). A presença de sintomas e sinais que indicam envolvimento do trato respiratório inferior requer a consideração de outros agravos como exacerbação aguda da asma, doença pulmonar obstrutiva crônica (DPOC) ou pneumonia.[1,13]

Durante a evolução da infecção em crianças pode haver queixa de cefaleia, calafrios e mialgia; em crianças menores, podem ocorrer inquietação, choro fácil, recusa alimentar e vômitos. Em lactentes, pode haver, ainda, alteração do sono e dificuldade respiratória por obstrução nasal.[2,12]

São fatores de risco associados à manifestação de resfriado comum após exposição:[5,14]

- Pacientes mais jovens (bebês e crianças pequenas em maior risco).
- Sistema imunológico enfraquecido ou uso de medicamentos que enfraquecem o sistema imunológico.
- Tabagismo (também aumento do risco de sintomas mais graves).[15]
- Estresse psicossocial e baixa qualidade do sono.
- Treinamento físico pesado (enquanto a atividade física moderada é considerada potencialmente protetora).[16]
- Época do ano outonal (para rinovírus; outros vírus podem ter outros padrões de sazonalidade).
- Fatores genéticos (ainda que com mecanismos desconhecidos).
- Duração do sono menor que seis horas por noite.[17]
- Viagem recente de avião.[18]

Durante o atendimento recomenda-se a checagem de alguns parâmetros fisiológicos como temperatura, pressão arterial e oximetria de pulso. Também estão disponíveis nas farmácias testes de rastreamento para *Influenza* (H1N1) e para Covid-19.[19,20]

No Brasil também é importante tentar a diferenciação com a dengue e/ou evitar o uso de medicamentos que sejam contraindicados para esse agravo. Diferentemente do resfriado, a dengue pode caracterizar-se por febre mais alta, dor de

Quadro 16.2

Anamnese farmacêutica em pacientes com resfriado (Estratégia INDICO)[2,3,5-7,11-14,18]

Domínio	Perguntas/Investigação*	Observações importantes
Identificação do paciente	Qual a **idade** do paciente? (Crianças pequenas e idosos requerem mais atenção.) O paciente está em **bom estado geral**? Alimenta-se bem? Apresenta alguma **dificuldade para falar, andar ou dormir**?	Se criança, sempre pergunte e tente observar se está alerta e responsiva. Oriente os pais sobre os sinais de alerta e quando devem buscar ajuda especializada. As doses de medicamentos em idosos não diferem muito dos demais adultos; no entanto, anti-histamínicos de primeira geração, p. ex., podem induzir a sedação e quedas, dessa maneira devem ser utilizados com extrema cautela. Associações induzem a risco elevado de sedação e quedas (pela presença de anti-histamínicos de primeira geração) e podem levar ao descontrole da hipertensão (pela presença de descongestionantes orais).
Natureza dos sinais e sintomas	Apresenta desconforto, cefaleia, calafrios, dor no corpo, coriza, congestão, tosse? O paciente tem **febre**? Qual a temperatura do momento? Frequência respiratória, cardíaca ou pressão arterial alterada? Dor nos **seios nasais**, **muco em excesso e mucopurulento**? Apresenta **dor de ouvido**?	Na constatação, se "sintomas gripais" claros, devem sempre ocorrer recomendação de teste diagnóstico (Covid-19, *Influenza*) e orientação de isolamento (5 a 10 dias). Espirros repetidos acompanhados de lacrimejamento, rinorreia aquosa, prurido nasal e ocular, e congestão nasal, podem ser sinais sugestivos de rinoconjuntivite alérgica. O muco em excesso, particularmente se purulento, com desconforto craniofacial e dor na arcada dentária, sugere rinossinusite bacteriana. Esta é uma situação de alerta para encaminhamento médico. A infecção no trato respiratório superior geralmente causa disfunção da trompa de Eustáquio; a depuração prejudicada e a regulação da pressão do ouvido médio podem levar à otite média aguda.
Duração	**Quando iniciaram** os sintomas? São recorrentes? Fez alguma **viagem** recente ao exterior? Teve **contato** com alguma pessoa com sintomas gripais?	Investigar viagens recentes a regiões que podem ter alguma epidemia em curso ou endemia característica local. Essas manifestações clínicas normalmente apresentam duração de 10 a 14 dias. Caso permaneçam além desse tempo, considerar a possibilidade de infecções como sinusites. A febre persistente por mais de três dias requer encaminhamento médico em crianças e adultos.
Iniciou algum tratamento	Uso de algum medicamento durante esse episódio? Caso afirmativo, houve melhora? Quais os **medicamentos usados** anteriormente? O paciente tem alguma **preferência de tratamento**?	A falta de resposta ao uso de analgésicos e antipiréticos no período de três dias requer encaminhamento médico. Também pode ser importante a prescrição de medicamentos em que o paciente relata efetividade anteriormente ou associações para manejo de queixas múltiplas como coriza, febre e dor de cabeça.

(continua)

Quadro 16.2 (continuação)
Anamnese farmacêutica em pacientes com resfriado (Estratégia INDICO)[2,3,5-7,11-14,18]

Domínio	Perguntas/Investigação*	Observações importantes
Comorbidades	Asma? Doença pulmonar obstrutiva crônica (DPOC)? Desnutrição ou tabagismo? Fez uso recente de antibióticos? Qual a **história de vacinação**? O paciente tem alguma doença crônica? É **imunodeficiente**?	As infecções virais também têm sido associadas a até 40% dos ataques agudos de asma em adultos. Se o paciente tiver sinais que afetam o trato respiratório inferior, outros diagnósticos deverão ser considerados, como exacerbação aguda da asma, DPOC ou pneumonia. Algumas doenças crônicas limitam o uso de alguns medicamentos. Pacientes com imunodeficiência devem ser encaminhados ao médico.
Outras situações especiais	A paciente está **grávida** ou é **lactante**?	As mulheres grávidas têm risco aumentado de desenvolver rinossinusite e disfunção da trompa de Eustáquio. Em grávidas, o uso de medicamentos é limitado.

** Perguntas sugestivas. Não têm finalidade diagnóstica e sim para melhor compreensão do caso e identificação de potenciais sinais de alerta para encaminhamento.*
Fonte: Autoria própria.

cabeça mais intensa, dor atrás dos olhos, dor muscular e nas articulações mais intensa, além de eventuais erupções cutâneas. Os sintomas respiratórios tendem a ser mais comuns nos quadros de resfriado quando comparados à dengue.[1,21]

INTERVENÇÕES NÃO FARMACOLÓGICAS

Não existem medicamentos curativos para o resfriado; logo, é possível que o emprego de intervenções não farmacológicas (Quadro 16.3) seja suficiente para que alguns pacientes sintam alívio sintomático.[22] Além disso, nesses casos, a educação em saúde específica sobre a ausência de benefício do uso de antibióticos pode ser importante, dada a expectativa de muitos pacientes e o impacto que seu uso indevido pode causar nas demais medidas de manejo.[23]

Recomendam-se hábitos gerais de higiene para limitar a disseminação, como lavar as mãos com frequência e evitar tocar a boca, o nariz e os olhos. Em adição, lenços de papel ou guardanapos contaminados com secreções nasais devem ser higienicamente descartados. A descontaminação de superfícies com desinfetantes virucidas, como álcool 70%, também pode ajudar a diminuir a taxa de transmissão de vírus. O **aconselhamento** referente ao uso de máscaras também demostrou ser, após a pandemia de Covid-19, uma medida eficaz para redução da proliferação comunitária e inclusive intradomiciliar.[24]

Apesar da falta de estudos robustos, a manutenção de **hidratação adequada** pode ajudar fluidificar as secreções e reduzir a irritação da mucosa respiratória. Além disso, a ingestão de líquidos quentes, como chás e sopas, pode ter um efeito calmante na mucosa respiratória, aumentando o fluxo do muco nasal

Quadro 16.3

Resumo de evidências das intervenções não farmacológicas para resfriado[4,5,23-26,29-31]

Conduta	Embasamento técnico	GRADE: Nível de evidência	GRADE: Grau de recomendação
Ingestão de fluidos	A manutenção das vias aéreas superiores hidratadas favorece a eliminação do muco e a permeabilidade das vias respiratórias. Se houver febre e transpiração, a reposição de líquidos (exceto ingestão de bebidas alcoólicas e cafeinadas) pelo paciente evita danos decorrentes da desidratação. Contudo, não há evidências com base em ensaios clínicos até o momento que demonstrem benefícios ou danos do aumento da ingestão hídrica. Uma recomendação de fluidos com moderação é aconselhada.	Muito baixo	Forte
Educação em saúde	A rotina de aconselhamento farmacêutico é comum nesse problema de saúde, dada a grande demanda de cuidados junto às farmácias. Deve ser focada nas formas de prevenção de novos contágios (especialmente domiciliar) e no manejo farmacológico e não farmacológico. O aconselhamento demonstrou impacto na satisfação do paciente, inclusive naqueles que tinham expectativa de uso de antibióticos e passaram a entender que não apresentariam benefícios e aumentariam riscos, nesses casos.	Moderado	Forte
Ambiente confortável	Temperatura do local de repouso agradável é recomendável para redução do desconforto. Revisão da Cochrane demonstrou que ar aquecido (em regiões de clima frio, seguramente) e umidificado pode reduzir a taxa de sintomas persistentes em pacientes com resfriado comum ainda que com resultados inconsistentes e de baixa qualidade. Por analogia, ainda que breve, inalar chás/infusões pode trazer algum benefício.	Moderado	Forte
Irrigação nasal	A irrigação nasal com solução salina possivelmente traz benefícios para o alívio dos sintomas das infecções de vias áreas superiores agudas. Um dos estudos, realizado com crianças, mostrou redução significativa no escore de secreção nasal e escore de respiração nasal (obstrução) no grupo solução salina. O estudo também mostrou redução significativa no uso de medicamentos descongestionantes pelo grupo salina. Desconforto e/ou irritação nasal menor foi o único efeito adverso relatado por uma minoria de participantes.	Moderado	Forte

(continua)

Quadro 16.3 (continuação)
Resumo de evidências das intervenções não farmacológicas para resfriado[4,5,23-26,29-31]

Conduta	Embasamento técnico	GRADE	
		Nível de evidência	Grau de recomendação
Mel	Revisão da Cochrane demonstrou que o uso de mel provavelmente melhora a tosse mais do que nenhum tratamento, ou do que o uso de defenidramina ou de placebo. Porém, o uso do mel parece produzir pouca ou nenhuma diferença sobre esse sintoma quando comparado com o uso do dextrometorfano. O uso do mel provavelmente reduz mais a duração da tosse do que o uso do placebo ou do salbutamol. Não existe evidência robusta que apoie ou refute o uso do mel. Uma das limitações dos achados dessa revisão é que a maioria das crianças incluídas nos estudos recebeu mel por apenas uma noite. Não houve diferença na incidência de eventos adversos entre os grupos que receberam mel *versus* os grupos controle (**não recomendar a crianças com menos de 1 ano por conta do risco de botulismo**).	Moderado ●●●○	Fraco
Suplemento vitamínico	Os resultados são limitados e controversos. Três importantes revisões sistemáticas sobre o tema tentam esclarecer a questão e demonstram que há pouca evidência de eficácia no uso de multivitaminas em geral em estudos feitos com idosos. Há um benefício limitado da suplementação de vitamina C em alguns casos (pela segurança e potencial redução do período e gravidade, pode ser facultado uso pelo paciente). E demonstrou-se benefício da suplementação de vitamina D, especialmente naqueles pacientes com dosagem sérica basal abaixo de 25 nmol/L.	Moderado ●●●○	Fraco

Fonte: Autoria própria.

e facilitando sua remoção. Ensaio randomizado com 889 crianças com menos de três anos, que avaliou o uso de inalação de vapor (nebulização) com analgésicos, não demonstrou diferenças significativas na redução dos sintomas, do uso de antibióticos, da temperatura corporal média ou do surgimento de complicações, quando comparado ao tratamento base (apenas analgésicos).[24,25]

O uso de uma solução salina tópica pode ser benéfica, barata e segura, uma vez que a aplicação de soro fisiológico na cavidade nasal pode remover temporariamente secreções nasais incômodas, melhorar a depuração mucociliar e levar à vasoconstrição (descongestionamento). Revisão da Cochrane[26] sobre o uso de **lavagem ou irrigação nasal** com soluções salinas, ainda que com limitações de qualidade, demonstrou redução no desconforto, redução significativa no escore de secreção nasal em crianças e no uso de medicamentos descongestionantes.[1,11,13]

As soluções hipertônicas (3%, 5% e 6%) não conseguiram demonstrar superioridade com relação às soluções salinas normais (isotônicas) no que se refere à melhoria dos sintomas nasais ou à duração da doença em pacientes com resfriado comum ou rinossinusite aguda. Como as soluções hipertônicas apresentam maior número de eventos adversos, talvez sua indicação deva ficar restrita a adultos.[27]

Outra medida que pode ser útil é a manutenção de **temperatura ambiente** confortável e de umidade adequada, o que acalma as mucosas nasofaríngeas irritadas e ajuda a eliminar as secreções nasais, impedindo o ressecamento. Revisão sistemática[28] demonstrou que ar aquecido e umidificado está associado à diminuição da taxa de sintomas persistentes na análise de efeito fixo de dois ensaios com 149 pacientes, apesar de os resultados serem limitados pela heterogeneidade e de os dados serem talvez mais úteis em regiões de clima frio e seco. Além disso, a posição do local de descanso e leve inclinação (45°) do colchão/cama pode auxiliar na redução do desconforto.[1,11,13]

Por sua vez, o **mel** pode ser utilizado como uma opção para o tratamento da tosse em crianças, desde que tenham idade maior que um ano. Essa contraindicação para bebês é com base na sinalização da Agência Nacional de Vigilância Sanitária (Anvisa) da possível presença de bactérias causadoras do botulismo intestinal em amostras de mel, o qual, em casos mais graves, pode provocar insuficiência respiratória e complicações neurológicas em crianças com menos de um ano. Junto a isso, de acordo com o *Guia Brasileiro de Vigilância Epidemiológica* (GVE), a doença é responsável por 5% das mortes súbitas em crianças com menos de um ano, assim justificando-se a contraindicação do mel em crianças nesse período.[29]

Apesar de muito comum, o uso de **vitaminas** é controverso, pois as evidências atuais não demonstram benefício claro. Uma revisão sistemática demonstrou que suplementos **multivitamínicos** e minerais não parecem reduzir o risco de infecções em pacientes idosos (dos oito estudos, dois reduziram o número médio anual de dias com infecção e seis não mostraram diferença significativa na incidência de infecção do trato superior ou inferior).[30]

Metanálise da Cochrane recente revisou 29 estudos com 11.306 pacientes sobre a suplementação de **vitamina C** demonstrou que a suplementação rotineira dessa vitamina não se justifica para prevenção de resfriados, mas pode ser útil para pessoas expostas a breves períodos de exercício físico intenso como atletas e soldados. Ensaios regulares de suplementação mostraram que a vitamina C reduz a duração dos resfriados (de 3% a 12% em adultos e de 7% a 21% em crianças), mas isso não foi replicado nos poucos ensaios terapêuticos realizados.[31]

Uma revisão sobre a suplementação de vitamina D, com 25 estudos randomizados controlados que envolveu 10.933 participantes, reportou redução do risco de infecção aguda do trato respiratório dos indivíduos.

Na análise de subgrupo, os efeitos protetores foram observados naqueles que receberam diária ou semanalmente vitamina D sem doses adicionais em bólus. Os efeitos protetores foram mais fortes naqueles com níveis basais de 25-hidroxivitamina D < 25 nmol/L do que naqueles com níveis basais de 25-hidroxivitamina D ≥ 25 nmol/L, o que pode reforçar a importância da dosagem prévia e aconselhamento prioritários daqueles que apresentam menores níveis de vitamina D sérico. A vitamina D em doses usuais também não influenciou o aumento de eventos adversos

INTERVENÇÕES FARMACOLÓGICAS

Conforme mencionado, não há medicamentos curativos para resfriado comum, ou seja, não há tratamento antiviral ou etiológico específico para esse agravo, de forma que seu manejo tem como objetivo o controle dos sintomas (principalmente coriza, congestão, dor, febre e tosse) e a redução do desconforto do paciente. Em virtude da multiplicidade de queixas (sintomáticas/sintomatológicas?) relacionadas com o resfriado comum, o uso de associações é frequente. Apesar de o uso associado ser vantajoso, especialmente para a adesão, a atenção aos potenciais riscos deve ser mantida.[4,5,32]

As principais opções terapêuticas para alívio sintomático do resfriado comum incluem: paracetamol e anti-inflamatórios não esteroidais (AINEs), descongestionantes nasais, anti-histamínicos e a combinação destes (Quadro 16.4). O manejo da tosse está detalhado no Capítulo 18 – Tosse Aguda.

O **paracetamol** e os AINEs **ibuprofeno** e **dipirona** (ver considerações dos Capítulo 4 – Cefaleia e Capítulo 5 – Febre) são os medicamentos mais usados, já que representam a primeira escolha para o manejo da dor e da febre em adultos e crianças. Uma revisão da Cochrane mostrou que são eficazes no alívio do desconforto causado por um resfriado (cefaleia, mialgia, artralgia e dor de ouvido), mas não há evidências claras de seu efeito no alívio dos sintomas respiratórios.

Assim, as evidências sugerem que esses medicamentos podem ser úteis para espirros e rinorreia, mas não para faringite, congestão nasal, tosse ou mesmo para a redução da duração do resfriado.[32] Apesar de também eficaz, o **ácido acetilsalicílico** tem restrições para uso em crianças com quadros infecciosos e inespecíficos pela condição rara e grave da síndrome de Reye.[4,5] Esses analgésicos e antipiréticos surgem em apresentações combinados com outros fármacos, p. ex., com anti-histamínicos ou descongestionantes nasais.[22]

A administração de descongestionantes nasais, como **fenilefrina e pseudofenilefrina**, promove o alívio da obstrução nasal no resfriado comum, pois esses medicamentos são vasoconstritores eficazes. A fenilefrina é uma amina simpatomimética de ação direta. Seu efeito após administração oral se dá com vasoconstrição na mucosa nasal, aliviando a congestão nasal em doses terapêuticas, e tem pouco ou nenhum efeito no sistema nervoso central. O uso da combinação anti-histamínico + analgésico + descongestionante demonstrou aliviar significativamente os sintomas em 25% dos pacientes.[4,5,33]

Esses descongestionantes também estão presentes nas opções mais comuns de antigripais orais como: Naldecon®, Cimegripe®, Resfenol®, Multigrip®, Benegrip®, Descongex®, CoristinaD®, Fluviral®, Neolefrin®.

O uso desses medicamentos, apesar de relativamente seguros, deve ser evitado em alguns pacientes, em virtude da contraindicação da fenilefrina em alguns casos, entre eles: pacientes hipertensos ou idosos, pois tende a aumentar a pressão arterial; pessoas com outros problemas cardiovasculares; pessoas com comprometimento renal; e pacientes em uso de inibidores da monoamino-oxidase (IMAO).[4,5,33]

Em 2023, a Food and Drug Administration (FDA), a agência reguladora dos Estados Unidos, chegou a indicar que a fenilefrina, na forma de comprimidos, cápsulas e xaropes, não demonstraria eficácia relevante como descongestionante nasal; no entanto, ainda não houve ação de restrição de indicação ou retirada do produto do mercado.[33]

O *spray* nasal de **oximetazolina** a 0,05% parece reduzir os sintomas do resfriado comum por pelo menos 12 horas. Um ensaio clínico também demostrou que pode reduzir a duração e a gravidade da rinite aguda.[34,35] Assim como a **nafazolina,** esse medicamento tem sido associado ao uso abusivo, já que são princípios ativos mais propensos a provocar o efeito rebote.

O efeito rebote observado é consequência da vasoconstrição prolongada que, por gerar hipóxia da mucosa nasal, resulta em hiperemia reativa com vasodilatação severa. Tendo em vista a ocorrência desse efeito após o uso prolongado, recomenda-se, com o intuito de prevenir esse efeito adverso e outras complicações, que o uso desses medicamentos seja de, no máximo, 4 a 6 jatos durante 3 a 5 dias. O alerta do farmacêutico, durante a dispensação, referente ao risco de ultrapassar o tempo limite de tratamento, tem sido crucial para evitar esse quadro.[2,36,37]

Revisão da Cochrane relatou que o uso de anti-histamínicos pode proporcionar melhora a curto prazo (1 a 2 dias) nos sintomas gerais de coriza e espirros do resfriado comum em adultos. Apenas dois ensaios incluíram crianças, e os resultados foram conflitantes.[38]

O critério de Beers recomenda evitar anti-histamínicos de primeira geração em idosos (≥ 65 anos) por causa da toxicidade anticolinérgica. São alguns anti-histamínicos de primeira geração presentes em antigripais comuns de diferentes formulações e apresentações farmacêuticas: **carbinoxamina** (Naldecon®, Benegripe®, Fluviral® nas versões noturnas, Neolefrin®, Nasaliv® inclusive gotas orais); **difenidramina** (comum em pastilhas como Benalet® e algumas xaropes antitussígenos); **clorfeniramina** (Multigripe®, Benegripe®, Resfenol®, Cimegripe®, Apracur® e outros); **dexclofeniramida** (CoristinaD® e também de forma isolada Histamin® e Polaramine®, p. ex.); **bronfeniramina** (Dexcongex®).

O uso de associações de antigripais é polêmico dado seu grande volume de vendas, acesso facilitado, propaganda extensiva, riscos e benefícios associados. Revisão recente da Cochrane, com 30 ensaios e 6.304 pacientes, debruçou-se especificamente nessas associações, geralmente comparado com placebo sem medicamento ou apenas com paracetamol. As combinações observadas foram:[39]

- **Anti-histamínico + descongestionante:** eficácia na redução dos sintomas foi maior no grupo intervenção (70%) que controle (55%), porém significativo aumento de eventos adversos nos que utilizaram medicamentos (31%) comparado ao controle (13%).
- **Analgésico + descongestionante:** a intervenção foi mais eficaz na redução de sintomas (73%) comparado ao controle (52%) e com significativo aumento dos eventos adversos.
- **Anti-histamínico + analgésico:** intervenção também foi mais eficaz na redução de sintomas (70%) comparado ao controle (43%), porém os eventos adversos relatados (geralmente relacionados com o sono) não foram significativamente diferentes do grupo controle placebo.
- **Anti-histamínico + descongestionante + analgésico:** também demonstrou eficácia aumentada entre grupo tratamento (52%) e controle (34%). Os eventos adversos, como esperado, também foram maiores, e os ensaios com crianças não demonstraram benefício.

Pelos resultados pode-se observar que as associações mostram benefícios para adultos e crianças maiores, ainda que seus resultados não sejam tão expressivos no geral.[39] As combinações com descongestionante mostram-se mais inseguras e isso pode também estar relacionado com a dose. Em termos de segurança e, especialmente, nos extremos de idade ou em pacientes mais vulneráveis ou com história de reações, talvez seja mais prudente seguir um escalonamento de indicação, dependendo dos sintomas apresentados:

1. Monoterapia com analgésicos.
2. Incluir anti-histamínicos (se possível de 2ª e 3ª geração: loratadina, desloratadina, fexofenadina).
3. Incluir descongestionantes (em associação oral, se não houver problemas de hipertensão, ou tópico por curto período).

O resfriado comum é causado por uma variedade de vírus, sendo os rinovírus os mais prevalentes. Em virtude da natureza diversificada e em constante mutação desses vírus, o desenvolvimento de uma vacina universal para o resfriado tem sido desafiador. Ao contrário de algumas outras infecções virais respiratórias para as quais existem vacinas, como a *Influenza* (gripe), não há uma vacina específica e eficaz contra os vírus responsáveis pelo resfriado comum.[1,3]

Apesar da falta de imunizantes específicos, o uso de vacinas para infecções virais semelhantes como *Influenza* e Covid-19 deve ser encorajado pelo farmacêutico para prevenção e futura diferenciação de quadros semelhantes.[7]

Quadro 16.4

Resumo das intervenções farmacológicas para resfriado comum[2,4,5,22,32,33,36,39]

Medicamento	Apresentações*	Uso padrão	Orientações ao paciente	Alertas	GRADE	
					Nível de evidência	Grau de recomendação
Paracetamol $$$$ MIP SUS	**Comprimido** 500 mg e 750 mg **Suspensão oral** 100 mg/mL e 32 mg/mL **Solução oral** 200 mg/mL	**ADULTOS:** 1 a 2 comprimidos de 500 mg ou 1 comprimido de 750 mg. Se necessário, repetir a cada 4 a 6 horas. Dose máxima: 4.000 mg/dia (8 comprimidos de 500 mg). **CRIANÇAS:** A dose recomendada varia de 10 a 15 mg/kg/dose. Deve-se usar seringa dosadora adequada. Se necessário, repetir a cada 4 a 6 horas. Dose máxima: 75 mg/kg/dia (5 doses).	"Comprimidos são revestidos, não partir ou mastigar". "Alternativa preferencial para grávidas e crianças". "Em casos de suspensão, agite bem antes de medir a dose". "As fórmulas efervescentes devem ser dissolvidas em pelo menos meio copo de água". "Checar medicamentos com combinações de princípios ativos, a fim de evitar sobredosagem".	Pacientes com insuficiência hepática grave. Deve ser evitado com bebida alcoólica em decorrência do aumento de risco de lesão hepática. Pacientes com história ou em abuso de álcool. Potencializa a ação anticoagulante da varfarina e de outros derivados cumarínicos.	Moderado	Forte
Ibuprofeno $$$$ MIP SUS	**Comprimido e cápsulas gelatinosas** 200 mg, 300 mg e 400 mg **Suspensão oral** 30 mg/mL, 50 mg/mL e 100 mg/mL	**ADULTOS:** 1 a 2 comprimidos de 200 mg ou 1 comprimido de 300 mg ou 1 comprimido de 400 mg. Se necessário, repetir a cada 4 a 6 horas. Dose máxima: 1.200 mg/dia (3 comprimidos de 400 mg). **CRIANÇAS (Somente acima de 6 meses):** A dose recomendada varia de 5 a 10 mg/kg. Se necessário, repetir a cada 6 a 8 horas. Dose máxima: 40 mg/kg/dia (4 doses).	"Em casos de suspensão, agite bem antes de medir a dose". "O paciente não deve ingerir álcool ou fumar durante o uso do medicamento, pois pode aumentar o risco de sangramentos". "Como demais AINEs evitar doses altas, tempo prolongado". "A ingestão com alimentos diminui desconfortos gástricos".	Pacientes com úlceras gastrointestinais, problemas de coagulação e uso de anticoagulantes (uso contínuo de AAS). Insuficiência renal, hepática e/ou cardíaca grave. Gravidez e lactação. Uso conjunto com corticoides e com inibidores seletivos da recaptação de serotonina (ISRS) aumentam as reações gástricas. Pode piorar edemas ou retenção de fluidos em pacientes com hipertensão e insuficiência cardíaca.	Moderado	Forte

(continua)

Quadro 16.4 (continuação)
Resumo das intervenções farmacológicas para resfriado comum[2,4,5,22,32,33,36,39]

Medicamento	Apresentações*	Uso padrão	Orientações ao paciente	Alertas	GRADE – Nível de evidência	GRADE – Grau de recomendação
Dipirona $$$$ MIP SUS	**Comprimido** 500 mg e 1g **Solução oral** 50 mg/mL e 500 mg/mL	**ADULTOS:** 1 a 2 comprimidos. Se necessário, repetir a cada 6 horas. Dose máxima: 4 g (8 comprimidos 500 mg ou 4 comprimidos 1 g). **CRIANÇAS (Somente acima de 3 meses e 5 kg):** A dose recomendada varia de 10 a 15 mg/kg/dose. Deve-se usar seringa dosadora adequada ou orientação de gotas por kg na bula. Se necessário, repetir a cada 6 horas. Dose máxima: 60 mg/kg/dia.	"Evitar uso em pessoas com história e alergias medicamentosas; questionar paciente sempre". "Pode ser usado na dengue". "Preferir alternativas em idosos e hipotensão". "Pode alterar exames como perfil lipídico; alertar analista". "Evitar solução oral em pacientes com diabetes".	Pacientes com função da medula óssea prejudicada, doenças do sistema hematopoiético ou qualquer história de agranulocitose. Gravidez e lactação. Paciente idoso deve-se considerar a possibilidade de desenvolvimento de insuficiência hepática e renal. Desenvolvimento anterior de broncoespasmo ou outras reações anafilactoides por medicamentos (p. ex., urticária, rinite, angioedema).	Moderado ●●●○	Forte
Cloreto de sódio $$$$ MIP	**Solução nasal** 0,9%, 2% e 3% (Salsep®, Sorine® infantile, Sorine H®, Nasoclean®, Rinossoro Jet®, Maresis®, Vapo Spray®)	**ADULTOS:** Uma a duas aplicações nasais, várias vezes ao dia, principalmente à noite, ao deitar-se, até o desaparecimento dos sintomas. **CRIANÇAS (acima de 1 ano):** Uma aplicação nasal, 3 vezes por dia.	"Na primeira aplicação, deve-se acionar a bomba três vezes até que o líquido seja vaporizado". "Se necessário, assoar o nariz antes, para melhor uso". **Orientar o paciente sobre a técnica correta de uso.**	Não há relatos significativos de restrições. Pela maior segurança, em crianças pequenas deve-se preferir as soluções isotônicas (0,9%) em vez das hipertônicas (2%, 3%).	Moderado ●●●○	Forte

(continua)

Quadro 16.4 (continuação)
Resumo das intervenções farmacológicas para resfriado comum[2,4,5,22,32,33,36,39]

Medicamento	Apresentações*	Uso padrão	Orientações ao paciente	Alertas	GRADE	
					Nível de evidência	Grau de recomendação
Loratadina $$$$ MIP SUS	**Comprimido** 10 mg **Xarope** 1 mg/mL	**ADULTOS:** 1 comprimido de 10 mg OU 10 mL do xarope (10 mg). Se necessário, repetir a cada 24 horas. Dose máxima: 10 mg/dia. **CRIANÇAS (somente acima de 2 anos):** 5 mL (5 mg) para peso corporal abaixo de 30 kg e 10 mL (10 mg) para peso corporal superior. Se necessário, repetir a cada 24 horas. Dose máxima: 10 mg/dia.	"O paciente deve evitar atividades que exijam alerta mental até que os efeitos do medicamento sejam identificados". "Esse medicamento pode causar boca seca, dor de cabeça, sonolência ou fadiga".	Insuficiência renal ou hepática. Pode causar xerostomia, cefaleia, sonolência e fadiga. Usualmente compatível com a amamentação.	Moderado	Forte
Desloratadina $$$$ MIP	**Comprimido** 5 mg **Xarope** 0,5 mg/mL	**ADULTOS:** 1 comprimido de 5 mg OU 10 mL do xarope (5 mg). Se necessário, repetir a cada 24 horas. Dose máxima: 5 mg/dia. **CRIANÇAS (somente acima de 1 ano):** 2,5 mL (1,25 mg) para crianças de até 5 anos e 5 mL (2,5 mg) para crianças de 6 a 11 anos. Se necessário, repetir a cada 24 horas. Dose máxima: 5 mg/dia.	"Evitar atividades que exijam alerta mental até que os efeitos do medicamento sejam identificados". "Esse medicamento pode causar boca seca, dor de cabeça, sonolência ou fadiga".	Insuficiência renal ou hepática. Pode causar xerostomia, cefaleia, mialgia, sonolência e fadiga. Gravidez e lactação.	Moderado	Forte

(continua)

Quadro 16.4 (continuação)
Resumo das intervenções farmacológicas para resfriado comum[2,4,5,22,32,33,36,39]

Medicamento	Apresentações*	Uso padrão	Orientações ao paciente	Alertas	GRADE	
					Nível de evidência	Grau de recomendação
Fexofenadina $$$$ MIP	**Comprimido** 60 mg, 120 mg e 180 mg **Suspensão oral** 6 mg/mL	**ADULTOS:** 1 comprimido de 60 mg duas vezes ao dia, 120 mg uma vez ao dia OU 180 mg uma vez ao dia. Dose máxima: 180 mg/dia. **CRIANÇAS (somente acima de 2 anos):** 5 mL (30 mg) para crianças de até 11 anos e 10 mL (60 mg). Se necessário, repetir a cada 12 horas. Dose máxima: 60 mg/dia.	"Preferencialmente usar seringa dosadora". "Não consumir com sucos de fruta ou alimentos gordurosos". "Evitar atividades que exijam alerta mental até que os efeitos do medicamento sejam percebidos". "Pode causar boca seca, dor de cabeça, sonolência ou fadiga".	Insuficiência renal ou hepática. Pode causar xerostomia, cefaleia, dor muscular, tontura, náuseas, sonolência e fadiga. Gravidez, lactação e idosos. Antiácidos podem atrapalhar a absorção. Uso de eritromicina, cetoconazol e omeprazol.	Moderado ●●●○	Forte
Dipirona + clorfeniramina + cafeína $$$$ MIP	**Comprimido revestido** 500 mg + 2 mg + 30 mg (Benegripe®)	**ADULTOS:** Tomar 1 comprimido revestido verde e 1 comprimido revestido amarelo, ao mesmo tempo, 3 a 4 vezes ao dia. **CRIANÇAS (somente acima de 12 anos):** Idem.	"O medicamento não deve ser repartido, aberto ou mastigado". "Deve ser utilizado até que haja o alívio dos sintomas gripais ou preferencialmente por até 7 dias". "Não realizar tarefas que exigem atenção e coordenação motora".	Pacientes com distúrbios hematopoiéticos ou história de agranulocitose. Gravidez, lactação e idosos. Úlcera gastroduodenal e hipotensão. Pode causar sedação, fadiga, ataxia e não deve ser usado junto com fármacos depressores do sistema nervoso central (SNC).	Moderado ●●●○	Forte

(continua)

Quadro 16.4 (continuação)
Resumo das intervenções farmacológicas para resfriado comum[2,4,5,22,32,33,36,39]

Medicamento	Apresentações*	Uso padrão	Orientações ao paciente	Alertas	GRADE	
					Nível de evidência	Grau de recomendação
Dipirona + clorfeniramina + ácido ascórbico + $$$$ MIP	**Comprimido revestido** 100 mg + 1 mg + 50 mg (Apracur®)	**ADULTOS:** Tomar 1 a 2 comprimidos 3 vezes ao dia. Dose máxima: 6 comprimidos/dia. **CRIANÇAS (somente acima de 10 anos):** Tomar 1 comprimido, 2 a 3 vezes ao dia. Dose máxima: 3 comprimidos/dia.	"O medicamento não deve ser repartido, aberto ou mastigado". "Deve ser utilizado até que haja o alívio dos sintomas gripais ou preferencialmente por até 7 dias". "Não realizar tarefas que exigem atenção e coordenação motora".	Pacientes com distúrbios hematopoiéticos ou história de agranulocitose. Gravidez, lactação e idosos. Úlcera gastroduodenal e hipotensão. Pode causar sedação, fadiga, ataxia e não deve ser usado junto com fármacos depressores do sistema nervoso central (SNC).	Moderado ●●●○	Forte
Paracetamol + clorfeniramina + fenilefrina $$$$ MIP	**Cápsulas ou pó para solução oral** 400 mg + 4 mg + 4 mg **Solução oral** 40 mg/mL + 0,6 mg/mL + 0,6 mg/mL (Resfenol®, Cimegrip®, Multigrip®)	**ADULTOS:** Para cápsula ou comprimido, 1 cápsula a cada 4 horas. Dose máxima: 5 cápsulas/dia. Para solução oral, 10 mL a cada 6 horas. Dose máxima: 40 mL/dia. **CRIANÇAS (somente acima de 6 anos):** 1 envelope a cada 4 horas. Dissolver o conteúdo em uma xícara de água.	"Ingerir com quantidade de água suficiente para que sejam deglutidas". "O tratamento deve ser feito enquanto durarem os sintomas, mas respeitando o limite máximo de 3 dias". "O medicamento não deve ser repartido, aberto ou mastigado".	Hipertensão, doenças cardíacas, diabetes e disfunção tireoidiana, glaucoma de ângulo estreito. Hipertrofia da próstata, doença renal crônica, insuficiência hepática grave. Gravidez, lactação e idosos. Úlcera gastroduodenal e hipotensão. Pode causar sedação, fadiga, ataxia e não deve ser usado junto com fármacos depressores do sistema nervoso central (SNC).	Moderado ●●●○	Forte

(continua)

Quadro 16.4 (continuação)
Resumo das intervenções farmacológicas para resfriado comum[2,4,5,22,32,33,36,39]

Medicamento	Apresentações*	Uso padrão	Orientações ao paciente	Alertas	GRADE: Nível de evidência	GRADE: Grau de recomendação
Paracetamol + fenilefrina + carbinoxamina $$$$ MIP	**Comprimido** 800 mg + 20 mg + 4 mg **Solução oral** 13,30 mg/mL + 0,33 mg/mL + 0,13 mg/mL **Xarope** 40 mg/mL + 1 mg/mL + 0,4 mg/mL Benegripe®, Naldecon® e Fluviral® (versões noturnas)	**ADULTOS:** Para comprimidos, tomar 2 comprimidos de cores diferentes (1 dose) a cada 8 horas, com um copo de água. Dose máxima: 3 doses/dia. Para solução oral, tomar 30 mL a cada 6 horas. Para xarope, tomar 10 mL a cada 6 horas. **CRIANÇAS (somente acima de 12 anos):** Idem.	"Uma dose é composta por 2 comprimidos". "Respeitar o intervalo mínimo entre as doses e não deve ser administrado por mais de 3 dias para febre ou sintomas gripais". "O medicamento não deve ser repartido, aberto ou mastigado". "Não usar com outros medicamentos para febre ou dor".	Hipertensão, doenças cardíacas, diabetes e disfunção tireoidiana, glaucoma de ângulo estreito. Hipertrofia da próstata, doença renal crônica, insuficiência hepática grave. Gravidez, lactação e idosos. Úlcera gastroduodenal e hipotensão. Pode causar sedação, fadiga, ataxia e não deve ser usado junto com fármacos depressores do sistema nervoso central (SNC).	Moderado ●●●○	Forte
Oximetazolina $$$$	**Solução nasal** 0,5 mg/mL 0,25 mg/mL Afrin® e Aturgyl®	**ADULTOS:** Duas ou três atomizações em cada narina, de 12 em 12 horas por até 3 dias. **CRIANÇAS:** Para crianças entre 2 e 5 anos, deve-se administrar 2 ou 3 gotas da solução 0,25 mg/mL em cada narina de 12 em 12 horas por até 3 dias.	"Destina-se ao uso tópico nasal, portanto não deve ser ingerido ou usado em inalação". "Pode provocar sonolência". "Não usar por mais de 3 a 5 dias e não compartilhar frasco". "O intervalo entre as doses deve ser de 3 horas ou mais". **Orientar o paciente sobre a técnica correta de uso.**	Glaucoma. Risco de efeito rebote. Hipersensibilidade a agentes adrenérgicos e uso de monoamino-oxidase (IMAO). Doenças cardiovasculares, hipertensão, hipotireoidismo, diabetes *mellitus* ou hipertrofia prostática. Gravidez.	Moderado ●●●○	Fraco

(continua)

Quadro 16.4 (continuação)

Resumo das intervenções farmacológicas para resfriado comum[2,4,5,22,32,33,36,39]

Medicamento	Apresentações*	Uso padrão	Orientações ao paciente	Alertas	GRADE	
					Nível de evidência	Grau de recomendação
Cloridrato de nafazolina $$$$	**Solução nasal** 0,5 mg/mL 1 mg/mL (Neosoro®, Naridrin® e Sorine Adulto®)	**ADULTOS:** Gotejar de 1 a 2 gotas em cada narina, 4 a 6 vezes ao dia. Dose máxima: 12 gotas. **CRIANÇAS (somente acima de 12 anos):** Idem.	"Destina-se ao uso tópico nasal, portanto não deve ser ingerido ou usado em inalação". "Pode provocar sonolência". "Não usar por mais de 3 a 5 dias e não compartilhar frasco". "O intervalo entre as doses deve ser de 3 horas ou mais". **Orientar o paciente sobre a técnica correta de uso.**	Glaucoma. Risco de efeito rebote. Hipersensibilidade a agentes adrenérgicos e uso de IMAO. Doenças cardiovasculares, hipertensão, hipotireoidismo, diabetes *mellitus*, ou hipertrofia prostática. Gravidez.	**Moderado** ●●●○	**Fraco** ?

Nomes comerciais listados foram incluídos no intuito de facilitar a identificação dos itens e evitar erros de seleção; é desaconselhável utilizá-los em prescrições ou no processo de orientação farmacêutica. Marcas foram incluídas de forma circunstancial e pode haver outras disponíveis no mercado não listadas. Fonte: Autoria própria.

SINAIS DE ALERTA E ENCAMINHAMENTOS

A identificação do resfriado comum é essencialmente clínica, com base no relato do paciente e na aferição de sinais vitais. Podem ser realizados alguns testes rápidos de avaliação como o da Covid-19, por exemplo. Pode ser necessário realizar investigações se os sintomas se agravarem ou não remeterem no prazo habitual, e caso persistam por mais de duas semanas, deve-se considerar um diagnóstico alternativo. Se a tosse persistir por mais de quatro semanas, convém encaminhamento médico (**Quadro 16.5**).[1,3]

De acordo com os dados de análise de um estudo realizado nos Estados Unidos, as crianças que frequentam creches desenvolvem mais infecções do trato respiratório superior do que aquelas em outros cenários e têm probabilidade 4 a 5 vezes maior de precisar de internação hospitalar. Além disso, o fato de dividir quartos em uma residência está associado a maiores taxas de conversão de anticorpos para rinovírus comuns do que não compartilhar o quarto de dormir.[1] Ligados a isso, os fatores de risco para o aumento da gravidade da infecção incluem doenças crônicas subjacentes, distúrbios de imunodeficiência congênita, desnutrição e tabagismo.[3]

Ademais, mulheres grávidas com resfriado comum têm risco aumentado de desenvolver rinossinusite e disfunção da trompa de Eustáquio, que foram atribuídas à congestão causada por efeitos hormonais na mucosa nasal. Diante disso, alguns fatores adicionais precisam ser considerados na gravidez, incluindo alterações na suscetibilidade à infecção, alterações na fisiologia materna e efeito da infecção e seu tratamento no feto.[40]

É importante aconselhar os pacientes que usam umidificadores com névoa fria a limparem o umidificador após cada uso, para minimizar o risco de infecção. Ao sugerir analgésicos, anti-histamínicos ou descongestionantes é importante aconselhar o paciente de saúde sobre os riscos do uso inadequado, e eventos adversos comuns.[9]

O tratamento do resfriado é de suporte, sendo puramente sintomático e não havendo indicação de antibióticos.[2] Não há evidência de benefício de antibióticos para o resfriado comum ou para rinite purulenta aguda persistente em crianças ou adultos; pelo contrário, há evidências de que os antibióticos causam efeitos adversos significativos, como diarreia, em adultos quando administrados para o resfriado comum e em todas as idades quando administrados para rinite purulenta aguda. Além disso, o uso excessivo de antibióticos faz com que as bactérias tornem-se resistentes a estes; desse modo, não se recomenda o uso rotineiro de antibióticos para essas condições.[41]

Quadro 16.5

Sinais de alerta para encaminhamento de paciente com resfriado[1,11]

Palavra-chave	Sinais de alerta
Febre persistente ou recorrente	Febre persistente por **mais de 3 dias** em crianças e adultos e mais de 24 horas em bebês com menos de 2 anos. **Falta de resposta** ao uso de antipiréticos. Episódios febris recorrentes em um período maior que seis meses.
Desconforto contínuo	**Ausência de resolução ou amenização dos sintomas** (febre, congestão, tosse, dor muscular, cefaleia). Crianças com **dificuldade para ingerir líquidos** ou com vômito, impossibilitando tratamento de via oral. Aumento da dor de cabeça ou dor facial ou na garganta, dor de garganta severamente dolorosa.
Altas temperaturas	Temperatura **acima de 40° C**. Suspeita de **hipertermia**. Crianças com menos de 3 meses e temperatura retal acima de 38° C.
Alterações de pele, respiratórias ou neurológicas	Aparência muito debilitada, estado mental alterado e **sinais vitais muito alterados**. Dificuldade em respirar ou apresente chiado no peito. Crianças com os sinais "amarelos" ou "vermelhos" como alterações cutâneas, na respiração, **confusão mental**, sinais de **desidratação** (ver **Capítulo 5 – Febre**).
Grávidas e puérperas	Febre em puérperas. Grávidas com sintomas persistentes ou pronunciados. Mulheres amamentando com sinais de mastite.
Comorbidades	Febre **induzida por fármacos**. Suspeita de doença subjacente grave. Sistema **imune comprometido** (p. ex., uso de corticoides ou outros imunossupressores, quimioterapia, HIV). Possível **lesão no sistema nervoso central** (história de lesões ou derrames).
Sinais e sintomas confusos	Presença de **sinais/sintomas incomuns** que gerem preocupação. Sintomas focais de alguma infecção que requerem tratamento médico (p. ex., suspeita de infecção urinária). Vômitos ou diarreia. **Dor intensa na barriga e nas costas**. Dor na região supra púbica, dor no peito ou no estômago, glândulas inchadas (gânglios linfáticos).
Sinais de sinusite e/ou otite	Dor pronunciada nos seios nasais e no ouvido pode ser **sinal de sinusite e otite (complicações mais comuns do resfriado**, que podem requerer avaliação médica e eventualmente prescrição de antibióticos).

Fonte: Autoria própria.

MONITORAMENTO DOS RESULTADOS

As principais metas terapêuticas do manejo do farmacêutico são: redução da cefaleia, da mialgia e do desconforto associado à febre; e remissão das crises de espirro, coriza e congestão nasal logo nos primeiros dias de tratamento. É importante destacar que, em algumas pessoas, os sintomas de tosse podem persistir após a remissão dos demais sintomas ou mesmo surgir após a melhoria do quadro geral. Para avaliação dos resultados, os seguintes parâmetros são levados em consideração: temperatura, aspecto das secreções nasais, presença de chiado, tosse produtiva e ocorrência de dor no pescoço ou face.[6,7]

Deve-se alertar o paciente a retornar ou procurar auxílio médico caso os sintomas persistam por mais de duas semanas, pois deve-se considerar um diagnóstico alternativo. É importante tranquilizar o paciente de que a natureza do quadro clínico é autolimitada e que os sintomas geralmente desaparecem em 7 a 10 dias, mas caso os sintomas se agravarem ou excedam o tempo esperado para recuperação (no máximo duas semanas), deve-se orientar o paciente a retornar ao profissional de saúde. A maioria dos pacientes não requer monitoramento ativo; porém, pode ser interessante monitorar pacientes com maior grau de vulnerabilidade ou com fatores de risco por meio de telefonemas ou agendamento de retorno.[1,11]

Se complicações, como otite média ou sinusite, tenham surgido como consequência do resfriado comum em episódios prévios, ou em casos de história de DPOC ou de pneumonia prévia, deve-se manter o paciente sob observação por um período maior, já que talvez seja necessária observação redobrada quanto a infecções superpostas e complicações mais graves, como câncer pulmonar.[1,11]

Por sua vez, um paciente com febre, taquicardia e hipotensão e/ou rigidez de nuca requer encaminhamento hospitalar imediato e/ou tratamento com antibióticos parenterais para suspeita de septicemia meningocócica.[1] Além disso, pacientes com resfriado comum também podem desenvolver rinossinusite aguda. Nesses casos, há secreção nasal purulenta e obstrução nasal e/ou dor/pressão/plenitude facial. Além disso, as infecções respiratórias superiores virais também têm sido associadas a até 40% dos ataques agudos de asma em adultos, levando a uma exacerbação da mesma.[3]

Referências bibliográficas

1. Kenealy BAT. Resfriado comum. BMJ Best Practice. 2020.
2. Tobin KF, Schons AM, Medeiros Andrade VR. Resfriado comum: estudo utilizando como instrumento a interdisciplinaridade. Rev Interdis Cien Saude Biolog. 2019;3(1):55.
3. Sexton MTMDJ. O resfriado comum em adultos: diagnóstico e características clínicas. UpToDate. 2019.
4. Megier ET. Problemas autolimitados relacionados ao trato respiratório. Dissertação – Curso de Pós-Graduação Latu Sensu de Farmácia Hospitalar do Departamento de Ciências da Vida da Universidade Regional do Noroeste do Estado do Rio Grande do Sul, Ijuí. 2017;549:40-2.
5. Milan DS. Upper respiratory infection (URI) in adults and adolescents. DynaMed [Internet]. 2018.
6. Grief SN. Upper respiratory infections. Prim Care. 2013;40(3):757-70.
7. Conselho Federal de Farmácia. Guia de prática clínica: sinais e sintomas respiratórios: espirro e congestão nasal. 2016. 168 p.
8. Reis PO, Iser BPM, Oliveira Souza LR de, Carvalho Yokota RT, Almeida WAF, Bernal RTI, et al. Monitoramento da síndrome gripal em adultos nas capitais do Brasil e no Distrito Federal por meio de inquérito telefônico. Rev Bras Epidemiol. 2011; 14(suppl 1):115-24.
9. Brasil. Ministério da Saúde. Gripes e resfriados. 2015.
10. de Haro-Licer J, Roura-Moreno J, Vizitiu A, González-Fernández A, González-Ares JA. Long term serious olfactory loss in colds and/or flu. Acta Otorrinolaringologica (English Edition). 2013;64(5):331-8.
11. Josephson PS. Lidar com resfriados, TeensHealth. 2019.
12. Nicoletti MA, et al. Fitoterápicos – Principais interações medicamentosas. Associação Nacional de Farmacêuticos Magistrais. 2012.
13. Buensalido JAL. Infecção por rinovírus (VR) (resfriado comum). Medscape. 2019.
14. Harris AM, Hicks LA, Qaseem A. Appropriate antibiotic use for acute respiratory tract infection in adults: advice for high-value care from the american college of physicians and the centers for disease control and prevention. Ann Intern Med. 2016;164(6):425.
15. Huttunen R, Heikkinen T, Syrjänen J. Smoking and the outcome of infection. J Intern Med. 2011; 269(3):258-69.
16. Grande AJ, Keogh J, Silva V, Scott AM. Exercise versus no exercise for the occurrence, severity, and duration of acute respiratory infections. Cochrane Database Syst Rev. 2020;4:CD010596.
17. Prather AA, Janicki-Deverts D, Hall MH, Cohen S. Behaviorally Assessed Sleep and Susceptibility to the Common Cold. Sleep. 2015;38(9):9.

18. Zitter JN. Aircraft cabin air recirculation and symptoms of the common cold. JAMA. 2002;288(4):483.
19. Lee YLA. Viral Upper respiratory infection (uri) in adults and adolescents. DynaMed [Internet]. 2024.
20. DeGeorge KC, Ring DJ, Dalrymple SN. Treatment of the common cold. Am Fam Physician. 2019; 100(5):281-9.
21. Brasil. Ministério da Saúde. Dengue: aspectos epidemiológicos, diagnóstico e tratamento. Fundação Nacional de Saúde. 2002;20.
22. Santos AKC. Cuidados farmacêuticos e farmacoterapia da gripe e resfriado. Dissertação – Curso de Farmácia da Universidade Federal de Campina Grande, Centro de Educação e Saúde, Cuité. 2018;(21):1-9.
23. Welschen I, Kuyvenhoven M, Hoes A, Verheij T. Antibiotics for acute respiratory tract symptoms: patients' expectations, GPs' management and patient satisfaction. Fam Pract. 2004;21(3):234-7.
24. Pappas DE. The common cold in children: Management and prevention. 2020.
25. Guppy MP, Mickan SM, Del Mar CB, Thorning S, Rack A. Advising patients to increase fluid intake for treating acute respiratory infections. Cochrane Database Syst Rev. 2011;(2):CD004419.
26. King D, Mitchell B, Williams CP, Spurling GKP. Saline nasal irrigation for acute upper respiratory tract infections. Cochrane Database Syst Rev. 2015; (4):CD006821.
27. Kanjanawasee D, Seresirikachorn K, Chitsuthipakorn W, Snidvongs K. Hypertonic Saline Versus Isotonic Saline Nasal Irrigation: Systematic Review and Meta-analysis. Am J Rhinol Allergy. 2018;32(4):269-79.
28. Singh M, Singh M, Jaiswal N, Chauhan A. Heated, humidified air for the common cold. Cochrane Database Syst Rev. 2017;8:CD001728.
29. Abril G. Por que não se deve ingerir mel antes do primeiro ano de vida? 2015.
30. El-Kadiki A, Sutton AJ. Role of multivitamins and mineral supplements in preventing infections in elderly people: systematic review and meta-analysis of randomised controlled trials. BMJ. 2005; 330(7496):871.
31. Hemilä H, Chalker E. Vitamin C for preventing and treating the common cold. Cochrane Database Syst Rev. 2013;(1):CD000980.
32. Kim SY, Chang YJ, Cho HM, Hwang YW, Moon YS. Non -steroidal anti-inflammatory drugs for the common cold. Cochrane Database Syst Rev. 2015;(9):CD006362.
33. United States of America. Food and Drug Administration. Efficacy of Oral Phenylephrine as a Nasal Decongestant. 2023.
34. Druce HM, Ramsey DL, Karnati S, Carr AN. Topical nasal decongestant oxymetazoline (0.05%) provides relief of nasal symptoms for 12 hours. Rhinology. 2018;56(4):343-50.
35. Reinecke S, Tschaikin M. [Investigation of the effect of oxymetazoline on the duration of rhinitis. results of a placebo-controlled double-blind study in patients with acute rhinitis]. MMW Fortschr Med. 2005;147 Suppl:113-8.
36. Torquato AL, Shima VTB, Araújo DC de M. Riscos associados à prática de automedicação com descongestionante nasAL. Braz J Develop. 2020;6(11):86899-917.
37. Lenz D, Cardoso KS, Bitti ACR, Andrade TU. Evaluation of the use of topic nasal decongestants in university students from health sciences courses. Braz J Pharm Sci. 2011;47(4):761-7.
38. De Sutter AIM, Saraswat A, van Driel ML. Antihistamines for the common cold. Cochrane Database Syst Rev. 2015;(11):CD009345.
39. De Sutter AIM, Eriksson L, van Driel ML. Oral antihistamine-decongestant-analgesic combinations for the common cold. Cochrane Database Syst Rev. 2022;2022(1).
40. Larson LE, File TM. Tratamento de infecções respiratórias em mulheres grávidas. UpToDate. 2019.
41. Thielmann A, Gerasimovska-Kitanovska B, Buczkowski K, Koskela TH, Mevsim V, Czachowski S, et al. Self-care for common colds by primary care patients: a European multicenter survey on the prevalence and patterns of practices – the COCO study. Evidence-based Complementary and Alternative Medicine. 2016;2016(July).

17 Infecção por Coronavírus (Covid-19)

Janaína Gomes Moreira • Eduarda Souza da Silva • Audinei de Sousa Moura • Bárbara Manuella Cardoso Sodré Alves • Alice Paiva da Costa • Ana Maria Freato Gonçalves • Sabrina Oliveira Campos de França • Tiago Marques dos Reis • Rafael Santos Santana

COVID-19

A doença denominada Covid-19 é causada pelo agente viral SARS-COV-2 (do inglês *Severe Acute Respiratory Syndrome Corona vírus 2*) que provoca uma síndrome respiratória aguda com diversos graus de severidade. Em março de 2020, a Organização Mundial da Saúde (OMS) decretou que a Covid-19 havia tornado-se uma pandemia em decorrência de sua transmissibilidade. A farmácia comunitária tornou-se um dos principais locais de diagnóstico e assistência para a população, possibilitando o acesso e os cuidados necessários frente à pressão causada pelo momento pandêmico nos sistemas de saúde globais.[1,2]

O vírus tem importante capacidade de mutação e desafia previsões sobre o comportamento da doença. Observa-se que cerca de 80% dos casos da síndrome respiratória aguda causada pelo SARS-CoV-2 são leves, porém 5% a 14% dos casos tendem a agravar-se com insuficiência respiratória. A letalidade da doença varia de acordo com a faixa etária, a presença de comorbidades, a gravidade do caso e o grau de imunização. A mortalidade estimada é:[2,3]

- De 0,3% a 2,3% para todos os pacientes.
- De 10% a 23% para pacientes hospitalizados.
- De 26% a 50% para pacientes internados na UTI.
- De 37% a 88% para pacientes que necessitam de ventilação mecânica invasiva ou oxigenação por membrana extracorpórea ECMO, do inglês *extracorporeal membrane oxygenation*.

Nos dois primeiros anos da pandemia o mundo registrou mais de 485 milhões de casos e 6,13 milhões de óbitos pela doença. O Brasil foi o 3º país em número de casos com quase 30 milhões de registros e o 2º em número de óbitos, com 660 mil casos. A apresentação clínica da doença consiste em um quadro respiratório infeccioso cuja gravidade pode variar de sintomas semelhantes a um resfriado leve até uma pneumonia viral grave com evolução para síndrome respiratória aguda grave (SRAG). Apesar de alguns pacientes serem assintomáticos, os sintomas característicos da doença incluem febre, tosse, falta de ar e perda do paladar/olfato. Nos casos graves da doença, as complicações incluem SRAG, sepse, choque séptico e tromboembolismo venoso.[2-4]

Em diversas comunidades o farmacêutico é o agente de saúde mais acessível, além de ser considerado o primeiro e o último ponto de contato com o sistema de saúde. Em surtos anteriores como de Ebola, em 2014, e as pandemias de *Influenza* H1N1 e SARS, o papel estratégico das farmácias comunitárias na prevenção e no controle de contaminações e agravos havia sido notado. Contudo, na pandemia de Covid-19 houve um crescimento exponencial da atuação clínica dos farmacêuticos comunitários, seja por meio de atividades de educação em saúde, intervenções farmacológicas, rastreamento de problema de saúde, aplicação de vacinas ou mesmo rotina de encaminhamentos para outros ambientes de saúde. Em testes diagnósticos, foram contabilizados mais de 15 milhões de exames realizados em farmácias nos anos de 2020 e 2021, sem contar outros procedimentos e serviços prestados.[1,2,5]

OBJETIVOS DO CUIDADO FARMACÊUTICO

1. Realizar rastreamento da infecção por meio da realização de testes rápidos disponíveis na farmácia.[10,11]
2. Orientar o paciente sobre medidas de prevenção e autocuidado efetivas com foco no processo de vacinação.[1,2,12]
3. Contribuir no manejo dos sintomas autolimitados em pacientes infectados (como cefaleia, coriza e febre).[13,14]
4. Encaminhar casos suspeitos com sintomas moderados ou graves, especialmente dos grupos considerados de risco.[13,14]
5. Orientar o indivíduo, sua família e a comunidade onde vive sobre o uso desnecessário de medicamentos "preventivos" e a automedicação desassistida.[15,16]

CAUSAS, SINAIS, SINTOMAS E ANAMNESE FARMACÊUTICA

A infecção provocada pelo SARS-COV-2, um beta coronavírus de RNA de fita simples e sentido positivo, é classificada como uma zoonose. O vírus é o sucessor do SARS-COV-1 responsável pelo surto de SARS entre os anos de 2002 e 2004. O vírus é transmitido de pessoa para pessoa por indivíduos sintomáticos e assintomáticos por meio do contato por gotículas respiratórias e por meio de aerossóis. Há maior risco de contaminação em locais fechados e espaços lotados com ventilação inadequada, nos quais pessoas infectadas passam longos períodos, o que inclui restaurantes, academias, boates e escritórios.[17,18]

A evolução para a doença grave está associada a fatores de risco como idade acima dos 60 anos e/ou diagnóstico de doenças crônicas (**Quadro 17.1**), à exemplo de diabetes *mellitus*, hipertensão arterial, doença cardíaca, doenças crônicas pulmonares, demência, problemas mentais, doença renal crônica, imunossupressão, obesidade e câncer. Essas condições estão associadas à maior mortalidade causada pela infecção do SARS-COV-19. Com relação à gravidez, os fatores de risco incluem aumento da idade gestacional, índice de massa corporal (IMC) alto, etnia não branca, condições crônicas e condições específicas da gravidez, como diabetes gestacional e pré-eclâmpsia. Além disso, o tabagismo também é considerado um fator de risco.[2,18]

Observou-se aumento das taxas de hospitalização e morte por Covid-19 relatadas em minorias raciais e étnicas em

Quadro 17.1
Anamnese farmacêutica em pacientes com Covid-19 (Estratégia INDICO)[18-21]

Domínio	Perguntas/Investigação*	Observações importantes
Identificação do paciente	Qual é a idade do paciente? (É idoso?) O paciente está **imunizado? Quantas doses**? Tem cuidadores ou com quem convive?	Pacientes mais idosos devem ser encorajados a procurar ajuda especializada Pacientes não imunizados ou com imunização incompleta requerem maior monitoramento dos sintomas.
Natureza dos sinais e sintomas	O paciente apresenta febre, tosse e dificuldade para respirar? Espirros ou congestão? Cefaleia ou dor muscular? Teve contato com pessoas confirmadas para Covid-19?	O diagnóstico pode ser realizado por investigação clínico-epidemiológica e laboratorial. Testes de biologia molecular (RT-PCR) e testes imunológicos estão disponíveis para o diagnóstico da Covid-19. Aconselhar sobre sinais e sintomas de complicações em que será necessário solicitar cuidados urgentes.
Duração	Quando **iniciou os sintomas**? Há quanto tempo teve contato com alguém que testou positivo? E com algum caso suspeito?	O período de incubação do vírus varia de 1 a 14 dias com uma média de 5 a 6 dias, podendo ocorrer a transmissão dentro dessa faixa.
Iniciou algum tratamento	Já fez uso de **algum medicamento**? Já utilizou algum medicamento como prevenção para a Covid-19? E para febre ou dor?	Recomenda-se o tratamento sintomático para pacientes com Covid-19 leve, com antipiréticos para febre e dor, nutrição e hidratação adequada.
Comorbidades	Checar se o paciente tem miocardiopatias, hipertensão arterial, pneumopatias, obesidade, imunodepressão, doenças renais crônicas, diabetes *melittus*, doenças cromossômicas com estado de fragilidade imunológica, neoplasia maligna ou gestação de alto risco.	A idade mais avançada (a partir dos 60 anos) e a presença das doenças citadas representam maior risco de desenvolvimento da doença grave. O tabagismo também consiste em fator de risco para possíveis complicações.
Outras situações especiais	É gestante? Tem **história** de morte ou agravamento por Covid-19 na família?	As mulheres grávidas têm risco aumentado de desenvolver complicações pela Covid-19 e devem ter monitoramento ampliado para sinais de alerta.

**Perguntas sugestivas. Não têm finalidade diagnóstica e sim para melhor compreensão do caso e identificação de potenciais sinais de alerta para encaminhamento.*
Fonte: Autoria própria.

comparação com pessoas brancas não hispânicas, facilitadas por uma interação complexa de:

- Taxas mais altas de condições preexistentes, como doenças cardiovasculares.
- Condições socioeconômicas.
- Acesso inigualável à saúde.
- Barreiras à informação que levam à baixa alfabetização em saúde.
- Viés clínico.[2,18]

A infecção assintomática pode ocorrer em até 30% dos pacientes. Sintomas leves a graves podem surgir de 2 a 14 dias após a exposição, com período médio de incubação de cinco dias. As manifestações clínicas relacionadas com a Covid-19 não ocorrem com todos os indivíduos e variam dentro de diversos sintomas. Entre as crianças, os sintomas são geralmente mais leves quando em comparação a adultos. Os **principais sintomas** incluem:[2,18]

- Febre ou calafrios.
- Tosse, falta de ar ou dificuldade para respirar.
- Dor de cabeça, dores musculares ou no corpo, tontura ou fadiga.
- Dor de garganta, congestão ou coriza.
- Perda de olfato ou paladar.
- Náuseas, vômitos, diarreia, dor abdominal ou anorexia.
- Fadiga, tontura, confusão ou consciência prejudicada.
- Irritação na pele.

A **testagem** de qualquer caso suspeito é altamente recomendada na farmácia, pela facilitação do acesso a essas tecnologias. Recomenda-se, inclusive, em indivíduos assintomáticos com contato conhecido ou suspeito de Covid-19. A confirmação de rotina de casos da doença baseia-se na detecção de sequências únicas de RNA de vírus por NAAT, como a reação em cadeia da polimerase de transcrição reversa em tempo real (**RT-PCR**) com confirmação por sequenciamento de ácido nucleico quando necessário. É o padrão-ouro de detecção e tem como principal vantagem ser o método mais sensível para o diagnóstico viral, antes mesmo do início dos sintomas. Como desvantagem, cita-se o longo tempo de análise (seis horas), a complexidade do procedimento, bem como a necessidade de equipamentos e profissionais especializados para leitura dos resultados.[21-23]

Os testes rápidos no local de atendimento têm como objetivo confirmar ou descartar a infecção por Covid-19 em pessoas com ou sem sintomas. Os testes de **antígeno** nasal identificam proteínas no vírus. Esse teste é, na verdade, um teste imunocromatográfico simples, menos sensível, que dispensa o uso de reagentes adicionais e equipamentos sofisticados e precisos usados em laboratórios clínicos.

No **RT-PCR**, as amostras coletadas são dispostas em um equipamento capaz de detectar e amplificar o material genético do vírus, o que aumenta a sensibilidade do teste. No teste de **antígeno** nasal não há essa amplificação. Isso significa que, às vezes, mesmo doente, caso o paciente não tenha uma carga viral alta em suas vias respiratórias, há chance daquele teste dar um falso-negativo. Em pessoas com Covid-19 confirmado, os testes de antígeno identificaram corretamente a infecção por Covid-19 em uma média de 72% das pessoas com sintomas, em comparação com 58% das pessoas sem sintomas. Os testes foram mais precisos quando usados na primeira semana após o surgimento dos sintomas.[21-23]

Ainda estão disponíveis os testes sorológicos capazes de detectar **anticorpos**, mas seu uso tem se reservado para identificar se o paciente, em algum momento, teve contato com o vírus. Para isso, os mais utilizados têm sido os testes sorológicos para IGG, IGM e anticorpos totais. Também apresentam vantagem em caso de resultado negativo no RT-PCR em virtude da diminuição do título viral, pois a identificação da presença de anticorpos esclarece a investigação epidemiológica e permite a comunicação dos contatos.[21-23]

Na **Figura 17.1** é possível observar o comportamento evolutivo da infecção e o momento ideal para utilização de cada teste.

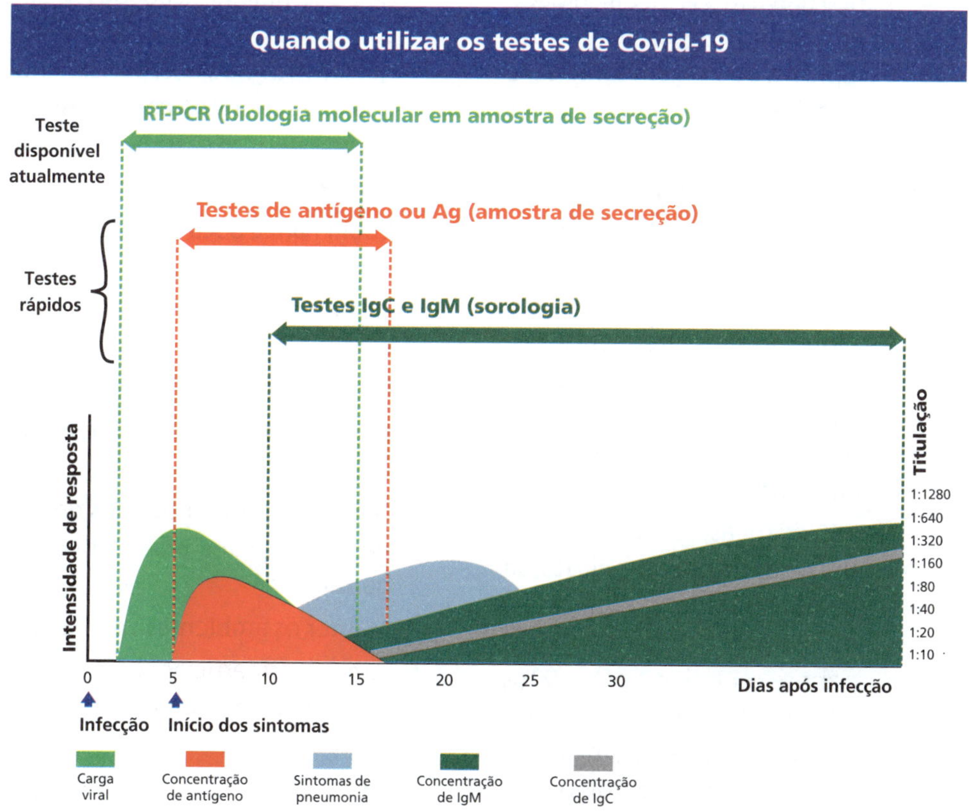

Figura 17.1. Tempos ideais de detecção dos testes diagnósticos de Covid-19.[24]
Fonte: Guerra (2020).[24]

Segundo a OMS, a severidade da doença é caracterizada por:[2,18,20]

- **Covid-19 leve:**
  - Definida como doença sintomática sem evidência de pneumonia viral ou hipóxia.
- **Covid-19 moderada:**
  - Em adolescentes e adultos, definida como sintomas de pneumonia (febre, tosse, dispneia, respiração rápida), mas sem sinais de pneumonia grave, incluindo saturação de oxigênio (SpO_2) ≥ 90% em ar ambiente;
  - Em crianças, definido como sinais clínicos de pneumonia não grave (tosse ou dificuldade em respirar mais respiração rápida e/ou tiragem torácica) e sem sinais de pneumonia grave.
- **Covid-19 grave:**
  - Em adolescentes ou adultos, definida como sintomas de pneumonia (febre, tosse, dispneia e respiração rápida) mais um dos seguintes sinais: frequência respiratória > 30 respirações por minuto, dificuldade respiratória grave ou SpO_2 < 90% em ar ambiente.
  - Em crianças, definido como sintomas de pneumonia (tosse ou dificuldade em respirar) mais um dos seguintes sinais: cianose central ou SpO_2 < 90%, dificuldade respiratória grave, sinal geral de perigo, incapacidade de amamentar ou beber, letargia ou inconsciência, convulsões, respiração rápida.

INTERVENÇÕES NÃO FARMACOLÓGICAS

A orientação geral para prevenção da Covid-19 envolve medidas de higiene e vacinação de crianças e adultos. Múltiplas vacinas com vetor de RNA mensageiro (mRNA) e adenovírus ou proteínas e vírus inteiros foram aprovadas ou autorizadas para prevenir a Covid-19 (**Quadro 17.2**). Dados referentes ao período pós-vacinação têm mostrado que a vacinação incompleta, ainda que represente relativa proteção quando comparado aos não vacinados, perde eficácia na prevenção de internações e óbitos.

Portanto, como formas de prevenção, deve-se considerar:[7,25,26]

- Realizar higienização das mãos com água e sabão ou álcool em gel com frequência, especialmente após o contato com pessoas doentes.
- Vacinação completa.
- Cobrir nariz e boca quando espirrar o tossir.
- Evitar tocar mucosas de olhos, nariz e boca.
- Distanciamento social.
- Lavar as mãos após tossir ou espirrar.
- Não compartilhar objetos de uso pessoal (talheres, pratos, copos ou garrafas).
- Manter os ambientes ventilados.
- Limpar superfícies com detergente neutro e soluções desinfetantes.
- Evitar contato com pessoas que apresentem sinais ou sintomas da doença.

Quadro 17.2
Resumo de evidências das intervenções não farmacológicas para Covid-19[3, 25,30-35]

Conduta	Embasamento técnico	GRADE	
		Nível de evidência	Grau de recomendação
Medidas de prevenção	Realizar higienização das mãos com água e sabão ou álcool em gel com frequência, especialmente após o contato com pessoas doentes. Cobrir nariz e boca quando espirrar o tossir. Evitar tocar mucosas de olhos, nariz e boca. Distanciamento social. Lavar as mãos após tossir ou espirrar. Não compartilhar objetos de uso pessoal (talheres, pratos, copos ou garrafas). Manter os ambientes ventilados. Limpeza de superfícies com detergente neutro e soluções desinfetantes. Evitar contato com pessoas que apresentem sinais ou sintomas da doença. Ao sair de casa, utilizar máscara que esteja bem ajustada, cubra totalmente a boca e o nariz e não deixe espaços nas laterais.	Moderado ●●●○	Forte ✓
Atividade física	A realização de atividade física regular, principalmente aeróbica, pode ser considerada, porém há escassez de evidências sobre eficácia dessa medida. Mesmo em grupos específicos como crianças e idosos, essa medida também pode ser sugerida, com moderação, dada a escassez de ensaios que avaliem a relação no aumento da atividade física com o desfecho dos sintomas da Covid-19.	Muito baixo ●○○○	Forte ✓
Isolamento domiciliar	Isolamento domiciliar durante 10 dias após o início dos sintomas, incluindo 3 dias sem sintomas. Em caso de paciente assintomático, isolamento de 10 dias após a confirmação do resultado positivo para SARS-COV-2).	Alto ●●●●	Forte ✓
Vacinação	Não há evidências suficientes para saber se as vacinas vão induzir memória imunológica de longa duração. O objetivo da vacinação é a proteção da saúde da população, já que ao se atingir elevada cobertura vacinal reduzem-se os casos e a gravidade da doença. Dito isso, a importância da vacinação não é referente apenas à proteção individual, mas também à proteção da população em geral.	Moderado ●●●○	Forte ✓

Fonte: Autoria própria.

- Ao sair de casa, utilizar máscara que esteja bem ajustada, cubra totalmente a boca e o nariz e não deixe espaços nas laterais.
- Prática regular de exercícios físicos.

No manejo terapêutico de casos leves, o farmacêutico deve recomendar as seguintes medidas não farmacológicas:[3,4,17,18]

1. Isolamento domiciliar de sete dias caso o teste seja positivo e com presença de sintomas leves a moderados. Em casos assintomáticos, isolamento de cinco dias após a

confirmação do resultado positivo para Sars-CoV-2.

2. Permanecer em quarto isolado e bem ventilado se houver mais pessoas em casa sem diagnóstico confirmado.
3. Realizar higiene frequente das mãos com água e sabão ou álcool em gel.
4. Repouso, hidratação (especialmente se apresenta febre) e alimentação adequada.
5. Em caso de falta de ar, encorajar a prática de técnicas de respiração e relaxamento e alterar o posicionamento corporal (falta de ar pode causar crises de ansiedade que acabam piorando a falta de ar).

Caso o paciente apresente sinais moderados ou graves da doença com necessidade de internação hospitalar, encaminhá-lo à área de observação para estabilização do quadro clínico até transferência a uma unidade de referência de tratamento. Deve ser garantido estabilidade ventilatória e hemodinâmica durante o transporte.[19]

INTERVENÇÕES FARMACOLÓGICAS

O manejo de casos leves e moderados da Covid-19 segue intervenções farmacológicas semelhantes a outras síndromes gripais, focando principalmente o manejo de sintomas, como febre, dor e sintomas das vias áreas superiores como espirros, coriza e tosse (**Quadro 17.3**).[17,25]

Para controle de febre e cefaleia, a Sociedade Brasileira de Infectologia e o Ministério da Saúde recomendam o **paracetamol** como primeira escolha, seguido da **dipirona**. A maioria das evidências consultadas também destaca que o paracetamol é preferido aos anti-inflamatórios não esteroidais (AINEs) para pacientes com Covid-19.[31,32]

Nos primeiros meses da pandemia foi amplamente divulgado preocupações com relação ao uso de **ibuprofeno** como possível agravante da doença Covid-19. Acreditava-se que uma expressão exacerbada de (enzima conversora de angiotensina (ECA2) poderia facilitar a infecção pelo vírus e que o **ibuprofeno** poderia aumentar a atividade dessa enzima.

Todavia, até o momento não há evidências que comprovem a relação direta entre o **ibuprofeno** e a evolução negativa da doença em pacientes com Covid-19. Por precaução, pode-se recomendar o uso de outros medicamentos para o controle da febre em casos de infecção com o novo coronavírus.[33]

O uso de antitussígenos e monolíticos para o manejo da tosse tem baixa recomendação. Terapias combinadas podem ser úteis em alguns casos e estão descritas no Capítulo 18 – Tosse Aguda.[25] Também não há evidências especificas para uso de antialérgicos na Covid-19, sejam estabilizadores de mastócitos, antagonistas de leucotrienos ou anti-histamínicos. Contudo, para controle dos sintomas de espirros e coriza, pode ser indicado o uso de anti-histamínicos no alívio sintomático de curto prazo (ver Capítulo 16 – Resfriado Comum).[34]

Alguns fármacos foram empregados ao logo dos últimos anos para manejo da Covid-19 ou mesmo para sua prevenção, a saber:[2,17,18,25,35]

- **Hidroxicloroquina (HCQ)**: não há diferença na incidência de Covid (RT-PCR +) para o uso profilático. Seu uso aumentou em 12% o risco de eventos adversos quando comparado a controles sem HCQ no seguimento de 2 a 8 semanas. Não há diferença em hospitalização, eventos adversos, eventos adversos graves e óbitos ao comparar a HCQ e controles sem HCQ, no tratamento de pacientes com Covid-19 leve ou no seu uso profilático.
- **Ivermectina**: não há evidência consistente disponível para apoiar o uso em pacientes com risco de Covid-19 ou em pacientes com doença leve. Não há diferença no risco de hospitalização, mortalidade ou eventos adversos quando comparado ao uso de placebo.
- **Antibióticos**: não há evidências com base em ensaios clínicos randomizados atualmente disponíveis para apoiar a indicação de antibioticoterapia profilática ou terapia específica para pacientes com Covid-19 leve.
- **Corticoides**: não há evidências com base em ensaios clínicos randomizados avaliando o uso de esteroides (via oral, via intravenosa e via intramuscular) em pacientes com Covid-19 leve.
- **Antivirais**: há um risco aumentado de eventos adversos e eventos adversos graves em pacientes não hospitalizados com Covid-19 leve tratados com antiviral (lopinavir-ritonavir), sem redução no risco de hospitalização ou na mortalidade.
- **Anticoagulates**: não há evidências com base em estudos randomizados controlados disponíveis para apoiar a indicação de anticoagulação profilática ou terapêutica para pacientes com Covid-19 leve. Estudos randomizados estão em andamento visando avaliar o uso de anticoagulação profilática em Covid-19.
- **Nitazoxanida**: não há benefício em termos de redução da mortalidade ou aumento do risco de eventos adversos com o uso de nitazoxanida em pacientes com Covid-19 leve.
- **Colchicina**: há redução do risco de hospitalização e aumento do risco de eventos adversos graves com o uso de colchicina em pacientes não hospitalizados com Covid-19 leve. Por conta disso, não se recomenda uso de colchicina no tratamento de pacientes com Covid-19 leve em virtude de uma relação nula entre benefício (hospitalização) *versus* dano (eventos adversos graves).
- **Anticorpos monoclonais**: há redução do risco de hospitalização em pacientes com Covid-19 leve tratados com anticorpo neutralizante (bamlanivimabe associado ou não ao etesevimabe). Há redução no risco de infecção por SARS-COV-2

Quadro 17.3.

Resumo das intervenções farmacológicas para Covid-19[2,3,17,20,25,31-33]

Medicamento	Apresentações	Uso padrão	Orientações ao paciente	Alertas	GRADE: Nível de evidência	GRADE: Grau de recomendação
Paracetamol $$$$ MIP +SUS	**Comprimido** 500 mg e 750 mg **Suspensão oral** 100 mg/mL e 32 mg/mL **Solução oral** 200 mg/mL	**ADULTOS:** 1 a 2 comprimidos de 500 mg ou 1 comprimido de 750 mg. Se necessário, repetir a cada 4 a 6 horas. Dose máxima: 4.000 mg/dia (8 comprimidos de 500 mg). **CRIANÇAS:** A dose recomendada varia de 10 a 15 mg/kg/dose. Deve-se usar seringa dosadora adequada. Se necessário, repetir a cada 4 a 6 horas. Dose máxima: 75 mg/kg/dia (5 doses).	"Comprimidos são revestidos, não partir ou mastigar". "Alternativa preferencial para grávidas e crianças". "Em casos de suspensão, agite bem antes de medir a dose". "As fórmulas efervescentes devem ser dissolvidas em pelo menos meio copo de água". "Checar medicamentos com combinações de princípios ativos, a fim de evitar sobredosagem".	Pacientes com insuficiência hepática grave. Deve ser evitado com bebida alcoólica em virtude do aumento de risco de lesão hepática. Pacientes com história ou em abuso de álcool. Potencializa a ação anticoagulante da varfarina e de outros derivados cumarínicos.	Moderado ●●●○	Forte
Dipirona $$$$ MIP +SUS	**Comprimido** 500 mg e 1 g **Solução oral** 50 mg/mL e 500 mg/mL	**ADULTOS:** 1 a 2 comprimidos. Se necessário, repetir a cada 6 horas. Dose máxima: 4 g (8 comprimidos 500 mg ou 4 comprimidos 1 g). **CRIANÇAS (Somente acima de 3 meses e 5kg):** A dose recomendada varia de 10 a 15 mg/kg/dose. Deve-se usar seringa dosadora adequada ou orientação de gotas por kg na bula. Se necessário, repetir a cada 6 horas. Dose máxima: 60 mg/kg/dia (4 doses).	"Evitar uso em pessoas com história e alergias medicamentosas; questionar paciente sempre". "Preferir alternativas em idosos debilitados ou possibilidade de hipotensão". "Pode alterar alguns exames laboratoriais como perfil lipídico; alertar analista". "Evitar solução oral em pacientes com diabetes".	Pacientes com função da medula óssea prejudicada, doenças do sistema hematopoiético ou qualquer história de agranulocitose (diminuição acentuada de glóbulos brancos). Gravidez e lactação. Em pacientes idosos deve-se considerar a possibilidade de desenvolvimento de insuficiência hepática e renal. Pacientes com desenvolvimento anterior de broncoespasmo ou outras reações anafilactoides (p. ex., urticária, rinite, angioedema) provocadas por medicamentos.	Moderado ●●●○	Forte

Fonte: Autoria própria.

com o uso profilático de bamlanivimabe em indivíduos expostos a pacientes com Covid-19. Pode ser indicado e útil em alguns casos, se disponível.

- **Plasma convalescente**: há redução do risco de desenvolver quadro respiratório grave com o uso de plasma convalescente (via intravenosa) em pacientes idosos (idade > 75 anos ou entre 65 e 74 anos, associada a comorbidades) não hospitalizados com Covid-19 leve. Pode ser uma opção terapêutica para reduzir o risco de agravamento do quadro respiratório. No entanto, sua aplicação restrita ou favorável ao ambiente hospitalar pode ser uma barreira à sua aplicabilidade e, por isso, não adequada para uso pré-hospitalar.

Com o impacto socioeconômico da pandemia, o mundo viveu um momento de avançar na busca de novas tecnologias que pudessem controlar o alto número de óbitos e morbidades causadas pelo vírus. Nessa perspectiva, surge o rápido avanço das tecnologias utilizadas nas pesquisas contra a Covid-19, trazendo diferentes métodos diagnósticos que variam em sua utilização, a depender dos sinais clínicos e do tempo de início dos sintomas, tipos de tratamentos e vacinas.[36,37]

As vacinas surgem com o intuito de produzir os anticorpos necessários no organismo do indivíduo, evitando que ele desenvolva a forma grave da doença. A descoberta da sequência genética do vírus SARS-COV-2, em janeiro de 2020, foi o fator desencadeante para o momento de intensas pesquisas para o desenvolvimento da vacina, utilizando-se do domínio de novas tecnologias mundiais em uma verdadeira corrida contra o tempo, sendo, portanto, implementada em um curto período como nunca visto antes na história.[36,37]

Atualmente existem vacinas com vírus inativados ou atenuados em que se utiliza o *"microrganismo enfraquecido"* com segurança e precisão, os quais não serão capazes de causar a doença, mas sim simular o curso natural da infecção; nesses casos, essas vacinas que utilizam esse tipo de tecnologia são classificadas como de primeira geração, como a CoronaVac. Há também as vacinas que utilizam o vetor viral com tecnologia recombinante, classificadas como segunda geração, como a Astrazeneca/Oxford; e as de terceira geração, que utilizam ácidos nucleicos DNA e RNA como tecnologia, como a Pfizer (**Quadro 17.4**).[36,37]

No dia 12/03/2021 a Anvisa aprovou o registro do antiviral **remdesivir**, primeiro medicamento com indicação para o tratamento da Covid-19 no Brasil. O medicamento é de uso restrito hospitalar com monitoramento adequado, e estudos mostraram que o tratamento pode prevenir a progressão da doença. No dia 20/04/2021 foi aprovado para uso emergencial o **REGN-COV2**, composto dos anticorpos monoclonais casirivimabe e imdevimabe. O medicamento é indicado para pacientes infectados que têm fator de risco para progressão da doença grave, mas que não necessitam

Quadro 17.4
Vacinas para Covid-19 aprovadas no Brasil[36,37]

Vacinas	Características
Comirnaty (Pfizer/Wyeth)	**Quantidade de doses para imunização:** ❑ ***Para indivíduos a partir de 5 anos:*** devem ser aplicadas duas doses. Para a população adulta (indivíduos com 18 anos ou mais), foi aprovada também a aplicação de dose de reforço (terceira dose). ❑ ***Para crianças entre 6 meses e 4 anos:*** devem ser aplicadas três doses, devendo as duas doses iniciais ser administradas com 3 semanas de intervalo, seguidas por uma terceira dose. **Faixa etária autorizada:** a partir de 6 meses. **Tecnologia:** RNA mensageiro sintético.
Comirnaty bivalente (Pfizer)	**Indicação:** indicadas como reforço. Devem ser aplicadas a partir de 3 meses após a série primária de vacina ou reforço anterior. **Faixa etária autorizada:** Indicadas para a população a partir de 12 anos. **Tecnologia:** RNA mensageiro sintético.
Janssen Vaccine (Janssen-Cilag)	**Quantidade de doses para imunização:** dose única. Está autorizada a aplicação de dose de reforço (segunda dose) pelo menos 2 meses após a vacinação primária. **Faixa etária autorizada:** a partir de 18 anos. **Tecnologia:** vetores de adenovírus sorotipo 26 (Ad26).
Oxford/Covishield (Fiocruz e Astrazeneca)	**Quantidade de doses para imunização:** duas doses. A segunda dose deve ser aplicada entre 4 e 12 semanas após a primeira. Foi aprovada a aplicação de uma dose de reforço (terceira dose), administrada pelo menos 6 meses após a conclusão do esquema primário de vacinação. **Faixa etária autorizada:** a partir de 18 anos. **Tecnologia:** vetor adenovírus recombinante.
Spikevax bivalente (Adium)	**Uso autorizado:** administração como dose única de reforço; ou seja, só pode ser aplicada em quem já se vacinou contra a doença (com uma ou duas doses, dependendo da vacina). **Faixa etária autorizada:** uso adulto e uso pediátrico a partir de 6 anos. **Tecnologia:** RNA mensageiro sintético. A vacina Spikevax bivalente contém uma mistura de cepas do vírus SARS-COV-2 (variante original (cepa Wuhan) e variante Ômicron).
Spikevax (Adium)	**Faixa etária autorizada:** a partir de 6 meses; dependendo da idade, a dose mudará. Serão duas doses, a segunda será administrada 28 dias após a primeira. **Tecnologia:** RNA mensageiro sintético.
Vacina Covid-19 (recombinante) (Zalika)	**Quantidade de doses para imunização:** o esquema de vacinação primária é composto por duas doses, aplicadas com intervalo de 21 dias. Recomenda-se dose de reforço da vacina aproximadamente 6 meses após a imunização primária. **Faixa etária autorizada:** a partir de 18 anos. **Tecnologia:** proteína S (spike) recombinante + adjuvante.

Fonte: Autoria própria.

de suplementação de oxigênio. Além disso, o medicamento também é de uso restrito hospitalar com necessidade de prescrição médica. O tratamento deve ser iniciado em até 10 dias após o início dos sintomas.[38,39]

Estão ainda aprovados para tratamento da Covid-19:

- **Paxlovid (nirmatrelvir + ritonavir):** é um medicamento do tipo antiviral e de uso oral. É composto por comprimidos de nirmatrelvir e ritonavir embalados e administrados juntos. Sua indicação é para o tratamento da Covid-19 em adultos que não requerem oxigênio suplementar e que apresentam risco aumentado de progressão para Covid-19 grave. O medicamento deve ser administrado, assim que possível, após resultados positivos de teste viral direto de SARS-COV-2, e no prazo de cinco dias após o início dos sintomas. Esse medicamento é de uso adulto, com venda sob prescrição médica.

- **Baricitinibe**: é inibidor seletivo e reversível das enzimas janus quinases (JAKs), em especial JAK 1 e 2, responsáveis pela comunicação das células envolvidas na hematopoiese (processo de formação e desenvolvimento das células do sangue), na inflamação e na função imunológica (função de defesa do corpo). Sua indicação é para o tratamento da Covid-19 em pacientes adultos hospitalizados que necessitam de oxigênio por máscara ou cateter nasal, ou que necessitam de alto fluxo de oxigênio ou ventilação não invasiva.
- **Molnupiravir**: é um medicamento antiviral de uso oral que, nos ensaios clínicos, mostrou efeitos benéficos a pacientes adultos leves e moderados, com capacidade de reduzir os casos de hospitalização e mortes. De uso domiciliar, ele funciona de modo a reduzir as chances de o vírus SARS-COV-2 multiplicar-se e reproduzir no corpo.

SINAIS DE ALERTA E ENCAMINHAMENTOS

O acolhimento de casos suspeitos de Covid-19 em todos os serviços de saúde deve fornecer meios para higienização das mãos, e os pacientes devem utilizar máscaras conforme protocolo. Após a entrega de uma máscara cirúrgica, o paciente deve ser direcionado para um ambiente de isolamento e aguardar o atendimento. No ambiente da farmácia, o farmacêutico deve manter distância de, no mínimo, um metro durante o atendimento. O profissional deve fazer a anamnese do paciente para identificar sintomas, história recente e gravidade, seguindo as orientações do protocolo de atendimento do Ministério da Saúde para casos suspeitos.[20,19]

Quando os pacientes apresentarem sintomas leves de infecção, orientar retorno para casa, isolamento e medidas de autocuidado para reduzir o desconforto. Entre essas medidas, pode ser recomendado o uso de medicamentos analgésicos, antitérmicos, anti-histamínicos e para tosse. Caso o paciente não possa seguir essas orientações por conta própria, será necessário buscar atendimento médico para avaliação.[20,45]

Os sinais e sintomas de alerta para casos graves da doença estão descritos no **Quadro 17.5**.

Saturação de oxigênio abaixo de 94% para adultos e abaixo de 91% para crianças em ar ambiente e em repouso pode significar casos graves da doença e o paciente deve ser encaminhado.[4,40]

Quadro 17.5
Sinais de alerta para encaminhamento de paciente com Covid-19[45,24,29]

Palavra-chave	Sinais de alerta
Falta de ar em repouso	A falta de ar é considerada um **sintoma grave** de Covid-19, pois indica que a infecção já chegou aos pulmões. Pode ocorrer de forma **progressiva ou repentina**. Se isso ocorrer, é preciso ficar atento, pois quando percebida a falta de ar, os níveis de saturação de oxigênio podem cair para menos de 90%.
Níveis baixos de saturação de oxigênio	É normal que a saturação de oxigênio em pessoas infectadas com Covid-19 diminua ligeiramente, já que o pulmão encontra-se afetado e não consegue realizar a troca de oxigênio corretamente. Porém, espera-se que a saturação em pessoas com Covid-19 mantenha-se acima de 90% a 95%. Por isso, quando o valor é inferior, é importante que exista avaliação de um profissional de saúde, que poderá optar por iniciar o tratamento com suplementação de oxigênio no hospital.
Tosse com sangue	A hemoptise pode ser em virtude de lesões nas vias aéreas causadas pelo vírus.
Rosto ou lábios azuis	As manifestações como lábios e rosto azulados estão relacionadas com **dificuldade de oxigenação**.
Sensação de frio com pele pálida ou manchada	A pele apresenta uma coloração com aspecto mosqueado, o que mostra **comprometimento vascular**, assim com a isquemia.
Colapso ou desmaio (síncope)	No contexto da Covid-19, pode ser que o nervo vago tenha sido afetado, que é fundamental nas funções vitais inconscientes.
Confusão mental	A confusão mental desencadeia sintomas como desorientação, perda de memória, dor de cabeça crônica e dormência, afetando quase 40% dos pacientes com Covid-19 de longa duração.
Redução da produção de urina	Os mecanismos diretos da lesão renal provocada pelo vírus envolvem a sua ação direta receptores muito presentes nos rins, como o receptor da enzima conversora de angiotensina (ACE2), ocasionando lesão renal provocada pelas citocinas inflamatórias que são liberadas durante a infecção e pela trombose microvascular, que provoca uma diminuição da chegada de sangue aos glomérulos, os quais são responsáveis pela produção de urina.

Fonte: Autoria própria.

Para identificar possíveis sinais de piora do quadro, pergunte ao paciente:[40]

1. Há alguma atividade que você fazia sem dificuldade, mas que agora está deixando você sem fôlego?
2. Isso piorou nos últimos 2 ou 3 dias?
3. Você respira com dificuldade ou mais rápido do que o normal quando está sentado em repouso?
4. Você não consegue mais fazer suas atividades domésticas habituais em decorrência da falta de ar?
5. Andar te causa tontura?

Essas perguntas auxiliam na classificação da dispneia. A dispneia leve não interfere em atividades do dia a dia, como subir um ou dois lances de escadas. A dispneia moderada, por sua vez, causa algumas limitações no desenvolvimento de tarefas domésticas e atividades, como subir um lance de escada sem a necessidade de parar para descansar. A dispneia grave causa falta de ar em repouso, impossibilita a fala de frases completas e dificulta ainda mais atividades básicas do dia a dia, como ir ao banheiro e se vestir.[40]

O paciente e os familiares devem ser orientados de que o quadro de Covid-19 pode piorar em um curto período. Caso chegue ao ponto de ser necessário encaminhamento para uma unidade de saúde de maior complexidade, certifique-se de que o paciente e os acompanhantes entendam todos os passos para acessar o serviço.[4]

Mesmo quando apresentarem sintomas leves, pacientes acima de 60 anos e portadores de doenças crônicas devem ser encaminhados imediatamente para atendimento médico. Da mesma forma, pacientes que apresentem sintomas moderados e graves também devem ser encaminhados para avaliação do quadro e tratamento de suporte específico.[40]

MONITORAMENTO DOS RESULTADOS

Em aproximadamente 80% dos casos de Covid-19 não são necessárias intervenções de emergência ou hospitalização. Assim, recomenda-se o manejo ambulatorial ou virtual com profissionais da saúde. A Portaria MS nº 467, de 20 de março de 2020, regulamenta em caráter excepcional e temporário as ações de telemedicina de interação a distância. O teleatendimento reduz a sobrecarga em hospitais e outros estabelecimentos de saúde, bem como possibilita identificar rapidamente sinais de piora do quadro dos pacientes. Chamadas telefônicas, plataformas de videochamadas e plataformas de mensagens são alguns formatos que podem ser utilizados para o monitoramento remoto.[19,47,40]

A infecção pelo SARS-COV-2 tem um período de incubação de 1 a 14 dias com uma média de 5 a 6 dias. A infecciosidade da doença atinge o pico por volta de um dia antes da apresentação dos sintomas e diminui em sete dias. Sintomas não respiratórios podem aparecer antes do desenvolvimento de febre e sintomas respiratórios. A duração média dos sintomas da doença é de 11,5 dias, com variações baseadas na idade e na presença ou não de fatores de risco.[3,24]

O monitoramento de pacientes com a doença leve e moderada deve ser realizado nos dias 4, 7 e 10 após o início da manifestação da doença clínica. Quando o paciente tiver mais de 60 anos e/ou pertencer ao grupo de risco, o contato deve ser realizado a cada 24 horas a partir do primeiro dia que apresentar a doença clínica.

O telemonitoramento deve ser diário em casos de pacientes com dispneia moderada, possíveis candidatos para internação e aqueles classificados como não confiáveis para relatar piora nos sintomas. A frequência do contato para monitoramento pode ser alterada a depender da evolução do quadro do paciente, tanto para pior quanto para melhor. O monitoramento pode ser realizado de forma virtual ou presencialmente, a depender da condição de saúde do paciente e da estrutura do estabelecimento de saúde.[17,18,40]

Se disponível, sugere-se o uso da oximetria de pulso para pacientes sintomáticos não hospitalizados que apresentem fatores de risco para desenvolver a doença grave. Caso a saturação de oxigênio esteja ≤ 94% em ar ambiente ou o paciente apresente sintomas de agravamento da doença, como tontura, dispneia significativa em repouso, dor torácica ou confusão mental, recomenda-se buscar atendimento com urgência.[18,40]

Referências bibliográficas

1. Sum ZZ, Ow CJW. Community pharmacy response to infection control during Covid-19. A cross-sectional survey. Res Social Adm Pharm. 2021;17(1):1845-52.
2. Van Zuuren EJ. Covid-19 (novel coronavirus). Dynamed. 2020.
3. Mitchell A, Chiwele I, Costello J. Coronavirus disease 2019 (Covid-19). BMJ Best Practice. 2020;2019.
4. National Institute for Health and Care Excellence (NICE). Covid-19 rapid guideline: Managing Covid-19. 2021.
5. Associação Brasileira de Redes de Farmácias e Drogarias. Testes de Covid-19. Disponível na Internet: https://www.abrafarma.com.br/saude-na-farmacia/testes-covid-19. 2022.
6. Organização Pan-Americana de Saúde. Descritores em Ciências da Saúde – DeCS. Disponível na internet: https://decs.bvsalud.org/. 2021.
7. National library of Medicine. MeSH Terms. 2021.
8. Organização Mundial de Médicos de Família. ClassificaçãoInternacional de Atenção Primária (CIAP 2). 2nd ed. 2009. 200 p.
9. CID-10.
10. Melo JRR, Duarte EC, Moraes MV de, Fleck K, Silva ASN, Arrais PSD. Reações adversas a medicamentos em pacientes com COVID-19 no Brasil: análise das notificações espontâneas do sistema de farmacovigilância brasileiro. Cad Saude Publica. 2021;37(1):1-17.
11. VigiMed. Notificação de Eventos Adversos.
12. Amariles P, Ledezma-Morales M, Salazar-Ospina A, Hincapié-García JA. How to link patients with suspicious Covid-19 to health system from the community pharmacies? A route proposal. Research in Social and Administrative Pharmacy. 2021;17(1):1988-9.
13. Cadogan CA, Hughes CM. On the frontline against COVID-19: Community pharmacists' contribution during a public health crisis. Res Social Adm Pharm. 2021;17(1):2032-5.
14. Coronavírus : 2020;1-14.
15. Amariles P, Ledezma-Morales M, Salazar-Ospina A, Hincapié-García JA. How to link patients with suspicious Covid-19 to health system from the community pharmacies? A route proposal. Res Social Adm Pharm.
16. Erku DA, Belachew SA, Abrha S, Sinnollareddy M, Thomas J, Steadman KJ, et al. When fear and misinformation go viral: Pharmacists' role in deterring medication misinformation during the "infodemic" surrounding Covid-19. Res Social Adm Pharm. 2021;17(1):1954-63.
17. Brasil. Ministério da Saúde. Protocolo de Manejo Clínico do Coronavírus (Covid-19) na Atenção Primária a Saúde. Vol. 9, Ministério da Saúde. Secretaria de Atenção Primária à Saúde (SAPS). 2020.
18. Organização Mundial da Saúde. Clinical management Living guidance Covid-19. 2021.
19. De Pacientes com Covid-19.
20. Coronavírus: 2020;1-14.
21. Dinnes J, Deeks JJ, Berhane S, Taylor M, Adriano A, Davenport C, et al. Rapid, point-of-care antigen and molecular-based tests for diagnosis of SARS-CoV-2 infection. Cochrane Database Syst Rev. 2021;2021(4).
22. Chen J, Lau YF, Lamirande EW, Paddock CD, Bartlett JH, Zaki SR, et al. Cellular immune responses to severe acute respiratory syndrome coronavirus (SARS-CoV) infection in senescent BALB/c Mice: CD4 + T cells are important in control of SARS-CoV infection. J Virol. 2010 Feb;84(3):1289-301.
23. Stang A, Robers J, Schonert B, Jöckel KH, Spelsberg A, Keil U, et al. The performance of the SARS-CoV-2 RT-PCR test as a tool for detecting SARS-CoV-2 infection in the population. J Infect. 2021;83(2):237-79.
24. Guerra AE. Testes da Covid-19. Disponível na Internet: https://www.grupodiagnose.com.br/noticias/grupo-diagnose-realizara-testes-da-covid-19-238. 2020.
25. Bagattini ÂM, Tavares B de M, Pagano CGM, Stein C, Daniela Vianna Pachito, Pizzol FD, et al. Diagnóstico E Covid-19 Covid-19. Health Alert Network. 2020;0(March):1-37.
26. Dwyer MJ, Pasini M, De Dominicis S, Righi E. Physical activity: Benefits and challenges during the COVID-19 pandemic. Scand J Med Sci Sports. 2020; 30(7):1291-4.
27. Conselho Federal de Farmácia. Informações Seguras, Baseadas em Evidências Prevenção da transmissão da Covid-19: orientação para o público em geral. Conselho Federal de Farmácia. 2020.
28. Bielecki M, Züst R, Siegrist D, Meyerhofer D, Crameri G, Stanga Z, Stettbacher A, Buehrer T DJ. Social distancing alters the clinical course of COVID-19 in young adults: A comparative cohort study. J Gerontol A Biol sci Med Sci. 2021;40:10-3.
29. World Health Organization. WHO Coronavirus Disease (COVID-19) Dashboard. Bangladesh Physiotherapy Journal. 2020;10(1).

30. Santos Domingues CMA. Challenges for implementation of the COVID-19 vaccination campaign in Brazil. Cad Saude Publica. 2021;37(1):1-5.
31. National Institute for Health and Care Excellence (NICE). Managing COVID-19 symptoms (including at the end of life) in the community: summary of NICE guidelines. BMJ. 2020 Apr 20;m1461.
32. Sociedade Brasileira de Infectologia (SBI), Sociedade Brasileira de Pneumologia e Tisiologia (SBPT). Manejo pré-hospitalar da Covid-19 (prevenção e tratamento de pacientes com sintomas leves). 2021.
33. ASHP COVID-19 Resource Center. Assessment of Evidence for COVID-19-Related Treatments: Updated 4/10/2020. Table of contents. 2020. 1-138 p.
34. Meriel Raymond, Gemma Ching-A-Sue, Oliver Van Hecke. Mast cell stabilisers, leukotriene antagonists and antihistamines: A rapid review of the evidence for their use in COVID-19 – The Centre for Evidence-Based Medicine. 2020.
35. Castro-Nunes P, Ribeiro GR. Equidade e vulnerabilidade em saúde no acesso às vacinas contra a Covid-19. Rev Panam Salud Pública. 2022;46:1.
36. Lima EJF, Almeida AM, Kfouri RÁ. Vaccines for Covid-19 - state of the art. Rev Bras Saude Matern Infant. 2021;21(suppl 1):13-9.
37. Brasil. Ministério da Saúde. Secretaria de Ciência Inovação e Insumos Estratégicos em Saúde T. Remdesivir para tratamento de pacientes com COVID-19. 2020;1-19.
38. Datavisa P, Biol P, Freitas MS, Qu PR, Biol P, Sujeitos P, et al. Voto nº 71/2021/sei/dire2/anvisa. 2021;71(1419170):1-9.
39. COVID-19: Outpatient evaluation and management in adults. UpToDate.
40. Farsalinos K, Poulas K, Kouretas D, Vantarakis A, Leotsinidis M, Kouvelas D, et al. Improved strategies to counter the COVID-19 pandemic: Lockdowns vs. primary and community healthcare. Toxicol Rep. 2021;8:1-9.

18 Tosse Aguda

Luane Michel Winck • Eduarda Souza da Silva • Jean Vinícius Cardoso dos Santos Ocampo • Audinei de Sousa Moura • Dayde Lane Mendonça da Silva • Matheus Todt Aragão • Nara Amanda Laismann • Mariana Laundry de Mesquita • Alice Silva Costa • Isabelle Cristinne Pinto Costa • Rinaldo Eduardo Machado de Oliveira • Thatiane Bárbara de Barros • Tiago Marques dos Reis • Rafael Santos Santana

TOSSE

Definida como um mecanismo fisiológico de proteção das vias aéreas inferiores, a tosse pode ser voluntária ou involuntária. Tem o objetivo de eliminar secreções e corpos estranhos que eventualmente foram aspirados.[1-5]

Considerada um sintoma comum de diversos problemas de saúde, a tosse é uma das principais causas de procura para atendimento na atenção primária por alterar a rotina do paciente e, consequentemente, a sua qualidade de vida. Isso ocorre, principalmente, em decorrência de distúrbios do sono, irritabilidade, irritação da garganta, cansaço, dores no abdome e no peito em virtude da forte contração realizada pelos músculos para expelir o corpo estranho das vias aéreas, além de ansiedade por uma doença grave subjacente.[2]

A tosse também pode ter um impacto socioeconômico em razão do número de consultas e custos relacionados, como diminuição de desempenho ou aumento de ausência no trabalho e na escola, absenteísmo por causa da prestação de cuidados a terceiros (principalmente crianças) e aumento do consumo de medicamentos de venda livre.[2,3,6-10]

A tosse pode ser classificada em **aguda**, **subaguda** e **crônica**, de acordo com o tempo de duração. A tosse aguda tem duração de até três semanas; a subaguda persiste pelo período de 3 a 8 semanas; a tosse crônica, por sua vez, tem duração superior a oito semanas. (**Quadro 18.1**). A tosse aguda é considerada um problema de saúde autolimitado, por ser, geralmente, de baixa gravidade e período de latência curto. Algumas diretrizes diferenciam a tosse apenas entre aguda e crônica (duração de até oito semanas e mais de oito semanas, respectivamente). Neste capítulo, será considerado tosse aguda aquela com até três semanas de duração.[1,7,8,11-14]

Sob o aspecto clínico, a tosse pode ser classificada em dois tipos: **produtiva ou úmida** e **não produtiva ou seca**. **Tosse produtiva** ou tosse **úmida** são termos usados para descrever a tosse associada à presença de secreções nas vias aéreas, mais comumente causadas por infecções do trato respiratório, de origem viral ou bacteriana. Na maioria dos

Quadro 18.1
Classificação dos tipos de tosse e causas[1,5,8,11,12,15-18]

Tosse	Tempo	Causas com menor risco	Causas com maior risco
Aguda	**< 3 semanas**	❑ Infecção viral do trato respiratório superior (resfriado comum). ❑ Bronquite aguda. ❑ Exposição ambiental aguda, como vapores nocivos ou irritantes específicos.	❑ Aspiração de corpo estranho, incluindo alimentos maciços, líquidos ou outros objetos. ❑ Infecções, como tuberculose. ❑ Alergia aguda levando à anafilaxia. ❑ Exacerbação da asma. ❑ Exacerbação da doença pulmonar obstrutiva crônica (DPOC). ❑ Doença cardiopulmonar aguda.
Subaguda	**3 a 8 semanas**	❑ Tosse pós-infecciosa (mais comum por *Bordetella pertussis*).	❑ Exacerbação do distúrbio pulmonar subjacente (asma ou DPOC). ❑ Estágio inicial da tosse crônica.
Crônica	**> 8 semanas**	❑ Uso de inibidores da enzima conversora de angiotensina (iECA); ❑ Tabagismo.	❑ Síndrome da tosse das vias aéreas superiores (síndrome do gotejamento pós-nasal). ❑ Asma, incluindo asma variante da tosse. ❑ Doença do refluxo gastroesofágico (DRGE). ❑ Bronquite (eosinofílica aguda, crônica ou não asmática). ❑ DPOC.

Fonte: Autoria própria.

casos, são infecções autolimitadas, mas podem estar associadas a pneumonia, bronquiectasia, fibrose cística e tuberculose. O termo "produtiva" geralmente é utilizado quando há expectoração (expulsão de muco) e "úmida", quando as secreções não são expelidas. As crianças têm uma dificuldade maior para expectorar as secreções, por isso o termo usual para essa faixa etária é tosse úmida.[4,19,20]

A coloração do escarro não é um indicador confiável, pois não se consegue prever o diagnóstico de bronquite bacteriana ou assegurar a diferenciação entre pneumonia e bronquite. No entanto, secreção purulenta pode ser um indicativo de infecção bacteriana. A secreção purulenta e a tosse com hemoptise (secreção com sangue) são sinais de alerta e o paciente deve ser encaminhado para a realização de exames complementares.[1,11,15,21]

A **tosse seca** ou tosse **não produtiva** é aquela que não tem formação excessiva de secreção e sugere irritação das vias aéreas. As principais causas de tosse seca são decorrentes das infecções respiratórias, geralmente virais, como: resfriado; reações adversas causadas por medicamentos, principalmente inibidores da enzima conversora de angiotensina (iECA); insuficiência cardíaca; asma; e fumaça de tabaco. Tosse seca prolongada pode ser decorrente de infecções pós-virais, sendo mais comum a coqueluche.[4,5,22]

OBJETIVOS DO CUIDADO FARMACÊUTICO

1. Reduzir o desconforto associado às crises de tosse, como irritabilidade, irritação da garganta, cansaço, dores no abdome e no peito, em razão da forte contração, ansiedade e dificuldade para dormir.[23]
2. Orientar o paciente para medidas não farmacológicas que podem ser empregadas.[23]
3. Reduzir o uso desnecessário de medicamentos, especialmente antibióticos, para tosse aguda causada por infecções virais, promovendo o uso racional.[24]
4. Diferenciar infecções e condições inofensivas de doenças mais graves, além de suspeitar precocemente de potencial ou iminente ocorrência de doença ameaçadora da vida.[15]

CAUSAS, SINAIS, SINTOMAS E ANAMNESE FARMACÊUTICA

As causas mais comuns de tosse aguda são as infecções do trato respiratório, geralmente de origem viral, como resfriado comum,[2] gripe ou bronquite aguda, além de outras causas como pneumonia, insuficiência cardíaca e embolia pulmonar. A tosse pode ser causada também por exposição a alérgenos e irritantes, como poeira, mofo e cigarro, ou causada por aspiração de corpos estranhos (mais comum entre crianças de 1 a 3 anos e em idosos). Outros sintomas associados às infecções virais do trato respiratório são: febre, coriza, dor de cabeça, dor de garganta, dores musculares e cansaço.[15,25,26]

As infecções virais mais comuns são oriundas do rinovírus, *Influenza* e vírus da *parainfluenza*, enterovírus, coronavírus, vírus sincicial respiratório e adenovírus. A Covid-19 causada pelo novo *Coronavirus* (SARS-COV-2) é uma doença infecciosa que causa tosse seca, febre, cansaço e falta de ar como sintomas mais comuns.[27-29]

Quando a tosse ocorre por um período entre 3 e 8 semanas após os sintomas de uma infecção respiratória aguda, pode-se considerar como tosse pós-infecciosa. No entanto, se a tosse persistir por mais de oito semanas, a origem pós-infecciosa não tende a ser considerada.[17]

Destaca-se que a etiologia mais comum da tosse subaguda é pós-infecciosa por *Bordetella pertussis* (coqueluche). A tosse subaguda pode ser causada também pela exacerbação da doença pulmonar subjacente como asma, bronquite crônica, bronquiectasia ou tosse não pós-infecciosa (início da tosse crônica).[11,12]

A tosse crônica também pode ser sinal ou sintoma de problemas de saúde não autolimitados e mais graves, que geralmente requerem maior atenção e cuidado, com indicação de encaminhamento médico em decorrência do risco de complicações como a asma, doença pulmonar obstrutiva crônica (DPOC), doença do refluxo gastroesofágico (DRGE), síndrome da tosse das vias aéreas superiores (anteriormente chamada síndrome do gotejamento pós-nasal). As causas mais comums são rinossinusites (incluindo nasofaringite, faringite e sinusite crônicas e rinite alérgica), bronquite crônica, bronquiolite ou bronquiectasia.[1,11,12]

A tosse causada por infecções virais geralmente desaparece sem qualquer tratamento medicamentoso específico. O paciente deve ser informado de que a doença é autolimitada e inofensiva; portanto, a administração de medicamentos é paliativa. O suporte medicamentoso pode ser necessário para evitar complicações como cefaleia, dor no tórax, dificuldades para dormir, incontinência urinária, desencadeamento de ataques de asma em pacientes com asma brônquica, rouquidão, equimose conjuntival e refluxo gastroesofágico.[6,14,15]

A tosse também pode ser provocada por medicamentos como os iECA, como captopril e enalapril. A hipótese é de que o acúmulo de bradicinina, normalmente degradado em parte pela enzima conversora de angiotensina (ECA), possa estimular fibras C aferentes nas vias aéreas, provocando a tosse, visto que esse efeito adverso não é comum em outros anti-hipertensivos que não aumentam os níveis de bradicinina. É uma complicação mais comum em mulheres e tem frequência semelhante em pessoas com ou sem diagnóstico de asma. Geralmente, a tosse começa uma semana após o início do uso do medicamento, mas o início pode demorar até seis meses e apresentar sensação de cócegas, arranhão ou coceira na garganta.[1,12,14,16]

O diagnóstico diferencial é feito pela duração da tosse, os sinais e sintomas associados e as características da tosse.[9] O **Quadro 18.2** mostra os sinais e sintomas que podem estar associados à tosse e sua provável indicação.

O farmacêutico deve ser capaz de identificar que realmente se trata de um problema de saúde autolimitado ou se pode ser um problema de saúde mais complexo, que requer encaminhamento médico.[21,40] Por isso, a importância da anamnese farmacêutica como orientado no **Quadro 18.3**.

Quadro 18.2

Transtornos com características parecidas associados à tosse[8,25,27-29,30-39]

Afecções clínicas	Sinais e sintomas associados à tosse
Resfriado comum	Tosse aguda, congestão nasal, rinorreia, dor de garganta, febre baixa, cefaleia, rouquidão, mal-estar, letargia e mialgias.
Gripe	Tosse aguda, febre alta, calafrios, dores musculares, dor de garganta, cefaleia, prostração.
Bronquite aguda	Tosse aguda (produtiva ou não produtiva), dispneia, sibilo e leve desconforto no peito; características concomitantes de uma infecção do trato respiratório superior, como dor de garganta, coriza, congestão nasal e febre baixa também podem estar presentes.
Pneumonia	Tosse produtiva e cor de ferrugem, início repentino de febre e calafrios ou rigores, dor no peito pleurítico, dispneia, taquipneia ou taquicardia, hipóxia, mal-estar ou fraqueza.
Insuficiência cardíaca	Tosse aguda, dispneia noturna paroxística, ortopneia, dispneia ao esforço, fadiga e ganho de peso, intolerância ao exercício, aumento da circunferência abdominal, edema nos membros inferiores, dispneia ao se inclinar para frente ("bendopneia").
Tuberculose	Tosse pode ser produtiva ou não, (tosse produtiva inexplicada com duração > 2 a 3 semanas é comum), hemoptise, febre, perda de apetite, perda de peso, fadiga e suor noturno.

(continua)

Quadro 18.2 (continuação) Transtornos com características parecidas associados à tosse[8,25,27-29,30-39]	
Afecções clínicas	**Sinais e sintomas associados à tosse**
Coqueluche	Tosse leve com catarro (primeira fase, dura 1 a 2 semanas), coriza, rinorreia, febre baixa, irritação conjuntival, tosse com som de "grito" e vômito pós-tosse.
Covid-19	Tosse, febre ou calafrios, dispneia ou dificuldade em respirar, fadiga, dores musculares ou corporais, dor de cabeça, anosmia/hiposmia (perda de olfato) ou disgeusia (paladar), dor de garganta, congestão ou coriza, náusea ou vômito e diarreia.
Asma	Tosse aguda, dispneia, sibilo e/ou angina.
Doença pulmonar obstrutiva crônica (DPOC)	Tosse aguda, produção de escarro, dispneia. Sintomas adicionais: chiado, mudança de cor ou tenacidade do escarro, aperto no peito, diminuição da tolerância ao exercício, fadiga, mal-estar, confusão, sonolência, depressão, insônia.
Doença do refluxo gastroesofágico (DRGE)	Tosse crônica, azia (principalmente pós-prandial), regurgitação, asma, chiado, dor de garganta, rouquidão, problemas sinusais ou pulmonares, como otite média recorrente, laringite, sinusite ou fibrose pulmonar idiopática.

Fonte: Autoria própria.

Quadro 18.3 Anamnese farmacêutica em pacientes com tosse (Estratégia INDICO)[1,12,14,16,21,40]		
Domínio	**Perguntas/Investigação***	**Observações importantes**
Identificação do paciente	Homem ou mulher? **O paciente está em bom estado geral?** Qual a idade do paciente? (Criança, idoso)?	Crianças e idosos têm maior risco de inalação de corpo estranho e deve-se ter maior atenção à terapia de escolha. Se criança, sempre pergunte e tente observar se está alerta e responsiva. Oriente os pais sobre os sinais de alerta e quando devem buscar ajuda especializada.
Natureza dos sinais e sintomas	Tosse **seca** ou **produtiva**? Apresenta algum sinal de alerta (febre, falta de ar, dor no peito, azia, vômito e/ou cefaleia)? Sangramento? Sibilância ou chiado no peito? A tosse ocorre quando exposto a algum alérgeno (poeira ou tabaco)?	A característica clínica da tosse (produtiva ou não) pode indicar diferentes etiologias que mudará a conduta terapêutica. Na constatação, se sintomas gripais claros, recomendar teste diagnóstico (Covid-19, *Influenza*) e orientação de isolamento (5 a 10 dias).
Duração	Desde quando o sintoma está presente? Já teve outros episódios de tosse (tosse recorrente)? Se sim, por quanto tempo durou o sintoma? Tosse noturna?	Tosse aguda: duração até 3 semanas. Tosse subaguda: duração de 3 a 8 semanas. Tosse crônica: duração por mais de 8 semanas.
Iniciou algum tratamento	Fez uso de terapia farmacológica? Por quanto tempo utilizou? Modo de uso da terapia? Eficaz ou não?	Pode ser importante a prescrição de medicamentos que o paciente relata efetividade anteriormente ou associações para manejo de queixas múltiplas como coriza, febre e dor de cabeça.
Comorbidades	Asma? Bronquite crônica? DPOC? Alergias? Pessoa com hipertensão arterial sistêmica em uso de iECA?	Doenças respiratórias crônicas: descartar quadro de exacerbação. Os iECAS podem causar tosse.
Outras situações especiais	Gravidez? Lactação? Fumante? Cirurgia ou internação anterior? Faz uso de medicamentos? Quais? Para quais comorbidades? Alergias a medicamentos?	Cirurgia ou internação anterior: há a possibilidade de infecção viral ou bacteriana. Fumantes têm grandes chances de desencadearem quadros de tosse. Gravidez: resultados mais graves por infecção respiratória comum.

** Perguntas sugestivas. Não têm finalidade diagnóstica e sim para melhor compreensão do caso e identificação de potenciais sinais de alerta para encaminhamento.*
Fonte: Autoria própria.

INTERVENÇÕES NÃO FARMACOLÓGICAS

Como a maioria dos casos de tosse aguda é decorrente das infecções virais do trato respiratório, a melhor maneira de prevenção é seguir os cuidados de etiqueta respiratória e a higienização das mãos constantemente. Assim, para evitar a transmissão do vírus, deve-se cobrir a boca e o nariz ao tossir, espirrar com um lenço descartável ou cobrir com o cotovelo em vez de usar as mãos.[15,41]

Após o uso do lenço, descartá-lo imediatamente e higienizar as mãos com água e sabão. Caso não haja água e sabão disponíveis, utilizar álcool em gel e evitar tocar os olhos, o nariz e a boca. É importante que o paciente com infecção respiratória viral mantenha os ambientes arejados, evite locais fechados, aglomerações, contato próximo com as outras pessoas e compartilhamento de objetos de uso pessoal (como copo, talher e toalha) para diminuir a transmissão dos vírus.[42]

Uma das principais medidas profiláticas para controle de infecções respiratórias virais ou bacterianas, como gripe e coqueluche, é a vacinação, que promove imunidade ao organismo, produzindo anticorpos para combater os patógenos e diminuindo o risco de agravamento das doenças.[42-44]

Alguns pacientes podem preferir medidas não farmacológicas para melhora ou redução da duração dos sintomas, entre as quais estão (**Quadro 18.4**):[15,21,45]

- **Aumento da ingestão de fluidos**: manter a hidratação de 1,5 a 2 litros de água por dia.
- **Inalação de vapor**: não foram constatados benefícios ou riscos de uso dessa estratégia.
- **Uso do mentol:** obtido a partir do óleo essencial da *Mentha arvensis* (popularmente conhecida como hortelã-pimenta),[2,37] estão disponíveis na forma de unguentos à base de mentol, óleo de eucalipto e cânfora (Vick VapoRub® e Mentalol®). Usados para aliviar os sintomas do resfriado comum em adultos e crianças, com aplicação na região do peito ou entre o nariz e o lábio. Pode haver benefícios com o uso de mentol, porém não há evidências suficientes para fazer recomendações.
- **Uso da vitamina C**: não há evidências que suportem a recomendação do uso de vitamina C para tratamento sintomático da tosse aguda associada ao resfriado comum.
- **Uso de suplementos à base de zinco**: não é recomendado o uso de zinco para tratamento sintomático da tosse aguda associada ao resfriado comum.
- **Uso do mel**: apresenta características antioxidantes, antivirais, antifúngicas, antibacterianas e anti-inflamatórias. Uma revisão da Cochrane mostrou benefício do mel para o tratamento sintomático da tosse aguda em crianças com mais de um ano. O uso do mel não é recomendado para crianças menores de um ano por causa do risco de causar botulismo e cáries dentárias e pelo alto teor

de açúcar da sua composição. O mel não é recomendado para pessoas com diabetes, uma vez que pode ocasionar picos glicêmicos. Além disso, deve-se ater a possíveis reações alérgicas.[45-47]

Quadro 18.4

Resumo de evidências das intervenções não farmacológicas para tosse[15,21,45]

Conduta	Embasamento técnico	GRADE	
		Nível de evidência	Grau de recomendação
Ingestão de fluidos	Não há evidências suficientes sobre a hidratação para afirmar a melhora do quadro clínico em pessoas acometidas por resfriado comum; entretanto, é recomendado manter a hidratação (1,5 a 2 litros de água por dia) para evitar quadros de desidratação e ajudar a diminuir a viscosidade do muco.	Muito baixo	Forte
Inalação de vapor	A diretriz *The diagnosis and treatment of acute cough in adults* utilizou dados de uma revisão sistemática em que é avaliado a eficácia da inalação de vapor aquecido, já que, teoricamente, acredita-se que pode melhorar a drenagem do muco. Mesmo sem evidências, os protocolos espanhóis recomendam manter o ar úmido.	Muito baixo	Fraco
Mentol	Foram analisados dados de um estudo feito com o VapoRub® em comparação com vaselina e nenhum tratamento, aplicado em 138 crianças de 2 a 11 anos, durante 2 dias consecutivos, com tosse noturna associada a infecções agudas do trato respiratório superior. Os resultados foram avaliados com base na opinião dos pais, de que apesar dos efeitos adversos leves, o VapoRub® foi considerado como mais favorável para o alívio dos sintomas. Outros estudos foram feitos com inalação do vapor de mentol, para avaliar o seu efeito antitussígeno, e os seus resultados foram positivos; entretanto, os estudos induziam a tosse quimicamente. Algumas ações farmacológicas do mentol foram elucidadas, mas o seu mecanismo antitussígeno não está claro. A diretriz *Recommendations for management of cough in adults* também citou o mentol como supressor do reflexo da tosse, com base em um estudo que induziu a tosse quimicamente.	Muito baixo	Fraco
Mel	Uma revisão sistemática avaliou a eficácia do mel para alívio dos sintomas da tosse associados à infecção aguda do trato respiratório superior, em crianças entre 1 e 16 anos. O mel pode ser melhor que a difenidramina e nenhum tratamento, para reduzir a frequência e gravidade da tosse e melhorar a qualidade do sono das crianças e dos pais, após uma administração à noite. O mel administrado três vezes ao dia, durante 3 dias, foi mais eficaz do que apenas 1 dia, quando comparado ao placebo e ao salbutamol para alívio dos sintomas de tosse aguda em crianças; entretanto, no quinto dia, não houve vantagens do mel sobre o salbutamol e o placebo. Não houve diferença entre o mel isolado e o mel composto com bromelina. Nenhum evento adverso grave foi relatado em nenhum dos grupos e não houve diferenças significativas nos eventos adversos leves entre os grupos de tratamento.	Moderado	Forte

Fonte: Autoria própria.

INTERVENÇÕES FARMACOLÓGICAS

Em virtude do fato de que a tosse aguda tem remissão espontânea, a terapia farmacológica pode limitar-se ao alívio sintomático a curto prazo na maioria dos casos. Estudos sobre o assunto não encontraram diferenças significativas entre o placebo e o fármaco utilizado para o manejo da tosse, ao mesmo tempo que não houve resultados que pudessem refutar o uso das terapias farmacológicas (com exceção do clobutinol).[5,8,15,16,48]

Dessa forma, é necessário informar ao paciente que o tratamento farmacológico pode não ser tão efetivo quanto o esperado, mas pode ser indicado o uso de antitussígenos central ou periférico para alívio sintomático da tosse seca e o uso de expectorantes ou mucolíticos para alívio sintomático da tosse úmida ou produtiva. A mesma orientação pode ser dada para plantas medicinais e fitoterápicos, seguindo as orientações e precauções necessárias.[5,8,15,16,48]

Estão disponíveis três classes terapêuticas de medicamentos isentos de prescrição para tratamento sintomático específico da tosse aguda:

- **Agentes antitussígenos** (ação central e ação periférica), que reduzem o reflexo da tosse.
- **Agentes mucolíticos,** que diminuem a viscosidade das secreções brônquicas e facilitam a remoção das secreções pela tosse.
- **Expectorantes,** que aumentam a produção da secreção brônquica e facilitam a remoção de secreções por tosse ou transporte ciliar.

Os fármacos combinados para tratamento da tosse têm mecanismos de ação com base em ingredientes individuais, e são também muito comercializados no Brasil.[49] Os fármacos recomendados para o manejo da tosse nas principais diretrizes internacionais estão descritos no **Quadro 18.5**.

Os **agentes antitussígenos** reduzem o reflexo da tosse e são divididos em antitussígenos de ação central (narcóticos e não narcóticos), que atuam em um ou vários locais do centro da tosse na medula oblonga, e os antitussígenos de ação periférica, que atuam nos receptores dos nervos aferentes ou eferentes e no arco reflexo da tosse.[6,14,16]

O bromidrato de **dextrometorfano** surgiu como uma alternativa à codeína para o tratamento da tosse sem os eventos adversos de sonolência, náusea, dependência e constipação. Duas revisões sistemáticas[14,49] e uma diretriz[48] analisaram dados de três estudos que comparavam a eficácia do dextrometorfano 30 mg em dose única com o placebo para alívio da tosse associada à infecção aguda do trato respiratório superior.

Entre os artigos incluídos nessas referências, observou-se em três estudos que o dextrometorfano, em comparação com o placebo, diminuiu o número de crises, a frequência e o esforço total da tosse.[1,7,37,39,42] Apesar disso, as evidências são inconclusivas quanto aos efeitos antitussígenos do **dextrometorfano**, provavelmente em função do baixo rigor metodológico dos estudos (em virtude da falta de métodos validados

Quadro 18.5

Fármacos recomendados para o manejo da tosse segundo diretrizes internacionais[1,5,8,13,17,18,48,50-54]

Diretrizes clínicas sobre manejo da tosse aguda	Fármacos recomendados para o manejo da tosse aguda											
	Desnecessário	Dextrometorfano	Clobutinol	Cloperastina	Levodropropizina	Dropropizina	Bromexina	Ambroxol	Acetilcisteína	Carbocisteína	Guaifenesina	Antibióticos
Clinical Practice Guidelines for Diagnosis and Management of Cough – Chinese Thoracic Society (CTS) Asthma Consortium	SIM	SIM	–	–	–	–	SIM	SIM	SIM	SIM	SIM	NÃO
Cough (acute): antimicrobial prescribing (NG120)	SIM	SIM	–	–	–	–	–	–	NÃO	NÃO	SIM	NÃO
Cough and the Common Cold	–	–	–	–	–	–	–	–	–	–	–	–
Cough Supressant and Pharmacologic Protussive Therapy	SIM	IN	–	–	SIM	–	–	–	–	–	IN	–
Diagnosis and Management of Cough Executive Summary	SIM	–	–	–	–	–	–	–	–	–	–	NÃO
Guidelines of the German Respiratory Society for diagnosis and treatment of adults suffering from acute or chronic cough.	–	IN	–	–	–	–	–	IN	IN	–	IN	NÃO
Pharmacologic and Nonpharmacologic Treatment for Acute Cough Associated With the Common Cold: CHEST Expert Panel Report.	SIM	IN	–	–	–	–	IN	–	IN	IN	IN	–
Protocolos de Indicación Farmacéutica y Criterios de Derivación al Médico em Síntomas Menores	SIM	SIM	–	–	–	–	–	–	–	–	–	NÃO
Recommendations for the management of cough in adults.	SIM	IN	–	–	–	–	–	–	–	–	–	–
Respiratory Tract Infections – Antibiotic Prescribing: Prescribing of Antibiotics for Self-Limiting Respiratory Tract Infections in Adults and Children in Primary Care.	–	–	–	–	–	–	–	–	–	–	–	NÃO
Respiratory tract infections (self-limiting): prescribing antibiotics (CG69)	–	–	–	–	–	–	–	–	–	–	–	NÃO
The diagnosis and treatment of acute cough in adults.	SIM	–	–	–	–	–	–	–	–	–	–	NÃO

Fonte: Autoria própria. Legenda: SIM: uso recomendado; NÃO: uso não recomendado; IN: Inconclusivo; – não mencionado.

para medir os sintomas subjetivos) e pequeno tamanho amostral.[37,39] Efeitos colaterais não foram relatados. Não se recomenda o uso por crianças menores de 12 anos.[14,45,48,49]

O **cloridrato de clobutinol** é um antitussígeno central não opioide usado para o tratamento sintomático da tosse seca associada a processos inflamatórios e infecciosos das vias respiratórias. Foi lançado no mercado mundial em 1961 e está presente no Brasil desde 1965. Os medicamentos à base de clobutinol são utilizados por adultos e crianças. Em agosto de 2007, a Boehringer-Ingelheim do Brasil Química e Farmacêutica Ltda., fabricante dos medicamentos Silomat® (cloridrato de clobutinol) e Silomat Plus® (cloridrato de clobutinol + succinato de doxilamina) decidiu, voluntariamente, retirá-los do mercado mundial em razão do risco de prolongamento do intervalo QT e induzir arritmia cardíaca. No mesmo ano, a Organização Mundial da Saúde (OMS) ratificou a associação entre o uso do medicamento e esse efeito, dose-dependente.[46]

No Brasil, a Agência Nacional de Vigilância Sanitária (Anvisa) permite a comercialização do **clobutinol** como medicamento isento de prescrição médica (MIP) por considerar que seus benefícios superam os riscos. No entanto, está disponível no mercado apenas a associação de **cloridrato de clobutinol + succinato de doxilamina** (Hytós Plus®).[38] Em função dos riscos citados e da disponibilidade de alternativas terapêuticas ao uso de clobutinol, sugere-se evitar o uso.[55-57]

A **levodropropizina** é um antitussígeno de ação periférica, não opioide, indicado para tratamento sintomático da tosse seca em adultos e crianças maiores de dois anos. O mecanismo de ação ainda não está totalmente elucidado, mas acredita-se que pode haver ativação da liberação das fibras C sensoriais que inibem reflexivamente à tosse. É recomendada para o tratamento da tosse associada à bronquite aguda ou crônica, mas tem eficácia limitada para tosse associada à infecção aguda do trato respiratório superior.[39]

Verificou-se em diretrizes resultados de um estudo de revisão mostrando melhora significativa da tosse com a **levodropropizina** se comparada à cloperastina e codeína, bem como diminuição significativa da frequência da tosse e dos despertares noturnos com menos sonolência diurna quando comparada à **dropropizina**. Não foram encontrados estudos comparando a eficácia da **levodropropizina** com o placebo para tosse aguda.[6,14,48]

Os **mucolíticos** diminuem a viscosidade do muco, melhoram a atividade ciliar e, assim, aumentam a depuração do muco.[4,16,58]

A **bromexina** é um derivado sintético da vasicina, uma substância natural proveniente do arbusto indiano *Adhatoda vasica* (Acanthacae). O uso da vasicina para atividade expectorante e antitussígena é utilizada na Índia há séculos. O **ambroxol** é um metabólito da bromexina. A **bromexina** e o **ambroxol** têm atividades secretolíticas, (aumentam a produção do muco seroso, mais líquido e menos viscoso) e expectorantes (aumentam a atividade ciliar e a expulsão do muco do pulmão). No entanto, o ambroxol tem atividades farmacológicas adicionais (efeito anti-inflamatório, antioxidante, estimulante de surfactante e anestésico local) que sustentam seu uso para tosse associada à dor de garganta. O ambroxol não é aprovado pela Food and Drug Administration (FDA) para uso nos Estados Unidos, porém na Alemanha o ambroxol é um dos medicamentos isentos de prescrição mais comuns para doenças respiratórias.[6,16,21,58,59]

Alguns estudos mostraram que o **ambroxol** e a **bromexina**, ambos descritos no **Quadro 18.6**, administrados concomitantemente com antibióticos, podem aumentar a concentração desses antimicrobianos no pulmão e reduzir significativamente a tosse em comparação com o placebo.

Uma revisão sistemática[49] apresentou dados de um estudo que envolveu 99 pacientes com tosse aguda associada a resfriado comum ou infecção aguda do trato respiratório superior, em uso de **bromexina** 5 mg três vezes ao dia, durante quatro dias, em comparação com o placebo. Houve diminuição, em cerca de 50%, na frequência da tosse para o grupo tratado com a **bromexina** em comparação com o placebo. O estudo não relatou efeitos adversos.[6,16,58]

Comparado à acetilcisteína, 600 mg, a **bromexina** 24 mg/dia mostrou recuperação mais rápida da tosse e maior facilidade de expectoração em crianças de 2 a 12 anos. O uso de ambroxol e bromexina não é recomendado para crianças menores de 2 anos.[58]

Os derivados de cisteína, como **acetilcisteína** ou **carbocisteína**, quebram as ligações das pontes de dissulfeto entre as macromoléculas do muco, tornando-o menos viscoso, facilitando a sua expectoração. Apesar das evidências limitadas desses medicamentos, são muito utilizados em países africanos, europeus e no Brasil para tratamento de infecções agudas do trato respiratório, como bronquite, bronquiolite ou tosse produtiva, principalmente para uso pediátrico.[6,45,60,61]

Duas diretrizes[45,61] basearam suas recomendações em dados de uma revisão sistemática de seis estudos que avaliaram a eficácia da **acetilcisteína** ou da **carbocisteína**, em comparação com o placebo, e 34 estudos (incluindo os seis anteriores) que avaliaram a segurança dos medicamentos, em crianças (menores de 18 anos) com infecção aguda do trato respiratório superior e inferior. Os resultados foram inconclusivos em virtude do alto risco de viés dos ensaios incluídos. Em virtude da falta de evidências, não há recomendação para o uso de acetilcisteína e carbocisteína no tratamento da tosse aguda associada à infecção autolimitada do trato respiratório superior em adultos e crianças.[6,45,61]

Os **expectorantes** estimulam a produção de muco e reduzem a sua adesão nas vias aéreas, para melhorar a eficácia da tosse na remoção do muco.[4,6,16,21,58]

A **guaifenesina** é o único expectorante aprovado pela FDA para uso adulto e pediátrico,[6] indicado para tratamento sintomático da tosse úmida ou produtiva. Além de estimular a produção de

Quadro 18.6

Resumo das intervenções farmacológicas para tosse[5,8,15,16,48]

Medicamento	Apresentações*	Uso padrão	Orientações ao paciente	Alertas	GRADE	
					Nível de evidência	Grau de recomendação
Guaifenesina + dextrometorfano $$$$ MIP	**Xarope** 13,33 mg/mL + 1,33 mg/mL Xarope 44E®	**ADULTOS:** Tomar 15 mL ou uma colher de sopa a cada 4 a 6 horas. Dose máxima: 6 doses/dia. **CRIANÇAS (somente acima de 6 anos):** 7,5 mL ou uma colher de sobremesa a cada 4 a 6 horas. Dose máxima: 6 doses/dia.	"Não se deve utilizar o medicamento por mais de 5 dias seguidos". "Deve-se tomar a dose de acordo com a faixa etária e o peso". "Não recomendado para tosse associada a secreções excessivas".	Pacientes com úlcera ou gastrite. Asma e/ou enfisema. Excesso de secreção. Tosse persistente ou crônica. Bronquite crônica. Crianças com menos de 6 anos. Portadores de diabetes. Uso concomitante ou no prazo de 14 dias após o uso de inibidores da MAO. Categoria de risco na gravidez: A.	Moderado ●●●○	Forte ✓
Levodropropizina $$$$	**Solução oral** 30 mg/mL **Xarope** 6 mg/mL Antux®	**ADULTOS:** Para solução oral, tomar 1 mg/kg de peso corporal a cada 8 horas. Dose máxima: 3 mg/kg/dia. Para xarope, tomar 10 mL (um copo dosador) a cada 8 horas. Dose máxima: 30 mL/dia. **CRIANÇAS (somente acima de 2 anos):** tomar 1 mg/kg de peso corporal a cada 8 horas. Dose máxima: 3 mg/kg/dia. Para crianças de 10 mg a 20 mg: administrar 3 mL do xarope a cada 8 horas. Para crianças de 21 kg a 30 kg: administrar 5 mL do xarope a cada 8 horas.	"O uso concomitante com o álcool é desaconselhado". "Deve ser administrado entre as refeições". "As gotas devem ser preferencialmente diluídas em um pouco de água". "A dose máxima diária não deverá ultrapassar 120 gotas". "O intervalo de administração entre as doses não deve ser inferior a 6 horas".	Crianças com menos de 2 anos. Pacientes com insuficiência renal grave. Pacientes com hipersecreção brônquica e função mucociliar reduzida. Pacientes com insuficiência hepática severa. Portadores de diabetes. Categoria de risco na gravidez: D.	Moderado ●●●○	Fraco ?

(continua)

Quadro 18.6 (continuação)
Resumo das intervenções farmacológicas para tosse[5,8,15,16,48]

Medicamento	Apresentações*	Uso padrão	Orientações ao paciente	Alertas	GRADE – Nível de evidência	GRADE – Grau de recomendação
Bromexina $$$$ MIP	**Solução gotas** 2 mg/mL **Xarope (adulto)** 8 mg/5mL **Xarope (pediátrico)** 4 mg/5mL Bisolvon®	**ADULTOS:** Para xarope e solução, tomar 8 mg a cada 8 horas. Dose máxima: 24 mg/dia (15 mL para xarope adulto, 30 mL para xarope infantil e 12 mL para solução). **CRIANÇAS (somente acima de 2 anos):** Para xarope, crianças de 2 a 6 anos podem tomar 2,5 mL (2 mg) a cada 8 horas. Dose máxima: 8 mg/dia. Crianças de 6 a 12 anos podem tomar 5 mL a cada 8 horas (4 mg). Dose máxima: 12 mg/dia. Para **solução gotas**, crianças de 2 a 6 anos podem tomar 20 gotas a cada 8 horas. Crianças de 6 a 12 anos podem tomar 2 mL a cada 8 horas.	"Pode ser administrada com ou sem alimentos". "Para xarope, deve-se usar a marcação do copo-medida para obter a dose correta". "A dose pode ser calculada à razão de 0,1 mg/kg de peso corpóreo a cada 8 horas por via oral e a cada 12 horas para inalação". "Cada mL da solução gotas tem 15 gotas e cada gota contém 0,13 mg de bromexina".	Crianças com menos de 2 anos. Os xaropes são contraindicados para pacientes com intolerância à frutose. Gravidez e lactação.	**Moderado** ●●●○	**Fraco** ?
Ambroxol $$$$ MIP	**Cápsula de liberação prolongada** 75 mg **Xarope (adulto)** 6 mg/mL **Xarope (pediátrico)** 3 mg/mL **Solução oral (gotas)** 7,5 mg/mL Mucosolvan®	**ADULTOS:** Para xarope, tomar 5 mL a cada 8 horas. Para cápsula, tomar 1 cápsula a cada 24 horas. Para **solução gotas**, dissolver em água 4 mL da solução. **CRIANÇAS (somente acima de 2 anos):** Para xarope, crianças de 2 a 5 anos podem tomar 2,5 mL a cada 8 horas. Para crianças de 6 a 12 anos, deve-se administrar 5 mL a cada 8 horas. Para **solução gotas**, crianças de 2 a 5 anos podem tomar 1 mL (25 gotas) a cada 12 horas. Crianças de 6 a 12 anos podem tomar 2 mL a cada 8 horas.	"Pode ser administrado com ou sem alimentos". "A dose pediátrica pode ser calculada à razão de 0,5 mg de ambroxol por quilograma de peso corpóreo, 3 vezes ao dia". "As gotas podem ser dissolvidas em água".	Crianças com menos de 2 anos. Os xaropes são contraindicados para pacientes com intolerância à frutose. Gravidez e lactação.	**Baixo** ●●○○	**Fraco** ?

(continua)

Quadro 18.6 (continuação)
Resumo das intervenções farmacológicas para tosse[5,8,15,16,48]

Medicamento	Apresentações*	Uso padrão	Orientações ao paciente	Alertas	GRADE	
					Nível de evidência	Grau de recomendação
Acetilcisteína $$$$ MIP	**Comprimido efervescente** 200 mg e 600 mg **Granulado** 600 mg **Xarope (adulto)** 40 mg/mL **Xarope (pediátrico)** 20 mg/mL Fluimucil®	**ADULTOS:** Para **comprimido efervescente**, tomar 1 comprimido de 600 mg 1 vez ao dia OU 1 comprimido de 200 mg de 2 a 3 vezes ao dia. Para granulado, tomar 1 envelope pela noite. Para **xarope**, tomar 15 mL (600 mg) a noite. **CRIANÇAS (somente acima de 2 anos):** Para crianças de 2 a 4 anos, deve-se administrar 100 mg (5 mL) a cada 2 ou 3 horas por dia. Crianças acima de 4 anos podem tomar 100 mg (5 mL) a cada 3 ou 4 horas por dia.	"Para comprimido efervescente e granulado, deve-se dissolver em meio copo d'água à temperatura ambiente e ingerido em seguida". "Nas formas agudas, o período de tratamento é de 5 a 10 dias". "Quando o tratamento com antibiótico oral for necessário, é recomendado o uso de acetilcisteína oral 2 horas antes ou depois da administração".	Pacientes com úlcera péptica ou história de úlcera. Os xaropes são contraindicados para pacientes com intolerância à frutose. Crianças com menos de 2 anos. Portadores de asma brônquica. Categoria de risco na gravidez: B. Pacientes sob dietas restritivas de sódio. Portadores de diabetes.	Moderado ●●●○	Fraco ?
Carbocisteína $$$$ MIP	**Xarope (adulto)** 50 mg/mL **Xarope (pediátrico)** 20 mg/mL Mucofan®	**ADULTOS:** Tomar de 5 a 10 mL (250 mg a 500 mg) a cada 8 horas. **CRIANÇAS (somente acima de 2 anos):** Tomar 0,25 mL/kg de peso corpóreo (5 mg/kg) a cada 8 horas.	"Não deve ser administrado concomitantemente com fármacos antitussígenos e/ou medicamentos atropínicos". "Para medir o volume, deve-se utilizar o copo-medida". "O xarope adulto é contraindicado para crianças".	Pacientes com úlceras gástricas e/ou duodenais. Pacientes com asma brônquica e insuficiência respiratória. Categoria de risco na gravidez: B. Portadores de diabetes. Crianças com menos de 2 anos.	Baixo ●●○○	Fraco ?

(continua)

Quadro 18.6 (continuação)
Resumo das intervenções farmacológicas para tosse[5,8,15,16,48]

Medicamento	Apresentações*	Uso padrão	Orientações ao paciente	Alertas	GRADE	
					Nível de evidência	Grau de recomendação
Guaifenesina $$$$ MIP	**Xarope** 16 mg/mL 13,33 mg/mL Xarope Vick®	**ADULTOS:** Tomar 12,5 mL (200 mg) a cada 4 horas. Dose máxima: 2.400 mg/dia. **CRIANÇAS (somente acima de 2 anos):** Para crianças de 2 a 6 anos, tomar 4,19 mL (67,04 mg) a cada 4 horas. Dose máxima: 600 mg/dia. Crianças de 6 a 12 anos, deve-se administrar 8,31 mL (132,96 mg) a cada 4 horas. Dose máxima: 1.200 mg/dia.	"Se após 7 dias de tratamento, a tosse ainda persistir ou vier acompanhada de febre, erupções cutâneas, dor de cabeça contínua ou dor de garganta, deve ser feita uma avaliação médica". "O uso deve ser interrompido quando a tosse for acompanhada de febre, erupção cutânea, dor de cabeça persistente ou dor de garganta".	Pacientes com porfiria. Crianças com menos de 2 anos. Tosse persistente ou crônica causada por asma, fumo, bronquite crônica ou enfisema. Categoria de risco na gravidez: C. Portadores de diabetes.	Moderado	Forte

*Nomes comerciais listados foram incluídos no intuito de facilitar a identificação dos itens e evitar erros de seleção; é desaconselhável utilizá-los em prescrições ou no processo de orientação farmacêutica. Marcas foram incluídas de forma circunstancial e pode haver outras disponíveis no mercado não listadas. Fonte: Autoria própria.

muco, a **guaifenesina** reduz sua viscosidade. É muito utilizada em associação com outros fármacos, como anti-histamínicos, agentes antitussígenos e descongestionantes.[50] Diretrizes apresentaram dados de uma revisão sistemática em que três ensaios clínicos randomizados comparavam a **guaifenesina** com o placebo no tratamento da tosse aguda associada à infecção aguda do trato respiratório superior.[6,13,48,49]

Em um dos estudos, 75% do grupo de tratamento afirmou que a **guaifenesina** reduziu a frequência e a intensidade da tosse em 31% dos pacientes do grupo placebo, que acreditaram terem sido beneficiados pelo tratamento. Além disso, a **guaifenesina** reduziu, significativamente, o desconforto torácico associado à tosse em pacientes com tosse produtiva e não produtiva, facilitou a expectoração e aumentou significativamente o volume de expectoração em pacientes com tosse produtiva.[6,13,48,49]

Dois pacientes do grupo placebo relataram dor de cabeça, sonolência e transpiração excessiva, e dois pacientes do grupo que recebeu **guaifenesina** relataram náusea e urticária. No outro estudo, os grupos de tratamento e o placebo relataram melhora da frequência e gravidade da tosse, e não houve diferença significativa entre os grupos.[6,13,48,49]

A análise de subgrupo mostrou que 96% (*n* = 25) dos pacientes do grupo tratado com a **guaifenesina** relataram diminuição significativa da viscosidade do escarro, em comparação a 54% (*n* = 13) dos pacientes do grupo placebo. Não houve relato de efeitos adversos. No terceiro estudo (*n* = 378 pacientes), houve redução da gravidade dos sintomas em quatro dias com o uso da **guaifenesina**, mas não houve diferença clínica em sete dias quando comparada com o placebo.[6,45,49]

As evidências disponíveis da **guaifenesina** não são robustas. Porém, mesmo assim, o comitê da diretriz do The National Institute for Health and Care Excellence (NICE) não refutou o uso de **guaifenesina**, pois apesar de não haver evidências suficientes sobre os seus benefícios, alguns estudos mostraram benefícios. Entretanto, o uso de guaifenesina não se recomenda em crianças menores de seis anos.[6,15,21,45,57,61,62]

Não se recomenda o uso de **antibióticos** para tratamento da tosse aguda, pois na maioria dos casos está associada a infecções agudas do trato respiratório superior, como resfriado ou bronquite aguda, que geralmente são virais, sendo consideradas autolimitadas.

As desvantagens do uso desnecessário dos antibióticos estão relacionadas com o maior risco de reações adversas, como diarreia e vômitos, e o desenvolvimento de resistência aos antibióticos. Estudos mostram que os antibióticos não foram significativamente melhores no alívio dos sintomas da tosse associada à bronquite aguda do que o placebo.[15,45,52,63]

No processo de tomada de decisão com relação ao manejo medicamentoso da tosse, o farmacêutico deve considerar as questões apresentadas nos tópicos a seguir.

Idosos com mais de 80 anos

As alternativas terapêuticas para os idosos são as mesmas destinadas a adultos. Contudo, deve-se atentar ao fato de que idosos têm maior risco de complicações em virtude de infecções virais e de incidência de doenças crônicas associadas à tosse, como DRGE, DPOC ou insuficiência cardíaca.[4,64]

A polifarmácia é muito comum em idosos. Dessa forma, o farmacêutico deve verificar a existência de possíveis interações medicamentosas e analisar a resposta terapêutica antes de aventar o acréscimo de mais um medicamento na farmacoterapia. Além disso, alguns medicamentos para tosse estão associados a anti-histamínicos de primeira geração, que podem causar sedação e efeitos anticolinérgicos em idosos.[4,64]

Crianças com menos de 2 anos

Os casos de infecção do trato respiratório inferior têm maior prevalência em bebês e crianças do que em adultos. A procura por atendimento médico para esse problema é cerca de quatro vezes maior para crianças de 0 a 4 anos do que a procura pelos adultos. Sugere-se evitar terapia farmacológica para crianças, se possível, optando-se pelo uso de mel (desde que a criança tenha mais que um ano).[4,8]

Gestantes

Em virtude de alterações fisiológicas e mecânicas que ocorrem durante a gravidez, as mulheres grávidas geralmente apresentam desfechos mais graves em infecções virais comuns.[55-57] Estudos mostraram que grávidas infectadas por *Influenza* correm maior risco de parto prematuro, gerarem bebês com peso menor do que o ideal para a idade gestacional, aumento da mortalidade fetal e mortalidade materna, terem defeitos congênitos, além de serem mais propensas a hospitalização em comparação a população em geral.[65-69]

Assim, o farmacêutico deve ficar atento aos sinais e sintomas associados à tosse em mulheres grávidas, pois o manejo das infecções respiratórias virais requer uma decisão de tratamento precoce e cauteloso para evitar complicações para mãe e para o bebê.[55] O farmacêutico deve encaminhar ao médico a paciente gestante ou lactante.

Pessoas com diabetes *mellitus*

Considerar a quantidade de açúcar nos produtos farmacêuticos como xaropes e pastilhas para tosse. Deve-se optar por formulações sem açúcar.[4]

Pessoas com hipertensão arterial em uso de inibidores da enzima conversora da angiotensina

De 5% a 25% das pessoas que utilizam iECA para tratamento da hipertensão arterial podem apresentar a tosse seca como efeito adverso, sendo os iECA responsáveis por 1,7% a 12% das causas de tosse crônica nessa população. Para a tosse induzida por iECA, a melhor opção é substituir o medicamento por um anti-hipertensivo de outra classe terapêutica (como os antagonistas dos receptores da angiotensina II). O paciente deve ser encaminhado ao médico para avaliação e possíveis mudanças farmacoterapêuticas. Após a interrupção do uso dos iECA, o tempo de resolução do sintoma pode ser de 1 a 4 semanas.[1,5,12,16,17]

Fumantes

O tabagismo é uma das causas mais comuns de tosse crônica, caracteristicamente seca, estando relacionada com a dose-resposta. O tratamento recomendado é a abstenção do fumo. Os sintomas associados à tosse em fumantes devem ser observados com cautela, pois podem ser sugestivos de bronquite crônica, muito comum nessa população, ou neoplasia, devendo-se, assim, encaminhar o paciente ao pneumologista. A cessação do tabagismo deve ser incentivada também pelo fato de que os fumantes ativos e passivos levam mais tempo para recuperar-se do resfriado comum, p. ex., e são mais propensos a terem agravamento do quadro em infecções respiratórias. A tosse produtiva persistente no fumante pode ser oriunda da bronquite crônica, sendo o escarro geralmente branco ou límpido.[1,8,11,12,15,17]

SINAIS DE ALERTA E ENCAMINHAMENTOS

Geralmente, a anamnese é suficiente para identificar a tosse aguda e suas prováveis causas. Contudo, se houver dúvida na identificação do sintoma, presença de sinais de alerta e/ou risco de complicações, o paciente deve ser encaminhado a um médico para investigação da tosse (**Quadro 18.7**).[1]

Quadro 18.7
Sinais de alerta para encaminhamento de paciente com tosse[1,11,15,16,21,40]

Palavra-chave	Sinais de alerta
Dispneia (falta de ar)	Cuidado especial para pacientes com **asma** e doença pulmonar obstrutiva crônica (**DPOC**), é necessário investigar o uso prévio de **betabloqueadores**, inclusive na forma de colírios, pois podem causar tosse com dispneia.
Taquipneia (respiração acelerada)	**Crianças** com menos de 3 anos. **Grávidas** com sintomas pronunciados. Nessas situações, o farmacêutico deve encaminhar o paciente a outro profissional de saúde.
Hemoptise (expectoração de sangue)	A **secreção purulenta** e a tosse com hemoptise (secreção com sangue) são sinais de que o paciente deve ser encaminhado para a realização de exames complementares.
Taquicardia	A aceleração dos batimentos cardíacos é um sintoma preocupante, principalmente em grávidas com sintomas pronunciados. Atenção também para outros problemas associados, como a **pneumonia**.
Hipotensão arterial	Estimulação anormal do nervo vago, causando um mal-estar que pode ser acompanhado de náuseas.
Febre alta	Atenção para os vírus da **Covid-19** e ***Influenza***; recomendar teste diagnóstico e orientação de isolamento (5 a 10 dias). **Falta de resposta** ao uso de antipiréticos. Episódios febris recorrentes em um período maior que 6 meses.

(continua)

Quadro 18.7 (continuação) Sinais de alerta para encaminhamento de paciente com tosse[1,11,15,16,21,40]	
Palavra-chave	**Sinais de alerta**
Perda de olfato ou paladar	Atenção para os vírus da **Covid-19**, recomendar teste diagnóstico e orientação de isolamento (5 a 10 dias).
Exacerbação de doenças respiratórias	A tosse pode significar sintoma de afecções clínicas, como **asma** ou **DPOC**.
Tosse persistente ou recorrente	A **tosse aguda**: duração até 3 semanas. **Tosse subaguda**: duração de 3 a 8 semanas. **Tosse crônica**: duração por mais de 8 semanas merece atenção especial e o paciente deve ser encaminhado a outro profissional de saúde.

Fonte: Autoria própria.

Os seguintes grupos de risco também devem ser encaminhados para o serviço médico:

- Pessoas com comorbidade preexistente, como doença cardíaca, pulmonar, renal, hepática ou neuromuscular significativa, imunossupressão, vírus da imunodeficiência humana (HIV), fibrose cística, ou história de tumor maligno.
- Crianças pequenas, especialmente as que nasceram prematuramente, e menores de 12 anos (quando possível).
- Idosos com mais de 60 anos, com hospitalização no ano anterior, diabetes *mellitus* (independentemente do tipo), história de insuficiência cardíaca congestiva, uso atual de corticosteroides orais.
- Pessoas com suspeita de inalação de corpo estranho associada à hemoptise significativa.
- Pessoas residentes em locais com alta prevalência de tuberculose ou que tenham tido contato com indivíduo acometido por tuberculose.[1,8,11,15,45,63]

MONITORAMENTO DOS RESULTADOS

Quatro desfechos podem acontecer: cessação total da tosse, remissão parcial da tosse, ausência de melhora da tosse ou piora da tosse. O principal objetivo terapêutico é a melhora sintomática da tosse, diminuindo o impacto nas atividades diárias do paciente, como ausência no trabalho ou dificuldades para dormir.[64,70]

Assim, na avaliação dos resultados o farmacêutico deve:[64,70]

- Avaliar a melhora ou piora do quadro clínico de acordo com os sinais e sintomas presentes ou ausentes.
- Averiguar a adesão do paciente ao tratamento para evitar falhas no tratamento.
- Verificar o tempo de duração dos sinais e sintomas.
- Monitorar os efeitos adversos da terapia farmacológica ou não farmacológica prescrita. Caso ocorra, é indicado a suspensão do medicamento e encaminhamento médico.

O acompanhamento do paciente é importante para que o farmacêutico consiga avaliar a efetividade e segurança do tratamento ou encaminhar o paciente ao médico. Todas as recomendações farmacológicas ou não farmacológicas fornecidas ao paciente devem ser registradas.[4,52,54]

Referências bibliográficas

1. Kardos P, Dinh QT, Fuchs KH, Gillissen A, Klimek L, Koehler M, et al. Guidelines of the german respiratory society for diagnosis and treatment of adults suffering from acute, subacute and chronic cough. Pneumologie. 2019;73(3):143-80.
2. Nitsche MP, Carreño M. Is honey an effective treatment for acute cough in children?. Medwave. 2016;16 Suppl 2:e6454.
3. Dal Negro RW, Turco P, Povero M. Cost of acute cough in Italian children. Clinicoecon Outcomes Res. 2018; 10:529-37.
4. Cordero L, Fernández-llimós F, Cadavid MI, Giorgio F, Loza MI. Protocols for minor ailments of the TESEMED project: cough. Pharm Care España. 2001;77-92.
5. Baos Vicente V, Faus Dáder MJ. Protocolos de indicación farmacéutica y criterios de derivación al médico en síntomas menores. Madrid: GIAF, 2008.
6. Dicpinigaitis PV, Morice AH, Birring SS, McGarvey L, Smith JA, Canning BJ, et al. Antitussive drugs -Past, present and future. Pharmacol Rev. 2014;66(2): 468-512.
7. Speich B, Thomer A, Aghlmandi S, Ewald H, Zeller A. Treatments for subacute cough in primary care: systematic review and meta-analyses of randomised clinical trials. Br J Gen Pract. 2018;68(675):694-702.
8. Morice AH, McGarvey L, Pavord I; British Thoracic Society Cough Guideline Group. Recommendations for the management of cough in adults. Thorax. 2006;61(Suppl 1):1-24.
9. El-Gohary M, Hay AD, Coventry P, Moore M, Stuart B, Little P. Corticosteroids for acute and subacute cough following respiratory tract infection: a systematic review. Family Pract. 2013;30(5):492-500.
10. Johnstone KJ, Chang AB, Fong KM, Bowman R V., Yang IA. Inhaled corticosteroids for subacute and chronic cough in adults. Cochrane Database of Syst Rev. 2013;2013(3).
11. Irwin RS, Metersky M, Zuuren EJ, Troe TK. Cough – Approach to the Patient Overview and Recommendations. Dynamed. 2019;1-26.
12. Weinberger SE. Evaluation of subacute and chronic cough in adults. 2009;9-14.
13. National Institute for Health and Care Excellence. Cough (acute): antimicrobial prescribing. NICE Clinical Guidelines. 2019;(February).
14. Blasio FD, Virchow JC, Polverino M, Zanasi A, Behrakis PK, Kilinç G, et al. Cough management: a practical approach. Cough. 2011;7(1):7.
15. Holzinger F, Beck S, Dini L, Stöter C, Heintze C. The Diagnosis and Treatment of Acute Cough in Adults. Dtsch Arztebl Int. 2014;111(20):356-63.
16. Lai K, Shen H, Zhou X, Qiu Z, Cai S, Huang K, et al. Clinical Practice Guidelines for Diagnosis and Management of Cough-Chinese Thoracic Society (CTS) Asthma Consortium. J Thoracic Dis. 2018; 10(11):6314-51.
17. Law H, Centers for Disease Control and Prevention, World Health Organization, Family Planning Queensland, Ministry of Health Malaysia, Academy of Medicine Malaysia, et al. Diagnosis and management of cough executive summary. Thorax. 2006;12:59-62.
18. Malesker MA, Callahan-Lyon P, Ireland B, Irwin RS, Adams TM, Altman KW, et al. Pharmacologic and nonpharmacologic treatment for acute cough associated with the common cold: CHEST Expert Panel Report. Chest. 2017;152(5):1021-37.
19. Collins JC, Moles RJ. Management of respiratory disorders and the pharmacist's role: cough, colds, and sore throats and allergies (including eyes). Encyclopedia of Pharmacy Practice and Clinical Pharmacy. 2019;282-91.
20. Gilchrist FJ. An approach to the child with a wet cough. Paediatr Respir Rev. 2019;31:75-81.
21. Collins JC, Moles RJ. Management of Respiratory Disorders and the Pharmacist's Role: Cough, Colds, and Sore Throats and Allergies (Including Eyes). Encyclopedia of Pharmacy Practice and Clinical Pharmacy. 2019;282-91.
22. Galway NC, Shields MD. The child with an incessant dry cough. Paediatr Respir Rev. 2019;30:58-64.
23. Dicpinigaitis PV, Morice AH, Birring SS, McGarvey L, Smith JA, Canning BJ, et al. Antitussive drugs -Past, present and future. Pharmacol Rev. 2014; 66(2):468-512
24. Yusuff KB, Makhlouf AM, Ibrahim MI. Community pharmacists' management of minor ailments in developing countries: A systematic review of types, recommendations, information gathering and counselling practices. Int J Clin Prac. 2021;75(10).
25. Milan DS. Upper Respiratory Infection (URI) in Adults and adolescents. DynaMed. 2018.
26. Meneghetti A. Upper respiratory tract infection. Medscape. 2018.
27. Brasil. Ministério da Saúde. O que é Covid-19. 2020.
28. Van Zuuren EJ. Covid-19 (Novel Coronavirus). Dynamed. 2020.
29. Organização Mundial da Saúde. Folha Informativa Covid-19 – Escritório da OPAS e da OMS no Brasil. 2020.

30. Brasil. Ministério da Saúde. Gripe (influenza): causas, sintomas, tratamento, diagnóstico e prevenção.
31. Currie G, Mathew J, Qaseem A, Randall D. Acute bronchitis. DynaMed. 2018.
32. Metersky M, Zuuren EJ, Prasad P. Streptococcus pneumoniae Pneumonia. Dynamed. 2018.
33. Sabe MA, Onwuanyi AE, Qaseem A, Zuuren EJ. Acute heart failure. Dynamed. 2018.
34. Rhee KY, Ridsnon R, Fedorowicz Z, Prasad P. Pulmonary tuberculosis. Dynamed. 2018.
35. White NC, Qaseem A, Prasad P. Pertussis. Dynamed. 2018.
36. Khatri SB, Pennington E, Fedorowicz Z. Asthma exacerbation in adults and adolescents. Dynamed. 2018.
37. Khishnan JA, Ilowite J, Zuuren EJ, Trow TK. Asthma in adults and adolescents. Dynamed. 2018.
38. Nici L, Fedorowicz Z, Trow TK. Acute exacerbation of COPD. Dynamed. 2028.
39. Richter JE, Robson SC, Stein D, Qaseem A. Gastroesophageal reflux disease (GERD). Dynamed. 2018.
40. Souza TT, Silva WB, Mesquita AR. Curso online: prescrição farmacêutica no manejo de problemas de saúde autolimitados: módulo 2: unidade 2: habilidades de comunicação do farmacêutico. Conselho Federal de Farmácia. 2015;30.
41. Brasil. Ministério da Saúde, Saúde S de V em, Transmissíveis D de V das D. Protocolo de Tratamento de Influenza. 2017. 2017. 51 p.
42. Brasil. Ministério da Saúde. Gripe (influenza): causas, sintomas, tratamento, diagnóstico e prevenção.
43. Brasil. Ministério da Saúde. Vacinação: quais são as vacinas, para que servem, por que vacinar, mitos.
44. Brasil. Ministério da Saúde. Coqueluche: causas, sintomas, tratamento, diagnóstico e prevenção.
45. National Institute for Health and Care Excellence. Cough (acute): antimicrobial prescribing. NICE Clinical Guidelines. 2019;(February).
46. Peixoto DM, Rizzo JA, Schor D, Silva AR, Oliveira DC de, Solé D, et al. Use of honey associated with Ananas comosus (Bromelin) in the treatment of acute irritative cough. Rev Paul Pediatr. 2016;34(4):412-7.
47. Oduwole O, Udoh EE, Oyo-Ita A, Meremikwu MM. Honey for acute cough in children. Cochrane Database Syst Rev. 2018;2018(4).
48. Bolser DC. Cough Suppressant and Pharmacologic Protussive Therapy: ACCP Evidence-Based Clinical Practice Guidelines. Chest. 2006.
49. Smith SM, Schroeder K, Fahey T. Over-the-counter (OTC) medications for acute cough in children and adults in community settings. Cochrane Database Syst Rev. 2014;2014(11).
50. Lai K, Shen H, Zhou X, Qiu Z, Cai S, Huang K, et al. Clinical Practice Guidelines for Diagnosis and Management of Cough-Chinese Thoracic Society (CTS) Asthma Consortium. J Thoracic Dis. 2018; 10(11):6314-51.
51. Law H, Centers for Disease Control and Prevention, World Health Organization, Family Planning Quensland, Ministry of Health Malaysia, Academy of Medicine Malaysia, et al. Cough and common cold. Thorax. 2006;12:59-62.
52. National Institute for Health and Care Excellence. Respiratory tract infections – antibiotic prescribing. Prescribing of antibiotics for self-limiting respiratory tract infections in adults and children in primary care. NICE Clinical Guidelines 69. 2008;69(July):1-240.
53. National Institute for Health and Care Excellence. Respiratory tract infections (selflimiting): prescribing antibiotics. NICE Clinical Guidelines 69. 2017;2008.
54. Holzinger F, Beck S, Dini L, Stöter C, Heintze C. The Diagnosis and Treatment of Acute Cough in Adults. Dtsch Arztebl Int. 2014;111(20):356-63.
55. Brasil. Ministério da Saúde. Agência Nacional de Vigilância Sanitária. Informações sobre a retirada do mercado dos medicamentos Silomat® e Silomat Plus® da empresa Boehringer – Ingelheim. ANVISA. 2007.
56. World Health Organization. Regulatory matters Safety of medicines. WHO Pharmaceuticals Newsletter. 2007.
57. Balbani APS. Cough: neurophysiology, methods of research, pharmacological therapy and phonoaudiology. Int Arch of Otorhinolaryngol. 2012;16(2):259-68.
58. Scaglione F, Petrini O. Mucoactive Agents in the Therapy of Upper Respiratory Airways Infections: Fair to Describe Them Just as Mucoactive? Clinical Medicine Insights: Ear, Nose and Throat. 2019;16(2):259-68.
59. Morice A, Kardos P. Comprehensive evidence-based review on European antitussives. BMJ Open Respir Res. 2016;3(1):e000137.
60. Mallet P, Mourdi N, Dubus JC, Bavoux F, Boyer-Gervoise MJ, Jean-Pastor MJ, et al. Respiratory paradoxical adverse drug reactions associated with acetylcysteine and carbocysteine systemic use in paediatric patients: a national survey. PLoS One. 2011;6(7):e22792.
61. Malesker MA, Callahan-Lyon P, Ireland B, Irwin RS, Adams TM, Altman KW, et al. Pharmacologic and nonpharmacologic treatment for acute cough associated with the common cold: CHEST expert panel report. Chest. 2017;152(5):1021-37.
62. Isbister GK, Prior F, Kilham HA. Restricting cough and cold medicines in children. J Paediatr Child Health. 2012;48(2):91-8.
63. National Institute for Health and Care Excellence. Respiratory tract infections (selflimiting): prescribing antibiotics. NICE Clinical Guidelines 69. 2017;2008.
64. Correr CJ. Manual 6: Autocuidado. 1 ed. Curitiba; 2016.
65. Dawood FS, Hunt D, Patel A, Kittikraisak W, Tinoco Y, Kurhe K, et al. The Pregnancy and Influenza Multinational Epidemiologic (PRIME) study: a prospective cohort study of the impact of influenza during pregnancy among women in middle-income countries. Reprod Health. 2018;15(1):1-13.

66. Rac H, Gould AP, Eiland LS, Griffin B, McLaughlin M, Stover KR, et al. Common Bacterial and Viral Infections: Review of Management in the Pregnant Patient. Ann Pharmacother. 2019;53(6):639-51.

67. Hause AM, Avadhanula V, Maccato ML, Pinell PM, Bond N, Santarcangelo P, et al. Clinical characteristics and outcomes of respiratory syncytial virus infection in pregnant women. Vaccine. 2019; 37(26):3464-71.

68. Beigi RH. Prevention and management of influenza in pregnancy. obstetrics and gynecology clinics of north america. 2014;41(4):535-46.

69. Regan AK, Feldman BS, Azziz-Baumgartner E, Naleway AL, Williams J, Wyant BE, et al. An international cohort study of birth outcomes associated with hospitalized acute respiratory infection during pregnancy. J Infect. 2020;81:48-56.

70. Galato D, Silva WB, Melo AC, Frade JCQPF. Curso online: prescrição farmacêutica no manejo de problemas de saúde autolimitados: módulo 2: unidade 3: documentação do processo de atendimento e da prescrição farmacêutica. Brasília; 2015. 60 p.

19 Faringite e Laringite (Dor de Garganta)

Lucas Mateus Rodrigues Carvalho • Ana Paula de Oliveira Barbosa • Maria Christina dos Santos Verdam • Simony da Mota Soares • Kérilin Stancine Santos Rocha • Eduarda Souza da Silva • Cássia Nogueira Barros • José Benedito Sousa de Oliveira • Rafael Santos Santana

LARINGITE E FARINGITE

Mais conhecida como "garganta", a **faringe** é um órgão em forma de funil que tem relação com o sistema digestório e respiratório; isto é, desempenha função de condução de ar e de alimento, para as regiões laríngea e esofágica, respectivamente. Didaticamente, pode ser dividida em nasofaringe, orofaringe (onde se localizam as tonsilas palatinas) e hipofaringe (**Figura 19.1**).[1,2]

A faringite é caracterizada por dor de garganta em decorrência da inflamação da faringe, que pode ser causada por causas infecciosas ou não infecciosas. A faringite aguda, geralmente infeciosa, é a mais comum, caracterizada pelo início rápido da dor de garganta e inflamação

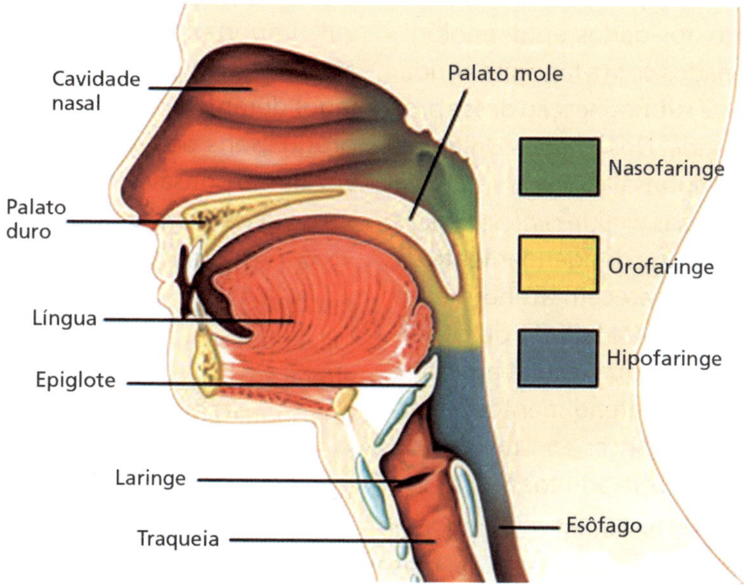

Figura 19.1. Região anatômica da faringe.
Fonte: iStock/Getty Images.

faríngea, com a presença ou não de exsudato. Assim, apresenta como queixas principais dor de garganta, febre e dor de cabeça. No geral, é resolvida em torno de duas semanas, sem o uso obrigatório de medicamentos. Por outro lado, a faringite crônica caracteriza-se por inflamação do tecido faríngeo que persiste por > 14 dias e é mais provável que ocorra em virtude de causas não infecciosas do que infecciosas.[1,3-5]

A maioria das dores de garganta é causada por infecções virais, como resfriado comum, gripe ou infecções mais específicas, como a mononucleose. A faringite bacteriana, por outro lado, tem como principais sintomas dor de garganta pronunciada, dificuldade de engolir alimentos, dores no corpo, aumento dos linfonodos, podendo ainda haver o crescimento de secreção purulenta nas amígdalas e febre alta.[6,7]

Normalmente, é difícil ter uma certeza quanto aos dados epidemiológicos relacionados com a faringite aguda, em função da subnotificação desse problema de saúde. Nos Estados Unidos, a faringite é responsável por 1% a 2% de todas as visitas às *walk in clinics* (clínicas sem a necessidade de agendamento de consulta, que oferecem atendimento rápido para uma variedade de condições de saúde), o que resulta em cerca de 7,3 milhões de atendimentos anuais de saúde entre crianças e 6,7 milhões de atendimentos entre adultos.[8]

A incidência da faringite crônica, por sua vez, não é bem estabelecida, mas estima-se aproximadamente 3,5 diagnósticos para 1.000 pessoas ao ano. Vale ressaltar que a faringite é mais comum nas crianças, e a colonização sazonal com o *Streptococcus* do grupo A (GAS) alcança até 20% dessa população.[8] Infecções ocasionadas pelo *Streptococcus pyogenes* ou estreptococo β-hemolítico do grupo A (GABHS), são mínimas em crianças abaixo dos três anos, com prevalência maior nas idades entre 5 e 15 anos, diminuindo para 5% a 23% entre jovens adultos e é muito raro em pessoas acima dos 50 anos. Infecções agudas da mucosa orofaríngea e dos tecidos são uma das principais causas das consultas de cuidados primários.[9-11]

A **laringe** é uma estrutura composta por tecido cartilaginoso e muscular, que em sua anatomia pode ser didaticamente dividida em três regiões principais: supraglote, glote e subglote.[12-16]

Nos seres humanos desempenha as funções de respiração (direcionando o ar para as vias aéreas inferiores), e é válvula importante de proteção no trato aerodigestivo inferior (traqueia e esôfago) durante a deglutição. Além disso produz sons pela vibração das pregas vocais (responsável pela produção dos sons vocais e comunicação).[12-16]

A laringite é todo o processo inflamatório da laringe. Pode causar edema local com manifestações que incluem alteração da qualidade vocal (disfonia ou ou rouquidão), exacerbação dos mecanismos de defesa (tosse e pigarro) e sintomas respiratórios, como dispneia e asfixia. A laringite pode ser estabelecida de forma aguda ou crônica. A laringite aguda pode decorrer de uma infecção viral do trato respiratório superior que, em geral, tem duração inferior a sete dias, sendo, normalmente, autolimitada e com prevalência na infância.[12-16] Entre os sintomas mais comuns estão a rouquidão e o desconforto de vias aéreas superiores, que podem estar associados à febre alta. É fundamental diferenciar a laringite aguda, geralmente relacionada com um processo viral simples, da crônica, geralmente de causas secundárias.[12,13]

A laringite é uma condição comum, embora a incidência exata seja desconhecida. No Reino Unido, em 2010, aproximadamente 3,4 por 1.000 pacientes de todas as idades foram diagnosticados com laringite. Nos Estados Unidos, a prevalência de disfonia foi estimada em 1,3% em 2008, aumentando para 1,7% em 2012, com 65% desses casos relacionados à laringite. Além disso, 6,8% das crianças atendidas em uma clínica de distúrbios de voz relataram ter laringite aguda, destacando a importância dessa condição também em pacientes pediátricos.[17,18]

OBJETIVOS DO CUIDADO FARMACÊUTICO

1. Promover o uso racional de antimicrobianos e outros medicamentos para o alívio dos sintomas da faringite e laringite.[19-25]
2. Esclarecer ao paciente que, na maioria das vezes, a causa da dor de garganta, é viral, não existindo a necessidade do uso de antibióticos.[19-25]
3. Garantir um bom entendimento aos pacientes sobre medidas de prevenção acerca do contágio nos casos infectocontagiosos.[19-25]
4. Identificar casos que sejam mais graves ou em situações especiais, principalmente em crianças, gestantes ou potenciais pacientes sugestivos de apresentar infecção por estreptococos do grupo A, para encaminhamento, a fim de evitar complicações.[19-25]

CAUSAS, SINAIS, SINTOMAS E ANAMNESE FARMACÊUTICA

A **faringite aguda** causada por vírus, são ocasionadas principalmente por agentes do tipo Epstein-Barr, adenovírus, enterovírus, *influenza* A e B, e parainfluenza. Por outro lado, nas causas bacterianas, destacam-se os estreptococos do grupo A, mas podem também ser causadas por estreptococos dos grupos B, C e G, além de outras bactérias que podem ser encontradas, embora raramente: *Mycoplasma*, *Fusubacterium necrophorum* e *Arcanobacterium haemolyticum*.[1-3]

Diferenciar entre faringites virais e bacterianas nem sempre é claro, mas é essencial (Figura 19.2). O farmacêutico deve investigar os sintomas do paciente e, na suspeita de faringite bacteriana (geralmente mais grave), encaminhá-lo ao médico para uma avaliação detalhada e possível prescrição de antibióticos.[1-3]

A maioria dos casos de faringite é de origem viral, associada a resfriados comuns, com sintomas como febre baixa, disfonia, dor de cabeça e mialgia. As faringites bacterianas caracterizam-se por febre alta, calafrios, odinofagia grave e disfagia, sem os sintomas virais típicos. A ausência de tosse, congestão nasal e secreção nasal sugere uma etiologia

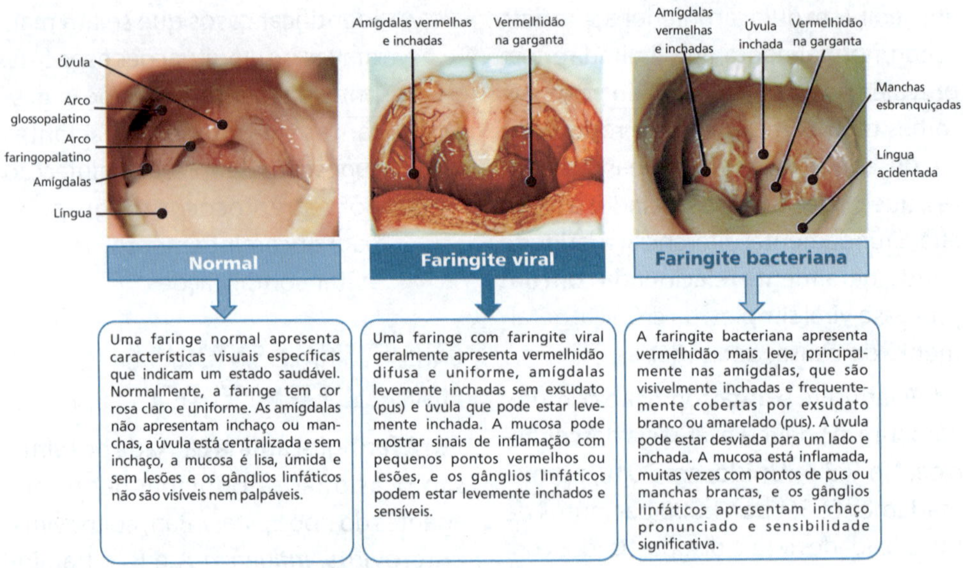

Figura 19.2. Características visuais da faringe normal, com faringite viral e bacteriana.[1]

Fonte: Adaptado de Heilman; Randall (2023).[1]

bacteriana, ao contrário da viral, que geralmente apresenta rinorreia, congestão nasal e tosse. Cefaleia, náuseas, vômitos e dor abdominal podem estar mais presentes em crianças.[3,4,9,26]

Ferramentas clínicas, como a pontuação **FeverPAIN**, ajudam a determinar a necessidade de antibióticos, reduzindo seu uso desnecessário e a resistência bacteriana. Em um estudo britânico, a pontuação **FeverPAIN** reduziu a administração de antibióticos em quase 30% dos casos sem aumentar complicações ou readmissões. Essa pontuação pode, então, ser útil para o farmacêutico checar a pontuação clínica nos pacientes com dor de garganta aguda e sem sinais de alerta.[2,27,28]

Pontuação **FeverPAIN** (1 ponto cada):[2,27,28]

- Temperatura elevada nas últimas 24 horas.
- Exsudatos tonsilares.
- Procura por auxílio em até três dias por causa dos sintomas pronunciados.
- Vermelhidão e inchaço pronunciados das amígdalas.
- Sem tosse ou rinite.

A **Tabela 19.1** resume a pontuação e o risco associado.[2,27,28]

Outra possibilidade disponível é a realização de teste rápido de detecção de *Streptococcus* do grupo A (RADT – *Rapid Antigen Detection Test*) que pode diferenciar amigdalites bacterianas, causadas por *Streptococcus pyogenes*, de infecções virais. O uso do teste pode possibilitar

Tabela 19.1
Pontuação FeverPAIN

Pontuação	Risco de faringite bacteriana
0 a 1 ponto	0% a 20%
2 a 3 pontos	30% a 40%
4 a 5 pontos	62% a 65%

um manejo mais preciso e imediato pelo farmacêutico ou o encaminhamento médico, já com auxílio valioso para fechar diagnóstico; além disso, o uso do teste pode determinar a necessidade ou não de antibióticos, evitar o seu uso abusivo e combater a resistência bacteriana. Os testes têm alta sensibilidade (91%) e especificidade (96%), que permitiram em estudo com 430 crianças reduzir a metade a prescrição de antibióticos.[1,29]

Estudos investigaram as taxas de ocorrência de várias bactérias ou vírus na faringite. As frequências estimadas das causas selecionadas de faringite aguda em todas as faixas etárias incluem:[1,30,31]

- Rinovírus (resfriado comum): 20%.
- Estreptococos beta-hemolíticos do grupo A (faringite estreptocócica, escarlatina): 15% a 30%.
- Coronavírus (incluindo Covid-19): ≥ 5%.
- Adenovírus e estreptococos beta-hemolíticos do grupo C: 5% cada.
- Herpes simples: 4%.
- Vírus parainfluenza (tipos 1 a 4) e vírus *influenza* (tipos A e B): 2% cada.

Um ponto importante que deve ser observado, especialmente nos casos de recorrência de dor de garganta, é a **amigdalite** ou inflamação das amígdalas, que são massas de tecido linfático localizadas na parte posterior da garganta. Essas estruturas desempenham um papel importante no sistema imunológico, ajudando a combater infecções. A amigdalite também pode ser causada por vírus ou bactérias, sendo as infecções virais as mais comuns, especialmente em crianças. Nas recorrências, o farmacêutico pode tentar checar o grau de hipertrofia (aumento) das amígdalas com a classificação de Brodsky e, nos casos mais extensos, encaminhar o paciente para avaliação de especialista, pois nos casos de de amigdalite crônica ou recorrente, as estruturas aumentadas podem causar problemas respiratórios ou obstrução das vias aéreas.[1,30,31]

A laringite é a inflamação da laringe, na qual pode ocasionar edema das pregas vocais verdadeiras, em que se tem a disfonia como queixa mais comum.[12,13]

Geralmente, está relacionada com infecções do trato respiratório superior, principalmente virais, as quais duram um período de até sete dias, acompanhadas de febre e danos respiratórios, e são mais comuns na infância. Entre os principais agentes infecciosos causadores da laringite aguda viral estão adenovírus, *Influenza* A ou B e rinovírus. As causas não infecciosas incluem tensão vocal excessiva, refluxo gastroesofágico e inalação irritante.[16]

A laringite crônica dura várias semanas, e a dor e a rouquidão são os principais sintomas. Esses sintomas são mais comuns em adultos e devem ser verificados edema difuso da laringe e eritema causados por doença do refluxo gastroesofágico.[12,13] Perdurando durante semanas, esse tipo de laringite pode ser causado também por etiologias como rinite, desordens autoimunes (artrite reumatoide, lúpus eritematoso sistêmico) e doença granulomatosa, além de tabagismo e etilismo.[12,14,15]

Nas laringites agudas é mais comum o comprometimento das vias aéreas, apresentando maior prevalência durante a infância. Os sintomas variam com a gravidade da inflamação, podendo apresentar sensação de prurido na laringe, aspereza e necessidade constante de pigarrear. Febre, mal-estar, disfagia e dor à fonação podem estar associados a infecções mais graves.[12-15]

Normalmente, adultos com laringite aguda não apresentam sinais graves de intoxicação. No entanto, quando em situações raras, como nos casos de epiglotite aguda ou difteria, esses sintomas podem surgir, indicando a necessidade de uma atenção imediata. Vale ressaltar também que os pacientes podem apresentar hiperemia de sua orofaringe e talvez suas amígdalas possam ter um aumento significativo. Além disso, pode-se verificar gotejamento pós-nasal a partir do exame orofarígeo. A presença de sintomas como tonsilofaringite exsudativa, linfadenite cervical anterior e febre torna o quadro sugestivo de infecção de origem bacteriana. A laringite crônica secundária ocorre quando a inflamação da laringe é causada por outra condição subjacente, tornando-a secundária, como no caso de laringite crônica associada ao refluxo. Quando ocorre de forma secundária, esse tipo de laringite pode manifestar edema laríngeo, pseudossulco, hiperemia, muco aumentado, granuloma ou espessamento do tecido interaracnóideo posterior (Quadro 19.1).[14]

Quadro 19.1
Anamnese farmacêutica em pacientes com laringite e faringite (Estratégia INDICO)[3-5,8,10,12,13,15,16,21,32,33]

Domínio	Perguntas/Investigação *	Observações importantes
Identificação do paciente	Qual é o **sexo** do paciente? Caso seja do sexo feminino, a paciente está **grávida**? Qual a **idade** do paciente? Tem informações sobre a profissão ou **estilo de vida** atual?	A **faringite** aguda geralmente é causada por vírus em todas as faixas etárias. A faringite aguda por estreptococo do grupo A é comum entre pacientes que têm de 5 a 15 anos. Geralmente, um adulto com **laringite** aguda não apresentará sinal de intoxicação na ausência de epiglotite aguda ou difteria.
Natureza dos sinais e sintomas	Qual é a **localização** da dor? Dor na garganta? Apresenta dores no corpo? O paciente apresenta alguma rouquidão? O paciente relatou se tem alguma **dificuldade** para engolir alimentos (disfagia) sólidos após começar a sentir essas dores? O paciente apresentou algum sintoma como **febre** ou **tosse**? Se sim, essa tosse é cheia ou seca? Alguém da **família** do paciente esteve gripado recentemente? Esteve com alguém gripado? Apresenta cefaleia, náuseas, vômitos, dor abdominal, coriza?	Na maioria dos casos, a faringite estreptocócica é diagnosticada apenas por sinais e sintomas clínicos, sem nenhuma confirmação por testes rápidos de detecção de antígeno estreptocócico ou por cultura de material da orofaringe, o que leva ao uso indiscriminado de antibióticos, aumentando, assim, sua resistência. A laringite pode ocorrer por história recente de doença do trato respiratório superior. Rouquidão é o sintoma mais característico de laringite. Na laringite aguda, a história de rouquidão geralmente ocorre em < 7 dias. Assim como na faringite, um sintoma bem comum é a disfagia. Os pacientes com tensão vocal costumam apresentar uma história de uso da voz prolongado ou excessivo.

(continua)

Quadro 19.1 (continuação)
Anamnese farmacêutica em pacientes com laringite e faringite
(Estratégia INDICO)[3-5,8,10,12,13,15,16,21,32,33]

Domínio	Perguntas/Investigação *	Observações importantes
Duração	**Tempo dos sintomas** atuais e se houve intervalos ou é ininterrupta? É **frequente**? Qual a periodicidade das crises?	O perfil temporal é um aspecto a ser observado com atenção, pois, dependendo do tempo, pode ser alguma outra doença.
Iniciou algum tratamento	Já foi feito uso de algum medicamento para a dor? Qual **medicamento foi usado**? Por quanto **tempo** está em uso? Tem sido efetivo? Em **episódios anteriores**, como foi feito o tratamento? Os tratamentos anteriores tiveram qual resultado? Houve alguma **reação adversa** dos medicamentos que você usou para aliviar a sua dor de garganta?	Essa avaliação permite identificar se há uso excessivo de antibióticos, analgésicos agudos, o que pode permitir que a prescrição seja guiada com base no sucesso ou falha terapêutica observados na história do paciente. A candidíase laríngea é mais comum em pacientes que usam corticosteroides inalatórios ou que estejam sob ciclos prolongados de antibióticos.
Comorbidades	O paciente apresenta **outras condições** de saúde? Houve alguma **mudança** recente nesse tratamento? Fez uso recente de algum medicamento nunca usado? Sofre de **hipertensão, rinossinusite,** distúrbios oftalmológicos ou do ouvido, intolerância a determinados alimentos, alteração hormonal significativa? Existe história atual ou prévia de **câncer ou imunossupressão** (neuroinfecção)?	Pacientes com condições de saúde preexistentes podem ter um risco maior de complicações e podem necessitar de um tratamento especializado. Por exemplo, a rinossinusite crônica pode causar gotejamento pós-nasal, que irrita a garganta. Distúrbios hormonais podem afetar a resposta imunológica, e intolerâncias alimentares podem causar inflamação que agrava os sintomas. Hipertensão pode ser relevante se houver necessidade de prescrever medicamentos que possam interagir com o tratamento da pressão alta.
Outras situações especiais	Há **história** de tabagismo? Gravidez? Lactação?	Determinados hábitos podem agravar os sintomas, como o tabagismo. Pacientes que fazem uso de tabaco têm aumento do risco de ter uma laringe seca, quimicamente irritada e epitélio alterado das pregas vocais, o que contribui para os episódios recorrentes de laringite.

**Perguntas sugestivas. Não têm finalidade diagnóstica e sim para melhor compreensão do caso e identificação de potenciais sinais de alerta para encaminhamento.*
Fonte: Autoria própria.

INTERVENÇÕES NÃO FARMACOLÓGICAS

Existem poucas evidências e medidas não farmacológicas para prevenção e principalmente manejo das faringites e laringites, ainda que na prática clínica seja comum o uso de medidas empíricas pela população.

Estar com o **esquema vacinal em dia**, sem dúvida, é a maior medida preventiva, tanto para doenças prevalentes como *Influenza* e Covid-19 (anualmente para os grupos selecionados), quanto para outros agravos de menor incidência atualmente, mas que podem causar danos sérios, como a difteria, uma infeção causada pela bactéria *Corynebacterium diphtheriae* que pode gerar desde sintomas leves na faringe e laringe até complicações de inchaço nos gânglios linfáticos, obstruindo a respiração, como também problemas neurológicos ou cardíacos. As vacinas contra a difteria são aplicadas junto às penta ou hexavalente pelo Sistema Único de Saúde (SUS) ou rede particular aos 2, 4, 6 meses e reforço aos quatro anos.[21,34]

O manejo não farmacológico da faringite, mas especialmente da **laringite**, inclui medidas essenciais como o **repouso da voz** e a **fonação do suspiro suave**. O **repouso vocal** é fundamental para a recuperação, recomendando-se um período de 3 a 14 dias para evitar o agravamento da condição e prevenir complicações como cicatrização inadequada e hemorragia das pregas vocais. Durante esse tempo, é crucial limitar ao máximo o uso da voz. Para minimizar o impacto na laringe enquanto ainda permite alguma comunicação, a **fonação do suspiro suave** é uma técnica eficaz. Essa técnica envolve falar de maneira suave e relaxada, utilizando um tom de voz baixo e controlado, similarmente a um suspiro. Diferentemente do sussurro, que pode causar tensão excessiva nas pregas vocais e levar à hiperfunção laríngea, a fonação do suspiro suave promove um uso mais gentil e menos estressante da voz. A combinação dessas práticas é essencial para promover a recuperação e prevenir complicações futuras (**Quadro 19.2**).[15,35-37]

Manter uma **boa hidratação** é essencial para aliviar o desconforto e diminuir a inflamação da laringe. Recomenda-se a ingestão regular de líquidos, como água e chás, para manter as mucosas hidratadas. A **inalação de vapor** aquecido também pode ser benéfica, ajudando a limpar as secreções das vias aéreas e a manter a laringe hidratada, o que é particularmente útil para aliviar a irritação e a inflamação. No **Quadro 19.2** está disponível um resumo de evidências das intervenções não farmacológicas para faringite e laringite.[15,25,35-39]

Quadro 19.2
Resumo de evidências das intervenções não farmacológicas para faringite e laringite[15,25,35-39]

Conduta	Justificativa/Embasamento	GRADE	
		Nível de evidência	Grau de recomendação
Repouso da voz e fonação do suspiro suave	Repouso da voz por um tempo médio de 3 a 14 dias é uma medida importante, pois sabidamente o uso exagerado da voz, uma vez lesionada ou em processo inflamatório ativo, pode levar a um agravamento e surgimento de outras alterações. Lesão, edema e hemorragia das pregas vocais são exemplos de agravamento pelo abuso vocal. Pelo fato de a pessoa não ter como ficar sem falar por muito tempo, tem-se como sugestão o uso da fonação do suspiro suave e evitar o sussurro, pois pode fazer com que se tenha a ocorrência de uma hiperfunção da laringe.	Moderado ●●●○	Forte ✓

(continua)

Quadro 19.2 (continuação)
Resumo de evidências das intervenções não farmacológicas para faringite e laringite[15,25,35-39]

Conduta	Justificativa/Embasamento	GRADE	
		Nível de evidência	Grau de recomendação
Reidratação oral e inalação	A hidratação oral é crucial, pois manter a mucosa da garganta bem hidratada pode aliviar a irritação e reduzir a inflamação. Beber bastante água ajuda a manter as secreções das vias aéreas mais fluidas, facilitando a expectoração e mantendo a garganta úmida, o que pode proporcionar alívio da dor e do desconforto. Recomenda-se a ingestão frequente de líquidos, como água, chás e sopas, evitando bebidas que possam causar desidratação, como café e álcool. A inalação de vapor é outra medida eficaz no manejo da faringite e laringite. A exposição ao vapor quente pode ajudar a amolecer as secreções nas vias aéreas, facilitando sua remoção e aliviando a congestão. Além disso, o calor e a umidade do vapor podem acalmar as mucosas irritadas da garganta e laringe, proporcionando um alívio sintomático. Para fazer inalação de vapor, pode-se utilizar um vaporizador ou simplesmente respirar o vapor proveniente de uma tigela de água quente, cobrindo a cabeça com uma toalha para concentrar o vapor.	Muito baixo ●○○○	Forte ✓
Redução de cafeína	Recomenda-se reduzir ou limitar o uso de bebidas à base de cafeína, pois elas têm efeitos diuréticos, o que em tese poderia atrapalhar o processo de umidificação. Adicionalmente, há uma preocupação do efeito irritante dessas bebidas e agravamento da acidez estomacal, especialmente em alguns casos de faringite ou laringite crônica. Contudo, poucas evidências fundamentam a restrição de uso.	Muito baixo ●○○○	Fraco ?
Evitar uso de tabaco	Em casos de pacientes tabagistas, recomenda-se evitar o máximo possível o uso do tabaco até a resolução da faringite e laringite. Fumar pode agravar a inflamação, retardar a cura e aumentar o risco de desenvolver condições respiratórias mais graves.	Moderado ●●●○	Forte ✓

Fonte: Autoria própria.

INTERVENÇÕES FARMACOLÓGICAS

Para o tratamento da faringite, o farmacêutico deve focar o manejo sintomático, especialmente para casos de dor de garganta não complicada e associada a sintomas respiratórios superiores de gravidade leve a moderada. Medidas como hidratação adequada, repouso e uso de analgésicos e anti-inflamatórios podem ajudar a aliviar os sintomas. No entanto, o uso de antibióticos deve ser reservado apenas para infecções bacterianas confirmadas, como faringite estreptocócica ou faringite gonocócica, sendo necessário o encaminhamento médico para a prescrição desses medicamentos.[1,2,28,29]

O uso de corticosteroides, com ou sem antibióticos, é controverso e deve ser considerado apenas em casos de faringite moderada a grave, após avaliação médica. Em situações nas quais os sintomas sejam mais graves ou persistentes, o farmacêutico deve considerar encaminhar o paciente a um especialista em otorrinolaringologia. Sinais de alerta que justificam o encaminhamento incluem suspeita de neoplasia, abscesso peritonsilar, doença persistente por mais de seis semanas e amigdalite aguda recorrente.[1,2,28]

Se o paciente apresentar estridor, dificuldade para respirar, sinais de infecção sistêmica ou complicações supurativas graves, a intensificação do atendimento ou mesmo a internação hospitalar pode ser indicada. O farmacêutico deve reavaliar os pacientes após 3 a 4 dias se não houver melhora ou se os sintomas piorarem, e encaminhá-los para atendimento médico especializado conforme necessário.[1,2,30,40]

O manejo farmacêutico da dor de garganta deve focar o alívio sintomático, utilizando medidas de suporte como anestésicos tópicos e analgésicos/antipiréticos sistêmicos. Anestésicos tópicos, disponíveis em forma de enxaguantes, pastilhas e *sprays*, podem proporcionar alívio local imediato. Analgésicos e antipiréticos sistêmicos, como **paracetamol, dipirona e ibuprofeno**, são amplamente recomendados para controlar a dor de garganta e reduzir a febre associada (**Quadro 19.3**).[1,2,28,29]

Paracetamol é uma opção segura e amplamente utilizada para o alívio da dor leve e redução da febre. É especialmente indicado para pacientes que apresentam contraindicações ao uso de anti-inflamatórios não esteroidais (AINEs). **Dipirona**, por sua vez, é um analgésico e antipirético eficaz que também pode ser utilizado para alívio da dor e febre, embora seja necessário considerar o perfil de segurança e possíveis reações adversas. **Ibuprofeno**, um AINE, oferece benefícios adicionais em virtude de suas propriedades anti-inflamatórias, sendo uma boa escolha para casos em que há inflamação significativa.[1,2,28,29]

É necessário destacar que o uso abusivo da **nimesulida** para dores de garganta no Brasil é uma prática preocupante, pois esse medicamento não é de venda livre e apresenta restrições importantes. Sua venda foi proibida em diversos países e, em outros, como Estados Unidos e Austrália, seu registro sequer chegou a ser autorizado, em virtude de sua elevada toxicidade ao fígado, que pode ser grave e fatal, levando alguns pacientes a necessitar de transplante.[41,42]

Em 2004, a European Medicines Agency (EMA) concluiu que os benefícios da nimesulida superam seus riscos, mas recomendou que seu uso deve ser restrito a dores agudas e cólicas menstruais intensas, e não indicado para osteoartrite. No Brasil, a Agência Nacional de Vigilância Sanitária (Anvisa) autoriza a venda da nimesulida, mas alerta que é contraindicado para pacientes com história de reações hepáticas, insuficiência renal ou hepática, e menores de 12 anos. O uso deve ser por poucos dias, nunca ultrapassando 15 dias.[41,42]

No Brasil, também é comum o uso de pastilhas à base de anti-histamínicos e anestésicos locais. Embora sejam amplamente utilizados, existem poucos dados recentes sobre a eficácia desses medicamentos, e geralmente para alívio de sintomas associados como dor local e tosse. As pastilhas que contêm anti-histamínicos (p. ex., Benalet®), geralmente incluem cloridrato de **difenidramina**, um potente anti-histamínico H1, que diminui a sensação de irritação na orofaringe, inibindo o reflexo da tosse e aliviando o processo inflamatório local. Adicionalmente, o **citrato de sódio** e o **cloreto de amônio** atuam como expectorantes, fluidificando as secreções e melhorando a permeabilidade das vias aéreas.[43]

As pastilhas com anestésicos locais, (como Neopiridin® e Amidalin®), são geralmente compostas de **benzocaína**, um anestésico tópico útil no alívio das dores provenientes de faringites, amigdalites e outras afecções. Além disso, esses produtos frequentemente contêm **cetilpiridínio** ou **tirotricina**, que têm propriedades antissépticas, ajudando a inibir a proliferação de microrganismos presentes na pele e nas mucosas.[44,45]

O farmacêutico deve orientar o paciente sobre o uso adequado desses tratamentos sintomáticos e estar atento a qualquer necessidade de encaminhamento médico, especialmente em casos em que a dor de garganta possa estar associada a infecções bacterianas que requerem o uso de antibióticos. Em situações de sintomas persistentes ou agravamento da condição, é essencial que o paciente seja encaminhado para uma avaliação médica mais aprofundada.[22]

O uso de antibióticos para faringite e laringite deve ser cuidadosamente avaliado e geralmente é restrito a casos específicos de infecção bacteriana confirmada, como a faringite estreptocócica. Organizações profissionais como o American College of Physicians (ACP) e os Centros de Controle e Prevenção de Doenças (CDC) recomendam evitar o uso empírico de antibióticos para faringite. Em pacientes com sintomas sugestivos, como febres persistentes, adenite cervical anterior e exsudatos tonsilofaríngeos, é aconselhável obter um teste rápido de detecção de antígeno para confirmar o diagnóstico de faringite estreptocócica antes de se iniciar o tratamento antibiótico. As recomendações na Austrália e Nova Zelândia são semelhantes, mas consideram o maior risco de febre reumática em populações selecionadas.[21,46]

O National Institute for Health and Care Excellence (NICE) orienta o uso de antibióticos baseando-se nas pontuações FeverPAIN. Para pacientes com pontuações baixas, antibióticos não são recomendados. Para pontuações mais altas, pode-se considerar o uso imediato ou de reserva de antibióticos. A Infectious Diseases Society of America (IDSA) recomenda o uso de antibióticos apenas para faringite estreptocócica do grupo A, sendo a **penicilina V oral** ou a **fenoximetilpenicilina potássica**, a **amoxicilina** e a **penicilina G benzatina** as opções preferidas. Em caso de alergia à penicilina, alternativas incluem **cefalexina**, **cefadroxila**, **clindamicina**, **azitromicina** ou **claritromicina**.[28,47]

Quadro 19.3
Resumo das intervenções farmacológicas para laringite e faringite[51-55]

Medicamento	Apresentações*	Uso padrão	Orientações ao paciente	Alertas	GRADE: Nível de evidência	GRADE: Grau de recomendação
Paracetamol $$$$ MIP SUS	**Comprimido** 500 mg e 750 mg **Pó e comprimido efervescente** 500 mg **Suspensão oral** 100 mg/mL e 32 mg/mL **Solução oral** 200 mg/mL (Tylenol®, Vicky Pyrena® e Sonridor®)	**ADULTOS**: 1 a 2 comprimidos de 500 mg ou 1 comprimido de 750 mg. Se necessário, repetir a cada 4 a 6 horas. Dose máxima: 4.000 mg/dia (8 comprimidos de 500 mg). **CRIANÇAS:** A dose recomendada varia de 10 a 15 mg/kg/dose. Deve-se usar seringa dosadora adequada. Se necessário, repetir a cada 4 a 6 horas. Dose máxima: 75 mg/kg/dia.	"Alternativa preferencial para grávidas e crianças". "Em casos de suspensão, agite bem antes de medir a dose". "As fórmulas efervescentes devem ser dissolvidas em pelo menos meio copo de água". "Checar medicamentos com combinações de princípios ativos, a fim de evitar sobredosagem".	Pacientes com insuficiência hepática grave. Deve ser evitado com bebida alcoólica em virtude do aumento de risco de lesão hepática. Pacientes com história ou em abuso de álcool. Potencializa a ação anticoagulante da varfarina e de outros derivados cumarínicos.	Moderado ●●●○	Forte
Ibuprofeno $$$$ MIP SUS	**Comprimido e cápsulas** 200 mg, 300 mg, 400 mg **Suspensão oral** 20 mg/mL, 30 mg/mL, 50 mg/mL e 100 mg/mL (Advil® e Alivium®)	**ADULTOS:** 1 a 2 comprimidos de 200 mg ou 1 comprimido de 300 mg ou 1 comprimido de 400 mg. Se necessário, repetir a cada 4 a 6 horas. Dose máxima: 1.200 mg/dia (3 comprimidos de 400 mg). **CRIANÇAS (Somente acima de 6 meses):** A dose recomendada varia de 5 a 10 mg/kg. Se necessário, repetir a cada 6 a 8 horas. Dose máxima: 40 mg/kg/dia (4 doses).	"Em casos de suspensão, agite bem antes de medir a dose". "O paciente não deve ingerir álcool ou fumar durante o uso do medicamento, pois pode aumentar o risco de sangramentos". "Como demais AINEs evitar doses altas, tempo prolongado (+ de 5 dias)". "A ingestão com alimentos diminui possíveis desconfortos gástricos".	Pacientes com úlceras gastrointestinais, problemas de coagulação e uso de anticoagulantes (uso contínuo de AAS). Insuficiência renal, hepática e/ou cardíaca grave Gravidez e lactação. Uso conjunto com corticoides e com inibidores seletivos da recaptação de serotonina (ISRS) aumenta as reações gástricas. Reduz efeito de diuréticos. Pode piorar edemas ou retenção de fluidos em pacientes com hipertensão e insuficiência cardíaca.	Moderado ●●●○	Forte

(continua)

Quadro 19.3 (continuação)
Resumo das intervenções farmacológicas para laringite e faringite[51-55]

Medicamento	Apresentações*	Uso padrão	Orientações ao paciente	Alertas	GRADE: Nível de evidência	GRADE: Grau de recomendação
Dipirona $$$$ MIP SUS	**Comprimido** 500 mg e 1 g **Comprimido efervescente** 1 g **Solução oral** 50 mg/mL e 500 mg/mL (Anador® e Novalgina®)	**ADULTOS:** 1 a 2 comprimidos. Se necessário, repetir a cada 6 horas. Dose máxima: 4 g (8 comprimidos 500 mg ou 4 comprimidos 1 g). **CRIANÇAS (Somente acima de 3 meses e 5 kg):** A dose recomendada varia de 10 a 15 mg/kg/dose. Deve-se usar seringa dosadora adequada ou orientação de gotas por kg na bula. Se necessário, repetir a cada 6 horas. Dose máxima: 60 mg/kg/dia (4 doses).	"Evitar uso em pessoas com história e alergias medicamentosas; questionar paciente sempre". "Pode ser utilizado em suspeita de dengue". "Preferir alternativas em idosos debilitados ou possibilidade de hipotensão". "Pode alterar alguns exames laboratoriais como perfil lipídico, alertar analista". "Evitar solução oral em pacientes com diabetes".	Pacientes com função da medula óssea prejudicada, doenças do sistema hematopoiético ou qualquer história de agranulocitose (diminuição acentuada de glóbulos brancos). Gravidez e lactação. Pacientes idosos deve-se considerar a possibilidade de desenvolvimento de insuficiência hepática e renal. Pacientes com desenvolvimento anterior de broncoespasmo ou outras reações anaflactoides (p. ex., urticária, rinite, angioedema) provocadas por medicamentos.	Moderado ●●●○	Forte
Difenidramina + cloreto de amônio + citrato de sódio $$$$ MIP	**Pastilhas** 5 mg + 50 mg + 10 mg (Benalet®)	**ADULTOS E CRIANÇAS ACIMA DE 12 ANOS:** Como esse medicamento pode causar sonolência, não devem ser usadas mais que 2 pastilhas por hora e mais que 8 pastilhas por dia.	"Dissolva lentamente uma pastilha na boca quando necessário. Não se deve mastigar a pastilha".	Não deve ser utilizada em mulheres em período de amamentação. Não deve ser utilizada em pacientes com uso concomitante de tranquilizantes, sedativos hipnóticos, outros fármacos anticolinérgicos e/ou inibidores da monoaminoxidase (MAO). Não deve ser utilizado em situações em que se exija grande atenção mental.	Muito baixo ●○○○	Forte

(continua)

Quadro 19.3 (continuação)
Resumo das intervenções farmacológicas para laringite e faringite[51-55]

Medicamento	Apresentações*	Uso padrão	Orientações ao paciente	Alertas	GRADE	
					Nível de evidência	Grau de recomendação
Benzocaína + cloreto de cetilpiridínio $$$$ MIP	**Pastilha** 10 mg + 1,46 mg **Solução *spray*** 4 mg/mL + 0,5 mg/mL	**ADULTOS E CRIANÇAS ACIMA DE 6 ANOS:** Pastilhas: deixar dissolver na boca uma pastilha, de acordo com as necessidades, não excedendo 6 pastilhas por dia. *Spray*: fazer 3 a 6 nebulizações na área afetada. Repetir o procedimento a cada 2 a 3 horas, até o máximo de 6 vezes ao dia.	"Usar com cuidado se a mucosa estiver muito traumatizada". "Não utilizar juntamente com gorduras do leite e ovos, pois estas alteram os efeitos do cloreto de cetilpiridínio".	Podem ocorrer sensação de queimação na boca, distúrbio do paladar e leve alteração na coloração dos dentes. Gravidez e lactação O corante tartrazina pode causar reações alérgicas, especialmente em pessoas alérgicas ao ácido acetilsalicílico.	Muito baixo	Forte

*Nomes comerciais listados foram incluídos no intuito de facilitar a identificação dos itens e evitar erros de seleção; é desaconselhável utilizá-los em prescrições ou no processo de orientação farmacêutica. Marcas foram incluídas de forma circunstancial e pode haver outras disponíveis no mercado não listadas. Fonte: Autoria própria.

A American Academy of Otolaryngology desaconselha o uso rotineiro de antibióticos para tratar a rouquidão associada à laringite. A prescrição de antibióticos pode ser indicada em casos de febre persistente, expectoração purulenta e formação de membranas, ou outros achados clínicos que sugerem uma condição grave.[48]

Os **corticosteroides** geralmente não são indicados para pacientes com laringite.[49] Quanto à faringite, foi encontrado um estudo na literatura comprovando que houve melhora significativa no edema na coorte de corticosteroide inalatório em comparação com a coorte de corticosteroide oral. Em outro estudo encontrado, foi concluída uma base biológica que dá suporte ao uso de corticosteroides em inflamações agudas das pregas vocais associadas a fonotrauma.[21]

O uso de corticosteroides para faringite aguda é controverso. A maioria dos ensaios clínicos avalia a eficácia de uma dose única de 10 mg de dexametasona, administrada por via oral ou intramuscular.[21]

Estudos sugerem que os corticosteroides podem proporcionar alívio da dor em curto prazo para pacientes com faringite aguda moderada a grave, independentemente da etiologia viral ou bacteriana. Isso inclui seu uso sem antibióticos, como em casos de mononucleose infecciosa, bem como em combinação com antibióticos em infecções estreptocócicas ou outras infecções bacterianas.[47,50] No entanto, o uso de corticosteroides no contexto de infecções virais é particularmente controverso.

Além disso, o uso de corticoides orais de curto prazo está associado a efeitos adversos, como aumento do risco de sepse, tromboembolismo venoso e fraturas em adultos com menos de 65 anos. Esses dados destacam a necessidade de uma avaliação cuidadosa e individualizada ao se considerar corticosteroides para o tratamento de faringite aguda.[48]

SINAIS DE ALERTA E ENCAMINHAMENTOS

Durante o atendimento de pacientes com queixas de faringite e laringite, o farmacêutico deve estar atento a vários sinais de alerta e situações que podem indicar a necessidade de encaminhamento ao médico. Entre os principais sinais de alerta, destaca-se febre alta e persistente, acima de 38,5°C, que não responde a medicamentos antipiréticos ou que persiste por mais de 48 horas. Dificuldade para respirar, manifestada por sinais como falta de ar, chiado ou estridor, também são motivos de preocupação. A incapacidade de engolir saliva ou alimentos sólidos e líquidos, bem como a dor muito intensa na garganta que não melhora com analgésicos comuns, são sintomas que requerem atenção médica (**Quadro 19.4**).[1,2,30,31]

Outros sinais importantes incluem inchaço significativo no pescoço ou na garganta, que pode indicar abscesso ou linfadenopatia grave, e presença de pus nas amígdalas ou na garganta, caracterizando um exsudato purulento. Erupções cutâneas, que podem indicar escarlatina ou outras infecções sistêmicas, também são sinais de alerta, assim como

Quadro 19.4
Sinais de alerta e encaminhamentos na faringite e laringite[1,2,19-21,24,25]

Palavra-chave	Sinais de alerta
Rouquidão persistente	Caso tenha uma rouquidão persistente, deve-se consultar um otorrinolaringologista de forma a obter algum diagnóstico, e, para futuros exames, como uma laringoscopia visual, a pacientes que apresentem rouquidão e que a mesma não desapareça no prazo de até 4 semanas.
Comprometimento das vias aéreas	Deve-se tomar cuidados especiais com pacientes que possam ter qualquer grau de comprometimento das vias aéreas, pois, de acordo com o tipo de infecção, o tratamento vai determinar cuidados urgentes e especializados.
Suspeita subjacente grave	Caso tenha alguma suspeita subjacente grave, deve-se encaminhar o paciente, independentemente de sua duração.
Diagnóstico alternativo	Caso não obtenha uma melhora no prazo de 3 a 4 dias, deve-se considerar um diagnóstico alternativo.
Estreptococos do grupo A	Deve-se identificar casos que sejam mais graves ou em situações especiais, tanto em crianças quanto gestantes, e pacientes que apresentem estreptococos do grupo A, e que demandem encaminhamento para prescrição de antibioticos.
Febre persistente e dor intensa	Febre acima de 38,5°C que não responde a medicamentos antipiréticos ou que persiste por mais de 48 horas. Dor muito intensa na garganta que não melhora com analgésicos comuns.
Inchaço e exutato	Inchaço significativo no pescoço ou na garganta, indicando possível abscesso ou linfadenopatia grave. Presença de pus nas amígdalas ou na garganta.

Fonte: Autoria própria.

a rouquidão que dura mais de duas semanas, especialmente em fumantes ou pessoas com história de câncer.[1,2,30,31,56]

Além desses sinais de alerta, o farmacêutico deve considerar situações específicas que exigem encaminhamento ao médico. Pacientes com história de doenças graves, como câncer, imunossupressão ou doenças crônicas, devem ser encaminhados para avaliação médica. Episódios frequentes de faringite ou laringite podem indicar condições subjacentes, como refluxo gastroesofágico ou alergias, e requerem atenção médica. Sinais de infecção sistêmica, como mal-estar geral e dor no corpo, e falta de melhora com tratamento inicial com analgésicos e antipiréticos após 48 horas, são indicativos de que o paciente precisa de avaliação médica.[1,2,30,31,56]

MONITORAMENTOS DOS RESULTADOS

A laringite infecciosa aguda geralmente é tratada como uma enfermidade autolimitada. Com repouso vocal e boa hidratação, em poucos dias a voz voltará para a sua normalidade. Quando se faz uso extenso e contínuo da voz, pode ocorrer uma lesão nas pregas vocais verdadeiras, resultando, assim, em disfonia de tensão muscular. Não existe a necessidade de fazer monitoramento a longo prazo, exceto nos casos em que haja uma rouquidão persistente. Quando for esse o caso, o paciente tem que ser encaminhado a um otorrinolaringologista a fim de descartar outras patologias.[19,57]

Para a faringite, não é necessário fazer um exame para confirmar sua cura, que normalmente é feito com uma cultura faríngea ou um exame rápido de antígeno para GAS, exceto se o paciente apresentar alto risco de insuficiência renal aguda. Porém, quando se tratar de pacientes que foram submetidos ao tratamento de faringite gonocócica, um exame para confirmação de sua cura é aconselhável. No caso de os sintomas da faringite não melhorarem em um período de 3 a 4 dias, deve-se fazer um diagnóstico alternativo para o paciente em questão. A remissão dessa doença ocorre durante vários dias. Porém, quando o paciente for infectado, pode haver reinfecções. A faringite viral e suas complicações são muito incomuns e, normalmente, os sintomas desaparecem em 7 a 10 dias.[24,58]

Referências bibliográficas

1. Randall D. Sore Throat. DynaMed and American College Physicians. 2023.
2. Krüger K, Töpfner N, Berner R, Windfuhr J, Oltrogge JH. Sore Throat. Dtsch Arztebl Int. 2021; 118(11):188-94.
3. Donowitz JR, Roberts R, Bree R. Faringite aguda visão geral. BMJ. 2021.
4. Team MK. Faringite aguda. Ada. 2022.
5. Donowitz JR. Acute pharyngitis, definition. Epocrates. 2022.
6. Donowitz JR. Acute pharyngitis, epidemiology. Epocrates. 2022.
7. Conte J. Faringite. Portal Drauzio Varella.
8. Donowitz JR. Faringite aguda epidemiologia. BMJ. 2022.
9. Cots JM, Alós J ignacio, Bárcena M, Boleda X. Recommendations for Management of Acute Pharyngitis in Adults. Acta Otorrinolaringol Esp. 2015; 66(3):159-70.
10. Whited CW, Dailey SH. Laringite, epidemiologia. BMJ. 2021.
11. Alcaide ML, Bisno AL. Pharyngitis and Epiglottitis. Infect Dis Clin North Am. 2007;21(2):449-69.
12. Whited CW, Dailey SH, Johns M, Suen J, Bree R de. Laringite. BMJ. 2021.
13. Associação Brasileira de Otorrinolaringologia e Cirurgia Cérvico-Facial. Guideline IVAS Infecções das Vias Aéreas Superiores: Laringites. 2021.
14. Universidade de São Paulo. Otorrinolaringologia. Seminários: Laringites. 2004;1-18.
15. Sasaki CT. Laringite. Manual MSD. 2020.
16. Sanarmed. Resumo sobre laringite (completo). Sanarmed. 2020.
17. Martins RHG, do Amaral HA, Tavares ELM, Martins MG, Gonçalves TM, Dias NH. Voice disorders: etiology and diagnosis. J Voice. 2016;30(6):761.e1-761.e9.
18. Benninger MS, Holy CE, Bryson PC, Milstein CF. Prevalence and Occupation of Patients Presenting With Dysphonia in the United States. J Voice. 2017; 31(5):594-600.
19. Whited CW, Dailey SH. Laringite: monitoramento. BMJ. 2021.
20. Shah RK. Acute laryngitis medication. Medscape. 2020.
21. Whited CW, Dailey SH. Laringite: Abordagem. BMJ. 2021.
22. Al-Quteimat OM, Amer AM. Evidence-based pharmaceutical care: The next chapter in pharmacy practice. Saudi Pharm J. 2016;24(4):447-51.
23. Ministério da Saúde. Uso correto de antibióticos. Biblioteca Virtual em Saúde. 2009.
24. Donowitz JR. Faringite Aguda: monitoramento. BMJ. 2022.
25. Donowitz JR. Faringite aguda: tratamento. BMJ. 2022.
26. Donowitz JR. Acute pharyngitis, diagnosis approach. Epocrates. 2022.
27. Little P, Hobbs FDR, Moore M, Mant D, Williamson I, McNulty C, et al. Clinical score and rapid antigen detection test to guide antibiotic use for sore throats: randomised controlled trial of PRISM (primary care streptococcal management). BMJ. 2013;347(oct10 3):f5806-f5806.
28. National Institute for Health and Care Excellence (NICE). Sore throat (acute): antimicrobial prescribing. 2023.
29. Contessotto Spadetto C, Cámara Simón M, Avilés Inglés MJ, Ojeda Escuriet JM, Cascales Barceló I, Rodríguez Sánchez F. Empleo racional de los antibióticos en pediatría: impacto de la aplicación de un test rápido de detección de estreptococo beta-hemolítico del grupo A en la faringoamigdalitis aguda. An Pediatr (Engl Ed). 2000;52(3):212-9.
30. Bisno AL. Acute pharyngitis. N Eng J Med. 2001; 344(3):205-11.
31. Sagarin MJ, Roberts J. Acute pharyngitis. N Engl J Med. 2001;344(19):1479.

32. Brasil. Ministério da Saúde. Tratamento da tosse. 2022.
33. Whited CW, Dailey SH. Laringite: História e exame físico. BMJ. 2021.
34. Simões Batista G, Galdino M. Faringite Estreptocóccica. Residência Pediátrica. 2012;2(3):20-2.
35. Ramirez G. Laringite: o que é, sintomas, causas e tratamento. Tua Saúde. 2021.
36. Machado R. Laringite. Portal Drauzio Varella.
37. Rede D'Or. Laringite.
38. Donowitz JR. Faringite Aguda: Prevenção. BMJ. 2022.
39. Bezerra C. Faringite: o que é, sintomas, causas e tratamento. Tua Saúde. 2022.
40. Maciulevicius P. Quais são os medicamentos que podem ser prescritos pelo farmacêutico? CRF/MS. 2013.
41. Kwon J, Kim S, Yoo H, Lee E. Nimesulide-induced hepatotoxicity: A systematic review and meta-analysis. Zheng YW, editor. PLoS One. 2019;14(1):e0209264.
42. Donati M, Conforti A, Lenti MC, Capuano A, Bortolami O, Motola D, et al. Risk of acute and serious liver injury associated to nimesulide and other NSAIDs: data from drug induced liver injury case-control study in Italy. Br J Clin Pharmacol. 2016;82(1):238-48.
43. Janssen-Cilag Farmacêutica. Bula Benalet®. 2023.
44. Sandoz do Brasil Indústria Farmacêutica. Bula Amidalin®. 2023.
45. Brainfarma Indústria Química e Farmacêutica S.A. Bula Neopiridin®. 2023.
46. Harris AM, Hicks LA, Qaseem A. Appropriate antibiotic use for acute respiratory tract infection in adults: advice for high-value care from the American College of Physicians and the Centers for Disease Control and Prevention. Ann Intern Med. 2016;164(6):425.
47. Shulman ST, Bisno AL, Clegg HW, Gerber MA, Kaplan EL, Lee G, et al. Clinical practice guideline for the diagnosis and management of group a streptococcal pharyngitis: 2012 update by the infectious Diseases Society of America. Clin Infect Dis. 2012; 55(10):e86-102.
48. Stachler RJ, Francis DO, Schwartz SR, Damask CC, Digoy GP, Krouse HJ, et al. Clinical Practice Guideline: Hoarseness (Dysphonia) (Update). Otolaryngol Head Neck Surg. 2018;158(1_suppl):S1-S42.
49. Brasil. Ministério da Saúde. Agência Nacional de Vigilância Sanitária. Estolato de Eritromicina (Eritrex) Bula profissional. Agência Nacional de Vigilância Sanitária. 2022.
50. Acerra JR. Pharyngitis Medication. Medscape. 2022.
51. Cefaclor [Internet]. Consulta remédios. 2020. Disponível na Internet: https://consultaremedios.com.br/cefaclor/bula/posologia-como-usar.
52. Brasil. Ministério da Saúde. Agência Nacional de Vigilância Sanitária. Cefadroxila (Cefamox) Bula profissional. Agência Nacional de Vigilância Sanitária. 2022.
53. Brasil. Ministério da Saúde. Agência Nacional de Vigilância Sanitária. Dipirona (Novalgina) Bula profissional. Agência Nacional de Vigilância Sanitária. 2022.
54. Brasil. Ministério da Saúde. Agência Nacional de Vigilância Sanitária. Nimesulida (Nisulid) Bula profissional. Agência Nacional de Vigilância Sanitária. 2022.
54. Brasil. Ministério da Saúde. Agência Nacional de Vigilância Sanitária. Amoxicilina (Amoxil) Bula profissional. Agência Nacional de Vigilância Sanitária. 2022.
56. Gereige R, Cunill-De Sautu B. Throat Infections. Pediatr Rev [Internet]. 2011;32(11):459-69.
57. Whited CW, Dailey SH. Laringite: prognóstico. BMJ. 2021.
58. Donowitz JR. Faringite aguda: prognóstico. BMJ. 2022.

20 Rinite Alérgica

Kamila Peres Gomes • Eduarda Souza da Silva • Audinei de Sousa Moura • Izadora Menezes da Cunha Barros • Bárbara Manuella Cardoso Sodré Alves • Ana Paula de Oliveira Barbosa • Nara Amanda Laismann • Rodrigo Fonseca Lima • Rafael Santos Santana

RINITE ALÉRGICA

A rinite alérgica é uma resposta comum de hipersensibilidade do tipo I do trato respiratório superior a aeroalérgenos sazonais ou perenes. Ocorre, assim, uma inflamação exacerbada mediada por imunoglobulinas que resulta em congestão nasal recorrente, rinorreia, espirros e prurido nas mucosas do nariz, olhos, ouvidos e palato, além de sinais oculares de vermelhidão, edema e lacrimejamento. Apesar de não estar entre doenças de maior gravidade, é considerada um problema global de saúde pública porque afeta a qualidade de vida dos pacientes e dificulta o controle da asma.[1,2]

A rinite alérgica pode ser classificada em: **rinite sazonal** (gatilho aeroalérgeno que varia de acordo com localização, clima e estação do ano), **rinite perene** (alérgenos comuns do dia a dia fazem com que ocorram múltiplas crises ao longo do ano) ou **rinite episódica** (que ocorre em resposta a um alérgeno ao qual o paciente é ocasionalmente exposto).[3,4]

As condições associadas a esse problema de saúde autolimitado incluem asma, dermatite atópica, conjuntivite alérgica, pólipos nasais, apneia do sono e sinusite. A rinite, inclusive, às vezes é confundida com sinusite, embora as duas condições possam ocorrer de forma simultânea. A sinusite, porém, pode ser desencadeada por uma infecção bacteriana, apresentar outros sintomas como dor ou pressão dentária ou facial, tosse (em crianças) e redução do olfato, representando apenas 2% dos casos.[5,6]

A rinite é relatada como a doença alérgica mais frequente nas consultas ambulatoriais e um dos mais importantes acometimentos crônicos em pacientes com menos de 18 anos.[7] Em um estudo realizado em 56 países, a prevalência de sintomas de rinoconjuntivite alérgica em crianças de 6 a 7 anos variou de 2,2% no Irã a 24,2% em Taiwan, e a prevalência em adolescentes de 13 a 14 anos variou de 4,8% na Indonésia a 45,1% no Paraguai.[1]

No Brasil, a prevalência média de sintomas relacionados com a rinite alérgica é de 29,6% entre adolescentes e 25,7% entre escolares, ambos os grupos constituídos de habitantes de centros urbanos e com agravamento dos sintomas nos meses mais frios. A prevalência tem aumentado ao longo dos anos e provavelmente é subestimada, pois muitos indivíduos não reconhecem a rinite como uma doença e não procuram atendimento para o manejo do problema. Em adição, os profissionais de saúde frequentemente negligenciam a rinite.[1,2]

OBJETIVOS DO CUIDADO FARMACÊUTICO

1. Reduzir os sintomas da crise alérgica, principalmente coriza, prurido, congestão nasal e dor local.[8-10]
2. Orientar acerca das medidas não farmacológicas de manejo, tentando reduzir o uso de múltiplos medicamentos, especialmente para as rinites perenes.[3,4]
3. Orientar sobre controle aos agentes desencadeantes e medidas de controle ambiental.[3,4]
4. Identificar sinais de alerta que suscitem a necessidade de encaminhamento para outro serviço ou profissional da saúde.[8-10]

CAUSAS, SINAIS, SINTOMAS E ANAMNESE FARMACÊUTICA

Os principais gatilhos que normalmente podem desencadear as crises alérgicas nos pacientes são:[11]

- Presença de mofo ao ar livre.
- Pelos de animais.
- Ácaros existentes na poeira doméstica.
- Pólen de capim, ervas, arbustos e árvores.
- Baratas e outros insetos.
- Perfumes, tinta e produtos de limpeza.
- Fumaça de cigarro.
- Mudanças de temperatura.

A patogênese da rinite caracteriza-se por uma hipersensibilidade às imunoglobulinas IgE do tipo 1 e resposta ativada por mastócitos. Essa resposta ocorrerá de forma imediata ou tardiamente a partir de uma exposição. Na resposta imediata, o pico de ação ocorre de 15 a 30 minutos após a exposição, com a liberação de mediadores como histaminas, triptase, cininogenese e heparina, que por sua vez levarão à liberação de prostaglandinas. Na resposta tardia, o pico de ação ocorre após 4 a 8 horas e há liberação de citocinas e leucotrienos.[12]

Espirros frequentes, rinorreia e congestão nasal são os principais incômodos e queixas dos pacientes. Rinorreia abundante e espirros minutos após a exposição ao alérgeno caracterizam a resposta alérgica de fase inicial, mas congestão nasal também pode estar presente. Ressalta-se, no entanto, que a congestão nasal predomina em pacientes em resposta de fase tardia.[11,12]

Segundo critérios do *Allergic Rhinitis and its Impact on Asthma* (ARIA), o diagnóstico diferencial da rinite envolve uma avaliação da duração dos sintomas. Consideram-se intermitentes sintomas presentes por até quatro dias por semana e persistentes quando presentes por mais de quatro dias por semana. Entende-se como grave o quadro cujos sintomas podem acarretar incômodos e comprometimento de atividades diárias, como lazer e trabalho.[5-7,11-13] É importante ter atenção aos sintomas para distinguir rinite de condições com características semelhantes, a exemplo da sinusite (Quadro 20.1). O processo inflamatório da rinite ocorre principalmente na mucosa nasal, enquanto na sinusite há inflamação pronunciada nos seios frontais e maxilares, inclusive com produção mucopurulenta. Os alérgenos nasais em indivíduos sensíveis produzirão alterações radiográficas em seios maxilares, incluindo edema e opacificação. Há produção elevada no quantitativo de eosinófilos, histamina e albumina no nariz e nos seios maxilares. A identificação desses fatores em conjunto com os sintomas apresentados pelo paciente auxilia no diagnóstico e na prevenção de agravos. Apesar de rinite e sinusite não serem problemas contagiosos, a gravidade pode levar a uma exacerbação de outras enfermidades como a asma.[11,13]

Na anamnese, deve-se observar, entre outros, a idade do paciente, as comorbidades e os possíveis medicamentos em uso (Quadro 20.2). Testes cutâneos para alérgenos, determinação de IgE específico *in vitro* e tomografia computadorizada dos seios da face podem ser úteis para o diagnóstico médico.[7-10]

Quadro 20.1
Características dos sintomas da rinite alérgica e sinusite

Sintomas da rinite alérgica	Sintomas da sinusite
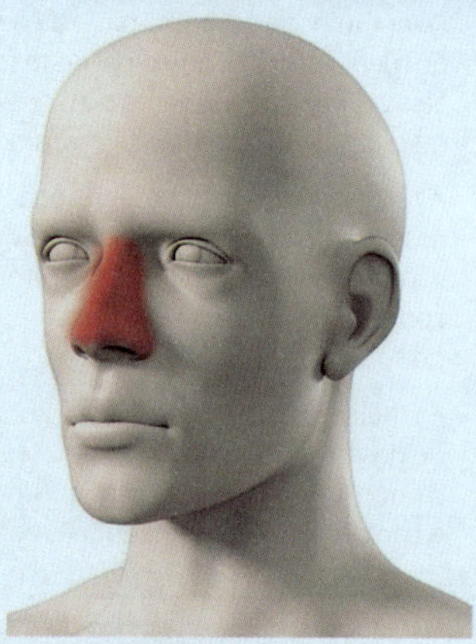	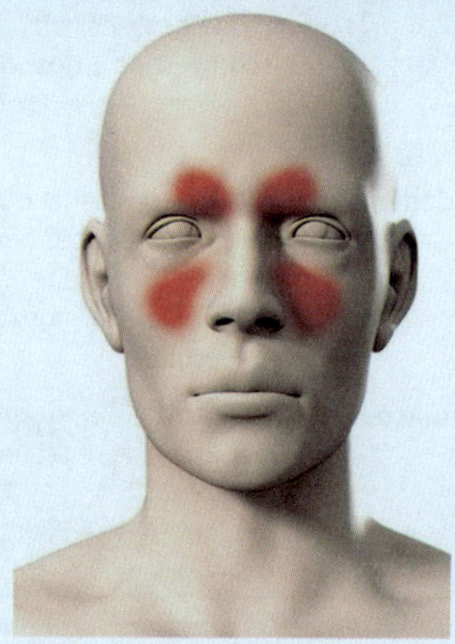
❑ Inflamação das fossas nasais	❑ Inflamação dos seios paranasais
❑ Espirros e prurido nasal	❑ Dor ou pressão facial
❑ Congestão ou bloqueio nasal	❑ Congestão nasal
❑ Rinorreia	❑ Gotejamento pós-nasal
❑ Olhos lacrimejantes	❑ Febre
❑ Edema nos olhos	❑ Tosse
❑ Secreção ocular mucoide	❑ Fadiga

Fonte: Imagens: Jonatan Sarmento/Arte GZH. Autoria própria.

Quadro 20.2
Anamnese farmacêutica em pacientes com rinite alérgica (Estratégia INDICO)[5-13]

Domínio	Perguntas/Investigação*	Observações importantes
Identificação do paciente	Qual é a idade do paciente? (É criança? Adolescente?) O paciente está em **bom estado geral**? Alimenta-se bem? Apresenta alguma **dificuldade para falar, andar ou dormir**?	É uma condição comum em crianças e adolescentes. Se criança, sempre pergunte e tente observar se está alerta e responsiva. Oriente os pais sobre os sinais de alerta e quando devem buscar ajuda especializada.
Natureza dos sinais e sintomas	O paciente apresenta tosse, prurido nasal, bloqueio e pressão facial? Tem **Febre**? Dor leve ou moderada? Apresenta **secreção purulenta**? Chiado no peito? Foi exposto a algum alérgeno? Sabe identificar os gatilhos para a crise?	Febre sugere doença não alérgica. A associação com outros distúrbios alérgicos, dermatite, eczema ou urticária podem estar presentes. Observar prega "nasal transversa" (prega alérgica), "saudação alérgica" (mão empurrando o nariz para cima), respiração bucal com obstrução nasal, "olheiras alérgicas" (áreas escuras sob os olhos em decorrência da congestão venosa infraorbitária). Sibilos ou sons respiratórios reduzidos sugerem asma comórbida.
Duração	Quando **iniciou os sintomas**? É recorrente? Já apresentou esses sintomas alguma vez? Como manejou anteriormente?	Checar com o paciente padrão, sazonalidade e cronicidade de sintomas nasais e outros.
Iniciou algum tratamento	Já fez uso de **algum medicamento**? Qual foi o medicamento utilizado? Melhorou? Fez uso de dispositivos **descongestionantes**? Os sintomas persistiram?	A falta de resposta ao uso de medicamentos indicados no período de 3 dias requer encaminhamento médico. Também pode ser importante a prescrição de medicamentos que o paciente relata efetividade anteriormente e associação com medidas de manejo não farmacológicas.
Comorbidades	O paciente apresenta outras condições de saúde? Tem **asma**? Bronquite? Doença pulmonar obstrutiva crônica (DPOC)? Tem **alergias**?	A rinite alérgica na grande maioria das vezes está associada a quadros alérgicos e respiratórios, como dermatite atópica, conjuntivite, sinusite, otite, apneia do sono e asma.
Outras situações especiais	Suspeita de algum **gatilho** específico para início do quadro e recorrência? É gestante? Tem **história** de rinite ou alergias na família?	As mulheres grávidas têm risco aumentado de desenvolver rinossinusite e disfunção da trompa de Eustáquio. Em grávidas, o uso de medicamentos é limitado.

** Perguntas sugestivas. Não têm finalidade diagnóstica e sim para melhor compreensão do caso e identificação de potenciais sinais de alerta para encaminhamento.*
Fonte: Autoria própria.

INTERVENÇÕES NÃO FARMACOLÓGICAS

Algumas medidas devem ser tomadas para cessar ou permitir a redução dos sintomas que podem levar a complicações futuras. Dentre essas condutas, destacam-se: evitar a exposição a alérgenos, usar a hidratação com irrigação salina, umidificar o ambiente, manter o local de dormir bem ventilado, deixar a luz solar adentrar o ambiente, evitar contato com produtos irritantes, realizar exercício físico a fim de favorecer a vasoconstrição, manter dieta equilibrada, aumentar o consumo de líquidos e realizar lavagens nasais (Quadro 20.3). Essas medidas podem contribuir para a melhoria da qualidade de vida dos pacientes acometidos pela rinite.[5,7,11,12]

A **prevenção da exposição a alérgenos** é talvez a principal medida não farmacológica. Ajudar o paciente na identificação dos gatilhos e no manejo da exposição pode ser uma das grandes contribuições do farmacêutico no processo de educação em saúde. Sugere-se recomendar ao paciente:

- Usar capas protetoras contra ácaros nas roupas de cama.
- Controlar a umidade do ambiente (manter a umidade mais baixa por meio do uso de ar-condicionado ou desumidificador pode ser uma estratégia para locais muito úmidos).
- Usar filtros HEPA (*high efficiency particulate arrestance*) domésticos.
- Remover carpetes, travesseiros de penas e móveis estofados (especialmente no quarto).
- Evitar o armazenamento de roupas e afins no quarto onde se dorme.
- Limpar com frequência a poeira dos objetos usando pano úmido.
- Evitar animais de estimação peludos no quarto (ou na casa).
- Usar máscaras faciais ao trabalhar com potenciais alérgenos.
- Eliminar baratas e outros insetos do ambiente.
- Evitar ambientes abertos que possam conter maior quantidade de pólen.
- Evitar secar roupas a céu aberto.

Revisão da Cochrane mostrou (com algumas limitações metodológicas) que as medidas de prevenção a ácaros da poeira doméstica na rinite alérgica perene tendem a proporcionar benefício na prevenção e no manejo dos sintomas.[14]

Algumas estratégias como uso de filtros nasais para rinite por pólen,[15] rinofototerapia para reduzir os sintomas da rinite alérgica sazonal,[16] aplicação de petrolato nas narinas[17] e banhos de vapor (com ou sem ervas) foram relatadas, mas sem estudos robustos que comprovem claramente seus benefícios.[18]

Acupuntura também apresenta resultados controversos, mas parece ser útil para reduzir o uso de medicamentos e melhorar a gravidade dos sintomas e a qualidade de vida em pacientes.[19] Algumas preparações homeopáticas também foram associadas à melhora do fluxo aéreo nasal.[20]

O uso de irrigação salina para melhora dos sintomas de rinite alérgica também parece eficaz como manejo não farmacológico. Estudos mostram que essa prática contribui para a diminuição de muco e melhora da depuração mucociliar, reduzindo o edema de antígenos nas cavidades nasais e sinusais (solução salina sendo levemente aquecida ou usada em temperatura ambiente).[21]

Quadro 20.3
Resumo de evidências das intervenções não farmacológicas para rinite alérgica[11,12, 15-21]

Conduta	Embasamento técnico	GRADE – Nível de evidência	GRADE – Grau de recomendação
Evitar alérgenos	Programas extensivos de controle ambiental no quarto podem reduzir os sintomas de rinite alérgica perene em decorrência da sensibilidade aos ácaros da poeira doméstica, mas medidas isoladas como capas de colchão impermeáveis por si só não reduzem os sintomas.	Moderado ●●●○	Forte
Terapias nasais	Resultados não robustos foram apontados nas diferentes técnicas como uso de filtros nasais, aplicação de petrolato, rinofototerapia e banhos de vapor. Essa última parece mais acessível e com menor probabilidade de eventos; porém, dependendo do tipo de alérgeno, essas técnicas podem não ser úteis e piorar crises.	Muito baixo ●○○○	Fraco
Acupuntura	Revisão sobre o tema demonstrou evidência limitada da eficácia da acupuntura na prevenção ou no tratamento da rinite alérgica. Em alguns estudos, demonstrou redução de severidade das crises, menor uso de medicamentos e melhor qualidade de vida. Pode ser útil se disponível para o paciente.	Moderado ●●●○	Forte
Homeopatia	Metanálise de seis estudos (de 89 artigos revisados criticamente) de preparações homeopáticas no tratamento de alergias encontrou cinco trabalhos sugestivos de resultado clínico positivo; metanálise de quatro ensaios de monoterapia em alergias sazonais mostrou efeito significativo nos sintomas oculares em 4 semanas. Pode ser útil como terapia complementar se disponível para o paciente.	Moderado ●●●○	Forte
Irrigação salina	Revisão da Cochrane mostrou que a irrigação com solução salina pode reduzir a gravidade da doença relatada pelo paciente em comparação com a ausência de irrigação com solução salina por até 3 meses em adultos e crianças com rinite alérgica, sem efeitos adversos relatados. A irrigação com solução salina pode fornecer uma alternativa barata, segura e aceitável aos esteroides intranasais e anti-histamínicos.	Moderado ●●●○	Forte

Fonte: Autoria própria.

INTERVENÇÕES FARMACOLÓGICAS

Tratamentos farmacológicos também serão necessários para redução dos sintomas iniciais, evitando o agravamento deles. Além do uso de soluções salinas para irrigação, o tratamento base se dá basicamente com **corticosteroides intranasais** e **anti-histamínicos**

(Quadro 20.4). A combinação de uso dessas duas classes depende do grau de gravidade dos sintomas.[12,22]

Os corticosteroides intranasais são uma classe de medicamentos mais efetiva no tratamento da rinite alérgica. O uso profilático regular pode reduzir pruridos, espirros, rinorreia aquosa e obstrução nasal em pacientes adultos e crianças.[7,13,23]

As evidências disponíveis são favoráveis à recomendação dos corticosteroides como monoterapia em vez de anti-histamínicos orais ou antagonistas de receptores de leucotrienos para tratamento inicial de sintomas nasais em adolescentes e adultos.[24,25] O uso desses medicamentos está sujeito a indicação e avaliação médica. Os pacientes com crises de rinite constante geralmente preferem utilizar corticosteroides intranasais por receio do uso de corticoides. O farmacêutico deve orientá-los de que se trata de uma conduta com evidência, embora possa não ser tão efetiva em casos mais graves que demandaria seu uso regular.[7,13,23]

Entre os corticosteroides, a **fluticasona** é o fármaco com o maior número de estudos nos últimos anos, apresentando resultados consistentes com a redução dos sintomas de congestão nasal, rinorreia, prurido nasal e espirros, além dos sintomas oculares, quando presentes. O **furoato de fluticasona**, por sua vez, parece proporcionar uma diminuição nos sintomas nasais semelhantemente ao **propionato de fluticasona,** mas com menos efeitos colaterais sensoriais no uso para rinite alérgica sazonal.[26,27]

Outra opção de tratamento é a **budesonida** intranasal, que tem efeitos semelhantes na redução de coriza e espirros. Parece mais efetiva que a fluticasona na redução específica do bloqueio nasal e está associada a melhora da sonolência diurna, fadiga e problemas de sono na rinite alérgica perene. É o medicamento preferencial também no caso de pacientes grávidas.[3,7,28]

As evidências de segurança mostram que geralmente seu uso não está associado a efeitos adversos sistêmicos. Efeitos colaterais parecem ser locais e mínimos, incluindo aumento da pressão intraocular, irritação nasal e sangramento. Recomenda-se monitorar o crescimento (quando uso regular em crianças) e efeitos na pressão ocular (em adultos) quando o uso for associado a corticosteroides orais ou inalatórios.[24,25]

Apesar de os **anti-histamínicos** geralmente serem menos efetivos que os **corticosteroides intranasais** no tratamento da rinite alérgica, também podem ser considerados para tratamento de primeira escolha. Nesse caso, os **anti-histamínicos intranasais** são iguais ou superiores aos **anti-histamínicos orais** de segunda geração no tratamento da rinite alérgica sazonal.[7,13,23-25]

A combinação de anti-histamínico e corticosteroide intranasal pode ser considerado para tratamento inicial de sintomas nasais moderados a graves. Se nesses casos o paciente estiver usando dois *sprays* nasais diferentes, o farmacêutico deve orientá-lo a aguardar alguns minutos entre o uso desses dispositivos para assegurar a absorção adequada dos fármacos.[7,13,23-25]

Azelastina é o anti-histamínico nasal mais utilizado e apresentou redução modesta dos sintomas nasais de rinite, podendo ser uma opção útil para casos não graves. Revisão recente também mostrou que **azelastina intranasal** associada à **propionato de fluticasona** pode melhorar mais os sintomas do que a monoterapia com azelastina ou fluticasona em crianças ou adultos com rinite alérgica. Contudo, o uso combinado deve ser reservado para falhas da monoterapia.[29,30]

Anti-histamínicos de segunda geração (**loratadina, desloratadina e fexofenadina)** são geralmente preferidos aos anti-histamínicos de primeira geração (**dexclorfeniramina**) por causa dos efeitos adversos reduzidos. Os anti-histamínicos de primeira geração são relativamente seguros, mas a sedação causada representa um incoveniente para uso frequente entre os pacientes e inviabiliza seu uso em idosos.[7,24,25,31]

Nenhum anti-histamínico de segunda geração parece superior a outros em termos de efetividade. **Fexofenadina, loratadina e desloratadina** não causam sedação na dose recomendada, mas podem causar sedação em doses acima do recomendado. A **loratadina** é preferível na gestação ou para mães em fase de amamentação. Os anti-histamínicos orais geralmente reduzem rinorreia, espirros e coceira, mas têm efeito mínimo na congestão nasal. São os mais eficazes em reações alérgicas agudas por serem mediados por histaminas derivadas de mastócitos. Podem ser benéficos também em pacientes com exposição intermitente a alérgenos, mas sua resposta terapêutica em pacientes com exposição contínua a alérgenos deverá ser pouco efetiva.[13,24,25]

Os **antagonistas dos receptores de leucotrienos** (**montelucaste**) são uma opção para pacientes que não obtiveram respostas com as outras linhas de tratamento. No entanto, é necessário o monitoramento do uso em razão de possíveis efeitos adversos graves.[7,32]

Em casos de obstrução e congestão nasal intensa, o uso de **descongestionante** intranasal (**oximetazolina** e **nafazolina**) para alívio temporário por 3 a 5 dias pode ser considerado. Esses fármacos atuam no alívio da congestão por meio da vasoconstrição, podendo ser úteis para pacientes que relatarem dor de ouvido e zumbido. Porém, efeitos rebote e rinite medicamentosa são problemas comuns no uso prolongado.[22,33]

A **imunoterapia** também é apresentada como uma forma de tratamento efetivo para rinite alérgica crônica, levando em conta aqueles pacientes que apresentarem anticorpos IgE específicos para alérgenos. Pode prevenir o desenvolvimento de novas sensibilizações, reduzindo o risco de crises. A imunoterapia torna-se uma opção no tratamento da rinoconjuntivite grave, quando não é possível reduzir os sintomas com uso de fármacos como anti-histamínicos ou corticoides. É o único tratamento que proporciona imunomodulação. O tratamento por imunoterapia pode ser realizado durante a gravidez.[12,13]

Quadro 20.4
Resumo das intervenções farmacológicos para rinite alérgica[7,13,23]

Medicamento	Apresentações	Uso padrão	Orientações ao paciente	Alertas	GRADE	
					Nível de evidência	Grau de recomendação
Furoato de fluticasona $$$$	**Suspensão *spray*** 27,5 mcg/dose	**ADULTOS:** Administrar 2 jatos em cada narina 1 vez ao dia. **CRIANÇAS (Somente acima de 2 anos):** Administrar 1 jato em cada narina 1 vez ao dia.	"Deve-se limpar as partes plásticas superiores regularmente". "Explicar ao paciente a ausência de efeito imediato, pois se observou o início da ação em até 8 horas. Uso contínuo pode ser necessário para controle dos sintomas". **Orientar o paciente sobre a técnica correta de uso.**	Doença hepática grave, doenças oculares, suspeita de tuberculose, catapora ou sarampo. Monitorar sintomas de infecção ou hipersensibilidade (anafilaxia, angioedema, erupção cutânea e urticária). Monitorar crescimento em crianças e sintomas oculares em idosos. Uso concomitante com ritonavir e outro medicamento esteroidal. Sangramentos nasais frequentes.	**Moderado** ●●●○	**Forte**
Budesonida $$$$ SUS	**Suspensão *spray*** 32 mcg/dose, 50 mcg/dose, 64 mcg/dose e 100 mcg/dose	**ADULTOS:** Para doses menores fazer 4 aplicações de 32 mcg em cada narina 1 vez ao dia pela manhã; para doses maiores, 2 aplicações em cada narina 1 vez ao dia pela manhã. Quando o efeito clínico for obtido, a dose de manutenção deve ser reduzida à menor dose efetiva. **CRIANÇAS (somente acima de 6 anos):** Idem.	"Deve-se limpar as partes plásticas superiores regularmente". "Explicar ao paciente a ausência de efeito imediato, pois se observou o início da ação em até 10 horas. Uso contínuo pode ser necessário para controle dos sintomas (1 a 2 semanas)". **Orientar o paciente sobre a técnica correta de uso.**	Doença hepática grave, doenças oculares, suspeita de tuberculose, catapora ou sarampo. Monitorar sintomas de infecção ou hipersensibilidade (anafilaxia, angioedema, erupção cutânea e urticária). Monitorar crescimento em crianças e sintomas oculares em idosos. Uso concomitante com ritonavir e outro medicamento esteroidal. Sangramentos nasais frequentes.	**Moderado** ●●●○	**Forte**

(continua)

Quadro 20.4 (continuação)
Resumo das intervenções farmacológicos para rinite alérgica[7,13,23]

Medicamento	Apresentações	Uso padrão	Orientações ao paciente	Alertas	GRADE: Nível de evidência	GRADE: Grau de recomendação
Loratadina $$$$ MIP SUS	**Comprimido** 10 mg **Xarope** 1 mg/mL	**ADULTOS:** 1 comprimido de 10 mg OU 10 mL do xarope (10 mg). Se necessário, repetir a cada 24 horas. Dose máxima: 10 mg/dia. **CRIANÇAS (somente acima de 2 anos):** 5 mL (5 mg) para peso corporal abaixo de 30 kg e 10 mL (10 mg) para peso corporal superior. Se necessário, repetir a cada 24 horas. Dose máxima: 10 mg/dia.	"O paciente deve evitar atividades que exijam alerta mental até que os efeitos do fármaco sejam identificados". "Esse medicamento pode causar boca seca, dor de cabeça, sonolência ou fadiga".	Insuficiência renal ou hepática. Pode causar xerostomia, cefaleia, sonolência e fadiga. Usualmente compatível com a amamentação.	Moderado	Forte
Desloratadina $$$$ MIP	**Comprimido** 5 mg **Xarope** 0,5 mg/mL	**ADULTOS:** 1 comprimido de 5 mg OU 10 mL do xarope (5 mg). Se necessário, repetir a cada 24 horas. Dose máxima: 5 mg/dia. **CRIANÇAS (somente acima de 1 ano):** 2,5 mL (1,25 mg) para crianças de até 5 anos e 5 mL (2,5 mg) para crianças de 6 a 11 anos. Se necessário, repetir a cada 24 horas. Dose máxima: 5 mg/dia.	"Evitar atividades que exijam alerta mental até que os efeitos do fármaco sejam identificados". "Esse medicamento pode causar boca seca, dor de cabeça, sonolência ou fadiga".	Insuficiência renal ou hepática Pode causar xerostomia, cefaleia, mialgia, sonolência e fadiga. Gravidez e lactação.	Moderado	Forte

(continua)

Quadro 20.4 (continuação)
Resumo das intervenções farmacológicos para rinite alérgica[7,13,23]

Medicamento	Apresentações	Uso padrão	Orientações ao paciente	Alertas	GRADE: Nível de evidência	GRADE: Grau de recomendação
Fexofenadina $$$$ MIP	**Comprimido** 60 mg, 120 mg e 180 mg **Suspensão oral** 6 mg/mL	**ADULTOS:** 1 comprimido de 60 mg 2 vezes ao dia, 120 mg 1 vez ao dia ou 180 mg 1 vez ao dia. Dose máxima: 180 mg/dia. **CRIANÇAS (somente acima de 2 anos):** 5 mL (30 mg) para crianças de até 11 anos e 10 mL (60 mg). Se necessário, repetir a cada 12 horas. Dose máxima: 60 mg/dia.	"Preferencialmente, usar seringa dosadora". "Não consumir com sucos de fruta ou alimentos gordurosos". "Evitar atividades que exijam alerta mental até que os efeitos do fármaco sejam percebidos". "Pode causar boca seca, dor de cabeça, sonolência ou fadiga".	Insuficiência renal ou hepática. Pode causar xerostomia, cefaleia, dor muscular, tontura, náuseas, sonolência e fadiga. Gravidez, lactação e idosos. Antiácidos podem atrapalhar a absorção. Uso de eritromicina, cetoconazol e omeprazol.	Moderado	Forte
Azelastina $$$$ MIP	**Solução *spray*** 1 mg/mL	**ADULTOS:** 1 aplicação em cada narina 2 vezes ao dia. Dose aumentada: 2 aplicações em cada narina 2 vezes ao dia. Dose máxima: 3 aplicações/dia. **CRIANÇAS (somente acima de 5 anos):** 1 aplicação em cada narina 2 vezes ao dia.	"O álcool pode potencializar o efeito do medicamento". "Evitar atividades que exijam alerta mental ou coordenação até que os efeitos do fármaco sejam percebidos". "Antes da aplicação do medicamento, deve-se fazer a higiene do nariz e retirar lentes de contato se olhos estiverem vermelhos".	Insuficiência renal ou hepática. Pode causar xerostomia, cefaleia, mialgia, sonolência e fadiga. Gravidez e lactação. Os efeitos colaterais oftálmicos podem incluir queimação, picadas, dor nos olhos, conjuntivite ou sabor amargo.	Moderado	Forte

Fonte: Autoria própria.

SINAIS DE ALERTA E ENCAMINHAMENTOS

Ainda que o farmacêutico possa fazer um manejo inicial para amenizar os sintomas de crise com o uso de analgésicos e anti-histaminicos, pacientes com sinais claros de rinite perene, que poderiam beneficiar-se do uso de corticoides nasais ou que requeiram uma avaliação clínica especializada, devem ser aconselhados a procurar atendimento médico.[7,12,21] As principais situações que requerem encaminhamento a outros serviços ou profissionais de saúde estão descritas no **Quadro 20.5**.[7,12,21]

Caso sejam observados sintomas como edema periorbital, inflamação ou eritema, paralisia dos nervos cranianos, movimentos extraoculares anormais, alterações de visão, dor de cabeça severa e estado mental alterado, encaminhar imediatamente o paciente ao serviço médico (inclusive urgência e emergência).[5,34]

O farmacêutico comunitário desempenha um papel importante na identificação de doenças não diagnosticadas ou tratadas, colaborando na promoção dos cuidados em saúde. O monitoramento de grupos de risco torna-se essencial para o não agravamento dos sintomas ou riscos de novas enfermidades.[7,12,21]

Quadro 20.5
Sinais de alerta para encaminhamento de paciente com rinite alérgica[12,21]

Palavra-chave	Sinais de alerta
Criança menor de 12 anos	Quando apresentar outros sintomas como dor ou pressão dentária ou facial, tosse e redução do olfato. Pode tratar-se de sinusite de origem bacteriana.
Mulheres grávidas ou lactantes	Em pacientes gestantes ou lactantes há risco aumentado de desenvolver **rinossinusite** e disfunção da trompa de Eustáquio.
Obstrução unilateral	Resistência física ao fluxo de ar em uma das narinas deve ser cuidadosamente investigada por um exame rinoscópico detalhado, podendo ser complementado com uma nasofibroscopia a fim de se obter diagnóstico preciso.
Muco espesso verde ou amarelo	O acúmulo de muco na garganta pode levar à tosse e à dor de garganta.
Perda de olfato consistente	Ficar atento em **edemas** da mucosa dos cornetos nasais, que causam essa perda do olfato, também podendo ser causado polipose nasossinusal.
Rinorreia posterior	A presença de secreção na parede posterior da faringe (rinorreia posterior), é preocupante, sobretudo se purulenta ou sanguinolenta.
Obstrução nasal	Pode ocasionar dor de cabeça, dificuldade para dormir e apneia do sono.
Sangramento nasal	Se o sangramento for **intenso** ou muito **frequente**, o paciente deverá ser encaminhado a um otorrinolaringologista.
Sintomas de asma não diagnosticada	Chiado no peito, falta de ar, tosse e sensação de aperto no peito são sintomas preocupantes da asma.
Sintomas que não respondem ao tratamento	Os antagonistas dos receptores de leucotrienos (montelucaste) são uma opção para pacientes que não obtiveram respostas com outras linhas de tratamento. No entanto, é necessário o monitoramento de **efeitos adversos** potencialmente graves.
Dor de ouvido (otite)	A rinite pode ocasionar uma otite serosa, que se agravada poderá causar uma **disfunção** da tuba auditiva.
Efeitos secundários do tratamento inaceitáveis	Efeitos rebote e rinite medicamentosa são problemas comuns no uso prolongado de alguns descongestionantes.

Fonte: Autoria própria.

MONITORAMENTO DOS RESULTADOS

O monitoramento da efetividade das ações de manejo é o ponto central de novas consultas farmacêuticas. O profissional deve estar atento sobre o entendimento do paciente quanto às medidas de prevenção, especialmente a não exposição aos alérgenos, assim como a efetividade dos medicamentos em uso e ocorrência de eventos adversos.[5,7,11,12]

A automedicação desassistida pode causar efeitos adversos relevantes como a sedação excessiva e os efeitos anticolinérgicos causados por anti-histamínicos. Os corticosteroides são importantes no manejo da rinossinusite, porém seus efeitos sistêmicos devem ser monitorados. O abuso de descongestionantes deve ser prevenido e alertado. Deve-se evitar sempre que não mais que dois medicamentos sejam usados concomitantemente para evitar interações medicamentosas e erros de administração.[6,12,33]

Em geral, os pacientes substituem *sprays* nasais por anti-histamínicos sedativos. Por isso, a atuação do farmacêutico na educação desses pacientes torna-se premente para evitar os efeitos adversos.[35]

Referências bibliográficas

1. Asher MI, Montefort S, Björkstén B, Lai CKW, Strachan DP, Weiland SK, et al. Worldwide time trends in the prevalence of symptoms of asthma, allergic rhinoconjunctivitis, and eczema in childhood: ISAAC Phases One and Three repeat multicountry cross-sectional surveys. Lancet (London, England). 2006; 368(9537):733-43.
2. Ibiapina CC, Sarinho ESC, Camargos PAM, Andrade CR, Cruz Filho ÁAS. Rinite alérgica: aspectos epidemiológicos, diagnósticos e terapêuticos. J Bras Pneumol. 2008;34(4):230-40.
3. Li WW. Allergic Rhinitis. Dynamed. 2018.
4. Glacy J, Putnam K, Godfrey S, Falzon L, Mauger B, Samson D, et al. Treatments for Seasonal Allergic Rhinitis. Rockville (MD): Agency for Healthcare Research and Quality (US); 2013. Report Nº: 13-EHC098-EF.
5. Brook I. Acute sinusitis. Medscape. 2018.
6. National Institute for Health and Care Excellence. Sinusitis (acute): antimicrobian prescribing. 2021.
7. Steven GC. Rinite alérgica. BMJ (Online). 2020.
8. Green R, Jeena P, Kotze S, Lewis H, Webb D, Wells M. Management of acute fever in children: Guideline for community healthcare providers and pharmacists. South African Medical Journal. 2013; 103(12):948-54.
9. Thompson AP, Nesari M, Hartling L, Scott SD. Parents' experiences and information needs related to childhood fever: A systematic review. Patient Educ Couns. 2020;103(4):750-63.
10. Conselho Federal de farmácia. Guia de prática clínica: sinais e sintomas do aparelho genital feminino: dismenorreia. Guias de prática clínica para farmacêuticos. 2017;218.
11. May JR, Dolen WK. Management of Allergic Rhinitis: A Review for the Community Pharmacist. Clinical Therapeutics. 2017;39(12):2410-9.
12. Lang DM, Malley PG, Fernadez JM, Li WW. Allergic rhinitis. Dynamed. 2020.
13. Borish L. Current reviews of allergy and clinical immunology Allergic rhinitis: Systemic inflammation and implications for management. J Allergy Clin Immunol. 2003;112(6):1021-31.
14. Sheikh A, Hurwitz B, Nurmatov U, van Schayck CP. House dust mite avoidance measures for perennial allergic rhinitis. Cochrane Database Syst Rev. 2010;(7):CD001563.
15. Kenney P, Hilberg O, Laursen AC, Peel RG, Sigsgaard T. Preventive effect of nasal filters on allergic rhinitis: A randomized, double-blind, placebo-controlled crossover park study. J Allergy Clin Immunol. 2015; 136(6):1566-72.
16. Koreck AI, Csoma Z, Bodai L, Ignacz F, Kenderessy AS, Kadocsa E, et al. Rhinophototherapy: A new therapeutic tool for the management of allergic rhinitis. J Allergy Clin Immunol. 2005;115(3):541-7.
17. Schwetz S, Olze H, Melchisedech S, Grigorov A, Latza R. Efficacy of Pollen Blocker Cream in the Treatment of Allergic Rhinitis. Arch Otolaryngol Head Neck Surg. 2004;130(8):979-84.
18. Tungsukruthai P, Nootim P, Worakunphanich W, Tabtong N. Efficacy and safety of herbal steam bath in allergic rhinitis: a randomized controlled trial. J Integr Med. 2018;16(1):39-44.
19. Lee MS, Pittler MH, Shin BC, Kim JI, Ernst E. Acupuncture for allergic rhinitis: a systematic review. Ann Allergy Asthma Immunol. 2009;102(4):269-79.
20. Linde K, Clausius N, Ramirez G, Melchart D, Eitel F, Hedges LV, et al. Are the clinical effects of

homeopathy placebo effects? A meta-analysis of placebo-controlled trials. Lancet (London, England). 1997;350(9081):834-43.

21. Mabry RL. Pharmacotherapy of Allergic Rhinitis: Corticosteroids. Otolaryngol Head Neck Surg.1995; 113(1):120-5.

22. Patel ZM, Hwang P. Sinusite aguda descomplicada e rinosinusite em adultos: Tratamento. 2020.

23. Al Sayyad JJ, Fedorowicz Z, Alhashimi D, Jamal A. Topical nasal steroids for intermittent and persistent allergic rhinitis in children. Cochrane Database Syst Rev. 2007;2009(1).CD003163.

24. Karafilidis JG, Andrews WT. Allergic rhinitis practice parameter update: correction to information regarding OMNARIS (ciclesonide) nasal spray. J Allergy Clin Immunol. 2008;122(6):1236.

25. Dykewicz MS, Wallace D V, Baroody F, Bernstein J, Craig T, Finegold I, et al. Treatment of seasonal allergic rhinitis: An evidence-based focused 2017 guideline update. Ann Allergy Asthma Immunol. 2017; 119(6):489-511.e41.

26. Kaiser HB, Naclerio RM, Given J, Toler TN, Ellsworth A, Philpot EE. Fluticasone furoate nasal spray: A single treatment option for the symptoms of seasonal allergic rhinitis. J Allergy Clin Immunol. 2007; 119(6):1430-7.

27. Baroody FM, Shenaq D, DeTineo M, Wang J, Naclerio RM. Fluticasone furoate nasal spray reduces the nasal-ocular reflex: A mechanism for the efficacy of topical steroids in controlling allergic eye symptoms. J Allergy Clin Immunol. 123(6):1342-8.

28. Thongngarm T, Wongsa C, Phinyo P, Assanasen P, Tantilipikorn P, Sompornrattanaphan M. As-Needed Versus Regular Use of Fluticasone Furoate Nasal Spray in Patients with Moderate to Severe, Persistent, Perennial Allergic Rhinitis: A Randomized Controlled Trial. The J Allergy Clin Immunol. 2021;9(3):1365-1373.e6.

29. Lumry W, Prenner B, Corren J, Wheeler W. Efficacy and safety of azelastine nasal spray at a dose of 1 spray per nostril twice daily. Ann Allergy Asthma Immunol. 2007;99(3):267-72.

30. Debbaneh PM, Bareiss AK, Wise SK, McCoul ED. Intranasal Azelastine and Fluticasone as Combination Therapy for Allergic Rhinitis: Systematic Review and Meta-analysis. Otolaryngol Head Neck Surg. 2019;161(3):412-8.

31. Bender BG, Berning S, Dudden R, Milgrom H, Tran ZV. Sedation and performance impairment of diphenhydramine and second-generation antihistamines: A meta-analysis. J Allergy Clin Immunol. 2003;111(4):770-6.

32. Rodrigo GJ, Yañez A. The role of antileukotriene therapy in seasonal allergic rhinitis: a systematic review of randomized trials. Ann Allergy Asthma Immunol. 2006;96(6):779-86.

33. Baroody FM, Brown D, Gavanescu L, DeTineo M, Naclerio RM. Oxymetazoline adds to the effectiveness of fluticasone furoate in the treatment of perennial allergic rhinitis. J Allergy Clin Immunol. 2011; 127(4):927-34.

34. Rosário NA, Paula N De, Rubini M, Mion O. ARTIGO ESPECIAL IV Brazilian Consensus on Rhinits. Braz J Otorhinolaryngol. 2018;84(1).

35. Succar EF, Turner JH, Chandra RK. Nasal saline irrigation: a clinical update. Int Forum Allergy Rhinol. 2019;9(S1):S4-8.

21 Conjuntivites

Sara Rodrigues Oliveira • Eduarda Souza da Silva • Daniel Tenório da Silva • Rodrigo Fonseca Lima • Juliana Maria de Albuquerque Vaz • Nara Amanda Laismann • Bárbara Manuella Cardoso Sodré Alves • Rosângela Maria Gomes • Rafael Santos Santana • Sabrina Oliveira Campos de França

CONJUNTIVITE

A conjuntivite representa um grupo de doenças ou distúrbios que levam à inflamação da conjuntiva, do revestimento das pálpebras e do globo ocular em deccorrência de infecção por bactérias ou vírus, reações alérgicas e imunológicas, irritação mecânica, entre outras. A conjuntivite é uma queixa comum e o diagnóstico mais provável em um paciente com olho vermelho e corrimento, visto que a conjuntiva inflamada perde sua aparência transparente e ganha uma coloração rosa ou vermelha a distância.[1-3]

Nos Estados Unidos, estima-se que a conjuntivite aguda afeta cerca de seis milhões de pessoas por ano. Nesse país, a conjuntivite representa, dos atendimentos em saúde relacionados com condições oculares, 30% e 54% das visitas ao sistema de saúde, respectivamente. No Brasil, um estudo transversal realizado em Goiânia mostrou que 38% dos pacientes na emergência oftalmológica foram diagnosticados com conjuntivite aguda entre maio e setembro de 2017. Entretanto, é difícil estimar essa prevalência em razão da relativa carência de dados médicos e sociais sobre os atendimentos oftalmológicos. De forma geral, aproximadamente 1% de todas as consultas em unidades de saúde são relacionadas com conjuntivite aguda.[1-6]

Esse transtorno é uma doença ocular relativamente benigna e frequentemente autolimitada. É capaz de afetar indivíduos de todas as idades e impor diversos encargos socioeconômicos, uma vez que gera sofrimento para o paciente, mobiliza recursos de serviços assistenciais de saúde e, se persistente, apresenta risco de sérias complicações oculares e extraoculares, mesmo que normalmente não ofereça ameaça à visão dos pacientes.[3-8]

A conjuntivite pode ser classificada em primária ou secundária a outras doenças sistêmicas oculares (**Figura 21.1**). A conjuntivite de origem primária pode ser dividida de acordo com sua causa e sintomas em: alérgica, infecciosa bacteriana e infecciosa viral. Geralmente é difícil diferenciar clinicamente as formas alérgica e infecciosa, pois frequentemente há uma sobreposição dos sintomas manifestados.[1,3,9]

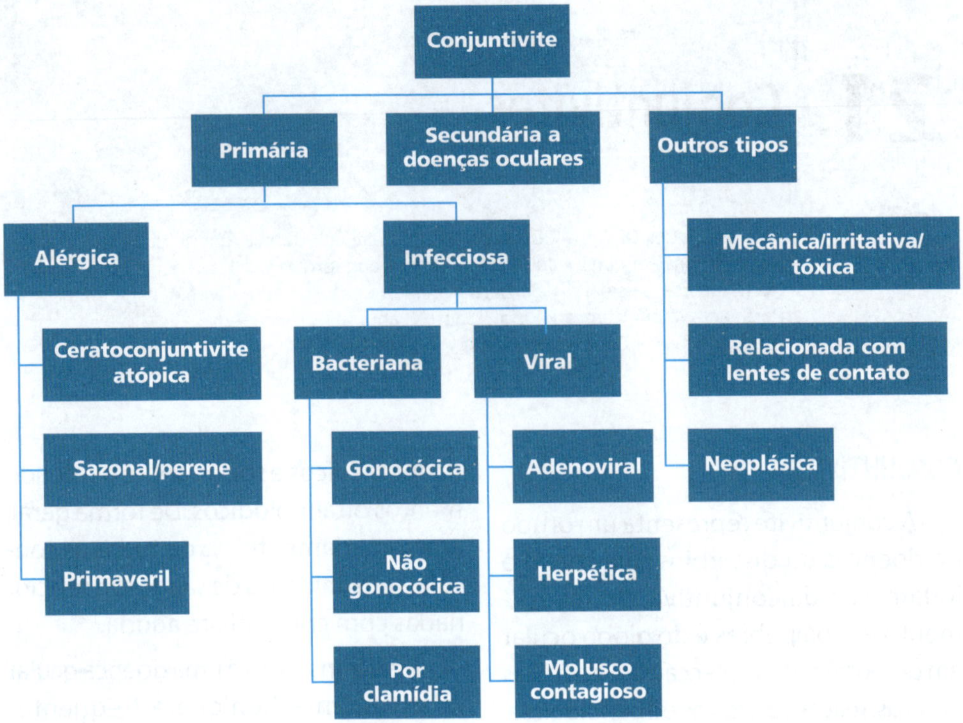

Figura 21.1. Classificação da conjuntivite.
Fonte: Elaboração própria.

Ademais, essas categorias podem ser subdivididas. A conjuntivite alérgica pode ser ceratoconjuntivite atópica, alérgica sazonal/perene e primaveril. A conjuntivite bacteriana pode ser do tipo gonocócica, não gonocócica e por clamídia. Por sua vez, a conjuntivite viral pode ser subdividida em adenoviral, herpética e molusco contagioso. Outras formas menos comuns da conjuntivite incluem conjuntivite mecânica ou irritativa, conjuntivite relacionada com lentes de contato e conjuntivite neoplásica.[1,3,4,9,11]

Além disso, a conjuntivite de origem primária também pode ser classificada de acordo com sua duração e sua gravidade clínica em aguda (até 14 dias), crônica (mais de três semanas) ou recorrente. Com relação ao período de latência, a conjuntivite aguda que dura até 3 a 4 semanas, representando a maioria dos casos alérgicos, assim como a conjuntivite infecciosa bacteriana e viral em determinadas épocas do ano.

Nesse documento será abordado o manejo da conjuntivite primária em adultos com o foco nos tipos de conjuntivite alérgica, infecciosa bacteriana e infecciosa viral aguda não complicadas.

OBJETIVOS DO CUIDADO FARMACÊUTICO

1. Aliviar o desconforto, como prurido e dor, se presentes, reduzir o tempo de recuperação e prevenir complicações.[3,11,12]

2. Promover educação em saúde sobre prevenção, cuidados e formas de evitar a propagação para outras pessoas, quando for o caso.[3,11,12]
3. Recomendar terapia apropriada, bem como medidas de suporte.[3,11,12]
4. Diferenciar potenciais casos de conjuntivite primária alérgica, infecciosa bacteriana e infecciosa viral de outros casos, com outras possíveis causas de inflamação na conjuntiva.[3,11,12]

CAUSAS, SINAIS, SINTOMAS E ANAMNESE FARMACÊUTICA

A conjuntivite representa um grupo de doenças ou distúrbios autolimitados que levam à inflamação da conjuntiva, tornando sua aparência de transparente a rosa ou vermelha e provocando uma sensação de olhos pregados pelo paciente, geralmente pela manhã.[1,2,3] A diferenciação entre os subtipos de cada tipo de conjuntivite não é feita pelo profissional farmacêutico e não caracteriza o objetivo desse texto, apesar de alguns sinais clínicos serem mencionados com objetivo de confirmar quadros já diagnosticados, promover alívio dos sintomas ou identificar sinais de alerta.[8,13]

A inflamação da conjuntiva em casos de **conjuntivite alérgica** é causada por uma resposta imune a um alérgeno. Trata-se de uma resposta imune de tipo I e é iniciada quando o alérgeno une-se a um mastócito, ocorrendo uma ligação cruzada com a imunoglobulina E. Essa ligação leva à degranulação do mastócito e à iniciação de uma cascata inflamatória leucocítica ou linfocítica, de forma que o acúmulo de células imunológicas na superfície da conjuntiva resulte em sua irritação.[1,14]

Os sintomas de conjuntivite alérgica podem oscilar ao longo do ano, com exacerbações mais prováveis durante os períodos de maior exposição a alérgenos e com prevalência de clima quente, ventoso e seco. Esse tipo de conjuntivite apresenta-se aumentada em crianças, apesar de afetar todas as idades. Além disso, geralmente ocorre na população adulta que apresenta comorbidades atópicas como dermatite, especialmente eczema, e asma. Em casos graves e não controlados pode causar deficiência visual significativa.[1,3,7,8,9,15]

A conjuntivite alérgica (**Figura 21.2**) apresenta-se de forma bilateral, podendo haver secreção de muco líquida ou pegajosa, prurido geralmente intenso, fotofobia leve e injeção conjuntival (inflamação). Sua duração média é de 5 a 10 dias, porém varia de acordo com o período de cessação da exposição ao alérgeno provocador.

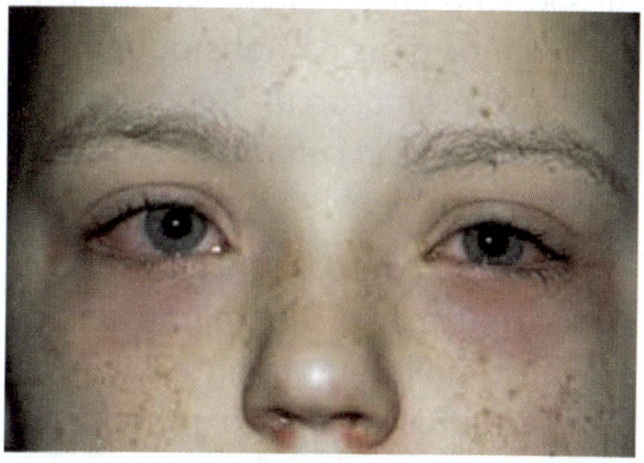

Figura 21.2. Conjuntivite alérgica com edema periorbital, as "olheiras alérgicas".
Fonte: Science photo library.

Na forma sazonal e perene da conjuntivite alérgica, há o acréscimo dos sintomas hiperpigmentação periorbital (olheiras alérgicas) e quemose (inchaço da conjuntiva, que se reflete também nas pálpebras). Na forma primaveril, que pode ser chamada também de ceratoconjuntivite vernal, há vermelhidão, coceira intensa e lacrimejando em ambos os olhos. Não há sintomas adicionais aos sintomas gerais de conjuntivite alérgica em sua apresentação de subtipo ceratoconjuntivite atópica.[1,3,7,8,13,16]

Além dos sintomas citados, há também casos de conjuntivite alérgica em que sintomas nasais, como rinorreia (coriza) e espirros apresentam-se associados à inflamação da conjuntiva. Dadas as circunstâncias, e caso não seja de manejo frequente pelo paciente, pode ser prudente requerer encaminhamento médico.[15]

A inflamação da conjuntiva em casos de **conjuntivite infecciosa** é causada por diversos agentes, incluindo patógenos bacterianos, virais e fúngicos. A contaminação por esses patógenos infecciosos ocorre de forma externa à conjuntiva a partir de locais adjacentes ou por transmissão sanguínea. Quanto aos agentes bacterianos mais comuns podem ser citados o *Pneumococcus, Staphylococcus aureus, Moraxella catarrhalis* e *Haemophilus influenzae.*[1,8,11]

Em casos de **conjuntivite bacteriana**, a inflamação da conjuntiva pode ser tanto unilateral quanto bilateral, apresentando secreção mucopurulenta de leve a abundante, acompanhada do relato da ausência de episódios anteriores. Em adição a esses sintomas clínicos gerais, outros sintomas podem ser apresentados, a depender do subtipo vivenciado pelo paciente.[17]

Na forma gonocócica, há presença de edema nas pálpebras e quemose, que geralmente desenvolve-se ao longo de 12 a 24 horas sem vermelhidão conjuntival. Na forma não gonocócica, há um rápido início de vermelhidão conjuntival, sensação de corpo estranho acompanhada de produção de lágrimas, ardor e coceira como características, sendo os dois últimos sintomas menos comuns. A conjuntivite bacteriana por clamídia pode ser acompanhada por infecção genital simultânea. A oftalmia neonatal (conjuntivite neonatal) resulta de uma infecção gonocócica materna e/ou infecção por clamídia. A conjuntivite neonatal ocorre em 20% a 40% dos neonatos cujo parto ocorreu por meio de um canal de nascimento infectado.[1,2,3,4,8,18]

Pacientes adultos sexualmente ativos com sinais e sintomas clínicos indicativos de conjuntivite bacteriana exigem atenção especial, visto que um dos agentes infecciosos potencialmente causadores desse transtorno são bactérias do gênero *Neisseria*, particularmente a *Neisseria gonorrhoea.* Apesar de a infecção por esses agentes ser menos comum em virtude do risco associado à visão e à sua transmissão sexual, tanto o paciente quanto seu parceiro devem ser encaminhados imediatamente para o profissional médico.[1-4]

Em casos de **conjuntivite viral**, a manifestação ocorre após um período de incubação de cerca de 5 a 12 dias depois do contato com paciente contaminado.

De início abrupto, a conjuntivite viral é extremamente infeciosa, dura em torno de uma semana, mas pode seguir um curso mais longo do que a variante infecciosa bacteriana, chegando a até quatro semanas. A inflamação da conjuntiva pode ter uma apresentação uni ou bilateral, e uma característica típica da forma viral é a inflamação do segundo olho entre 24 e 48 horas após o início do quadro em um dos olhos (**Figura 21.3**).[1,2,11,17,18]

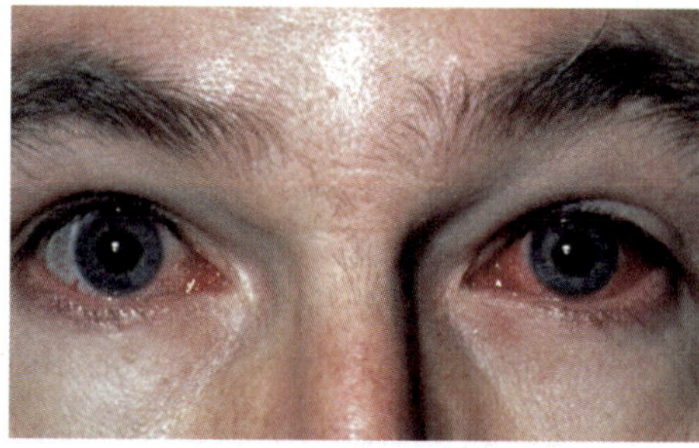

Figura 21.3. Conjuntivite viral bilateral com eritema maior no olho esquerdo que no direito dada a diferença de início.

Fonte: Science photo library.

Outras características comuns são secreção aquosa (tipicamente clara), quemose eventual, inchaço da pálpebra, olho vermelho com prurido (geralmente não muito intenso), ardência ou sensação de corpo estranho associado a lacrimejamento ou secreção de muco (**Quadro 21.1**).[3,4,18]

Quadro 21.1
Principais características clínicas dos diferentes tipos de conjuntivite

Tipo	Conjuntivite alérgica	Conjuntivite bacteriana	Conjuntivite viral
Relato	Relato anterior de **quadros alérgicos prévios**	Sem episódios anteriores, sem surtos locais	Presença de surtos ou **relato de contato**
Secreção	Secreção de muco líquida ou pegajosa (viscosa)	**Secreção mucopurulenta** (olhos e cílios aderidos pela manhã)	Secreção abundante de muco aquosa (clara)
Eritrema	Bilateral	Unilateral ou bilateral	Unilateral ou bilateral (**segundo olho, 1 ou 2 dias depois**)
Prurido	Presente (leve a intenso)	Pouco ou nenhum	Pouco ou nenhum
Sensação	Sem ardência e sem sensação de corpo estranho	Ardência ou sensação de corpo estranho	Ardência ou sensação de corpo estranho
Edema palpebral	**Moderado a grave (inchaço ao redor dos olhos)**	Moderado	Mínimo
Duração	Curso variável	Curso varia de 5 a 10 dias	Curso de 2 a 4 semanas
Aspectos	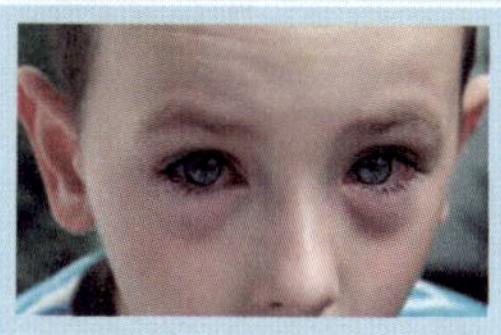	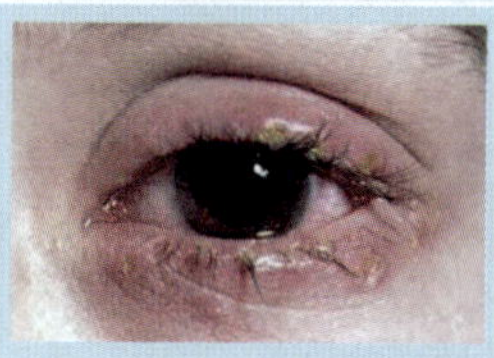	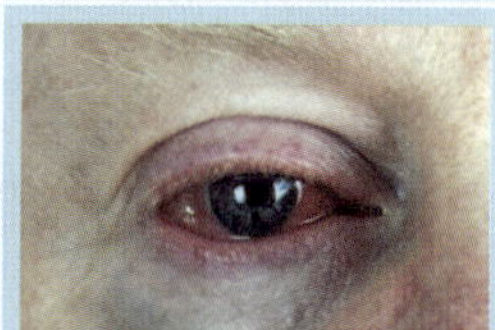

Fonte: Science photo library.

A conjuntivite viral localizada sem manifestações sistêmicas geralmente resulta de adenovírus e, às vezes, enterovírus ou vírus herpes simplex. Pode também ser acompanhada de resfriado comum e outras infecções virais sistêmicas (sarampo, catapora, rubéola e caxumba).

Em geral, é mais prevalente em adultos, com maior ocorrência durante o verão. Além disso, é altamente contagiosa e disseminada, como outras doenças virais, pelo contato direto com pessoas infectadas ou com superfícies contaminadas.[4,8,11,18]

Na maioria dos casos, potencial identificação da conjuntivite pode ser feita com base na história, por meio de perguntas simples que visam diferenciar os sintomas apresentados e a gravidade (**Quadro 21.2**).[1,2,3,4,7,12]

Quanto às características clínicas da conjuntivite apresentadas ou não pelo paciente, deve-se esclarecer sobre o tipo de secreção, se há fotofobia, se o tamanho da pupila está anormal e se há inchaço da pálpebra. Ainda, se há sensação de olhos pregados e corpo estranho. Deve-se questionar sobre o uso de lentes de contato ou se ocorreu trauma ou entrada de objeto estranho. Doenças alérgicas, como asma, eczema, doença sistêmica, atual ou anterior, podem influenciar o desenvolvimento da conjuntivite em virtude da resposta inflamatória gerada, sendo necessário seu relato por se tratar de uma conjuntivite secundária em potencial. O uso de medicamentos tópico e sistêmico, como colírios e corticoides, também deve ser relatado em razão de seu possível efeito adverso no olho. Fatores sociais, como tabagismo e viagens recentes, também devem ser abordados, uma vez que podem desencadear maior exposição a alérgenos e patógenos bacterianos e virais.[1,3,4,7,13,19]

Quadro 21.2
Anamnese farmacêutica em pacientes com conjuntivite (Estratégia INDICO)[1,2,3,4,7,8,9,10,12,16]

Domínio	Perguntas/Investigação*	Observações importantes
Identificação do paciente	Qual a **idade** do paciente? O paciente está em **bom estado geral**? Alimenta-se bem? Está **grávida** ou é **lactante**? Local onde mora? Com o que trabalha? Apresenta ou já apresentou infecção sexualmente transmissível (IST)?	A identificação inicial da conjuntivite é feita com base em história e sinais clínicos apresentados. Crianças ou pacientes mais vulneráveis podem necessitar de encaminhamento e tratamento especializado.
Natureza dos sinais e sintomas	O paciente apresenta algum sinal ou **sintoma sistêmico ou associado** a quadro infecioso ou alérgico? Coceira, vermelhidão ou inchaço na pálpebra? **Como é a secreção?** Qual modo de apresentação da conjuntivite (uni ou bilateral)? Há dor ou fotofobia? Há ardência ou **sensação de corpo estranho?**	É importante que todos os sintomas sejam descritos. A secreção em casos de conjuntivite pode ser líquida ou pegajosa, apresentando-se de forma leve ou intensa, o que confere a sensação de olhos pregados pela manhã. Não há ardência e sensação de corpo estranho no modo de apresentação alérgico da conjuntivite (ver **Quadro 21.1**).

(continua)

Quadro 21.2 (continuação)
Anamnese farmacêutica em pacientes com conjuntivite (Estratégia INDICO)[1,2,3,4,7,8,9,10,12,16]

Domínio	Perguntas/Investigação*	Observações importantes
Duração	**Desde quando** acontece? Já houve outros **episódios semelhantes**? Observou evolução dos sintomas **de um olho para o outro de acordo com os dias**?	Casos de conjuntivite alérgica podem manifestar-se de maneira recorrente em determinadas épocas do ano, em que há maior exposição aos alérgenos causadores; a história deve incluir detalhes sobre episódios anteriores de conjuntivite. Na conjuntivite viral, a inflamação do segundo olho entre 24 e 48 horas após o início do quadro em um dos olhos.
Iniciou algum tratamento	O paciente já fez uso de **algum medicamento durante esse episódio**? Caso afirmativo, houve melhora? Quais os **medicamentos usados** anteriormente? O paciente tem alguma **preferência de tratamento**?	O uso de medicamentos tópico e sistêmico, como colírios e corticoides deve ser relatado. Em virtude de seu possível efeito adverso no olho, a conjuntivite alérgica pode ser induzida por medicamentos como uma reação a longo prazo ao uso de terapias oculares tópicas (colírios, pomadas, soluções para lentes de contato etc.) e pode, muitas vezes, ser causada por uma reação adversa a conservantes químicos presentes em soluções usadas no sistema oftálmico.
Comorbidades	Apresenta alergia, asma ou eczema? História de infecção sexualmente transmissível ou do parceiro? O paciente apresenta alguma **doença crônica**? *Status* imunológico comprometido?	A conjuntivite pode manifestar-se de forma secundária a outra doença; deve-se observar sintomas e sinais potencialmente relacionados com doenças sistêmicas, p. ex., secreção geniturinária, disúria (dor ao urinar), disfagia (dificuldade de engolir), infecção respiratória superior, pele e lesões mucosas. (Atenção! Alguns desses sintomas podem ter sido causados por ISTs).
Outras situações especiais	**Fuma**? Viagem recente? Utiliza lentes de contato? Investigar se houve trauma recente, mecânico, químico ou ultravioleta, que possa desencadear vermelhidão. Verificar se houve cirurgia ocular prévia.	Fatores sociais, como tabagismo e viagens recentes, também devem ser abordados, uma vez que podem desencadear uma maior exposição a alérgenos e poluentes presentes no ar. Lentes de contato podem causar conjuntivite por lentes de contato; o tipo de lente utilizada, a higiene e o regime de uso devem ser abordados, visto que o mau uso pode causar irritação.

** Perguntas sugestivas. Não têm finalidade diagnóstica e sim para melhor compreensão do caso e identificação de potenciais sinais de alerta para encaminhamento.*
Fonte: Autoria própria.

INTERVENÇÕES NÃO FARMACOLÓGICAS

É importante, em primeiro lugar, orientar o paciente quanto à natureza autolimitante das conjuntivites alérgicas, virais e bacterianas. Isso corresponde ao fato de que, em sua maioria, casos de conjuntivite não necessitam de uma terapia farmacológica, e o manejo é feito por meio de medidas de suporte não farmacológicas para alívio dos sintomas apresentados até que o fim do ciclo do transtorno seja atingido.[3,8,18]

Entre essas medidas (Quadro 21.3), a realização de compressas pode ajudar a aliviar o sintoma da coceira e desconforto geral, assim como a fricção no olho deve ser uma medida recomendada para essa e todas as patologias que afetam os olhos, com intuito de não piorar o quadro e prevenir lesões adicionais. Usuários de lente de contato, quando apresentarem olhos vermelhos e secreção, devem ser aconselhados a descontinuar as lentes de contato imediatamente e a visitar um oftalmologista se os sintomas não melhorarem em 12 a 24 horas. O uso de óculos de sol também é indicado em razão da fotossensibilidade que a conjuntivite pode causar e como barreira para alérgenos transportados pelo ar.[3,9,10,15,22]

Outros cuidados a serem orientados, com o intuito de reduzir exposição e contato a alérgenos e para evitar a transmissão, dos tipos infecciosos de conjuntivite são: medidas de higiene simples, como lavar bem as mãos e com maior frequência; manter as mãos afastadas dos dois olhos, independentemente se apenas um ou ambos estão infectados; e evitar o compartilhamento de objetos potencialmente contaminados como toalhas, lençóis e cosméticos.[1,14,18]

A prevenção de alérgenos ou gatilhos que podem desencadear uma reação alérgica devem ser enfatizadas como tratamento na conjuntivite alérgica. Assim como manutenção de um ambiente limpo e livre de poeira, a manutenção do ar-condicionado em casa e no trabalho também podem ser benéficos.[3,9,10,16,21,22]

Em casos de conjuntivite viral, deve-se orientar sobre a importância de prevenir a transmissão, ausentando-se da escola ou do trabalho por 10 a 14 dias em virtude do seu alto risco de disseminação. Para a conjuntivite bacteriana, não são muitas medidas de suporte específicas a serem seguidas, apenas a higiene das pálpebras com soro fisiológico é mais fortemente recomendada quando houver secreção mucopurulenta com crostas nas pálpebras.[1,14,23]

Quadro 21.3
Resumo de evidências das intervenções não farmacológicas para conjuntivite[1,3,12,15,20,22,24,27]

Conduta	Embasamento técnico	GRADE	
		Nível de evidência	Grau de recomendação
Medidas de higiene e prevenção	Lavar bem as mãos e com maior frequência e evitar o compartilhamento de objetos potencialmente contaminados podem evitar a disseminação dos patógenos infecciosos. Na conjuntivite alérgica deve-se enfatizar a prevenção de alérgenos ou gatilhos que podem desencadear uma reação alérgica, e em casos de conjuntivite viral, a necessidade de ausentar-se da escola ou do trabalho por 10 a 14 dias em virtude do seu alto risco de disseminação.	Moderado	Forte

(continua)

Quadro 21.3 (continuação)
Resumo de evidências das intervenções não farmacológicas para conjuntivite[1,3,12,15,20,22,24,27]

Conduta	Embasamento técnico	GRADE	
		Nível de evidência	Grau de recomendação
Compressas frias	Evitam a resposta irracional habitual do atrito, pela amenização dos sintomas de prurido e edema nas pálpebras. Apesar do baixo número de estudos específicos, são recomendadas pela maioria das diretrizes clínicas globais.	Baixo ●●○○	Forte
Uso de óculos de sol	Funciona como uma barreira para alérgenos no ar e contra a fotossensibilidade que a conjuntivite pode causar. Apesar disso, a recomendação deve ser ponderada, dado o potencial de contágio e capacidade de higienização.	Baixo ●●○○	Fraco
Minimizar a fricção nos olhos	A fricção excessiva deve ser evitada, pois a ruptura mecânica dos mastócitos leva a degranulação e piora dos sintomas na conjuntivite alérgica. Nas infeciosas, além da piora do quadro, pode favorecer a contaminação.	Moderado ●●●○	Forte
Imunoterapia	A imunoterapia com alérgenos é apresentada em duas opções, por via subcutânea ou sublingual, e demonstra bons resultados nas revisões disponíveis. Tende a melhorar os sintomas de alguns tipos de conjutivites alérgicas, especialmente as recorrentes e que causam muito desconforto ao paciente.	Moderado ●●●○	Forte

Fonte: Autoria própria.

INTERVENÇÕES FARMACOLÓGICAS

A diferenciação entre os tipos de conjuntivite alérgica, infecciosa bacteriana e infecciosa viral permite que o suporte farmacológico, quando ocorrer, seja mais eficaz, visto que este poderá ser direcionado de acordo com sua causa raiz.[3,9]

No geral, quando se trata de um caso de conjuntivite alérgica, o tratamento farmacológico é uma terapia adjunta à cessação do contato do paciente com o alérgeno.[1,3]

Nas condições leves, o mais recomendado pelas diretrizes clínicas globais é associar o cuidado conservador não medicamentoso à utilização de lágrimas artificiais (preferencialmente aquelas sem conservantes). Entre as disponíveis no país estão as que têm base de **hipromelose** e de **carmelose**, que podem ajudar a diluir alérgenos e mediadores inflamatórios, possivelmente presentes na superfície ocular, e ainda agem lavando os alérgenos da conjuntiva e lubrificando os vasos conjuntivais, assim, aliviando edema e hiperemia (**Quadro 21.4**).[23,28]

Nos casos moderados a graves, ou aqueles associados a condições como rinite alérgica, as evidências têm demonstrado benefícios ainda que limitados do uso de anti-histamínicos tópicos e sistêmicos, descongestionantes tópicos, anti-inflamatórios não esteroidais tópicos (AINEs), estabilizadores de mastócitos e corticosteroides. A maioria destes está sujeita à prescrição, e geralmente é destinada a casos crônicos ou com sinais de agravamento; desse modo, é prudente encaminhar ou aguardar a intervenção médica especializada.[1,9,14,21,22]

As principais diretrizes sobre o tema, de forma geral, não recomendam os anti-histamínicos de primeira geração, e normalmente entre os anti-histamínicos, os medicamentos tópicos são preferíveis. Entretanto, não há exemplos para uso tópico de segunda geração, disponíveis como medicamentos isentos de prescrição médica (MIPs). Entre os de uso sistêmicos, **loratadina**, **desloratadina** e **cloridrato de fexofenadina**, têm menos efeitos adversos associados, como sonolência e boca seca; contudo, esses medicamentos podem induzir ou piorar a síndrome do olho seco e não devem ser utilizados de forma sistemática.[1,3,14,21,22,27]

Com relação aos descongestionantes tópicos, como o **cloridrato de azelastina**, o uso está relacionado com o objetivo de redução de edema e de vermelhidão. Seu uso crônico pode gerar uma vasodilatação de rebote, de maneira que os estabilizadores de mastócitos são uma melhor opção terapêutica para pacientes com conjuntivite alérgica recorrente ou persistente em conjunto com os AINEs.[3,9,13,21]

Atualmente estão disponíveis por venda livre medicamentos com combinações de anti-histamínicos com descongestionantes, como a **nafazolina com feniramina**, formulações que apresentam menores efeitos colaterais quando combinadas.[4,8,13,26,37]

Caso as medidas não farmacológicas e o uso de lagrimas artificiais não sejam suficientes, o uso de anti-histamínicos e descongestionantes tópicos constituem uma opção terapêutica acessível para manejo dos sintomas e alívio do desconforto associado. Caso não haja melhora terapêutica no tempo esperado, estabilizadores de mastócitos, os AINEs e, especialmente, corticoides tópicos podem ser utilizados por um breve período após encaminhamento médico.[3,14,22]

Em casos de conjuntivite infecciosa viral, não há terapia antiviral específica para seu manejo, de maneira que o tratamento farmacológico recomendado é totalmente sintomático. Para tanto, podem ser utilizados além das lagrimas artificiais, os medicamentos combinados de anti-histamínico e descongestionantes tópicos como a **nafazolina com feniramina**, conforme recomendado também no manejo da conjuntivite alérgica.[1,3]

Além disso, antibióticos tópicos não são indicados para tratamento da conjuntivite viral, visto que não protegem contra infecções secundárias e podem provocar alergia e toxicidade de forma a complicar o transtorno. Com isso, há risco de desenvolvimento de resistência e de propagação de uma possível infecção, quando em forma de colírio,

Quadro 21.4

Resumo das intervenções farmacológicas para conjuntivite[1,2,3,12,15,22,24,29]

Medicamento	Apresentações	Uso padrão	Orientações ao paciente	Alertas	GRADE: Nível de evidência	GRADE: Grau de recomendação
Hipromelose $$$$ MIP	**Solução oftálmica** 0,5% (5 mg/mL)	**ADULTOS:** 1 a 2 gotas nos olhos afetados conforme técnica de aplicação ocular. Se necessário, repetir em 4 ou 6 horas. **CRIANÇAS:** 1 gota nos olhos afetados conforme técnica de aplicação ocular. Se necessário, repetir em 4 ou 6 horas.	"Instruir o paciente sobre a técnica de instilação adequada". "Deve-se esperar pelo menos 5 minutos para uso de outros produtos oftálmicos". "Evitar a contaminação da ponta do aplicador por contato e restringir uso por 3 dias".	Pessoas com glaucoma ou problemas oculares crônicos. Diabéticos submetidos à vitrectomia. Como os componentes tendem a ser farmacologicamente inertes, parece seguro em grávidas e lactantes. Dor de cabeça é o sintoma mais comum; caso haja piora ocular, suspender uso.	**Moderado** ●●●○	**Forte**
Hipromelose + dextrana $$$$ MIP	**Solução oftálmica** 0,5% (5 mg/mL) + 0,1% (1 mg/mL)	**ADULTOS:** 1 a 2 gotas nos olhos afetados conforme técnica de aplicação ocular. Se necessário, repetir em 4 ou 6 horas. **CRIANÇAS:** 1 gota nos olhos afetados conforme técnica de aplicação ocular. Se necessário, repetir em 4 ou 6 horas.	"Instruir o paciente sobre a técnica de instilação adequada". "Deve-se esperar pelo menos 5 minutos para uso de outros produtos oftálmicos". "Evitar a contaminação da ponta do aplicador por contato e restringir uso por 3 dias".	Pessoas com glaucoma ou problemas oculares crônicos. Diabéticos submetidos à vitrectomia. Como os componentes tendem a ser farmacologicamente inertes, parece seguro em grávidas e lactantes. Dor de cabeça é o sintoma mais comum; caso haja piora ocular, suspender uso.	**Moderado** ●●●○	**Forte**
Carmelose $$$$ MIP	**Solução oftálmica** 0,5% (5 mg/mL)	**ADULTOS:** 1 a 2 gotas nos olhos afetados conforme técnica de aplicação ocular. Se necessário, repetir em 4 ou 6 horas. **CRIANÇAS: não têm estudos registrados.**	"Instruir o paciente sobre a técnica de instilação adequada". "Deve-se esperar pelo menos 5 minutos para uso de outros produtos oftálmicos". "Evitar a contaminação da ponta do aplicador por contato e restringir uso por 3 dias".	Pessoas com glaucoma ou problemas oculares crônicos. Diabéticos submetidos à vitrectomia. Como os componentes tendem a ser farmacologicamente inertes, parece seguro em grávidas e lactantes. Caso haja piora ocular, suspender uso.	**Baixo** ●●○○	**Forte**

(continua)

Quadro 21.4 (continuação)
Resumo das intervenções farmacológicas para conjuntivite[1,2,3,12,15,22,24,29]

Medicamento	Apresentações	Uso padrão	Orientações ao paciente	Alertas	GRADE: Nível de evidência	GRADE: Grau de recomendação
Nafazolina + feniramina $$$$ MIP	**Solução oftálmica** 0,25 mg/mL + 3,0 mg/mL	**ADULTOS:** 1 a 2 gotas nos olhos afetados conforme técnica de aplicação ocular. Se necessário, repetir em 4 ou 6 horas. **CRIANÇAS (somente acima dos 6 anos):** 1 gota nos olhos afetados conforme técnica de aplicação ocular. Se necessário, repetir em 4 ou 6 horas.	"Instruir o paciente sobre a técnica de instilação adequada". "Deve-se esperar pelo menos 5 minutos para uso de outros produtos oftálmicos". "Evitar a contaminação da ponta do aplicador por contato e restringir uso por 3 dias". "Alertar sobre capacidade de dirigir e operar equipamentos".	Precaução em crianças, idosos, doenças cardiovasculares, diabetes (efeitos sistémicos). O uso prolongado ou excessivo pode levar a uma vasodilatação ou congestão ocular de rebote. Uso de inibidores da amino-oxidase (IMAOs). Pode causar midríase (pupila dilatada) passageira, visão turva temporária.	Baixo ●●○○	Forte
Loratadina $$$$ MIP SUS	**Comprimido** 10 mg **Xarope** 1 mg/mL	**ADULTOS:** 1 comprimido de 10 mg OU 10 mL do xarope (10 mg). Se necessário, repetir a cada 24 horas. Dose máxima: 10 mg/dia. **CRIANÇAS (somente acima de 2 anos):** 5 mL (5 mg) para peso corporal abaixo de 30 kg e 10 mL (10 mg) para peso corporal superior. Se necessário, repetir a cada 24 horas. Dose máxima: 10 mg/dia.	"O paciente deve evitar atividades que exijam alerta mental até que os efeitos do fármaco sejam percebidos". "Esse medicamento pode causar boca seca, dor de cabeça, sonolência ou fadiga".	Insuficiência renal ou hepática. Pode causar xerostomia, cefaleia, sonolência e fadiga. Gravidez. Usualmente compatível com a amamentação.	Moderado ●●●○	Fraco

(continua)

Quadro 21.4 (continuação)
Resumo das intervenções farmacológicas para conjuntivite[1,2,3,12,15,22,24,29]

Medicamento	Apresentações	Uso padrão	Orientações ao paciente	Alertas	GRADE – Nível de evidência	GRADE – Grau de recomendação
Desloratadina $$$$ MIP	**Comprimido** 5 mg **Xarope** 0,5 mg/mL	**ADULTOS:** 1 comprimido de 5 mg OU 10 mL do xarope (5 mg). Se necessário, repetir a cada 24 horas. Dose máxima: 5 mg/dia. **CRIANÇAS (somente acima de 1 ano):** 2,5 mL (1,25 mg) para crianças de até 5 anos, 5 mL (2,5 mg) para crianças de 6 a 11 anos e 10 mL (5 mg) para 12 ou mais. Se necessário, repetir a cada 24 horas. Dose máxima: 5 mg/dia.	"Evitar atividades que exijam alerta mental até que os efeitos do fármaco sejam percebidos". "Esse medicamento pode causar boca seca, dor de cabeça, sonolência ou fadiga".	Insuficiência renal ou hepática. Pode causar xerostomia, cefaleia, mialgia, sonolência e fadiga. Gravidez e lactação.	Moderado ●●●○	Fraco (?)
Fexofenadina $$$$ MIP	**Comprimido** 60 mg, 120 mg e 180 mg **Suspensão oral** 6 mg/mL	**ADULTOS:** 1 comprimidos de 60 mg duas vezes ao dia, 120 mg 1 vez ao dia ou 180 mg 1 vez ao dia. Dose máxima: 180 mg/dia. **CRIANÇAS (somente acima de 2 anos):** 5 mL (30 mg) para crianças de até 11 anos e 10 mL (60 mg). Se necessário, repetir a cada 12 horas. Dose máxima: 60 mg/dia.	"Preferencialmente usar seringa dosadora". "Não consumir com sucos de fruta ou alimentos gordurosos". "Evitar atividades que exijam alerta mental até que os efeitos do fármaco sejam percebidos". "Esse medicamento pode causar boca seca, dor de cabeça, sonolência ou fadiga".	Insuficiência renal ou hepática. Pode causar xerostomia, cefaleia, dor muscular, tontura, náuseas, sonolência e fadiga. Gravidez, lactação e idosos. Antiácidos podem atrapalhar a absorção. Uso de eritromicina, cetoconazol e omeprazol.	Moderado ●●●○	Fraco (?)

Fonte: Autoria própria.

em virtude da contaminação do conta-gotas utilizado. Em adição a isto, agentes sistêmicos não são indicados, pois não desempenham nenhum papel terapêutico na conjuntivite viral.[1,3]

No caso de conjuntivite bacteriana, o tratamento farmacológico é constituído por antibioticoterapia, que requer, imprescindivelmente, a apresentação de prescrição para dispensação ao paciente. Entre os medicamentos recomendados, que podem ser visualizados no **Quadro 21.4**, estão os antibióticos de amplo espectro, como pomada de eritromicina ou gotas de polimixina e trimetoprima, antibióticos tópicos, como ciprofloxacin, apesar de a recomendação associada a essa apresentação ser fraca. Aminoglicosídeos, como gentamicina, são tóxicos para a córnea e são contrarrecomendados para uso na conjuntivite. Contudo, é importante ressaltar que essa terapia não é obrigatoriamente necessária em todos os casos, visto que a conjuntivite, inclusive do tipo bacteriana, é um transtorno geralmente autolimitado e que a terapêutica deve ser sintomática.[1,2,3,17]

SINAIS DE ALERTA E ENCAMINHAMENTOS

Deve-se encaminhar os pacientes a um oftalmologista imediatamente se houver dor ou diminuição da acuidade visual, assim como se houver sinais de doenças oculares mais complexas que incluem, p. ex., ceratite (queratite ou inflamação da córnea), irite (uveíte) ou celulite orbitária (infecção que envolve a órbita ocular). Se houver fotofobia significativa, resposta da pupila ausente ou lenta, mancha branca na córnea, pupila irregular, opacidade da córnea e movimentos oculares restritos ou dolorosos, também se recomenda encaminhamento (**Quadro 21.5**). Além disso, caso haja história de cirurgia ocular recente ou de trauma craniano ou ocular recente, incerteza na

Quadro 21.5
Sinais de alerta para encaminhamento de paciente com conjuntivite[1,2,4,9,13,18]

Palavra-chave	Sinais de alerta
Dor e alterações visuais	Dor local importante. Fotofobia excessiva, redução da capacidade visual, visão turva ou embaçada.
Edemas e sintomas locais amplos	Edema local e regional muito pronunciado. Eritrema e prurido intensos. Sensação importante de corpo estranho que impede que o paciente abra o olho espontaneamente, opacidade corneana, pupilas fixas. Dificuldade de abrir ou movimentar os olhos de uma maneira geral.
Sintomas sistêmicos	Cefaleia, febre, náuseas e vômitos. Sintomas sistêmicos associados que não permitam a confirmação de uma conjuntivite alérgica ou que haja suspeita de quadros secundários.
Traumas e corpo estranhos	Relato de traumas locais ou próximos (cabeça). Suspeitas de violência doméstica, policial ou outras. Presença ou suspeita de corpo estranho ou contaminação por agentes tóxicos.

Fonte: Autoria própria.

identificação da conjuntivite, relato de doença alérgica grave ou resistente ou até mesmo recorrência nos sintomas, o encaminhamento ao profissional médico é o mais indicado.[1,2,4,9,13,18]

MONITORAMENTO DOS RESULTADOS

Na conjuntivite alérgica, a maioria dos pacientes responde bem ao tratamento e apresenta boa recuperação após a descontinuação do agente causador. As conjuntivites bacteriana e viral geralmente têm o curso de 5 a 10 dias, e não apresentam complicações significativas em longo prazo, apesar de ser necessária atenção especial aos usuários de lentes de contato e pacientes imunocomprometidos, pois esses pacientes apresentam maior risco de complicações.[1,3,4,8]

O controle da doença é definido como um estado de doença em que as manifestações estão ausentes ou foram quase completamente resolvidas com terapia. O paciente não apresenta sintomas ou os sintomas não são mais considerados incômodos. Os pacientes devem retornar após o período de 2 a 3 semanas, para avaliação da remissão/controle da doença com expectativa de resposta ao tratamento entre 1 e 2 dias, em geral representada por uma diminuição na vermelhidão e irritação ocular. Caso haja piora significativa da condição, o retorno deve ser feito imediatamente para que encaminhamento a um oftalmologista seja feito. O encaminhamento também ocorrerá caso a resposta esperada não seja observada em até uma semana.[2,3,11,17]

Referências bibliográficas

1. Conjuntivite aguda. BMJ Best Practice. 2019. Disponível na Internet: https://bestpractice.bmj.com/topics/pt-br/68/treatment-algorithm.
2. Jacobs DS. Conjunctivitis. 2020;1-24.
3. Varu DM, Rhee MK, Akpek EK, Amescua G, Farid M, Garcia-Ferrer FJ, et al. Conjunctivitis preferred practice pattern®. Ophthalmology. 2019;126(1):P94-169.
4. Wozniak R, Fedorowics Z, Randall D. Infectious Conjunctivitis. Dynamed. 2020. p. 1-40.
5. Hagui A, Rezende ABS, Renaux BMD, Teixeira HCB, Branco FRE, Moreira H. The urgency department at an Ophthalmological Hospital in Southern Brazil. Rev Bras Oftalmol. 2020;79(5):320-4.
6. Caiado AVPR, Morato RM, Silva C de MN, Nassarala Junior JJ. Epidemiology of conjunctivitis in the emergency department of a reference hospital in Goiânia. Rev Bras Oftalmol. 2019;78(3):175-8.
7. Hamrah P, MD, Dana R, MD, MPH, MSc. Allergic conjunctivitis: Clinical Manifestations and Diagnosis. 2020;13.
8. Yeu E, Hauswirth S. A review of the differential diagnosis of acute infectious conjunctivitis: implications for treatment and management. Clin Ophthalmol. 2020:14:805-13.
9. Bielory L, Delgado L, Katelaris CH, Leonardi A, Rosario N, Vichyanoud P. ICON: Diagnosis and management of allergic conjunctivitis. Ann Allergy Asthma Immunol. 2020;124(2):118-34.
10. Dupuis P, Prokopich CL, Hynes A, Kim H. A contemporary look at allergic conjunctivitis. Allergy Asthma Clin Immunol. 2020;16(1).
11. K L. Viral conjunctivitis (Pink Eye). Medscape. 2020. p. 1-16.
12. Sacchetti M, Abicca I, Bruscolini A, Cavaliere C, Nebbioso M, Lambiase A. Allergic conjunctivitis: Current concepts on pathogenesis and management. J Biol Regul Homeost Agents. 2018; 32(1):49-60.
13. O'Brien TP. Allergic conjunctivitis: an update on diagnosis and management. Curr Opin Allergy Clin Immunol. 2013;13(5):543-9.
14. Balyeat RM, Bowen R. Allergic conjunctivitis. Southern Med J. 1935;28(11):1005-11.
15. Palareti G, Legnani C, Cosmi B, Antonucci E, Erba N, Poli D, et al. Article type: Position Paper EAACI Guidelines on Allergen Immunotherapy: Allergic Rhinoconjunctivitis. Int J Lab Hematol. 2016; 38(1):42-9.
16. Hamrah AP, Dana R. Vernal keratoconjunctivitis. 2020.
17. Azari AA, Barney NP. Conjunctivitis. JAMA. 2013; 310(16):1721.
18. Management of acute infective conjunctivitis. Drug Ther Bull. 2011;49(7):78-81.

19. Bonini S. Allergic conjunctivitis: The Forgotten Disease. 2006;91:110-20.
20. Takamura E, Uchio E, Ebihara N, Ohno S, Ohashi Y, Okamoto S, et al. Japanese Guideline for Allergic Conjunctival Diseases. Allergol Int. 2011; 60(2):191-203.
21. RIDER M. Allergic conjunctivitis. Am J Ophthalmol. 1951;34(7):1046.
22. Mc S hernández, Montero J, Rondon C, Jm C, Velázquez E, Jm H, et al. Consensus Document on Allergic Conjunctivitis (DECA). 2015;25(2):94-106.
23. Chan VF, Yong AC, Azuara-Blanco A, Gordon I, Safi S, Lingham G, et al. A systematic review of clinical practice guidelines for infectious and non-infectious conjunctivitis. Ophthalm Epidemiol. 2021;1-10.
24. Bielory L, Delgado L, Katelaris CH, Leonardi A, Rosario NVP. ICON: Diagnosis and Management of Allergic Conjunctivitis. Ann Allergy Asthma Immunol. 2020;124(2):118-134.
25. Azari AA, Barney NP. Conjunctivitis: A systematic review of diagnosis and treatment. JAMA – J Am Med Assoc. 2013;310(16):1721-9.
26. Bielory L, Meltzer EO, Nichols KK, Melton R, Thomas RK, Bartlett JD. An algorithm for the management of allergic conjunctivitis. Allergy Asthma Proc. 2013; 34(5):408-20.
27. Bielory BP, Brien TPO, Bielory L. Management of seasonal allergic conjunctivitis: guide to therapy. 2011;1-9.
28. Azari AA, Arabi A. Conjunctivitis: A Systematic Review. J Ophthalmic Vis Res. 2020;15(3):372-395.
29. Wozniak R, Fedorowics Z, Randall D. Infectious conjunctivitis: DynaMed. 2020. p. 1-40.

22 Problemas Otológicos

Matheus Galvão Alvares • Eduarda Souza da Silva • Luan Gabriel Neves de Almeida • Nicole Freitas de Mello • Rodrigo Fonseca Lima • Sarah Magalhães Ribeiro Mata • Rafael Santos Santana • Francisca Lumara da Costa Vaz • Ana Paula de Oliveira Barbosa • Rosângela Maria Gomes

OTITES, DOR DE OUVIDO E CERUME IMPACTADO

A otite é uma infecção ou inflamação do canal auditivo, que pode ser causada por fungos, bactérias ou vírus. Dependendo da localização no ouvido, existem diferentes tipos de otite, sendo a otite média aguda (que afeta o ouvido médio) a mais comum. Embora a otite possa atingir diversas faixas etárias, observa-se que a população pediátrica, especialmente crianças menores de 5 anos, é a mais acometida, em virtude da sua estrutura anatômica menor e imatura, o que as tornam mais propensas à infecção do canal auditivo.[1-6]

Os sinais clínicos mais frequentes incluem otalgia, coceira, otorreia, descamação, vermelhidão e inchaço, podendo estar associados à deficiência auditiva. A otite pode afetar três regiões diferentes do ouvido (**Figura 22.1**):[1,7]

- **Otite externa:** infecção na parte externa do ouvido, desde a superfície da orelha até o tímpano ou membrana timpânica.
- **Otite média:** infecção no ouvido médio, afetando a membrana timpânica e a câmara de ar adjacente que abriga os três ossículos auditivos (bigorna, martelo e estribo), além de se interligar com a trompa de Eustáquio e os espaços aéreos da mastoide.
- **Otite interna:** infecção no ouvido interno, em que o sistema vestibular e o labirinto membranoso são afetados.

A **otite externa** é comum em nadadores e indivíduos expostos frequentemente à umidade, incluindo adultos e adolescentes praticantes de esportes aquáticos, além de pessoas que usam cotonetes inadequadamente ou têm eczema no canal auditivo. A **otite média** afeta principalmente crianças menores de cinco anos em virtude da anatomia e do sistema imunológico em desenvolvimento, com uma incidência global anual estimada de 10,9 por 100 pessoas, variando de 3,6 por 100 na Europa Central a 43,4 por 100 na África Subsaariana Central e Ocidental. A **otite interna** afeta principalmente adultos e idosos, sendo associada a infecções virais, doenças autoimunes ou condições inflamatórias, e é mais comum em pessoas

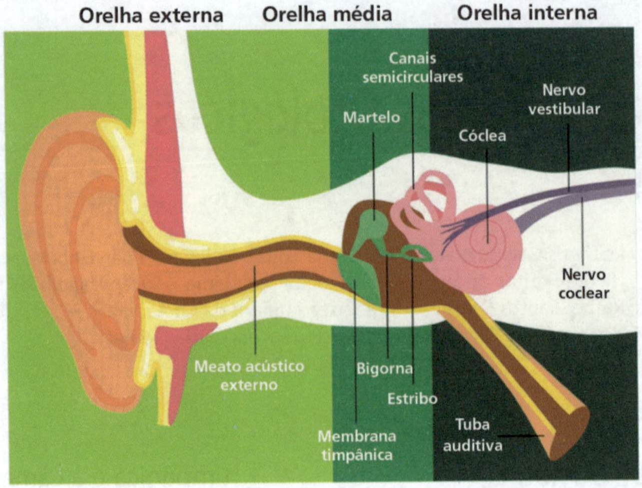

Figura 22.1. Anatomia do aparelho auditivo.
Fonte: iStok (2020).

com história de infecções respiratórias superiores, traumas cranianos ou doenças crônicas como diabetes *mellitus*.[3,8]

A **otalgia (dor de ouvido)** está entre as queixas mais recorrentes na demanda espontânea da atenção primária e pode ser classificada como: primária e secundária.[9] Primária, abordada na orelha externa e média; e secundária, causada por pontos distantes do ouvido (**Quadro 22.1**).[9]

As dores de ouvido secundárias, distantes do ouvido, são emanadas no local em razão de abundantes terminações nervosas.[9] Algumas dores de ouvido podem ser decorrentes de uma inflamação de estruturas próximas. Esses casos serão diferenciados pela ausência de achados na própria orelha e pelos achados de inflamação ou lesão de estruturas adjacentes.[11] O sistema em que esses nervos percorrem tem um trajeto na cabeça, no pescoço e no tórax, o que pode fazer com que várias patologias possam causar dor de ouvido.[9]

A severidade da dor pode ter pouca relação com a gravidade da condição da doença em si.[9] A otite média aguda (OMA) e otite média com efusão (OME) são as causas de dores de ouvido mais frequentes em questões primárias; por outro lado, nas secundárias, queixas dentárias, desordens da articulação temporomandibular, desordens da coluna cervical e neuralgias ganham destaque.[9,12]

Na população adulta, a queixa da otalgia normalmente é de hipoacusia e plenitude auricular.[8] Pode haver autofonia (sensação de ouvir a própria voz ou sons internos amplificados/distorcidos) e zumbido, pode ser associada à infecção do trato respiratório superior, e em crianças a recorrência da dor de ouvido é por meio da otite média.[9] As queixas em adultos e em crianças podem ser tratadas com analgésicos, mudando sua forma farmacêutica em adultos com analgésicos orais e em crianças algumas formulações

Quadro 22.1
Causas de otalgia[9,10]

Primárias (otológicas)	Secundárias
Orelha externa	Articulares/cervicais
Otite externa	Disfunção da articulação temporomandibular
Miringite bolhosa	Desordens da coluna cervical
Cerume impactado	**Dentárias**
Otite externa maligna	Cáries
Orelha média e/ou mastoide	Abscessos periodontais
Otite média aguda/crônica	Terceiro molar impactado
Otite média com efusão	Pulpite
Barotrauma	**Neurológicas**
Perfuração traumática do tímpano	Neuralgias
Mastoidite	Paralisia facial
Secundárias	**Infecciosas**
Oncológicas	Infecções da orofaringe (faringe, tonsilite)
Tumores de cabeça ou pescoço	Sinusite
Outras	Linfadenite
Trauma	Parotidite
Cirurgia de orofaringe	Meningite
Arterite temporal	

Fonte: Ely et al., 2008.[10]

líquidas e sólidas, dependendo da idade da criança.[8]

A dor de ouvido pode piorar com a deglutição ou o assoar do nariz, podendo ocorrer também hipoacusia (diminuição parcial ou total da capacidade auditiva), sensação de plenitude auricular e ruídos subjetivos.[8]

O **cerume impactado** é outro problema relevante que atinge o aparelho auditivo. O cerume excessivo está presente em 1 em 10 crianças (10%) e 1 em 20 adultos (5%); a incidência maior está nos idosos (19% a 65%), também prevalecendo em pessoas com comprometimento cognitivo (28% a 36%). É uma das causas mais comuns de surdez temporária. Também pode causar desconforto e sensação de que o ouvido está bloqueado.[13,14]

OBJETIVOS DO CUIDADO FARMACÊUTICO

1. Apoiar o paciente na identificação da causa da dor de ouvido, orientando sobre suas causas, características, formas de prevenção e manejo.[8,14]
2. Recomendar um apoio paliativo confiável, efetivo e rápido com o intuito de aliviar a dor até que possa procurar avaliação especializada, se possivel.[8,14]

3. Identificar sinais de alerta indicativos de potencial dor de ouvido secundária provocada por condição de saúde subjacente grave que representa risco à vida e requer atendimento de urgência.[8,14]
4. Encaminhar pacientes que apresentam a necessidade de investigações.[8,14]
5. Reduzir o risco de perda auditiva, de episódios de dor de ouvido/otites por meio de educação em saúde.[8,14]

CAUSAS, SINAIS, SINTOMAS E ANAMNESE FARMACÊUTICA

Embora o tratamento de problemas comuns de ouvido seja geralmente simples, ele depende de um diagnóstico preciso e pode necessitar de prescrição médica. Nem sempre é possível determinar o problema apenas pela descrição dos sintomas. Um ponto crucial para o farmacêutico é o risco potencial de não examinar o interior do ouvido e ver como ele está. Portanto, o diagnóstico é mais bem realizado por um médico, que pode examinar o ouvido com um otoscópio. Dessa forma, é aconselhável encaminhar o paciente ao médico para problemas de ouvido. O farmacêutico deve manejar apenas os sintomas simples até que o paciente possa receber ajuda médica especializada para um exame visual e diagnóstico adequados. A seguir apresentamos os sintomas dos problemas mais comuns para guiar o farmacêutico na identificação correta do problema e assim contribuir na definição das intervenções e na orientação do paciente.[1,4,6,8]

Otite externa

A otite externa é uma inflamação do canal auditivo externo, podendo ser aguda (com duração inferior a três semanas) ou crônica (duração de três meses ou mais). Os patógenos bacterianos mais comuns associados à otite externa aguda são *Pseudomonas aeruginosa* e *Staphylococcus aureus*. Por outro lado, a otite externa crônica frequentemente tem origem fúngica ou alérgica, ocorrendo geralmente em pacientes com doenças de pele subjacentes, alergias ou casos não tratados de otite externa aguda. A incidência não complicada é mais prevalente em crianças, enquanto formas crônicas e graves são mais comuns em idosos, diabéticos e imunocomprometidos.

Fatores de risco incluem exposição frequente do canal auditivo à água (como natação ou banho), inserção traumática de objetos nos ouvidos e anormalidades anatômicas locais. Complicações possíveis incluem perda auditiva condutiva e extensão da infecção para tecidos circundantes, como osteomielite da base do crânio (otite externa maligna). O prognóstico geralmente é excelente, porém recorrências são comuns, enquanto a otite externa maligna pode apresentar mortalidade de 10% a 20%.

Otite média

A otite média aguda (OMA) e a otite média com efusão (OME) são duas formas distintas de inflamação do ouvido médio, com diferenças importantes em termos de causas, sintomas e características clínicas.[1,4,6,8]

Otite média aguda[1,3,4,8,18]

- **Causa:** geralmente ocorre após uma infecção viral do trato respiratório superior, que leva à obstrução da trompa de Eustáquio. Isso resulta na acumulação rápida de fluido no ouvido médio, que pode ser infectado por bactérias.
- **Sintomas:** incluem otalgia (dor de ouvido), febre, inflamação visível do canal auditivo, irritabilidade, possivelmente otorreia (secreção do ouvido) e perda auditiva temporária.
- **Características clínicas:** pode apresentar abaulamento da membrana timpânica, que pode romper-se, aliviando a dor e permitindo a drenagem do fluido infectado.

Otite média com efusão[1,2,4,11,19]

- **Causa:** geralmente não está associada a uma infecção aguda. É caracterizada pela presença de fluido na orelha média sem sinais significativos de infecção aguda. Pode ocorrer como sequela após uma OMA ou em decorrência disfunção da trompa de Eustáquio.
- **Sintomas:** é frequentemente assintomática, exceto pela perda auditiva leve a moderada. Pode estar associada a atrasos no desenvolvimento da fala e linguagem em crianças.
- **Características clínicas:** a membrana timpânica pode aparecer opaca e com acúmulo de fluido visível. Não há geralmente febre ou sinais agudos de inflamação.

Na prática clínica, a diferenciação entre OMA e OME baseia-se nos sinais clínicos agudos presentes na OMA, como o abaulamento da membrana timpânica e a presença de pus visível, enquanto na OME, a membrana timpânica pode parecer opaca, com um fluido visível por trás dela. Porém, a principal diferença clínica entre a otite média aguda e a otite média com efusão é a ausência de sinais e sintomas agudos para a OME. Os antígenos mais comumente isolados na efusão do ouvido médio incluem *Streptococcus pneumoniae*, *Haemophilus influenzae* e *Staphylococcus aureus*, sendo o *Moraxella catarrhalis* menos frequente.[1,18,20]

É crucial que os pais estejam atentos aos sinais de desconforto ou alterações comportamentais em crianças pequenas, pois estas podem não conseguir expressar claramente a dor de ouvido. A observação atenta e a comunicação eficaz com os profissionais de saúde são fundamentais para um diagnóstico preciso e um manejo adequado das otites médias.[5,11,18]

Cerume impactado

O cerume ou cera de ouvido é um líquido oleoso expelido do canal auditivo originado pelas glândulas sudoríparas apócrinas modificadas e células epiteliais descamadas (principalmente queratinócitos). A complexidade dessa cera se dá por intermédio da homogeneização com células esfoliadas da pele para compor uma crosta protetora de cera.[13,14] Essa produção de cera, com o tempo, desloca-se para fora do ouvido por meio da movimentação da mandíbula, sendo mediante a fala, mastigação e por meio de lavagem; posteriormente essa cera é removida do canal auditivo.[13,14]

Entretanto, alguns indivíduos apresentam um excesso de cerume, sendo acometidos com o cerume impactado. Isto pode ocorrer em virtude de:[14]

- Obstrução do canal.
- Canal auditivo estreito ou deformado.
- Crescimento denso de pelos no canal.
- Produção de cera mais dura ou mais seca.
- Falha no mecanismo de autolimpeza.
- Superprodução de queratina.
- Falta de separação dos queratinócitos.
- Interrupção do processo de autolimpeza por tampões para os ouvidos ou aparelhos auditivos.
- Superestimulação da produção de cerume pela presença de objetos estranhos, como tampões para os ouvidos ou aparelhos auditivos.

A formação do cerume em grande escala resulta em um tampão ceroso na orelha, provocando desconforto e problemas de audição, sendo, portanto, uma causa adicional aos problemas de ouvidos.[11,13,14]

Os sintomas são de um ouvido obstruído, cheio ou entupido, apresentando perda auditiva, coceira, otalgia, raramente tontura e tosse. O diagnóstico mais consistente é pela visualização do cerume no canal auditivo por um otoscópio acompanhado por sintomas.[11,13,14]

O cerume além de causar incômodo, impossibilita a visualização da membrana timpânica e o canal interno; com isso, o manejo é requerido.[13,14]

Em presença do cerume impactado, a introdução de objetos, cotonetes e dedos no canal auditivo não é recomendada, pois pode empurrar a cera para o interior do canal auditivo, resultando em compressão da cera com o tímpano e ocasionando perda temporária da audição.[14] No entanto, um estudo demonstrou que inserir objetos estranhos nos ouvidos era uma prática comum em mais de 90% dos pacientes atendidos.[13] Entre os objetos, os cotonetes foram os mais comumente usados, além de tampas e pontas de caneta esferográfica, palitos de fósforo, penas de galinha e grampos em seus canais auditivos para limpá-los (**Quadro 22.2**).[13]

Quadro 22.2

Anamnese farmacêutica em transtornos autolimitados (Estratégia INDICO)[1,3,4,8,11,13,20-22]

Domínio	Perguntas/Investigação*	Observações importantes
Identificação do paciente	Qual a **idade** do paciente? O paciente está em um bom estado de saúde? Boa nutrição e higiene? Apresenta alguma agitação noturna ou perda auditiva?	A identificação inicial da otite se dá por meio da história relatada pelo paciente e nos sinais e sintomas apresentados. No momento da infecção do ouvido médio ou após, a criança tem a audição reduzida no ouvido afetado; porém, com o tempo some, de semanas a meses. A maior parte de procura por atendimento para dor de ouvido em crianças e bebês é decorrente de doenças de ouvido médio.

(continua)

Quadro 22.2 (continuação)
Anamnese farmacêutica em transtornos autolimitados (Estratégia INDICO)[1,3,4,8,11,13,20-22]

Domínio	Perguntas/Investigação*	Observações importantes
Natureza dos sinais e sintomas	O paciente apresenta **dores no canal auditivo**? Inseriu de objetos no ouvido ou notou a entrada de corpo estranho? Tem **otorreia** (secreção) ou sangramento? Manifestam-se sintomas de irritabilidade, febre, problemas de equilíbrio? Anteriormente apresentou **sintomas de infecção respiratória** superior?	Em caso de dor de ouvido, será necessário o exame físico. Checar sobre a inserção de objetos no ouvido que podem causar dor, desconforto e, potencialmente, levar a complicações se não forem removidos adequadamente. A presença de otorreia (secreção ou corrimento do ouvido) pode indicar uma infecção no ouvido médio ou externo, como otite média aguda ou crônica, otite externa ou perfuração timpânica. A caracterização da secreção (coloração, odor) pode fornecer pistas sobre o tipo de infecção e guiar o tratamento. Perguntar sobre **irritabilidade, febre, problemas de equilíbrio**, pois esses sintomas podem ser indicativos de uma otite média aguda complicada, especialmente em crianças. A febre e a irritabilidade são comuns, enquanto problemas de equilíbrio podem estar associados à inflamação do labirinto (labirintite). Muitas vezes, as otites médias agudas estão associadas a infecções virais do trato respiratório superior, como resfriados. Identificar se houve sintomas como tosse, congestão nasal, ou dor de garganta pode ajudar a contextualizar o quadro clínico e a sua evolução.
Duração	**Quando e como se iniciaram** os sintomas do paciente? Paciente já **desenvolveu anteriormente** um caso de otite nos últimos 12 meses? Paciente já teve cerume excessivo nos últimos tempos? Teve alguma percepção de evolução dos sintomas ou agravamento?	Investigar se os sintomas começaram após exposição a fatores desencadeantes específicos, como exposição à água (natação, banho), mudanças de altitude (viagens de avião), uso de fones de ouvido ou inserção de objetos no ouvido. Em crianças com otite média recorrente (tendo várias vezes ao ano) podendo ser com efusão, os tubos de ventilação podem ser considerados para reduzir a necessidade de antibióticos em favor da observação; para isso, o encaminhamento por parte do farmacêutico é necessário.
Iniciou algum tratamento	Já fez o uso de algum medicamento durante a apresentação dos sintomas?	Em caso de já existir o uso de algum medicamento, avaliar se a adesão continua ou necessita de outra indicação. Mesmo em pacientes com experiência prévia no uso de medicamentos otológicos, é importante que haja treinamento e checagem da forma correta de administração do produto.

(continua)

Quadro 22.2 (continuação)
Anamnese farmacêutica em transtornos autolimitados (Estratégia INDICO)[1,3,4,8,11,13,20-22]

Domínio	Perguntas/Investigação*	Observações importantes
Comorbidades	Paciente tem síndrome de Down? Fenda palatina? História de operações no ouvido? Sistema imunológico comprometido?	Geralmente, os aparelhos auditivos devem ser fornecidos a crianças com síndrome de Down e OME com perda auditiva. O atendimento de crianças com fissura palatina com suspeita de OME deve ser realizado pelos serviços otológicos e audiológicos locais com *expertise* na avaliação e no tratamento dessas crianças em articulação com a equipe multidisciplinar regional de fissura labiopalatina. Pacientes com sistemas imunocomprometidos são mais predispostos à otite e suas variações. Crianças com síndrome de Down, fenda palatina, problemas craniofaciais têm um risco maior nas otites, principalmente OMA recorrente e OME persistente.
Outras situações especiais	Paciente tem menos de 6 meses? Tem alergias a algum medicamento?	Em crianças menores de 2 anos, os riscos de agravamento são evitados em considerações aos níveis de dores que a crianças podem sentir. Nesses casos, faz-se necessário o encaminhamento do paciente ao médico.

**Perguntas sugestivas. Não têm finalidade diagnóstica e sim para melhor compreensão do caso e identificação de potenciais sinais de alerta para encaminhamento.*
Fonte: Autoria própria.

INTERVENÇÕES NÃO FARMACOLÓGICAS

Otite externa

Estratégias preventivas não farmacológicas são fundamentais para pacientes com risco de otite externa. Isso inclui limitar a acumulação de água e umidade no canal auditivo externo, secar as orelhas delicadamente após nadar ou tomar banho, evitar traumas no canal auditivo externo, como o uso de cotonetes. Durante o tratamento o paciente deve ser orientado a evitar esportes aquáticos por 7 a 10 dias.

O encaminhamento para diagnóstico clínico da otite externa aguda e crônica baseia-se na duração dos sintomas e sinais físicos como otalgia, prurido, sensação de ouvido cheio, perda auditiva, dor na mandíbula, tecido de granulação na junção do osso e cartilagem do ouvido externo, otorreia, eritema e edema difuso do canal auditivo. A identificação precoce de sinais de otite externa maligna, como dor intratável, otorreia persistente e celulite localizada, é essencial para encaminhamento urgente e tratamento adequado.

Otite média

A American Academy of Family Physicians e a American Academy of Pediatrics, e diretrizes de tratamento para pacientes pediátricos,[1,9] abordam sobre a **espera vigilante/observação com acompanhamento**, na qual se trata em observar crianças de 6 a 23 meses com otite média aguda unilateral ou pacientes com 24 meses ou mais com OMA unilateral ou bilateral a partir de sintomas não graves e sem possíveis complicações. Essa observação tem um período preconizado de 48 a 72 horas e torna-se importante porque muitos casos espontaneamente são curados em virtude do tempo. Caso o paciente não tenha melhora do quadro clínico, um tratamento será iniciado.[1,3,8,9,18]

A prevenção da OMA em crianças pequenas deve ser buscada com a redução dos fatores de risco modificáveis: acompanhamento regular da saúde; promoção do aleitamento materno exclusivo por pelo menos seis meses de vida; não recomendado o uso de mamadeiras, chupetas; combate ao tabagismo passivo; cartão de vacina atualizado.[9,18]

Estudos comprovam que a amamentação duradoura tem um efeito protetor. Uma metanálise de estudos observacionais (22 estudos; 14.069 crianças) expressou que a amamentação por pelo menos três meses está associada a uma baixa de 13% no risco de OMA.[18]

A utilização de **chupetas e mamadeiras** do tipo empurra e puxa podem causar redução da pressão nasofaríngea capaz de aumentar o refluxo de secreções nasofaríngeas na trompa de Eustáquio, o que consequentemente aumenta o risco de OMA.[18] O tabagismo passivo favorece a colonização nasofaríngea por otopatógenos, sendo um fator predisponente para a evolução de OMA.[18]

A otite média com efusão ocasiona a perda auditiva nos pacientes em decorrência da efusão da orelha média.[1,8] Apropriando-se disso, a intervenção de um aparelho auditivo é requerido.[8] O tratamento preferencial para a OME é a partir da **espera vigilante**, pois a doença é capaz de espontaneamente regredir. A OME não é uma infecção; dessa forma, o uso de medicamentos não se faz benéfico.[1,4,20] Com a espera espontânea da doença é preciso uma observação no período de três meses ou mais até que haja a necessidade de outra intervenção,[20] a qual pode ser cirúrgica.[19,21]

Cerume impactado

O manejo de cerume impactado exige cuidado e precisão, e o farmacêutico desempenha um papel crucial na orientação dos pacientes. Procedimentos como irrigação com água morna, soluções salinas ou óleos não devem ser realizados na farmácia, e o automanejo desses métodos deve ser desaconselhado. Esses procedimentos podem causar danos à membrana timpânica ou infecções se não realizados corretamente.

O farmacêutico pode orientar o uso adequado de agentes cerumenolíticos, que ajudam a amolecer o cerume, facilitando sua remoção natural. No entanto, é fundamental que o farmacêutico certifique-se de que não se trata de um caso de corpo estranho no ouvido antes de recomendar esses agentes. As gotas cerumenolíticas devem ser aquecidas à temperatura corporal antes do uso, e o paciente deve ser instruído a inclinar a cabeça, aplicar algumas gotas no ouvido afetado e manter um tampão de algodão para reter o líquido por um período adequado, geralmente uma hora ou durante a noite.[13,14,18]

O farmacêutico deve orientar os pacientes sobre medidas de prevenção e recorrência, como **evitar o uso de cotonetes**, que podem empurrar o cerume mais para dentro do canal auditivo e danificar o tímpano, além de manter uma boa higiene auditiva sem interferir diretamente no canal. É importante educar os pacientes sobre o uso de preparações tópicas profiláticas e **desaconselhar o uso de velas auriculares**, pois são ineficazes e apresentam risco de ferimentos graves.[13,14,18]

Quando possível, o paciente deve ser encaminhado ao médico para procedimentos de extração manual ou lavagem com seringa, especialmente se o cerume não for removido com o uso de agentes cerumenolíticos.[13,14]

A **remoção manual** de cerume impactado feita com cureta, é um método eficaz que, quando realizado corretamente, pode ser mais rápido e apresentar menor risco de infecção. A remoção manual requer maior cooperação do paciente e habilidade clínica do médico para minimizar os riscos de danos à membrana timpânica e trauma no canal auditivo.

A **irrigação com seringa** é outra técnica usada para a remoção de cerume. Para facilitar a irrigação e melhorar o conforto do paciente, recomenda-se preparar o canal auditivo com água morna ou solução salina retida por 15 minutos antes do procedimento. É importante usar uma solução de irrigação aquecida para maior eficácia. No entanto, a irrigação com seringa deve ser realizada com cautela para evitar perfurações da membrana timpânica ou infecções, e não deve ser feita em pacientes com perfuração conhecida do tímpano.

O Quadro 22.3 apresenta um resumo das intervenções não farmacológicas para otites e problemas de ouvido.

Quadro 22.3
Resumo de evidências das intervenções não farmacológicas para otites e problemas de ouvido[3,5,9,14,18,20]

Conduta	Embasamento técnico	GRADE	
		Nível de evidência	Grau de recomendação
Espera vigilante	A observação por acompanhamento da OMA é de acordo com o consenso dos pais. Caso seja aceita a iniciativa, o acompanhamento deve estar em vigor. A preconização do tempo de espera é de 48 a 72 horas após o início dos sintomas, e torna-se importante porque muitos casos espontaneamente são curados ao decorrer tempo. A espera vigilante da OME no período de 3 meses ou mais é aconselhada no caso de pacientes que não estão em estado grave, e sem comprometimento de linguagem, desenvolvimento e aprendizado. Medicamentos não são recomendados para uso rotineiro porque não foram comprovados para melhorar os sintomas ou resultados a longo prazo.	Moderado	Forte

(continua)

Quadro 22.3
Resumo de evidências das intervenções não farmacológicas para otites e problemas de ouvido[3,5,9,14,18,20]

Conduta	Embasamento técnico	GRADE	
		Nível de evidência	Grau de recomendação
Aleitamento materno e evitar uso de chupetas	O leite materno é rico em anticorpos e nutrientes que fortalecem o sistema imunológico do bebê. Isso ajuda a reduzir o risco de infecções, incluindo as que podem levar a otites médias agudas. Estudos mostram que bebês amamentados exclusivamente têm menos probabilidade de desenvolver otites médias agudas em comparação com aqueles que são alimentados com fórmula ou mistos. Isso é atribuído às propriedades protetoras do leite materno contra infecções virais e bacterianas. A sucção no peito durante a amamentação ajuda no desenvolvimento adequado da musculatura facial, promovendo um alinhamento adequado dos ossos maxilares e dentes. Isso pode reduzir problemas como OME, que pode ser causada por disfunções na drenagem do fluido da orelha média. Já o uso prolongado de mamadeiras e chupetas pode alterar a pressão negativa dentro da orelha média, interferindo na função adequada da tuba auditiva (trompa de Eustáquio). Isso pode aumentar o risco de otites médias, especialmente a OME.	Moderado	Forte
Remoção manual e irrigação com seringa	A remoção manual de cerume impactado é indicada para todos os pacientes sintomáticos, sendo um método eficaz e rápido que minimiza o risco de infecção quando realizado corretamente, mas requer habilidade clínica para evitar danos à membrana timpânica e trauma no canal auditivo. A lavagem com seringa, recomendada quando os métodos cerumenolíticos não são suficientes e o uso de soluções de irrigação aquecidas é essencial. Esse procedimento, porém, deve ser realizado com cautela, evitando-se perfurações da membrana timpânica e infecções, e não deve ser aplicado em pacientes com perfuração conhecida do tímpano.	Moderado	Forte

Fonte: Lieberthal, et al., (2013)[8]; Brasil. Ministério da Saúde (2012)[9]; Schwartz, et al., (2017)[13]; Marchisio, et al., (2019)[18] e Lee, et al., (2012)[23].

INTERVENÇÕES FARMACOLÓGICAS

Em virtude das limitações no diagnóstico preciso de otites e problemas de ouvido pelos farmacêuticos, o manejo farmacológico deve se concentrar em medidas para alívio dos sintomas. A principal intervenção recomendada é a indicação de analgésicos, como **paracetamol** ou **ibuprofeno**, que são eficazes para aliviar a otalgia (dor de ouvido). Além disso, **soluções ceruminolíticas** podem ser utilizadas para a remoção da secreção acumulada no conduto auditivo externo, facilitando a limpeza e reduzindo a obstrução. Essas abordagens proporcionam alívio dos sintomas e melhoram o conforto do paciente, enquanto se aguarda uma avaliação médica mais detalhada, se necessário.[1,4,19,20]

O tratamento da dor deve ser estabelecido nas primeiras 24 horas.[8,18] A **otite média com efusão** caracteriza-se pela perda auditiva, mas sem dor, e dessa maneira pode não necessitar do uso de medicamentos.[1,4,19,20] Por outro lado, o manejo inicial da **otite média aguda** com analgésicos tende a proporcionar alívio satisfatório aos pacientes, pois reduzem significativamente a dor em um curto período de tempo.[1,3,18,24] Algumas referências também citam o uso de **anti-histamínicos** e **descongestionantes** para os sintomas; porém, a revisão da Cochrane já demonstrou que nem os anti-histamínicos isoladamente nem os descongestionantes isoladamente reduziram as taxas de OMA persistente em duas semanas, e parecem não reduzir sintomas substancialmente, principalmente em crianças.[4,9,24]

O **paracetamol** e o **ibuprofeno** são os medicamentos mais realtados na literatura para manejo dos quadros de otites e otalgias. O ibuprofeno é frequentemente o anti-inflamatório não esteroidal (AINE) mais utilizado em crianças. No geral, na prática clínica costuma-se entender que seu efeito anti-inflamatório teoricamente pode produzir uma recuperação mais acelerada.[25]

Uma revisão da Cochrane de 2023, no entanto, analisou quatro ensaios clínicos randomizados envolvendo 411 crianças de 6 meses a 16 anos com OMA, comparando os efeitos do paracetamol (acetaminofeno) e dos AINEs, como o ibuprofeno.

Os ensaios apresentaram limitações metodológicas, como ocultação de alocação pouco clara, cegamento inadequado ou inexistente e tamanho de amostra pequeno. A análise demonstrou que não houve diferenças significativas na redução da dor em 48 a 72 horas entre o paracetamol e o ibuprofeno (RR 0,91; IC 95% 0,54 a 1,54), nem em eventos adversos (RR 1,71; IC 95% 0,43 a 6,9).

Adicionalmente, a comparação entre **ibuprofeno** mais **paracetamol** *versus* **paracetamol** isoladamente também não revelou diferenças significativas na dor em 48 a 72 horas (RR 0,71; IC 95% 0,42 a 1,2), e nenhum evento adverso foi relatado em um dos estudos. Quando comparados ao placebo, tanto o **paracetamol** quanto o **ibuprofeno** mostraram-se mais eficazes na redução da dor em 48 horas e sem diferenças significativas em eventos adversos. Conclui-se que ambos têm eficácia semelhante na redução da dor em crianças com OMA.[4,9,24]

Para o manejo do **cerume impactado**, são utilizados agentes cerumi-nolíticos, que têm a capacidade de amaciar o cerume e ocasionar a depuração da cera, conseguindo aliviar o desconforto.[14]

Existem poucos estudos sobre os medicamentos específicos, mas os MIPs disponíveis no mercado brasileiro para o tratamento do cerume excessivo ou impactado são **o peróxido de carbamida** (Aceratum®), **hidroxiquinolina + trolamina** (Cerumin®) e **fenol + mentol** (Auris-Sedina®) (**Quadro 22.4**).[14,27]

Cerumenolíticos são formulações que têm a capacidade de amolecer,

Quadro 22.4

Resumo das intervenções farmacológicas para otites e cerume impactado[14,24,27-31]

Medicamento	Apresentações*	Uso padrão	Orientações ao paciente	Alertas	GRADE: Nível de evidência	GRADE: Grau de recomendação
Paracetamol $$$$ MIP SUS	**Comprimido** 500 mg e 750 mg **Pó e comprimido efervescente** 500 mg **Suspensão oral** 100 mg/mL e 32 mg/mL **Solução oral** 200 mg/mL (Tylenol®, Vicky Pyrena® e Sonridor®)	**ADULTOS**: 1 a 2 comprimidos de 500 mg ou 1 comprimido de 750 mg. Se necessário, repetir a cada 4 a 6 horas. Dose máxima: 4.000 mg/dia (8 comprimidos de 500 mg). **CRIANÇAS:** A dose recomendada varia de 10 a 15 mg/kg/dose. Deve-se usar seringa dosadora adequada. Se necessário, repetir a cada 4 a 6 horas. Dose máxima: 75 mg/kg/dia (5 doses).	"Comprimidos são revestidos; não partir ou mastigar". "Alternativa preferencial para grávidas e crianças". "Em casos de suspensão, agite bem antes de medir a dose". "As fórmulas efervescentes devem ser dissolvidas em pelo menos meio copo de água". "Checar medicamentos com combinações de princípios ativos, a fim de evitar sobredosagem".	Pacientes com insuficiência hepática grave. Deve ser evitado com bebida alcoólica em virtude do aumento de risco de lesão hepática. Pacientes com história ou em abuso de álcool. Potencializa a ação anticoagulante da varfarina e de outros derivados cumarínicos.	Moderado ●●●○	Forte
Ibuprofeno $$$$ MIP SUS	**Comprimido e cápsulas** 200 mg, 300 mg e 400 mg **Suspensão oral** 20 mg/mL, 30 mg/mL, 50 mg/mL e 100 mg/mL (Advil® e Alivium®)	**ADULTOS:** 1 a 2 comprimidos de 200 mg ou 1 comprimido de 300 mg ou 1 comprimido de 400 mg. Se necessário, repetir a cada 4 a 6 horas. Dose máxima: 1.200 mg/dia (3 comprimidos de 400 mg) **CRIANÇAS (Somente acima de 6 meses):** A dose recomendada varia de 5 a 10 mg/kg. Se necessário, repetir a cada 6 a 8 horas. Dose máxima: 40 mg/kg/dia (4 doses).	"Em casos de suspensão, agite bem antes de medir a dose". "O paciente não deve ingerir álcool ou fumar durante o uso do medicamento, pois pode aumentar o risco de sangramentos". "Como demais AINEs evitar doses altas, tempo prolongado (+ de 5 dias)". "A ingestão com alimentos diminui possíveis desconfortos gástricos".	Pacientes com úlceras gastrointestinais, problemas de coagulação e uso de anticoagulantes (uso contínuo de AAS). Insuficiência renal, hepática e/ou cardíaca grave. Gravidez e lactação. Uso conjunto com corticoides e com inibidores seletivos da recaptação de serotonina (ISRS) aumentam as reações gástricas. Reduz efeito de diuréticos. Pode piorar edemas ou retenção de fluidos em pacientes com hipertensão e insuficiência cardíaca.	Moderado ●●●○	Forte

(continua)

Quadro 22.4 (continuação)
Resumo das intervenções farmacológicas para otites e cerume impactado[14,24,27-31]

Medicamento	Apresentações*	Uso padrão	Orientações ao paciente	Alertas	GRADE	
					Nível de evidência	Grau de recomendação
Dipirona $$$$ MIP SUS	**Comprimido** 500 mg e 1 g **Comprimido efervescente** 1 g **Solução oral** 50 mg/mL e 500 mg/mL (Anador® e Novalgina®)	**ADULTOS:** 1 a 2 comprimidos. Se necessário, repetir a cada 6 horas. Dose máxima: 4 g (8 comprimidos 500 mg ou 4 comprimidos 1 g) **CRIANÇAS (Somente acima de 3 meses e 5 kg):** A dose recomendada varia de 10 a 15 mg/kg/dose. Deve-se usar seringa dosadora adequada ou orientação de gotas por kg na bula. Se necessário, repetir a cada 6 horas. Dose máxima: 60 mg/kg/dia (4 doses).	"Evitar uso em pessoas com história de alergias medicamentosa; questionar paciente sempre". "Pode ser utilizado em suspeita de dengue". "Preferir alternativas em idosos debilitados ou possibilidade de hipotensão". "Pode alterar alguns exames laboratoriais como perfil lipídico; alertar analista". "Evitar solução oral em pacientes com diabetes".	Pacientes com função da medula óssea prejudicada, doenças do sistema hematopoiético ou qualquer história de agranulocitose (diminuição acentuada de glóbulos brancos). Gravidez e lactação. Em pacientes idosos deve-se considerar a possibilidade de desenvolvimento de insuficiência hepática e renal. Pacientes com desenvolvimento anterior de broncoespasmo ou outras reações anafilactoides (p. ex., urticária, rinite, angioedema) provocadas por medicamentos.	Moderado ●●●○	Forte

(continua)

Quadro 22.4 (continuação)
Resumo das intervenções farmacológicas para otites e cerume impactado[14,24,27-31]

Medicamento	Apresentações*	Uso padrão	Orientações ao paciente	Alertas	GRADE	
					Nível de evidência	Grau de recomendação
Peróxido de carbamida $$$$ MIP SUS	**Solução otológica** 100 mg/mL (Aceratum®)	**ADULTOS:** Seu modo de utilização é tido por 5 a 10 gotas no canal auditivo afetado 2 vezes ao dia por até 4 dias. **CRIANÇAS:** **O uso por crianças com menos de 12 anos deve ser feito apenas com indicação e acompanhamento médico.**	"Paciente deve ser sempre orientado a respeito da técnica de administração". "A saída ou refluxo da solução após a aplicação no ouvido é comum e normal". "Evitar contato com os olhos".	Crianças menores de três anos. Paciente com a membrana timpânica perfurada ou lesionada. Não usar se houver dor, vermelhidão, erupção cutânea na região do ouvido, sensibilidade, tontura, lesões, infecções conhecidas ou suspeitas ou após cirurgia no ouvido.	Baixo	Forte
Hidroxiquinolina + trolamina $$$$ MIP SUS	**Solução otológica** 0,4 mg/mL + 140 mg/mL (Cerumin®)	**ADULTOS:** Modo de uso é tido com 5 gotas no ouvido pelo período de 5 minutos, 3 vezes ao dia. **CRIANÇAS:** **Medicamento contraindicado para crianças.**	"Paciente deve ser sempre orientado a respeito da técnica de administração". "Evitar o contato com os olhos, o nariz e a pele; em caso de contato, lavar com água em abundância". "A saída ou refluxo da solução após a aplicação no ouvido é comum e normal".	Grávidas sem orientação médica. Pode ocorrer dermatite em pacientes sensíveis. Evitar o uso de outros medicamentos otológicos concomitantemente sem remover o excesso de cera primeiro.	Baixo	Forte

*Nomes comerciais listados foram incluídos no intuito de facilitar a identificação dos itens e evitar erros de seleção; é desaconselhável utilizá-los em prescrições ou no processo de orientação farmacêutica. Marcas foram incluídas de forma circunstancial e pode haver outras disponíveis no mercado não listada Fonte: Autoria própria.

afrouxar e dissolver relativamente a cera endurecida e contribuir na remoção da cera de ouvido. Sua utilização também proporciona melhora no desconforto causado pelo endurecimento; seu uso profilático é recomendado.[14]

O **peróxido de carbamida** é indicado principalmente para facilitar a remoção de cerume impactado no conduto auditivo externo. O peróxido de carbamida age porque, em contato com a água, libera peróxido de hidrogênio que, por sua vez, degrada o cerume, e o oxigênio liberado forma bolhas que ajudam a remover o cerume impactado. O produto não deve ser utilizado por pacientes com tubo de ventilação no ouvido (timpanostomia), otalgia, hiperemia ou erupção cutânea na região do ouvido, sensibilidade ou tontura, lesões ou infecções conhecidas ou suspeitas, perfuração no tímpano ou após cirurgia otológica.[14]

Um estudo que comparou três agentes cerumenolíticos, incluindo peróxido de carbamida, em pacientes idosos com cerume impactado mostrou que o grau de redução da oclusão após uma semana de tratamento foi equivalente entre os grupos, com resolução em 38% a 54% dos ouvidos tratados. Não houve diferença estatisticamente significativa entre os tratamentos com relação à necessidade de intervenção adicional, como irrigação ou remoção mecânica do cerume.[27]

Nas soluções à base de hidroxiquinolina e trolamina, este último age como um agente emulsionante ou soponificante de cera de ouvido e gorduras, enquanto a hidroxiquinolina tem função antimicrobiana.[27]

A solução com fenol + mentol contém indicação em bula para o tratamento de otalgia e remoção da secreção do conduto auditivo externo. O mentol tem efeito analgésico local, antisséptico, anti-inflamatório e antipruriginoso. Quando aplicado na pele, causa um efeito rubefaciente, proporcionando uma sensação de frescor seguida de alívio da dor. O fenol contém ação antisséptica e desinfetante, eficaz contra bactérias Gram-negativas e Gram-positivas, micobactérias e alguns fungos, mas é pouco eficaz contra esporos.

SINAIS DE ALERTA E ENCAMINHAMENTOS

É crucial que o farmacêutico esteja atento aos sinais de alerta para problemas otológicos, como dor intensa, secreção anormal, perda auditiva ou febre, ao atender pacientes com queixas relacionadas com os ouvidos. Embora o farmacêutico desempenhe um papel essencial no manejo da dor local e na minimização ou manejo do excesso de cerume, é fundamental reconhecer quando os sintomas podem indicar condições mais graves que exigem a intervenção de um especialista. A capacidade de identificar esses sinais precoces e orientar adequadamente os pacientes sobre quando buscar avaliação médica especializada contribui significativamente para a saúde e o bem-estar do paciente, garantindo que questões otológicas complexas sejam tratadas de forma apropriada e eficaz (**Quadro 22.5**).[13,14,19,20]

Quadro 22.5
Sinais de alerta para encaminhamento de pacientes com otite média aguda, otite média com efusão e cerume impactado[1,3,5,9,11,14,20,32]

Palavra-chave	Sinais de alerta
Dor persistente e sintomas sistêmicos	Dor que não melhora com o tratamento pode indicar uma infecção mais grave ou complicações. Sintomas como mal-estar geral, cansaço extremo ou outros sinais sistêmicos como febre alta podem indicar uma infecção mais abrangente ou uma condição subjacente.
Perda auditiva	A perda auditiva súbita ou progressiva é um sinal preocupante e pode necessitar de uma avaliação mais detalhada. Deficiência auditiva é um traço característico das otites, sendo parte da OMA, OME e cerume impactado, podendo agravar para casos de perda auditiva permanente.
Secreção ou sangramento	Se houver secreção purulenta, sanguinolenta ou com odor desagradável, isso pode indicar uma infecção significativa ou uma perfuração do tímpano.
Tontura ou vertigem	Esses sintomas podem indicar que a infecção ou o problema otológico está afetando o sistema vestibular, necessitando de uma avaliação mais aprofundada.
História de trauma	Se o paciente teve algum trauma recente na área da cabeça ou do ouvido, pode haver uma lesão que precisa ser investigada.
Paralisia facial e problemas neurológicos	A paralisia facial é uma das causas recorrentes nos pacientes pediátricos e é um sinal também neurológico; sua causa pode ser subjacente a uma infecção de otite média aguda. Relaciona-se com otalgia e otorreia; a complicação é adquirida pela presença de deiscências ósseas naturais no canal de Falópio pela extensão do segmento timpânico do nervo facial que permitem que produtos inflamatórios produzam inflamação e edema do nervo.

Fonte: Autoria própria.

MONITORAMENTO DOS RESULTADOS

É importante manter um acompanhamento do paciente visando avaliar a sua melhora e adesão ao tratamento.[1] Em situações de não melhora o manejo das **otites** deve ser reavaliado para propor outro método de alívio dos incômodos acometidos. Em caso de agravamento da condição clínica, deve-se fazer o encaminhamento do paciente e seguir os sinais e sintomas de alertas dessa diretriz.[1] Para o monitoramento do **cerume impactado**, inicialmente é ideal a educação do paciente para promover a higiene do ouvido de maneira segura e eficaz junto com o controle da doença, tendo as formas de tratamento de irrigação, agentes ceruminolíticos e remoção do cerume do canal auditivo.[29,32]

Referências bibliográficas

1. Szmuilowicz J, Young R. Infections of the Ear. Emerg Med Clin North Am. 2019;37(1):1-9.
2. Choffor-Nchinda E, Bola Siafa A, Nansseu JR. Otitis media with effusion in Africa-prevalence and associated factors: a systematic review and meta-analysis. Laryngoscope Investig Otolaryngol. 2020; 5(6):1205-16.
3. Pritchett C, Lang E, Barron SA. Acute otitis media (AOM) in Children. Dynamed. 2024.
4. Harmes KM, Blackwood RA, Burrows HL, Cooke JM, Harrison R Van, Passamani PP. Otitis media: diagnosis and treatment. Am Fam Physician. 2013; 88(7):435-40.
5. Holm NH, Rusan M, Ovesen T. Acute otitis media and antibiotics – a systematic review. Dan Med J. 2020; 67(11).

6. Suzuki HG, Dewez JE, Nijman RG, Yeung S. Clinical practice guidelines for acute otitis media in children: a systematic review and appraisal of European national guidelines. BMJ Open. 2020;10(5):e035343.
7. Barkwill D, Arora R. Labyrinthitis. StatPearls. 2022.
8. Lieberthal AS, Carroll AE, Chonmaitree T, Ganiats TG, Hoberman A, Jackson MA, et al. The diagnosis and management of acute otitis media. Pediatrics. 2013;131(3):e964-99.
9. Brasil. Ministério da Saúde. Secretaria de Atenção à Saúde. Acolhimento à demanda espontânea: queixas mais comuns na Atenção Básica. 1st ed. Ministério da Saúde, editor. Disponível na Internet: http://bvsms.saude.gov.br/bvs/publicacoes/acolhimento_demanda_espontanea_queixas_comuns.pdf. Brasília; 2012. p. 290.
10. Ely JW, Hansen MR, Clark EC. Diagnosis of ear pain. Am Fam Physician. 2008;77(5):621-8.
11. Greenes D. Evaluation of earache in children. UpToDate. 2022.
12. Conover K. Earache. Emerg Med Clin North Am. 2013;31(2):413-42.
13. Schwartz SR, Magit AE, Rosenfeld RM, Ballachanda BB, Hackell JM, Krouse HJ, et al. Clinical Practice Guideline (Update): Earwax (Cerumen Impaction). Otolaryngol Head Neck Surg. 2017;156(1_suppl):S1-29.
14. Acevedo JR, Fedorowicz Z, Rae-Grant A. Cerumen impaction. Dynamed. 2022.
15. Organização Mundial da Saúde. Otite. OMS. 2017.
16. Information NC of B. Otite.
17. Organização Mundial de Saúde. CID-10 Classificação Estatística Internacional de Doenças e Problemas Relacionados à Saúde. 2019.
18. Marchisio P, Galli L, Bortone B, Ciarcià M, Motisi MA, Novelli A, et al. Updated guidelines for the management of acute otitis media in children by the Italian Society of Pediatrics: Treatment. Pediatr Infect Dis J. 2019;38(12S Suppl):S10-S21.
19. Rosenfeld RM, Shin JJ, Schwartz SR, Coggins R, Gagnon L, Hackell JM, et al. Clinical Practice Guideline: Otitis Media with Effusion Executive Summary (Update). Otolaryngol Head Neck Surg. 2016; 154(2):201-14.
20. Pritchett C, Ostrovsky DA, Zuuren EJ, Barron SA. Otitis media with effusion (OME). Dynamed. 2024.
21. Pritchett C, Barron SA. Tympanostomy tubes. Dynamed. 2022.
22. Correr CJ. Manual 6: Autocuidado. 1 ed. Practice: Curitiba. 2016.
23. Lee H-J, Park S-K, Choi KY, Park SE, Chun YM, Kim K-S, et al. Korean clinical practice guidelines: otitis media in children. J Korean Med Sci. 2012;27(8):835-48.
24. Sjoukes A, Venekamp RP, van de Pol AC, Hay AD, Little P, Schilder AG, et al. Paracetamol (acetaminophen) or non-steroidal anti-inflammatory drugs, alone or combined, for pain relief in acute otitis media in children. Cochrane Database Syst Rev. 2016; 12(12):CD011534.
25. Van Uum RT, Venekamp RP, Sjoukes A, Van De Pol AC, De Wit GA, Schilder AGM, et al. Optimising pain management in children with acute otitis media through a primary care-based multifaceted educational intervention: Study protocol for a cluster randomised controlled trial. Trials. 2018;19(1):1-9.
26. Teschner M. Evidence and evidence gaps in the treatment of Eustachian tube dysfunction and otitis media. GMS Curr Top Otorhinolaryngol Head Neck Surg. 2016;15:Doc05.
27. Pegorer FR. Cerumin®. São Paulo. 2021.
28. Aaron K, Cooper TE, Warner L, Burton MJ. Ear drops for the removal of ear wax. Cochrane Database Syst Rev. 2018;7(7):CD012171.
29. Dynamed. Carbamide Peroxide. IBM Micromedex® DRUGDEX®. EBSCO Inf Serv.
30. Dynamed. Ibuprofen. IBM Micromedex® DRUGDEX®. EBSCO Inf Serv.
31. Dynamed. Acetaminophen. IBM Micromedex® DRUGDEX®. EBSCO Inf Serv.
32. Michaudet C, Malaty J. Cerumen Impaction: Diagnosis and Management. Am Fam Physician. 2018; 98(8):525-9.

23 Ectoparasitoses (Escabiose e Pediculose)

Nicolas Silva Costa Gonçalves • Saulo de Tarso Silva •
Ana Paula de Oliveira Barbosa • Francisco Alisson Paula de França •
Fabiana Brandão Alves Silva • Gustavo Pereira Calado • Rafael Santos Santana

ESCABIOSE E A PEDICULOSE

A escabiose e a pediculose são ectoparasitoses de pele causadas pela infestação de artrópodes. Essas condições atingem com maior frequência as populações mais vulnerabilizadas, as quais, comumente, geram infecções secundárias.[1-9] A transmissão ocorre pelo contato corporal direto com o indivíduo infectado ou por meio do compartilhamento de roupas, acessórios de cabeça e escovas de cabelo.[1,2,6,8,10,11] O tratamento das infestações e a educação em saúde mostram-se os meios mais efetivos para evitar a propagação dessas doenças.[12]

A escabiose humana é causada pelo *Sarcoptes scabiei hominis*, espécie que faz escavações no estrato córneo dos seres humanos. O intenso prurido por toda a extensão corporal, as feridas e pápulas eritematosas ou mesmo os nódulos pruriginosos persistentes são sinais clínicos que indicam a presença da doença. O prurido ocorre mais intensamente durante a noite, por ser o período de reprodução e deposição de ovos. Os indivíduos afetados podem desenvolver infecções secundárias ocasionadas por microrganismos oportunistas, como fungos e/ou bactérias presentes na microbiota da pele. Além disso, pode haver reações alérgicas aos produtos metabólitos oriundos do ácaro, ocasionando, em casos mais graves, doença reumática e glomerulonefrite, similarmente ao observado nos casos pós-infecção estreptocócica. A escabiose crostosa (ou norueguesa) é outra forma em que a doença pode se desenvolver, atingindo principalmente pacientes com imunossupressão, distúrbios neurológicos ou institucionalização.[6,8,11,13,14]

Os surtos podem ocorrer principalmente em ambientes institucionais, como lares de idosos e hospitais, porém a sinalização de sintomas em outros membros de uma mesma família deve levantar suspeita imediata dos profissionais de saúde. Trata-se de um problema de saúde muito frequente com prevalência mundial estimada em cerca de 200 milhões de casos e incidência de 527,5 milhões de casos em 2017, com base em dados do estudo Global Burden of Disease. Pode atingir mais mulheres e crianças, e sua prevalência pode variar de acordo com a região, atingindo até

2%, desde cerca de 2% em alguns países europeus e do Médio Oriente até > 30% em países insulares do Pacífico.[11-15]

A pediculose de couro cabeludo é causada pelo inseto *Pediculus humanus capitis*. Ocorre majoritariamente em crianças na idade escolar (3 a 11 anos), com maior prevalência sobre o sexo feminino, causando prurido agudo no escalpo, diminuição do rendimento escolar, dificuldade de concentração e insônia. Por outro lado, a pediculose do corpo é causada pela espécie *Pediculus humanus corporis* e tem baixa incidência no Brasil. Também é valido ressaltar que seu tratamento, na maioria dos casos, consiste apenas na melhora da higiene corporal e na desinfecção correta das roupas. A pediculose púbica é causada pelo *Pthirus pubis* e sua forma de transmissão geralmente ocorre durante o contato sexual, atingindo os pelos pubianos, mas também podem infectar os cílios, os cabelos, os pelos da barba e das axilas.[1,5,7,17,19]

A prevalência mundial estimada de piolhos é de 19% em estudantes em idade escolar. No Brasil, estudos realizados em diferentes regiões mostram resultados contrastantes. Enquanto na cidade de Manaus houve ocorrência de infestação por piolhos em 3,68% das crianças, em Jundiaí ou Nova Iguaçu a prevalência de *P. capitis* foi superior a 35%.[17,19]

OBJETIVOS DO CUIDADO FARMACÊUTICO

1. Apoiar o paciente na identificação dos sintomas e características empíricas de uma infecção ectoparasítica.[1,3,5,6,10,13,20-23]
2. Recomendar tratamento confiável, efetivo e rápido para auxiliar na diferenciação entre escabiose e pediculose, a fim de eliminar esses organismos e evitar a contaminação de outros indivíduos.[3,5,6,10,13,20-23]
3. Reduzir a automedicação e o uso de produtos alternativos potencialmente perigosos para a saúde dos pacientes infestados.[6,13,14,23]
4. Identificar sinais de alerta indicativos de potencial infecção secundária com exsudato purulento.[5,6,21,22,24]
5. Encaminhar pacientes que apresentam a necessidade de investigações sobre a probabilidade do desenvolvimento de infecções secundárias.[5,6,21,22]

CAUSAS, SINAIS, SINTOMAS E ANAMNESE FARMACÊUTICA

A etiologia e a patogênese da escabiose são causadas pelo tunelamento dos ácaros, porém seu diagnóstico depende da presença de lesões eritematosas. Esse sinal clínico é decorrente da ação imunológica do portador. Se uma pessoa nunca teve escabiose antes, os sintomas podem levar de 4 a 8 semanas para se desenvolverem (e durante esse período pode transmitir, mesmo que ainda não apresente sintomas). Em uma pessoa que já teve sarna, os sintomas geralmente aparecem muito mais cedo (1 a 4 dias) após a exposição.[2,6,11,13]

A resposta imunológica é do tipo Th2 com produção elevada de interleucina-4 (IL-4) e imunoglobulina E (IgE). A anamnese é feita a partir de relatos do paciente. Os sinais e sintomas mais comuns da sarna são coceira intensa (prurido), especialmente à noite, e erupção na pele semelhante a uma espinha (papular). A coceira e a erupção cutânea podem afetar grande parte do corpo ou estar limitadas a locais comuns, como pulso, cotovelo, axila, membrana entre os dedos, mamilo, pênis, cintura, linha da cintura e nádegas. A erupção também pode incluir pequenas bolhas (vesículas) e escamas. Coçar a erupção pode causar feridas na pele; às vezes essas feridas são infectadas por bactérias. Em crianças pequenas e idosos, podem também ocorrer no couro cabeludo, nas palmas e plantas das mãos e dos pés.[6,11,13,25] A **Figura 23.1** mostra os locais mais prevalentes de aparecimento das lesões por conta do prurido.

Estima-se que leve cerca de 5 a 20 minutos de contato próximo para transferir o ácaro para outra pessoa, por isso perguntas sobre possível contaminação são fundamentais durante a anamnese. São fatores de risco reportados:[16,28,29]

- O contato pele a pele em locais superlotados são os principais fatores de risco.
- Qualquer contato pele a pele com pessoa infectada (mãos dadas, dançando, compartilhando cama ou durante sexo).
- Situação de vulnerabilidade social (moradia instável, problemas de higiene, desnutrição).
- Imunocomprometimento.

Os ácaros da escabiose vivem até 72 horas nos ambientes e de 1 a 2 meses na pele de uma pessoa não tratada. Não há transmissão de escabiose proveniente de animais, por se tratar de agentes

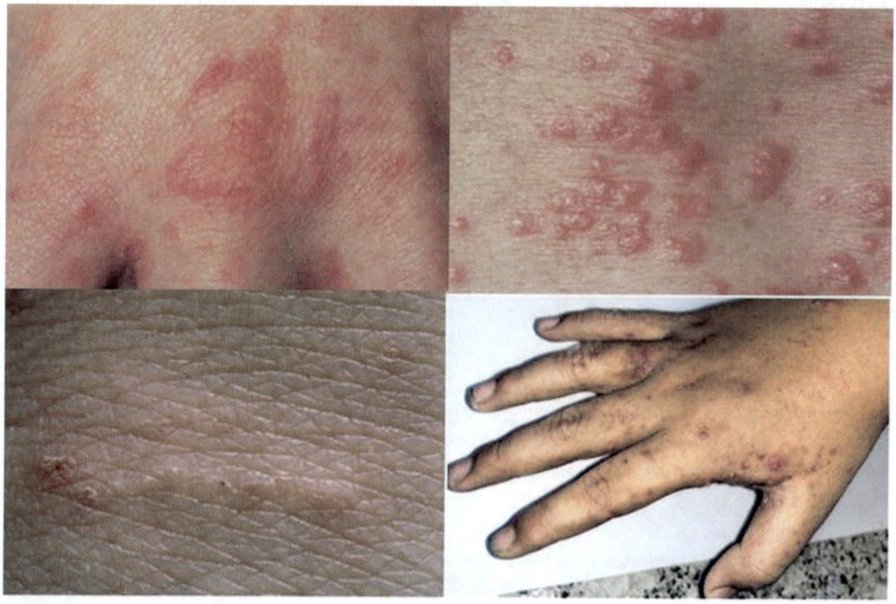

Figura 23.1. Presença de pápulas eritrematosas, imagem de escavação ou tunelamento do ácaro e escurecimento posterior das lesões.[26,27]
Fonte: NHS (2023).

etiológicos de espécies diferentes; também é pouco provável a transmissão em piscinas ou em contatos breves com pessoas contaminadas.[27,30]

O uso de critérios da Internacional Alliance for the Control of Scabies (IACS) para identificação da escabiose auxilia os profissionais de saúde pela análise primária do padrão de lesões e pápulas eritematosas e sua distribuição típica no corpo, diferenciando-as de outros problemas de saúde como catapora, por exemplo. São considerados os critérios de identificação da escabiose com base na IACS, sendo:

- Escabiose confirmada utilizando métodos não invasivos de diagnóstico.
- Escabiose clínica analisada por padrões de eritemas e lesões.
- Suspeita de escabiose por análise de lesões específicas e inespecíficas.

Os critérios B e C de diagnóstico devem ser aliados a uma história associada ao problema de saúde (critério H) e não dependem de métodos de diagnóstico como dermatoscopia e microscopia de amostras da pele.[40]

No **Quadro 23.1**, são descritos os subcritérios para diagnóstico da escabiose, junto ao critério de história associado.

Por outro lado, a pediculose é causada pelos piolhos, de cabeça e corpo, ou pelos chatos que acometem a região genital. Eles se alimentam por

Quadro 23.1
Resumo dos critérios da Internacional Alliance for the Control of Scabies (IACS) para identificação de sinais da escabiose[31]

Resumo dos critérios IACS 2020	
A. Escabiose confirmada (pelo menos um dos critérios presentes para validar o diagnóstico)	
A1	Ácaros, fezes ou ovos achados na microscopia de luz de amostras da pele.
A2	Ácaros, fezes ou ovos visualizados por um dispositivo de imagem de alta potência.
A3	Ácaros visualizados por dermatoscopia.
B. Escabiose clínica* (pelo menos um dos critérios presentes para validar as identificações de sinais)	
B1	Escavações características do ectoparasita causador da sarna (tocas).
B2	Lesões genitais masculinas típicas.
B3	Lesões e distribuição típicas, associada a, pelo menos, duas características de história de possível infecção.
C. Suspeita de escabiose* (pelo menos um dos critérios presentes para validar as identificações de sinais)	
C1	Lesões e distribuição típicas, associadas a, pelo menos, uma característica de história de possível infecção.
C2	Lesões e distribuição atípicas, associadas a, pelo menos, duas características de história de possível infecção.
H. História de infecção pelo ectoparasita (parâmetro obrigatório para validar as identificações de sinais)	
H1	Prurido.
H2	Contato próximo com indivíduos que apresentam prurido e/ou lesões e distribuição típicas.

**Critérios mais indicados para a prática clínica sem a utilização de instrumentos médicos de dermatoscopia ou microscopia. Fonte: Engelman et al. (2020).*

meio da injeção de pequenas quantidades de saliva sobre a pele para que o sangue possa ser retirado. A saliva desses parasitos gera uma reação alérgica pruriginosa que leva de 4 a 6 semanas para seu aparecimento durante a primeira infecção. Na prática clínica, devem ser observados na história do paciente:[3-5,32]

- Sensação de algo caminhando no local da infecção.
- Prurido intenso na cabeça (nas regiões retroauriculares e occipitais); tronco, abdome, nádegas, cílios, barba, axilas e na região púbica.
- Irritabilidade e dificuldade para dormir (piolhos são mais ativos no escuro).
- Feridas na cabeça causadas por arranhões (às vezes, essas feridas podem ser infectadas por bactérias encontradas na pele da pessoa).
- Presença dos piolhos adultos, ninfas em ovos (lêndeas) fixados na haste capilar.

São fatores de risco o contato direto com pessoa infestada, convivência familiar, ambientes congregados e condições de vida superlotadas. Não são fatores de risco comprovados: higiene, comprimento ou tipo de cabelo.[33,34]

O ciclo de vida do piolho tem três fases: ovo, ninfa e adulto. As lêndeas (ovos) têm 0,8 mm por 0,3 mm, são ovais e geralmente amarelas a brancas. Os ovos viáveis geralmente estão localizados a 6 mm do couro cabeludo, que quando eclodem liberaram uma ninfa. A casca da lêndea torna-se então um amarelo opaco mais visível e permanece presa à haste do cabelo. As ninfas amadurecem após três mudas e tornam-se adultas cerca de sete dias após a eclosão. O piolho adulto tem o tamanho de uma semente de gergelim, com seis patas (cada uma com garras) e coloração marrom ou branco-acinzentado.[33,34]

A anamnese farmacêutica em pacientes com escabiose ou pediculose encontra-se no Quadro 23.2.

Quadro 23.2
Anamnese farmacêutica em pacientes com escabiose ou pediculose (Estratégia INDICO)[1,3,5,6,10,17,32,35]

Domínio	Perguntas/Investigação*	Observações importantes
Identificação do paciente	Qual é o **sexo** do paciente? (mais frequente em mulheres). A paciente está grávida? Qual a **idade** do paciente? (mais comum em idade escolar ou pessoas que vivem em abrigos).	Meninas em idade escolar estão mais suscetíveis à infestação por piolhos. Homens podem apresentar nódulos no local. Idosos e crianças devem ser tratados com cautela em casos de sarna, pois podem apresentar lesões específicas, e a medicação tópica utilizada pode ter muita toxicidade. Os indivíduos que têm uma vida sexualmente ativa, ou que entram em contato próximos (pele a pele ou cabeça a cabeça) com outras pessoas de maneira frequente, devem ser monitorados, bem como seu ciclo de convivência.

(continua)

Quadro 23.2 (continuação)
Anamnese farmacêutica em pacientes com escabiose ou pediculose (Estratégia INDICO)[1,3,5,6,10,17,32,35]

Domínio	Perguntas/Investigação*	Observações importantes
Natureza dos sinais e sintomas	Qual é a **localização** do incômodo? Sensação de algo caminhando ou cócegas? **Prurido intenso**? Piora à noite? (no caso dos piolhos). Feridas causadas pela coceira? Se possível realize **inspeção manual** do paciente com suspeita de piolhos; em caso de sarna ver **critérios IACS**.	Na pediculose da cabeça, os piolhos encontram-se na região do couro cabeludo, e as lêndeas (ovos) estão aderidas às hastes capilares. Na pediculose corporal e na ftiríase os insetos podem ser localizados nas axilas, na região da virilha, nas sobrancelhas e nos cílios. No caso da escabiose, ela pode ocorrer nos espaços interdigitais, na face anterior dos punhos, nas pregas anteriores das axilas, na região periumbilical, no pênis e no sulco interglúteo.
Duração	**Tempo dos sintomas**? Já teve piolhos ou escabiose antes? Teve contato recente com paciente infestado? Há algum horário ou **período do tempo** específico para seu surgimento?	O tempo de contágio e os sintomas tendem a ser menor nos pacientes que já tiveram escabiose. Se for a primeira vez, talvez o paciente tenha dificuldade de lembrar da possível exposição. Geralmente, o período de maior incômodo nos piolhos (sensação de prurido) é durante a noite, uma vez que é nesse horário que os parasitos têm atividade reprodutora.
Iniciou algum tratamento	Já foi feito uso de algum tipo de manejo? Qual ou quais foram os **métodos usados**? Por quanto **tempo** está em uso? Tem sido efetivo? Em **episódios anteriores**, caso tenha havido, como foi feito o tratamento?	Monitoramento dos efeitos clínicos do uso de intervenções não farmacológicas, como catação manual, pentear os cabelos com pente fino ou escovas aquecidas, uso de óleos no cabelo; ou farmacológicas, como as loções inseticidas ou a medicação oral de ivermectina.
Comorbidades	O paciente apresenta **outras condições** de saúde? Faz **uso regular de algum medicamento**? Há história atual ou prévia de **imunossupressão, distúrbios neurológicos ou institucionalização**?	Os pacientes com comorbidades podem apresentar maior risco de desenvolvimento de formas mais graves da escabiose, bem como risco aumentado de infecções secundárias para ambas as doenças.
Outras situações especiais	Há sinal de **infecção secundária**?	Monitoramento das possíveis sequelas geradas pela infecção primária para que seja possível a continuidade do tratamento por meio de exames específicos para verificar a existência de impetigo, doença reumática cardíaca ou glomerulonefrite aguda pós-estreptocócica.

**Perguntas sugestivas. Não têm finalidade diagnóstica e sim para melhor compreensão do caso e identificação de potenciais sinais de alerta para encaminhamento.*
Fonte: Autoria própria.

INTERVENÇÕES NÃO FARMACOLÓGICAS

Por se tratar de condições clínicas mais negligenciadas no que diz respeito a desenvolvimento de pesquisa acerca de um tratamento eficaz, as intervenções não farmacológicas estão restritas a práticas mais tradicionais de diminuição da infestação, como a catação manual e a utilização do pente fino para pentear as hastes capilares, que podem também ser utilizadas como intervenção de suporte para o uso de óleos e de produtos farmacológicos de uso tópico. Além disso, a educação em saúde, intervenção não farmacológica mais prevalente no tratamento da sarna, faz-se necessária para que a comunidade consiga identificar os indivíduos afetados, realizar o tratamento adequado e aconselhar as pessoas infectadas e seus entes mais próximos (**Quadro 23.3**).[2,3,5,13,17,32,36]

Na **escabiose**, as precauções relacionadas à diminuição da infestação dos ectoparasitos são pautadas no controle ambiental com **medidas de descontaminação** que consistem em isolar itens que tiveram contato como paciente infectado como, p. ex., itens de vestuário e roupa de cama, que são lavados em uma temperatura de 50°C e secados a quente (quando podem ser lavados) ou isolados em sacos plásticos em um período de, no mínimo, uma semana. Essas medidas reduzem a infestação do ácaro para outros indivíduos no ambiente familiar, mais comumente, e devem ser reforçadas por medidas de higiene pessoal e educação em saúde, inclusive em casos de escabiose pubiana, a qual necessita de uma orientação para o paciente e aos parceiros sexuais.[2,3,5,17,18]

As intervenções para reduzir a proliferação dos ectoparasitas em casos de pediculose podem ser classificadas em **métodos de remoção mecânicos**, como a utilização de pentes finos sobre o cabelo umedecido e a catação manual; também há métodos físicos que objetivam a morte dos parasitas por **sufocamento e/ou hipertermia**, como: uso de óleos como vaselina e óleos de origem natural e **dessecação** por meio de dispositivos com fontes de ar quente direcionadas aos cabelos. Esses métodos podem ser promissores, mas ainda carecem de estudos robustos ou mais acessíveis.[33,34,37,38]

Apesar de serem métodos mais tradicionais, o diagnóstico do problema de saúde autolimitado e a implementação de uma terapia medicamentosa tornam-se mais efetivos quando associados a essas intervenções por reduzir a população de lêndeas e piolhos, facilitando a ação dos agentes pediculicidas e, por consequência, aumentando a chance de melhora do paciente, tendo em vista que o uso dos métodos não farmacológicos de forma isolada mostra percentuais de cura baixos (40% a 70%) e baseados em estudos não tão consolidados.[2,3,5,17,32]

Da mesma forma que se deve atentar ao cuidado com a proliferação e transmissão dos ácaros na escabiose, os piolhos requerem o mesmo nível de atenção, por isso deve-se seguir as orientações com relação à quarentena do paciente e as condições de **isolamento de indivíduos** próximos e de parceiros sexuais, nos casos de pediculose púbica).[17,29,33,37]

Os pacientes devem ser orientados e desestimulados a utilizar métodos alternativos e traumáticos (mais comuns na pediculose) como raspar a cabeça (efetivo, mas angustiante), além de evitar o uso de substâncias inflamáveis e perigosas como gasolina e querosene, e produtos químicos para melhor visualização (*spray* "lêndeas de néon"). Não devem também ser utilizados tratamentos alternativos e populares como vinagre, álcool acetona, alvejante e outros.[17,29,33,37]

Quadro 23.3

Resumo das intervenções não farmacológicas para pediculose e escabiose[17,20,21,24,32]

Conduta	Embasamento técnico	GRADE Nível de evidência	 Grau de recomendação
Educação em saúde	Promoção de ações voltadas para a avaliação do risco e aconselhamento das pessoas que estão mais envolvidas nessas situações sobre formas de se evitar a infestação e identificar pessoas infectadas. Assim, é possível fazer o manejo adequado de pessoas infectadas e seus entes mais próximos.	Moderado ●●●○	Forte
Medidas de descontaminação na escabiose	Lavagem das roupas e alguns outros objetos que entraram em contato com a pessoa infectada por escabiose por meio de submersão em água quente. Se não for possível a lavagem, orientar para a guarda dos objetos isolados em sacos plásticos em um período de, no mínimo, uma semana.	Baixo ●●○○	Forte
Remoção mecanica na pediculose	A penteação úmida isolada para tratar a pediculose não tem contraindicações e, muitas vezes, é preferida pelos pais que querem evitar um tratamento farmacológico; no entanto, pode ser demorada dependendo do comprimento e da espessura do cabelo, além de ter eficácia limitada. Catar as lêndeas (remoção dos ovos e das cascas dos ovos eclodidas) geralmente não é recomendado como a única técnica de erradicação de uma infestação. Também estão disponíveis pentes eletrônicos, mas sem nenhuma evidência de desempenho.	Baixo ●●○○	Forte
Isolamento do caso	Deve-se afastar o indivíduo da escola ou trabalho até 24 horas após o término do tratamento. Em caso de paciente hospitalizado, recomenda-se o isolamento a fim de evitar surtos em enfermarias, tanto para outros doentes, quanto para profissionais de saúde.	Moderado ●●●○	Forte
Dessecação (hipertermia)	A entrega de ar quente para matar piolhos por dessecação foi tentada por numerosos investigadores com resultados mistos. A técnica pode ser muito útil para casos em que o uso de medicamentos pode não ser recomendável; contudo, o método tem sido pouco difundido no Brasil, pois os custos de aquisição de aparelhos específicos e treinamento de pessoal podem estar envolvidos.	Baixo ●●○○	Fraco
Vaselina (sufocamento)	Acredita-se que a vaselina obstrua os espiráculos respiratórios do piolho adulto e bloqueie os orifícios do opérculo dos ovos. Cerca de 30 g a 40 g de vaselina, padrão, deverão ser massageados em toda a superfície do cabelo e couro cabeludo e deixados durante a noite.	Baixo ●●○○	Fraco

Fonte: Autoria própria.

INTERVENÇÕES FARMACOLÓGICAS

O tratamento utilizando-se medicamentos escabicidas e pediculicidas divide-se em **formulações orais** (com a ivermectina como único representante), e **formulações tópicas** de agentes oclusores de estruturas do exoesqueleto (dimeticona), agentes de dissolução da camada cerosa do exoesqueleto do parasita (benzoato de benzila e enxofre) ou de agentes inseticidas neurotóxicos (p. ex., permetrina). O modo de usar irá variar de acordo com a ectoparasitose em questão, sendo as formulações de pomadas e cremes mais utilizados para o tratamento de escabiose; para o tratamento de pediculose, formulações de xampu, sabonetes e loções utilizadas no couro cabeludo.[2,3,5,17,32,36]

A primeira linha de tratamento na **escabiose** tem como opções a utilização de formulações tópicas de cremes ou loções à base de **permetrina 5%** e da **ivermectina oral** em um regime de duas semanas de tratamento, salvo casos mais severos de escabiose, como a escabiose crostosa, que tem maior infestação, levando a um maior tempo de tratamento ou necessidade de combinação das opções de tratamento propostas de acordo com o critério médico. A **ivermectina 1%** (10 mg/g) tópica agora também está disponível no Brasil, e estudos demonstram que sua eficácia pode ser similar ao uso oral. No entanto, não está registrada pela Anvisa para este fim e está restrita a maiores de 18 anos.[33,37,39,40]

A **permetrina** deve ser a primeira escolha na maioria dos casos e mostra-se mais segura e com maior efetividade para pacientes gestantes e para crianças, sendo uma opção à **ivermectina**, que tem restrição de uso para esses pacientes, em específico, crianças com peso corpóreo menor que 15 kg, apesar de ser uma via de administração com ótima adesão. Além disso, um estudo de revisão[43] mostrou a **ivermectina** como um tratamento mais lento. É menos efetivo em comparação à **permetrina 5%**, levando em conta a via de administração e os efeitos sistêmicos atrelados ao uso sistêmico.[27-30,39,41]

Para outras opções, considerando a ineficácia ou disponibilidade dos medicamentos da primeira linha de tratamento, usam-se outros agentes tópicos que atuam no sufocamento de estruturas externas do parasita e na dissolução da camada cerosa de proteção do exoesqueleto, como as formulações de sabonetes e cremes à base de **enxofre** e loções de **benzoato de benzila**. Opções como formulações aquosas ou alcoólicas de **malathion (ou malatião)** e **lindano** (agentes inseticidas neurotóxicos) foram retiradas das indicações para escabiose por serem potencialmente neurotóxicas aos humanos, além de apresentarem forte odor e provocar irritação local, diminuindo a adesão do paciente ao uso.[2,3,5,17]

No tratamento farmacológico da **pediculose**, assim como na escabiose, há como opção de primeira linha o uso de formulações à base de **permetrina** e de **ivermectina**.

O foco principal do tratamento da pediculose é associar uma boa adesão do paciente ao uso de opções efetivas para eliminar focos de uma nova proliferação.

Então, as opções que promovem uma aceitabilidade maior por parte do paciente necessitam de uma administração repetida (entre 7 e 9 dias depois da primeira aplicação, fechando um ciclo de 20 dias ou menos, dependendo da infestação), além de adequar o tempo de tratamento ao ciclo de vida do piolho (em um intervalo de 10 a 20 dias, variando com o tamanho da população de piolhos), de forma que a população de piolhos seja reduzida efetivamente. Essas opções consistem em agentes que não eliminam óvulos viáveis na aplicação, mas sim dificultam a permanência e proliferação de parasitas adultos.[27-30,39,41]

Os principais representantes desses agentes são **permetrina 1%**, **ivermectina**, como primeira linha e **dimeticona** e o **benzoato de benzila**, como opções secundárias (**Quadro 23.4**). No tratamento da infestação de piolhos e lêndeas, a educação em saúde é importante para evitar eventos de resistência aos medicamentos utilizados como primeira linha de tratamento.

A resistência dos parasitas ao medicamento mostra-se relevante se não há uma orientação adequada com relação à forma correta de utilização e ao regime de tratamento; logo, o papel do farmacêutico é essencial para elucidar as orientações e melhorar a adesão do paciente ao esquema de tratamento.[27-30,39,41]

Importante frisar que apesar de a permetrina ser opção de escolha inicial tanto para escabiose quanto para pediculose, a forma farmacêutica e concentração não são as mesmas. Uma série de casos do Reino Unido, inclusive, relatou o fracasso do tratamento quando erroneamente eram prescritas apresentações de loção e xampu de **permetrina 1%** para escabiose (incorreto) em vez de **permetrina 5%** creme (correto). O farmacêutico deve estar atento.[27-30,39,41,42]

O uso complementar de emolientes (com ou sem corticosteroides tópicos leves) pode ser útil para irritação cutânea causada por medicamentos tópicos da sarna ou úteis para dermatite de contato ou irritante associada. Da mesma forma, os anti-histamínicos podem ser úteis para a coceira que persiste após o tratamento com escabicida.[27,28,43]

O tratamento dos contatos no caso das ectoparazitoses não está consolidado. Uma revisão da Cochrane tentou avaliar intervenções para prevenir a propagação da infestação em contatos próximos de pacientes com sarna, mas nenhum ensaio randomizado de qualidade foi encontrado.

Algumas diretrizes recomendam para contatos próximos sem infestação clínica, administrar uma aplicação de qualquer agente tópico como profilaxia, porém não foram localizadas recomendações específicas do Ministério da Saúde, de forma que havendo suspeita de surto, recomenda-se ao farmacêutico comunicar a autoridades sanitárias locais.[41,43,44]

Quadro 23.4

Resumo das intervenções farmacológicas para pediculose e escabiose[17,20,21,24,32,36]

Medicamento	Apresentações*	Uso padrão	Orientações Ao Paciente	Alertas	GRADE: Nível de evidência	GRADE: Grau de recomendação
Permetrina $$$$ MIP +SUS	**Loções cremosa** 5% (50 mg/mL) **Xampu** 1% (10 mg/mL) (Nedax®, Keltrina® e Piolixina®)	**Adultos e crianças:** Na pediculose: aplicar permetrina 1% no cabelo e couro cabeludo deixando agir por 10 minutos antes de enxaguar. Na escabiose: aplicar permetrina 5% à noite, do pescoço para baixo até a sola do pé, e lavar após 8 a 14 horas. Se necessário, repetir em 1 a 2 semanas.	"Na sarna massagear, especialmente, entre os dedos, sob unhas, punhos, axilas, nádegas e parte externa genital". "Na pediculose com cabelos molhados, dar atenção à nuca e atrás das orelhas". "Prurido e irritação podem continuar mesmo com efetividade".	As formas e concentrações são específicas para cada agravo. Pode causar irritação em peles brancas ou mais sensíveis (dermatites). Evitar contato com olhos e mucosas. O uso em menores de 2 anos deve ser evitado. Efeitos neurotóxicos são raros (tontura, cefaleia, náuseas, reações cutâneas).	Alto	Forte
Ivermectina $$$$ +SUS	**Comprimidos** 6 mg (Revectina® e Ivermec®)	**Adultos e crianças (acima de 5 anos ou 15 kg):** Ingerir em dose única, de acordo com o peso corporal (200 mcg/kg), e em um intervalo de 1 a 2 semanas após a primeira dose (para ambas as ectoparasitoses).	"Evitar uso de bebidas alcoólicas durante o tratamento". "A repetição do tratamento dependerá de avaliação médica e efetividade".	Contraindicado o uso em crianças menores de 15 kg e gestantes. Cautela com pacientes em uso de medicamentos que deprimem o SNC. Reações são leves e transitórias (diarreia, tontura, cefaleia, náuseas, redução do apetite).	Alto	Forte
Benzoato de benzila $$$$ MIP	**Emulsão tópica** 25% (250 mg/mL) (Arcasan®, Benzoderm® e Sanasar®)	**Adultos e crianças:** Na pediculose: umedecer os cabelos com a loção após o banho e deixar por 5 minutos. Na escabiose: aplicar nas áreas mais comuns da aparição das lesões após o banho com água fria. Se necessário, repetir o processo após 24 horas (para crianças, realizar diluição).	"Orientar paciente para troca de vestimentas e roupa de cama". "Orientar sobre diluição no uso pediátrico e para realização de prova de toque uma pequena área antes de utilizar (caso ocorra ardência ou vermelhidão, o produto não deverá ser utilizado)".	O tratamento com a loção pode gerar reações de hipersensibilidade e sensação de queimação (evitar usar por mais de 2 dias e em áreas feridas). Contraindicado o uso em crianças menores de 2 anos, gravidez e lactação; Reações leves (irritação cutâneas, vertigem, náuseas, cefaleia).	Alto	Fraco

*Nomes comerciais listados foram incluídos no intuito de facilitar a identificação dos itens e evitar erros de seleção; é descconselhável utilizá-los em prescrições ou no processo de orientação farmacêutica. Marcas foram incluídas de forma circunstancial e pode haver outras disponíveis no mercado não listadas. Fonte: Autoria própria.

SINAIS DE ALERTA E ENCAMINHAMENTOS

Caso o paciente apresente algum tipo de sensibilidade aos medicamentos de modo de ação neurotóxico sobre os parasitos, o tratamento deve ser reavaliado e devem ser inseridas mais abordagens não farmacológicas para que a redução da dose dos medicamentos ou sua suspensão de uso ainda mantenha a eficácia sobre o tratamento dessas enfermidades.

Além disso, caso o paciente apresente sinais de infecções com secreções amarelas, marrons ou esverdeados com a presença ou não de sangue e com odor fétido ou não, devem ser encaminhados para outro nível de atenção à saúde que contenha a especialidade necessária para que esse usuário possa continuar o tratamento primário concomitantemente ao secundário para alívio dos sintomas.[22,23,45]

Em pacientes imunocomprometidos e idosos, o cuidado deve ser maior em virtude da fragilidade do sistema imune frente a grandes infestações de ectoparasitos, além de expor o organismo, por meio das lesões geradas pelo prurido severo e escavações realizadas, a bactérias presentes tanto no ambiente quanto na derme, gerando infecções locais e, dada a negligência do cuidado primário, evoluindo para infecções mais graves ou condições clínicas mais severas associadas diretamente ao problema de saúde autolimitado, como é o caso da escabiose crostosa.[22,23,33,43,45]

O **Quadro 23.5** apresenta os sinais de alerta para encaminhamento de paciente com escabiose e pediculose.

Quadro 23.5
Sinais de alerta para encaminhamento de paciente com escabiose e pediculose[22,23,33,43,45]

Palavra-chave	Sinais de alerta
Sintomas sistêmicos	Escabiose e pediculose com sintomas sistêmicos inespecíficos ou exsudato purulento devem ser encaminhadas para outro nível de atenção da saúde, uma vez que representam infecção secundária decorrente das infestações de seus respectivos ectoparasitos.
Pacientes imunocomprometidos	Na escabiose e na pediculose, a condição clínica do paciente pode evoluir em decorrência da propagação de outros microrganismos patogênicos carreados pelo ectoparasito ou pela presença de lesões, ainda mais prevalente em pacientes idosos e em pacientes imunocomprometidos (p. ex., HIV positivo).
Escabiose crostosa	Em pacientes imunocomprometidos e idosos, pode haver uma infestação mais aguda de ectoparasitos, gerando reações alérgicas mais severas e lesões mais profundas, como condições propícias a alta transmissão e infecções secundárias por bactérias presentes na pele.

Fonte: Autoria própria.

MONITORAMENTO DOS RESULTADOS

O manejo bem-sucedido para a escabiose e para pediculose são quando a cura da infestação é atingida. Além disso, é importante o acompanhamento epidemiológico da comunidade em que os indivíduos afetados estão inseridos para evitar que esses ectoparasitos espalhem-se para outras pessoas.

Para pessoas que estão convivendo com pacientes com escabiose ou pediculose, recomendam-se os tratamentos profiláticos, além dos cuidados de higiene reforçados para que sejam evitados compartilhamento de objetos contaminados.[22,33,43]

O paciente deve ser orientado que mesmo com a manutenção do prurido ou de alguns sintomas por um tempo, o tratamento pode ter sido efetivo, pois o processo inflamatório e irritativo pode manter-se por um tempo maior.[22,23,33,43,45]

Para a maioria dos pacientes, o tratamento ocorre com dose única, mas em parte deles a repetição pode ser indicada em 1 ou 2 semanas, considerando tanto a formulação oral quanto a tópica. Logo, é importante verificar, durante e após esse período, a adesão do paciente ao tratamento e, também, se o tratamento proposto está sendo responsivo de acordo com o grau de infestação e diminuição das lesões geradas pela infestação, visto que pode haver resistência dos ectoparasitas às intervenções farmacológicas.[3,5,6,13,22,24,25,32]

Referências bibliográficas

1. Kimberlin DW, Brady MT, Jackson MA, Long SS. Red Book: 2018–2021 Report of the Committee on Infectious Diseases. American Academy of Pediatrics; 2018.
2. Smith DS, Kumar K. Scabies Organism-specific therapy: therapeutic regimens. Medscape. 2020.
3. Guenther LCC, Maguiness S. Pediculosis and pthiriasis (lice infestation). Medscape. 2019.
4. Smith DS, Kumar K. Lice organism-specific therapy. Medscape. 2021.
5. Salhi A. Pediculose capilar. BMJ Best Practice. 2022.
6. Harris R. Escabiose. BMJ Best Practice. 2022.
7. Ridzon R, Fedorowicz Z, Prasad P. Head Lice. Dynamed. 2023.
8. Lipner SR, Brown CM, Zuuren EJ, Randall D. Scabies. Dynamed. 2024.
9. Brown MD, Zuuren EJ, Randall D. Pubic lice and body lice. Dynamed. 2022.
10. Markova A, Kam SA, Miller DD, Lichtman MK. In the clinic. Common cutaneous parasites. Ann Intern Med. 2014;161(5).
11. Arora P, Rudnicka L, Sar-Pomian M, Wollina U, Jafferany M, Lotti T, et al. Scabies: A comprehensive review and current perspectives. Dermatol Ther. 2020; 33(4):e13746.
12. Chosidow O, Giraudeau B, Cottrell J, Izri A, Hofmann R, Mann SG, et al. Oral ivermectin versus malathion lotion for difficult-to-treat head lice. N Engl J Med. 2010;362(10):896-905.
13. Goldstein BG, Goldstein AO. Scabies: Management. UpToDate. 2022.
14. Goldstein BG, Goldstein AO. Scabies: Epidemiology, clinical features, and diagnosis. UpToDate. 2022.
15. Zhang W, Zhang Y, Luo L, Huang W, Shen X, Dong X, et al. Trends in prevalence and incidence of scabies from 1990 to 2017: findings from the global Burden of disease study 2017. Emerg Microbes Infect. 2020;9(1):813-6.
16. Romani L, Steer AC, Whitfeld MJ, Kaldor JM. Prevalence of scabies and impetigo worldwide: a systematic review. Lancet Infect Dis. 2015;15(8):960-7.
17. Hatam-Nahavandi K, Ahmadpour E, Pashazadeh F, Dezhkam A, Zarean M, Rafiei-Sefiddashti R, et al. Pediculosis capitis among school-age students worldwide as an emerging public health concern: a systematic review and meta-analysis of past five decades. Parasitol Res. 2020;119(10):3125-43.
18. Goldstein AO, Goldstein BG. Pediculosis capitis. UpToDate. 2022.

19. Castro PASV de, Paranhos LS, Pessoa GCD, Barbosa DS, Carneiro M, Bezerra JMT. Epidemiological aspects of pediculosis by Pediculus humanus capitis (Phthiraptera: Pediculidae) in Minas Gerais: a systematic review. Cad Saude Colet. 2023;31(1).
20. Salavastru CM, Chosidow O, Boffa MJ, Janier M, Tiplica GS. European guideline for the management of scabies. J Eur Acad Dermatol Venereol. 2017; 31(8):1248-53.
21. Frankowski BL, Bocchini JA, Murray RD, Grant LM, Magalnick H, Roland MM, et al. Clinical report - Head lice. Pediatrics. 2010;126(2):392-403.
22. Brasil. Ministério da Saúde. Protocolos Clínicos e Diretrízes Terapêuticas. 2014.
23. Sociedade Brasileira de Pediatria. Ectoparasitoses. Departamento Científico de Pediatria Ambulatorial. 2022.
24. Salavastru CM, Chosidow O, Janier M, Tiplica GS. European guideline for the management of pediculosis pubis. J Eur Acad Dermatol Venereol. 2017; 31(9):1425-8.
25. Strong M, Johnstone PW. Interventions for treating scabies. Cochrane Database Syst Rev. 2007; (3):CD000320.
26. Vasanwala F, Ong C, Aw C, How C. Management of scabies. Singapore Med J. 2019;60(6):281-5.
27. Brown C. Scabies. Dynamed. 2023.
28. Heukelbach J, Feldmeier H. Scabies. The Lancet. 2006;367(9524):1767-74.
29. Gunning K, Kiraly B, Pippitt K. Lice and scabies: treatment update. am fam physician. 2019;99(10):635-42.
30. Centers of Disease Control and Prevention. Scabies frequently asked questions (FAQs). Disponível em: https://www.cdc.gov/parasites/scabies/gen_info/faqs.html. 2020.
31. Engelman D, Yoshizumi J, Hay RJ, Osti M, Micali G, Norton S, et al. The 2020 International Alliance for the Control of Scabies Consensus Criteria for the Diagnosis of Scabies. ocorre. 2020;183(5):808-20.
32. Goldstein AO, Goldstein BG. Pediculosis pubis and pediculosis ciliaris. UpToDate. 2021.
33. Ridzon R. Head lice. Dynamed. 2023.
34. Nolt D, Moore S, Yan AC, Melnick L. Head Lice. Pediatrics. 2022;150(4).
35. Leung AKC, Lam JM, Leong KF. Scabies: A Neglected Global Disease. Curr Pediatr Rev. 2020; 16(1):33–42.
36. Goldstein AO, Goldstein BG. Pediculosis corporis. UpToDate. 2022.
37. Nolt D, Moore S, Yan AC, Melnick L. Head Lice. Pediatrics. 2022;150(4).
38. Goates BM, Atkin JS, Wilding KG, Birch KG, Cottam MR, Bush SE, et al. An effective nonchemical treatment for head lice: a lot of hot air. Pediatrics [Internet]. 2006;118(5):1962-70.
39. Ahmad HM, Abdel-Azim ES, Abdel-Aziz RT. Clinical efficacy and safety of topical versus oral ivermectin in treatment of uncomplicated scabies. Dermatol Ther. 2016;29(1):58-63.
40. Workowski KA, Bachmann LH, Chan PA, Johnston CM, Muzny CA, Park I, et al. Sexually Transmitted Infections Treatment Guidelines, 2021. MMWR Recomm Rep. 2021;70(4):1-187.
41. Strong M, Johnstone P. Interventions for treating scabies. Cochrane Database Syst Rev. 2007.
42. Cox NH. Permethrin treatment in scabies infestation: importance of the correct formulation. BMJ. 2000;320(7226):37-8.
43. Salavastru CM, Chosidow O, Boffa MJ, Janier M, Tiplica GS. European guideline for the management of scabies. J Eur Acad Dermatol Venereol. 2017; 31(8):1248-53.
44. FitzGerald D, Grainger RJ, Reid A. Interventions for preventing the spread of infestation in close contacts of people with scabies. Cochrane Database of Syst Rev. 2014:2014(2):CD009943.
45. Fernandes TF. Pediculose: novas abordagens para uma antiga doença. Sociedade de Pediatria de São Paulo.

24 Dermatofitoses (Micoses Superficiais)

Natássia Veruska Pereira Pinheiro • Ana Cecília de Oliveira Souza • Nicolas Silva Costa Gonçalves • Francisco Álisson Paula de França • Audinei de Sousa Moura • Gustavo Pereira Calado • Ana Paula de Oliveira Barbosa • Gustavo Laine Araújo de Oliveira • Fabiana Brandão Alves Silva • Rafael Santos Santana

DERMATOFITOSE

As dermatofitoses, conhecidas como tinhas ou tíneas, são micoses cutâneas superficiais causadas por fungos denominados dermatófitos que invadem e afetam os tecidos queratinizados, como cabelos, unhas e pele. O termo deriva provavelmente das variações gregas e latinas de: *dérma*, que significa "pele"; *phyton*, que significa "planta" (pois os fungos eram antigamente classificados no reino das plantas); e *osis*, que é um sufixo usado para indicar uma "condição ou doença".[1-4]

Por ter elevada prevalência e rápida disseminação, seja diretamente por meio de humanos ou animais infectados, ou indiretamente, por meio de objetos ou solo contaminados, as dermatomicoses ocorrem em todo mundo e são consideradas a segunda ou terceira condição dermatológica mais frequente, sendo normalmente superada pelas acnes e dermatites.[1,3]

Clinicamente, classificam-se a partir do local do corpo afetado: *tinea capitis* (micose da cabeça), *tinea faciei* (micose do rosto), *tinea barbae* (micose da barba), *tinea corporis* (micose do corpo), *tinea cruris* (micose da virilha), *tinea manum* (micose das mãos), *tinea pedis* (micose dos pés) e *tinea unguium* (micose das unhas).[1,3,4]

De acordo com a Organização Mundial da Saúde (OMS), a incidência mundial das tinhas está entre 20% e 25%, prevalecendo nos países de clima tropical e subtropical, caracterizados por temperatura e umidade elevadas.[1,4,5] Estima-se que de 10% a 15% da população possa se contaminar em algum momento da vida, e que os adultos estão entre os 30% e 70% dos portadores assintomáticos desses agentes fúngicos.[4]

No Brasil, a prevalência dessas infecções fúngicas varia entre 18% e 23%.[1,3] O gênero masculino tende a ser o mais afetado, bem como crianças menores de 12 anos.[1] Em um estudo na Paraíba a *tinea unguium* (unhas) mostrou incidência em 1% da população.[1]

As lesões mais comuns estão relacionadas com a *tinea pedis* (pés), afetando cerca de 70% dos adultos em algum momento da vida, estando o homem como o principal grupo infectado.[1,3,4,6] A *tinea capitis* (cabeça) apresenta maior relevância clínica em crianças e adolescentes.[4] Por outro lado, a *tinea corporis* (corpo) é frequentemente relatada em crianças, diferentemente da *tinea cruris* (virilha), mais comum em homens adultos ou em mulheres pós-púberes e acima do peso.[1] A *tinea unguium* (unha) é uma das micoses que apresentam diagnóstico e tratamento mais difíceis, sendo as unhas dos pés usualmente mais acometidas que as das mãos, aumentando com a idade, podendo atingir 30% dos idosos acima de 60 anos, principalmente homens.[1,4] Como a *tinea barbae* afeta as regiões com crescimento piloso das áreas do rosto e do pescoço, são mais comuns entre os indivíduos adultos do sexo masculino ou em mulheres com hirsutismo.[1,7]

Embora não fatal, essas infecções podem afetar significativamente a qualidade de vida dos pacientes, gerando desconforto físico por causa de seus sintomas e até mesmo ocasionando alterações na autoestima.[8,9]

OBJETIVOS DO CUIDADO FARMACÊUTICO

1. Avaliar clinicamente as lesões, identificando e verificando a compatibilidade com aquelas decorrentes das dermatofitoses.[8,10,11]
2. Promover educação em saúde a respeito de higiene pessoal adequada e hábitos necessários para prevenção das dermatomicoses.[10,11]
3. Aconselhar o paciente sobre os riscos da automedicação, que pode alterar as lesões e dificultar o diagnóstico, bem como ocasionar resistência antifúngica, dificultando o tratamento.[10]
4. Indicar a melhor conduta para cada uma das condições apresentadas pelo paciente para alívio dos sintomas associados a essas infecções, bem como auxiliar a forma correta de realizar o tratamento prescrito, como limpeza do local acometido, modo e horários de aplicação e tempo de duração do tratamento.[8]
5. Orientar a importância da adesão ao tratamento para se atingir a cura sintomática e micológica, a fim de melhorar a qualidade de vida do paciente e minimizar recidivas.[8,11,12]
6. Reduzir os impactos negativos causados pelo transtorno, como baixa na autoestima em decorrência de alterações perceptíveis nas unhas, no couro cabeludo e na pele exposta do corpo.[7]

CAUSAS, SINAIS, SINTOMAS E ANAMNESE FARMACÊUTICA

As dermatofitoses são causadas por contato direto com esporos fúngicos nos hospedeiros ou pelo contato indireto com esporos presentes no ambiente ou em fômites.[1,3] Esses esporos podem permanecer viáveis no ambiente por meses, e até anos, a depender da espécie. As principais formas de transmissão são:[13,14]

- **Contato direto com pessoas infectadas:** o contato direto com pele, unhas ou cabelo de uma pessoa infectada é uma das formas mais comuns de transmissão. Por exemplo: compartilhar camas, abraços, atividades esportivas de contato.

- **Contato direto com animais infectados:** animais domésticos como gatos, cães e até mesmo gado podem ser portadores de dermatófitos e transmitir a infecção para humanos. Por exemplo: acariciar animais, cuidar de animais de estimação.
- **Contato com objetos contaminados:** objetos que entraram em contato com a pele ou cabelo infectado podem ser veículos de transmissão. Por exemplo: toalhas, roupas, pentes, escovas, chapéus, equipamentos esportivos, tapetes e brinquedos.
- **Contato com superfícies contaminadas:** superfícies em locais públicos onde muitas pessoas andam descalças ou tocam com frequência. Por exemplo: chuveiros públicos, vestiários, piscinas e saunas.

Esses agentes são fungos filamentosos que podem ser antropofílicos, zoofílicos ou geofílicos, sendo os pertencentes aos gêneros *Microsporum* e *Trichophyton* patógenos humanos e animais, e ao *Epidermophyton*, apenas humanos.[3,4,15] Mesmo que suas formas antropofílicas sejam mais propícias a atacar o homem, algumas espécies geofílicas e zoofílicas adaptaram-se, conseguindo então invadir tecidos humanos. As infecções causadas pelos dermatófitos zoofílicos ou geofílicos tendem a produzir uma resposta inflamatória mais intensa do que aquelas causadas pelos antropofílicos.[1]

Os dermatófitos têm afinidade seletiva pelas diferentes classes de queratinas: o gênero *Microsporum* prefere invadir pele e pelo; o *Epidermophyton* tem predileção por *pele* e unha; e o *Trichophyton* por pele, pelo e unha.[16]

A ocorrência das infestações pode variar de acordo com região geográfica, idade, doenças prévias, como diabetes *mellitus*, linfomas, síndrome de Cushing, imunossupressão, hiperidrose, predisposições genéticas; determinadas áreas do corpo também favorecem o desenvolvimento dessas dermatopatias, principalmente nas regiões com dobras cutâneas.[3,9,17,18] De modo geral, os sintomas apresentados são:

- **Prurido (coceira):** é um sintoma comum em quase todos os casos de dermatofitose.
- **Lesões em forma de anel:** são geralmente lesões anulares com bordas bem definidas, vermelhas e elevadas, com uma área central mais clara. Estas são características especialmente de *tinea corporis* (micose do corpo).
- **Vermelhidão e inflamação:** áreas afetadas podem apresentar vermelhidão, inchaço e calor, apesar de pouco perceptível em alguns casos como na onicomicose.
- **Descamação e pele seca:** a pele nas áreas afetadas pode descamar e parecer seca e áspera (tende a ser mais pronununciada quando comparada a dermatites/eczemas).

- **Bolhas e pústulas:** pequenas bolhas ou pústulas podem se formar, especialmente em casos de *tinea pedis* (pé-de-atleta).
- **Fissuras:** fendas dolorosas na pele, comuns entre os dedos dos pés em *tinea pedis*.
- Inflamação, descamação e vermelhidão local, mas, além das características que diferenciam suas causas, as dermatofitoses distinguem-se também em suas manifestações clínicas, de acordo com a região anatômica.[1]

Tinea capitis (micose da cabeça)

É vista mais comumente em crianças pré-púberes até 12 anos, mas, principalmente naquelas entre 3 e 7 anos. Mesmo que seja menos comum em adultos, todos que tenham contato com pacientes infectados estão propensos ao contágio.[1,4]

Acomete couro cabeludo, cabelo, sobrancelhas e cílios, e apresentam diferentes quadros inflamatórios que podem acompanhar eritema, descamação, prurido, cabelos quebradiços e alopecia.[1,2,15]

A tinha do couro cabeludo começa a manifestar-se por pápulas avermelhadas ao redor dos fios, seja dos cílios, sobrancelhas ou cabelo, que, dentro de dias torna-se mais pálida e os fios quebradiços, descoloridos e opacos.[19]

Essas lesões podem variar de uma forma leve a uma mais grave a depender do agente causador, do tipo de invasão capilar e do organismo do hospedeiro.[2,3,20]

Tinea corporis (micose do corpo)

Também conhecida como "*micose*", acomete especialmente meninos entre 2 e 12 anos.[1] Essa condição pode afetar todas as regiões do corpo, como pescoço, tronco, membros superiores e inferiores, apresentando lesões anelares delimitadas com bordas elevadas e pruriginosas, mas pode ser também assintomática. A infecção avança do centro para fora, tendo, assim, o centro menos inflamado e escamoso que as suas extremidades.[2]

Tinea cruris (micose da virilha)

Também conhecida como *jock itch*, acomete as regiões inguinal, perineal e perianal, sendo três vezes mais comum em homens que em mulheres, e cerca de metade dos pacientes com essa infecção também tem *tinea pedis*.[21]

As lesões da tinha crural caracterizam-se por erupções eritematosas bem demarcadas com bordas elevadas, geralmente com queimação e prurido intenso; unilateral em seu estágio inicial, podendo se espalhar para ambos os lados; conforme a lesão se espalha, pode haver clareamento central.[1,21,22] As lesões podem estender-se até a parte interna das coxas, períneo e glúteos, sendo poupado, nos homens, o escroto juntamente com o pênis, e nas mulheres, os grandes lábios.[3,21,23]

Tinea faciei (micose do rosto)

Pode coexistir com *tinea capitis* e *tinea corporis*. Essa manifestação limita-se à pele glabra da face. Em mulheres e crianças pode aparecer em qualquer região do rosto, inclusive no lábio superior; nos homens, essa infecção recebe o nome de *tinea barbae* quando atinge a região com pelos da face. As lesões geralmente aparecem nas bochechas, no nariz, no queixo, na testa e na pele ao redor dos olhos; alguns pacientes apresentam lesões múltiplas, por vezes em regiões distintas. As lesões primárias assemelham-se àquelas da *tinea corporis*, com manchas avermelhadas, coceira e queimação.[24]

Tinea barbae (micose da barba)

Limita-se às regiões pilosas do rosto e pescoço e nos folículos pilosos da barba e do bigode. Os homens pós-púberes são os principais acometidos, já que atinge a região barbada; porém, também pode ser vista em mulheres com hirsutismo.[1,7,25]

A micose da barba, por vezes, é assintomática ou apresenta somente prurido leve, podendo inclusive haver melhora espontânea em alguns meses.[25] As lesões começam no queixo ou pescoço; porém, em sua fase mais avançada, os fungos podem cobrir toda a região barbada, o que pode incluir as bochechas, e raramente o lábio superior, gerando placas endurecidas que, se não tratadas, podem causar alopecia cicatricial.[25]

Tinea manum (micose da mão)

Está comumente associada à coexistência de *tinea pedis* e *tinea unguium*.[26,27] Essa infecção pode acometer dorsos, palmas, espaços e pregas interdigitais de uma ou ambas as mãos.[27] É classificada em:

- **Interdigital:** causa eritema, maceração e escamas nos espaços interdigitais das mãos.[2]
- **Vesicular:** quando as lesões espalham-se dos interdígitos para as palmas, podem evoluir para vesículas pruriginosas e descamação aguda e prurido intenso.[2]
- **Hiperqueratótica:** inflamação leve e hiperqueratose em toda a área palmar, podendo ter prurido ou não.[2]

Tinea pedis (micose do pé)

Também conhecida como pé-de-atleta ou frieira, é vista com mais frequência em atletas, soldados militares, mineiros e indivíduos sem-teto, sendo também mais comum nos países desenvolvidos. Os pacientes com essa micose frequentemente apresentam queixas de prurido nas solas, descamação e fissuras entre os dedos; relatam também, porém com menos frequência, lesões vesiculares e até mesmo ulcerativas.[6] Ambientes quentes e úmidos, uso prolongado de calçados oclusivos e meias sintéticas, frequentar instalações públicas, como academias, piscinas e vestiários pode aumentar o risco de contraí-la.[14] Somados a isso, aspectos individuais, podem colaborar para o contágio, como alterações circulatórias, linfedema, deformidades dos pés ou das unhas, diabetes, imunossupressão, psoríase e dermatite atópica.[1,9,17,18,28]

A prevalência da micose dos pés aumenta conforme a idade, sendo rara na infância e ocorrendo em sua maioria após a puberdade.[6,14] Prurido, sensação de dor e queimação estão associados a todas as apresentações dessa micose, e suas lesões começam costumeiramente nos espaços interdigitais e laterais dos pés, podendo espalhar-se afetando toda a superfície inferior dos pés, incluindo dos dedos, sendo o dorso raramente acometido.[2,14]

A *tinea pedis* apresenta-se clinicamente em quatro formas:

- **Interdigital:** é a variável mais comum, tendo o quarto e o quinto dedos no geral como os primeiros a serem afetados. Apresenta eritema entre os dedos, descamação, maceração e fissuras, além de prurido, queimação e mau cheiro. A parte superior dos dedos dificilmente é acometida.[6,29]
- **Hiperqueratótica crônica:** ou "mocassim", pode ser assintomática ou apresentar eritema crônico na região plantar, leve descamação ou até hiperqueratose difusa, que pode evoluir para fissuras, causando dores ao caminhar. Seu prurido constante pode levar à autoinoculação das mãos e/ou unhas, que recebe o nome de "síndrome dois pés-uma mão".[6,28-30]
- **Vesicular:** ou inflamatória, compreende vesículas rígidas além de bolhas e pústulas nas solas, em suas regiões anterior e medial, e no dorso, que podem conter um líquido purulento em seu interior, assim como prurido, dor e queimação. As vesículas podem ressecar e deixar máculas eritematosas e escamosas.[6,28,29]
- **Ulcerativa:** apresenta úlceras, erosões e lesões vesiculopustulosas que se espalham rapidamente e podem ocasionar maceração e descamação; com frequência, esses sintomas são vistos, inicialmente, entre o terceiro e quartos espaços interdigitais e se espalham ao restante do pé: planta, dorso e laterais. Deve-se atentar, pois é comum ocorrer infecções bacterianas secundárias.[6,28,29]

Tinea unguium (micose da unha)

É uma infecção do tecido ungueal das mãos e dos pés que, a menos que seja tratada adequadamente, persiste indefinidamente.[1,2,14] Nesses quadros, quando as unhas são afetadas tornam-se amareladas, grossas, ásperas, opacas e quebradiças, podendo separarem-se do seu leito, e a pele ao seu redor tornar-se bastante espessa.[1,14]

A micose da unha pode tanto acometer somente uma unha, mais de uma unha ou todas as unhas, seja exclusivamente da mão, dos pés ou ambos. Comumente, as unhas do hálux e do dedo mínimo são as mais afetadas.[31]

Apresenta as seguintes manifestações:

- **Onicomicose subungueal distal lateral:** entre todas, é a principal forma de micose das unhas. As unhas com essa condição sofrem onicólise, hiperqueratose subungueal e estrias amareladas, as quais na parte central da lâmina ungueal também são comuns.[32]
- **Onicomicose subungueal proximal:** a placa ungueal apresenta leuconíquia que se move conforme o crescimento da unha. Essa condição é, de alguma forma,

incomum, e costuma ocorrer após repetidos traumas locais.[32,33]

- **Onicomicose branca superficial:** está confinada às unhas dos pés, sendo mais comum em crianças, e manifesta-se como manchas pequenas, brancas, salpicadas ou pulverulentas na superfície da lâmina ungueal, mas pode espalhar-se mais profundamente entre as camadas do leito ungueal. A unha torna-se áspera e desintegra-se facilmente.[32,33]
- **Onicomicose endonix:** apresenta-se com uma coloração branca leitosa da placa ungueal, mas, diferentemente da forma lateral-distal, não há hiperqueratose ou onicólise.[31-33]
- **Onicomicose distrófica total:** qualquer uma das variações anteriores pode, eventualmente, progredir para essa manifestação, em que o aparelho ungueal é quase inteiramente destruído, na qual a lâmina ungueal fica com uma coloração amarelada ou marrom-amarelada, opaca, espessa, frágil e quebradiça.[31,32,34]

Além dessas formas de micoses ungueais, a micose das unhas pode ainda infectar o paciente em um misto dessas infecções.[33]

No processo de anamnese farmacêutica (Quadro 24.1), a fim de executar uma boa avaliação, o farmacêutico deverá ouvir o paciente atentamente e coletar informações suficientes que o ajude a tomar decisões sobre o caso. Esses dados também deverão auxiliar a diferenciação entre os problemas de saúde suscetíveis ao manejo realizado pelo farmacêutico e outras condições clínicas com maior gravidade e que demandem encaminhamento a outros profissionais e serviços de saúde.[12,35]

É imprescindível que haja na entrevista clínica a caracterização da queixa principal do paciente com relação a tempo de início, frequência e duração, localização, característica da doença e gravidade, ambiente, fatores que agravem ou que aliviem, sintomas associados e uso de medicamentos prévios.[12,36]

Além disso, a avaliação física e a aferição de parâmetros bioquímicos e/ou fisiológicos podem ser igualmente importantes no momento da anamnese.[12,35]

Quadro 24.1
Anamnese farmacêutica em dermatofitoses (Estratégia INDICO)[1,4,8,10,12,36]

Domínio	Perguntas/Investigação*	Observações importantes
Identificação do paciente	Qual o **sexo** e **idade** do paciente? Qual a escolaridade, **profissão** e **condições socioeconômicas**? É atleta, militar, mineiro ou encontra-se em situação de rua?	No geral, os homens adultos e crianças abaixo de 12 anos são os mais acometidos. *Tinea capitis* e *tinea pedis* estão geralmente relacionadas com regiões carentes. *Tinea pedis* é mais comum em homens adultos e em atletas, militares etc. *Tinea capitis* é mais comum em crianças e adolescentes. *Tinea corporis* em crianças do sexo masculino. *Tinea cruris* em homens e mulheres adultas. *Tinea barbae* em homens adultos; *tinea unguium* em idosos.

(continua)

Quadro 24.1 (continuação)
Anamnese farmacêutica em dermatofitoses (Estratégia INDICO)[1,4,8,10,12,36]

Domínio	Perguntas/Investigação*	Observações importantes
Natureza dos sinais e sintomas	**Onde** é a lesão exatamente? Qual a sua gravidade? Ela coça? Está associada a bolhas e/ou descamação? Sente dor na região? Quais os **principais sintomas**? Quais destes estão associados à infecção? Em qual momento ou em que circunstância os sintomas surgem ou desaparecem? Há alguma periodicidade? Existe algum(uns) fator(es) que alivie(m) ou agrave(m) esse(s) sintoma(s)?	Os fungos dermatófitos podem contaminar todas as áreas do corpo, desde a cabeça até os pés, porém limitam-se às áreas queratinizadas. Prurido e eritema são sintomas associados a todas as manifestações clínicas das tinhas. Avalie as características da lesão e esteja atento a possíveis sinais de infecção bacteriana secundária.
Duração	**Há quanto tempo** a lesão surgiu? Qual a **duração** dos sintomas? Por ano, **quantas vezes** essa infecção ocorre?	A ***tinea unguium***, caso não tratada da forma correta, pode perdurar por tempo indeterminado. Normalmente, as tinhas ocorrem durante as estações mais quentes e úmidas, como o verão e a primavera no Brasil.
Iniciou algum tratamento	Fez/faz uso de **medicamentos** para os sintomas atuais? Se sim, quais? Qual o **regime terapêutico** empregado? Houve **resposta** ao tratamento?	Alguns medicamentos, como corticosteroides, podem mascarar a aparência das lesões apresentadas levando ao retardamento do diagnóstico.
Comorbidades e medicamentos em uso	Tem **doença(s) crônica(s)**? O paciente fez/faz uso de **corticosteroides** ou outros imunossupressores?	Algumas comorbidades como diabetes e hiperidrose podem influenciar no aparecimento das tinhas. O uso dos agentes antifúngicos nas doses e classes equivocadas, bem como a interrupção do tratamento antes do seu término, podem dificultar a cura.
Outras situações especiais	Paciente tem boa **higiene** pessoal? Tem lacerações, escoriações ou **traumas na pele**? Tem **deformidades** no pé ou nas unhas? Existe algum **familiar** que tem ou já teve dermatofitose? Tem/teve contato com **animais** ou outras pessoas com lesões na pele? Esteve em piscinas, saunas, academias, chuveiros e/ou banheiros **públicos**? Teve contato com lençóis e/ou toalhas de hotéis ou semelhantes?	*Tinea capitis* e *tinea pedis* estão geralmente relacionadas com maus hábitos de higiene. Áreas do corpo previamente lesionadas facilitam a inoculação dos esporos dermatofíticos, favorecendo o desenvolvimento da doença. Aqueles que tiveram contato com pessoas e animais que apresentaram sintomas de micose devem ser prontamente examinados. Ambientes públicos e fômites que são frequentemente compartilhados favorecem o contágio.

**Perguntas sugestivas. Não têm finalidade diagnóstica e sim para melhor compreensão do caso e identificação de potenciais sinais de alerta para encaminhamento.*
Fonte: Autoria própria.

INTERVENÇÕES NÃO FARMACOLÓGICAS

A ação mais eficaz para **prevenção das dermatofitoses** é evitar o contato com seus agentes causadores, os fungos dermatófitos, impedindo também a sua proliferação, caso o contato já tenha acontecido.[11] Cada manifestação clínica dessa infecção tem sua própria forma de ser evitada; porém, todas elas resumem-se a:

- Educação do paciente acerca da patologia e seus agentes causadores.
- Bons hábitos de higiene pessoal.
- Bons hábitos de saúde, p. ex., controle de glicose, de peso, da hiperidrose etc.
- Evitar compartilhamento de objetos e roupas pessoais.
- Evitar roupas e sapatos oclusivos por tempo prolongado.
- Evitar coçar as lesões.

Para se ver livre dessas infecções e evitar recorrências das micoses, recomenda-se o **rastreio entre os membros da família** e animais de convívio, pois, mesmo que assintomáticos, podem ser fonte de contaminação. No entanto, após início do tratamento medicamentoso o isolamento não é necessário e as crianças podem retornar à escola conforme recomendado pelas Diretrizes da British Association of Dermatologists.[7,37]

Outras medidas para prevenção ou manejo não farmacológico do quadro de micose é a **higiene e secagem regular de áreas mais suscetíveis**, mantendo o corpo sempre bem limpo e cuidadosamente seco após o banho, prestando maior atenção aos espaços interdigitais e dobras cutâneas, podendo-se utilizar pós ou talcos tópicos para auxiliar no controle de umidade nessas regiões.[5,8,11,34]

O uso de calçados oclusivos por longos períodos deve ser evitado, assim como o uso de roupas e roupas íntimas apertadas e que retenham umidade junto à pele. É importante priorizar o uso de sapatos abertos ou preferir aqueles que proporcionem maior circulação do ar, assim como meias e roupas que proporcionem o mesmo, priorizando aquelas com tecidos de algodão ou sintéticos com tecnologia que remova a umidade do contato com a pele; caso essas trocas não sejam viáveis, recomenda-se que os sapatos sejam trocados diariamente, assim como meias, roupas e roupas íntimas; porém, os sapatos podem ser alternados a cada dois ou, no máximo, em até três dias, quando não for possível a troca diária deles.[7,8,11,31,34]

Roupas, meias e calçados molhados nunca devem ser utilizados, e não se deve permanecer por longos períodos com roupas de banho molhadas. Ao frequentar ambientes de uso comum, principalmente úmidos, como saunas, piscinas, vestiários, banheiros e chuveiros públicos, nunca andar descalço e sempre fazer uso de chinelos ou algum outro calçado para proteger os pés, nunca deixando-os desprotegidos.[5,7,8,10,11,31]

Aos pacientes já acometidos pelas dermatofitoses, para evitar a autoinoculação de outras partes do corpo, deve-se secar as áreas lesionadas com toalha separada para cada parte que apresente alguma lesão, principalmente daquela utilizada no restante do corpo; caso as lesões estejam nos pés, recomenda-se calçar primeiro as meias antes de vestir as roupas íntimas e subsequentes. Evitar coçar e tocar as áreas acometidas também é importante e, caso ocorra, lavar as mãos abundantemente.[10,11,38]

Evitar o compartilhamento de objetos potencialmente contaminados e espalhamento de fômites deve ser perseguido durante o manejo do quadro ou para prevenção. Pentes, chapéus, luvas, lâminas de barbear, pinças, cortadores de unha, máscaras, óculos, toalhas, roupas de cama, meias, sapatos, entre outras vestimentas e fômites de uso pessoal, nunca devem ser compartilhados e devem ser sempre limpos e desinfetados.[5,7,15,31,39,40]

Para aqueles que trabalham com solo é imprescindível utilizar os equipamentos de proteção individual (EPIs) e não compartilhar essas ferramentas e objetos de trabalho, evitando a infecção principalmente pelos fungos geofílicos.[7,27]

O hábito de manter adequadamente limpos pisos de banheiros, chuveiros, piscinas bem como suas paredes e banheiras após o uso com produtos antimicrobianos adequados minimiza a probabilidade de contaminação nesses locais.[7]

O uso de pós antissépticos à base de óxido de zinco e enxofre, apesar da carência de evidências robustas, pode auxiliar na prevenção de micoses, especialmente em áreas do corpo propensas a umidade e calor, como os pés e a virilha. Esses produtos ajudam a manter a pele seca e a reduzir a carga fúngica, diminuindo o risco de infecções fúngicas. Podem ser usados em calçados e devem ter especial indicação para aqueles pacientes com história de recorrência ou condição de hiperidrose.[7,8,31,34]

No Brasil, há polvilho antissépico registrado para uso em micose interdigital dos pés. É formado a base de enxofre (35 g) + óxido de zinco (24 g) + ácido bórico (6 g) + ácido salicílico (0,7 g), tendo provavelmente o ácido bórico e o enxofre ação antisséptica, óxido de zinco ação secativa e o ácido salicílico talvez uma intenção anti-inflamatória não descrita em bula. O produto tem história de boa tolerabilidade e, geralmente, deve ser recomendado o uso após o banho. Há diferentes produtores desses pós, porém os pacientes devem ser aconselhados a evitar produtos com amido de milho (que pode favorecer o crescimento de bactérias).[41]

No caso da onicomicose, quando o paciente apresenta unhas bastante espessas ou até deformadas, pode ser indicada a avulsão ungueal, cirúrgica ou não, para auxiliar na penetração dos fármacos no tecido, impulsionando, assim, o tratamento farmacológico tópico.[40] Porém, a remoção cirúrgica da lâmina ungueal, quando indicada, somente ocorre naqueles casos de extremas infecção e deformidade e quando o paciente apresenta dor.[40]

Ainda com relação à onicomicose, o corte e desbridamento da placa, assim como sua redução, são indicados para remover partes contaminadas pelos fungos, além de diminuir a espessura da lâmina, o que também pode vir a facilitar no tratamento farmacológico.[31,42] Um estudo mostrou que a terapia tópica concomitante com o desbridamento das unhas, assim como com a terapia sistêmica, mostrou taxas de cura clínica superiores com relação ao uso dessas terapias isoladamente.[42]

A terapia com o *laser* Nd:YAG (*laser* de neodímio: ítrio-alumínio-granada) de 1.064 nm teve taxa de cura micológica de 63% e a terapia com *laser* de CO_2 de 74%.[43] Porém, uma revisão da Cochrane descreveu pouca ou nenhuma diferença na cura micótica se utilizada, ou não, a laserterapia Nd:YAG de 1.064 nm, em 52 semanas.[43]

No **Quadro 24.2** há um resumo de evidências das intervenções não farmacológicas para a dermatofitose.

Quadro 24.2
Resumo de evidências das intervenções não farmacológicas para a dermatofitose[8,31,39,40,44]

Conduta	Embasamento técnico	GRADE – Nível de evidência	GRADE – Grau de recomendação
Rastreamento familiar	Mais da metade dos membros familiares, incluindo adultos e crianças, pode ser portadora assintomática da infecção fúngica. A triagem de todos os integrantes e o tratamento dos que tiverem diagnóstico positivo são imprescindíveis para que não haja recorrências. No entanto, o isolamento ou a retirada das crianças da escola não tem evidências de recomendação, especialmente após início do tratamento medicamentoso.	Moderado ●●●○	Forte ✓
Higiene e secagem das áreas sucetíveis	O cuidado com a higiene das regiões de dobras, pés, espaços interdigitais e das unhas deve ser regular. As unhas devem ser mantidas sempre limpas e curtas e os pés sempre livres da umidade, utilizando-se de pós absorventes quando necessário. Evitar andar descalço em locais úmidos e comunitários como piscinas, vestiários etc.	Muito baixo ●○○○	Forte ✓
Compartilhamento e limpeza de fômites	O compartilhamento de fômites deve ser evitado a todo custo e devem ser limpos e desinfetados regularmente para evitar infecções e recorrências. Evitar uso comum de objetos mais susceptíveis como chapéus, roupas de cama e banho, calçados e sempre utilizar EPIs adequadamente, sejam para profissionais de saúde ou trabalhadores que lidam com terra e animais.	Muito baixo ●○○○	Forte ✓

(continua)

Quadro 24.2 (continuação)
Resumo de evidências das intervenções não farmacológicas para a dermatofitose[8,31,39,40,44]

Conduta	Embasamento técnico	GRADE	
		Nível de evidência	Grau de recomendação
Pós antissépticos	O uso de pós antissépticos à base de óxido de zinco e enxofre, apesar da falta de evidências robustas, pode ajudar na prevenção de micoses, especialmente em áreas propensas a umidade e calor, como pés e virilha, mantendo-se a pele seca e reduzindo-se a carga fúngica. São recomendados para pacientes com história de recorrência ou hiperidrose e podem ser usados em calçados. São geralmente bem tolerados e devem ser usados após o banho, evitando-se produtos com amido de milho para prevenir o crescimento de bactérias.	Baixo ●●○○	Forte
Manejo da placa ungueal	A redução da lâmina ungueal infectada pode ajudar a reduzir as partes doentes e diminuir a espessura da unha, o que pode facilitar o tratamento. A redução pode ser feita lixando-se a superfície da lâmina ou cortando-a, com tesoura ou cortador de unhas. A remoção, tanto cirúrgica quanto não cirúrgica das unhas, reduz a carga fúngica contida nelas, além de auxiliar antes dos procedimentos como *laser* e fotodinâmica, e das terapias antifúngicas tópicas e sistêmicas, porém esse procedimento deve ser reservado a casos mais graves, de grande extensão ou de difícil manejo/resposta medicamentosa.	Baixo ●●○○	Fraco

Fonte: Autoria própria.

INTERVENÇÕES FARMACOLÓGICAS

Para tratar as infecções dermatofíticas, trazendo alívio dos sintomas, cura clínica e micológica, os medicamentos antifúngicos são a sua forma padrão de tratamento.[7,45]

Os antifúngicos podem ser usados em **terapias tópicas e/ou sistêmicas**, associados ou não a outros antimicrobianos, conforme quadro clínico, local e tamanho da lesão, agente causador, reincidência, história e necessidades individuais do paciente. O farmacêutico, após a anamnese, pode identificar lesões tratáveis com medicamentos tópicos ou que necessitam de medicamentos orais e acompanhamento médico, em virtude da extensão das lesões, comorbidades ou necessidade de tratamento prolongado. É responsabilidade do farmacêutico recomendar os antifúngicos tópicos adequados para cada dermatofitose, distinguindo lesões fúngicas de outras micoses superficiais e lesões de pele; se houver dúvida, deve-se encaminhar o paciente ao médico.[7,8,11,46]

Os antifúngicos utilizados contra essas micoses subcutâneas agem inibindo a produção dos componentes da parede e da membrana desses microrganismos. A classe dos azóis (**fluconazol, itraconazol, cetoconazol, clotrimazol, miconazol**), das alilaminas (**terbinafina**), benzilaminas (**butenafina**) e das morfolinas (**amorolfina**) são as mais usadas para essa finalidade.[7,11]

A atividade fungistática dos **azólicos** ocorre em virtude da inibição da enzima lenosterol-14-a-demetilase levando à redução da síntese do ergosterol, prejudicando estrutura da membrana celular fúngica, interferindo, portanto, no seu crescimento.[11,47,48] Alguns antifúngicos dessa classe também têm ação contra bactérias Gram-positivas.[11]

A **terbinafina**, única representante da classe das **alilaminas** no Brasil, é um fármaco fungicida responsável por inibir a enzima esqualeno epoxidase, interferindo nas etapas iniciais da síntese da membrana celular.[11,47,49] A inibição dessa enzima leva à acumulação de um composto chamado esqualeno, tóxico para a célula fúngica.[7,49] A classe das **benzilaminas** tem o mesmo mecanismo de ação das alilaminas.[11]

As **morfolinas**, diferentemente dos azóis e das alilaminas, têm efeito tanto fungicida quanto fungistático.[7] Mas seu mecanismo de ação é semelhante a ambos, alterando a produção do ergosterol que interfere na membrana da célula.[47,49]

Cabelo e barba - tratamento sistêmico necessário

Algumas micoses, como a *tinea capitis* (cabelo) e a *tinea barbae* (barba), necessitam de medicação sistêmica para atingir a cura micológica; com isso, o tratamento tópico é usado somente como adjuvante, como o creme ou a solução de **terbinafina**, prescritos somente para reduzir os esporos viáveis e evitar a sua transmissão, já que não penetram nos folículos infectados.[20,34,39,46,50] Xampus antifúngicos, como o **cetoconazol** e de **sulfeto de selênio**, podem auxiliar também na terapia sistêmica e no tratamento profilático daqueles que mantêm ou que tiveram contato com portadores dessas manifestações clínicas.[20,46,50]

O encaminhamento ao médico é obrigatório nos casos de infestações dos cabelos ou dos pelos, para prescrição da terapia oral, a mais eficaz contra as tricofitoses.[34,39,46] É importante que o tratamento tópico não se restrinja à região lesionada, mas que se estenda a todo o couro cabeludo e à área barbada, mesmo que não apresentem lesões.[20]

Corpo, virilha e pés - tratamento tópico preferencial

No tratamento daquelas que lesionam a pele glabra, como *tinea faciei, tinea corporis, tinea cruris*, e das tinhas que afetam as mãos e os pés, *tinea manum* e *tinea pedis*, o tratamento pode ser feito tanto com a terapia tópica quanto com a sistêmica, mas, os medicamentos tópicos são preferencialmente escolhidos, a menos que seja uma inflamação grave da pele ou até uma infecção recorrente; com isso, a terapia sistêmica torna-se obrigatória.[7,45] Os antimicóticos tópicos usados são **terbinafina, butenafina, clotrimazol, cetoconazol, miconazol** e **oxiconazol**.[7,45,51] Caso a terapia oral seja de fato necessária, a **terbinafina**, o **itraconazol** e o **fluconazol** são os mais indicados, em virtude de melhor resposta terapêutica.[7]

Independentemente do medicamento escolhido para a terapia tópica, deve-se aplicá-lo sobre as lesões e, além delas, em até 2 cm de pele íntegra em sua área ao redor, além de continuar as aplicações mesmo depois do desaparecimento delas por, no mínimo, uma semana.[7,11,23,52]

Para cuidar das lesões da *tinea pedis* é importante saber o tipo de lesão que o paciente apresenta, porque o tempo de cura delas diferenciam-se entre si.[5,28,29] O tratamento da *tinea pedis* do tipo interdigital deve durar, pelo menos, dois meses; já para o tipo vesicular, três meses; para o hiperqueratótico, são necessários seis meses no mínimo.[5,28,29]

Onicomicoses (unhas) – tratamento mais longo

As **onicomicoses**, como sendo a infecção mais difícil de se alcançar a cura micológica e uma das que têm tratamento mais duradouro, podendo, contudo, não erradicar os seus agentes causadores. A **amorolfina** e a **ciclopiroxolamina** como monoterapia podem ser uma escolha de tratamento; porém, em sua maioria, são utilizados somente como terapia auxiliar à terapia oral nas lesões mais extensas (mais de 50% da unha).[7,33,34]

Geralmente, a monoterapia tópica é utilizada quando a micose ungueal é de leve a moderada, ou seja, não afeta a matriz, menos da metade da lâmina está infectada e menos de três unhas estão acometidas no total.[34]

Sabe-se que a terapia tópica necessita de um tempo maior e, ainda assim, o resultado ao final do tratamento pode não ser o esperado.[34] O farmacêutico deve ficar atento ao período de tratamento dessas onicomicoses dermatofíticas, pois a terapia destinada à cura micológica da lâmina ungueal dos pés é, pelo menos, o dobro do tempo daquela das mãos.[7,33] Para os pacientes mais suscetíveis, como os diabéticos, deve-se atentar para não se negligenciar complicações advindas do diabetes, como o pé diabético, prevenindo que não evoluam para quadros mais sérios.[7,18]

O uso de **corticosteroides** sobre as lesões e, principalmente, durante a terapia antifúngica não é aconselhado, pois pode intensificar o quadro das lesões além de colaborar para a falha do tratamento, assim como o uso da **nistatina** não é recomendado, pois não tem atividade contra os dermatófitos.[5,11,12]

As terapias sistêmicas para tratamento das tinhas não são isentas de prescrição; com isso, o farmacêutico não poderá indicá-las e nem prescrevê-las;

porém, cabe a ele auxiliar os pacientes de forma que melhor adiram o tratamento.[1,7,8,11,45]

Uma revisão sistemática comparou a eficácia de alguns antifúngicos tópicos no tratamento das dermatofitoses e, ao final do estudo, perceberam que a **butenafina** e a **terbinafina**, com relação à cura sustentada, mostraram-se mais eficazes que **clotrimazol** e **oxiconazol**.[53]

Nesse mesmo estudo, o **tioconazol** obteve a melhor probabilidade de ser a melhor escolha farmacológica, ao final do tratamento, para a cura micológica, e a **butenafina** e **amorolfina** a melhor probabilidade de cura sustentada, ao passo que o **oxiconazol** obteve o pior resultado de eficácia para a cura sustentada. A **amorolfina** mostrou ser um antifúngico superior a todos os outros, menos à **butenafina** e à **terbinafina**.[53]

A **griseofulvina** também continua sendo um tratamento valioso para a dermatofitose, apesar de suas taxas de eficácia relatadas serem altamente variáveis. Uma metanálise de sete ensaios clínicos sobre seu uso na tinha do couro cabeludo revelou uma média geral de cura efetiva de 73,4% em 4 a 6 semanas pós-tratamento. Dosagens mais altas, acima de 18 mg/kg/d, foram associadas a uma maior eficácia. Os estudos indicam que a eficácia da **griseofulvina** permanece consistentemente alta ao longo da última década, tornando-a uma opção terapêutica confiável para a tinha do couro cabeludo, especialmente quando administrada por 6 a 8 semanas.[54]

Outra revisão sistemática comparou a classe dos azóis (usados durante 2 a 6 semanas) com a classe das alilaminas (usadas durante 1 a 6 semanas) e, ao final do tratamento, com relação à cura micológica, ambas obtiveram a mesma taxa de eficácia (81%); com relação à cura sustentada, mostrou-se não haver diferença entre elas.[55]

Quando compararam os azóis com outros antimicóticos, como **butenafina** e **amorolfina**, mesmo que a cura micológica ao final do tratamento favorecesse os outros fármacos, a diferença, estatisticamente, não teve significância, assim como na cura sustentada.[55]

Entretanto, a eficácia da **terbinafina** obtida nessa revisão sistemática não mostrou evidências conclusivas de sua superioridade com relação à classe dos azólicos.[55]

Diante desses desfechos, pode-se inferir que a **terbinafina** seja uma opção levemente preferencial na indicação farmacêutica, e assim como os **azóis**, deve se consolidar como tratamento de primeira linha seguido das **alilaminas** somente em caso de o paciente não obter resposta satisfatória à primeira opção.[5,53,55]

O Quadro 24.3 resume essas intervenções e traz apresentações, posologias, algumas orientações e alertas que devem ser tomados durante o tratamento e o nível de evidência e grau de recomendação com relação a esses fármacos

Quadro 24.3

Resumo das intervenções farmacológicas das dermatofitoses[5,15,32,33,39,56]

Medicamento	Apresentações*	Uso padrão	Orientações ao paciente	Alertas	GRADE – Nível de evidência	GRADE – Grau de recomendação
Terbinafina $$$$ MIP	**Comprimido** 250 mg **Creme** 1% **Solução** 1% (Lamisil® e Lamisate®)	**ADULTOS:** 1 comprimido por dia durante 2 a 6 semanas para *tinea pedis*; durante 2 a 4 semanas para *tinea corporis* e *tinea cruris*; durante 6 semanas para *tinea capitis* e *tinea unguium*; e 12 a 16 semanas para *tinea unguium* dos pés. Dose máxima: 5 g. **Creme/Solução:** Aplicar 1 a 2 vezes por dia durante 1 a 2 semanas. **Esse medicamento é contraindicado para crianças.**	"Lavar e secar completamente a área infectada antes de aplicar o medicamento". "Caso a infecção seja em áreas intertriginosas, a aplicação deve ser feita de preferência à noite e coberta por uma gaze".	Sempre lave as mãos após tocar a área infectada para que a infecção não se espalhe pelo seu corpo ou para outras pessoas. A terbinafina é excretada no leite materno; portanto, as mães não devem usar cloridrato de terbinafina enquanto amamentam. Além disso, os bebês não devem ter contato com nenhuma área cutânea tratada, incluindo as mamas.	**Alto** ●●●●	**Forte**
Cetoconazol $$$$ MIP SUS	**Comprimido** 200 mg **Creme** 2% **Xampu** 2% (Nizoral®)	**ADULTOS:** 1 comprimido 1 vez ao dia, podendo aumentar para 2, caso a resposta não seja suficiente, durante 4 semanas. Dose máxima: 1,2 g. **Creme:** Aplicar 1 vez ao dia por 2 a 4 semanas para *tinea corporis* e *tinea cruris* e até 6 semanas para *tinea pedis*. **Xampu:** Lavar a região afetada, deixar agir por 3 a 5 minutos e enxaguar em seguida. **CRIANÇAS:** 1 comprimido 1 vez ao dia para crianças > 30 kg. ½ comprimido por dia para crianças com 15 kg >30 kg, por dia. **Contraindicado para crianças < 15kg e < 2 anos.**	"Esse medicamento deve ser tomado durante alguma refeição". "Lavar as mãos cuidadosamente antes e após aplicar o creme".	O uso de domperidona, midazolam e sinvastatina é contraindicado durante o tratamento com cetoconazol e por pelo menos 1 semana após o fim do tratamento. Medidas gerais de higiene devem ser praticadas para auxiliar no controle de fatores de contaminação ou reinfecção.	**Moderado** ●●●○	**Forte**

Quadro 24.3 (continuação)
Resumo das intervenções farmacológicas das dermatofitoses[5,15,32,33,39,56]

Medicamento	Apresentações*	Uso padrão	Orientações ao paciente	Alertas	GRADE	
					Nível de evidência	Grau de recomendação
Amorolfina $$$$ M P	**Esmalte** 5% **Creme** 0,25% (Loceryl®)	**ADULTOS:** Aplicar 1 a 2 vezes por semana durante 6 meses para *tinea unguium* da mão, e 9 a 12 meses para *tinea unguium* dos pés. **Creme:** aplicar 1 vez por dia (à noite) durante 2 a 6 semanas. **Esse medicamento é contraindicado para crianças.**	"Antes da aplicação, deve-se lixar a superfície ungueal que receberá o fármaco". "E, após a aplicação do esmalte, recomenda-se esperar ao menos 10 minutos para aplicação de esmaltes cosméticos". "O uso de unhas artificiais deve ser evitado durante o tratamento".	O tratamento não deve ser interrompido antes da completa regeneração da unha e cura das áreas afetadas. O esmalte não deve ser aplicado na pele ao redor das unhas.	Baixo ●●○○	Fraco (?)
Tioconazol $$$$ M P	**Creme** 1% (Tralen®)	**ADULTOS:** Aplicar 1 a 2 vezes por dia durante 6 semanas para *tinea pedis*, e durante 2 a 4 semanas para as outras dermatofitoses. **CRIANÇAS:** Ver **ADULTOS**.	"Em áreas intertriginosas, o creme deve ser aplicado em camadas finas e bem espalhado, a fim de se evitar descamação da pele".	Evite usar o creme com outros medicamentos tópicos.	Baixo ●●○○	Fraco (?)
Miconazol $$$$ M P +SUS	**Creme** 2% **Loção** 2% (Daktarin® e Vodol®)	**ADULTOS:** Aplicar nas áreas afetadas 2 vezes por dia por pelo menos 3 meses para *tinea unguium*, e durante 2 a 5 semanas para as demais dermatofitoses. **CRIANÇAS:** Ver **ADULTOS**.	"Lavar e secar completamente a área infectada antes de aplicar o medicamento".	O uso do creme pode aumentar a atividade anticoagulante nos pacientes que fazem uso de anticoagulantes como a varfarina. Durante o tratamento com a loção, o uso de outros medicamentos na área afetada deve ser evitado, principalmente aqueles com propriedades ácidas, pois favorecem a inativação do miconazol e o desenvolvimento de alguns fungos.	Moderado ●●●○	Forte (✓)

(continua)

Quadro 24.3 (continuação)
Resumo das intervenções farmacológicas das dermatofitoses[5,15,32,33,39,56]

Medicamento	Apresentações*	Uso padrão	Orientações ao paciente	Alertas	GRADE: Nível de evidência	GRADE: Grau de recomendação
Butenafina $$$$ MIP	**Creme** 1% (Tefin®)	**ADULTOS:** Aplicar 1 vez por dia durante 4 semanas. **Esse medicamento é contraindicado para crianças.**	"Deve-se evitar cobrir a área que está sendo tratada com curativos oclusivos".	As mães em aleitamento devem evitar a aplicação do creme nas mamas.	**Baixo** ●●○○	**Fraco** (?)
Clotrimazol $$$$ MIP	**Creme** 1% **Solução** 1% (Canesten®)	**ADULTOS:** Aplicar uma camada fina, friccionando delicadamente, 2 a 3 vezes por dia, durante 3 a 4 semanas. **CRIANÇAS:** Ver **ADULTOS**.	"Em casos de hipersensibilidade conhecida ao álcool cetoestearílico, é aconselhável usar a solução em vez do creme".	O creme pode diminuir a segurança e a eficácia de produtos à base de látex, como preservativos, quando aplicados sobre a região genital.	**Moderado** ●●●○	**Forte** ✓
Oxiconazol $$$$ MIP	**Creme** 1% **Solução** 1% (Oceral®)	**ADULTOS:** Aplicar 1 vez por dia até completa recuperação das lesões, por não menos que 3 semanas. **CRIANÇAS:** Ver **ADULTOS**.	"A aplicação desse medicamento deve ser feita de preferência à noite".	O creme não deve ser aplicado nas mucosas.	**Moderado** ●●●○	**Forte** ✓

(continua)

Quadro 24.3 (continuação)

Resumo das intervenções farmacológicas das dermatofitoses[5,15,32,33,39,56]

Medicamento	Apresentações*	Uso padrão	Orientações ao paciente	Alertas	GRADE	
					Nível de evidência	Grau de recomendação
Itraconazol $$$$ SUS	**Cápsula** 100 mg (Itralex®, Itraspor® e Neo Itrax®)	**ADULTOS:** 2 cápsulas por dia durante 12 semanas OU pulsoterapia para *tinea ungueal*; 1 ou 2 cápsulas por dia durante 1 a 2 semanas nas outras *tineas*). **CRIANÇAS:** **Esse medicamento é contraindicado para crianças.**	"Dois pulsos são recomendados para unhas das mãos, e 3 pulsos para unhas dos pés". "Esse medicamento deve ser tomado imediatamente após uma refeição, pois é mais bem absorvido com alimentos".	O uso de domperidona e midazolam é contraindicado durante e por 2 semanas após tratamento, por ocasionar morte cardíaca repentina e parada cardíaca, respectivamente. **Atenção diabéticos:** contém açúcar.	**Alto** ●●●●	**Forte**
Ciclopiroxolamina $$$$	**Esmalte** 8% **Creme** 1% **Solução** 1% (Micolamina®)	**ADULTOS:** Durante o 1º mês aplicar nas unhas, em dias alternados; durante o 2º mês aplicar 2 vezes por semana e do 3º ao 6º mês 1 vez por semana. **Creme** e **solução:** Aplicar sobre as regiões afetadas por *tinea pedis*, *tinea corporis* e *tinea cruris*, friccionando suavemente, 2 vezes por dia até o desaparecimento dos sintomas. **CRIANÇAS:** **Esse medicamento é contraindicado para crianças abaixo de 6 anos.**	"O tratamento com o esmalte não deve exceder 6 meses".	Evitar o contato do creme com preservativos de látex, pois a proteção proporcionada pelos preservativos pode ser perdida por conta de um componente do creme que, e contato com o látex, pode rompê-lo.	**Baixo** ●●○○	**Fraco**

*Nomes comerciais listados foram incluídos no intuito de facilitar a identificação dos itens e evitar erros de seleção; é desaconselhável utilizá-los em prescrições ou no processo de orientação farmacêutica. Marcas foram incluídas de forma circunstancial e pode haver outras disponíveis no mercado não listadas. Fonte: Autoria própria.

SINAIS DE ALERTA E ENCAMINHAMENTOS

Ao concluir a anamnese, caso o farmacêutico não consiga atestar com certeza de que se trata de uma lesão dermatofítica ou, na hipótese de se identificarem sinais e/ou sintomas característicos de outros problemas micóticos cutâneos que não decorrentes de dermatofitose, o paciente deverá ser encaminhado a um médico, a fim de identificar a real causa de sua sintomatologia (**Quadro 24.4**).

Além disso, caso o paciente seja alérgico ou até mesmo apresente alguma resistência aos antifúngicos mais indicados a seu quadro, ou caso os sintomas sejam recorrentes, o encaminhamento também se torna necessário.[11]

Os sinais claros de encaminhamento médico são:[8,11,12,45]

- Crianças menores de dois anos, grávidas e lactantes.
- Pacientes imunocomprometidos e diabéticos, principalmente aqueles com lesões nas unhas e nos pés.
- Intensa inflamação, formação de placas supurativas, ruptura da barreira epitelial.
- Lesões extensas e de difícil acesso.
- Recorrência, resposta ausente ou deficiente aos antifúngicos tópicos.
- Presença de coinfecção bacteriana.
- Presença de outras doenças dermatológicas.

Pacientes idosos e diabéticos, em sua maioria, não necessitam de encaminhamento a outros profissionais; porém, algumas dificuldades de tratamento em decorrência de características desses grupos podem surgir e cabe ao farmacêutico atentar-se a elas.[18]

Lentidão no crescimento das unhas, assim como sua espessura, pode influenciar diretamente o sucesso ou a falha do tratamento da onicomicose, bem como a escolha do fármaco correto, com relação à sua capacidade de penetrar no tecido queratinizado da lâmina ungueal.[18]

Quadro 24.4
Sinais de alerta para encaminhamento de pacientes com dermatofitoses[8,11,18]

Palavra-chave	Sinais de alerta
Crianças menores de 2 anos, grávidas e lactantes	À falta de estudos e de informações que comprovem a eficácia e segurança dos antifúngicos para tratamento das dermatomicoses a esses grupos, para a própria segurança dos pacientes, o encaminhamento torna-se necessário.
Pacientes diabéticos	Pacientes portadores de diabetes podem apresentar disfunções circulatórias nos pés que, ao apresentarem feridas, são mais difíceis de cicatrizarem, tornando-as mais suscetíveis a reinfecções e a infecções secundárias, além da presença de outras condições médicas preexistentes que possam complicar o tratamento, como imunossupressão, ou doenças crônicas da pele.
Ruptura da barreira epitelial	Ruptura da barreira epitelial, com manifestações graves da doença ou não, é porta de entrada para infecções bacterianas.
Falhas de tratamento	Ausência de melhora ou piora das lesões após o uso adequado do antifúngico prescrito. Desenvolvimento de reações alérgicas ou efeitos colaterais graves, como erupções cutâneas, prurido intenso, inchaço ou dificuldades respiratórias.

Fonte: Autoria própria.

Identificados sinais de micoses dermatofíticas nas unhas, os pacientes devem ser instruídos a iniciarem o tratamento o quanto antes, pois o tempo e a gravidade da doença interferem diretamente na cura.[18]

O farmacêutico também deve encaminhar ao médico os pacientes que apresentarem infecções dermatofíticas nas unhas e nos pelos.[11]

MONITORAMENTO DOS RESULTADOS

O manejo das dermatofitoses quando bem-sucedido, dá-se ao alcance das curas clínica e micológica, bem como do alívio dos sintomas.[7,11,45]

O acompanhamento do paciente é importante para avaliar a sua adesão ao tratamento farmacológico proposto e às intervenções não farmacológicas a ele aconselhadas, principalmente no manejo das tinhas que demandam maior tempo para a cura, já que a adesão nesses quadros é, decerto, difícil de ser mantida.[7,11,45]

Também se deve verificar a resposta ao tratamento, assim como se houve diminuição das lesões apresentadas inicialmente, já que o paciente pode ter-se infectado com dermatófitos resistentes à terapia escolhida.[7,11,45]

Referências bibliográficas

1. Dalla Lana DF, Batista BG, Alves SH, Fuentefria AM. Dermatofitoses: agentes etiológicos, formas clínicas, terapêutica e novas perspectivas de tratamento. Clin Biom Res. 2016;36(4):230-41.
2. Mochizuki T, Tsuboi R, Iozumi K, Ishizaki S, Ushigami T, Ogawa Y, et al. Guidelines for the management of dermatomycosis (2019). J Dermatol. 2020; 47(12):1343-73.
3. Porto AS, de Souza EBA, Porto AS, Majadas MFF, Porto AS. Estudo clínico e terapêutico das dermatofitoses: revisão de literatura. Rev Multidisciplin Saude. 2021;2(3):1-7.
4. Petrucelli MF, Abreu MH de, Cantelli BAM, Segura GG, Nishimura FG, Bitencourt TA, et al. Epidemiology and Diagnostic Perspectives of Dermatophytoses. J Fungi. 2020;6(4):310.
5. Sahoo A, Mahajan R. Management of tinea corporis, tinea cruris, and tinea pedis: a comprehensive review. Indian Dermatol Online J. 2016;7(2):77.
6. Robbins CM. Tinea pedis. Medscape. 2020;
7. Mendes S. Infeções fúngicas e dermatologia - Função do farmacêutico no apoio à terapia [Dissertação (Mestrado em Ciências Farmacêuticas)]. [Porto]: Universidade Fernando Pessoa; 2014.
8. Rotta I, Otuki MF, Correr CJ. Transtornos menores de saúde na farmácia comunitária: diretrizes para atuação farmacêutica no tratamento de dermatomicoses. Rev Bras Farm. 2012;93(2):242-9.
9. Nenoff P, Krüger C, Ginter-Hanselmayer G, Tietz HJ. Mycology – an update. Part 1: Dermatomycoses: causative agents, epidemiology and pathogenesis. J Dtsch Dermatol Ges. 2014;12(3):188-210.
10. Silva CB, Limberger JB. Atenção farmacêutica ao paciente com micose. Disc Scientia. 2012;13(1):1-14.
11. Yazbek PB. Atenção farmacêutica: o processo de indicação farmacêutica para Medicamentos Isentos de Prescrição [TCC]. [Araraquara]: Universidade Estadual Paulista "Júlio de Mesquita Filho"; 2012.
12. Correr CJ, Reis WCT. Manual 6: Autocuidado. 1ª ed. Atualizada. Curitiba: Practice; 2016.
13. Andrade V, Rossi GAM. Dermatophytosis in company animals and its importance for Public Health - Literature Review. Rev Bras Hig Sanidade Anim. 2019;13(1).
14. Clinard VB, Smith JD. Cutaneous Fungal Infections. US Pharm. 2015;40(4):35-9.
15. Soares DM, Rocha RC, Silva NF, Costa NGM, Lima EO. Tinea capitis: revisão de literatura. Braz J Surg Clin Res. 2017;20(1):159-63.
16. Zaitz C. Compêndio de micologia médica. 2ª ed. Rio de Janeiro: Grupo GEN; 2010.
17. Nenoff P, Reinel D, Mayser P, Abeck D, Bezold G, Bosshard PP, et al. S1 Guideline onychomycosis. J Dtsch Dermatol Ges. 2023;21(6):678-92.
18. Gupta AK, Versteeg SG, Shear NH, Piguet V, Tosti A, Piraccini BM. A Practical Guide to Curing Onychomycosis: How to Maximize Cure at the Patient, Organism, Treatment, and Environmental Level. Am J Clin Dermatol. 2019;20(1):123-33.
19. Handler MZ. Tinea capitis. Medscape. 2020.
20. Mayser P, Nenoff P, Reinel D, Abeck D, Brasch J, Daeschlein G, et al. S1 guidelines: Tinea capitis. J Dtsch Dermatol Ges. 2020;18(2):161-79.
21. Wiederkehr M, Schwartz RA. Tinea Cruris. Medscape. 2020.

22. Duodecim of the Finnish Medical Association. Skin infections. Duodecim of the Finnish Medical Association and the Finnish Association of Dermatologists. 2021.
23. Lipner SR, Elpern DJ, Zuuren EJ, Randall D. Tinea cruris. Dynamed. 2023.
24. Schwartz RA, Szepietowski JC. Tinea faciei. Medscape. 2021.
25. Schwartz RA, Szepietowski JC. Tinea barbae. Medscape. 2021.
26. Dias MFRG, Quaresma-Santos MVP, Bernardes-Filho F, Amorim AG da F, Schechtman RC, Azulay DR. Update on therapy for superficial mycoses: review article part I. An Bras Dermatol. 2013;88(5):764-74.
27. Chamorro MJ, House SA. Tinea manuum. 2023.
28. Canavan TN, Elewski BE. Identifying Signs of Tinea Pedis: A Key to Understanding Clinical Variables. J Drug Dermatol. 2015;14(10).
29. Riter MC, Elpern DJ, Zuuren EJ, Randall D. Tinea Pedis. Dynamed. 2023.
30. Erwin BL, Styke LT, Kyle JA. Fungus of the Feet and Nails. US Pharmacist. 2013;38(6):51-4.
31. Ameen M, Lear JT, Madan V, Mohd Mustapa MF, Richardson M, Hughes JR, et al. British Association of Dermatologists' guidelines for the management of onychomycosis 2014. Br J Dermatol. 2014; 171(5):937-58.
32. Tosti A. Onychomycosis. Medscape. 2020.
33. Lipner SR, Aboud AM, Fedorowicz Z, Randall D. Onychomycosis. Dynamed, 2024.
34. Leung AKC, Lam JM, Leong KF, Hon KL, Barankin B, Leung AAM, et al. Onychomycosis: An Updated Review. Recent Pat Inflamm Allergy Drug Discov. 2020;14(1):32-45.
35. Correr CJ, Otuki MF. A prática farmacêutica na farmácia comunitária. Deitas D, editor. Porto Alegre: Artmed; 2013.
36. Correr CJ, Otuki MF. A prática farmacêutica na farmácia comunitária. Deitos D, editor. Porto Alegre: Artmed; 2013.
37. Fuller LC, Barton RC, Mohd Mustapa MF, Proudfoot LE, Punjabi SP, Higgins EM, et al. British Association of Dermatologists' guidelines for the management of tinea capitis 2014. Br J Dermatol. 2014; 171(3):454-63.
38. Pippin MM, Madden ML, Das M. Tinea Cruris. In: StatPearls. StatPearls Publishing, Treasure Island (FL); 2023.
39. Fuller LC, Barton RC, Mohd Mustapa MF, Proudfoot LE, Punjabi SP, Higgins EM, et al. British Association of Dermatologists' guidelines for the management of tinea capitis 2014. Br J Dermatol. 2014; 171(3):454-63.
40. Mahajan K, Grover C, Relhan V, Tahiliani S, Singal A, Shenoy Mm, et al. Nail Society of India (NSI) recommendations for pharmacologic therapy of onychomycosis. Indian Dermatol Online J. 2023;14(3):330.
41. Granado Laboratórios Farmácias. Polvilho Antisséptico Granado. 2024. Disponível na Internet: www.granado.com.br/media/customer_address/P/o/Polvilho_Bula_Profissional_Fresh.pdf.
42. Westerberg DP, Voyack MJ. Onychomycosis: Current trends in diagnosis and treatment. Am Fam Physician. 2013;88(11):762-70.
43. Moriarty B, Hay R, Morris-Jones R. The diagnosis and management of tinea. BMJ. 2012;345(jul10 1): e4380-e4380.
44. May PJ, Tong SYC, Steer AC, Currie BJ, Andrews RM, Carapetis JR, et al. Treatment, prevention and public health management of impetigo, scabies, crusted scabies and fungal skin infections in endemic populations: a systematic review. Trop Med Int Health. 2019;24(3):280-93.
45. Jartarkar SR, Patil A, Goldust Y, Cockerell CJ, Schwartz RA, Grabbe S, et al. Pathogenesis, Immunology and Management of Dermatophytosis. J Fungi. 2021; 8(1):39.
46. Elpern D, Fedorowicz Z, Randall D. Tinea capitis. Dynamed. 2024.
47. Katzung BG, Vanderah TW. Farmacologia básica e clínica. 15 ed. Fachinetto MR, editor. Porto Alegre: Artmed; 2023.
48. Wolverton SE. Terapêutica dermatológica. 3 ed. Rio de Janeiro: Elsevier; 2015.
49. Wroblevski FC. Protocolo de tratamento para micoses superficiais. [Curitiba]: Universidade Federal do Paraná; 2018.
50. Al Aboud AM, Crane JS. Tinea Capitis. In: StatPearls. StatPearls Publishing, Treasure Island (FL); 2022.
51. Rengasamy M, Shenoy M, Dogra S, Asokan N, Khurana A, Poojary S, et al. Indian association of dermatologists, venereologists and leprologists (IADVL) task force against recalcitrant tinea (ITART) consensus on the management of glabrous tinea (INTACT). Indian Dermatol Online J. 2020;11(4):502.
52. Lipner D, Fedorowicz Z, Randal D. Tinea corporis. Dynamed. 2024.
53. Rotta I, Ziegelmann PK, Otuki MF, Riveros BS, Bernardo NLMC, Correr CJ. Efficacy of Topical Antifungals in the Treatment of Dermatophytosis. JAMA Dermatol. 2013;149(3):341.
54. Gupta AK, Cooper EA, Bowen JE. Meta-analysis: griseofulvin efficacy in the treatment of tinea capitis. J Drugs Dermatol. 2008;7(4):369-72.
55. Rotta I, Sanchez A, Gonçalves PR, Otuki MF, Correr CJ. Efficacy and safety of topical antifungals in the treatment of dermatomycosis: a systematic review. Br J Dermatol. 2012;166(5):927-33.
56. Silva CS da, Neufeld PM, Gouvêa EH, Abreu PA. Etiologia e epidemiologia da tinea capitis: relato de série de casos e revisão da literatura. Rev Bras Anal Clin. 2019;51(1).

25 Acne Vulgar

Josiane Oliveira Freire • Francisca Moreira Cotrim • Débora Priscila de Campos • Gustavo Pereira Calado • Rafael Santos Santana • Taís Gratieri • Giovanna de Souza Garotti Ribeiro • Luciene Alves Moreira Marques • Tiago Marques dos Reis • Francisco Álisson Paula de França

ACNE VULGAR

A acne vulgar é uma doença inflamatória comum, crônica ou recorrente, caracterizada por lesões inflamatórias e não inflamatórias localizadas na face, no pescoço, no tórax e nas costas. Apresenta um curso prolongado, geralmente com recidivas. Muitas vezes, as pessoas acometidas podem superestimar os malefícios da acne, ao passo que os profissionais de saúde podem subestimar seus impactos na vida do paciente. Na maioria dos casos, a acne requer tratamento, dado seu impacto social, como afastamento e isolamento do convívio social. A ausência de tratamento pode causar prejuízos, como agravamento dos sinais e sintomas da acne vulgar, que, por sua vez, pode levar a acne vulgar mais grave, problemas estéticos decorrentes de cicatrizes, ansiedade, depressão e outros fatores psicossociais.[1-4]

A acne ocupa o oitavo lugar entre os agravos mais prevalentes no mundo. Afeta 90% da população em algum momento da vida, sendo responsável por 20% das consultas dermatológicas nos Estados Unidos. Considerada uma condição autolimitada, pode surgir na adolescência e acometer homens e mulheres, inclusive adultos. Apesar disso, é mais comum entre pessoas de 12 a 24 anos (70% a 80% dos casos), principalmente em homens na adolescência e mulheres na pós-adolescência. Casos leves de acne podem estar presentes em neonatos e idosos.[3-6]

O desenvolvimento da acne está associado às seguintes situações:

a. Aumento de hormônios androgênicos.
b. Excesso de produção de sebo.
c. Descamação folicular anormal.
d. Proliferação bacteriana.
e. Respostas anti-inflamatórias resultantes.

O início da puberdade e o aparecimento da acne não é uma coincidência. O aumento dos hormônios androgênicos desencadeia esses processos. A conversão de testosterona em dihidrotestosterona pode estimular o aumento do tamanho e a atividade metabólica das glândulas sebáceas. O excesso de sebo favorece a proliferação da

Propionibacterium acnes à medida que o comedão se desenvolve.[3-7]

Os adolescentes são, portanto, o público que mais recorre à farmácia comunitária em função de acne e que requer suporte para o manejo dessa condição de saúde, sobretudo no processo educativo para o autocuidado.[3-7]

OBJETIVOS DO CUIDADO FARMACÊUTICO

- Manejar as lesões propondo intervenções farmacológicas ou não farmacológicas que reduzam o desconforto, a colonização por *Propionibacterium acnes*, o acúmulo de oleosidade na pele ou a diminuição da secreção sebácea.[4,8-10]
- Prevenir surgimento de cicatrizes, hiperpigmentação e melhorar a aparência física e os aspectos psicossociais.[4,8-10]
- Promover o uso racional de medicamentos e minimizar a automedicação, a fim de evitar a resistência bacteriana.[2,11]
- Identificar sinais de alerta para encaminhamento de tratamento especializado, evitando eventos dermatológicos e psicológicos.[10]

CAUSAS, SINAIS, SINTOMAS E ANAMNESE FARMACÊUTICA

A acne vulgar é caracterizada por bloqueio e inflamação dos folículos pilosos e glândulas sebáceas, unidades denominadas pilossebáceas, apresentando lesões inflamatórias, não inflamatórias ou ambas. Pode se apresentar como uma série de lesões isoladas ou em conjunto, o que influi sobre o tipo e a gravidade da doença. As lesões podem estar presentes na face (99% dos casos), nas costas (60% dos casos), no tórax e no pescoço (15% dos casos), bem como na parte superior dos braços.[1,2,12,13]

As lesões da acne podem se apresentar como (**Figura 25.1**):[2,13]

a. **Comedões (ou cravos): lesões não inflamatórias** que aparecem no rosto – principalmente na zona "T" (testa, nariz e queixo) – e nas áreas oleosas do corpo – costas, ombros e colo. Podem ser fechados pela pele (cravo branco) ou abertos e oxidados (cravo negro). Os comedões fechados são as lesões precursoras da acne inflamatória

b. **Pápulas ou pústulas:** as pápulas são lesões inflamatórias, geralmente pequenas (menos de 5 mm) e acompanhadas de eritema e edema. Embora pequenas, são maiores que os comedões. As pústulas, por sua vez, são lesões inflamatórias mais intensas e purulentas, que apresentam o clássico aspecto das populares "espinhas".

c. **Nódulos e cistos:** os nódulos apresentam as mesmas características das pápulas, porém são maiores (mais de 1 cm), mais profundos e sólidos. Já os cistos são como "nódulos supurativos". Caracterizam-se como um tipo de comedão com maior extensão, que sofre rupturas e recapsulações.

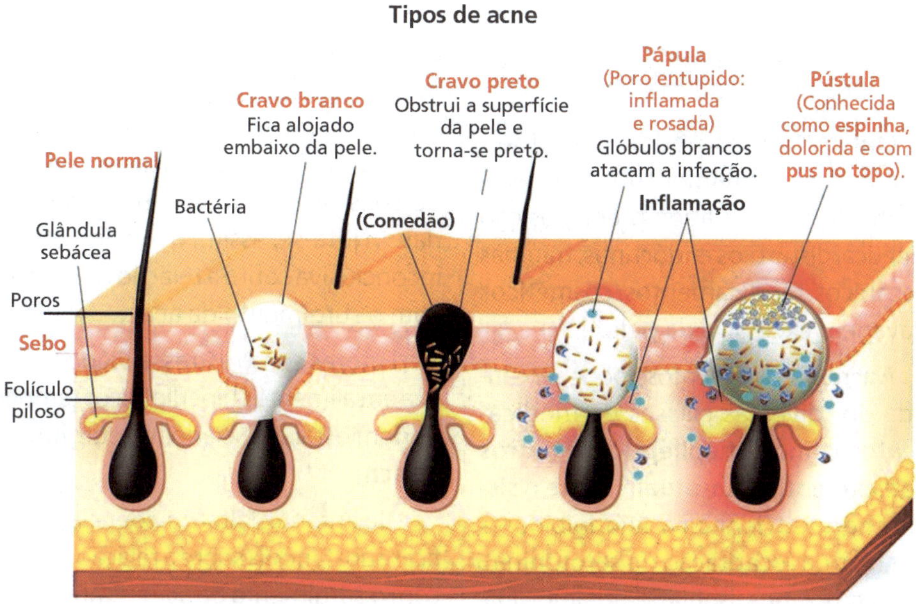

Figura 25.1. Características dos tipos mais comuns de lesões da acne.[16]

Fonte: Autoria própria. Adaptada de Elpern (2023).[16]

Podem ser salientes, tensos ou globosos, apresentando material pastoso e caseoso.

A acne vulgar tem etiologia multifatorial e origem a partir de diversos fatores. Seus principais mecanismos patogênicos são: [2,14]

- Hiperplasia das glândulas sebáceas e produção excessiva de sebo: o folículo sebáceo, assim como o número de lóbulos por glândulas, encontra-se aumentado em pacientes com acne. Além disso, durante a puberdade ocorre a estimulação das glândulas sebáceas pelos andrógenos (hormônios esteroides), aumentando a produção de sebo.[2,15]
- Diferenciação folicular anormal: em processos de acne, os queratinócitos não são eliminados adequadamente como deveriam, acumulando-se na pele em virtude do aumento da coesividade, o que leva à formação de comedões.[2,15]
- *Cutibacterium acnes (Propionibacterium acnes)*: bastonetes Gram-positivos que podem colonizar o folículo piloso, estimulando a produção de mediadores pró-inflamatórios e lipases.[2,14,15]
- Inflamação e resposta imunológica: durante a colonização pelo *Cutibacterium acnes*, são lançados mediadores químicos e células inflamatórias pelo hospedeiro no local da inflamação pela bactéria a fim de combatê-la. A inflamação então provocada leva à ruptura

dos comedões na derme, causando o surgimento de pápulas, pústulas, nódulos e cistos.[2,15]

Outros fatores podem contribuir para o desenvolvimento ou agravamento da acne, a saber: predisposição genética, distúrbios endócrinos, traumas mecânicos, medicamentos, cosméticos e lavagem excessiva da pele.[2,5,17]

A acne medicamentosa pode ser causada por diversas classes de medicamentos, como **antiepilépticos e outros medicamentos que atuam sobre o sistema nervoso** (fenitoína, lítio, inibidores seletivos da recaptação da serotonina), **antimicrobianos** (isoniazida, rifampicina, quinina), **corticosteroides e medicamentos hormonais** (danazol, testosterona, progestágenos) e **vitaminas do complexo B** (B2, B6 e B12).[5,2,18,17]

Em mulheres, a acne também pode ser causada por fatores hormonais e síndrome dos ovários policísticos, que causa hiperandrogenia, além de ser agravada em casos de gravidez, hirsutismo e alopecia. Mulheres também afirmam que a acne pode apresentar-se de forma mais agravada durante o período menstrual, mesmo que o ciclo seja regular.[1,17,19,20]

O surgimento da acne vulgar e de outras doenças dermatológicas pode estar associado ao tabagismo, uma vez que a nicotina e outras substâncias encontradas no tabaco relacionam-se com a presença de lesões e o aumento na produção de sebo, o que contribui com o aparecimento de comedões.[19]

Por outro lado, apesar de indicar a associação da nicotina ao surgimento de acne em jovens, um estudo afirmou que a nicotina, de forma isolada, pode ser protetora contra a acne em virtude de suas propriedades anti-inflamatórias.[20] Nota-se, assim, que a literatura é inconclusiva sobre a relação da nicotina com o surgimento da acne.

Fatores como estresse diário e dieta rica em alimentos hiperlipídicos também podem estar associados ao surgimento da acne.[19,21]

No entanto, faltam evidências científicas substanciais sobre a relação da dieta com o surgimento da acne. Embora haja a necessidade de mais estudos sobre esse assunto, acredita-se que uma dieta rica em carboidratos, leite e laticínios, gorduras saturadas, gorduras trans e ácidos graxos estejam relacionados com a promoção da acne vulgar por meio da frequência e do aumento da produção de sebo.[19,21]

Além disso, um estudo evidenciou que baixas cargas glicêmicas podem contribuir com o desaparecimento dos sintomas da acne.[30] Da mesma forma, outros estudos indicam que uma alimentação com menor teor de açúcares vindos de doces, chocolates e carboidratos evitam o surgimento e agravamento da acne.[14,11,20,21]

Não existe um sistema universal de classificação para a acne vulgar. Contudo, é possível identificar referências nas quais a doença seja classificada pelo tipo de lesão ou pela gravidade (**Quadro 25.1** e **Figura 25.2**).[2]

Quadro 25.1
Classificação e características dos tipos da acne[2,13,15,23]

Categoria	Classificação	Característica
Por tipo de lesão	**Acne comedonal**	Geralmente apresentada por comedões abertos e fechados sem inflamação. Caracteriza o início e surgimento da acne. Os comedões fechados costumam ser imperceptíveis.
	Acne papulopustular	Apresenta lesões dos tipos pápulas e pústulas. Pode apresentar-se de forma inflamatória ou não inflamatória. As lesões surgem a partir do comedão e podem ser superficiais ou profundas. Além disso, as lesões podem evoluir formando nódulos, caracterizando a acne grave.
	Acne nodulocística	Apresenta nódulos, lesões firmes, com inflamação e dolorosas. Pode ser extensa e causar destruição tecidual. Pode causar cicatrizes.
Por gravidade	**Leve** (Grau I)	Apresenta poucos comedões não inflamatórios abertos e fechados (cravos).
	Moderada (Grau II)	Caracteriza-se por cravos e pápulas inflamatórias e pústulas (espinhas).
	Grave (Grau III e IV)	Lesões de cravos e espinhas maiores, dolorosas, avermelhadas e bem inflamadas. Podem apresentar nódulos e cistos (**Grau III**), muitas cicatrizes da área afetada, abscessos interconectados, eritemas e hiperpigmentação pós-inflamatória (**Grau IV**).

Fonte: Autoria própria.

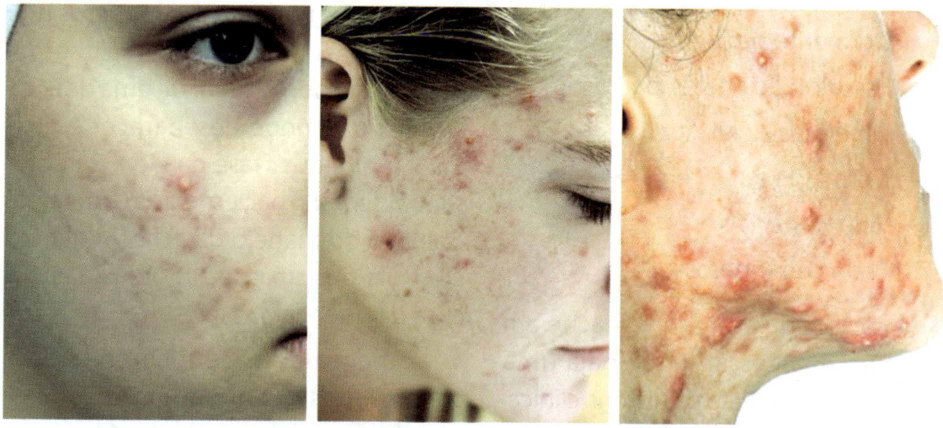

Figura 25.2. Acne comedonal ou leve; papulopustular ou moderada; e nodulocística ou grave.[16]

Fonte: Pexels e Pixabay.

A identificação da acne vulgar ocorre por meio do exame físico das lesões presentes na face, no tórax ou nas costas,[27] caracterizando a presença de comedões abertos ou fechados.[34] No momento da investigação diagnóstica, os pacientes devem ser questionados quanto à história familiar de acne, à possibilidade de hiperandrogenismo ou outro distúrbio endócrino, como excesso de cortisol ou hormônio do crescimento.[25]

É necessário que seja realizado o diagnóstico diferencial da acne vulgar com outros tipos de acne e doenças,[5,10] as quais seguem descritas a seguir:

- Acne conglobata
- Acne rosácea
- Acne cosmética
- Acne medicamentosa
- Acne *fulminans*
- Erupções acneiformes
- Miliária
- Foliculite
- Hidradenite supurativa
- Sarcoidose papular
- Dermatite perioral
- Pseudofoliculite de barba
- Hiperplasia sebácea
- Dermatite seborreica
- Siringoma
- Esclerose tuberosa.

Nos casos de avaliação de acne em mulheres, é necessário que haja uma investigação completa da história clínica, além das lesões existentes. Recomenda-se averiguar a existência de relação entre medicamento, suplemento, hábito diário ou utilização de cosméticos com o surgimento das lesões. Além disso, é necessário analisar a regularidade do ciclo menstrual, visto que alterações hormonais também podem acarretar o surgimento ou agravamento de lesões (**Quadro 25.2**).[18]

O farmacêutico é um dos profissionais de saúde mais acessíveis para o paciente com acne, visto o número de farmácias comunitárias existentes e o fato de que em cada uma delas deve haver um farmacêutico como responsável técnico. Dada a prevalência do problema de saúde e a necessidade de assistência das pessoas por ele acometidas, o farmacêutico deve conhecer sobre a acne e seu manejo, tanto com relação ao arsenal terapêutico disponível como as situações de encaminhamento a outro profissional de saúde.[4]

O contato farmacêutico-paciente inicia com uma breve explicação sobre a doença, os possíveis tratamentos e as expectativas oriundas de sua realização.[37] Além disso, por se tratar de uma doença crônica que pode desaparecer e recidivar a qualquer fase da vida, é necessário orientar o paciente que o principal objetivo do manejo da acne vulgar é o controle dos sinais e sintomas e não a cura da doença.[26]

Cabe ao farmacêutico esclarecer os pacientes quanto ao uso das terapias farmacológicas e não farmacológicas, bem como acompanhar a evolução do tratamento e da doença, a fim de melhorar a qualidade de vida do paciente.[4,26]

Quadro 25.2
Anamnese farmacêutica em pacientes com acne vulgar (Estratégia INDICO)[5,10,26-28]

Domínio	Perguntas/Investigação*	Observações importantes
Identificação do paciente	Qual a **idade** do paciente? Jovem? Criança? Recém-nascido? Mulher ou homem? Fases iniciais do ciclo menstrual? **Cor da pele**? Ocupação e estilo de vida?	É mais comum em jovens; nas mulheres pode estar relacionado com oscilações hormonais do ciclo menstrual. As lesões nodulocísticas são menos frequentes na pele negra, porém deve-se atentar para a maior probabilidade de hiperpigmentação pós-inflamatória. A acne neonatal pode estar associada ao hiperandrogenismo; por isso, o paciente deve ser encaminhado ao médico.
Natureza dos sinais e sintomas	**Tipo de lesões** identificadas? Comedões, pápulas, pústulas, nódulos, cistos? Em quais partes do corpo você apresenta lesões de acne? Você sente dor ao redor das lesões? Você tem **hábito de espremer/extrair** manualmente a acne com secreção ou purulenta? Apresenta ou apresentou febre?	Um dos principais objetivos é analisar o tipo de lesão e a gravidade da acne para definir as intervenções de suporte ou o encaminhamento. As perguntas de investigação podem ajudar a definir hábitos ou situações que pioram o quadro da acne. O hábito de espremer as espinhas aumenta possibilidade de infecção da lesão acneica, com consequente desenvolvimento de cicatrizes.
Duração	Quando iniciou o aparecimento das primeiras lesões por acne? É recorrente? Tem notado melhora ou piora nos sintomas com o passar do tempo?	A acne vulgar pode ter recidivas e, com isso, a abordagem do tratamento pode ser alterada.
Iniciou algum tratamento	Fez uso de algum medicamento durante esse episódio? Caso afirmativo, houve melhora? Você iniciou a utilização de **algum cosmético** recentemente? Quais os **medicamentos usados** anteriormente? O paciente tem alguma **preferência de tratamento**?	O tratamento da acne vulgar é dependente de outras tentativas realizadas anteriormente para o manejo dos sintomas. A falta de resposta ao uso de múltiplas alternativas requer encaminhamento médico. É necessário conhecer os hábitos diários do paciente, como alimentação e uso de produtos cosméticos, em busca de associações que expliquem o surgimento da acne.
Comorbidades	Faz uso de quais medicamentos? Uso de anticoncepcional? Tem hirsutismo? Síndrome do **ovário policístico**? O paciente apresenta alguma doença crônica? É imunodeficiente?	Investigar acne induzida por fármacos. Algumas doenças crônicas limitam o uso de alguns medicamentos. Em casos de outros tipos de acne, como acne *fulminans*, conglobata, rosácea e outras, o paciente deverá ser encaminhado ao médico.
Outras situações especiais	Está **grávida** ou é **lactante**? Como é sua alimentação? Você se envergonha, se frustra ou se sente inferior por causa das lesões? A acne interfere na sua relação com outras pessoas?	Em grávidas, o uso de medicamentos é limitado. Cabe avaliar a influência da acne e suas lesões nos sentimentos e nas emoções dos pacientes para avaliar o impacto e a necessidade de acompanhamento psicológico.

** Perguntas sugestivas. Não têm finalidade diagnóstica e sim para melhor compreensão do caso e identificação de potenciais sinais de alerta para encaminhamento.*
Fonte: Autoria própria.

INTERVENÇÕES NÃO FARMACOLÓGICAS

As principais medidas não farmacológicas envolvidas na prevenção e no cuidado do paciente com acne vulgar envolvem: limpeza e cuidados com a pele pela utilização de cremes, hidratantes e limpadores adequados; tratamentos mecânicos, como extração comedogênica por profissionais especializados em estética; utilização de vitaminas, acupuntura e alterações dietéticas. Além disso, diante das evidências inconclusivas sobre os efeitos do tabagismo na acne vulgar e dos outros malefícios à saúde causados por esse hábito, recomenda-se que o hábito seja evitado.[1,5,29]

No que se refere à **limpeza e aos cuidados com a pele**, há a recomendação de que sejam utilizados produtos próprios para a face, evitando contato da pele do rosto com outros produtos para cabelo e corpo, por exemplo.[13] Para a prevenção da acne vulgar é necessário que se tenham cuidados higiênicos diários, com base em lavagens não agressivas do rosto, hidratação e tonificação adequada da pele e na utilização de produtos não comedogênicos, que são aqueles com textura mais leve, indicados para peles oleosas.[2,15,17,30]

Durante o aconselhamento do paciente, é importante orientar que o objetivo da limpeza da pele é a remoção do excesso de sebo produzido. Para isso, é importante enfatizar que o excesso de lavagens também pode ser prejudicial, pois pode irritar a pele, alterar a umidade e a barreira córnea. Há a recomendação padrão de que duas lavagens efetivas por dia com produtos não comedogênicos sejam suficientes.[25,26]

Existem os limpadores com tensoativos sintéticos que são amplamente recomendados para lavagens do rosto em pacientes com acne vulgar, pois o baixo pH minimiza a irritação e o ressecamento da pele, contribuindo de forma efetiva com a limpeza.[41] Além disso, para peles que já apresentam comedões, recomenda-se que não sejam utilizados sabonetes esfoliantes visando evitar o agravo das lesões pela agressividade da limpeza.[25,29]

Durante a limpeza da pele, uma massagem suave com a ponta dos dedos é suficiente para uma higienização efetiva. Toques agressivos e traumas são responsáveis por agravar a acne inflamatória e promover o surgimento de novas lesões.[30]

Há o mito de que pacientes com acne vulgar, por terem alta produção de sebo, não devem utilizar hidratantes para evitar o aumento da oleosidade. Contudo, é necessário que pacientes com lesões de acne mantenham sua pele hidratada com produtos ideais para seu tipo de pele.

Os hidratantes também auxiliam indiretamente na adesão aos tratamentos farmacológicos da acne vulgar, já que diminuem eventos adversos dos medicamentos como o ressecamento da pele, prevenindo e reduzindo a inflamação das lesões.

É importante também que o paciente esteja atento ao tipo e à quantidade de maquiagem e protetor solar que utiliza, pois também são fatores agravantes da acne vulgar. Sugere-se que seja dada preferência a cosméticos sem óleo, maquiagem e protetor solar não comedogênico.[19,21,31]

Os dermatologistas recomendam que produtos oclusivos, ou seja, aqueles que impedem a eliminação de água, sejam evitados. Todavia, bases de silicone sem óleo como as dimeticonas ou ciclometiconas parecem ser mais brandas com relação ao risco de oclusão folicular.[19,25]

É comum que se tenha o hábito de remover os comedões manualmente, mas é recomendado não arranhar ou apertar as lesões de acne para evitar inflamação, agravamento da lesão e surgimento de cicatrizes.[2,19,30]

Em casos de lesões resistentes às alternativas de tratamento mais comuns, os especialistas recomendam a **retirada dos comedões de forma manual por profissionais especializados**.

Essa extração manual dos comedões desobstrui o folículo, facilitando a entrada de ativos utilizados no tratamento da acne, além de evitar que o próprio paciente aperte e agrave as lesões. Adicionalmente, a extração manual por profissionais permite melhora na aparência física e na qualidade de vida do paciente.[14,31]

Um fator que favorece a prevenção da acne vulgar é a **dieta**. Especialistas afirmam que uma alimentação balanceada contribui com a prevenção e o controle das lesões acneicas, sendo recomendada dieta com baixo teor glicêmico e com restrição de alimentos ricos em gorduras.[2,19,30]

Reconhece-se haver escassez de estudos randomizados robustos para mensurar a associação entre acne vulgar e alimentação. Apesar disso, estudos encontrados na literatura (11 ensaios clínicos e 42 estudos observacionais) apontam que alimentos com alto índice glicêmico, laticínios, alimentos gordurosos e chocolate podem ser considerados **fatores promotores da acne**, enquanto a ingestão de ácidos graxos, frutas e vegetais é apontada como **fator protetor da acne**.[1,5,14,30,32]

Laserterapia e cromoterpia são utilizadas no tratamento da acne. Na cromoterapia, a luz azul é a mais utilizada e tem como alvo o *Cutibacterium acnes (Propionibacterium acnes)*. No entanto, o tratamento com essa técnica tem resultados inconsistentes.[13] Os *peelings* superficiais utilizam ácido glicólico ou ácido salicílico e atuam removendo camadas de pele danificadas e lesionadas com o objetivo de renovação celular.[1,10]

No **Quadro 25.3** está disponível um resumo de evidências das intervenções não farmacológicas para acne vulgar.

Quadro 25.3
Resumo de evidências das intervenções não farmacológicas para acne vulgar[1,5,14,30,32]

Conduta	Embasamento técnico	GRADE	
		Nível de evidência	Grau de recomendação
Limpeza e uso de produtos não comedogênicos	Recomenda-se que sejam utilizados sabonetes, hidratantes e outros produtos não comedogênicos; além disso, recomenda-se o uso de protetor solar diariamente. Produtos para outras partes do corpo, podem apresentar finalidades que estimulem a produção excessiva de sebo, p. ex., produtos de cabelo podem agravar a acne. Deve-se evitar a utilização de sabonetes esfoliantes em virtude da agressividade que esse tipo de produto apresenta no processo de limpeza, visto que poderá aumentar as lesões.	Moderado ●●●○	Forte ✓

(continua)

Quadro 25.3 (continuação)
Resumo de evidências das intervenções não farmacológicas para acne vulgar[1,5,14,30,32]

Conduta	Embasamento técnico	GRADE	
		Nível de evidência	Grau de recomendação
Extração manual	A extração manual dos comedões deve ser evitada pelos pacientes pelo risco de agravar as lesões, aumentando a inflamação. Porém, há casos em que a extração pode melhorar a aparência física e, nesses casos, um profissional adequado poderá ser indicado para a realização desse procedimento.	Moderado	Fraco
Evitar alimentos de alto teor glicêmico	Há a recomendação de que uma dieta balanceada com baixo teor glicêmico e de gorduras colaboram com a prevenção da acne. Acredita-se que a ingestão de laticínios colabore com o surgimento das lesões acneicas; por isso, recomenda-se que o paciente evite esses produtos como forma de prevenção e para reduzir as lesões. Porém, é necessário que estudos adicionais sejam realizados para confirmação da recomendação, visto a escassez de estudos randomizados sobre o assunto.	Moderado	Forte

Fonte: Autoria própria.

INTERVENÇÕES FARMACOLÓGICAS

O tratamento da acne vulgar é dependente de fatores como tipo e gravidade das lesões (acne comedonal, papulopustular ou nodulocística), tipo de pele (mista, seca ou oleosa), presença de cicatrizes, eritema ou hiperpigmentação pós-inflamatórios. Além disso, devem ser considerados o ciclo menstrual, os sinais de hiperandrogenismo em mulheres, os cuidados diários com a pele praticados pelo paciente, os cosméticos utilizados e a história da acne na vida da pessoa, como o impacto psicológico e a adesão a tratamentos anteriores. As terapias farmacológicas da acne vulgar atuam principalmente na redução da hiperproliferação folicular e excesso na produção de sebo, na contenção da diferenciação folicular anormal, da proliferação bacteriana e na redução da inflamação e resposta imunológica.[30]

A acne vulgar é uma condição de saúde com etiologia multifatorial e terapia farmacológica dependente do tipo das lesões. Por isso, seu tratamento geralmente envolve terapia combinada para a maioria dos pacientes e requer retinoides tópicos para prevenir e melhorar os aspectos causados pela hiperpigmentação e lesões inflamatórias, principalmente em pacientes de pele negra.[2,30] Além disso, em peles negras podem ocorrer despigmentação e maior incidência de cicatrizes, sendo necessária uma abordagem inicial e agressiva com os retinoides tópicos, que revertem a descamação anormal da pele causadora da despigmentação e atenua a hiperpigmentação da pele.[33]

A acne leve é geralmente tratada com **retinoides tópicos** ou **peróxido de benzoíla**, deixando terapias mais agressivas para tipos de acne mais graves.[2] Acne moderada, com inflamação mínima, responde bem ao uso de **retinoides tópicos**, mas nos casos inflamatórios é necessária uma associação com **antibiótico oral**.[2] Nesses casos ou nos casos de acne grave é necessário encaminhamento médico, pois poderá requerer a utilização de um **antibiótico sistêmico** associado à **isotretinoína oral** por 5 a 6 meses.[2]

No ***tratamento da acne vulgar leve***, com manchas vermelhas, especialmente nos mais jovens, preconiza-se, além das intervenções não farmacológicas, **peróxido de benzoíla 2% a 5%** por 6 a 8 semanas. Não havendo o desaparecimento ou melhoria das manchas, recomenda-se a utilização de **retinoides tópicos (tretinoína, adapaleno)**, ou **ácido azelaico**.[34]

Outra opção para acne vulgar leve com comedões abertos é a utilização de **retinoides tópicos** isolados por 6 a 8 semanas. Não havendo resposta clínica satisfatória, inserir **peróxido de benzoíla** ou **ácido azelaico**.[30,34-36]

Quando há tipos de lesões diferentes na acne vulgar leve, é necessário utilizar terapia tópica combinada (peróxido + retinoides) por 6 a 8 semanas. O peróxido de adapaleno + benzoíla é eficaz contra lesões inflamatórias e não inflamatórias, sendo, por isso, recomendado. Se não houver remissão dos sintomas, testar ácido azelaico tópico e iniciar tratamento para acne moderada.[2,34]

O **peróxido de benzoíla** é um agente antimicrobiano de venda livre, amplamente utilizado como terapia adjuvante da acne e com risco insignificante de causar resistência bacteriana. Esse medicamento tem propriedades bactericidas e anti-inflamatórias que permitem melhora rápida das lesões inflamatórias. Auxilia também na prevenção de resistência bacteriana e apresenta propriedades ceratolíticas. Está disponível em diferentes apresentações tópicas, como sabonetes, loções, cremes e géis, que podem ser usados uma ou duas vezes ao dia. Além disso, pode estar presente comercialmente em fórmulas combinadas com retinoides e antibióticos, o que pode facilitar a adesão ao tratamento.[1,2,10,15,25]

O **peróxido de benzoíla** é frequentemente usado em combinação com outros antibióticos orais ou tópicos. Em recente revisão da literatura, o peróxido de benzoíla foi mais eficaz do que antibióticos tópicos como clindamicina e eritromicina. Em adição, o peróxido de benzoíla combinado com qualquer um desses antibióticos foi mais eficaz e mais bem tolerado do que os antibióticos isoladamente.[2,10,25]

Os **retinoides tópicos** são medicamentos derivados da vitamina A e atuam normalizando a comedogênese, inclusive evitando a formação de novas lesões inflamatórias.[3,19] São os agentes comedolíticos mais eficazes. Entretanto, são irritantes para peles delicadas e causam fotossensibilidade. Por isso, é necessário que sua aplicação seja noturna e que o paciente utilize protetor solar durante o dia.[1,10,21,25] O seu uso tem como objetivo minimizar o uso de antibióticos. Assim como o **adapaleno e a tretinoína**, reduzem os ácidos graxos livres produzidos pela metabolização de triglicérides pela enzima lipase do *P. acnes* no microcomedão. Com a interrupção do tratamento, porém, os microcomedões voltam a aparecer, o que justifica seu uso na terapia de manutenção para prevenir a recorrência.[1,3,10,21,25]

Utiliza-se o **ácido azelaico** como alternativa aos retinoides por apresentarem ações comedolíticas, anti-inflamatórias e antimicrobianas e por ser bem tolerado pelos pacientes. É usado principalmente na forma de géis, nas concentrações de 2% a 10%, para o tratamento de acne. Também atua na diminuição dos sintomas da inflamação como inchaço e vermelhidão, na hiperqueratinização folicular e na redução da colonização por *P. acnes*. Além disso, tem a capacidade de clarear a hiperpigmentação pós-inflamatória. No entanto, o ácido azelaico apresenta risco de hipopigmentação em pacientes com pele negra.[15,21,25,31,35]

O **ácido salicílico** tem sido muito utilizado em virtude de suas propriedades ceratolíticas, descamativas e comedolíticas. É um medicamento menos potente que os retinoides, mas é alternativa satisfatória para pacientes que não toleram os medicamentos anteriormente mencionados. Além disso, o ácido salicílico pode apresentar melhores resultados quando associado ao uso de sabonetes ou géis com enxofre na composição, visto que apresenta propriedades antimicrobianas e queratolíticas. Assim, formulações tópicas com enxofre de 2% a 5% e ácido salicílico de 1% a 5% representam alternativa eficaz para prevenção e diminuição das lesões da acne vulgar.[2,4,15]

A terapia combinada é comum no ***tratamento da acne vulgar moderada a grave*** por incluir mecanismos de ação complementares na terapia, reduzir o risco de resistência bacteriana e por beneficiar o paciente com melhores resultados. As combinações mais comuns envolvem o uso de **retinoide tópico**, **peróxido de benzoíla e inclusão de antibacteriano tópico** inicialmente.[2,4,15]

Dessa forma, o tratamento da acne moderada inicia com **terapia tópica combinada** por seis semanas e, se não apresentar melhora, iniciar a utilização de **antibióticos orais** e **retinoides tópicos** por 4 a 6 meses.[34] Na sequência, deve-se utilizar creme de **peróxido de benzoíla 2% a 5%** por duas semanas, com posterior terapia de manutenção.[14,34,35]

No tratamento da acne grave, utilizam-se **antibióticos orais** por oito semanas. Se não forem identificados benefícios clínicos, deve-se utilizar **isotretinoína oral** antes de as lesões iniciarem o processo de cicatrização. Também pode ser recomendada a utilização de **retinoides tópicos**. Cabe evidenciar que a **isotretinoína** apresenta graves efeitos colaterais e o usuário do medicamento deve ser bem orientado, principalmente quanto à recomendação de contracepção no caso das mulheres.[30,34,36,37]

Os antibióticos mais utilizados na terapia da acne vulgar são as **tetraciclinas**, (como a **doxiciclina** e **minociclina**) e os **macrolídeos** (como a **eritromicina** e **trimetoprima** e o **sulfametoxazol**).[2]

Antibióticos tópicos, como a **clindamicina** e a **eritromicina**, estão disponíveis sob a forma de soluções, loção, gel e em combinação com o **peróxido de benzoíla**. Eles reduzem a população de *P. acnes* no ducto pilossebáceo. Todos os antibióticos tópicos podem causar irritação local, mas outros efeitos adversos são menos significativos quando comparados aos causados pelos antibióticos sistêmicos.[2]

É importante destacar que, em casos de melhora da acne, os antibióticos tópicos poderão ser reduzidos e descontinuados. Se não houver melhora em um período de 6 a 8 semanas, outro esquema terapêutico deverá ser iniciado, mantendo-se o uso dos retinoides tópicos até a melhora completa das lesões da acne.[2]

Para acne moderada a grave e acne inflamatória não responsiva a tratamentos tópicos, sugere-se a utilização de **antibióticos sistêmicos**, como **doxiciclina** e **minociclina**, que são mais eficazes que a tetraciclina. Destaca-se a necessidade de acompanhamento farmacoterapêutico em virtude da ocorrência de eventos adversos importantes com o uso de antibacterianos sistêmicos, como candidíase vaginal e erupções, por exemplo.[1,16,25,38]

As tetraciclinas são consideradas a primeira linha de antibióticos recomendados para o tratamento da acne moderada a grave pelo tempo mínimo de seis semanas em uso combinado com um retinoide tópico. O tratamento com tetraciclinas não deve ultrapassar três meses. Contudo, a **minociclina** deve ser evitada pelo risco de pigmentação da pele.[14,17,39,40]

A **doxiciclina** é um antibacteriano que em baixa dosagem tem apresentado bons resultados no manejo da acne. Além de causar menos efeitos adversos, tem menor potencial para causar resistência bacteriana.[25]

A **dapsona tópica** é um antibiótico da classe das sulfonas que tem atividade anti-inflamatória e, por isso, é eficaz em casos de acne leve a moderada, podendo ser aplicado somente uma vez ao dia.[1] É indicada como tratamento de segunda linha em casos leves e primeira linha em pacientes com pele sensível ou pele negra.[25,41]

A **trimetoprima/sulfametoxazol** e trimetoprima isolada, agentes de terceira linha no tratamento da acne, são indicadas para o tratamento quando as tetraciclinas e a eritromicina não são bem toleradas.[10]

Importante lembrar que os antibióticos orais devem ser administrados por um período mínimo de 6 a 8 semanas, mas considera-se ideal o uso por 12 semanas combinado com um **retinoide ou peróxido de benzoíla**. Quando o período de utilização ultrapassar três meses, é necessário que o **peróxido de benzoíla** seja sempre utilizado em combinação. Além disso, não se recomenda a monoterapia com antibióticos sistêmicos pelo risco de desenvolvimento de resistência bacteriana. Da mesma forma, não se recomendam antibióticos tópicos em monoterapia.[1,2,31]

A **isotretinoína** é considerada primeira linha no tratamento de acne grave e segunda linha na acne moderada, sendo também usada pela efetividade na prevenção de cicatrizes. Atua reduzindo a produção e excreção de sebo e normalizando a diferenciação da pele, além de apresentar ação anti-inflamatória e eliminar ou impedir a multiplicação do *P. acnes*. Utilizada por um período de 16 a 24 semanas, é bem tolerada pelo paciente e pode ter a sua dose aumentada de forma lenta, se necessário.[1,2,31]

Os efeitos desse medicamento não são evidenciados no primeiro ou no segundo mês de tratamento, que apresentam importantes efeitos colaterais como dores de cabeça intensas, visão noturna diminuída ou sinais de eventos psiquiátricos. A ocorrência desses efeitos pode influenciar a adesão ao tratamento e pode requerer que o tratamento seja interrompido de forma imediata. Além disso, apresenta teratogenicidade e necessita de monitoramento durante a utilização por mulheres.[1,2,15,25,35,40,41]

Existem cuidados para o tratamento da acne vulgar em mulheres grávidas ou lactantes,[42] sendo preferível evitar qualquer tipo de tratamento medicamentoso nesse período.[19] Antes de iniciar o tratamento medicamentoso de acne, é necessário que as mulheres façam um teste de gravidez para direcionar as alternativas terapêuticas.[27] O teste de gravidez torna-se ainda mais necessário em casos de acne moderada a grave que se pretende tratar com isotretinoína, a fim de garantir a segurança do bebê, visto que esse medicamento provoca malformação congênita quando utilizada na gravidez.[42]

Outras opções terapêuticas são utilizadas como adjuvantes do tratamento da acne com níveis diferentes de evidência.

A **nicotinamida** tópica atua como anti-inflamatório e reduz a produção de sebo na acne vulgar, apresentando bons resultados. Pode ser utilizada de 4 a 8 meses. Medicamentos corticosteroides são indicados no tratamento da acne grave no início do tratamento, a fim de auxiliar no tratamento da inflamação. Os mais usados são prednisona, prednisolona, metilprednisolona e dexametasona.[31,43]

A **espironolactona** atua ligando-se ao receptor de andrógeno e, com isso, reduz a produção de andrógeno, causando a diminuição das lesões acneicas. No entanto, apresenta efeitos adversos importantes como tontura, sensibilidade mamária e dismenorreia.[1]

Esse medicamento pode ser indicado como monoterapia (raramente causa irregularidades na menstruação) ou pode ser associado a um contraceptivo oral, a fim de causar menos incômodo e não alterar o ciclo menstrual.[21] Apesar disso, a literatura recomenda que mais estudos sejam realizados comprovando a ação do medicamento.[18]

Algumas terapias hormonais podem apresentar efeitos benéficos no tratamento da acne vulgar. São indicadas para mulheres que desejam utilizar contraceptivos e preferem alternativa à isotretinoína. Além disso, a hormonioterapia pode ser indicada para pacientes que apresentam seborreia grave, sinais de hiperandrogenismo, como alopecia e hirsutismo (também chamada de síndrome Saha). Nesses casos, os medicamentos utilizados são das seguintes classes:[2,3]

- Antiandrogênicos.
- Bloqueadores de hormônios ovarianos e adrenais.
- Controladores não hormonais da resistência periférica à insulina.

Estudos aventam a possibilidade de que, num futuro próximo, medicamentos inibidores de enzimas envolvidas no metabolismo androgênico da pele também possam ser indicados no tratamento da acne vulgar.[3]

Os contraceptivos orais são eficazes em razão do fato de o estrogênio provocar diminuição na produção de sebo e reduzir a produção ovariana de andrógenos.[1,14,18,30] Apesar de serem considerados como terapia de segunda linha,[10] auxiliam a diminuição da testosterona livre circulante e, por esses motivos, são medicamentos eficazes no tratamento da acne.[1,18] Para mulheres no início da idade adulta ou com surtos perimenstruais, pode ser indicado o uso de contraceptivos orais como tratamento da acne.[10]

As terapias hormonais apresentam efetividade a longo prazo e o início da melhora é lento: requer pelo menos três meses para ter efeitos aparentes e até seis meses para bons resultados.[21,25] Contudo, os contraceptivos combinados de progestina e estrogênio têm apresentado bons resultados no controle das lesões, da mesma forma que os antibióticos orais (**Quadro 25.4**).[25]

Quadro 25.4

Resumo das intervenções farmacológicas para acne vulgar[1,2,15,25,35,40,41]

Medicamento	Apresentações*	Uso padrão	Orientações ao paciente	Alertas	GRADE: Nível de evidência	GRADE: Grau de recomendação
Ácido azelaico $$$$ MIP	**Creme dermatológico** 200 mg/g (20%) **Gel** 150 mg/g (15%) (Azelan® e Dermazelaic®)	**ADULTOS:** Aplique topicamente uma película fina 2 vezes ao dia (manhã e noite) durante 12 semanas. **CRIANÇAS:** **Esse medicamento é contraindicado para menores de 12 anos.**	"Reavaliar o quadro se não houver melhoras após 12 semanas". "Limpar a pele com sabonetes muito suaves ou loção de limpeza sem sabão e secar com uma toalha macia antes da aplicação". "Lavar as mãos antes e depois da aplicação". Evitar o uso de limpadores alcoólicos". "Evitar a exposição ao sol e usar protetor solar durante o dia".	Podem aparecer reações cutâneas (prurido, queimação e/ou picadas) nas primeiras semanas de tratamento. DESCONTINUAR se a irritação persistir e/ou agravar.. Pode ocorrer descamação ou descoloração transitória no local.	**Moderado**	**Forte**
Ácido salicílico $$$$ MIP	**Soluções de limpeza, géis e sabonetes** 0,5% a 2% (Serum®, Deep Clean®, Dermotivin Salix® e Sastid®) ***Opções com enxofre**	**ADULTOS:** Aplique topicamente uma película fina 2 vezes ao dia (manhã e noite). **CRIANÇAS:** **Esse medicamento é contraindicado para menores de 12 anos.**	"Iniciar com uma dose teste em virtude de possíveis reações de hipersensibilidade. Se não houver desconforto depois de 3 dias de uso, continuar segundo as instruções". "Se houver ressecamento ou descamação, reduzir a aplicação em uma vez ao dia ou em dias alternados".	Contraindicado em pacientes com insuficiência circulatória. Se houver irritação excessiva ou graves, interromper o uso. Uso prolongado pode causar toxicidade.	**Moderado**	**Fraco**

(continua)

Quadro 25.4 (continuação)
Resumo das intervenções farmacológicas para acne vulgar[1,2,15,25,35,40,41]

Medicamento	Apresentações*	Uso padrão	Orientações ao paciente	Alertas	GRADE – Nível de evidência	GRADE – Grau de recomendação
Adapaleno $$$$	**Creme e gel** 1 mg/g (0,1%) e 3 mg/g (0,3%) (Adapel®, Differin®, Adacne®, Dalap® e Belpele®)	**ADULTOS:** Aplicar topicamente 1 vez ao dia, durante a noite antes de dormir. **CRIANÇAS:** **Esse medicamento é contraindicado para menores de 12 anos.**	"Limpar a pele com sabonetes muito suaves ou loção de limpeza sem sabão e secar com uma toalha macia antes da aplicação". "Lavar as mãos antes e depois da aplicação". "Evitar o uso de limpadores alcoólicos". "Evitar a exposição ao sol e usar protetor solar durante o dia".	Se houver irritação e/ou desconforto grave, reduzir ou descontinuar o uso. Não usar junto com preparações de enxofre, resorcinol ou ácido salicílico. Uso nas zonas depiladas com cera pode causar erosões cutâneas.	**Moderado** ●●●○	**Forte**
Peróxido de benzoíla $$$$ MIP	**Gel** 25 mg/g (2,5%), 50 mg/g (5%) e 100 mg/g (10%) (Acnezil® Acnen® Acnase® e Benzac AC®)	**ADULTOS:** Aplicar topicamente 1 vez ao dia, durante a noite antes de dormir. **CRIANÇAS:** **Esse medicamento é contraindicado para menores de 12 anos.**	"Durante 1 semana, mantenha o produto na superfície afetada por apenas 1 hora e enxágue para avaliar se há reação alérgica". "O medicamento tem efeito clareador e, por isso, deve-se ter cuidado com cabelos e roupas". "Evitar a exposição ao sol e usar protetor solar durante o dia".	Podem ocorrer reações como eritema excessivo e descamação com necessidade de ajuste de dosagem. Em uso prolongado, pode ocasionar dermatite. Se um tratamento combinado com tretinoína, isotretinoína for necessário, os produtos devem ser aplicados em diferentes momentos do dia (p. ex., um de manhã e outro à noite).	**Alto** ●●●●	**Forte**

(continua)

Quadro 25.4 (continuação)
Resumo das intervenções farmacológicas para acne vulgar[1,2,15,25,35,40,41]

Medicamento	Apresentações*	Uso padrão	Orientações ao paciente	Alertas	GRADE	
					Nível de evidência	Grau de recomendação
Peróxido de benzoíla + clindamicina $$$$	**Gel** 10 mg/g (1%) + 50 mg/g (5%) (Clindoxyl®)	**ADULTOS:** Aplicar topicamente 1 vez ao dia, durante a noite antes de dormir. **CRIANÇAS:** **Esse medicamento é contraindicado para menores de 12 anos.**	"Durante 1 semana mantenha o produto na superfície afetada por apenas 1 hora e enxágue para avaliar se há reação alérgica". "O medicamento tem efeito clareador e, por isso, deve-se ter cuidado com cabelos e roupas". "Evitar a exposição ao sol e usar protetor solar durante o dia".	Podem ocorrer reações como eritema excessivo e descamação, com necessidade de ajuste de dosagem. Em uso prolongado pode ocasionar dermatite. Contraindicado em pacientes com enterite regional, colite ulcerativa ou colite associada a antibiótico. Se um tratamento combinado com tretinoína, isotretinoína for necessário, os produtos devem ser aplicados em diferentes momentos do dia (p. ex., um de manhã e outro à noite).	**Moderado** ●●●○	**Forte** ✓
Peróxido de benzoíla + adapaleno $$$$	**Gel** 25 mg/g (2,5%) + 1 mg/g (0,1%) (Epiduo®)	**ADULTOS:** Aplique uma camada fina topicamente 1 vez ao dia, preferivelmente durante a noite. **CRIANÇAS:** **Esse medicamento é contraindicado para menores de 9 anos.**	"Durante 1 semana mantenha o produto na superfície afetada por apenas 1 hora e enxágue para avaliar se há reação alérgica". "O medicamento tem efeito clareador e, por isso, deve-se ter cuidado com cabelos e roupas". "Não aplique o gel sobre a pele machucada (cortes e arranhões) ou sobre a pele eczematosa".	Podem ocorrer reações como eritema excessivo e descamação, com necessidade de ajuste de dosagem. Em uso prolongado pode ocasionar dermatite. No caso de irritação, pode-se utilizar hidratantes não comedogênicos (que não obstruam os poros) e reduzir as aplicações ou interromper temporariamente.	**Moderado** ●●●○	**Forte** ✓

(continua)

Quadro 25.4 (continuação)
Resumo das intervenções farmacológicas para acne vulgar[1,2,15,25,35,40,41]

Medicamento	Apresentações*	Uso padrão	Orientações ao paciente	Alertas	GRADE – Nível de evidência	GRADE – Grau de recomendação
Eritromicina + peróxido de benzoíla $$$$	**Gel** 30 mg/g (3%) + 50 mg/g (5%) (Acnepas E®)	**ADULTOS:** Aplicar 2 vezes ao dia com a pele limpa. **CRIANÇAS:** **Esse medicamento é contraindicado para menores de 12 anos.**	"Durante 1 semana mantenha o produto na superfície afetada por apenas 1 hora e enxágue para avaliar se há reação alérgica". "O medicamento tem efeito clareador e, por isso, deve-se ter cuidado com cabelos e roupas". "Evitar a exposição ao sol e usar protetor solar durante o dia".	Podem ocorrer reações como eritema excessivo e descamação, com necessidade de ajuste de dosagem. Em uso prolongado pode ocasionar dermatite.	**Moderado** ●●●○	**Forte**
Tretinoína $$$$	**Creme** 0,25 mg/g, 0,5 mg/g e 1 mg/g (Vitanol-A®, Vitpeel® e Vitacid®)	**ADULTO:** Aplicar topicamente 1 vez ao dia na hora de dormir. **CRIANÇAS:** **Esse medicamento é contraindicado para menores de 12 anos.**	"Evite acúmulo em áreas de dobra da pele e nas dobras nasolabiais". "Evite contato com boca, olhos, lábios, outras membranas mucosas ou áreas da pele lesionada". "Se acontecer irritação ou dermatite persistente, suspender o uso ou usar em dias alternados".	Quando houver escarificações e processos cutâneos inflamatórios ou infecções de outras origens. Pacientes com queimaduras cutâneas, eczema ou qualquer outra doença cutânea crônica. Contraindicado na gravidez sem prescrição médica.	**Moderado** ●●●○	**Fraco** (?)
Isotretinoína $$$$	**Cápsula mole ou gel** 10 mg e 20 mg (Acnova®, Ison® e Roucutan®)	**ADULTO:** 0,5 a 1 mg/kg/dia por via oral em 2 doses divididas com alimentos por 15 a 20 semanas; acne cicatricial grave ou acne no tronco pode exigir aumento para 2 mg/kg/dia. **CRIANÇAS:** **Esse medicamento é contraindicado para crianças.**	"Pode diminuir a eficácia do método anticoncepcional. Utilizar 2 formas de contracepção". "Evitar a exposição ao sol e a depilação a cera, *laser* ou *resurfacing*". "Se a dose for esquecida, simplesmente pule a dose; não tome duas doses seguidas".	Contraindicado na gravidez e lactação (monitorar durante o processo; se possível recomendar teste rápido de gravidez em mulheres). Uso de tetraciclinas ou derivados. Insuficiência hepática. Mulheres com potencial reprodutivo somente sob orientação médica.	**Alto** ●●●●	**Forte**

**Nomes comerciais listados foram incluídos no intuito de facilitar a identificação dos itens e evitar erros de seleção; é desaconselhável utilizá-los em prescrições ou no processo de orientação farmacêutica. Marcas foram incluídas de forma circunstancial e pode haver outras disponíveis no mercado não listadas. Fonte: Autoria própria.*

SINAIS DE ALERTA E ENCAMINHAMENTOS

Um importante sinal de alerta na acne vulgar são as cicatrizes, principalmente na face. Em casos de acne grave, cicatrizes de morfologia hipertrófica e atrófica podem surgir, aumentando a necessidade de atenção.[2,44]

Nesses casos, a avaliação clínica por um médico antes da indicação de tratamento é importante para identificar a necessidade e tolerabilidade do paciente diante do uso de antibacterianos, como as tetraciclinas, e retinoides, como a isotretinoína. Quanto maior a inflamação ou quanto mais tardio o início do tratamento, maior a probabilidade de cicatrizes significativas.[20,44,45]

As marcas deixadas pelas cicatrizes podem ser minimizadas por tratamentos e procedimentos, como dermoabrasão, excisão, subcisão, enxerto de punção e recapeamento a *laser*, procedimentos estéticos que devem ser indicados e realizados por profissionais especializados, geralmente médicos.[5]

Outra complicação da acne vulgar refere-se à foliculite Gram-negativa, uma complicação potencial decorrente da colonização de microrganismos Gram-negativos que podem surgir após longos períodos de tratamento com antibióticos. Geralmente acomete pessoas de mais idade, que já fizeram algum tratamento para acne, principalmente aquelas que fizeram uso de um agente antibacteriano de amplo espectro por longos períodos.[46]

Além disso, pacientes que apresentam distúrbios hormonais, com dieta desbalanceada e utilização de tabaco e outras drogas, devem ser acompanhados com alerta, visto que os sintomas da acne só cessarão com o controle dos referidos distúrbios. Da mesma forma, pacientes com longa exposição da pele à radiação ultravioleta podem ter a acne vulgar agravada, devendo ser acompanhados por médicos.[47]

Os farmacêuticos devem estar atentos ao fato de que existem complicações graves da acne vulgar, como a foliculite Gram-negativa, hiperpigmentação ou despigmentação, cicatrizes e danos psicossociais.[47]

Diante dessas complicações, faz-se necessário tratamento com acompanhamento especializado para evitar problemas com o uso indevido de medicamentos e outras doenças, como acne *fulminans*, vasculite, acne mecânica, acne rosácea, acne persistente associada a endocrinopatias genéticas e edema facial sólido.[45,48]

Crianças e gestantes são consideradas grupos especiais, que necessitam de cuidados específicos no manejo da acne, principalmente por não tolerarem medicamentos como a isotretinoína e as tetraciclinas.[19,49]

Diante do exposto, é evidente que há casos em que o farmacêutico deverá encaminhar o paciente ao médico, preferencialmente dermatologista, para suporte adequado ao tratamento, a psicólogo para acompanhamento dos sintomas psicossociais, bem como a esteticistas, se necessário, para a realização de procedimento estético corretivo ou preventivo.[10]

Considera-se como casos para o encaminhamento do paciente pelo farmacêutico a esses profissionais:[5,17,50]

- Quando os objetivos do tratamento não forem atingidos.
- Incerteza no diagnóstico ou necessidade de realização de diagnóstico diferencial.
- Em casos de evolução para acne nodulocística com cicatrizes potenciais, pois medicamento como isotretinoína pode ser necessário.
- Agravamento dos sintomas psicossociais originados a partir da acne vulgar.
- Em casos de tratamento da acne moderada durante mais de seis meses sem sinais de melhora ou controle da doença em busca de alternativas de tratamento.
- Em casos de acne moderadamente grave em pacientes com pele profundamente pigmentada, pelo risco de desenvolvimento de hiperpigmentação pós-inflamatória.
- Em casos de suspeita de que o paciente apresenta problemas endócrinos, como síndrome dos ovários policísticos associados à ocorrência da acne.
- Quando as lesões da acne neonatal não regridem ou se há a possibilidade de surgirem cicatrizes.

No **Quadro 25.5** há um resumo dos principais sinais de alerta para encaminhamento de paciente com acne vulgar.

Quadro 25.5
Sinais de alerta para encaminhamento de paciente com acne vulgar[1,2,15,25,40,41]

Palavra-chave	Sinais de alerta
Cicatrizes	Em casos de acne grave, cicatrizes de morfologia hipertrófica e atrófica podem surgir, aumentando a necessidade de atenção.
Foliculite Gram-negativa	Complicação potencial decorrente da colonização de microrganismos. Gram-negativos que pode surgir após longos períodos de tratamento com antibióticos.
Distúrbios hormonais	Pacientes devem ser acompanhados com alerta, visto que os sintomas da acne só cessarão com o controle dos referidos distúrbios.
Exposição à radiação ultravioleta	Pacientes com longa exposição da pele à radiação ultravioleta podem ter a acne vulgar agravada, devendo ser acompanhados por médicos.
Hiperpigmentação ou despigmentação	Em pacientes com pele hiperpigmentada ou despigmentada faz-se necessário tratamento com acompanhamento especializado para evitar problemas com o uso indevido de medicamentos e outras doenças.
Danos psicossociais	Em pacientes com danos psicossociais faz-se necessário tratamento com acompanhamento especializado para evitar problemas com o uso indevido de medicamentos.
Crianças e gestantes	Consideradas grupos especiais, que necessitam de cuidados específicos no manejo da acne, principalmente por não tolerarem medicamentos como a isotretinoína e as tetraciclinas.

Fonte: Autoria própria.

MONITORAMENTO DOS RESULTADOS

O profissional farmacêutico deve atentar-se de que a acne vulgar é uma doença sem cura definitiva e duração indeterminada[4] e, por isso, pode necessitar de longos períodos de tratamento (meses a anos).[47] Assim, sugere-se que seja elaborado e apresentado ao paciente um cronograma realista do tratamento, com a duração e suas etapas, permitindo à pessoa conhecer sua condição e as estratégias terapêuticas a serem adotadas, a fim de aumentar a adesão e a efetividade.[21] Os pacientes também devem ser alertados sobre os riscos de eventos adversos da terapia tópica ou sistêmica.[45]

Estimular a adesão ao tratamento é um fator-chave para o sucesso. A adesão é alcançada quando o paciente conhece seu tratamento, sendo fundamental que ele esteja bem orientado quanto a medicamento e outros produtos que serão usados, duração, tempo para início do efeito, possibilidade de cicatrização, efeito máximo alcançado e benefícios na melhora da qualidade de vida. Sabe-se que a baixa adesão é um fato recorrente em decorrência da lentidão dos resultados. Um estudo britânico revelou que 24% dos adolescentes que utilizaram um tratamento tópico não aderiram à terapia de forma adequada, pois esqueciam de utilizar o medicamento ou por efeitos colaterais como vermelhidão e ressecamento da pele.[54]

O mesmo estudo afirma que a maioria dos jovens que evoluem para acne grave não recorre à ajuda médica por vergonha, constrangimento ou por negligenciar sua condição.[54] Nesse sentido, na primeira oportunidade o paciente deve ser bem orientado a fim de continuar em busca e na realização do tratamento para diminuir as chances de agravamento e obter bons resultados nas primeiras tentativas de tratamento.[21,54]

Os antibióticos orais e os medicamentos retinoides proporcionam melhora rápida da acne,[21] mas suas indicações devem ser reavaliadas a cada 3 a 6 meses.[21] Além disso, é aconselhável que o antibiótico oral seja interrompido e se continue com a terapia tópica a longo prazo.[32] Esse fato também é importante para evitar a resistência bacteriana provocada pelo uso prolongado de agentes antibacterianos.[52]

Medicamentos utilizados no tratamento da acne vulgar geralmente apresentam início de ação lenta e necessitam de uso contínuo durante semanas ou meses para observação da sua eficácia. Por isso, é necessário que o paciente seja monitorado e incentivado a utilizar o medicamento, mesmo diante da demora de um resultado visível.[74] Estudos sugerem que os pacientes sejam monitorados após 6 ou 8 semanas de tratamento para avaliar a adesão e resposta ao tratamento e fornecer suporte diante de qualquer problema relacionado com os medicamentos da terapia.[52]

Assim, o uso de medicamentos antibióticos é comum por pelo menos 3 a 4 meses.[52] Quando os objetivos são alcançados, inicia-se a terapia de manutenção,[10] cabendo ao farmacêutico acompanhar a evolução e a adesão do paciente à terapia.[4] A avaliação da efetividade do tratamento prescinde que o paciente esteja usando o medicamento por pelo menos 2 a 3 meses e apresente adesão adequada ao regime terapêutico.[30,36] Ajustes na terapia podem ser necessários no decorrer do tratamento.[30]

Caso ocorra ressurgimento da acne após tratamento efetivo por tempo adequado, levando em consideração a gravidade da acne, deverá ser considerado o uso de isotretinoína. Nesse caso, o farmacêutico deverá encaminhar o paciente ao médico dermatologista para confirmação e prescrição do medicamento.[37] Pesquisas revelam que a terapia com isotretinoína tem maior adesão e evidencia benefícios quando se realiza acompanhamento farmacoterapêutico e avaliação de exames laboratoriais, visto que esse medicamento requer atenção em decorrência dos efeitos colaterais.[55]

Referências bibliográficas

1. Rao J. Acne vulgaris. Medscape. 2020.
2. Dellavalle R, Howland A. Acne vulgaris. Aurora, CO: BMJ Best Practice. 2018.
3. Montagner S, Costa A, Suelen Montagner. Diretrizes modernas no tratamento da acne vulgar: da abordagem inicial à manutenção dos benefícios clínicos. Surg Cosmet Dermatol. 2020;2(3):205-13.
4. Martins E, Neto R, Nogueira KB, Barros T, Josimar F, Junior G, et al. Abordagem terapêutica da acne na clínica farmacêutica Therapeutic approach of acne in pharmaceutical clinic. Bol Inform Geum. 2015; 6(3):59.
5. Handa S. Cutibacterium (Propionibacterium) Infections. Acesso em 21 jun 2021. Medscape. 2019.
6. Thiboutot D, Zaenglein A. Patogênese, manifestações clínicas e diagnóstico de acne vulgar. UpToDate. 2019.
7. Napolitano M, Ruggiero G, Monfrecola G, Megna M. Acne prevalence in 9 to 14-year-old patients attending pediatric ambulatory clinics in Italy. Int J Dermatol. 2018;57(11):1320-3.
8. Vos T, Flaxman AD, Naghavi M, Lozano R, Michaud C, Ezzati M, et al. Years lived with disability (YLDs) for 1160 sequelae of 289 diseases and injuries 1990-2010: a systematic analysis for the Global Burden of Disease Study 2010. The Lancet. 2012; 380(9859):2163-96.
9. Cao H, Yang G, Wang Y, Liu JP, Smith CA, Luo H, et al. Complementary therapies for acne vulgaris. Cochrane Database Syst Rev. 2015;2017(6).
10. Titus S, Hodge J. Diagnosis and treatment of acne. Am Fam Physician. 2012;17(2):205-9.
11. Viana C. Guia prático de prescrição farmacêutica. Curitiba: Apris; 2020.
12. Archer CB, Cohen SN, Baron SE. Guidance on the diagnosis and clinical management of acne. Clin Exp Dermatol. 2012;37(SUPPL. 1):1-6.
13. Figueiredo A, Massa A, Picoito A, Soares AP, Basto AS, Lopes C, et al. Avaliação e tratamento do doente com acne – parte I: epidemiologia, etiopatogenia, clínica, classificação, impacto psicossocial, mitos e realidades, diagnóstico diferencial e estudos complementares. Rev Port Clin Geral. 2011;27:59-65.
14. Zaenglein AL, Pathy AL, Schlosser BJ, Alikhan A, Baldwin HE, Berson DS, et al. Guidelines of care for the management of acne vulgaris. J Am Acad Dermatol. 2016;74(5):945-973.e33.
15. Dawson A, Dellavall R. Acne vulgaris: Clinical review. Denver: BMJ Best Practice. 2013.
16. Elpern DJ. Acne. DynaMed. 2023.
17. Hamilton F, Car J, Layton A. Acne vulgaris. BMJ Best Practice. 2009.
18. Kamangar F, Shinkai K. Acne in the adult female patient: A practical approach. Int J Dermatol. 2012;51(10):1162-74.
19. Reszki A, Berson D. Acne pós-adolescente em mulheres. UpToDate. 2020.
20. Semedo D, Ladeiro F, Ruivo M, D'Oliveira C, De Sousa F, Gayo M, et al. Adult Acne: Prevalence and Portrayal in Primary Healthcare Patients, in the Greater Porto Area, Portugal. Acta Med Port. 2016;29(9):507.
21. Gebauer K. Acne in adolescents. Aust Fam Physician. 2017;46(12):892-5.
22. Simonart T. Newer approaches to the treatment of acne vulgaris. Am J Clin Dermatol. 2012;13(6):357-64.
23. Nast B, Dreno B, Bettoli V, Mokos ZB, Degitz K, Dressler C, et al. Guideline for the treatment of acne. Berlin: UpToDate. 2016.
24. Zaenglein AL. Acne vulgaris. N Engl J Med. 2018;379(14):1343-52.
25. Ashton R, Weinstein M. Acne vulgaris in the pediatric patient. Pediatr Rev. 2019;40(11):577-89.
26. Di Landro A, Cazzaniga S, Cusano F, Bonci A, Carla C, Musumeci ML, et al. Adult female acne and

associated risk factors: results of a multicenter case-control study in Italy. J Am Acad Dermatol. 2016;75(6):1134.

27. Grando LR, Horn R, Cunha VT, Cestari TF. Translation, cultural adaptation and validation for Brazilian Portuguese of the Cardiff acne disability index instrument. An Bras Dermatol. 2016;91(2):180-6.
28. Hester C, Park C, Chung J, Balkrishnan R, Feldman S, Chang J. Medication adherence in children and adolescents with acne vulgaris in medicaid: a retrospective study analysis. Pediatr Dermatol. 2016;33(1):49-55.
29. Graber E. Acne vulgaris: Visão geral do gerenciamento. UpToDate. 2021.
30. Bagatin E, Arias-Gomez MI, Florez-White M, Kaminsky A. Algorithm for acne treatment: Ibero-Latin American consensus. An Bras Dermatol. 2017;92(5):689-93.
31. Dall'Oglio F, Nasca MR, Fiorentini F, Micali G. Diet and acne: review of the evidence from 2009 to 2020. Int J Dermatol. 2021;60(6):672-85.
32. Yin NC, McMichael AJ. Acne in patients with skin of color: Practical management. Am J Clin Dermatol. 2014;15(1):7-16.
33. Barros AB De, Sarruf FD, Fileto MB. Acne vulgar: aspectos gerais e atualizações no protocolo de tratamento. BWS Journal. 2020;1-13.
34. López-Estebaranz JL, Herranz-Pinto P, Dréno B. Consenso español para establecer una clasificación y un algoritmo de tratamiento del acné. Actas Dermosifiliogr. 2017;108(2):120-31.
35. Odsbu I, Selmer R, Lundborg CS, Blix HS. Increased prescribing of systemic tetracyclines and isotretinoin for treatment of acne. J Antimicrob Chemother. 2017;72(5):1510-5.
36. Garner SE, Eady A, Bennett C, Newton JN, Thomas K, Popescu CM. Minocycline for acne vulgaris: Efficacy and safety. Cochrane Database Syst Rev. 2012;2012(8).
37. Le Cleach L, Lebrun-Vignes B, Bachelot A, Beer F, Berger P, Brugère S, et al. Guidelines for the management of acne: recommendations from a French multidisciplinary group. Br J Dermatol. 2017;177(4):908-13.
38. Yu JD, Elpern DJ, Zuuren EJ, Randall D. Acne. Acesso em: 21 jun 2021. Dynamed. 2021.
39. Saedi N, Uebelhoer N. Tratamento de cicatrizes de acne. UpToDate. 2020.
40. Tarlow M. Gram-Negative Folliculitis. Medscape. 2019.
41. Chilicka K, Maj J, Panaszek B. General quality of life of patients with acne vulgaris before and after performing selected cosmetological. 2017;11:1357-61.
42. Francis NA, Entwistle K, Santer M, Layton AM, Eady EA, Butler CC. The management of acne vulgaris in primary care: a cohort study of consulting and prescribing patterns using the Clinical Practice Research Datalink. Br J Dermatol. 2017;176(1):107-15.
43. Rodrigues MC, Bezerra WBS, Benvindo Trajano LP, Barbosa Ferreira PR, Araújo EJF. Atenção farmacêutica a pacientes do sistema único de saúde com acne grave: um serviço de saúde no ambiente acadêmico. Infarma - Ciências Farmacêuticas. 2019; 31(3):219-26.
44. Asai Y, Baibergenova A, Dutil M, Humphrey S, Hull P, Lynde C, et al. Management of acne: Canadian clinical practice guideline. CMAJ. 2016;188(2):118-26.
45. Practice BB. Acne. BMJ Best Practice. 2019.
46. Nast B, Dreno B, Bettoli V, Mokos ZB, Degitz K, Dressler C, et al. Guideline for the treatment of acne. Berlin: UpToDate. 2016.
47. Forbat E, Al-Niaimi F, Ali FR. Use of nicotinamide in dermatology. Clin Exp Dermatol. 2017;42(2):137-44.
48. Le Cleach L, Lebrun-Vignes B, Bachelot A, Beer F, Berger P, Brugère S, et al. Guidelines for the management of acne: recommendations from a French multidisciplinary group. Br J Dermatol. 2017; 177(4):908-13.
49. Saedi N, Uebelhoer N. Tratamento de cicatrizes de acne. UpToDate. 2020.
50. Francis NA, Entwistle K, Santer M, Layton AM, Eady EA, Butler CC. The management of acne vulgaris in primary care: a cohort study of consulting and prescribing patterns using the Clinical Practice Research Datalink. Br J Dermatol. 2017;176(1):107-15.
51. Odsbu I, Selmer R, Lundborg CS, Blix HS. Increased prescribing of systemic tetracyclines and isotretinoin for treatment of acne. J Antimicrob Chemother. 2017;72(5):1510-5.
52. Chilicka K, Maj J, Panaszek B. General quality of life of patients with acne vulgaris before and after performing selected cosmetological. 2017;11:1357-61.
53. Tarlow M. Gram-Negative Folliculitis. Medscape. 2019.
54. Yu JD, Elpern DJ, Zuuren EJ, Randall D. Acne. Acesso em: 21 jun 2021. Dynamed. 2021.
55. Rodrigues MC, Bezerra WBS, Benvindo Trajano LP, Barbosa Ferreira PR, Araújo EJF. Atenção farmacêutica a pacientes do sistema único de saúde com acne grave: um serviço de saúde no ambiente acadêmico. Infarma - Ciências Farmacêuticas. 2019; 31(3):219-26.

26 Dermatite de Contato

Talita Bárbara Patrocínio • Débora Priscila de Campos • André de Oliveira Baldoni • Rafael Santos Santana • Tiago Marques dos Reis • Guilherme Martins Gelfuso • Victória Kethen Santos Pessoa • Alice Silva Costa • Isabelle Cristinne Pinto Costa • Ana Paula de Oliveira Barbosa • Gustavo Pereira Calado • Luciene Alves Moreira Marques

DERMATITE DE CONTATO

A dermatite de contato é uma condição inflamatória na pele caracterizada por prurido e eritema, causados pelo contato com agentes externos.[1,2] Os dois tipos mais frequentes são a dermatite de contato **irritativa** e a **alérgica** (**Figura 26.1**). A irritativa é mais comum que a alérgica, representando 80% dos casos. Resulta do contato direto com uma substância irritante, que provoca a liberação de mediadores inflamatórios. Na dermatite alérgica, por sua vez, ocorre uma reação imunológica do tipo tardia (hipersensibilidade tipo IV) em resposta ao contato com um alérgeno em indivíduos sensibilizados.[1-11]

A prevalência de dermatite de contato apresenta tendência crescente nos últimos anos nos países industrializados. É a causa mais frequente de doença cutânea ocupacional, responsável por cerca de 90% dos casos.[2,5,6] De acordo com a British Association of Dermatologists, de 4% a 7% das consultas dermatológicas ocorridas em ambiente de cuidados secundários são motivadas por dermatite de contato.[2] Tem maior prevalência em mulheres, em virtude de maior exposição delas a cosméticos, joias e alérgenos ocupacionais.[1-3,11,12]

A dermatite de contato pode ser classificada quanto à sua frequência em: **aguda**, quando as lesões permanecem por alguns dias a semanas e caracterizam-se por prurido, queimação, eritema, edema e bolhas; e **crônica**, quando as lesões persistem por meses a anos e apresentam prurido, queimação, eritema, fissuras e descamação. Geralmente, a dermatite irritativa desenvolve-se em minutos a horas após a exposição, enquanto a alérgica desenvolve-se ao longo de horas a dias após a exposição. Os locais mais acometidos pelas dermatites de contato são regiões expostas, principalmente mãos e antebraços, eventualmente faces e membros.[1,2,4]

OBJETIVOS DO CUIDADO FARMACÊUTICO

- Aliviar sintomas de queimação, ardência e prurido.[1-3,10]
- Ajudar o paciente a identificar os gatilhos e orientar sobre a importância de evitar futuras exposições ao agente causador.[1,2,11,20,21]

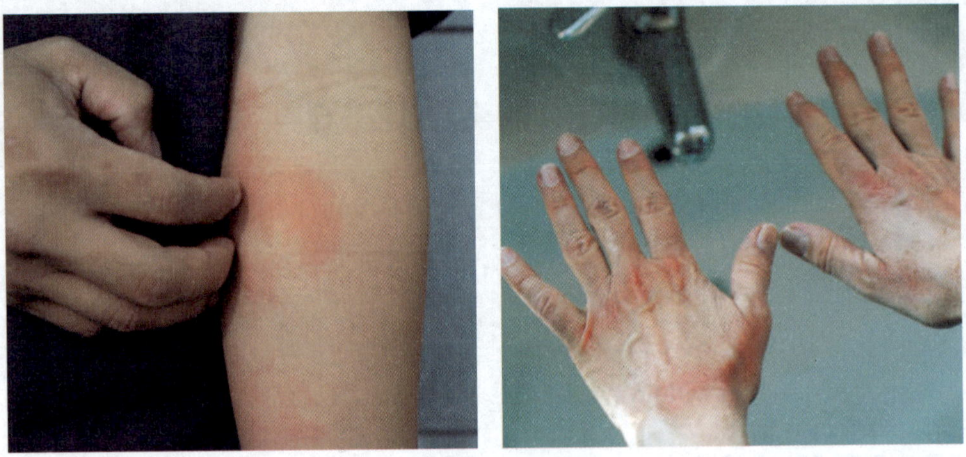

Figura 26.1. Exemplos de dermatite de contato alérgica e irritativa, respectivamente.

Fonte: Freepik.

- Garantir o entendimento do paciente sobre medidas de prevenção ao agente causador.[1-3,10,21]
- Identificar casos mais graves ou situações especiais (crianças, gestantes ou lactantes e idosos) que demandem encaminhamento.[1-3,5,10,20]
- Identificar sinais de alerta indicativos de infecções secundárias.[1,2,20,21]

CAUSAS, SINAIS, SINTOMAS E ANAMNESE FARMACÊUTICA

A dermatite de contato **irritativa** pode ser desencadeada por uma série de substâncias irritantes, como:[1,2,10,11,22-24]

- Sabões e detergentes.
- Desengordurantes.
- Acetona e removedores de esmalte.
- Tintura para cabelo.
- Solventes industriais e óleos de cortes (metalúrgica).
- Pesticidas.
- Cimento.

Após o contato com o irritante, ocorrem alterações fisiopatológicas na epiderme, como ruptura da barreira cutânea, alterações celulares epidérmicas e liberação de citocinas.[22-24] O dano inicial da dermatite é a perda da integridade da barreira epidérmica decorrente do comprometimento causado aos queratinócitos pelo irritante.

Em seguida, os queratinócitos afetados começam a produzir citocinas (p. ex., IL-1α, IL1β, IL-6, TNF-α), que iniciam o processo inflamatório. Por sua vez, essas citocinas estimulam outros queratinócitos situados nas proximidades da lesão e outras células, como as de Langerhans, o que resulta no recrutamento de leucócitos que deflagra o processo inflamatório.[10,11,22-24]

Em geral, nos casos de dermatite irritativa, a manifestação clínica pode ocorrer de minutos a horas após a exposição a um agente irritante forte e dentro de dias a semanas após a exposição a um irritante fraco.[1,2,10,11]

Os principais sintomas da dermatite de contato irritativa são ardência e queimação.[1,2] Em geral, as manifestações cutâneas são delimitadas com nitidez nas áreas de contato (não ocorre propagação distante) e, geralmente, são assimétricas.[1,2,10,23,25] As lesões também podem ser classificadas em agudas ou crônicas, e, em geral, manifestam-se nas mãos e na face, embora possam ocorrer em qualquer área após o contato com o agente irritante. As lesões agudas variam de acordo com agente, local e pessoa, mas frequentemente são caracterizadas por eritema, bolhas, crostas, escamas e erosões, e com prurido. As lesões crônicas caracterizam-se por placas escamosas, fissuras, descamação, secura e liquenificação.[1,2,10,11,23,25]

O desenvolvimento da dermatite irritativa depende de diversos fatores que podem ser definidos como internos ou externos.[1,2,22] Os fatores internos correspondem à susceptibilidade individual dos pacientes, como: [1,2,10,11]

- **Idade:** em qualquer idade pode ocorrer, contudo crianças e idosos têm maior predisposição à irritação.
- **Sexo:** mais comum em mulheres em virtude da maior exposição aos irritantes.
- **Atopia:** pessoas com dermatite atópica têm maior suscetibilidade à irritação em virtude das alterações na função da barreira cutânea.

Quanto aos fatores externos que influenciam a dermatite irritativa, são relevantes as condições ambientais como baixa temperatura, fluxo de ar e baixa umidade, pois estas favorecem a penetração do irritante. Além disso, são importantes as características da substância causadora, o tempo de exposição e o efeito cumulativo com outro irritante.[6,10,22]

A dermatite de contato **alérgica** é desencadeada por alérgenos, também chamados de haptenos, os quais constituem moléculas instáveis, de baixo peso molecular, que não são imunogênicas e precisam ligar-se a proteínas da epiderme do hospedeiro.[1,3] Os alérgenos mais frequentes são:[1,27-30]

- Plantas (p. ex., a hera venenosa).
- Metais (p. ex., o níquel e cobalto usados em bijuterias).
- Medicamentos e cosméticos tópicos.
- Látex (luvas, sapatos e preservativos).
- Adesivos usados na pele.
- Perfumes e fragrâncias.
- Conservantes e outros produtos químicos.

A fisiopatologia da dermatite alérgica consiste em duas etapas: fase de indução (via aferente) e fase de elicitação (via eferente). Na primeira fase, os alérgenos penetram na pele e ligam-se a proteínas teciduais, tornando-se antígenos completos.

Esses antígenos são captados e processados pelas células dendríticas (CD) que passam a apresentá-los acoplados a moléculas do complexo principal de histocompatibilidade (MHC) na superfície da membrana celular. As CD migram para os linfonodos regionais, onde apresentam o antígeno para os linfócitos T (LT) virgens, ativando-os. A penetração dos antígenos na pele também determina a liberação de glicolipídios endógenos, que são apresentados pelas CD para os linfócitos T NK (também conhecidos como células *natural killer*). Os linfócitos T NK liberam IL-4 que estimula os linfócitos B tipo 1 a produzir imunoglobulina M (IgM).

Novas exposições ao antígeno levam à fase efetora, em que a interação da IgM com o antígeno leva à ativação do complemento que induz à liberação de fatores quimiotáticos e inflamatórios dos mastócitos e das células endoteliais. Além disso, os LT ativados migram para a pele e interagem com as CD e os queratinócitos, que carregam o antígeno, proporcionando a dermatite alérgica.[1,3,27]

Para os casos de dermatite alérgica, a manifestação clínica pode ocorrer de 24 a 72 horas depois da exposição ao agente. Contudo, os sintomas podem iniciar-se mais tarde em alguns pacientes.[1-3]

O principal sintoma da dermatite de contato alérgica é o prurido, e o quadro clínico varia de acordo com sua localização e duração. A fase inicial corresponde às lesões agudas, incluindo eritema, edema, pápulas, vesículas, bolhas, presença de secreções e crostas, dependendo da intensidade da resposta alérgica.

Por outro lado, as lesões crônicas apresentam liquenificação, descamação e, eventualmente, fissuras. As lesões geralmente não são bem definidas, estendendo-se além do local de contato e, em alguns casos, tornam-se uma reação sistêmica.[1-3,25,31-33]

O desenvolvimento da dermatite alérgica é influenciado por fatores como:[1-3]

- **Idade:** mais frequente nos idosos, geralmente ocasionada pelo uso de medicamentos tópicos.
- **Sexo:** nas mulheres é mais comum a sensibilização por cosméticos e joias que contêm níquel. Nos homens, entretanto, é mais comum a sensibilização por cromo (indústria e construção civil) e outras substâncias relacionadas com dermatoses ocupacionais.
- **Profissão:** as condições de trabalho e seus meios de proteção estão diretamente relacionados com as chamadas sensibilizações ocupacionais. Por exemplo, é comum o trabalhador da construção civil sensibilizar-se com substâncias como cobalto, cromo e cimento, bem como pelos componentes da borracha (em decorrência do uso de luvas para proteção).
- **Localização:** as partes do corpo mais susceptíveis são aquelas com maior exposição aos materiais que compõem o ambiente (mãos, seguidas da face, do pescoço, dos pés e do tronco).

As apresentações atípicas das dermatites de contato irritativas e alérgicas incluem: lesões acneiformes (provocadas por compostos clorados); foliculite; lesões e hiperpigmentação similares à celulite (provocadas por fototoxinas); hipopigmentação e púrpura (provocadas por borras pretas); granulomas (provocados por sílica); e ulcerações ou queimaduras (provocadas por ácidos fortes).[1,2]

A anamnese farmacêutica tem como objetivo investigar e descobrir a causa e analisar se realmente trata-se de dermatite de contato ou outro agravo que exija encaminhamento.[2,5,8] O farmacêutico deve coletar informações como: história da doença atual (início da dermatose, área afetada, evolução, e gravidade do quadro); história ocupacional (tarefas executadas no trabalho e características do meio de trabalho, exposição a umidade, fricção e temperatura, uso de medidas de proteção individual como luvas e máscaras, tarefas domésticas com exposição a produtos como detergentes e sabões); história familiar (casos de atopia e outras doenças dermatológicas); história social (atividade de lazer, uso de fragrâncias, cremes, loções, joias e roupas); história alimentar (ingestão de alimentos e líquidos); e história de medicamentos (uso de medicamentos tópicos) (**Quadro 26.1**).[1,2,5,8,11,23,34]

É importante que o farmacêutico realize uma avaliação física, pois a distribuição das lesões, na maioria das vezes, indica o agente causador da

Quadro 26.1
Anamnese farmacêutica em pacientes com dermatite de contato (Estratégia INDICO)[1-3,5,8,10,11,20,23,25,31-36]

Domínio	Perguntas/Investigação*	Observações importantes
Identificação do paciente	Qual é a **idade e o sexo** do paciente? Qual a sua **ocupação**? (relacionar com a atividade ocupacional e agentes causais).	O diagnóstico inicial é feito pela história clínica. O sexo feminino apresenta maior frequência de dermatite de contato. Crianças e idosos têm maior predisposição à inflamação cutânea.
Natureza dos sinais e sintomas	Em quais **áreas do corpo** as lesões surgiram? Qual o **estágio das lesões** aguda (eritema, bolhas, crostas) ou crônica (descamação e fissuras)? Há **prurido, queimação e ardência**? Existem fatores ocupacionais que pioram os sintomas? Geralmente, os sintomas ocorrem após o uso de cosméticos, produtos de limpeza, acessórios e joias?	Os principais sintomas da dermatite irritante são queimação e ardência, e para dermatite alérgica é o prurido. Pacientes com lesões disseminadas no corpo ou localizadas na região anogenital devem ser encaminhados a outros profissionais e serviços de saúde.
Duração	Há **quanto tempo surgiu** o quadro de dermatite de contato? Já teve **outros episódios** de dermatite de contato anteriormente?	A dermatite irritante desenvolve-se em minutos a horas após a exposição, enquanto a dermatite alérgica desenvolve-se ao longo de horas a dias após a exposição. As lesões agudas permanecem por alguns dias a semanas, enquanto as lesões crônicas persistem por meses a anos.

(continua)

Quadro 26.1 (continuação)
Anamnese farmacêutica em pacientes com dermatite de contato (Estratégia INDICO)[1-3,5,8,10,11,20,23,25,31-36]

Domínio	Perguntas/Investigação*	Observações importantes
Iniciou algum tratamento	Já iniciou **algum tratamento para a dermatite** de contato? Fez uso de medicamentos tópicos recentemente? Se sim, qual foi o medicamento utilizado? Por quanto tempo? E com qual frequência? Em casos anteriores, como foi o tratamento e qual o resultado?	O farmacêutico deve avaliar a capacidade de adesão ao tratamento da dermatite de contato pelo paciente a outros profissionais e serviços de saúde. O uso prolongado de corticosteroides tópicos pode causar atrofia cutânea, estrias, púrpura, glaucoma e cegueira.
Comorbidades e medicamentos em uso	O paciente apresenta outra condição de saúde? Se sim, **quais medicamentos são utilizados?** Por quanto tempo está em uso? Com qual frequência está sendo utilizado? Há história de doenças dermatológicas?	Pessoas com dermatite atópica são propensas a ter dermatite de contato, em decorrência de uma deficiência da barreira epidérmica.
Outras situações especiais	É gestante? É lactante? Apresenta alergia a algum medicamento?	Deve-se avaliar o caso para possível encaminhamento a outros profissionais e serviços de saúde de paciente grávida, lactante, idoso ou menor de 2 anos.

** Perguntas sugestivas. Não têm finalidade diagnóstica e sim para melhor compreensão do caso e identificação de potenciais sinais de alerta para encaminhamento.*
Fonte: Autoria própria.

dermatite de contato. Reitera-se que as regiões frequentemente afetadas são:[1,3,5,10,22]

- **Pálpebras:** produtos pessoais como cosméticos, xampu, sabões, que contêm perfumes e conservantes são os mais envolvidos.
- **Face:** nas periferias, os produtos aplicados no couro cabeludo como tinturas capilares; na região central, os cremes e as maquiagens são os mais implicados nas lesões.
- **Lábios:** agentes físicos (frio, vento e tempo seco), agentes químicos (saliva), bem como cosméticos (batons e protetores) são os mais responsáveis pelas lesões.
- **Pescoço:** cosméticos, produtos para o cabelo, fragrâncias e colares são os mais implicados.
- **Mãos:** as mãos são a localização mais frequente da dermatite de contato. Em geral, a etiologia é multifatorial, estando envolvidos com maior frequência trabalho úmido, sabões, detergentes, níquel, cloreto de cobalto, fragrâncias e látex.
- **Axilas:** cosméticos como os desodorantes e cremes são os mais envolvidos.
- **Pés:** cromo, colas, adesivos e componentes das borrachas de sapatos são os mais implicados.
- **Área anogenital:** corticoides, fragrâncias, preservativos, lubrificantes, fraldas, amônia ou urina são, geralmente, os fatores causadores das lesões.

Em alguns casos, somente a anamnese e o exame físico não são suficientes para confirmar a dermatite de contato. Em vista disso, o paciente deve ser encaminhado ao dermatologista para realização do teste de contato. O teste de contato é o método mais eficiente e seguro para detectar alergias a substâncias que entram em contato com a pele. É recomendado em casos de suspeita de dermatite de contato alérgica, bem como em casos nos quais o paciente não responde aos tratamentos tópicos.[1-3,10,28]

O mecanismo etiopatogênico do teste de contato é o mesmo da dermatite alérgica. A aplicação de um teste de contato, induz no paciente a segunda fase da dermatite, ou seja, a fase de elicitação (via eferente) da reação imunológica do tipo IV. Procede-se a primeira leitura 48 horas após a aplicação do teste de contato e, 72 horas e/ou 96 horas após a aplicação do teste de contato, efetua-se a segunda leitura.[1,2,5,7,11]

As características morfológicas específicas de uma resposta de teste alérgico são eritema, edema, pápula e vesículas (ou bolhas), bem como infiltração e/ou pápulas. As reações que mostram apenas eritema sem infiltração (denominadas reações duvidosas) são geralmente inespecíficas. Além disso, a ausência de resposta alérgica em pacientes com quadro de dermatite de contato pode confirmar a hipótese de irritação.

INTERVENÇÕES NÃO FARMACOLÓGICAS

As ações de prevenção primária à dermatite de contato baseiam-se em evitar o contato direto com o agente causador da dermatose. As principais medidas são:[1,2,11,20,21,37]

- Educação do paciente sobre o agente causador e como evitá-lo.
- Uso de equipamentos de proteção como luvas, botas, máscaras e avental.
- Uso de cremes de barreira.
- Uso de emolientes.

A principal medida não medicamentosa para aliviar os sintomas da dermatite de contato consiste em banhos mornos a frio, não muito prolongados e com sabonetes neutros, ou seja, sem excesso de aromatizantes e corantes. A temperatura da água deve ser entre 34°C e 36°C ou menos, pois temperaturas superiores a 40°C podem causar lesões térmicas, intensificando o prurido. Substâncias como aveia podem ser utilizadas nos banhos para aliviar a irritação da pele.[1,3,8,10]

As luvas de proteção podem eliminar ou reduzir a exposição das mãos a substâncias agressoras. No entanto, as luvas, principalmente as de borracha, contêm alérgenos que podem piorar a dermatite das mãos em alguns pacientes.[1,8,20]

Os cremes de proteção de barreira (ou cremes de barreira) são usados para prevenir o efeito irritante das substâncias causado pela exposição ocupacional e são recomendados para aplicação antes e durante o trabalho. Os emolientes, também chamados cremes condicionantes, são usados para aumentar a hidratação da pele por meio da ação higroscópica de umectantes como aminoácidos, ureia ou glicerina, e para restaurar a barreira natural da pele.[1,8]

Os hidratantes podem ser aplicados diariamente por todo o corpo, em quantidades suficientes, para diminuir a irritação e melhorar ou restaurar a função da barreira da pele. Eles são compostos por combinações variáveis de emolientes, umectantes e substâncias oclusivas. Os emolientes preenchem os espaços entre os queratinócitos, mantendo a hidratação; os umectantes aumentam a hidratação da epiderme, preservando a sua estrutura; e as substâncias oclusivas formam um filme hidrofóbico sobre a epiderme que retarda a evaporação da água e a penetração de agentes irritantes, alérgenos e toxinas.[1,8,20]

Recomenda-se o uso de adstringentes em casos de dermatite de contato úmida e com secreção. A aplicação dos adstringentes promove o ressecamento da dermatite, o que reduz a inflamação e melhora a cicatrização. Os adstringentes mais usados em geral contêm acetato de alumínio (solução de Burow), óxido de zinco, acetato de zinco, bicarbonato de sódio, calamina e hamamélis (água de hamamelis), e frequentemente, são usados como imersão ou em aplicações de compressas úmidas por aproximadamente 5 a 7 dias (**Quadro 26.2**).[1,3,8,10]

Quadro 26.2
Resumo de evidências das intervenções não farmacológicas para dermatite de contato[1,3,8,10]

Conduta	Embasamento técnico	GRADE	
		Nível de evidência	Grau de recomendação
Educação e prevenção de contato	A identificação e a prevenção do agente irritante/alérgeno precipitante devem ser a base do manejo da dermatite de contato. O contato contínuo com esses agentes pode resultar em dermatite crônica ou generalizada. Às vezes, a identificação pode ser um desafio em virtude do número de potenciais irritantes. Se houver suspeita de alérgeno ocupacional, às vezes é necessário que o paciente obtenha as fichas de dados de segurança do material para identificar corretamente o agente e definir a mudança de equipamentos ou outras medidas de proteção.	**Moderado** ●●●○	**Forte**
Cuidados paliativos com a pele	Os banhos podem proporcionar alívio paliativo ou sintomático nas dermatites de natureza aguda e subaguda. A farinha de aveia pode ser adicionada ao banho por seus efeitos antipruriginosos e secantes. O uso de compressas úmidas com adstringentes confere efeito calmante, antisséptico e secativo.	**Baixo** ●●○○	**Forte**

(continua)

Quadro 26.2 (continuação)
Resumo de evidências das intervenções não farmacológicas para dermatite de contato[1,3,8,10]

Conduta	Embasamento técnico	GRADE	
		Nível de evidência	Grau de recomendação
Hidratantes corporais	O uso de hidratantes pode ajudar a diminuir a irritação e melhorar a função da barreira cutânea na dermatite de contato irritativa. Os hidratantes podem ser usados como um complemento aos corticosteroides no tratamento da dermatite de contato alérgica, em especial a dermatite com liquenificação. Os hidratantes mais indicados são os livres de fragrâncias, aditivos e/ou componentes potencialmente sensibilizantes. A hidratação deve ser realizada várias vezes ao dia, principalmente após o banho, com quantidade generosa do produto.	Moderado ●●●○	Forte

Fonte: Autoria própria.

INTERVENÇÕES FARMACOLÓGICAS

Os hidratantes são considerados opções primárias do tratamento da dermatite de contato irritante, sobretudo os hidratantes ricos em lipídios, pois podem diminuir a irritação e melhorar a função da barreira cutânea.[1,10,11,38] Os corticosteroides tópicos também são usados porque o tratamento da dermatite de contato geralmente é iniciado antes da diferenciação entre irritativa e alérgica. Contudo, a evidência da efetividade dos corticosteroides tópicos no tratamento de dermatite irritativa é mais limitada.[1,2,10,11]

Os corticosteroides tópicos são considerados opções primárias do tratamento da dermatite alérgica leve a moderada. Os corticosteroides tópicos podem ser classificados de acordo com sua potência em quatro classes, de potência decrescente, sendo classe 1 os de maior potência e classe 4 os de potência mais baixa.[1-3,37,39]

Essa potência é determinada pela gravidade e pelo local da dermatite. Os corticosteroides tópicos de baixa potência (classes 3 e 4) são recomendados para dermatite de contato leve a moderada, ou seja, quando há presença de eritema e descamação envolvendo áreas com pele mais fina (p. ex., face e pescoço). Nesses casos, pode-se fazer a aplicação dos seguintes fármacos de forma moderada nas áreas afetadas, de 1 a 2 vezes ao dia, durante 1 a 2 semanas:[1-3]

- **Acetato de hidrocortisona 1%** (classe 4, baixa potência);
- **Desonida 0,05%** (classe 3, baixa potência).

Nas áreas de pele espessa como tronco, couro cabeludo, palmas e solas, aplicam-se corticosteroides de potência média e alta (classes 2 e 1). As opções de corticosteroides tópicos incluem:[1-3]

- **Valerato de betametasona 0,1%** (classe 2, média potência).

- **Valerato de diflucortolona 0,1%** (classe 2, média potência).
- **Propionato de fluticasona 0,05%** (classe 2, média potência).
- **Dipropionato de betametasona 0,05%** (classe 1, alta potência).
- **Propionato de clobetasol 0,05%** (classe 1, alta potência).

Os corticosteroides tópicos também são usados para o tratamento da dermatite de contato irritativa, embora poucos estudos tenham avaliado sua efetividade nessa condição clínica. Assim, a potência dos corticosteroides tópicos usados no tratamento da dermatite de contato irritativa é definida com base na gravidade e no local da dermatite, como ocorre na dermatite de contato alérgica.[1-3,37,39]

O uso deve ser realizado com cautela e por pouco tempo na pediatria, pois em virtude da maior relação da superfície da pele/peso corpóreo, crianças podem apresentar maior susceptibilidade à supressão do eixo hipotálamo-pituitária-adrenal (HPA) e síndrome de Cushing induzidas por corticosteroides tópicos do que os pacientes adultos. Foram relatados casos de supressão adrenal e retardamento do crescimento em crianças produzidos pela absorção sistêmica de corticosteroides tópicos em tratamentos prolongados. Por isso, deve-se ter especial cuidado no uso dessa classe farmacológica em crianças, sobretudo quando são tratadas zonas extensas ou utilizados curativos oclusivos.[1-3,37,39]

Os inibidores de calcineurina tópicos podem ser usados como tratamento de segunda linha para a dermatite de contato alérgica leve a moderada, quando outros tratamentos tópicos prescritos falham ou não são indicados. Também são utilizados no caso de dermatites induzidas por corticosteroides ou resistente a esses fármacos. Costumam ser mais usados quando a dermatite atinge áreas de face ou áreas intertriginosas (regiões de dobras geralmente afetadas por umidade e fricção)[1-3,37,39] As opções dos inibidores de calcineurina tópicos são:[2]

- **Tacrolimo 0,03% ou 0,1%**.
- **Pimecrolimo 1%**.

Os corticosteroides orais são indicados para tratamento da dermatite de contato alérgica grave ou em casos generalizados, ou seja, quando a superfície corporal afetada é superior a 20%. Esses casos exigem encaminhamento médico para avaliação do quadro e prescrição de opções de corticosteroides orais como:[1-3,39]

- **Prednisolona 0,5 mg a 1 mg**.
- **Dexametasona 0,75 mg a 9 mg**.

Os anti-histamínicos orais são usados como sintomáticos no tratamento da dermatite alérgica na fase aguda. Eles são comumente usados para alívio do prurido noturno em função de seus efeitos antipruriginosos e sedativos.[1,8,9,20,31] Entre os anti-histamínicos, recomendam-se os agentes clássicos (primeira geração) como:[20,31,40]

- **Cloridrato de hidroxizina 25 mg**.
- **Maleato de dexclorfeniramina 2 mg**.

A fim de nortear a seleção das opções farmacológicas, no **Quadro 26.3** são apresentados os medicamentos que contêm princípios ativos utilizados para tratar os sinais e sintomas mencionados anteriormente, bem como apresentações, orientações ao paciente, informações quanto a posologia, situações especiais e contraindicações.

Quadro 26.3

Resumo das intervenções farmacológicas para dermatite de contato[1-3,41-46]

Medicamento	Apresentações*	Uso padrão	Orientações ao paciente	Alertas	GRADE	
					Nível de evidência	Grau de recomendação
Acetato de hidrocortisona $$$$ MP SUS	**Creme** 10 mg/g (1%)	**ADULTOS:** Aplicar uma camada fina na área afetada 2 a 3 vezes ao dia. Após melhora do quadro clínico, uma aplicação por dia é suficiente. **CRIANÇAS:** Idem adulto (não usar por mais de 3 semanas).	"Não usar curativos, fraldas apertadas, calças plásticas ou outros materiais oclusivos sobre a área". "Evitar o contato com os olhos". "Não utilizar por mais de 4 semanas ou em áreas muito extensas do corpo".	Risco aumentado de atrofia da pele com o uso prolongado ou uso na face ou em áreas intertriginosas e flexoras. Ocorrência de hiperglicemia e glicosúria em virtude da absorção sistêmica durante tratamento em grandes áreas da pele e por tempo prolongado. Contraindicado quando há presença de processos tuberculosos, sifilíticos ou doenças virais na área a ser tratada.	**Alto**	**Forte**
Desonida $$$$	**Creme ou pomada** 0,5 mg/g (Desonol®)	**ADULTOS:** Aplicar uma camada fina na área afetada 1 a 3 vezes ao dia. Após melhora do quadro clínico, uma aplicação por dia é suficiente. **CRIANÇAS:** Aplicar uma camada fina na área afetada 1 vez ao dia (não usar por mais de 3 semanas).	"Não usar curativos, fraldas apertadas, calças plásticas ou outros materiais oclusivos sobre a área". "Evitar o contato com os olhos". "Não utilizar por mais de 4 semanas ou em áreas muito extensas do corpo".	Risco aumentado de atrofia da pele com o uso prolongado ou uso na face ou em áreas intertriginosas e flexoras. Ocorrência de hiperglicemia e glicosúria em virtude da absorção sistêmica durante tratamento em grandes áreas da pele e por tempo prolongado. Contraindicado quando há presença de processos tuberculosos, sifilíticos ou doenças virais na área a ser tratada.	**Moderado**	**Forte**

(continua)

Quadro 26.3 (continuação)
Resumo das intervenções farmacológicas para dermatite de contato[1-3,41-46]

Medicamento	Apresentações*	Uso padrão	Orientações ao paciente	Alertas	GRADE Nível de evidência	GRADE Grau de recomendação
Valerato de betametasona $$$$	**Creme e loção** 1 mg/g (0,1%)	**ADULTOS:** Aplicar uma camada fina na área afetada 1 a 3 vezes ao dia. Após melhora do quadro clínico, uma aplicação por dia é suficiente. **CRIANÇAS (somente acima de 1 ano):** Aplicar uma camada fina na área afetada 1 vez ao dia (não usar por mais de 3 semanas).	"Não usar curativos, fraldas apertadas, calças plásticas ou outros materiais oclusivos sobre a área". "Evitar o contato com os olhos". "Não utilizar por mais de 4 semanas ou em áreas muito extensas do corpo".	Risco aumentado de atrofia da pele com o uso prolongado ou uso na face ou em áreas intertriginosas e flexoras. Ocorrência de hiperglicemia e glicosúria em virtude da absorção sistêmica durante tratamento em grandes áreas da pele e por tempo prolongado. Contraindicado quando há presença de processos tuberculosos, sifilíticos ou doenças virais na área a ser tratada.	**Moderado** ●●●○	**Forte**
Propionato de fluticasona $$$$	**Creme** 0,5 mg/g (Flutivate®)	**ADULTOS:** Aplicar uma camada fina na área afetada 1 a 2 vezes ao dia (manhã e noite). Após melhora do quadro clínico, uma aplicação por dia é suficiente. **CRIANÇAS (somente acima de 1 ano):** Aplicar uma camada fina na área afetada 1 vez ao dia (não usar por mais de 3 semanas).	"Não usar curativos, fraldas apertadas, calças plásticas ou outros materiais oclusivos sobre a área". "Evitar o contato com os olhos". "Não utilizar por mais de 4 semanas ou em áreas muito extensas do corpo". "Relatar piora do quadro ou se os sintomas não melhorarem."	Risco aumentado de atrofia com uso prolongado ou uso na face e dobras. Ocorrência de hiperglicemia e glicosúria em virtude da absorção sistêmica durante tratamento em grandes áreas da pele e por tempo prolongado. Contraindicado quando há presença de processos tuberculosos, sifilíticos ou doenças virais na área a ser tratada. Reações locais de irritação, foliculite, hipopigmentação, acne e hipertricose.	**Moderado** ●●●○	**Forte**

(continua)

Quadro 26.3 (continuação)
Resumo das intervenções farmacológicas para dermatite de contato[1-3,41-46]

Medicamento	Apresentações*	Uso padrão	Orientações ao paciente	Alertas	GRADE	
					Nível de evidência	Grau de recomendação
Dipropionato de betametasona $$$$	**Creme, pomada, solução tópica e loção** 0,5 mg/g	**ADULTOS:** Aplicar uma camada fina na área afetada 1 a 2 vezes ao dia (manhã e noite). Após melhora do quadro clínico, uma aplicação por dia é suficiente. **CRIANÇAS (somente acima de 1 ano):** Aplicar uma camada fina na área afetada 1 vez ao dia (não usar por mais de 3 semanas).	"Não usar curativos, fraldas apertadas, calças plásticas ou outros materiais oclusivos sobre a área". "Evitar o contato com os olhos". "Não utilizar por mais de 4 semanas ou em áreas muito extensas do corpo". "Uso em crianças menores que 12 anos deve ser evitado e restrito ao menor tempo possível."	Risco aumentado de atrofia com uso prolongado ou uso na face e dobras. Ocorrência de hiperglicemia e glicosúria em virtude da absorção sistêmica durante tratamento em grandes áreas da pele e por tempo prolongado. Contraindicado quando há presença de processos tuberculosos, sifilíticos ou doenças virais na área a ser tratada. Reações locais de irritação, foliculite, hipopigmentação, acne e hipertricose.	Moderado ●●●○	Forte
Propionato de clobetasol $$$$ SUS	**Creme, pomada, solução tópica** 0,5 mg/g	**ADULTOS:** Aplicar uma camada fina na área afetada 1 a 2 vezes ao dia (manhã e noite). Após melhora do quadro clínico, uma aplicação por dia é suficiente. **CRIANÇAS (somente acima de 1 ano):** Aplicar uma camada fina na área afetada 1 vez ao dia (não usar por mais de 3 semanas).	"Não usar curativos, fraldas apertadas, calças plásticas ou outros materiais oclusivos sobre a área". "Evitar o contato com os olhos". "Não utilizar por mais de 4 semanas ou em áreas muito extensas do corpo". "Uso em crianças menores que 12 anos deve ser evitado e restrito ao menor tempo possível".	Risco aumentado de atrofia com uso prolongado ou uso na face e dobras. Ocorrência de hiperglicemia e glicosúria em virtude da absorção sistêmica durante tratamento em grandes áreas da pele e por tempo prolongado. Contraindicado quando há presença de processos tuberculosos, sifilíticos ou doenças virais na área a ser tratada. Reações locais de irritação, foliculite, hipopigmentação, acne e hipertricose.	Moderado ●●●○	Forte

(continua)

Quadro 26.3 (continuação)
Resumo das intervenções farmacológicas para dermatite de contato[1-3,41-46]

Medicamento	Apresentações*	Uso padrão	Orientações ao paciente	Alertas	GRADE	
					Nível de evidência	Grau de recomendação
Tacrolimo $$$$	**Pomada** 0,3 mg/g e 1 mg/g (Protopic®)	**ADULTOS:** Aplicar uma camada fina na área afetada 1 a 2 vezes ao dia (manhã e noite). Após melhora do quadro clínico, uma aplicação por dia é suficiente. **CRIANÇAS (somente acima de 2 anos):** Aplicar uma camada fina na área afetada 1 vez ao dia.	"Evitar o uso em pacientes com menos de 2 anos e em pacientes com sistema imunológico comprometido". "Limitar a exposição ao sol e à luz ultravioleta e usar proteção solar adequada".	Para evitar incremento no risco de câncer de pele deve-se evitar exposição solar e utilizar protetor. Reações tópicas podem incluir ardor, prurido e eritema. Aconselhar as mulheres com potencial reprodutivo a evitar a gravidez e a usar métodos contraceptivos eficazes durante a terapia.	**Moderado** ●●●○	**Forte**

*Nomes comerciais listados foram incluídos no intuito de facilitar a identificação dos itens e evitar erros de seleção; é desaconselhável utilizá-los em prescrições ou no processo de orientação farmacêutica. Marcas foram incluídas de forma circunstancial e pode haver outras disponíveis no mercado não listadas. Fonte: Autoria própria.

SINAIS DE ALERTAS E ENCAMINHAMENTOS

Os principais sinais de alerta da dermatite de contato são:[20,21,35,36]

- Presença de sinais de infecção secundária causados por microrganismos.
- Presença de lesões cutâneas em grande extensão do corpo.
- Presença de numerosas bolhas ou vesículas nas áreas afetadas.
- Relato de desconforto, como coceira intensa, eritema e inchaço nas mucosas ou extremidades.
- Presença de lesões localizadas na região anogenital.
- Ausência de melhoras após uma semana de tratamento.

Além disso, diversos estudos identificaram grupos de risco para dermatite de contato, incluindo pacientes gestantes, lactantes, menores de dois anos e idosos.[1-3,5,9-11,20,21] Nesses casos (**Quadro 26.4**), o farmacêutico deve alertar o paciente sobre as complicações e encaminhá-lo a:

- Unidade básica de saúde.
- Consulta com médico clínico geral ou dermatologista do sistema de saúde público ou privado.[1,2,20,21]

Quadro 26.4
Sinais de alerta para encaminhamento de paciente com dermatite atópica[20,21,35,36]

Palavra-chave	Sinais de alerta
Cicatrizes	Em casos de acne grave, cicatrizes de morfologia hipertrófica e atrófica podem surgir, aumentando a necessidade de atenção.
Foliculite Gram-negativa	Complicação potencial decorrente da colonização de microrganismos Gram-negativos que podem surgir após longos períodos de tratamento com antibióticos.
Distúrbios hormonais	Pacientes devem ser acompanhados com alerta, visto que os sintomas da acne só cessarão com o controle dos referidos distúrbios.
Exposição à radiação ultravioleta	Pacientes com longa exposição da pele à radiação ultravioleta podem ter a acne vulgar agravada, devendo ser acompanhados por médicos.
Hiperpigmentação ou despigmentação	Em pacientes com pele hiperpigmentada ou despigmentada faz-se necessário tratamento com acompanhamento especializado para evitar problemas com o uso indevido de medicamentos e outras doenças.
Danos psicossociais	Em pacientes com danos psicossociais faz-se necessário tratamento com acompanhamento especializado para evitar problemas com o uso indevido de medicamentos.
Crianças e gestantes	Consideradas grupos especiais, que necessitam de cuidados específicos no manejo da acne, principalmente por não tolerarem medicamentos como a isotretinoína e as tetraciclinas.

Fonte: Autoria própria.

MONITORAMENTO DOS RESULTADOS

A dermatite de contato é uma inflamação cutânea, com uma evolução altamente variável.[1-3,8,10,21,37] A inflamação tem um quadro clínico que depende do agente causador, das áreas do corpo afetadas e da duração dos sintomas.[1,2,8,21,37] Em casos de dermatite alérgica, as manifestações clínicas desenvolvem-se de horas a dias após a exposição, enquanto a dermatite irritante geralmente desenvolve-se de minutos a horas após a exposição.[1-3,8,10,11,47] A melhora clínica das lesões cutâneas na dermatite alérgica ocorre em até alguns dias e na dermatite irritada ocorre depois de várias semanas se as exposições ao agente causador não se repetirem. Portanto, a persistência dos sintomas indica a exposição continuada ao agente causador.[1-3,8,10,11,47]

O farmacêutico deve avaliar os resultados obtidos com base em suas recomendações ao paciente de tratamento farmacológico ou não farmacológico. Essa avaliação pode ser feita por contato remoto ou por agendamento de retorno. Para avaliação dos resultados, o farmacêutico deve considerar os seguintes aspectos:

- Redução dos sintomas relacionados (p. ex., queimação, ardência e prurido).[1,2,11]
- Se houve adesão do paciente ao plano de tratamento.[21]
- A presença de efeitos adversos cutâneos (p. ex., atrofia subcutânea e estrias).[1,3,10,47]

Os pacientes devem ser monitorados para verificar o estado da inflamação cutânea. No acompanhamento farmacoterapêutico, se a lesão cutânea aumentar significativamente de tamanho, afetar os olhos ou os órgãos genitais ou cobrir extensas áreas do corpo, bem como apresentar sinais de infecção secundária (p. ex., exsudato e crostas cor de mel), o farmacêutico deve encaminhar o paciente a uma unidade básica de saúde ou a uma consulta com um médico clínico geral/dermatologista.[1,21]

Referências bibliográficas

1. Levine E. Emergency contraception. DynaMed. 2022.
2. Guillet G. Dermatite de contato. BMJ Best Practice. 2019 [cited 2021 May 3]. 2019.
3. Thomas NH. Allergic contact dermatitis. 2020. [cited 2021 May 3]. 2020.
4. Weston W. Contact dermatitis in children. In: Post TW, Levy M, Corona R, editors. UpToDate. Waltham, MA: UpToDate Inc.; 2020 [cited 2021 May 3]. 2020.
5. Rosmaninho I, Moreira A, Silva JPM. Dermatite de contacto: revisão da literatura. Rev Port Imunoalergol. 2016;24(4):197-209.
6. Tan CH, Rasool S, Johnston GA. Contact dermatitis: allergic and irritant. Clin Dermatol. 2014;32(1):116-24.
7. Fonacier L, Bernstein DI, Pacheco K, Holness DL, Blessing-Moore J, Khan D, et al. Contact dermatitis: a practice parameter-update 2015. JJ Allergy Clin Immunol Pract. 2015;3(3):S1-39.
8. Krinsky DL, Ferreri SP, Hemstreet B, Hume AL, Newton GD, Rollins CJ, et al. Handbook of nonprescription drugs: an interactive approach to self-care, 20th Ed. Washington: American Pharmacists Association; 2020.
9. Prakash A V., Davis MDP. Contact dermatitis in older adults. Am J Clin Dermatol. 2010;11(6):373-81.
10. Savina A. Irritant contact dermatitis. 2020. [cited 2021 May 3]. 2020.
11. Fransway AF. Irritant contact dermatitis in adults. In: Fowler J, Corona R, editors. UpToDate. UpToDate Inc.; 2020 [cited 2021 May 3]. Disponível na Internet: https://www.uptodate.com/contents/irritant-contact-dermatitis-in-adults?search=contact%20derm. 2020.

12. Lehrer M. Contact dermatitis. MedlinePlus. 2019. [cited 2021 May 3]. 2019.
13. Organização Pan-Americana da Saúde, Organização Mundial da Saúde, Bireme. Descritores em ciências da saúde – DeCS. Disponível na Internet: https://decs.bvsalud.org/. 2021.
14. NLM NL of M. MeSH Terms. 2021.
15. Organização Pan-Americana da Saúde, Organização Mundial da Saúde, Bireme. Descritores em Ciências da Saúde: DeCs. São Paulo. 2017 [cited 2020 Mar 20]. 2017.
16. Sociedade Brasileira de Dermatologia. Dermatite de contato [cited 2021 May 3]. 2021.
17. Organização Mundial dos Médicos de Família. Classificação Internacional de Atenção Primária (CIAP 2). 2nd ed. 2009. 200 p.
18. Organização Mundial de Saúde. CID-10 Classificação Estatística Internacional de Doenças e Problemas Relacionados à Saúde. 2013.
19. World Health Organization. ICD-10: international statistical classification of diseases and related health problems: tenth revision, 2nd ed. World Health Organization. 2004.
20. Conselho Regional de Farmácia do Estado de São Paulo. Farmácia Consulta e Prescrição. Projeto Farmácia Estabelecimento de Saúde. 2016. 120 p.
21. Blenkinsopp A, Paxton P, Blenkinsopp J. Symptoms in the Pharmacy. a guide to the management of common illnesses. Hoboken: Wiley-Blackwell; 2018.
22. Sonia N. Bains, Pembroke Nash LF. Irritant contact dermatitis. Postgrad Med. 1998;103(5):199-213.
23. Ale IS, Maibach HI. Irritant contact dermatitis. Rev Environ Health. 2014;29(3):195-206.
24. Zhai H, I. Maibach H. Anti-irritants agents for the treatment of irritant contact dermatitis: clinical and patent perspective. Recent Pat Inflamm Allergy Drug Discov. 2012;6(3):169-85.
25. Novak-Bilić G, Vučić M, Japundžić I, Meštrović-štefekov J, Stanić-Duktaj S, Lugović-Mihić L. Irritant and allergic contact dermatitis – skin lesion characteristics. Acta Clin Croat. 2018;57(4):713-20.
26. Australasian College of Dermatologists. Irritant contact dermatitis (ICD). Disponível na Internet: https://www.dermcoll.edu.au/atoz/irritant-contact-dermatitis-icd/. 2023.
27. Martins LEAM, dos Reis VMS. Imunopatologia da dermatite de contato alérgica. An Bras Dermatol. 2011;86(3):419-33.
28. Nassau S, Fonacier L. Allergic Contact Dermatitis. Medical Clinics of North America. 2020; 104(1):61-76.
29. Peiser M, Tralau T, Heidler J, Api AM, Arts JHE, Basketter DA, et al. Allergic contact dermatitis: Epidemiology, molecular mechanisms, in vitro methods and regulatory aspects. Cell Mol Life Sci. 2012; 69(5):763-81.
30. Zhai H, Meier-Davis SR, Cayme B, Shudo J, Maibach H. Allergic contact dermatitis: Effect of age. Cutan Ocul Toxicol. 2012;31(1):20-5.
31. Usatine R, Riojas M. Diagnosis and management of contact dermatitis. Am Fam Physician. 2016; 82(3):249-55.
32. Lachapelle JM. Allergic contact dermatitis: Clinical aspects. Rev Environ Health. 2014;29(3):185-94.
33. Ferreira BIALS, Freitas EN, Almeida PT, Mendes THC, Nakaoka VY, Kashiwabara TGB. Dermatites: diagnóstico e terapêutica. Braz J Surg Clin Res. 2014;5:22-6.
34. Ale IS, Maibach HA. Diagnostic approach in allergic and irritant contact dermatitis. Expert Rev Clin Immunol. 2010;6(2):291-310.
35. Borrego L. Indicaciones de derivación a una Unidad de Alergia Cutánea. Actas Dermosifiliogr. 2011; 102(6):417-22.
36. Baos V, Faus Dáder MJ. Protocolos de indicación farmacéutica y criterios de derivación al médico en síntomas menores. Madrid: GIAF; 2008.
37. Johnston GA, Exton LS, Mohd Mustapa MF, Slack JA, Coulson IH, English JSC, et al. British Association of Dermatologists' guidelines for the management of contact dermatitis 2017. Br J Dermatol. 2017; 176(2):317-29.
38. Mostosi C, Simonart T. Effectiveness of barrier creams against irritant contact dermatitis. Dermatology. 2016;232(3):353-62.
39. Bruce AB. Management of allergic contact dermatitis. 2021. In: Fowler J, Corona R, editors. UpToDate. UpToDate Inc.; 2020 [cited 2021 Jun 30]. Disponível na Internet: https://www.uptodate.com/contents/management=-of-allergic-contact-dermatitis?search-contact%20de. 2021;
40. Brasil. Ministério da Saúde. Agência Nacional de Vigilância Sanitária. Consulta a bulário eletrônico [Internet]. 2021.
41. Dynamed. (Hydrocortisone Acetate). In: IBM Micromedex® DRUGDEX® (electronic version). IBM Watson Health/EBSCO Information Services, Greenwood Village, Colorado; Cambridge, Massachusetts, USA. 2021.
42. Dynamed. (Desonide). In: IBM Micromedex® DRUGDEX® (electronic version). IBM Watson Health/EBSCO Information Services, Greenwood Village, Colorado; Cambridge, Massachusetts, USA. 2021.
43. Dynamed. (Betamethasone Valerate). In: IBM Micromedex® DRUGDEX® (electronic version). IBM Watson Health/EBSCO Information Services, Greenwood Village, Colorado; Cambridge, Massachusetts, USA. 2021.

44. Dynamed. (Fluticasone Propionate). In: IBM Micromedex® DRUGDEX® (electronic version). IBM Watson Health/EBSCO Information Services, Greenwood Village, Colorado; Cambridge, Massachusetts, USA. Disponível na Internet: https://www.dynamed.com (cited: 6/17/2021). 2021.
45. Dynamed. (Pimecrolimus). In: IBM Micromedex® DRUGDEX® (electronic version). IBM Watson Health/EBSCO Information Services, Greenwood Village, Colorado; Cambridge, Massachusetts, USA. Disponível na Internet: https://www.dynamed.com (cited: 6/18/2021). 2021.
46. Dynamed. (Tacrolimus). In: IBM Micromedex® DRUGDEX® (electronic version). IBM Watson Health/EBSCO Information Services, Greenwood Village, Colorado; Cambridge, Massachusetts, USA. Disponível na Internet: https://www.dynamed.com (cited: 6/18/2021). 2021.
47. Aun MV, Kalil J, Giavina-Bianchi P. Dermatite de contato. Rev Bras Alerg Imunopatol. 2011;34(3):73-82.

27 Dermatite Atópica

Kamilla Danyelle Araújo Coelho • Ana Paula de Oliveira Barbosa • Dafny Oliveira de Matos • Gustavo Pereira Calado • Victória Kethen Santos Pessoa • Rosângela Maria Gomes • Rafael Santos Santana

DERMATITE ATÓPICA

A dermatite atópica ou eczema atópico é uma doença crônica inflamatória da pele que ocorre por causa de uma reação alérgica que aumenta a reatividade da pele, apresenta prurido e secura, além de níveis elevados de imunoglobulina E (IgE).[1,2] As pessoas que sofrem de dermatite atópica também têm risco maior de desenvolver outras atopias como: asma, rinite ou conjuntivite.[3]

O termo "atópico" refere-se à associação com atopia (um estado de hipersensibilidade a alérgenos ambientais comuns que podem ser herdados) e diferencia o eczema atópico de outras formas de eczema, como eczema irritante, alérgico, discoide, venoso, seborreico e fotossensível.[4,5] A etiologia do eczema atópico é complexa e não é totalmente compreendida, isso porque doenças atópicas compartilham aspectos genéticos e fisiopatológicos, com ênfase em alérgenos[6] e fatores ambientais, como ácaros domésticos, pólen, tabaco, poluição do ar e baixa umidade, podem causar seu início e/ou exacerbar os sintomas existentes.[7]

Estudos como o *International Study of Asthma and Allergies in Childhood* (ISAAC), mostram que essas doenças apresentam diferentes períodos de prevalência, variando de 3,4% a 12,5% na primeira infância – geralmente no primeiro ano de vida, quando pode ser particularmente grave – e de 2% a 8% em adultos.[3,6,8]

Embora tenha sido argumentado que sua frequência ocorria em áreas urbanas de países desenvolvidos, o relatório do estudo ISAAC mostra que essa doença tem relevância semelhante em países em desenvolvimento, em virtude de dados socioeconômicos e estilos de vida.[9,10]

OBJETIVOS DO CUIDADO FARMACÊUTICO

1. Diferenciar potenciais casos de dermatite alérgica, de contato, entre outras.[11,12]
2. Orientar o paciente quanto aos cuidados necessários e fatores estimulantes de crises da dermatite atópica.[11,12]

3. Estabelecer a terapia apropriada, além de medidas de suporte, aliviando o desconforto e a dor, controlando crises agudas e mantendo a remissão da doença.[11,12]
4. Educar e incluir o paciente e cuidadores no manejo da dermatite atópica, já que se trata de uma doença crônica e apresentará crises e remissões espontâneas.[13,14]
5. Aconselhar sobre a melhor forma de usar emolientes e fornecer um plano de gerenciamento individual.[11,12]
6. Encaminhar o paciente para atendimento específico quando houver necessidade.[13,14]

CAUSAS, SINAIS, SINTOMAS E ANAMNESE FARMACÊUTICA

O tratamento da dermatite atópica envolve mudanças no estilo de vida, por se tratar de uma doença crônica de evolução lenta e de causas em sua maioria desconhecidas, pois doenças multifatoriais estão associadas a fatores genéticos, ambientais e psicológicos.[10] A dermatite atópica caracteriza-se pela ativação do sistema imunológico e disfunção da barreira cutânea que facilita a ação de estimulantes. Portanto, é importante reconhecer e evitar o uso desses agentes irritantes, pois qualquer alteração na barreira ativa a produção de citocinas, que potencializa a resposta imune, aumentando e perdurando o processo inflamatório.[1,15]

Os fatores genéticos apresentam maior relevância em doenças atópicas, e os casos que não têm mutações de gene, têm responsabilidades nos mecanismos e funções do sistema imunológico.[10] A dermatite atópica não é uma alergia a uma substância específica; ela tem gatilhos comuns, incluindo:

- Banho ou lavagem em excesso.
- Sabões e detergentes abrasivos.
- Presença de bactérias na pele.
- Sudorese excessiva.
- Tecidos grosseiros.
- Produtos químicos presentes em formulações.

O diagnóstico é clínico e com base na história completa e detalhada dos sinais observados no exame físico. O controle dos fatores que causam recorrências frequentes – temperatura, umidade e transpiração – torna-se importante à medida que evoluem para complicações, como escoriações, que favorecem a permanência do quadro inflamatório resultando em espessas áreas avermelhadas que causam o aparecimento de lesões cutâneas. Essas lesões podem ser pontos de entrada de contaminação por bactérias, vírus e fungos.[1,16]

O curso fisiológico da doença desempenha um papel importante no impacto dos sinais e sintomas na saúde e na vida do paciente. A maioria dos sintomas desaparece espontaneamente depois de longos períodos de manifestação, sendo menos frequentes com a idade do indivíduo, se bem diagnosticado e tratado.[4,6] Trata-se de uma doença sem cura, mas há alívio dos sintomas com medicamentos aplicáveis, em alguns casos, com medicamentos orais e, em outros casos – eritrodermia, eczema herpético –

o paciente não conseguirá resolver em casa e precisará ser hospitalizado.

A distribuição das lesões difere conforme a idade do paciente (Figura 27.1):[1,2,10]

- **Em bebês (0 a 6 meses):** apresentam prurido intenso e lesões cutâneas com eritema. Evidências de sinais na face, no couro cabeludo e em superfícies de extensão com predominância em áreas flexíveis.
- **Em crianças e adolescentes:** apresentam lesões em áreas flexoras, liquefação; nessa fase muitos pacientes têm melhora considerável ou desaparecimento total das lesões.
- **Em adolescentes e adultos:** lesões mais liquenificadas de caráter único ou locais específicos, como mãos, parte frontal do pescoço, pálpebras, cotovelos e atrás dos joelhos.

A dermatite atópica deve ser diferenciada de outras condições irritáveis, e a área acometida pode ser um detalhe importante na faixa de compatibilidade das duas doenças. Por exemplo, a dermatite seborreica infantil difere por apresentar inflamação nas regiões da virilha e axila com tendência a não causar prurido, e a dermatite de contato apresenta inflamação no local de contato com o agente irritante.[2,9]

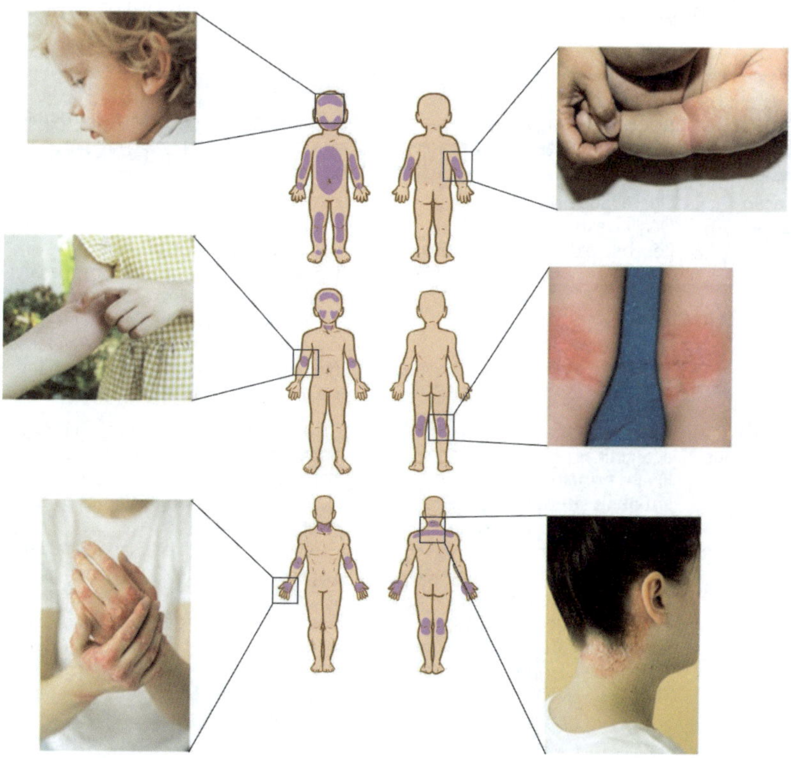

Figura 27.1. Distribuição das lesões da dermatite atópica de acordo com a idade.

Fonte: Autoria própria.

O prurido é o sintoma mais importante na dermatite atópica, podendo evoluir para complicações como escoriações, infecções que favorecem a permanência do estado inflamatório da pele, resultando em áreas avermelhadas e espessas.[9] As lesões cutâneas podem ser portas de entrada para contaminação por bactérias como *Staphylococcus aureus*, infecções virais (principalmente vírus herpes simples) e infecções fúngicas.[6] Há sinais de xerose cutânea – áreas secas, escamosas e lesões eczematosas nas áreas de dobras.[1]

Nas demandas para a farmácia, normalmente o paciente já tem um diagnóstico prévio pela caraterística recorrente do agravo, contudo é imprescindível valer-se de critérios para identificação/confirmação da doença já bem consolidados desde a década de 1980 e com aceitação universal.[17,18]

A anamnese farmacêutica deve ser iniciada com o objetivo de analisar o problema de saúde autolimitado relatado pelo paciente. É imprescindível avaliar a gravidade da doença pela extensão do envolvimento da pele, presença ou não de lesões ativas e liquenificação e gravidade dos sintomas, como coceira e insônia. Essa avaliação facilitará o reconhecimento da necessidade de encaminhamento do paciente para outro profissional ou serviço de saúde. E mesmo que o encaminhamento seja necessário, o farmacêutico poderá fornecer educação estruturada sobre o curso da doença e os tratamentos disponíveis para o paciente.[19-23]

O **Quadro 27.1** detalha a Estratégia INDICO, que orienta a investigação clínica de pacientes com dermatite atópica.

Quadro 27.1
Anamnese farmacêutica em pacientes com dermatite atópica (Estratégia INDICO)[19-24]

Domínio	Perguntas/Investigação*	Observações importantes
Identificação do paciente	Qual a **idade** do paciente? Qual o **sexo** do paciente? Recebeu o diagnóstico de dermatite atópica por algum profissional?	A dermatite atópica pode apresentar diferentes padrões de distribuição e características conforme a idade do paciente. Em bebês, as lesões costumam aparecer nas bochechas e no couro cabeludo. Em crianças mais velhas, as dobras dos cotovelos e joelhos são mais comumente afetadas. Em adultos, a dermatite pode ocorrer nas mãos, no pescoço e na face.
Natureza dos sinais e sintomas	Quais as partes do corpo acometidas pela dermatite? Qual a **principal queixa**? Em **quais situações surge?** (Com o objetivo de identificar situações de risco, gatilhos e condicionamento do surgimento da dermatite atópica.) Relato/presença de lesões cutâneas em grande extensão do corpo e/ou rinite alérgica e/ou asma.	Identificar o sintoma mais incômodo para o paciente (p. ex., coceira intensa, dor, aparência das lesões) permite focar o alívio dos sintomas mais impactantes para a qualidade de vida do paciente. Também ajuda a direcionar o tratamento para o que mais afeta o paciente, melhorando a adesão e satisfação com o tratamento. Entender quando e em que condições a dermatite surge ou piora, ajuda a identificar possíveis gatilhos (p. ex., mudanças climáticas, estresse, exposição a alguns alimentos, alérgenos ou irritantes). A dermatite atópica está frequentemente associada a outras condições atópicas, como asma e rinite alérgica.

(continua)

Quadro 27.1 (continuação)
Anamnese farmacêutica em pacientes com dermatite atópica (Estratégia INDICO)[19-24]

Domínio	Perguntas/Investigação*	Observações importantes
Duração	**Desde quando** acontece? Já teve **outros episódios** de dermatite atópica? Quanto tempo duram os sintomas?	A dermatite atópica apresenta curso crônico e/ou recidivante ou autolimitado. Além disso, os sintomas podem piorar com situações de estresse emocional ou em estações mais frias com climas secos. Verificar exposição a possíveis fatores desencadeantes, como alérgenos ou irritantes tópicos.
Iniciou algum tratamento	Já utilizou algum **tratamento farmacológico** ou não farmacológico? Qual tratamento foi mais eficaz? Algum **tratamento foi ineficaz**? Fez acompanhamento com algum profissional da saúde? Utilizou outros métodos para o controle da doença?	Conhecer os tratamentos anteriores ajuda a entender o que já foi tentado e quais foram os resultados. Isso inclui medicamentos tópicos (como corticosteroides, inibidores de calcineurina), sistêmicos (como anti-histamínicos, imunossupressores) e tratamentos não farmacológicos (como hidratantes, mudanças na dieta, terapias alternativas).
Comorbidades	Apresenta diagnóstico de **outra doença** crônica? Se sim, quais medicamentos são usados para tratá-la? Apresenta história de **transtornos psiquiátricos**? Apresenta história de comprometimento imunológico?	Algumas doenças crônicas, como diabetes ou doenças autoimunes, podem afetar a gravidade e o manejo da dermatite atópica. A dermatite atópica pode ter um impacto significativo na saúde mental, e uma história de transtornos psiquiátricos pode exacerbar essa situação.
Outras situações especiais	Suspeita de algum **gatilho específico** ou algo que torne a dermatite pior? Se mulher, está **grávida** ou **lactante**? Apresenta alguma **alergia**? Tem **hábito** de tomar banhos quentes?	Fatores psicossociais, como ansiedade e viagens recentes, também devem ser abordados, uma vez que podem desencadear maior exposição a alérgenos e poluentes presentes no ar, além da história dietética, incluindo quaisquer mudanças na dieta.

** Perguntas sugestivas. Não têm finalidade diagnóstica e sim para melhor compreensão do caso e identificação de potenciais sinais de alerta para encaminhamento.*
Fonte: Autoria própria.

INTERVENÇÕES NÃO FARMACOLÓGICAS

A medida de prevenção primária da dermatite atópica deve incluir cuidados com a pele mediante o uso regular de emolientes e hidratantes, evitando-se banhos prolongados, tecidos que possam ser irritantes, assim como a identificação e prevenção de possíveis fatores desencadeantes específicos e inespecíficos.[21,25]

A principal característica da dermatite atópica é a secura grave da pele causada por uma disfunção da barreira cutânea com aumento da perda transepidérmica de água (PTA), que geralmente é acompanhado por prurido intenso e inflamação. Portanto, o uso regular de emolientes é indispensável para resolver esse problema e, concomitantemente à hidratação da pele, representa o pilar do gerenciamento não farmacológico geral da dermatite atópica.[1,26-28]

Os **emolientes/hidratantes** são uma terapia de primeira linha para dermatite atópica e visam manter a função de barreira da pele (mantendo a água dentro e irritantes ou patógenos fora) e prevenir ressecamentos dolorosos.[1,27] Recomenda-se o uso frequente e contínuo, mesmo na ausência de sintomas. As preparações disponíveis incluem óleos de banho, substitutos de sabão e hidratantes; geralmente, quanto mais gordurosa a preparação, melhor o efeito, embora a aceitabilidade de produtos muito gordurosos seja reduzida em virtude da textura.[1,26-30]

O farmacêutico deve orientar a aplicação contínua desses agentes emolientes, mesmo que nenhuma lesão inflamatória real da pele esteja aparente.[31] O aspecto individual da pele e as condições sazonais e climáticas devem ser levados em consideração na seleção dos diferentes emolientes disponíveis, para otimizar o tratamento básico dos pacientes. Emulsões de água/óleo ou óleo/água podem ser substituídas para suportar a função de barreira da pele, e a aplicação adjuvante de preparações tópicas com ureia permite a hidratação intensiva da pele.[31,32]

A **ureia** tem efeito emoliente e queratolítico, apresentando-se como importante aliado no tratamento da dermatite atópica. Em todos os estágios de gravidade da doença, deve-se incluir hidratantes para melhorar a hidratação e diminuir a xerose.[32] A maioria dos pacientes prefere cremes e géis; as pomadas tendem a ser menos bem toleradas. O fator mais importante, porém, é encontrar uma formulação a que o paciente tenha afinidade e que propicie maior adesão.[33]

Ao orientar ou prescrever hidratantes para pacientes com dermatite atópica, especialmente em crianças, o farmacêutico deve considerar que, conforme estudos recentes, não há um tipo de hidratante que seja universalmente superior a outros em termos de eficácia para o tratamento da dermatite atópica. O estudo financiado pelo National Institute for Health and Care Research revelou que loções, cremes, géis e pomadas têm eficácia semelhante, e a escolha do hidratante deve ser com base nas preferências individuais do paciente e na aceitabilidade do produto.[34]

É importante instruir os pais ou paciente a aplicar o hidratante em quantidade adequada, duas vezes ao dia ou conforme necessário, para manter a pele hidratada e protegida. O farmacêutico deve considerar as características específicas do produto, como a textura e a composição, que melhor se adapta ao estilo de vida, que tenha maior aceitação do paciente e tentando minimizar a possibilidade de irritação. Além disso, é fundamental monitorar qualquer reação adversa, como ardor ou irritação, e ajustar o tratamento conforme necessário.[33,34]

O farmacêutico poderá prescrever terapias não farmacológicas e outras intervenções para o alívio da dermatite atópica além de orientar sobre a ordem de aplicação de diferentes formulações, quando for o caso. O paciente que estiver em uso de esteroides tópicos deverá ser orientado a aplicar primeiro os hidratantes e deixar secar por 15 a 20 minutos antes de aplicar o esteroide tópico.[33,35]

O **Quadro 27.2** apresenta um resumo das condutas recomendadas, seu embasamento técnico e o grau de recomendação.

Quadro 27.2
Resumo de evidências das intervenções não farmacológicas para dermatite atópica[10,25,36,37]

Conduta	Embasamento técnico	GRADE	
		Nível de evidência	Grau de recomendação
Alterações na dieta	Não há uma dieta universalmente recomendada para pacientes com dermatite atópica; por isso, restrições dietéticas só devem ser recomendadas em casos de diagnóstico estabelecido de hipersensibilidade alimentar ou alergia alimentar mediada pela imunoglobulina E (IgE) confirmada. Alguns alimentos como leite, ovos, amendoim e peixes são passíveis de causar alergias, favorecendo o aparecimento de lesões cutâneas ou agravando o quadro de eczemas, pruridos e coceiras. As evidências existentes são insuficientes para recomendar o tratamento da dermatite atópica com a suplementação dietética com óleos de peixe, óleo de prímula, óleo de borragem, suplementos multivitamínicos, zinco ou vitaminas D, E, B12 e B6.	Moderado ●●●○	Fraco (?)
Manejo do banho	A alta temperatura da água durante o banho deve ser evitada; a água morna é preferível. O contato com a água deve ser minimizado; com isso, o banho diário deve ser limitado a cerca de 5 minutos. A aplicação de hidratantes logo após o banho pode melhorar a hidratação da pele. Sabonetes são um fator irritante. A substituição de sabonetes comuns por *syndets* suaves com um valor de pH ajustado (acidificados para pH 5,5 a 6,0 para proteger o manto ácido da pele) devem ser usados para limpeza.	Moderado ●●●○	Forte ✓
Hidratação da pele	As diretrizes da American Academy of Dermatology (AAD) de 2014 destacam que os hidratantes são parte integrante do tratamento da dermatite atópica, com a recomendação de que seu uso pode reduzir a gravidade da doença e a necessidade de intervenção farmacológica. Recomenda-se aplicar hidratantes logo após o banho para melhorar a hidratação da pele em pacientes com dermatite atópica. As diretrizes consensuais europeias de 2018 reforçam que, para dermatite atópica leve a moderada, a hidratação regular tem um efeito poupador de esteroides a curto e longo prazos, e corticoides tópicos ou inibidores de calcineurina tópicos são necessários inicialmente para induzir a remissão. Recomenda-se que hidratantes (que contêm emolientes) sejam usados liberalmente e com frequência; para adultos, 250 g semanais são considerados o mínimo. Além disso, óleos de banho hidratantes e substitutos de sabão devem ser recomendados aos pacientes, e no inverno, hidratantes com maior teor de lipídios são preferidos. Em termos de formulações, deve-se evitar ureia em bebês, propilenoglicol em crianças menores de 2 anos e formulações com alérgenos proteicos e haptenos conhecidos por causar alergia de contato, como lanolina/álcool de cera de lã ou metilisotiazolinona.	Alto ●●●●	Forte ✓

(continua)

Quadro 27.2 (continuação)
Resumo de evidências das intervenções não farmacológicas para dermatite atópica[10,25,36,37]

Conduta	Embasamento técnico	GRADE – Nível de evidência	GRADE – Grau de recomendação
Remoção de alérgenos	A presença de alérgenos (animais de estimação, ácaros, roupas de lã, sabões e pólen) aumenta os fatores de risco para a gravidade da dermatite atópica. Além disso, os aeroalérgenos são um gatilho para exacerbações na dermatite adulta. Consequentemente, a redução do contato e/ou a eliminação de alérgenos do ambiente é, além de uma medida não farmacológica, um tratamento preventivo. Evitar fragrâncias ou corantes em hidratantes, pois podem ser irritantes.	Alto ●●●●	Forte ✓

Fonte: Autoria própria.

INTERVENÇÕES FARMACOLÓGICAS

Os tratamentos farmacológicos da dermatite atópica são realizados de forma local e/ou sistêmica, além das medidas não farmacológicas. Esse tratamento adicional deve ser realizado com base na gravidade da doença, incluindo a adição de vários agentes terapêuticos de forma gradual. A **Figura 27.2** apresenta um resumo da abordagem terapêutica, de acordo com os diferentes graus de severidade. O farmacêutico irá trabalhar manejando a forma leve, com foco no uso de emolientes e, eventualmente, corticoides tópicos de venda livre e outros agentes sintomáticos.[38-40]

Os esteroides tópicos são atualmente a base do tratamento da dermatite atópica, e as respostas têm sido excelentes quando em associação à hidratação. Os esteroides são descontinuados quando as lesões desaparecem e são retomados com o surgimento de novas.[39,40]

Contudo, algumas diretrizes como da American Academy of Dermatology (AAD) indicam que os corticosteroides tópicos são recomendados para indivíduos que não respondem a bons cuidados com a pele e ao uso regular de emolientes isoladamente.[39,40]

Diferentes esquemas terapêuticos com glicocorticoides de uso tópico podem ser utilizados. O uso intermitente pode ser tão eficaz quanto à terapia inicial com um esteroide altamente potente seguido por uma redução de dose a depender do tempo de tratamento ou mudança para uma preparação de menor potência. Dados recentes indicam que em crianças e adultos, a aplicação de fluticasona, duas vezes por semana, na pele não afetada previne novos surtos de dermatite atópica.[4] Além de um efeito anti-inflamatório, o tratamento com esteroides tópicos contribui para uma redução da colonização da pele com *S. aureus* e, portanto, pode atuar em mais um fator desencadeante da dermatite atópica.[4,41-43]

Os efeitos colaterais do uso descontrolado de esteroides tópicos, particularmente em áreas delicadas da pele, estão bem documentados e, portanto, as preparações de esteroides tópicos não devem ser aplicadas mais do que duas vezes ao dia como terapia de curto prazo

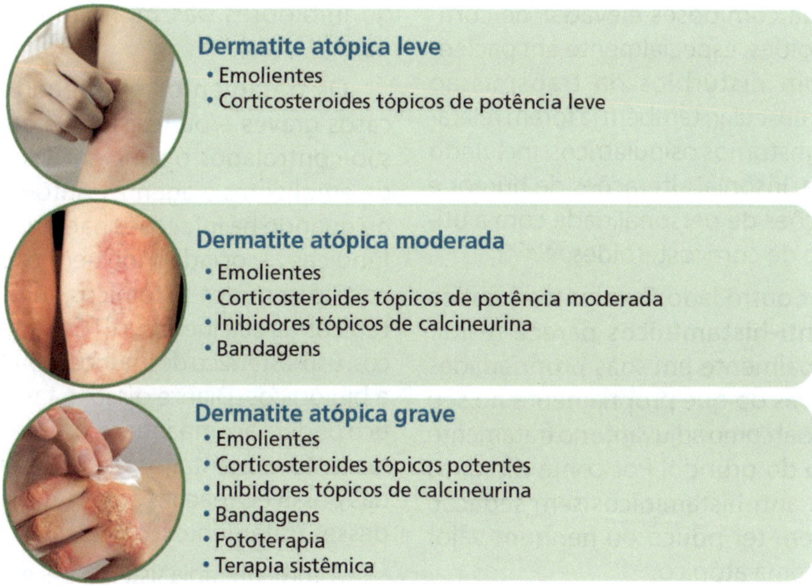

Figura 27.2. Resumo da abordagem terapêutica de acordo com a gravidade da dermatite atópica.

Fonte: Adaptado de NICE – Guidance Treatment of atopic dermatitis.[39]

para lesões eczematosas agudas. Apenas preparações leves a moderadamente potentes devem ser usadas em áreas de pele genital, facial ou intertriginosa.[42,44]

Por outro lado, as diretrizes da British Association of Dermatologists (BAD) sugerem que a melhor maneira de usar corticosteroides tópicos é provavelmente duas vezes ao dia durante 10 a 14 dias quando o eczema está ativo, seguido por um período com uso apenas de emolientes.[44]

A redução à exposição a corticosteroides tópicos pode ser alcançada com o seu uso intermitente, apenas para o controle crises agudas. Os regimes de tratamento variam de acordo com a gravidade da doença e, normalmente, recomenda-se o uso dos produtos de potência menor, a fim de minimizar os potenciais efeitos adversos. Os emolientes são usados em conjunto com os corticosteroides tópicos durante a fase aguda, e a combinação com cuidados relacionados com a hidratação da pele evita efeitos adversos relacionados com esteroides.[4,41,43,44]

A **hidrocortisona tópica** disponível para prescrição farmacêutica reduz os componentes do sistema complemento, antagoniza a atividade da histamina e liberação de cinina. Apesar de apresentar uma absorção rápida, tem um início de ação lento, mas a duração do efeito é longa. O seu uso é contraindicado em pessoas que têm hipersensibilidade à hidrocortisona ou infecções virais e fúngicas prévias. Ainda, é importante salientar que a corticoterapia tópica crônica pode interferir no crescimento e desenvolvimento de crianças; diante disso, deve-se utilizar medicamentos de baixa potência em crianças, já que há possibilidade de absorção de quantidades proporcionalmente maiores após a aplicação tópica e consequente efeitos sistêmicos. Além disso, o uso prolongado pode aumentar o risco de infecções secundárias: a miopatia aguda foi relatada com doses elevadas de corticosteroides, especialmente em pacientes com distúrbios da transmissão neuromuscular; também já foram relatados transtornos psiquiátricos, incluindo euforia, insônia, alterações de humor e alterações de personalidade com a utilização de corticosteroides.[4,41,43,44]

Por outro lado, o valor terapêutico dos **anti-histamínicos** parece residir principalmente em suas propriedades sedativas do que propriamente no seu potencial como adjuvante no tratamento tópico do prurido. Por conta disso, os novos anti-histamínicos sem sedação parecem ter pouco ou nenhum valor no eczema atópico.[45-47]

Anti-histamínicos clássicos, como **hidroxizina**, apresentam boa eficácia sobre o prurido, em virtude da sua ação sedativa central, podendo ser utilizados em comorbidades alérgicas associadas à dermatite atópica. Anti-histamínicos não clássicos são mais indicados para crianças maiores e adultos, por causa de sua ação sedativa discreta. Além disso, algumas dessas substâncias podem apresentar propriedades anti-inflamatórias, conforme já foi demonstrado para cetirizina, loratadina, desloratadina e fexofenadina, com consequente boa ação antipruriginosa. O emprego de anti-histamínicos tópicos não apresentou eficácia relevante no controle do prurido da dermatite atópica.[45]

O **maleato de dexclorfeniramina** tem ação anti-histamínica, antagonista reversível H1. O início da ação ocorre em aproximadamente seis horas e dura 24 horas, sua meia-vida é de 20 a 30 horas e tem metabolismo hepático. As contraindicações estão voltadas para hipersensibilidade à dexclorfeniramina e pacientes que fazem uso de inibidores das monoaminas oxidase (IMAOs).[41,48,49]

Os tratamentos empregados em casos graves e/ou resistentes que não são controlados o suficiente com uso de emolientes e agentes sintomáticos, ou quando há infecções bacterianas ou fúngicas associadas, incluem o uso de corticosteroides sistêmicos, inibidores tópicos de calcineurina (ITCs), antibióticos, uso sistêmico de imunossupressores e biológicos. Diante disso, o farmacêutico poderá acompanhar a adesão ao tratamento e orientar os pacientes acerca das possíveis reações adversas oriundas desses tratamentos.[38,39,41,50,51]

A corticoterapia sistêmica é reservada para casos mais graves e refratários ao tratamento tópico. Por consequência disso, quando indicados, devem ser utilizados pelo menor tempo possível para evitar reações adversas sistêmicas e possível efeito rebote, assim como se recomenda o uso combinado com emolientes.[41]

A toxicidade está relacionada com a dose cumulativa e duração do uso, pois em altas doses (normalmente > 0,5 mg/kg/dia) e com uso a longo prazo, importantes efeitos colaterais podem ocorrer, incluindo atrofia cutânea, ganho de peso, distúrbios do sono, alterações de humor, hiperglicemia ou diabetes de novo início, úlceras pépticas/gastrite, osteoporose e aumento da suscetibilidade a infecções.[41,51-53]

Os ITCs **pimecrolimo** e **tacrolimo** são fármacos que permitem uma terapia tópica anti-inflamatória sem esteroides para a dermatite atópica.[38] Os ITCs são uma terapia de primeira linha para áreas sensíveis nas quais o uso do corticosteroides tópicos provavelmente poderá causar efeitos colaterais ou em áreas em que já causaram efeitos colaterais.[47,54]

O **tacrolimo** é um imunomodulador que atua como um inibidor da calcineurina, apresenta-se em forma de pomada e é indicado para dermatite atópica moderada a grave.[54] O **pimecrolimo** 1% também é um imunomodulador e inibidor da calcineurina; é produzido em uma base de creme para uso duas vezes ao dia e está indicado para dermatite atópica leve em pessoas com mais de dois anos. Esses agentes são muito mais caros do que os corticosteroides e só devem ser usados como terapia de segunda linha.[47,55-58] As indicações clínicas para uso desses medicamentos incluem: resistência ao uso de corticosteroides; área afetada é sensível, envolvendo as pálpebras, o rosto e a pele periorbital e anogenital; pacientes que fazem uso sem interrupção de esteroides; e quaisquer sinais de atrofia da pele induzida por esteroides.[59]

Estudos preliminares indicam que o tratamento com ITCs não está associado a um risco de atrofia da pele.[58] Infecções virais generalizadas, como eczema *herpeticum* ou eczema *molluscatum*, foram observadas durante o tratamento com ITCs.[47,58] Não está claro se realmente existe uma tendência para o aumento da frequência de superinfecções virais com o uso de ITCs.[55,60]

Em virtude da função deficiente da barreira cutânea, os pacientes com dermatite atópica são expostos a maior risco de superinfecções bacterianas ou fúngicas recorrentes da pele. A pele desses pacientes é fortemente colonizada com *Staphylococcus aureus*, mesmo em locais não envolvidos pela doença. As toxinas secretadas pela maioria de *S. aureus* na pele comportam-se como superantígenos e podem influenciar diretamente a atividade da doença, embora os sinais clínicos de superinfecção bacteriana possam estar ausentes.[61,62]

Para o tratamento de formas leves e localizadas dessa infecção secundária, um tratamento envolvendo antibiótico tópico pode ser benéfico. A adição de um agente antimicrobiano tópico a uma preparação de esteroides tópicos demonstrou resultar em maior melhora clínica do que um esteroide tópico isoladamente.[61,62]

Em geral, as infecções secundárias só devem ser tratadas se estiverem presentes, e caso a extensão das lesões infectadas seja extensa ou diante de sinais sistêmicos de infecção, indica-se a antibioticoterapia sistêmica.[61,62] Podem ser usados antissépticos tópicos, como **triclosano** ou **clorexidina**, que oferecem a vantagem de baixo potencial de sensibilização e baixa taxa de resistência, e podem ser usados em emolientes ou como parte de terapia adicional de curativos. Também se recomenda o **ácido fusídico** tópico, já que provou ser muito eficaz contra *S. aureus* pela sua baixa concentração inibitória mínima e boa penetração tecidual.[61,62]

Recomenda-se a terapia antimicrobiana sistêmica para infecção bacteriana generalizada, principalmente *S. aureus*. As cefalosporinas de primeira ou segunda geração ou penicilinas semissintéticas por 7 a 10 dias geralmente são eficazes. Em casos de alergia à penicilina ou cefalosporina, as alternativas possíveis são clindamicina ou ácido fusídico oral. A antibioticoterapia de manutenção, no entanto, deve ser evitada porque pode resultar em colonização por organismos resistentes.[59,62,63]

O **Quadro 27.3** apresenta um resumo detalhado dos medicamentos utilizados, suas apresentações, orientações ao paciente e alertas importantes.

Quadro 27.3

Resumo das intervenções farmacológicas para dermatite atópica[38,39,41,50,51]

Medicamento	Apresentações	Uso padrão	Orientações ao paciente	Alertas	GRADE: Nível de evidência	GRADE: Grau de recomendação
Acetato de hidrocortisona MIP SUS	**Creme tópico** 1%	**Adultos e crianças**: 1 a 2 vezes ao dia, esfregando suavemente até a melhora do quadro clínico ou não ultrapassando 14 dias; uma aplicação por dia é suficiente na maioria dos casos.	"O uso é apenas na pele. No entanto, não o use no rosto ou nas axilas, a menos que seja por indicação médica". "Não se recomenda enfaixar, cobrir ou envolver a área".	Contraindicado em casos de infecção subjacente. Usar com cautela em pacientes com diabetes, doença cardiovascular, insuficiência hepática, infarto do miocárdio, miastenia grave, osteoporose, doença ocular, insuficiência renal ou doença da tireoide.	**Moderado**	**Forte**
Maleato de dexclorfeniramina MIP SUS	**Comprimido** 2 mg **Solução oral e xarope** 0,4 mg/mL	**Adultos e crianças maiores de 12 anos:** 5 mL, 3 a 4 vezes ao dia. Não ultrapassar a dose máxima de 12 mg/dia (ou seja, 30 mL/dia). **Crianças de 6 a 12 anos**: 2,5 mL 3 vezes ao dia. Um máximo de 6 mg diários (ou seja, 15 mL/dia).	"Pode causar sonolência. Evite atividades que exijam atenção total".	Exige cautela em pacientes com: glaucoma de ângulo estreito, estenose de úlcera péptica, obstrução piloroduodenal e hipertrofia prostática sintomática. Tem efeitos aditivos com álcool e outros depressores do sistema nervoso central; além disso, são mais propensos a causar tontura, sedação e hipotensão em pacientes idosos.	**Moderado**	**Fraco**

Fonte: Autoria própria.

SINAIS DE ALERTA E ENCAMINHAMENTOS

O farmacêutico deverá considerar o encaminhamento do paciente para outro profissional na presença de alguns sinais e sintomas de alarme. A seguir estão destacados os principais:[39,64-69]

- Atrofia esteroide ou preocupações sobre a quantidade de esteroides tópicos ou ITCs que estão sendo usados.
- Quando houver suspeita de alergia alimentar, para que seja conduzida investigação especializada e o gerenciamento da dermatite atópica e da alergia.

O **Quadro 27.4** destaca os principais sinais de alerta que indicam a necessidade de encaminhamento para avaliação especializada.

Uma diretriz do National Institute for Health and Care Excellence (NICE) sobre a abordagem da dermatite atópica demonstrou a relação da gravidade da doença com o bem-estar psicológico e psicossocial e qualidade de vida de crianças, e sugere que os profissionais de saúde devem adotar uma abordagem abrangente, levando em conta a gravidade da dermatite atópica e a qualidade de vida da criança, incluindo atividades diárias, sono e bem-estar psicossocial. Contudo, não há necessariamente uma relação direta entre a gravidade da doença e o impacto do eczema atópico na qualidade de vida,

Quadro 27.4
Sinais de alerta para encaminhamento[39,64-69]

Palavra-chave	Sinais de alerta
Infecção secundária	Presença de pus, crostas amareladas ou esverdeadas. Vermelhidão intensa e dor na área afetada. Febre e mal-estar geral.
Sintomas persistentes ou falha terapêutica	Prurido intenso que interfere no sono e nas atividades diárias. Áreas extensas de pele inflamada e ressecada. O manejo utilizado não controlou a dermatite atópica satisfatoriamente ou está reagindo negativamente ao uso de emolientes.
Sinais e sintomas confusos	Presença de **sinais/sintomas incomuns** ou que geram preocupação. Quando suspeitar de dermatite alérgica de contato, eczema atópico persistente, eczema facial, na pálpebra ou mão. Surgimento súbito de erupções cutâneas após o uso de um novo produto.
Alterações na pele	Espessamento da pele (liquenificação) em decorrência do ato de coçar cronicamente. Mudanças na cor da pele (hiperpigmentação ou hipopigmentação) nas áreas afetadas.
Eczema *herpeticum*	Alguns sinais característicos são áreas de rápido agravamento, eczema doloroso, bolhas agrupadas com feridas em estágio inicial, lesões circulares e ulceradas, geralmente de 1 mm a 3 mm que são uniformes na aparência, podendo unir-se para formar áreas maiores, apresentar possível febre ou letargia. O eczema *herpeticum* é uma doença potencialmente fatal com risco de mortalidade por causa de complicações de infecções sistêmicas, bacteremia e infecção fúngica que levam à falência de múltiplos órgãos.

Fonte: Autoria própria.

visto que mesmo os casos leves podem ter um impacto negativo no bem-estar psicológico e psicossocial e na qualidade de vida.[39]

Por consequência, crianças com dermatite atópica que responderam ao manejo ideal, mas para as quais o impacto da patologia na qualidade de vida e no bem-estar psicossocial não melhorou, devem ser encaminhadas para aconselhamento psicológico.[39]

Outras investigações consideráveis podem ser realizadas, como a realização de teste de HIV caso exista o surgimento atípico de dermatite, uma vez que são condições indicadoras de HIV.[70,71] Essa condição inflamatória crônica da pele é vista em aproximadamente 30% a 50% das pessoas que vivem com HIV-1/AIDS em comparação com 2% a 20% da população com resultado negativo em exame sorológico.[71,72]

MONITORAMENTO DOS RESULTADOS

O gerenciamento da dermatite atópica ocorre predominantemente na atenção primária e visa aliviar os sintomas e prevenir complicações, como infecções, até que ocorra remissão. Esse gerenciamento envolve cuidados com a pele, tratamento anti-inflamatório e identificação e prevenção de fatores exacerbadores. Fornecer às pessoas informações de boa qualidade sobre essas questões é essencial para ter sucesso no tratamento e gerenciamento da dermatite atópica. O encaminhamento para cuidados secundários é aconselhado somente se a condição for grave e não tiver respondido à terapia apropriada. Diante disso, no acompanhamento farmacêutico, é importante abordar os seguintes tópicos:[39,64-69]

- Monitorar a resposta farmacológica e manejar possíveis efeitos adversos e falha terapêutica, fazendo ajustes na farmacoterapia, caso necessário.
- Identificar quais são os problemas e desafios enfrentados pelo paciente.
- Identificar os sinais de alerta e fazer encaminhamento para um especialista, caso necessário.

Referências bibliográficas

1. Eichenfield LF, Tom WL, Berger TG, Krol A, Paller AS, Schwarzenberger K, et al. Guidelines of care for the management of atopic dermatitis: Section 2. Management and treatment of atopic dermatitis with topical therapies. J Am Acad Dermatol. 2014; 71(1):116-32.
2. Leung DYM. New insights into atopic dermatitis: role of skin barrier and immune dysregulation. Allergol Int. 2013;62(2):151-61.
3. Ellis CN, Mancini AJ, Paller AS, Simpson EL, Eichenfield LF. Understanding and Managing Atopic Dermatitis in Adult Patients. Semin Cutan Med Surg. 2012;31(3 Suppl):S18-22.
4. Ring J, Alomar A, Bieber T, Deleuran M, Fink-Wagner A, Gelmetti C, et al. Guidelines for treatment of atopic eczema (atopic dermatitis) Part I. J Eur Acad Dermatol Venereol. 2012;26(8):1045-60.
5. Rodrigues AMF. Uma aproximação farmacêutica à dermatite atópica. Universidade de Coimbra. 2016.
6. Addor FAS, Aoki V. Barreira cutânea na dermatite atópica. An Bras Dermatol. 2010;85.
7. NICE. Frequency of application of topical corticosteroids for atopic eczema. 2004. Disponível na Internet: www.nice.org.uk/guidance/ta81.
8. Oliveira EF, Penedo C, Valle SOR, Kuschnir FC. Validation and reproducibility of the International Study of Asthma and Allergies in Childhood (ISAAC) Written Atopic Eczema Questionnaire for telephone survey in children aged 6-7 years. An Bras Dermatol. 2022; 97(2):173-8.
9. Mallol J, Crane J, von Mutius E, Odhiambo J, Keil U, Stewart A. The International Study of Asthma and Allergies in Childhood (ISAAC) Phase Three: a global synthesis. Allergol Immunopathol (Madr). 2013; 41(2):73-85.

10. Weidinger S, Novak N. Atopic dermatitis. Lancet. 2016;387(10023):1109-22.
11. Primary Care Dermatology Society. Eczema – atopic eczema. [cited 2023 Jan 29]; Disponível na Internet: https://www.pcds.org.uk/clinical-guidance/atopic-eczema.
12. National Eczema Society. 2019 [cited 2023 Jan 30]; Disponível na Internet: https://eczema.org
13. Djulbegovic B, Guyatt GH. Progress in evidence-based medicine: a quarter century on. Lancet. 2017; 390(10092):415-423.
14. Soares LS S, Brito ES, Galato D. Percepções de atores sociais sobre assistência farmacêutica na atenção primária: a lacuna do cuidado farmacêutico. Saude Debate. 2020;44(125):411-26.
15. Kim J, Kim BE, Leung DYM. Pathophysiology of atopic dermatitis: Clinical implications. Allergy Asthma Proc. 2019;40(2):84-92.
16. Sociedade Brasileira de Dermatologia. Dermatite Atópica. SBD [Internet]. [cited 2022 Dec 25]. Disponível na Internet: https://www.sbd.org.br/doencas/dermatite-atopica.
17. Leite RMS, Leite AAC, Costa IMC. Dermatite atópica: uma doença cutânea ou uma doença sistêmica? A procura de respostas na história da dermatologia. An Bras Dermatol. 2007;82(1).
18. De D, Kanwar AJ, Handa S. Comparative efficacy of Hanifin and Rajka's criteria and the UK working party's diagnostic criteria in diagnosis of atopic dermatitis in a hospital setting in North India. J Eur Acad Dermatol Venereol. 2006;20(7):853-9.
19. Bki S, Wong P, Affandi MA, Ch C, Taib T, Tan W, et al. Management of Atopic Eczema in primary care. Malays Fam Physician. 2020;15(1):39-43.
20. Ministério da Saúde. Método clínico: plano de cuidado, monitoramento e avaliação das metas estabelecidas [Internet]. Brasília; 2020. Disponível na Internet: www.conasems.org.br.
21. Lipner SR, James A, Habib SM, Zuuren EJ. Atopic dermatitis. Dynamed. 2024
22. Conselho Regional de Farmácia. Consulta e Prescrição Farmacêutica. Projeto Farmácia Estabelecimento de Saúde. São Paulo. 2026.
23. Correr CJ, Alcantara F. Autocuidado e tratamento para problemas menores. In: Manual de Serviços Farmacêuticos Abrafarma – Protocolos e Ferramentas 2019-2020. Curitiba: Editora Practice; 2019. p. 83.
24. Brasil. Ministério da Saúde. Cuidado farmacêutico na atenção básica. Caderno 1: Serviços farmacêuticos na atenção básica à saúde [Internet]. 2014. Disponível na Internet: http://editora.saude.gov.br.
25. Nicol NH, Rippke F, Weber TM, Hebert AA. Daily Moisturization for Atopic Dermatitis: Importance, Recommendations, and Moisturizer Choices. J Nurse Pract. 2021;17(8):920-5.
26. Hon KL, Wong KY, Leung TF, Chow CM, Ng PC. Comparison of Skin Hydration Evaluation Sites and Correlations among Skin Hydration, Transepidermal Water Loss, SCORAD Index, Nottingham Eczema Severity Score, and Quality of Life in Patients with Atopic Dermatitis. Am J Clin Dermatol. 2008; 9(1):45-50.
27. Lodén M. Effect of moisturizers on epidermal barrier function. Clin Dermatol. 2012;30(3):286-96.
28. Fleischer DM, Udkoff J, Borok J, Friedman A, Nicol N, Bienstock J, et al. Atopic dermatitis: skin care and topical therapies. Semin Cutan Med Surg. 2017; 36(3):104-10.
29. BIREME/OPAS/OMS. Descritores em Ciências da Saúde: DeCs [Internet]. São Paulo (SP). 2017.
30. Organização Mundial da Saúde. Organização Pan-Americana de Saúde. Classificação estatística internacional de doenças e problemas relacionados à saúde. São Paulo: Edusp; 2020.
31. Pan M, Heinecke G, Bernardo S, Tsui C, Levitt J. Urea: a comprehensive review of the clinical literature. Dermatol Online J [Internet]. 2013;19(11). :20392.
32. Zuuren EJ, Fedorowicz Z, Christensen R, Lavrijsen A, Arents BWM. Emollients and moisturisers for eczema. Cochrane Database Syst Rev. 2017;2(2):CD012119.
33. Lindh JD, Bradley M. Clinical Effectiveness of moisturizers in atopic dermatitis and related disorders: a systematic review. Am J Clin Dermatol. 2015; 16(5):341-59.
34. Ridd MJ, Santer M, MacNeill SJ, Sanderson E, Wells S, Webb D, et al. Effectiveness and safety of lotion, cream, gel, and ointment emollients for childhood eczema: a pragmatic, randomised, phase 4, superiority trial. Lancet Child Adolesc Health. 2022; 6(8):522-32.
35. Zuuren EJ, Fedorowicz Z, Arents BWM. Emollients and moisturizers for eczema: abridged Cochrane systematic review including GRADE assessments. Br J Dermatol. 2017;177(5):1256-71.
36. Chopra R, Vakharia PP, Sacotte R, Silverberg JI. Efficacy of bleach baths in reducing severity of atopic dermatitis: a systematic review and meta-analysis. Ann Allergy Asthma Immunol. 2017;119(5):435-40.
37. Santer M, Ridd MJ, Francis NA, Stuart B, Rumsby K, Chorozoglou M, et al. Emollient bath additives for the treatment of childhood eczema (BATHE): Multicentre pragmatic parallel group randomised controlled trial of clinical and cost effectiveness. BMJ. 2018;361:k1332.
38. Wollenberg A, Kinberger M, Arents B, Aszodi N, Avila Valle G, Barbarot S, et al. European guideline (EuroGuiDerm) on atopic eczema – part II: non-systemic treatments and treatment recommendations for special AE patient populations. J Eur Acad Dermatol Venereol. 2022;36(11):1904-26.
39. National Institute for Health and Care Excellenc. Recommendations. Atopic eczema in under 12s: diagnosis and management. 2007.
40. Wollenberg A, Barbarot S, Bieber T, Christen-Zaech S, Deleuran M, Fink-Wagner A, et al.

Consensus-based European guidelines for treatment of atopic eczema (atopic dermatitis) in adults and children: part I. J Eur Acad Dermatol Venereol. 2018;32(5):657-82.

41. Wollenberg A, Kinberger M, Arents B, Aszodi N, Avila Valle G, Barbarot S, et al. European guideline (EuroGuiDerm) on atopic eczema: part I – systemic therapy. J Eur Acad Dermatol Venereol. 2022; 36(9):1409-31.

42. Calzavara-Pinton P, Belloni Fortina A, Bonamonte D, Marseglia GL, Miraglia Del M. Diagnosis and management of moderate to severe atopic dermatitis in adolescents. Ital J Dermatol Venerol. 2021; 156(2):184-97.

43. Lacour JP. L'actuel et le futur du traitement de la dermatite atopique de l'adulte. Ann Dermatol Venereol. 2017;144:VS29-37.

44. Tang TS, Bieber T, Williams HC. Are the concepts of induction of remission and treatment of subclinical inflammation in atopic dermatitis clinically useful? J Allergy Clin Immunol. 2014;133(6).

45. Wollenberg A, Christen-Zäch S, Taieb A, Paul C, Thyssen JP, de Bruin-Weller M, et al. ETFAD/EADV Eczema task force 2020 position paper on diagnosis and treatment of atopic dermatitis in adults and children. J Eur Acad Dermatol Venereol. 2020;34(12):2717-44.

46. Matterne U, Böhmer MM, Weisshaar E, Jupiter A, Carter B, Apfelbacher CJ. Oral H1 antihistamines as "add-on" therapy to topical treatment for eczema. Cochrane Database Syst Rev. 2019;1(1):CD012167.

47. Cury Martins J, Martins C, Aoki V, Gois AFT, Ishii HA, da Silva EMK. Topical tacrolimus for atopic dermatitis. Cochrane Database Syst Rev. 2015;2015(7):CD009864.

48. Medscape. Dexchlorpheniramine dosing, indications, interactions, adverse effects, and more. [cited 2022 Dec 20]; Disponível na Internet: https://reference.medscape.com/drug/dexchlorpheniramine-343391.

49. DynaMed. Dexchlorpheniramine. 2022 [cited 2022 Dec 20]; Disponível na Internet: https://www.dynamed.com/drug-monograph/dexchlorpheniramine.

50. Finkelman J. Caminhos da saúde pública no Brasil. Rio de janeiro: Fundação Oswaldo Cruz; 2002.

51. Solman L, Lloyd-Lavery A, Grindlay DJC, Rogers NK, Thomas KS, Harman KE. What's new in atopic eczema? An analysis of systematic reviews published in 2016. Part 1: treatment and prevention. Clin Exp Dermatol [Internet]. 2019;44(4):363-9.

52. Rice JB, White AG, Scarpati LM, Wan G, Nelson WW. Long-term Systemic Corticosteroid Exposure: A Systematic Literature Review. Clin Ther. 2017; 39(11):2216-29.

53. Koshi EJ, Young K, Mostales JC, Vo KB, Burgess LP. Complications of corticosteroid therapy: a comprehensive literature review. J Pharm Technol. 2022; 38(6):360-367.

54. Martín-Santiago A, Puig S, Arumi D, Rebollo Laserna FJ. Safety Profile and Tolerability of Topical Phosphodiesterase 4 Inhibitors for the Treatment of Atopic Dermatitis: A Systematic Review and Meta-Analysis. Curr Ther Res Clin Exp. 2022; 96:100679.

55. Czarnecka-Operacz M, Jenerowicz D. Topical calcineurin inhibitors in the treatment of atopic dermatitis – An update on safety issues. J Dtsch Dermatol Ges. 2012;10(3):167-72.

56. Ohtsuki M, Morimoto H, Nakagawa H. Tacrolimus ointment for the treatment of adult and pediatric atopic dermatitis: Review on safety and benefits. J Dermatol. 2018;45(8):936-42.

57. Umar BU, Rahman S, Dutta S, Islam T, Nusrat N, Chowdhury K, et al. Management of Atopic Dermatitis: The Role of Tacrolimus. Cureus. 2022;14(8):e28130.

58. Zhang L, Du D, Wang L, Guo L, Jiang X. Efficacy and safety of topical Janus kinase and phosphodiesterase inhibitor-4 inhibitors for the treatment of atopic dermatitis: A network meta-analysis. J Dermatol. 2021; 48(12):1877-83.

59. Yu JD, Elpern DJ, Zuuren EJ, Randall D. Dermatitis – Approach to the Patient. EBSCO Information Services. Dynamed. 2022.

60. Łabędź N, Pawliczak R. Efficacy and safety of topical calcineurin inhibitors for the treatment of atopic dermatitis: Meta-analysis of randomized clinical trials. Postepy Dermatol Alergol. 2019;36(6):752-60.

61. Schmitt J, Langan S, Deckert S, Svensson A, Von Kobyletzki L, Thomas K, et al. Assessment of clinical signs of atopic dermatitis: A systematic review and recommendation. J Allergy Clin Immunol. 2013; 132(6):1337-47.

62. Roekevisch E, Spuls PI, Kuester D, Limpens J, Schmitt J. Efficacy and safety of systemic treatments for moderate-to-severe atopic dermatitis: A systematic review. J Allergy Clin Immunol. 2014; 133(2):429-38.

63. Siegels D, Heratizadeh A, Abraham S, Binnmyr J, Brockow K, Irvine AD, et al. Systemic treatments in the management of atopic dermatitis: A systematic review and meta-analysis. Allergy. 2021; 76(4):1053-76.

64. Public Health England. Management of infection guidance for primary care for consultation and local adaptation. 2014.

65. Tamagawa-Mineoka R, Katoh N. Atopic dermatitis: Identification and management of complicating factors. Int J Mol Sci. 2020;21(8).

66. Primary Care Dermatology Society. Atopic eczema. Primary Care Dermatology Society [Internet]. 2022 [cited 2022 Dec 20]; Disponível na Internet: https://www.pcds.org.uk/clinical-guidance/atopic-eczema.

67. National Institute for Health and Care Excellence Guideline. Secondary bacterial infection of eczema and other common skin conditions: antimicrobial prescribing. [cited 2022 Dec 25]; Disponível na Internet:

https://www.nice.org.uk/guidance/ng190/chapter/Recommendations#managing-secondary-bacterial-infections-of-eczema.
68. Xiao A, Tsuchiya A. Eczema herpeticum. PubMed. 2021.
69. Wollenberg A. Clinical aspects eczema herpeticum history and epidemiology. Chem Immunol Allergy. 2012;96:89-95.
70. National Institute for Health and Care Excellence. Quality statement 3: HIV indicator conditions|HIV testing: encouraging uptake | Quality standards | NICE. [cited 2022 Dec 20]; Disponível na Internet: https://www.nice.org.uk/guidance/qs157/chapter/Quality-statement-3-HIV-indicator-conditions.
71. Roesner LM, Werfel T, Heratizadeh A. The adaptive immune system in atopic dermatitis and implications on therapy. Expert Rev Clin Immunol. 2016; 12(7):787-96.
72. Boushab BM, Malick Fall FZ, Ould Cheikh Mohamed Vadel TK, Ould Cheikh Melaïnine ML, Maazouz M V., Savadogo M, et al. Mucocutaneous manifestations in human immunodeficiency virus (HIV)-infected patients in Nouakchott, Mauritania. Int J Dermatol. 2017;56(12):1421-4.

28 Caspa e Dermatite Seborreica

Júlia Fernandes Gonçalves • Laís Manuela Borges Ribeiro • Gustavo Pereira Calado • Jennifer Soares da Silva • Wallace Breno Barbosa • Sarah Magalhães Ribeiro Mata • Rosângela Maria Gomes • Rafael Santos Santana

CASPA E DERMATITE SEBORREICA

A caspa e a dermatite seborreica são transtornos dermatológicos que afetam as partes seborreicas do corpo, sobretudo o couro cabeludo, a face e as dobras cutâneas.[1-4] Apresentam etiologia semelhante, distinguindo-se na gravidade e no desenvolvimento.[5]

A caspa é uma forma leve e não inflamatória da dermatite seborreica, restrita ao couro cabeludo e caracterizada por descamação excessiva das células cornificadas, geralmente acompanhada de coceira e vermelhidão. É causada pelo aumento de material queratinoso e renovação celular do couro cabeludo e pode estar associada a altos níveis de andrógenos.[1,4,6,7]

A dermatite seborreica, por outro lado, pode afetar outras partes do corpo além do couro cabeludo e, geralmente, apresenta sinais de inflamação e lesões escamosas e eritematosas de extensão variável.[1,3,5] Há vários fatores que contribuem para o desenvolvimento desse agravo, como susceptibilidade individual, secreção sebácea e colonização fúngica da superfície da pele.[3,8,9]

A caspa é mais comum do que a dermatite seborreica e atinge aproximadamente 50% da população adulta mundial. É rara em crianças, e a incidência aumenta com a idade, com pico na segunda década de vida e, a partir de então, reduz-se gradualmente. Estudos demonstram que afeta ambos os sexos igualmente.[1,7-9]

A dermatite seborreica, porém, tem prevalência de 3% a 5% em adultos jovens e 1% a 5% na população geral, com maior incidência em homens. Caracteriza-se por dois picos, um nos três primeiros meses de vida, geralmente autolimitada, leve e com cura espontânea, e outro na puberdade, podendo tornar-se crônica na fase adulta.[2,3,10]

As formas mais graves e generalizadas podem estar associadas à infecção pelo vírus da imunodeficiência humana (HIV), independentemente da idade e de ocorrência súbita. Aproximadamente 35% dos pacientes com infecção precoce pelo HIV desenvolvem dermatite seborreica. Além disso, alguns medicamentos podem induzir ou intensificar a dermatite seborreica, como psicotrópicos, imunossupressores, fenotiazinas e cimetidina.[3,4,11]

A dermatite seborreica tem incidência recorrente, que tende a intensificar-se em períodos de estresse. Em lactentes e crianças é autolimitada e em adultos é comum recidivar ou tornar-se crônica, mas também pode cessar após vários anos. Apresenta boa resposta ao tratamento, embora não seja comum o desaparecimento completo da doença.[1,3,8,9,12]

Não é contagiosa, geralmente tem curso benigno e não apresenta complicações graves. Entretanto, um estudo feito nos Estados Unidos demostrou que a doença acarreta alto gasto em produtos de venda livre, medicamentos prescritos, serviços ambulatoriais, além do desconforto físico e emocional, o que impacta a autoestima, a qualidade de vida e o convívio social dos indivíduos acometidos pela doença.[4,13]

As dermatites são um conjunto de doenças inflamatórias da pele, caracterizadas pela presença de lesões serosas e exsudativas, que atingem a epiderme. Dentro desse grupo de dermatoses inflamatórias, há a dermatite de contato, dermatite de fralda, dermatite atópica e dermatite seborreica, que é o foco desse capítulo. Apesar de compartilharem a mesma classificação, apresentam diferenças quanto aos sinais e sintomas, etiologia e epidemiologia.[2,10,14]

A dermatite seborreica pode ser classificada nos seguintes tipos: dermatite seborreica do couro cabeludo, dermatite seborreica em medalhão, dermatite seborreica eritrodérmica, crosta láctea e caspa.

A dermatite seborreica do couro cabeludo caracteriza-se pela presença de escamas gordurosas e prurido, o que pode ser difícil de distinguir entre as formas mais graves da caspa.[7,9]

A dermatite seborreica em medalhão caracteriza-se por manchas inflamatórias ovais, com presença de escamas gordurosas superficiais no tórax e ocasionalmente na face, e tem baixa incidência.

A dermatite seborreica eritrodérmica caracteriza-se por manchas avermelhadas disseminadas, com descamação fina e pode ser acompanhada de prurido intenso. É considerada rara, e atinge aproximadamente 2% da população mundial. A crosta láctea é caracterizada por lesões escamosas e eritematosas no couro cabeludo e é mais comum na infância. A caspa caracteriza-se por flocos brancos na região do couro cabeludo e presença de prurido é muito comum.[1-3,6]

OBJETIVOS DO CUIDADO FARMACÊUTICO

1. Realizar a identificação diferencial para manejo correto do agravo, bem como medidas de suporte.[1,6,11,15,16]
2. Definir a terapia apropriada, com o objetivo de controlar as crises agudas, aliviar o desconforto, manter a remissão e prevenir complicações.[1,6,11,12]
3. Esclarecer e orientar o paciente quanto aos objetivos do tratamento e ao desenvolvimento da doença, tendo em vista que a dermatite seborreica é uma doença de caráter crônico, com crises e remissões espontâneas.[6,12,14,16]

4. Orientar o paciente quanto aos cuidados necessários e aos fatores desencadeantes de crises da dermatite seborreica.[1,11,12,14]
5. Encaminhar o paciente para atendimento específico quando identificar sinais de alerta, quadros extensos, pacientes mais vulneráveis ou falha de tratamento.[1,6,12,14]

CAUSAS, SINAIS, SINTOMAS E ANAMNESE FARMACÊUTICA

A dermatite seborreica é uma doença frequente, de curso crônico e tem recidiva regular. As áreas mais atingidas são o couro cabeludo, a face e o tronco, que são regiões ricas em glândulas sebáceas. Embora seja uma condição frequente na prática clínica, ainda não existe um consenso quanto à sua causa.[1,3,9,12] No entanto, a presença do fungo *Malassezia* sp., constituinte da microbiota da pele, pode estar associado à etiologia da doença.[2,8]

Esse fungo é comensal, presente na pele normal de 75% a 98% de adultos saudáveis e tem a capacidade de, por meio da ação da lipase, metabolizar os lipídeos cutâneos em ácidos graxos. A proliferação e ação dessa espécie na pele desencadeia uma resposta inflamatória, o que contribui para o desenvolvimento da dermatite seborreica.[2,6,7,9]

Outros fatores também podem contribuir para o desenvolvimento do agravo, como susceptibilidade individual, aumento da atividade das glândulas sebáceas causado pela ação hormonal e/ou má higiene da pele, resposta ao estresse, dieta rica em alimentos gordurosos e banhos quentes. Além disso, um início intenso e generalizado pode estar associado à infecção por HIV, independentemente da idade.[2,3,17]

A dermatite seborreica apresenta sinais e sintomas característicos nos diferentes períodos de vida, podendo ter curso crônico e/ou recorrente ou ser autolimitada. Em bebês, geralmente é autolimitada e regride nos seis primeiros meses de vida. Nessa fase, caracteriza-se por escamas vermelho-amareladas no couro cabeludo, que se espalham para face, orelha, pescoço e axilas, podendo acometer todo o corpo.[2]

Nos adultos, a dermatite seborreica caracteriza-se por lesões eritematosas, com escamas oleosas ou secas, que podem atingir, além do couro cabeludo, a face (sulco nasolabiais, pálpebras, sobrancelhas), as orelhas e o tórax.[1,6,17,18.]

A anamnese farmacêutica deve ser conduzida no sentido de analisar se o problema de saúde autolimitado relatado pelo paciente se confirma, ou se pode tratar-se de algum agravo que necessita de maior atenção ou que dá sinais de agravamento e requer encaminhamento do paciente para outro profissional ou serviço de saúde. Na maioria dos casos, a identificação da caspa e da dermatite seborreica pode ser feita com base na história, por meio de perguntas simples, e nos sinais identificados pelo exame físico, que tem como objetivo realizar o diagnóstico diferencial, assim como identificar a gravidade e os fatores relacionados com o surgimento e desenvolvimento da doença (**Quadro 28.1**).[2,6,7,12,15,16]

Quadro 28.1
Anamnese farmacêutica em pacientes com dermatite seborreica (Estratégia INDICO) [1-3,6,9,11,12,15-17,19]

Domínio	Perguntas de Investigação*	Observações importantes
Identificação do paciente	Qual a **idade** do paciente? Qual o **sexo** do paciente?	A dermatite seborreica tem dois picos de incidência, sendo do primeiro até o terceiro primeiros meses de vida e o outro na fase adulta, além de apresentar maior prevalência em homens.
Natureza dos sinais e sintomas	Verifique quais são os **locais**, a **extensão** e a **intensidade** das lesões. Quais são os sintomas principais que você está experimentando (**coceira, descamação, vermelhidão**)? Existem sintomas sistêmicos como dor ou febre? Você notou algum fator que parece piorar ou melhorar os sintomas?	As áreas geralmente afetadas pela dermatite seborreica incluem o couro cabeludo (muitas vezes caracterizado como caspa), os sulcos nasolabiais, a pele retroauricular, as sobrancelhas e as áreas inframamárias. A dermatite seborreica apresenta sinais e sintomas característicos nos diferentes períodos de vida, podendo apresentar lesões de extensão, intensidade e características variáveis.
Duração	Quando **iniciaram os sintomas** e por quanto tempo estenderam-se? Já teve **outros episódios**? Os sintomas são **constantes ou variam** ao longo do tempo?	A dermatite seborreica pode apresentar curso crônico e/ou recidivo ou ser autolimitada. Além disso, os sintomas podem piorar com os estressores emocionais ou em estações mais frias com climas secos.
Iniciou algum tratamento	De que forma já tentou manejar o problema? Faz ou fez uso de algum medicamento? Se sim, por quanto tempo e qual foi o resultado?	A dermatite seborreica tem uma incidência flutuante, que tende a se intensificar em períodos de estresse, além do caráter crônico e recidivo. É importante orientar o paciente quanto às características da doença para alcançar adesão ao tratamento e para o manejo ser realizado da maneira correta.
Comorbidades	Tem alguma doença crônica ou faz uso de algum medicamento? Você tem alguma alergia? Apresenta sistema imunológico comprometido?	A dermatite seborreica apresenta alguns fatores de risco, entre eles imunossupressão (HIV, transplantados), outras condições clínicas, como pancreatite alcoólica, hepatite C, câncer, assim como algumas doenças genéticas (síndrome de Down, doença de Hailey-Hailey, síndrome cardiofaciocutânea).
Outras situações especiais	Realiza atividade física e tem bons hábitos alimentares? Tem alguma alergia? É gestante ou lactante? Quais são os hábitos de higiene da pele, o grau de estresse e hábitos alimentares? Costuma tomar banhos quentes? Como a dermatite seborreica afeta sua vida diária e bem-estar?	A dermatite seborreica é considerada uma doença de pele multifatorial que requer fatores predisponentes internos e externos para o desenvolvimento. Alguns fatores que podem contribuir para o desenvolvimento da doença são: susceptibilidade individual, aumento da atividade das glândulas sebáceas em virtude da ação hormonal e/ou má higiene da pele, resposta ao estresse, dieta rica em alimentos gordurosos, e banhos quentes.

** Perguntas sugestivas. Não têm finalidade diagnóstica e sim para melhor compreensão do caso e identificação de potenciais sinais de alerta para encaminhamento.*
Fonte: Autoria própria.

INTERVENÇÕES NÃO FARMACOLÓGICAS

A dermatite seborreica tem uma boa resposta ao tratamento com o controle dos sinais e sintomas e melhora da qualidade de vida do paciente. A identificação é essencialmente clínica, com base na localização e nas características das lesões. A intervenção terapêutica varia de acordo com a idade do paciente, extensão e gravidade dos danos.[3,4,6,8,20]

A oleosidade da pele contribui bastante para o surgimento e disseminação das lesões. Portanto, o **controle da oleosidade da pele** é uma abordagem imprescindível no tratamento da doença. Dessa forma, como medida não farmacológica, é essencial o uso de sabonetes e xampus com propriedades adstringentes e antissépticas, que irão atuar reduzindo a oleosidade e o crescimento de microrganismos na superfície da pele. O banho com água muito quente também é prejudicial, uma vez que causa ressecamento da pele, estimulando maior produção de sebo.

Também é importante evitar substâncias que possam irritar a pele e causar um desequilíbrio no pH ou na produção de sebo, manter a pele hidratada com cremes não gordurosos e evitar o uso excessivo de condicionadores próximo ao couro cabeludo. Vários estudos também sugeriram que a alimentação e o nível de estresse podem influenciar as doenças inflamatórias da pele. Portanto, manter uma dieta equilibrada, com baixa ingestão de alimentos gordurosos, além de manejar situações de estresse emocional, são medidas importantes para o controle.[2-4,14,16]

A **fototerapia ultravioleta (UVB)** de banda estreita foi abordada em um estudo do tipo série de casos, que demostrou que essa terapia pode trazer benefícios a curto prazo em casos graves de dermatite seborreica em crianças e adultos; contudo, observou-se que os sintomas geralmente reaparecem quando a terapia é interrompida. Além disso, a fototerapia pode estar associada ao aumento do risco de câncer de pele.[11]

No **Quadro 28.2** há um resumo de evidências das intervenções não farmacológicas para dermatite seborreica.

Quadro 28.2
Resumo de evidências das intervenções não farmacológicas para dermatite seborreica[2-4,11,14,16]

Conduta	Embasamento técnico	GRADE	
		Nível de evidência	**Grau de recomendação**
Controle da oleosidade	Para controlar a oleosidade associada à dermatite seborreica, é essencial adotar uma rotina de cuidados específicos com a pele e o cabelo. Lavar o cabelo e o rosto regularmente com xampus suaves ou específicos para dermatite seborreica, utilizando água morna em vez de quente, ajuda a reduzir a oleosidade sem irritar a pele. Manter a pele sempre limpa e seca, enxugando bem após o banho, e evitar o uso de chapéus e bonés apertados, que podem aumentar a produção de oleosidade e irritação, também são práticas importantes. Além disso, evitar produtos de cuidado pessoal que contenham fragrâncias, corantes e conservantes potencialmente irritantes, bem como evitar coçar ou esfregar a pele afetada, pode minimizar a produção excessiva de óleo e prevenir a inflamação.	Moderado	Forte

(continua)

Quadro 28.2 (continuação)
Resumo de evidências das intervenções não farmacológicas para dermatite seborreica[2-4,11,14,16]

Conduta	Embasamento técnico	GRADE	
		Nível de evidência	Grau de recomendação
Fototerapia ultravioleta	A fototerapia é uma abordagem que parece eficaz no manejo da dermatite seborreica. Esse tratamento envolve a exposição controlada da pele à luz ultravioleta (UV), que pode ajudar a reduzir a inflamação e a população de fungos na pele, contribuindo para a diminuição dos sintomas. Pode ser combinada com outros tratamentos tópicos para potencializar os resultados. No entanto, as evidências mostram que os sintomas geralmente reaparecem quando a terapia é interrompida. A fototerapia pode estar associada ao aumento do risco de câncer de pele, portanto não é recomendada como intervenção de rotina e talvez reservada para casos de maior gravidade.	Moderado ●●●○	Fraco (?)

Fonte: Autoria própria.

INTERVENÇÕES FARMACOLÓGICAS

O manejo farmacológico da caspa e da dermatite seborreica consiste principalmente em tratamento local, tem foco na eliminação das manifestações da doença e manutenção da remissão a longo prazo. Os tratamentos tópicos para a caspa e formas leves da dermatite seborreica são os mesmos e incluem formulações que contêm: **ciclopirox 1%** e **cetoconazol 2%**, disponíveis como medicamentos isentos de prescrição (MIPs), que devem ser usados diariamente ou de 2 a 3 vezes por semana, até que a remissão seja alcançada.[2,3,21]

Uma revisão da Cochrane comparou a taxa de resolução desses dois medicamentos e concluiu que o resultado na evolução clínica do quadro foi bem semelhante na dermatite seborreica do couro cabeludo e da face.[22]

Os queratolíticos, como **piritionato de zinco**, **sulfeto de selênio** ou **alcatrão de carvão**, apresentam formulação tópica e de xampu, que auxiliam a redução da descamação do couro cabeludo e são de venda livre. Deve ser feito o uso duas vezes por semana, durante 2 a 4 semanas e o xampu deve ser deixado de 3 a 5 minutos no cabelo, antes do enxágue. Um estudo randomizado demonstrou que o xampu de cetoconazol 2% apresenta eficácia relativamente maior do que o xampu de piritionato de zinco 1%.[23]

Para as formas moderada a grave, com descamação intensa, inflamação e prurido, sugere-se a combinação de um xampu antifúngico, como o ciclopirox

1% ou cetoconazol 2%, com um **corticosteroide tópico** que auxilia principalmente o quadro inflamatório. Portanto, nesses casos deve ser aconselhado encaminhamento médico para prescrição da terapia e avaliação clínica.[3,6,7,9,21,24]

As opções de tratamento com corticosteroides incluem: xampu ou solução de **fluocinolona** 0,01%, espuma de **betametasona** 0,12%, loção de **betametasona** 0,05%, xampu **clobetasol** 0,05%, **desonida** 0,05% creme, espuma, gel, loção ou pomada. O corticosteroide tópico pode ser usado diariamente, por 2 a 4 semanas, e seu uso prolongado deve ser evitado por estar associado a maiores efeitos adversos, do que as terapias convencionais com antifúngicos e/ou queratolíticos.[3,6,7,9,11,15,16,21,24]

Se não houver remissão dos sintomas após três meses de uso, deve-se considerar outras opções terapêuticas. Um ensaio randomizado, demonstrou que o xampu de clobetasol 0,05% isoladamente ou combinado com xampu de cetoconazol 2%, parece ter maior eficácia na redução das manifestações da dermatite seborreica, quando comparado com o xampu de cetoconazol 2% isoladamente.[3,6,7,9,16,21,24]

Para o tratamento da dermatite seborreica na face, a terapia de primeira linha recomendada é com corticosteroides tópicos, antifúngicos (creme de cetoconazol 2% ou ciclopirox 1%) ou as duas terapias combinadas. Um estudo da Cochrane evidenciou que o cetoconazol tópico pode reduzir a falha na resolução completa do quadro de dermatite seborreica na face ou no couro cabeludo, em adolescentes e adultos.[22] Além disso, um ensaio randomizado aponta que a espuma de cetoconazol 2%, apesar de ser tão eficaz quanto o creme de cetoconazol 2%, está associada a um aumento de efeitos adversos.[8]

Para o tratamento de pacientes homens, que apresentem barba e bigode, também é sugerida a lavagem dos pelos faciais com **cetoconazol** a 2%. O gel de **metronizadol** também pode ser usado para o tratamento da dermatite seborreica na face e na pele, com aplicação tópica duas vezes ao dia. Um estudo randomizado demonstrou que o metronidazol gel 0,75% e o cetoconazol creme 2% apresentam eficácia semelhante no tratamento da dermatite seborreica facial.[2,3,7,11,15,16,21,25]

Para o tratamento da dermatite seborreica no tronco e nas áreas intertriginosas, recomenda-se o uso de cremes de corticosteroides tópicos, agentes antifúngicos tópicos ou a combinação das duas terapias. Uma revisão da Cochrane demostrou que os corticosteroides tópicos e o cetoconazol tópico apresentam eficácia semelhante nos sintomas gerais, porém o cetoconazol tem menos efeitos adversos se comparados aos esteroides.[22]

Outro fator importante que deve ser observado, é a potência do corticosteroide tópico, porque ela determina a área onde será usado. Por exemplo, corticosteroides tópicos de baixa potência (desonida, hidrocortisona) podem ser usados na face, por serem locais mais sensíveis. Por outro lado, os de potência média (betametasona), são mais adequados para áreas do tórax e das costas, por apresentarem pele mais espessa. Esse tratamento tópico deve ser aplicado 1 a 2 vezes ao dia nas áreas afetadas, até a remissão dos sintomas.[3,6,10,11]

O tratamento alternativo consiste no uso de formulações de pimecrolimo tópico 1%, que reduz o eritema, o prurido e a descamação, ou tacrolimo tópico 0,1%, 1 a 2 vezes ao dia, que podem ser tão eficazes quanto os tratamentos convencionais com esteroides ou azólicos, porém estão associados a maior incidência de efeitos adversos.[7,11,15,17,21]

O tratamento por via oral deve ser considerado nas formas mais graves da doença ou quando há falha terapêutica. Nesses casos, o fármaco de escolha é o itraconazol, em virtude de suas propriedades antifúngicas e anti-inflamatórias. Em dois estudos diferentes, observou-se uma taxa de resposta de 83% nos pacientes após o tratamento com a dose de 200 mg de itraconazol por dia, durante sete dias. O uso é contraindicado em caso de doença hepática e não deve exceder duas semanas.[3,4,6,8,21.]

O tratamento de manutenção é necessário para remissão a longo prazo, uma vez que a dermatite seborreica é crônica e recidivante. O tratamento de manutenção pode ser feito com o uso das terapias tópicas de forma intermitente, que podem ser úteis para prevenir o reaparecimento das lesões. Entre essas terapias estão o cetoconazol 2% ou ciclopirox 1%, que podem ser usados uma vez por semana nas formulações de creme ou xampu, para qualquer área acometida. Um ensaio não randomizado demostrou que o xampu de cetoconazol 2%, usado a cada 1 a 2 semanas, pode reduzir a taxa de reincidência em adultos que respondem ao tratamento com antifúngicos.[4,6,8,11,21]

O tratamento da dermatite seborreica infantil necessita de uma abordagem mais suave, voltada para o uso de emolientes, que têm como função eliminar as crostas das lesões, ou xampus próprios para bebês, que podem auxiliar a remoção das escamas, com o uso de escova macia ou pente fino durante o banho.[6,8,26]

Os emolientes podem ser aplicados 1 ou 2 vezes ao dia, conforme necessidade. Se não houver melhora com essas medidas, o paciente deve ser encaminhado para um profissional especializado, que poderá prescrever corticosteroides tópicos ou xampu antifúngico.[21]

Na escolha do tratamento, é importante considerar a eficácia, os efeitos adversos, a conveniência da terapia e a adesão do paciente, além da idade e do grau das lesões. Na evolução clínica e no acompanhamento do paciente, se não for observada melhora dos sinais e sintomas, é importante realizar o encaminhamento para um profissional especializado.[1,3,6,11,21]

No **Quadro 28.3** há um resumo de evidências das intervenções farmacológicas para dermatite seborreica.

Quadro 28.3
Resumo das intervenções farmacológicas para a caspa e dermatite seborreica[2-4,7,8,11,15,16,21,26,27]

Medicamento	Apresentações	Uso padrão	Orientações ao paciente	Alertas	GRADE	
					Nível de evidência	Grau de recomendação
Cetoconazol 2% $$$$ MIP	**Xampu** 1% a 2% **Gel** 2% **Espuma** 2% **Creme** 2%	**ADULTOS:** Uso diário ou de 2 a 3 vezes por semana, até que a remissão seja alcançada.	"Deixar em contato com o couro cabeludo por aproximadamente 3 minutos antes do enxágue". "Evitar contato com os olhos; se ocorrer, lave com água".	Possíveis reações adversas incluem alteração do paladar, queda de cabelo, irritação ocular, acne e dermatite de contato. Pacientes em tratamento prolongado com corticosteroides devem retirar gradualmente o uso deles ao iniciar o uso do xampu.	Moderado	Forte
Ciclopirox 1% $$$$ MIP	**Xampu** 1% **Gel e creme** 0,77% **Creme** 1%	**ADULTOS:** Uso diário ou de 2 a 3 vezes por semana, até que a remissão seja alcançada.	"Deixar em contato com o couro cabeludo por aproximadamente 3 minutos antes do enxágue". "Evitar contato com os olhos; se ocorrer, lave com água".	Reações adversas podem incluir prurido, sensação de queimação e, raramente, dermatite de contato. Não há informações disponíveis sobre uso na gravidez e excreção no leite materno.	Moderado	Forte
Piritionato de zinco $$$$ MIP	**Sabonete** 1% **Creme** 0,25% **Xampu** 1%	**ADULTOS:** Deve ser aplicado 2 a 3 vezes por semana, por 2 a 4 semanas.	"Deixar em contato com o couro cabeludo por aproximadamente 3 minutos antes do enxágue". "Evitar contato com os olhos; se ocorrer, lave com água".	Evitar contato com pele lesionada, com queimaduras, áreas inflamadas e exsudação, em virtude do risco de maior absorção. Descontinuar o uso em caso de coceira, vermelhidão, secura ou irritação. Não há informações quanto aos riscos durante a lactação.	Moderado	Forte

Fonte: Autoria própria.

SINAIS DE ALERTA E ENCAMINHAMENTOS

A dermatite seborreica geralmente tem curso benigno e responde bem ao tratamento, sendo raras as complicações graves. No entanto, as áreas intertriginosas e as pálpebras têm risco maior de infecções bacterianas secundárias, principalmente em crises agudas, e a região da fralda apresenta maior risco de crescimento excessivo de *Candida* spp. Outra complicação que pode ocorrer é a blefarite (inflamação da pálpebra), com oclusão da glândula meibomiana e formação de abscesso. Portanto, é necessário encaminhar o paciente ao médico imediatamente se houver piora do eritema e do exsudato, desconforto próximo às áreas acometidas ou sinais de inflamação das pálpebras.[1,4,12] Além disso, caso não haja resposta ao tratamento, piora dos sinais e sintomas ou suspeita de doença relacionada, como HIV, câncer, ou outra condição que comprometa o sistema imune, também é necessário realizar o encaminhamento do paciente (**Quadro 28.4**).[3,12]

Quadro 28.4
Sinais de alerta para encaminhamento de paciente com dermatite seborreica[1,4,12]

Palavra-chave	Sinais de alerta
Infecção secundária	Presença de pus, dor intensa, calor local e aumento significativo da vermelhidão, que podem indicar uma infecção bacteriana secundária. Mudanças rápidas na cor, no tamanho ou na forma das lesões podem ser um sinal de complicações.
Sintomas severos ou resistentes ao tratamento	Lesões que se espalham para áreas não usualmente afetadas pela dermatite seborreica, como braços, pernas ou tronco. Se os sintomas não melhorarem com tratamentos convencionais ou piorarem, isso pode indicar a necessidade de uma avaliação médica mais aprofundada.
Sintomas sistêmicos	Febre, mal-estar geral, ou linfonodos aumentados podem indicar uma condição subjacente mais séria.
Dermatite seborreica em bebês	Nos casos de dermatite seborreica em lactentes (crosta láctea), especialmente se for extensa ou não responder aos cuidados básicos, pode ser necessário encaminhamento.

Fonte: Autoria própria.

MONITORAMENTO DOS RESULTADOS

A dermatite seborreica apresenta início e remissão espontânea e é propensa a recidiva após o tratamento, sendo uma doença crônica. É comum em adolescentes e adultos jovens, assim como em adultos maiores de 50 anos. Tem maior incidência em homens e pode estar associada a algumas condições clínicas, como doença de Parkinson.[19] As formas mais graves e generalizadas da dermatite seborreica podem estar associadas à imunossupressão, como em pessoas que vivem com HIV, transplantados, independentemente da idade e de ocorrência súbita. Além disso, alguns medicamentos podem induzir ou intensificar a dermatite, como psicotrópicos, imunossupressores, fenotiazinas e cimetidina. Dessa forma, é necessária atenção especial a pacientes imunossuprimidos e/ou pacientes que fazem uso dos medicamentos citados, pois esses pacientes apresentam maior risco de complicações.[1-4,12]

O controle é definido como um estado de eliminação dos sinais visíveis da doença, alívio do desconforto e manutenção da remissão. Caso haja piora significativa da condição, deve ser feito encaminhamento imediato para o médico. O encaminhamento também deverá ocorrer caso não haja resposta ao tratamento e melhora dos sinais e sintomas.[1,4,12,23]

Referências bibliográficas

1. Borda LJ, Wikramanayake TC. Seborrheic dermatitis and dandruff: a comprehensive review. J Clin Investig Dermatol. 2015;3(2):10.13188/2373-1044.
2. CRF-Conselho Regional de Farmácia do Estado de São Paulo. Farmácia consulta e prescrição. Projeto Farmácia Estabelecimento de Saúde. 2016. 120 p.
3. Janniger CK, Schwartz RA. Dermatite seborreica: sintomas, diagnóstico e tratamento. BMJ. 2022.
4. Tucker D, Masood S. Seborrheic dermatitis. Treasure Island: StatPearls Publishing; 2022.
5. Naldi L, Diphoorn J. Seborrhoeic dermatitis of the scalp. BMJ Clin Evid. 2015;2015:1713.
6. Hald M, Arendrup MC, Svejgaard EL, Lindskov R, Foged EK, Saunte DML. Evidence-based Danish Guidelines for the Treatment of Malassezia - related Skin Diseases. Acta Derm Venereol. 2015;95(1):12-9.
7. Moon AT, Qaseen A, Barron SA. Seborrheic dermatitis in infants. Dynamed. 2022.
8. Elewski BE, Abramovits W, Kempers S, Schlessinger J, Rosen T, Gupta AK, et al. A novel foam formulation of ketoconazole 2% for the treatment of seborrheic dermatitis on multiple body regions. J Drugs Dermatol. 2007;6(10):1001-8.
9. Dessinioti C, Katsambas A. Seborrheic dermatitis: Etiology, risk factors, and treatments: Facts and controversies. Clin Dermatol. 2013;31(4):343-51.
10. Baos V, Faus Dáder MJ (eds.), Protocolos de indicación farmacéutica y criterios de derivación al médico en síntomas menores. Madrid: GIAF, 2008.
11. Schwartz RA, Janusz CA, Janniger CK. Seborrheic dermatitis: an overview. Am Fam Physician. 2006; 74(1):125-30.
12. Moon AT, Qaseen A, Barron SA. Seborrheic dermatitis in children and adults. Dynamed. 2022.
13. Del Rosso JQ. Adult seborrheic dermatitis: a status report on practical topical management. J Clin Aesthet Dermatol. 2011;4(5):32-8.
14. Brasil. Ministério da Saúde. Agência Nacional de Vigilância Sanitária. Capa CMED. gov.br. 2022.
15. Rodrigues Neto AM, Marques LARV, Lotif MAL, Coelho MO, Nocrato MN, Rodrigues JC. Dermatite seborreica: abordagem terapêutica no âmbito da clínica farmacêutica. Rev Elet Farm. 2013;10(4 SE-):11.
16. World Health Organization. Pan American Health Organization. Dermatitis seborrheic. DeCS. 2021.
17. Organização Mundial de Médicos de Família. Classificação internacional de atenção primária (CIAP 2). 2009.
18. Luke JD, Lang E, Randall D. Scalp Disorders – approach to the patient. Dynamed. 2022.
19. Yu JD, Elpern D, Zuuren EJ, Randall D. Dermatitis – approach to the patient. Dynamed. 2022.
20. Ang-Tiu CU, Meghrajani CF, Maano CC. Pimecrolimus 1% cream for the treatment of seborrheic dermatitis: A systematic review of randomized controlled trials. Exp Rev Clin Pharmacol. 2012;5(1):91-7.
21. Brasil. Ministério da Saúde. Agência Nacional de Vigilância Sanitária. Consultas – Agência Nacional de Vigilância Sanitária.
22. Clark GW, Pope SM, Jaboori KA. Diagnosis and treatment of seborrheic dermatitis. Am Fam Physician. 2015;91(3):185-90.
23. Sampaio ALSB, Mameri ÂCA, Vargas TJ de S, Ramos-e-Silva M, Nunes AP, Carneiro SC da S. Seborrheic dermatitis. An Bras Dermatol. 2011;86(6):1061-74.
24. Gupta AK, Richardson M, Paquet M. Systematic review of oral treatments for seborrheic dermatitis. J Eur Acad Dermatol Venereol. 2014;28(1):16-26.
25. Sasseville D. Seborrheic dermatitis in adolescents and adults. UptoDate. 2022.
26. Okokon EO, Verbeek JH, Ruotsalainen JH, Ojo OA, Bakhoya VN yange. Topical antifungals for seborrhoeic dermatitis. Cochrane Database Syst Rev. 2015; 5(5):CD008138.
27. Piérard-Franchimont C, Goffin V, Decroix J, Piérard GE. A multicenter randomized trial of ketoconazole 2% and zinc pyrithione 1% shampoos in severe dandruff and seborrheic dermatitis. Skin Pharmacol Appl Skin Physiol. 2002;15(6):434-41.
28. Ortonne JP, Nikkels AF, Reich K, Ponce Olivera RM, Lee JH, Kerrouche N, et al. Efficacious and safe management of moderate to severe scalp seborrhoeic dermatitis using clobetasol propionate shampoo

0·05% combined with ketoconazole shampoo 2%: a randomized, controlled study. Br J Dermatol. 2011;165(1):171-6.

29. Kastarinen H, Oksanen T, Eo O, Vv K, Airola K, Jyrkkä J, et al. Topical anti-inflammatory agents for seborrhoeic dermatitis of the face or scalp. Cochrane Database Syst Rev. 2014 May 19;2014(5):CD009446.

30. Seckin D, Gurbuz O, Akin O. Metronidazole 0.75% gel vs. ketoconazole 2% cream in the treatment of facial seborrheic dermatitis: a randomized, double-blind study. J Eur Acad Dermatol Venereol.

31. Brasil. Ministério da Saúde. Relação nacional de medicamentos essenciais. 2022.

29 Urticárias

Gabriela Maicá Rodrigues • Lia de Carvalho Moreira •
Julya da Silva Rodrigues • Bárbara Manuella Cardoso Sodré Alves •
Anna Maly de Leão Neves e Eduardo • Gustavo Pereira Calado •
Ana Paula de Oliveira Barbosa • Rafael Santos Santana

URTICÁRIA

A urticária é a doença dermatológica que tem grande influência na qualidade de vida dos indivíduos, tendo como características o aparecimento de urticas, lesões elevadas e eritematosas, podendo apresentar erupções pruriginosas, inchaço e edema.[1-6]

Essa doença pode apresentar-se de forma aguda ou crônica. Sua classificação está relacionada com a sua duração, tendo o quadro **agudo** quando seu aparecimento ocorre por menos de seis semanas e passando a **crônico** quando esse período é ultrapassado.[1,3,5,7-9]

A forma aguda ocorre mais em crianças e adolescentes, já a forma crônica tem maior incidência em adultos, dos quais, as mulheres representam cerca de 60% dos casos. Estudos epidemiológicos sugerem que em torno de 1% da população geral seja acometida pela doença, e a forma aguda pode atingir aproximadamente 20% da população pelo menos uma vez na vida.[2,4,10,11]

Quando o agente causador é identificado denomina-se urticária **induzida**, que pode ser desencadeada por fármacos, alimentos, infecções, estímulos físicos (calor, frio, sol, água, pressão); quando o fator desencadeador não é identificado, é chamada urticária **espontânea** ou urticária **idiopática**.[1,3,11,12]

A persistência da doença, assim como a associação dos casos a alterações de imunoglobulinas E (IgE), ou níveis elevados de citocinas pró-inflamatórias, levam autores a classificarem também como uma doença autoimune ou doença inflamatória crônica. Existem, ainda, diversos outros tipos de urticárias com fatores desencadeantes distintos sendo explanados nas seções à frente.[3,10,13]

Em um contexto geral, a urticária é uma doença benigna e autolimitada, caracterizando-se por episódios breves, nos quais o prurido não passa de apenas um incômodo; entretanto cerca de 30% da população experimenta a recorrência de episódios, os quais influenciam nas atividades diárias e no convívio social, causando prejuízos ao sono, ao desempenho profissional e induzindo ao isolamento social por constrangimento da exposição das lesões, podendo ser fator desencadeador de quadros de ansiedade e depressão.[1,2,5,7,13-17]

Essa é uma condição que não causa risco à saúde, porém pode ser sintoma secundário de alguma doença secundária que deve ser investigada, e o aparecimento de angioedema, ocorrido em apenas 10% dos casos, pode indicar o início de anafilaxia, a qual pode ser considerada grave e de risco à vida.[2,11,15]

OBJETIVOS DO CUIDADO FARMACÊUTICO

1. Quando existir a possibilidade de identificar o fator desencadeador da urticária, auxiliar o paciente para que se tenha menor exposição.[4,11,18,19]
2. Promover a melhora da qualidade de vida do paciente, auxiliando no controle dos sintomas, como coceiras e ardências, para que ele tenha condições de retomar suas atividades cotidianas.[2,7,8,12]
3. Auxiliar o paciente na escolha do tratamento mais adequado ao caso, assim como sanar dúvidas sobre seu tratamento, sobre como evitar o agravo, assim como a retomada dos sintomas.[8,14,20-22]
4. Orientar o paciente no manejo de fatores agravantes, como fatores ambientais, estresse, cansaço excessivo, uso de aspirina e alguns anti-inflamatórios não esteroidais (AINEs) que podem agravar a patologia, assim como identificar sinais de alerta para encaminhamento.[2,3,19,23]

CAUSAS, SINAIS, SINTOMAS E ANAMNESE FARMACÊUTICA

O aparecimento de urticárias ocorre pelo desencadeamento da resposta imune na pele, em que algum gatilho resulta na ativação de mastócitos, os quais liberam fatores inflamatórios, como a histamina, que resultam na dilatação dos vasos sanguíneos, aumento da permeabilidade e ativação dos nervos da pele, resultando no aparecimento dos principais sintomas.[1,2,14,16,24]

Essa condição tem variações em suas formas de apresentar-se e seus fatores desencadeadores. Nas urticárias agudas, a reação ocorre muitas vezes por hipersensibilidade, desencadeando uma resposta imunológica, podendo ser mediada por IgE, mas também uma resposta não imunológica, tendo como gatilhos alergias, medicamentos, infecções, entre outros.[1,2,9,10,23,24] A forma crônica da urticária caracteriza-se pela persistência ou recorrência dos sintomas, por muitas vezes não ter se identificado o agente causador ou pela dificuldade de se evitar o agente causador, já que são elementos do convívio diário como: sol, água, temperatura, assim como outros. Apenas cerca de 10% dos agentes causadores conseguem ser identificados nesse tipo de urticária.[1,3,6,7,10,13]

Além das causas mais comuns, novas pesquisas já apontam que a urticária crônica pode ser uma doença autoimune, por identificarem uma desregulação da ativação dos receptores de IgE, que inicia a ativação de mastócitos e basófilos sem que haja influência de um fator externo; porém, há também quem aponte que a cronicidade da doença pode estar relacionada com uma condição inflamatória ou psicológica.[3,8,10,23] A Figura 29.1 apresenta um resumo de grupos, classificações e causas das urticárias crônicas.

Os primeiros sinais das urticárias iniciam-se com **pruridos** e aparecimento de **erupções**; essas lesões podem provocar a sensação de **ardor** ou **queimação**, enquanto o prurido costuma ser muito intenso e causar desconforto e aparece independentemente do período do dia ou da noite, tendo duração de horas; e após o seu desaparecimento, não deixa marcas.[2,4,7,12,16,17]

Essa patologia caracteriza-se pelo aparecimento de **pápulas**, podendo ser localizada, ou generalizada por todo o corpo, sendo compostas por áreas de elevação delimitadas por eritema e edema, envolvendo a derme e a epiderme e são pruriginosas.[1,3,10,15,23]

Essas pápulas podem estar associadas ao aparecimento concomitante de **angioedema**, em que ocorre o inchaço rápido, intenso e localizado, que acomete pálpebra, lábios, língua e garganta, podendo impedir a respiração, trazendo riscos à vida.[1-4,7,11,15,19,25]

A condição física da urticária não apresenta grandes variações de aparência como tem de fatores causadores; com isso, sua identificação deve ser guiada principalmente pelo relato do paciente. Nas urticárias desenvolvidas por fatores alérgicos não locais, ou fatores não identificados (**idiopática**), é comum o aparecimento das pápulas de forma generalizada pelo corpo, com associação mais comum ao angioedema. Nas urticárias alérgicas locais é possível observar o aparecimento das lesões locais, como a elevação de uma picada de inseto.[2,9,10]

Nas urticárias físicas, nas quais há um estímulo mais localizado, pode ocorrer o aparecimento dos eritemas de forma mais localizada à parte do corpo exposta, como partes em que tiveram exposição maior ao frio, ao suor ou ao sol. Locais que sofreram pressão, p. ex.,

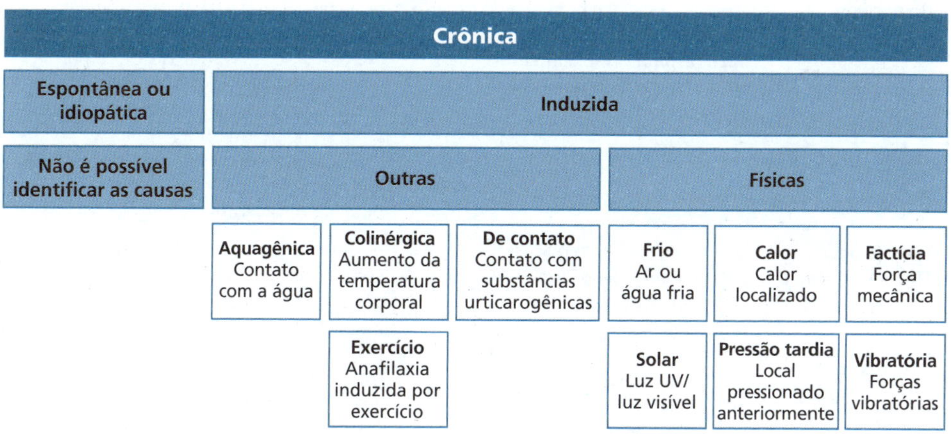

Figura 29.1. Resumo de grupos, classificações e causas das urticárias crônicas.[1,6,9,11,13]

Fonte: Autoria própria.

o elástico da roupa um pouco mais apertada, podem desencadear as lesões sob essas partes.[1,2,10]

O primeiro diferencial que deve ser observado é se a condição apresenta-se aguda ou crônica, tendo o farmacêutico que se atentar sobre a condição aguda estar evoluindo para anafilaxia, a qual necessita de atitudes urgentes, uma vez que representam risco à vida. Outras características devem ser observadas para desconfiar de não se tratar de uma urticária, como:[1,2,26,27]

- Bolhas.
- Escabiose.
- Eritemas figurados.
- Lesões individuais persistentes.
- Ausência de prurido.

A anamnese relacionada com a urticária deve se ater à história relatada pelo paciente, o qual irá guiar o farmacêutico na identificação dos fatores que levaram a essa condição atual, quais atitudes já foram tomadas pelo paciente, quais novas atitudes podem ser abordadas e situações que indicam se o manejo pode ser feito ou se será necessário encaminhamento para atendimento especializado.[1,6,9-11,14,23,25,27]

Informações relacionadas com ocorrências anteriores, duração, reincidência, quais sintomas prevaleceram e a forma como essa doença afetou a vida do paciente auxiliam no diagnóstico da patologia que acomete o paciente. Informações adicionais de outros sintomas que não estão diretamente relacionados com a pele são importantes na identificação de outra doença que possa estar contribuindo para o aparecimento das urticárias (**Quadro 29.1**).[2,15,19,23]

Quadro 29.1
Anamnese farmacêutica em pacientes com febre (Estratégia INDICO)[7,8,10,11,14-16]

Domínio	Perguntas/Investigação*	Observações importantes
Identificação do paciente	Qual a **idade** do paciente? O paciente está em **bom estado geral**? Apresenta alguma **dificuldade para falar, respirar ou se alimentar**? Está conseguindo **exercer suas atividades rotineiras**?	Identificar a idade do paciente auxilia para que se possa falar sobre história dos sintomas e associar a possíveis causas relacionadas com a idade como: menstruação, alterações hormonais. Avaliação da condição do paciente, assim como se o mesmo está em condições de exercer suas atividades básicas, principalmente com a análise dos sintomas de anafilaxia.
Natureza dos sinais e sintomas	O paciente apresenta **placas avermelhadas pelo corpo?** Existe **coceira ou ardências** relacionadas com essas lesões? Tendo ou não lesões eritematosas, o paciente apresenta **inchaços aparentes** nas regiões de olhos, boca e garganta?	A apresentação de placas vermelhas pelo corpo, associadas a coceiras ou ardências são características principais da urticária. Essas lesões podem aparecer em poucas unidades, isoladas ou em toda a superfície do corpo de forma numerosa. Independentemente do aparecimento das lesões, podem ocorrer inchaços, indiciando anafilaxia.

(continua)

Quadro 29.1 (continuação)
Anamnese farmacêutica em pacientes com febre (Estratégia INDICO)[7,8,10,11,14-16]

Domínio	Perguntas/Investigação*	Observações importantes
Duração	**Quando iniciou** o aparecimento das pápulas? Este é o **primeiro episódio**? O paciente conseguiu identificar algum fator no qual ele teve contato **próximo ao início dos sintomas**?	A identificação de quanto tempo o episódio de urticárias iniciou-se, assim como a indicação de este ser o primeiro episódio ou não é fundamental para que se faça o primeiro direcionamento sobre qual o seu tipo. Ocorre a possibilidade de se identificar algum fator desencadeante pela associação do contato com o início dos sintomas.
Iniciou algum tratamento	O paciente já fez uso de algum medicamento durante esse episódio? Caso afirmativo, houve melhora? Quais os **medicamentos usados** anteriormente? O paciente tem alguma **preferência de tratamento**?	A falta de resposta ao uso de anti-histamínicos de primeira escolha requer uma nova avaliação e uma nova abordagem. A falta de resposta ao tratamento farmacológico de primeira e segunda escolha podem indicar uma doença secundária ou algum fator autoimune. A história de tratamentos com resultados positivos e o envolvimento do paciente nessa escolha podem auxiliar uma melhor adesão à terapia medicamentosa pelo paciente.
Comorbidades	O paciente faz **uso de algum medicamento**? Está tratando algum **quadro infeccioso**? Apresenta história familiar de doença **autoimune**? Tem conhecimento de alguma **alergia**?	O uso de medicamentos como AINEs, ou o acometimento de algumas infecções podem resultar no aparecimento de urticárias pela indução da ativação do sistema imunológico. A história de doenças autoimunes e alergias podem auxiliar na identificação dos gatilhos desencadeadores de urticárias.
Outras situações especiais	Consumiu algum novo alimento? Está passando por algum momento de estresse?	Em episódios agudos, tentar correlacionar com uma nova exposição pode abreviar e evitar novos episódios. Em alguns casos, o aparecimento das urticárias está relacionado com períodos de estresse pelo qual o paciente possa estar passando. Tendo esse diagnóstico, é possível manejar a condição dando maior atenção às condições psicológicas.

** Perguntas sugestivas. Não têm finalidade diagnóstica e sim para melhor compreensão do caso e identificação de potenciais sinais de alerta para encaminhamento.*
Fonte: Autoria própria.

INTERVENÇÕES NÃO FARMACOLÓGICAS

O manejo das urticárias é um processo gradual, pois se trata de uma doença multifatorial cuja remissão exige investigação com base na história do paciente, analisando possíveis fatores desencadeantes e realizando uma avaliação clínica adequada. O tratamento não farmacológico pode proporcionar conforto e alívio durante crises, sendo alternativa para pacientes que não respondem bem à terapia medicamentosa ou como complemento para reduzir os sintomas até a resolução da doença. Orientar o paciente a evitar gatilhos, como alguns alimentos, mudanças de temperatura e medicamentos populares, além de adotar um estilo de vida saudável, pode ajudar a reduzir o aparecimento das lesões e o desconforto dos sintomas. Na urticária aguda, o manejo não farmacológico inclui evitar gatilhos e aliviar os sintomas, pois as lesões geralmente desaparecem em 24 horas ou, no máximo, em algumas semanas.[1,2,15,19,26]

Para o alívio imediato dos pruridos e do incômodo causado pelas lesões algumas abordagens que auxiliam são:[1,12,19,26]

- Banho morno.
- Cremes calmantes ou de mentol.
- Pó de resfriamento.
- Toalhas refrescantes.
- Compressas geladas.

O manejo não farmacológico da urticária crônica inclui diversas opções, além das previamente mencionadas, pois se trata de uma condição persistente que pode levar anos para remitir completamente. Essa condição afeta significativamente a vida do paciente, que precisa manter suas atividades diárias, pessoais e sociais, enquanto lida com os incômodos e constrangimentos causados pela doença, além do estresse constante das coceiras e frustrações. Em virtude da vasta possibilidade de fatores desencadeantes, muitos dos quais não são identificados, as opções de tratamento são controversas, especialmente as alternativas não farmacológicas.[3,8,15,23]

A maioria dos estudos relacionados com alternativas de tratamentos, como fototerapia, acupuntura e terapia cognitivo-comportamental, não tem metodologias bem delimitadas ou comprovações de que seus usos são determinantes na resolução da doença. No entanto, esses mesmos estudos mostram bons resultados no alívio dos sintomas, o que pode favorecer a cura da urticária.[15-17,19,22,28,29]

A **fototerapia** é uma opção para o tratamento das urticárias, especialmente em casos em que os pacientes não respondem adequadamente à terapia medicamentosa, sendo recomendada como adjuvante aos anti-histamínicos. Em um estudo randomizado com observador cego, foi abordada a possibilidade de se utilizar essa terapia em casos persistentes e que falharam ou responderam pouco à terapia medicamentosa, ressaltando a evidência de eficácia, embora de forma limitada. Sua utilização consiste na exposição da pele a raios ultravioleta B e A, o que induz à menor ativação das histaminas.[16,19,24,30,31]

A utilização de opções da medicina chinesa, como **acupuntura e auriculoterapia**, tem sido bem aceita por apresentar bons resultados. A ativação de pontos específicos aumenta a circulação local e ativa substâncias semelhantes à endorfina, promovendo a sensação de relaxamento e bem-estar, além de bloquear o envio de sinais de dor e coceira. Isso melhora o estado geral do paciente e reduz fatores como estresse e ansiedade, que pioram os sintomas. Em um estudo randomizado, controlado por simulação, com avaliador e paciente cegos e *design* clínico paralelo, 60 pacientes receberam o tratamento por quatro semanas, observando-se uma redução das lesões e diminuição dos pruridos. No entanto, os resultados são limitados em virtude do pequeno grupo avaliado. A indicação dessa terapia demonstra bons resultados, sem relatos de efeitos adversos severos.[15,29,32,33]

Fatores como estresse, ansiedade e depressão podem desencadear o aparecimento das lesões e piorar as existentes, pois influenciam a ativação recorrente do sistema nervoso central, enviando constantemente sinais para a pele que ativam a histamina e iniciam as crises. Foram observadas respostas favoráveis na diminuição dos sintomas com o auxílio da **terapia cognitivo-comportamental**. Essa terapia tem como objetivo a identificação dos fatores psicológicos e a orientação sobre como o paciente pode controlar suas emoções, reduzindo, assim, a ativação dos imunomoduladores e o aparecimento dos sintomas. No **Quadro 29.2** há um resumo de evidências das intervenções não farmacológicas para urticaria.[19,22,26,28,33,34]

Quadro 29.2
Resumo de evidências das intervenções não farmacológicas para urticária[2,15,16,19,23,28-36]

Conduta	Embasamento técnico	GRADE	
		Nível de evidência	Grau de recomendação
Educação preventiva	Por se tratar de uma doença desencadeada por fatores que induzem a ativação de mediadores, resultando no aparecimento de pápulas e outros sintomas relacionados com urticárias, a educação do paciente é fundamental para o controle e a remissão da doença. No acometimento agudo, é mais fácil identificar o gatilho que deu início ao surto, sendo necessário orientar o paciente sobre a importância de se evitar esse fator desencadeador para prevenir uma resposta exacerbada e o risco de anafilaxia. Na condição crônica, além de orientações sobre a não exposição aos gatilhos, é importante instruir o paciente sobre outras atitudes associadas ao cuidado com a saúde que possam interferir na remissão da doença, como controle do estresse, alimentação e consumo de álcool.	Alto ●●●●	Forte
Abordagens de alívio imediato	Algumas abordagens podem ajudar no alívio dos sintomas, tendo sua ação principal no alívio das coceiras e das lesões, representando um passo importante no caminho para a remissão da doença pelo controle dos seus sintomas. Essas abordagens incluem: banho morno, cremes calmantes ou de mentol, pó de resfriamento, toalhas refrescantes e compressas geladas. Como algumas dessas abordagens podem estar relacionadas com os agentes causadores da urticária, como aquagênica, por frio, calor ou pressão, essas indicações de alívio devem ser direcionadas para os casos que não estão dentro desses nichos.	Baixo ●●○○	Fraco ?

(continua)

Quadro 29.2 (continuação)

Resumo de evidências das intervenções não farmacológicas para urticária[2,15,16,19,23,28-36]

Conduta	Embasamento técnico	GRADE	
		Nível de evidência	Grau de recomendação
Fototerapia	A utilização da fototerapia auxilia na remissão das urticárias, exceto em casos de urticárias físicas, vasculites e angioedemas isolados, pois tem como alvo células mediadoras de histaminas, reduzindo sua ativação e melhorando o quadro clínico. É uma boa opção para urticária refratária e para pacientes com alguma intolerância aos medicamentos indicados para o tratamento. No entanto, sua indicação é como um auxiliar à terapia medicamentosa, principalmente aos anti-histamínicos.	Baixo	Fraco
Acupuntura	Acupuntura e a auriculoterapia têm como finalidade reduzir pruridos, ativando substâncias semelhantes à endorfina que bloqueiam a transmissão dos sinais de coceira e dor. Essas terapias regulam a imunidade humoral nervosa, auxiliando na redução da produção de histaminas e imunoglobulinas E, que desencadeiam os sintomas. Embora estudos sobre seu uso tenham evidências limitadas em decorrência das dificuldades na execução dos protocolos, todos indicam melhora clínica e até remissão dos sintomas, seja a acupuntura usada isoladamente ou como adjuvante à terapia medicamentosa. Além disso, essas terapias não produzem efeitos adversos relevantes, sendo consideradas seguras.	Baixo	Forte
Terapia cognitivo-comportamental	A urticária, uma condição multifatorial e, muitas vezes, crônica, pode persistir por meses ou até anos, afetando significativamente a vida dos pacientes. O tratamento dessa condição pode envolver aspectos psicológicos, especialmente na urticária crônica idiopática, em que a terapia cognitivo-comportamental pode ajudar na remissão da doença ao abordar possíveis causas emocionais subjacentes. Mesmo na urticária crônica induzida, os fatores emocionais podem exacerbá-la, influenciando os sintomas. Independentemente do tipo de urticária, mudanças significativas no humor podem ativar o eixo hipotálamo-pituitária-adrenal, desencadeando respostas imunológicas que resultam na liberação de histaminas e IgE, provocando as lesões cutâneas características. O acompanhamento psicoterápico visa regular essas respostas fisiológicas, reduzindo o estresse, a ansiedade e outros fatores contribuintes, para minimizar o impacto da doença e controlar o aparecimento das lesões cutâneas.	Moderado	Forte

Fonte: Autoria própria.

INTERVENÇÕES FARMACOLÓGICAS

O manejo farmacológico das urticárias segue uma abordagem terapêutica focada no alívio dos sintomas até a remissão da doença. A utilização de **anti-histamínicos de segunda geração (não sedativos)** como primeira linha de tratamento é amplamente recomendada por revisões sistemáticas do tema, garantindo a resolução da doença em mais de 50% dos casos na primeira linha de tratamento. Além disso, outras opções terapêuticas, como corticosteroides e ciclosporina, são mencionadas para casos específicos, porém o foco principal dessas diretrizes permanece na primeira linha de tratamento para urticárias agudas, estendendo-se até a segunda linha para urticárias crônicas.[1,2,14,18,26]

O manejo farmacológico das urticárias visa principalmente reduzir os efeitos da histamina, um dos principais responsáveis pelos sintomas, além da influência de outros mediadores como IgE, leucotrienos e citocinas, conforme evidenciado por diversas pesquisas. A terapia medicamentosa envolve ajustes na classe de **anti-histamínicos de segunda geração**, modificação de doses e, em alguns casos, o uso de outras classes de medicamentos como tratamentos adicionais ou alternativos, conforme a resposta individual do paciente.[14,18,26,33]

É importante que os pacientes tenham opções de diferentes anti-histamínicos da mesma geração antes de considerar outras linhas de tratamento, em virtude das variações individuais e possíveis tolerâncias. Em casos de comprometimento das vias respiratórias ou suspeita de anafilaxia, medidas emergenciais, como acesso intravenoso e, em alguns casos, administração de **adrenalina**, devem ser tomadas imediatamente, com encaminhamento para atendimento de emergência.[2,8-10]

Nas urticárias crônicas, a terapia inicial padrão recomenda o uso de anti-histamínicos de segunda geração em dose padrão, em virtude de sua alta eficácia e mínimos efeitos adversos.[7,15]

A **levocetirizina**, na dose de 20 mg por dia, demonstrou alta eficácia na completa remissão da urticária em comparação ao placebo em aproximadamente duas semanas ou menos. Dosagens menores, como 5 mg, mostraram-se menos eficazes em tratamentos de curto prazo, mas foram relativamente eficazes quando utilizadas por períodos prolongados, superiores a três semanas. A **cetirizina**, na dose de 10 mg uma vez ao dia, também apresentou resultados bons a excelentes em tratamentos de curto a médio prazo, superiores a três meses.

Tanto a **loratadina** (10 mg ao dia) quanto a **desloratadina** (5 mg ao dia) demonstraram eficácia na remissão das urticárias, sem diferenças significativas entre elas, assim como entre **loratadina** (10 mg) e **cetirizina** (10 mg). Na comparação entre **levocetirizina** (5 mg a 20 mg) e **desloratadina** (5 mg a 20 mg), a **levocetirizina** mostrou melhores resultados. A **fexofenadina** 180 mg uma vez ao dia também foi eficaz na remissão da urticária, porém a **cetirizina** (10 mg) demonstrou maior eficácia em comparação direta.[7,15,33,37]

Para casos em que o tratamento com doses padrão não apresentam melhoras significativas, recomenda-se encaminhamento médico que, inclusive, pode adotar uma segunda linha terapêutica, preconiza o aumento da dose para **quatro vezes a dose mínima licenciada**, podendo ser mais efetivo em decorrência do aumento dos efeitos antialérgicos e anti-inflamatórios, mantendo a segurança terapêutica e sem aumentar os efeitos adversos.[1,7,14,16-18]

Uma revisão sistemática com foco na eficácia e segurança do aumento de doses de anti-histamínicos demonstrou que esse aumento, até quatro vezes a dose mínima licenciada, foi efetivo em diversos casos e com diferentes medicamentos, sem aumentar significativamente os efeitos adversos.[41,42] No entanto, para loratadina e desloratadina, o aumento de dose não mostrou efeito significativo na melhora do prurido e das lesões, as evidências foram consideradas de baixa qualidade e necessitam de mais estudos.[38-40]

Por outro lado, para cetirizina e levocetirizina, há evidências de que o aumento gradual da dose pode melhorar significativamente o prurido e as lesões, comparado ao placebo. Recomenda-se iniciar com a dose mínima e aumentar gradualmente até quatro vezes essa dose, geralmente de 5 mg até 20 mg por dia, com aumento de 5 mg por semana. A maioria dos pacientes experimenta melhora dos sintomas antes de atingir a dose máxima. Não foram encontradas contraindicações significativas relacionadas com os efeitos adversos em virtude do aumento da dose. Apesar da eficácia e segurança observadas, as limitações nos estudos sugerem cautela na escolha e monitoramento desses tratamentos.[38-40]

A fexofenadina mostrou-se mais efetiva e segura quando o aumento de dose foi considerado no manejo da urticária, com estudos relatando remissão dos sintomas em até 80%. Efeitos adversos comuns à dose padrão foram observados em todas as doses aumentadas, mas sem sinais de agravação dos sintomas, indicando uma prática clínica robusta. A prescrição da fexofenadina começa com 60 mg uma vez ao dia, aumentando para 120 mg, 180 mg e até 240 mg diariamente, com recomendação de aumento semanal, sendo a dose de 180 mg ao dia considerada ideal para observar a melhora dos sintomas.[38-40]

A **terceira linha de tratamento** não está dentro do campo de manejo pelo farmacêutico, mas segue para uma vertente com foco na imunomodulação, com a indicação de uso do mais novo tratamento para a remissão das urticárias, aprovado em 2014 nos Estados Unidos, a utilização de anticorpo monoclonal humanizado (**omalizumabe**). Seu mecanismo ainda não está totalmente esclarecido no tratamento das urticárias, mas sabe-se que ocorre interação com IgE, diminuindo, assim, sua afinidade pelos receptores em mastócitos. Esse é um tratamento que se mostrou muito eficaz na remissão das urticárias refratárias, com baixos efeitos adversos, tendo estudos de alta qualidade e forte indicação de uso.[1,3,7,8,15,16,26]

Porém, esse é um tratamento que ainda tem limitações de acesso à população, em virtude do seu alto custo e da necessidade de acompanhamento médico. O uso de **ciclosporina** também pode ser alternativa como terceira linha de tratamento das urticárias refratárias.[3,14-16,18,19,26,41]

A persistência das crises recorrentes da urticária e a falta de resposta adequada aos tratamentos medicamentosos padrão levaram à busca por alternativas terapêuticas para alcançar a remissão da doença. No entanto, o manejo dessas alternativas não está dentro do escopo de prática do farmacêutico, sendo necessário encaminhamento para atendimento especializado.[2,3,14,22]

Existem estudos que investigam outras medicações como opções para o tratamento das urticárias, que podem ser utilizadas em combinação ou independentemente dos anti-histamínicos. Estas incluem antileucotrienos, antagonistas de interleucina 1 (como canaquinumabe), outros imunossupressores (como metotrexato), além de medicamentos como dapsona, hidroxicloroquina, sulfasalazina e colchicina. No entanto, as evidências sobre a eficácia dessas opções são limitadas e requerem mais investigação.[8,19,27,31]

Para casos de exacerbação dos sintomas, o uso concomitante de **corticosteroides orais** pode ser considerado para controlar pruridos, erupções cutâneas e inchaços. Essa terapia requer prescrição médica, porém o farmacêutico está capacitado para orientar o paciente sobre o uso e acompanhar os resultados, encaminhando para atendimento especializado caso não haja melhora no quadro. Apesar de os corticosteroides orais serem recomendados para o tratamento, os **corticosteroides tópicos** não têm evidências de eficácia e não são indicados para o tratamento das urticárias.[1,2,8,10,19,26]

O **Quadro 29.3** apresenta o resumo das intervenções farmacológicas para urticárias.

Quadro 29.3

Resumo das intervenções farmacológicas para urticárias[16,26,37,41-43]

Medicamento	Apresentações*	Uso padrão	Orientações ao paciente	Alertas	GRADE – Nível de evidência	GRADE – Grau de recomendação
Loratadina $$$$ MIP SUS	**Comprimido** 10 mg **Xarope** 1 mg/mL (Claritin® e Loratamed®)	**ADULTOS:** 1 comprimido de loratadina (10 mg) 1 vez por dia. Não administrar mais de 1 comprimido em 24 horas. **CRIANÇAS:** **Maiores de 12 anos:** Para comprimidos: seguir a mesma posologia indicada para adultos. Para xarope: 10 mL 1 vez por dia. **De 2 a 12 anos:** Até 30 kg, 5 mL 1 vez por dia. Mais de 30 kg, 10 mL 1 vez por dia.	"Comprimidos de 10 mg são contraindicados para menores de 12 anos". "Não apresenta efeito aditivo com bebidas alcoólicas". "Não influencia capacidade de conduzir veículos ou operar máquinas".	Gravidez e lactação. Pacientes com doença no fígado ou insuficiência renal devem fazer ajuste de dose. Possível reação alérgica ou incomum a qualquer um dos componentes da fórmula.	Alto	Forte
Desloratadina $$$$ MIP	**Comprimido** 5 mg **Xarope** 0,5 mg/mL (Esalerg® e Desalex®)	**ADULTOS:** 1 comprimido de desloratadina (5 mg) 1 vez por dia. Não administrar mais de 1 comprimido em 24 horas. **CRIANÇAS:** **Maiores de 12 anos:** Para comprimidos: seguir a mesma posologia indicada para adultos. Para xarope: 10 mL 1 vez por dia. **Maiores de 12 anos:** 10 mL 1 vez por dia. De 6 a 11 anos: 5 mL 1 vez por dia. De 1 a 5 anos: 2,5 mL 1 vez por dia.	"Se você se esquecer de tomar o xarope, tome-o assim que se lembrar. Não tome dose dobrada para compensar a dose esquecida". "Não apresenta efeito aditivo com bebidas alcoólicas". "Não influencia capacidade de conduzir veículos ou operar máquinas".	Apesar de nem todos eventos adversos ocorrerem, você deve procurar atendimento médico caso algum deles ocorra. Não existem precauções específicas para o uso de desloratadina.	Alto	Forte

(continua)

Quadro 29.3 (continuação)
Resumo das intervenções farmacológicas para urticárias[16,26,37,41-43]

Medicamento	Apresentações*	Uso padrão	Orientações ao paciente	Alertas	GRADE	
					Nível de evidência	Grau de recomendação
Levocetirizina $$$$ MIP	**Comprimido** 5 mg	**ADULTOS**: A dose diária recomendada é de 5 mg (1 comprimido), por via oral, a cada 24 horas (1 vez por dia). Dose máxima: 5 mg/dia (1 comprimidos de 5 mg). **CRIANÇAS:** **Maiores de 12 anos:** Seguir a mesma posologia indicada para adultos. **De 6 a 12 anos:** Seguir a mesma posologia indicada para adultos.	"Não utilizar caso história de alergia à composição". "Pode aumentar a retenção urinária". "Precaução no uso concomitante com álcool". "Esse medicamento pode diminuir a atenção caso seja utilizado com outras substâncias depressoras do sistema nervoso central".	Contraindicado em pacientes com insuficiência renal. Pode causar agravamento de convulsões. Em pacientes com mais de 60 anos poderá causar maior sonolência, vertigem e pressão baixa. Os antialérgicos podem causar excitação em crianças.	Alto ●●●●	Forte ✓
Cetirizina $$$$ MIP	**Comprimido** 10 mg **Suspensão oral** 1 mg/mL (Zyrtec® e Zetalerg®)	**ADULTOS:** 180 mg, 1 vez por dia (1 comprimido de 180 mg). Dose máxima recomendada: 1 comprimido de 180 mg. **Dose máxima ainda não estabelecida.** **CRIANÇAS:** **De 2 a 12 anos:** 30 mg (5 mL) 2 vezes por dia. **Dose máxima ainda não estabelecida.** **De 6 meses a menos de 2 anos:** 15 mg (2,5 mL) 2 vezes por dia. **Dose máxima ainda não estabelecida.**	"Comprimidos de 180 mg são contraindicados para menores de 12 anos". "Evitar a administração junto com alimentos ricos em gordura". "Recomenda-se que o medicamento seja ingerido com água, evitando a ingestão do medicamento junto com sucos de fruta". "Para suspensão, utilizar seringa dosadora".	Contraindicado para pacientes com insuficiência renal grave, com *clearance* de creatinina inferior a 10 mL/min. Pode aumentar o risco de retenção urinária. Recomenda-se cautela na prescrição de cetirizina para mulheres grávidas.	Alto ●●●●	Forte ✓

(continua)

Quadro 29.3 (continuação)

Resumo das intervenções farmacológicas para urticárias[16,26,37,41-43]

Medicamento	Apresentações*	Uso padrão	Orientações ao paciente	Alertas	GRADE: Nível de evidência	GRADE: Grau de recomendação
Fexofenadina \$\$\$\$ MIP	**Comprimido** 180 mg **Suspensão oral** 6 mg/mL (Allegra®)	**ADULTOS:** 180 mg, uma vez ao dia (1 comprimido de 180 mg). Dose máxima recomendada: 1 comprimido de 180 mg. **Dose máxima ainda não estabelecida.** **CRIANÇAS:** **De 2 a 12 anos:** 30 mg (5 mL) 2 vezes por dia. **Dose máxima ainda não estabelecida.** **De 6 meses a menos de 2 anos:** 15 mg (2,5 mL) 2 vezes por dia. **Dose máxima ainda não estabelecida.**	"Comprimidos de 180 mg são contraindicados para menores de 12 anos". "Evitar a administração junto com alimentos ricos em gordura". "Recomenda-se que o medicamento seja ingerido com água, evitando-se a ingestão do medicamento junto com sucos de fruta". "Para suspensão, utilizar seringa dosadora".	Administração de um antiácido que contenha hidróxido de alumínio e magnésio, aproximadamente 15 minutos antes do cloridrato de fexofenadina, causou uma redução na absorção do medicamento. Para o xarope atentar-se para pacientes diabéticos em decorrência da presença de 200 mg/mL de sacarose na formulação.	**Alto**	**Forte**
Prednisolona \$\$\$\$ SUS	**Comprimido** 5 mg, 20 mg e 40 mg	**ADULTO:** Dose inicial pode variar de 5 mg a 60 mg por dia. Dose máxima: 80 mg/dia. (2 comprimidos de 40 mg, ou 4 comprimidos de 20 mg ou 16 de 5 mg). **CRIANÇAS:** 0,5 mg a 1 mg, por kg, por dia. Para bebês e crianças, a dose recomendada deve ser controlada pela resposta clínica e não pela adesão estrita ao valor indicado pelos fatores idade e peso corporal.	"Contraindicado caso o paciente apresente história de alergia aos componentes da fórmula". "Contraindicado em caso de infecções fúngicas sistêmicas ou não controladas". "Ajuste de dose em caso de pacientes hepáticos".	Pacientes idosos são mais suscetíveis aos efeitos adversos. A prednisolona deve ser administrada com cautela em mulheres amamentando. Não ingerir bebida alcóolica durante o tratamento, risco de ulceração gastrointestinal. Não fazer uso concomitante com fármacos anti-inflamatórios não esteroidais.	**Moderado**	**Forte**

*Nomes comerciais listados foram incluídos no intuito de facilitar a identificação dos itens e evitar erros de seleção; é desaconselhável utilizá-los em prescrições ou no processo de orientação farmacêutica. Marcas foram incluídas de forma circunstancial e pode haver outras disponíveis no mercado não listadas. Fonte: Autoria própria.

SINAIS DE ALERTA E ENCAMINHAMENTOS

Conforme relatado, um dos principais sintomas associados à urticária é o angioedema, caracterizado por inchaços na região da face, incluindo olhos, boca, língua, podendo afetar outras áreas como mãos e pés, ocorrendo em cerca de 40% dos casos. A localização na boca e na língua requer atenção especial em virtude do risco de obstrução das vias aéreas.[2,6,10,16,26]

Durante a avaliação inicial, o profissional de saúde deve realizar um exame físico detalhado para avaliar a gravidade do inchaço nos lábios e na língua, além de investigar sintomas como desconforto torácico, voz rouca, redução da pressão arterial e dores abdominais. A presença de pelo menos um desses sintomas, que ocorre em minutos ou horas, junto com os sinais clássicos de angioedema, indica anafilaxia, exigindo encaminhamento para tratamento especializado.[10,25-27]

Um dos desencadeadores comuns de anafilaxia, que pode levar ao choque anafilático, é a exposição a alérgenos, que podem ser de natureza medicamentosa, alimentar, ambiental, entre outros. A primeira medida crucial é evitar essa exposição, e pacientes que mostram sinais de piora devem ser tratados imediatamente. A dificuldade respiratória é um sintoma-chave que sugere possível evolução para choque anafilático, não apenas em virtude do inchaço na boca e na língua, mas também pela inflamação das mucosas, que pode afetar a glote, bloqueando a passagem de ar, reduzindo a oxigenação e a pressão arterial sistêmica. Outros sintomas a serem observados incluem náuseas, vômitos, dores abdominais e desmaios.[2,9,10,16,44]

Algumas doenças apresentam lesões cutâneas semelhantes à urticária, mas com características distintas que exigem atenção especializada. Por exemplo, a urticária vasculite é uma forma rara de urticária crônica que envolve os vasos sanguíneos. Ao contrário da urticária comum, as lesões na urticária vasculite tendem a persistir ou evoluir, muitas vezes apresentando componentes hemorrágicos e sendo dolorosas, com ausência de prurido, típico da urticária convencional.[1,10,44,45]

É importante estar atento a lesões cutâneas que não respondem ao tratamento com anti-histamínicos ou que apresentam prurido reduzido, pois isso pode indicar uma condição diferente. Além disso, febres recorrentes podem sugerir uma doença sistêmica associada, que necessita de investigação adicional.[1,8]

O **Quadro 29.4** apresenta sinais de alerta para encaminhamento de paciente com urticária.

Quadro 29.4 Sinais de alerta para encaminhamento de paciente com urticária[1,2,8,24-26,44]	
Palavra-chave	**Sinais de alerta**
Angioedema de língua e boca	O aparecimento de angioedema na **região da língua e da boca** pode causar um sério risco à vida do paciente, já que essa condição pode **obstruir as vias aéreas** e impedir ou dificultar significativamente a oxigenação.
Desconforto torácico	Dentro do diagnóstico de angioedema o relato de desconforto torácico do paciente deve ser levado em consideração, já que esse sintoma pode indicar **menor entrada de ar**, sendo necessário mais **força para efetuar a respiração**, ou pode indicar o aparecimento de **broncoespasmos**.
Dores abdominais	O aparecimento de dores abdominais, podendo também ocorrer quadros de diarreia, são indicadores de anafilaxia, já que a evolução de uma reação alérgica pode liberar substâncias inflamatórias no trato gastrointestinal.
Queda da pressão arterial	A queda da pressão arterial pode ocorrer pela diminuição da oxigenação sistêmica.
Lesões dolorosas	O aparecimento de lesões dolorosas na urticária vasculite ressalta-se pelo profundo angioedema correlacionado, juntamente com as alterações vasculares que causam pequenos derrames nas lesões.
Não regressão das lesões	A não regressão das lesões é um sinal de alerta para melhor avaliação das lesões, podendo levar em consideração que essas lesões não sejam relacionadas com urticárias.
Febre recorrente	Quadros febris não são sintomas relatados em casos de urticárias, devendo, assim, o profissional de saúde atentar-se para uma possível doença subjacente.

Fonte: Autoria própria.

MONITORAMENTO DOS RESULTADOS

A urticária é uma condição que pode apresentar remissão espontânea em virtude de sua natureza etiológica. Portanto, a resolução da doença não depende exclusivamente dos tratamentos aplicados, que visam controlar os sintomas, melhorar a qualidade de vida dos pacientes e, eventualmente, alcançar a remissão completa.[13,17,19,31]

Em casos de urticária aguda, identificar o fator desencadeador por meio da anamnese pode acelerar a resolução dos sintomas. Geralmente, as lesões desaparecem dentro de 24 horas e o angioedema em até 72 horas, com remissão completa, geralmente, em 1 a 2 semanas.[1,3,18]

Na urticária crônica, os sintomas podem persistir e, em alguns casos, evoluir, independentemente da identificação do fator desencadeador. Avaliar regularmente as características da urticária e a intensidade dos sintomas é crucial para monitorar o progresso do controle da doença. Recomenda-se utilizar ferramentas de autoavaliação como o UCT (*Urticaria Control Test*) (Quadro 29.5), que permite ao paciente e ao profissional de saúde perceberem se houve melhora na condição.[8,14,18,26]

Quadro 29.5 Teste de Controle da Urticária (*Urticaria Control Test*, UCT)	
1. Quanto você sofreu com os sintomas físicos da urticária (coceira, empolação e/ou inchaço) nas últimas 4 semanas?	( ) Bastante ( ) Muito ( ) Muito ( ) Pouco ( ) Nada
2. Quanto a sua qualidade de vida foi afetada negativamente por causa da urticária nas últimas 4 semanas?	( ) Bastante ( ) Muito ( ) Muito ( ) Pouco ( ) Nada
3. Com que frequência o seu tratamento para urticária não foi suficiente para controlar os sintomas nas últimas 4 semanas?	( ) Bastante ( ) Muito ( ) Muito ( ) Pouco ( ) Nada
4. De maneira geral, o quanto você conseguiu ter a sua urticária sob controle nas últimas 4 semanas?	( ) Bastante ( ) Muito ( ) Muito ( ) Pouco ( ) Nada
Interpretação do UCT: O questionário tem cinco opções de respostas para cada pergunta, as quais vão desde bastante (nota 0), muito (nota 1), mais ou menos (nota 2), pouco (nota 3) e nada (nota 4). O escore total do UCT, nessa versão curta de quatro perguntas, varia de um valor mínimo 0 (zero, doença totalmente sem controle) e no máximo 16 (controle melhor possível da urticária).	

Fonte: Abdalla, (2022).[14]

Referências bibliográficas

1. Wedi B, Wieczorek D, Raap U, Kapp A. Urticaria. J Dtsch Dermatol Ges. 2014;12(11):1-13.
2. Schaefer P. Acute and chronic urticaria: evaluation and treatment. Am Fam Physician. 2017;95(11):717-24.
3. Bracken SJ, Abraham S, MacLeod AS. Autoimmune theories of chronic spontaneous urticaria. Front Immunol. 2019;10(MAR):1-10.
4. Wong HK. Urticária: princípios básicos da prática, fisiopatologia. 2020;1-9.
5. Yao Q, Zhang X, Mu Y, Liu Y, An Y, Zhao B. Bloodletting therapy for treating patients with chronic urticaria. Medicine. 2019;98(7):e14541.
6. Xi SC, Fernandez JM, Ipenburg NA, Zuuren EJ. Chronic urticaria. Dynamed. 2023.
7. Dressler C, Werner RN, Eisert L, Zuberbier T, Nast A, Maurer M. Chronic inducible urticaria: a systematic review of treatment options. J Allergy Clin Immunol. 2018;141(5):1726-34.
8. Ferrer M, Bartra J, Giménez-Arnau A, Jauregui I, Labrador-Horrillo M, Ortiz de Frutos J, et al. Management of urticaria: Not too complicated, not too simple. Clin Exp Allergy. 2015;45(4):731-43.
9. Lipner SR, Fernandez JM, Ipenburg NA, Zuuren EJ. Acute Urticaria. Dynamed. 2023.
10. W WS, Arruda L. Urticária e angioedema. BMJ Best Pract. 2008.
11. Lima SO, Rodrigues CS. Physical urticaria: review. 2008;(1):220-6.
12. Brasil. Ministério da Saúde. Biblioteca Virtual em Saúde: Urticária. 2019. Disponível na Internet: https://bvsms.saude.gov.br/urticaria/.
13. Grattan C. As urticárias: fisiopatologia e manejo. Clin Med (London). 2012;164-7.
14. Martinez B, Abdalla Z, Jardim RF, Ii C, Ricardo P, Iii C. Urticária crônica espontânea nos adultos: diagnóstico e terapêutica no presente e futuro. Uma revisão narrativa. 2022; Disponível na Internet: https://orcid.org/0000-0003-2482-3047.

15. Shi Y, Zhou S, Zheng Q, Huang Y, Hao P, Xu M, et al. Systematic reviews of pharmacological and non-pharmacological treatments for patients with chronic urticaria: An umbrella systematic review. Medicine (United States). 2019;98(20).
16. Khan D. Chronic spontaneous urticaria: Treatment of refractory symptoms. UpToDate. 2020.
17. ENA S. Urticária. Sociedade Brasileira de Dermatologia. 2020.
18. Criado PR, Maruta CW, Alchorne A de O de A, Ramos AMC, Gontijo B, Dos Santos JB, et al. Consensus on the diagnostic and therapeutic management of chronic spontaneous urticaria in adults – Brazilian society of dermatology. An Bras Dermatol. 2019; 94(2):56-66.
19. Yadav S, Bajaj AK. Management of difficult urticaria. Indian J Dermatol. 2009 Jul;54(3):275-9.
20. Brasil. Ministério da Saúde. Cuidado farmacêutico na atenção básica. Caderno 1: Serviços farmacêuticos na atenção básica à saúde [Internet]. 2014. Disponível na Internet: http://editora.saude.gov.br.
21. Destro DR, Vale SA do, Brito MJM, Chemello C. Desafios para o cuidado farmacêutico na Atenção Primária à Saúde. Physis: Rev Saude Colet. 2021;31.
22. Ben-Shoshan M, Blinderman I, Raz A. Psychosocial factors and chronic spontaneous urticaria: A systematic review. Allergy. 2013;68(2):131-41.
23. Soria A, Francès C. Urticaires: Diagnostic, prise en charge et traitement. Revue Med Interne. 2014; 35(9):586-94.
24. Ghosh S. What'S new in urticaria? Indian J Dermatol. 2009 Jul;54(3):280-2.
25. Fernadez JM, Gupta R, Zuuren EJ, Randall D. Angioedema. Dynamed. 2023.
26. Kulthanan K, Tuchinda P, Chularojanamontri L, Chanyachailert P, Korkij W, Chunharas A, et al. Allergy and immunology clinical practice guideline for diagnosis and management of urticaria. Asian Pac J Allergy Immunol. 2016;34(3):190-200.
27. DynaMed. Ipswich (MA): EBSCO Information Services. 1995 - . Record No. T113858 A[. Anaphylaxis. 2018.
28. Konstantinou GN, Konstantinou GN. Psychiatric comorbidity in chronic urticaria patients: a systematic review and meta-analysis. Clin Transl Allergy. 2019;9:42.
29. Zhou S, Zhao R, Xue M. Treatment of acute urticaria with acupuncture. Medicine. 2020;99(29):e21093.
30. Juhlin L. Alternative treatments for severely affected patients with urticaria. J Investig Dermatol Symp Proc. 2001;6(2):157-9.
31. Vena GA, Maurer M, Cassano N, Zuberbier T. Alternative treatments for chronic spontaneous urticaria beyond the guideline algorithm. Curr Opin Allergy Clin Immunol. 2017;17(4).
32. Zhu L, Kim Y, Yang Z. The application of auriculotherapy to the treatment of chronic spontaneous urticaria: a systematic review and meta-analysis. J Acupunct Meridian Stud. 2018;11(6):343-54.
33. Kulthanan K, Church MK, Grekowitz EM, Hawro T, Kiefer LA, Munprom K, et al. Evidence for histamine release in chronic inducible urticaria – a systematic review. Front Immunol. 2022;13:901851.
34. Pondeljak N, Lugović-Mihić L. Stress-induced Interaction of Skin Immune Cells, Hormones, and Neurotransmitters. Clin Ther. 2020;42(5):757-70.
35. Shi Y, Zheng H, Zhou S, Zheng Q, Zhang L, Xiao X, et al. Efficacy and safety of acupuncture for patients with chronic urticaria: Study protocol of a randomized, sham-controlled pilot trial. Trials. 2019;20(1):1-11.
36. Yao Q, Li S, Liu X, Qin Z, Liu Z. The Effectiveness and Safety of Acupuncture for Patients with Chronic Urticaria: A Systematic Review. Biomed Res Int. 2016; 2016(1):5191729.
37. Sharma M, Bennett C, Cohen SN, Carter B. H1-antihistamines for chronic spontaneous urticaria. Cochrane Database Syst Rev. 2014;2014(11):CD006137.
38. Xiao X, Xue P, Shi Y, Yao J, Cao W, Zhang L, et al. The efficacy and safety of high-dose nonsedating antihistamines in chronic spontaneous urticaria: a systematic review and meta-analysis of randomized clinical trials. BMC Pharmacol Toxicol. 2023 Dec 1;24(1).
39. Iriarte Sotés P, Armisén M, Usero-Bárcena T, Rodriguez Fernández A, Otero Rivas MM, Gonzalez MT, et al. Efficacy and safety of up-dosing antihistamines in chronic spontaneous urticaria: A systematic review of the literature. J Investig Allergol Clin Immunol. 2021;31(4):282-91.
40. Phinyo P, Koompawichit P, Nochaiwong S, Tovanabutra N, Chiewchanvit S, Chuamanochan M. Comparative efficacy and acceptability of licensed dose second-generation antihistamines in chronic spontaneous urticaria: a network meta-analysis. J Allergy Clin Immunol Pract. 2021;9(2):956-970.e57.
41. Brasil. Ministério da Saúde. Relação nacional de medicamentos essenciais: RENAME [Internet]. 2022. Disponível na Internet: https://www.gov.br/saude/pt-br/assuntos/assistencia.
42. Alexandroff AB, Harman KE. Urticaria: An evidence-based update. Conference report. Br J Dermatol. 2010;163(2):275-8.
43. Conselho Federal de Farmácia. Atenção para a lista atualizada de Medicamentos Isentos de Prescrição. 2022.
44. Saini S. Educação do paciente: Hives (urticária) (além do básico). 2020.
45. Siva C, Fedorowicz Z, Ehrlich A. Urticarial Vasculitis. Dynamed. 2023.

30 Queimaduras Superficiais

Felipe Melo Queiroz • Pamela Alejandra Escalante Saavedra • Bárbara Manuella Cardoso Sodré Alves • Marcela Mofati Boechat • Nara Amanda Laismann • Victória Kethen Santos Pessoa • Gustavo Pereira Calado • Juliana Maria de Albuquerque Vaz • Alice Silva Costa • Isabelle Cristinne Pinto Costa • Rodrigo Fonseca Lima • Rafael Santos Santana

QUEIMADURA

Em quarto lugar entre os traumas mais comuns em todo o mundo, as queimaduras caracterizam-se pela lesão da pele e de tecidos por exposição a um agente estressor, comumente relacionado com o calor excessivo. Diversas causas podem levar a lesões desses tecidos, entre elas: fogo, líquidos quentes, corrente elétrica, agentes químicos, radiação solar e contato com objetos aquecidos.[1-3]

As queimaduras ocorrem em todas as faixas etárias, porém acometem principalmente as crianças e a população com idade avançada, muitas vezes, em acidentes domésticos. Sua gravidade e extensão podem variar desde leves e muito pequenas, quando o autocuidado é suficiente para seu manejo, até as mais graves e profundas, que requerem os procedimentos mais complexos de cuidados e cirurgia.[2,4]

A maior parte das queimaduras em crianças acontece em ambientes domésticos, geralmente provocada por líquidos superaquecidos. Estudos demonstraram que a prevalência foi maior em torno de 1 a 2 anos, e que o principal agente causador é a água quente, com cerca de 37,1% de casos entre a faixa etária de 0 a 5 anos.[5,6]

O álcool também se destaca como um dos agentes que mais causavam queimaduras extensas no país, tanto que a venda de apresentação líquida foi restrita até o início da pandemia de coronavírus, quando a alta demanda justificou a liberação. No Brasil, aspectos culturais como o uso de fogos de artifício e fogueiras no Nordeste aumentam a exposição a agentes perigosos e criam demandas sazonais de atendimento como nos períodos juninos.[3,7,8]

Entre 90% e 95% das queimaduras são autolimitadas, o que dificulta a determinação exata de sua prevalência, uma vez que muitas das pessoas não buscam atendimento médico para seu tratamento. Contudo, de acordo com a Sociedade Brasileira de Queimaduras, o Brasil apresenta mais de 1 milhão de casos relatados por ano, e, no período de 2000 a 2014, observou-se uma taxa de hospitalização em função de queimaduras mais graves de 14 internações a cada 100 mil habitantes. Em adição, quase 11 milhões de pessoas no mundo todo sofreram queimaduras graves o suficiente para procurar atendimento médico em 2004. Porém, na América do Sul, aproximadamente 8 milhões de casos foram relatados, com uma taxa estimada de 226 casos por 100 mil pessoas, em 2017.[1,2,6,9]

OBJETIVOS DO CUIDADO FARMACÊUTICO

1. Aliviar os sinais e sintomas vivenciados pelo paciente, sejam eles a dor, a aparência avermelhada, o inchaço ou o aspecto seco, resultados da lesão por queimadura.[2,10,11]
2. Auxiliar no processo de recuperação da epiderme.[2,10,11]
3. Fornecer instruções acerca do cuidado específico, de prevenção de infeções, de queimaduras futuras e de automedicações equivocadas.[2,10,11]
4. Avaliar a gravidade da queimadura, determinando a necessidade de encaminhamento ao centro especializado em queimaduras (como aqueles em que há lesões profundas ou maior vulnerabilidade do paciente, como crianças e idosos) ou da realização do autocuidado.[2,10,11]

CAUSAS, SINAIS, SINTOMAS E ANAMNESE FARMACÊUTICA

A pele é o maior órgão do corpo humano, formada por três camadas, a epiderme, a derme e a hipoderme (**Figura 30.1**).

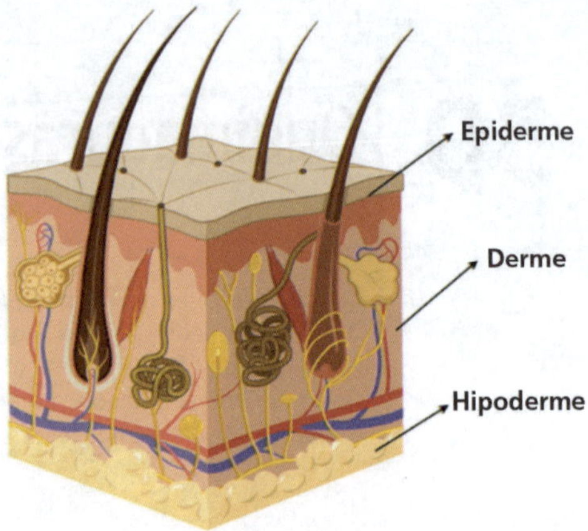

Figura 30.1. Representação das camadas da pele; Epiderme, derme e hipoderme.[13]
Fonte: Stanton et al. *(2022).*[13]

A epiderme é a camada mais externa da pele, cuja função consiste em formar uma barreira de proteção para o corpo, contra o meio externo, regulando até mesmo a evasão de líquidos. Para tanto, ela apresenta anexos auxiliares, sendo eles os pelos, as glândulas sudoríparas, as glândulas sebáceas e as unhas.[10-12]

A derme é a camada subjacente à epiderme, formada por fibras de colágeno, elastina e gel coloidal, que fornecem elasticidade e equilíbrio à pele. Essa camada da pele dispõe de grande quantidade de vasos sanguíneos e de terminações nervosas, as quais permitem o recebimento de estímulos do meio externo, como dor, frio, calor e pressão. Por fim, a hipoderme é última camada da pele, basicamente formada por adipócitos. Essa camada contribui com a manutenção da temperatura corporal e representa uma fonte de energia para as funções biológicas.[10-12]

A avaliação da queimadura deve incluir:[10,13,14]

- Causa (como térmica, química, elétrica ou radiação; e acidental ou não acidental).
- Profundidade e localização (parte do corpo queimada, presença de área nobre do corpo queimada, profundidade da queimadura, percentual de superfície corporal queimada).
- Reação cutânea (como eritema, bolhas, bolhas e branqueamento).
- Sinais de contaminação ou presença de infecção prévia nas lesões e agente etiológico.
- Trauma concomitante ou comorbidades.
- Presença de lesão inalatória e politrauma também devem ser avaliados.

A queimadura é evidenciada pelo contato entre a pele e um **agente estressor**, podendo este ser fogo, chamas, líquidos quentes (escaldaduras), objetos aquecidos, produtos químicos, radiação e/ou eletricidade. O conhecimento dos mecanismos de cada um desses agentes efetores é importante para posteriormente promover o cuidado mais adequado às características das lesões provocadas por cada um deles.[1,3,11,15-17]

Por exemplo, uma lesão ocasionada pelo fogo ou por objetos aquecidos pode causar uma queimadura imediata em profundidade, enquanto escaldaduras (líquidos quentes) tendem a proporcionar uma lesão mais superficial, dependendo do tempo de exposição e temperatura. Lesões mais superficiais também são o padrão esperado quando causadas pela exposição solar e por frio excessivo em regiões de neve.[1,3,15-17]

Por outro lado, lesões elétricas podem causar danos mais profundos com pouca lesão na superfície da pele, a depender da intensidade da corrente à qual o paciente foi exposto. Por outro lado, lesões químicas dependem diretamente do produto envolvido e da área de contato do paciente com este.[1,3,11,15-17]

Com relação à **profundidade da lesão**, as camadas de pele afetadas são o parâmetro principal utilizado. A categorização tradicional das queimaduras em **primeiro, segundo, terceiro ou quarto graus** (Figura 30.2) tem sido substituída pela categorização em queimadura **superficial**, de **profundidade parcial** (subdividida em lesões mais superficiais ou mais profundas) e de **espessura total**.[3,10,11,15]

A queimadura superficial lesiona apenas a epiderme. Queimaduras de profundidade parcial envolvem a epiderme e porções iniciais da derme, sendo subdivididas em profundidade parcial superficial e profundidade parcial profunda, visto que os sinais apresentados pelo paciente são diferentes a depender do caso. Queimaduras de espessura total destroem todas as camadas da derme, podendo lesar, inclusive, o tecido subcutâneo subjacente.[3,10,11,15]

Com relação à extensão da lesão, leva-se em consideração o percentual da área total de superfície corporal (ATSC) afetada. As classificações de extensão promovem uma visão ampla do nível

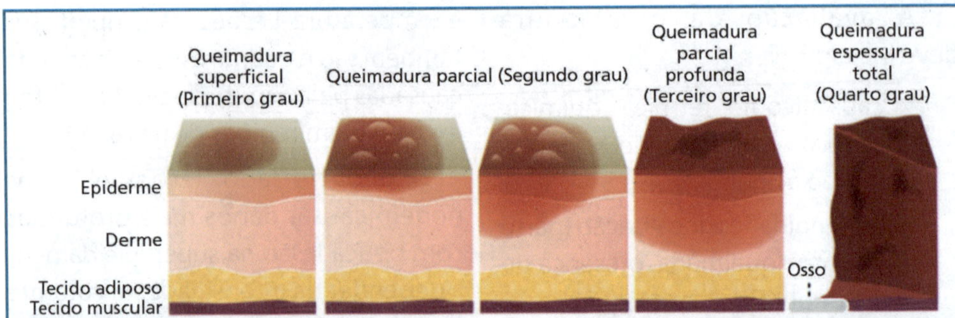

Classificação	Dor	Bolhas	Lesão	Aparência
Superficial (queimaduras leves)	Sim	Ausente	Seca; empalidece com a pressão	Eritematosa; insolação; descamação da pele em 72 horas
Profundidade parcial superficial	Sim	Presente após aproximadamente 24 horas	Úmida; empalidece com a pressão	Eritematosa; maior descamação da pele
Profundidade parcial profunda	Doloroso à pressão	Formação de bolhas sensíveis	Úmida ou seca	Coloração irregular variável de branco a vermelho
Espessura total	Ausente	Ausente	Seca e perda da elasticidade	Coloração da pele pode variar de branca; cinzenta a carbonizada e preta

Figura 30.2. Classificação da profundidade das queimaduras e suas respectivas características.[3,10,11,15]
Fonte: Adaptada de Jeschke et al. *(2020).*[15]

de gravidade, de maneira que quanto maior for o valor da área afetada em função da área total, mais grave provavelmente será a lesão.[3,10,11,15]

Existem dois métodos de estimação desse parâmetro. A Regra dos Nove, de Pulaski, 1947, que analisa a extensão da lesão por meio de um cálculo de porcentagem. Esse cálculo atribui um valor múltiplo de 9 às diversas regiões do corpo, como braços e pernas (**Figura 30.3A**). A partir desse valor atribuído à área total do corpo, a área da lesão por queimadura é determinada. Esse método é preferencialmente aplicado a pacientes adultos, enquanto o segundo método, Lund & Browder, é mais adequado para pacientes pediátricos, pois consiste em um cálculo adaptado para as diferenças de proporção das regiões do corpo relacionadas com a idade (**Figura 30.3B**). Essa classificação considera que a palma da mão do paciente corresponde a 1% da ATSC e estima a área da lesão por queimadura a partir desse pressuposto.[3,10,11,15] Os dois métodos de estimação de ASTC são complementares e podem auxiliar no manejo.[3,10,16]

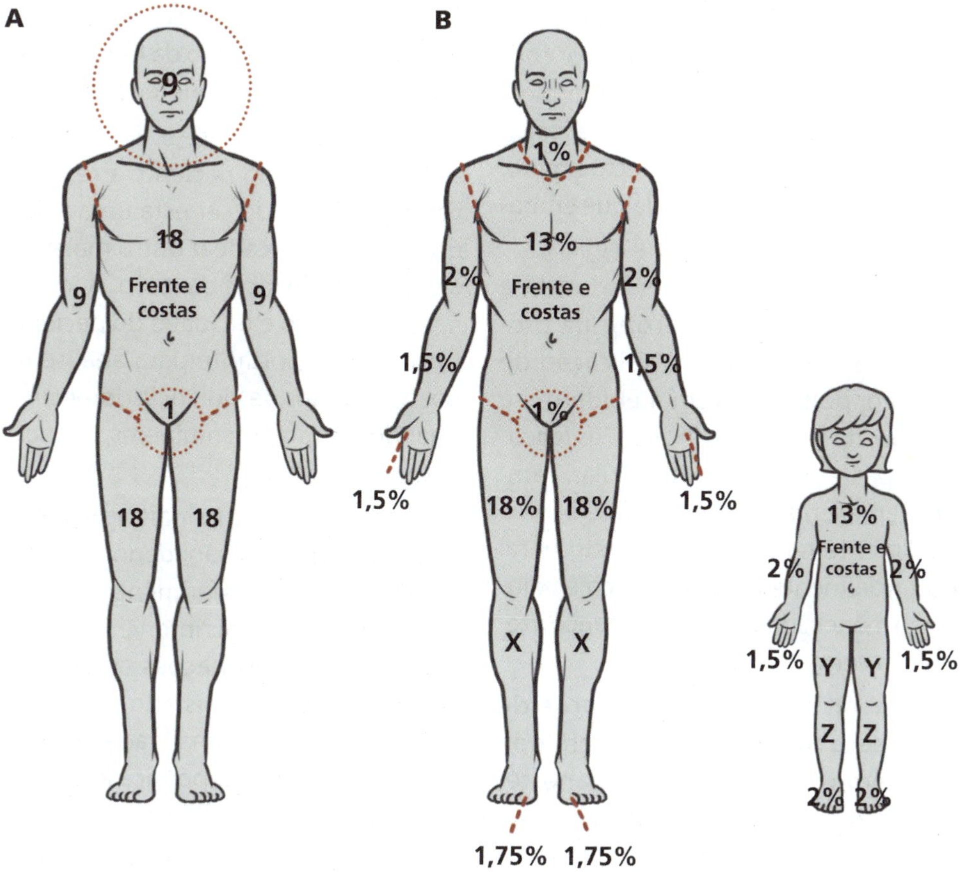

Figura 30.3. (**A**) Regra dos Nove; (**B**) Proporção de Lund & Bowder. Os valores referentes a X, Y e Z variam de acordo com a idade.

Fonte: Adaptada de Phillip L Rice, 2019.

Com relação aos sinais e sintomas clínicos que cada tipo de lesão pode apresentar, os seguintes fatores são levados em consideração na avaliação: a presença ou ausência de dor; a presença ou ausência de bolhas; o aspecto geral da lesão (seca ou úmida, reativo à aplicação de pressão ou com perda de elasticidade); e a aparência da lesão (especialmente com relação à coloração apresentada e à descamação da pele).[11,15,16]

As queimaduras leves, superficiais, apresentam dor ao toque e geralmente são mais sensíveis, porém não há formação de bolhas. Esse tipo de lesão apresenta um aspecto mais seco e eritematoso (pele avermelhada), que empalidece com aplicação de pressão sobre a área afetada.[3,10,11,15]

As **queimaduras de profundidade parcial superficial** apresentam dor com formação de bolhas entre a epiderme e a derme em até 24 horas após a lesão. Em adição, apresentam aspecto úmido, com coloração avermelhada que empalidece com aplicação de pressão.[3,10,11,15]

Por outro lado, as **queimaduras de profundidade parcial profunda** provocam dor apenas com aplicação de pressão, pois envolvem a epiderme e porções da derme, danificando os folículos capilares e o tecido glandular. Também apresentam quase sempre bolhas (facilmente removíveis), aspecto geral potencialmente úmido ou seco e coloração manchada variável de branco irregular a vermelho.[3,10,11,15]

Por último, as **queimaduras de espessura total** não apresentam dor, pois têm caráter geralmente anestésico, já que destroem todas as camadas da derme, lesionando até mesmo o tecido subcutâneo subjacente. Nesses casos, não há formação de bolhas e a pele afetada adquire um aspecto seco e inelástico que não reage à aplicação de pressão. A coloração da lesão pode variar de branco, cinzento a carbonizado e preto.[3,10,11,15]

A anamnese farmacêutica (**Quadro 30.1**) de pacientes com queixa inicial de queimadura investiga características gerais dos pacientes (como sexo, idade, estado geral e presença de comorbidade); sinais e sintomas clínicos apresentados e os cuidados realizados antes da consulta com o profissional farmacêutico; e informações relevantes da história de obtenção da lesão (p. ex., agente causador do ferimento.[11,15-18]

O estado geral refere-se às condições apresentadas pelo paciente a respeito da lesão, podendo ser esta uma causa que pode desencadear outro malefício a depender do local da lesão. A identificação do sexo e da idade do paciente mostra-se importante para análise de possíveis casos de violência doméstica, quando se tratar de mulheres, crianças pequenas e idosos.[11,15-18]

Com relação aos sinais apresentados e história da lesão, dados sobre o agente causador do ferimento e os sintomas norteiam quais intervenções vão ser tomadas. Informações acerca dos procedimentos iniciais adotados pelo paciente têm como finalidade explorar a análise farmacoterapêutica e seguir o manejo adequado.[19-21]

Em adição, informações relacionadas com a história de saúde são coletadas, visto que algumas comorbidades podem influenciar a propagação do ferimento. Pacientes com diabetes e epilepsia, respectivamente, podem ter uma taxa de recuperação menor ou uma lesão de maior intensidade, por exemplo. Além disso, as características fenotípicas de tom de pele auxiliam na avaliação da predisposição do paciente para alguns tipos de lesões (como pele clara mais susceptível a queimaduras solares) ou a problemas de regeneração (como pele negra com maior chance de formação de cicatriz hipertrófica/queloides).[19,20]

Quadro 30.1

Anamnese farmacêutica em pacientes com queimaduras superficiais (Estratégia INDICO)[1,3,11,15,19-21]

Domínio	Perguntas/Investigação*	Observações importantes
Identificação do paciente	Qual é a **idade do paciente**? (observar extremos de idade). A paciente está grávida? Ocupação? Estado geral do paciente?	Idosos (acima de 65 anos), bebês e crianças pequenas têm maior predisposição para danos causados por queimaduras. Crianças pequenas deverão ser analisadas quanto ao local e à extensão.
Natureza dos sinais e sintomas	Qual é a origem da lesão; **que atividade** estava fazendo? Em quais partes do corpo ocorreu a lesão? Apresenta dor? Notou alguma formação de **bolhas**? Está sentindo **náusea, dor de cabeça ou sintomas de desidratação**? Há sinais de infecção ou complicações da ferida?	Queimaduras superficiais ou de primeiro grau, incluindo queimaduras solares, são dolorosas e caracterizadas por eritema seco sem bolhas, devem atingir menos de 5% de ATSC em pacientes nos extremos de idade (< 10 anos ou > 50 anos). Regiões que são mais sensíveis devem ser analisadas mais especificamente. Queimaduras não superficiais e em pacientes que apresentem sintomas sistêmicos devem ter encaminhamento para cuidados especializados.
Duração	Há **quanto tempo** tem a lesão? Quando observou início da vermelhidão ou lesões? Já ocorreram **outros episódios** semelhantes?	A duração da lesão pode ser um dos critérios para avaliação da conduta que será adotada, especialmente em casos de pacientes com maior dificuldade de cicatrização (diabetes). Acidentes domésticos com crianças podem requerer medidas de aconselhamento para prevenção de recorrência. Avaliar o risco de danos por inalação para queimaduras que ocorrem em espaço fechado ou queimaduras por chama.
Iniciou algum tratamento	O paciente já fez uso de algum medicamento durante **esse episódio**? Houve melhora? Quais os medicamentos usados anteriormente? O paciente tem alguma preferência de tratamento?	Checar se o paciente fez uso de medicamentos que comprometem a cicatrização, que deixam a pele mais sensível ou que podem facilitar infeções. Verificar se o paciente já utilizou anti-inflamatórios. Analisar medidas não farmacológicas, bem como o uso de gelo ou agentes tópicos sem evidência de eficácia (pasta de dente, café, manteiga etc.).
Comorbidades	Tem obesidade? Paciente tem diabetes? Doenças cardiovasculares? Apresenta alguma sensibilidade na pele? Tem alguma comorbidade de movimento?	Analisar história de dificuldades de cicatrização, tendência a hiperpigmentação ou formação de queloides. Verificar se tem algum acometimento dermatológico antes da lesão. Pacientes com epilepsia apresentam maior risco de lesões secundárias e complicações.
Outras situações especiais	**Pele clara**, olhos claros e cabelos claros? (Mais susceptíveis a alguns tipos de queimaduras.) Pele negra? (Mais susceptíveis a alguns tipos de cicatrizes como queloides.) Observar condutas específicas de **atletas**.	Pessoas com fenótipo de pele clara têm maior predisposição de danos especialmente por queimaduras solares. Por outro lado, há associação entre as cicatrizes fibroproliferativas e os fototipos de Fitzpatrick, ou seja, quanto maior o fototipo (mais escuro o tom de pele), maior a tendência de desenvolvimento de cicatrizes dos tipos queloide e mista.

** Perguntas sugestivas. Não têm finalidade diagnóstica e sim para melhor compreensão do caso e identificação de potenciais sinais de alerta para encaminhamento.*
Fonte: Autoria própria.

INTERVENÇÕES NÃO FARMACOLÓGICAS

Em virtude das suas características multifatoriais, a prevenção de queimaduras é complexa; porém, algumas recomendações podem ser úteis no processo de educação em saúde:[9,11,16,19,22]

- Não deixar itens cozinhando no fogão sem vigilância e girar os cabos das panelas para a parte traseira do fogão.
- Não carregar ou segurar crianças enquanto estiver cozinhando e, se possível, instalar barreiras de acesso à cozinha.
- Verificar a temperatura dos alimentos antes de servir a crianças e, se possível, não aquecer mamadeiras no micro-ondas.
- Antes de colocar uma criança em um assento de carro, verificar se há tiras ou fivelas quentes; também evitar que fiquem próximas quando estiver usando ferro de passar ou dispositivos semelhantes.
- Cobrir as tomadas elétricas não utilizadas com tampas de segurança e manter os aparelhos elétricos longe da água.
- Se tabagista, não fumar na cama, deitado ou próximo de crianças em locais fechados.
- Ao usar produtos químicos, utilizar óculos e roupas de proteção; armazená-los fora do alcance das crianças, assim como isqueiros e fósforos.
- Utilizar protetor solar com reaplicação periódica principalmente em exposição ampla como praias, parques e programas ao ar livre.
- Evitar uso de fogos recreativos ou atividades próximo a fogueiras em festas juninas, assim como o uso de técnicas de acendimento de fogueiras e churrasqueiras que gerem explosão ou chamas altas imediatas.

As indicações não farmacológicas para o ferimento ocasionado por queimadura consistem nas primeiras medidas de cuidado e são essenciais no tratamento de queimaduras superficiais (**Quadro 30.2**). Primeiro, remover roupas em contato com a lesão e retirar joias da vítima. O tratamento inicial deve incluir resfriamento com água corrente fria (não se deve usar gelo ou água muito fria em áreas extensas para não causar hipotermia) e limpeza com água estéril ou sabão neutro, se houver resíduos. Para as queimaduras solares, compressas frias periódicas podem ajudar no manejo do desconforto (ver Capítulo 31 – Insolação e Queimaduras Solares).[9,11,16,19,22]

A queimadura estimula a produção de citocinas inflamatórias na área afetada, as quais proporcionam a vasodilatação local e diminuem o limiar dos nociceptores, aumentando, assim, a sensibilidade à dor do paciente. Tendo em vista esses mecanismos, a aplicação de água em temperaturas baixas, em torno de 5°C a 15°C, por cerca de 20 minutos, reduz a sensação de dor e, diminui os efeitos da vasodilatação, sendo também benéfica para a melhora da lesão. Em lesões em que houver perda da epiderme, concomitantemente ao uso de água fria, é preferível também a aplicação de sabão neutro, a fim de remover tecidos queimados e reduzir incidências de infecções futuras.[15,22,24]

Em revisão integrativa sobre primeiros socorros em queimaduras domésticas, os estudos foram consensuais quanto ao manejo conservador (interromper o contato com o agente causador e usar água como tratamento inicial, para diminuir a dor, o agravo da lesão e o surgimento de infecção).[25]

Tratamentos alternativos, como aplicação de ***Aloe vera*** e hidrogéis não são recomendados no primeiro momento, já que não contêm propriedades bactericidas imediatas. Do mesmo modo, não é recomendado aplicar medicamento tópico (pomadas) ou substâncias populares de qualquer tipo (café, manteiga, clara de ovo, pasta de dente ou outros), pois estas irão invariavelmente dificultar a avaliação inicial de gravidade pelo profissional de saúde e podem piorar a lesão, por acúmulo de partículas indesejáveis, além de proporcionarem a retenção do calor, apesar de eventual sensação de frescor.[2,4,11,15,17,22,24-26]

Uma revisão da Cochrane sobre uso de mel em feridas localizou 11 estudos sobre a aplicação desse composto em queimaduras. Há evidências indicativas (dois ensaios, $n = 992$) de que os curativos de mel curam queimaduras de espessura parcial mais rapidamente do que os curativos convencionais (–4,68 dias), mas não está claro se há diferença nas taxas de eventos adversos (evidência de qualidade muito baixa) ou infecção (evidência de baixa qualidade). Algumas diretrizes internacionais já incluem o mel em suas recomendações; contudo, pela variabilidade do produto no mercado nacional e incertezas quanto à sua forma de uso, consideramos precoce sua indicação aos usuários de forma sistemática.[11,24,27]

A depender da lesão do paciente, a queimadura pode destruir a epiderme e expor a região da derme, sendo susceptível a complicações, como infecções, aumento da dor e diminuição da recuperação celular. Nesses casos, curativos especiais podem proteger a área afetada, mantendo o ambiente úmido e promovendo melhor cura. Porém, o uso de curativos especiais limita-se a queimaduras com lesões mais profundas, uma vez que não são recomendados para o tratamento inicial de queimaduras superficiais.[4,19,28,29]

Se houver suspeita de lesão não acidental em uma criança, recomenda-se encaminhá-la para atendimento hospitalar (independentemente da gravidade da queimadura) para avaliação por equipe multidisciplinar (médico, psicólogo e assistente social) e/ou acionar as autoridades competentes.[4,19,28,29]

Quadro 30.2

Resumo de evidências das intervenções não farmacológicas para queimaduras superficiais[2,4,11,15,17,19,22,24-26,28-30]

Conduta	Embasamento técnico	GRADE	
		Nível de evidência	Grau de recomendação
Limpeza e água fria	A limpeza é um dos procedimentos iniciais no manejo, com a finalidade de prevenção de infecções. Quando necessário, usar de sabão neutro. Entre os estudos analisados, destaca-se como a principal ação de primeiros socorros imediata à ocorrência das queimaduras o resfriamento com água fria ou água da torneira (22 estudos). A menção ao tempo adequado de resfriamento, 20 minutos ou mais, ocorreu em 11 desses estudos. A queimadura promove um processo inflamatório local, aumentando a vasodilatação local e aumentando a sensibilidade à dor. Aplicação de água corrente em uma temperatura de 5°C a 15°C diminui o rubor (aspecto eritematoso) e a dor.	Alto ●●●●	Forte ✓
Curativos	Os curativos limitam-se a queimaduras profundas, mantendo a área úmida e prevenindo infecções, não sendo necessária a utilização em queimaduras superficiais.	Baixo ●●○○	Fraco ?
Substâncias populares (desaconselhar)	O automanejo com substâncias populares como café, pasta de dente, manteiga, clara de ovo, gelo e vegetais congelados, molho de tomate, molho de soja, óleo de coco é absolutamente desaconselhado. Mesmo preparações industriais como hidratantes, vaselina, fitoterápicos ou medicamentos tópicos em geral não devem ser usados imediatamente após a lesão e, se possível, deve-se aguardar avaliação inicial de profissional de saúde.	Moderado ●●●○	Fraco ?

Fonte: Autoria própria.

INTERVENÇÕES FARMACOLÓGICAS

O tratamento farmacológico consiste em três pontos principais: recuperação celular da epiderme lesionada, prevenção de infeções e controle da dor. Uma variedade de agentes tópicos está disponível para tratar queimaduras e focam principalmente os dois primeiros objetivos (cicatrização e prevenir infecções). Para controle da dor, geralmente são utilizados anti-inflamatórios não esteroidais (AINEs), logo nos primeiros cuidados, quando necessário.[2,15,24,30]

Deve-se considerar reforço antitetânico para qualquer paciente com mais de uma queimadura de primeiro grau que não tenha sido completamente vacinado contra o tétano ou que não tenha sido vacinado nos últimos cinco anos.[10]

O uso de curativos especiais com agentes ativos, em virtude das evidências existentes e ao custo elevado, está restrito apenas a queimaduras não superficiais. Boa parte desses produtos é composta por ativos à base de prata ou hidrogéis. Os curativos de prata têm um efeito antimicrobiano de amplo espectro, que corrobora para melhor reepitelização.[10,11,31]

Por outro lado, os curativos de hidrogéis reduzem a dor com sensação de refrescância, em virtude da sua elevada umidade, e auxiliam na reparação tecidual, por promoverem ambiente ideal para esse processo. Porém, estudos de eficácia comparativa são geralmente de baixa qualidade e carecem de evidências suficientes para determinar a superioridade de qualquer abordagem única para curativos de queimaduras.[10,11,31]

Os medicamentos e as principais características estão dispostos no Quadro 30.3.

Para queimaduras muito superficiais, de pequena extensão e que demandam poucos cuidados, pode ser indicado apenas o uso de antisséptico à base de **clorexidina** ou **iodopovidona** para manejo dos primeiros momentos da lesão e/ou pomadas com ação hidratante e dermoprotetora à base de **dexpantenol** ou **óxido de zinco** ou produtos fitoterápicos à base de ***Aloe vera***.[2,10,11,26]

Revisão da Cochrane demonstrou que pode haver alguma redução no tempo médio de cicatrização para feridas tratadas com **iodopovidona** em comparação com **clorexidina**. Outras evidências não mostraram diferenças claras e são de certeza baixa ou muito baixa, e alguns autores divergem da recomendação de uso de antissépticos por escassez de evidências.[24,32]

O **dexpantenol** (ou vitamina B5) é muito utilizado para queimaduras superficiais e outras lesões leves da pele, como dermatite provocada por fraldas, por seus efeitos hidratantes da pele, restaurador da barreira dérmica e facilitador da cicatrização de feridas. Apesar de amplamente utilizado há muitas décadas, seu mecanismo ainda não está totalmente esclarecido e parece aumentar a mobilidade dos componentes moleculares do estrato córneo que são importantes para a função de barreira e modular a expressão de genes importantes para a cicatrização de feridas.[33,34]

Agentes tópicos, à base de zinco, têm propriedades antioxidantes e podem ser considerados úteis na prevenção de danos ocasionados por radiação UV. Preparações tópicas à base de **óxido de zinco**, como a calamina e a pasta d'água, têm sido usadas como fotoprotetores, agentes calmantes na prevenção e/ou recuperação de lesões por queimaduras. Formulações à base de óxido de zinco promovem o alívio de irritações sendo usadas 3 a 4 vezes ao dia, por um período máximo de sete dias. **Calamina** tem apresentações em forma de creme, loção e aerossol (ver Capítulo 31 – Insolação e Queimaduras Solares); pasta d'água tem forma farmacêutica como pasta.[26,28,35]

O uso tópico do ***Aloe vera*** em queimaduras está relacionado com a redução do tempo de recuperação da lesão, especialmente nas queimaduras leves. Essa propriedade terapêutica está associada a polissacarídeos contidos na polpa da folha da *Aloe vera*, chamada comumente "gel de *Aloe vera*". Os estudos de uso tópico de *Aloe vera* demonstram relativa segurança de uso, potencial de encurtar a duração de recuperação da ferida ocasionada por queimaduras leves (superficial e parcial superficial). O mecanismo de ação inclui o aumento da síntese de colágeno, efeitos anti-inflamatórios, antimicrobianos e potencial hidratante.[36-38]

Agentes antimicrobianos tópicos são usados para controlar e limitar a infecção e são fundamentais para a terapia tópica de queimaduras. Apesar de haver divergências sobre seu uso profilático no caso de queimaduras muito superficiais, há praticamente um consenso a favor de seu uso nos demais casos, e em casos de suspeita de infeção. Antimicrobianos tópicos ideais não impedem o crescimento epitelial e fornecem alta concentração de ingredientes ativos para feridas desvitalizadas, desvascularizadas e potencialmente necróticas, proporcionando um ambiente favorável à cicatrização de feridas.[11,39,40]

A **sulfadiazina de prata** é a alternativa mais frequente nas diretrizes de tratamento, com grande quantidade de estudos na literatura acerca do seu uso em queimaduras, os quais apresentam resultados satisfatórios, tanto com relação à reepitalização, como com relação à profilaxia e ao tratamento de infecções dermatológicas.[11,39,40]

Sulfadiazina de prata é o agente tópico mais comumente usado para queimaduras de segundo e terceiro graus e em regiões mais extensas.[11,39,40]

Talvez o antimicrobiano tópico mais usado nas queimaduras de segundo grau pediátricas, em áreas de menor extensão ou queimaduras faciais é a **neomicina + bacitracina**. Esta última é um polipeptídeo antibacteriano disponível à base de petróleo. É eficaz contra cocos e bacilos Gram-positivos e atua inibindo a síntese da parede celular bacteriana. O desenvolvimento de resistência à bacitracina é baixo, e ela promove a cicatrização de feridas indiretamente, controlando o nível de colonização na superfície da ferida e estimulando a função dos leucócitos polimorfonucleares.[11,39,40]

A hipersensibilidade e a toxicidade sistêmicas são extremamente raras. Contudo, quando a bacitracina é usada em queimaduras cicatrizadas, tende a promover a colonização por leveduras, e as feridas cicatrizadas tendem a desenvolver uma erupção cutânea; assim, deve ser descontinuada imediatamente quando as feridas estiverem epitelizadas.[11,39,40]

Por outro lado, a neomicina é eficaz contra organismos Gram-negativos, como *Escherichia coli* e *Enterobacter*, como também organismos Gram-positivos. Esse antimicrobiano inibe a replicação bacteriana ligando-se à subunidade ribossomal. A resistência bacteriana e a hipersensibilidade cutânea são mais comuns do que com a bacitracina, e ocorreram ototoxicidade e nefrotoxicidade após aplicação em grandes áreas de superfície. Geralmente é associada à bacitracina para diminuir a incidência de efeitos adversos.[11,39,40]

A vantagem da bacitracina + neomicina sobre a sulfadiazina de prata é a facilidade de aplicação e remoção do antimicrobiano tópico. A sulfadiazina de prata deixa um resíduo esbranquiçado, que pode ser difícil de remover durante a limpeza. A sulfadiazina de prata também foi relatada por retardar a cicatrização de feridas em um modelo experimental.[11,39,40]

Em geral, as pomadas devem ser aplicadas com espessura suficiente para cobrir a ferida e mantê-la úmida. São geralmente mais bem toleradas que os cremes pelas crianças porque são calmantes, fáceis de aplicar e limpar, e são mais oclusivas e lubrificantes do que muitas outras preparações.[11,39,40]

Apesar de indicação aprovada pela Anvisa e descrição na Instrução Normativa nº 86 de 2021, o **acetato de hidrocortisona** e outros corticoides não aparecem como recomendação contundente na maioria das diretrizes clínicas vigentes e não há estudos específicos com evidências robustas, podendo ser úteis, talvez, na redução do processo inflamatório de lesões pequenas ou muito superficiais.[11,39,40]

Da mesma forma, apesar de indicação aprovada, revisão sistemática sobre a ***Calendula officinalis*** não demonstrou resultados consistentes. Um ensaio clínico randomizado de pacientes que sofreram queimaduras de espessura parcial a total não demonstrou nenhum benefício para a aplicação tópica de extrato de calêndula em comparação com os controles.[24,40,41]

Outro medicamento isento de prescrição (MIP) disponível no mercado nacional para queimaduras térmicas e solares é a **sulfacetamida sódica + trolamina**, uma associação de antimicroniano das sulfonamidas e de um analgésico salicilato. Os excipientes são compostos por agentes emolientes e de potencial ação hidratante, o que também pode ser útil.[42]

A **sulfacetamida de sódio** é eficaz no manejo de uma variedade de dermatoses faciais e, muitas vezes, é usada em combinação com enxofre para um efeito sinérgico; nesse caso, foi associada à trolamida talvez com o propósito de maior ação anti-inflamatória. Os efeitos adversos de ambos são raros e geralmente estão limitados a reações leves no local da aplicação; porém, há evidências restritas de aplicação e efetividade específica para o uso em queimaduras.[42]

A queimadura ocasiona processo inflamatório local, com grande quantidade de citocinas inflamatórias liberadas na área, apresentando característica avermelhada pela vasodilatação local e diminuição do limiar dos receptores nociceptivos, sendo esta última a sensibilização referente à dor. Para o controle da dor, os medicamentos mais indicados são AINEs e analgésicos comuns, principalmente o **paracetamol**, que promove a diminuição da quantidade de citocinas inflamatórias, as quais são suficientes para analgesia.[1,2,11,16,17,22,43]

Quadro 30.3

Resumo das intervenções farmacológicas para queimaduras leves[2,15,24,30]

Medicamento	Apresentações*	Uso padrão	Observações	Alertas	GRADE – Nível de evidência	GRADE – Grau de recomendação
Clorexidina $$$$ MIP SUS	**Solução tópica** 10 mg/mL (1%) (Merthiolate®, Asseptcare®, Kuratop® e Assepmed®)	**ADULTOS:** Aplicar topicamente a solução sob as lesões de 3 a 4 vezes ao dia como primeiros socorros ou até as lesões estarem cicatrizadas. **CRIANÇAS: (somente acima de 2 anos):** Idem adultos.	"Lavar as mãos antes e depois da aplicação". "Evitar o uso de limpadores alcoólicos". "Se necessário, cobrir a área afetada com gaze ou curativos". "Caso seja em solução *spray*, antes da primeira utilização deve-se acionar a válvula 3 vezes para que haja saída do produto".	Podem aparecer reações cutâneas (prurido, queimação e/ou picadas) nas primeiras semanas de tratamento. DESCONTINUE se a irritação persistir e/ou agravar. Pode ocorrer descamação ou descoloração transitória no local. Contraindicado em assepsia ocular.	Moderado	Forte
Iodopovidona $$$$ MIP	**Solução tópica** 10 mg/mL (1%) (Curativ® e Povidine®)	**ADULTOS:** Aplicar topicamente a solução sob as lesões de 3 a 4 vezes ao dia como primeiros socorros ou até as lesões estarem cicatrizadas. **CRIANÇAS (somente acima de 2 anos):** Idem adultos.	"Lavar as mãos antes e depois da aplicação". "Evitar o uso de limpadores alcoólicos". "Se necessário, cobrir a área afetada com gaze ou curativos".	Podem aparecer reações cutâneas (prurido, queimação e/ou picadas) nas primeiras semanas de tratamento. DESCONTINUAR se a irritação persistir e/ou agravar. Não recomendado para gestantes e neonatos, pois pode causar intoxicação por iodo.	Moderado	Forte
Aloe vera $$$$ MIP SUS	**Gel** 50 mg/g (5%) (Aloax® e Aloe Gel®)	**ADULTOS:** Aplicar topicamente 2 vezes ao dia até as lesões estarem cicatrizadas. **CRIANÇAS:** Idem adultos.	"Lavar as mãos antes e depois da aplicação". "Evitar o uso de limpadores alcoólicos". "Limpar a área com sabão neutro antes da aplicação".	Podem aparecer reações cutâneas (prurido, queimação e/ou picadas) nas primeiras semanas de tratamento. DESCONTINUAR se a irritação persistir e/ou agravar. Deve-se evitar em pessoas com alergia a plantas da família Liliaceae (alho, cebola e tulipas).	Moderado	Forte

(continua)

Quadro 30.3 (continuação)
Resumo das intervenções farmacológicas para queimaduras leves[2,15,24,30]

Medicamento	Apresentações*	Uso padrão	Observações	Alertas	GRADE: Nível de evidência	GRADE: Grau de recomendação
Dexpantenol (vitamina B5) $$$$ MIP	**Pomada e loção** 50 mg/g (5%) (Bepantol® e Neopantol®)	**ADULTOS:** Aplicar de 1 a 3 vezes ao dia até regeneração completa. **CRIANÇAS:** Idem adultos.	"Utilizado para auxiliar na cicatrização; caso não ocorra melhora, voltar ao profissional". "Esse produto não é um antibiótico; retornar em sinais de infeção".	Existem poucos relatos de eventos ou restrições desse produto, sendo uma das opções mais bem toleradas.	**Baixo** ●●○○	**Forte**
Óxido de zinco (pasta d'água) $$$$ MIP	**Pomada e loção** 100 mg/g (10%) e 250 mg/g (25%) (Disponível em associações. Avaliar benefícios e restrições.)	**ADULTOS:** Aplicar de 2 a 3 vezes ao dia até as lesões estarem cicatrizadas. **CRIANÇAS:** Idem adultos.	"Antes de aplicar o produto limpe bem a pele e aplique uma camada fina de óxido de zinco". "Agite antes de usar".	Não usar em zonas pilosas, como, p. ex., bordas do couro cabeludo na nuca, zona peluda do púbis. Raros pacientes poderão apresentar algum grau de irritação cutânea.	**Baixo** ●●○○	**Forte**
Neomicina + bacitracina $$$$ MIP	**Pomada e loção** 5 mg + 250 UI (Nebacetin®, Neotricin®, Epicitrin® e Nebaciderme®)	**ADULTOS:** Aplicar uma pequena camada sobre a área afetada não ultrapassando 2 a 3 vezes diárias (no máximo 8 a 10 dias). **CRIANÇAS:** Idem adultos.	"Lavar as mãos antes e depois da aplicação". "Evitar o uso de limpadores alcoólicos". "Apenas para áreas pequenas. Não use em mordidas de animais, perfurações, queimaduras graves ou cortes profundos".	Não deve ser usado nos casos de perda da função dos rins (insuficiência renal grave) e quando o paciente já teve ou tem problemas de audição ou de equilíbrio (sistema labiríntico). Necessário cuidado com o uso; aumento do risco de desenvolvimento de microrganismos resistentes.	**Moderado** ●●●○	**Forte**

(continua)

Quadro 30.3 (continuação)
Resumo das intervenções farmacológicas para queimaduras leves[2,15,24,30]

Medicamento	Apresentações*	Uso padrão	Observações	Alertas	GRADE – Nível de evidência	GRADE – Grau de recomendação
Sulfacetamida + trolamina $$$$ MIP	**Pomada e loção** 50 mg/g (5%) + 20 mg/g (2%) (Queimalive® e Paraqueimol®)	**ADULTOS:** Aplicar uma pequena camada sobre a área afetada não ultrapassando 2 a 3 vezes diárias (no máximo 8 a 10 dias). **CRIANÇAS: (somente acima de 2 anos):** Idem adultos.	"Lavar as mãos antes e depois da aplicação". "Evitar o uso de limpadores alcoólicos". "Apenas para áreas pequenas. Não usar em mordidas de animais, perfurações, queimaduras graves ou cortes profundos".	Contraindicado em história de alergia às outras sulfas e insuficiência renal. Não recomendado em neonatos, na gravidez e amamentação. Precaução em pacientes com Asma e história de alergias.	**Baixo** ●●○○	**Forte**
Sulfadiazina de prata $$$$	**Creme e pomada** 10 mg/g (1%) (Dermazine® e Paraqueimol®)	**ADULTOS:** Aplicar uma pequena camada sobre a área afetada 1 ou 2 vezes diárias até a cicatrização da ferida. **CRIANÇAS:** Idem adultos.	"Lavar as mãos antes e depois da aplicação". "Evitar o contato com os olhos". "Caso a lesão seja muito úmida, reaplicar o creme uma segunda vez ao dia". O excesso pode ser retirado com uma compressa de gaze ou algodão".	Podem aparecer reações cutâneas (prurido, queimação) nas primeiras semanas de tratamento. DESCONTINUAR se a irritação persistir e/ou agravar. Evitar o uso em neonatos e não deve ser aplicado na região dos olhos.	**Moderado** ●●●○	**Forte**

**Nomes comerciais listados foram incluídos no intuito de facilitar a identificação dos itens e evitar erros de seleção; é desaconselhável utilizá-los em prescrições ou no processo de orientação farmacêutica. Marcas foram incluídas de forma circunstancial e pode haver outras disponíveis no mercado não listadas. Fonte: Autoria própria.*

SINAIS DE ALERTA E ENCAMINHAMENTOS

Considere encaminhar os pacientes a um especialista em queimaduras nos seguintes cenários:[2,10,11,26]

- A queimadura piora nas primeiras 72 horas (aumento da profundidade ou sinais de infecção).
- É improvável que a queimadura cicatrize dentro de três semanas (queimaduras profundas de espessura parcial e queimaduras de espessura total).
- Após o manejo inicial, a queimadura não mostra sinais de cura dentro de duas semanas.
- O paciente começa a apresentar sinais de cicatrizes significativas ou qualquer grau de contratura.

Os sinais de alerta em queimaduras são evidenciados pelo poder de dano do agente efetor, local da lesão, idade do paciente e comorbidades associadas, citados no **Quadro 30.4**.[2,10,11,26]

Na população de maior risco, crianças menores de cinco anos e pessoas com idade avançada, os mecanismos de recuperação ou ainda não se encontram completamente desenvolvidos, ou ocorre a redução desses mecanismos, respectivamente. Além da idade,

Quadro 30.4
Sinais de alerta para encaminhamento de paciente com queimaduras[2,10,11,26]

Palavra-chave	Sinais de alerta
Paciente vulnerável	Em bebês e crianças muito pequenas ou pacientes com idade avançada é importante avaliar sobre encaminhamento ainda que não seja uma recomendação absoluta. Pacientes com epilepsia ou acometimento de movimentos. Pacientes diabéticos com lesoes nao cicatrizadas.
Infecção aparente	São considerados sinais e sintomas de infecção em queimadura: Mudança da coloração da lesão. Edema de bordas das feridas ou do segmento corpóreo afetado. Aprofundamento das lesões. Mudança do odor (cheiro fétido). Descolamento precoce da escara seca e transformação em escara úmida. Celulite ao redor da lesão. Vasculite no interior da lesão (pontos avermelhados). Aumento ou modificação da queixa dolorosa.
Lesões complexas	Lesões ocasionadas por **agentes elétricos**. Lesões classificadas como **profundidade parcial profunda** (que deterioram os folículos capilares e o tecido glandular, dolorosas à pressão, quase sempre com bolhas podendo ter aspecto úmido ou secas e têm aparência de branco irregular até avermelhado) Lesões classificadas como **profundidade de espessura total** (que, nesse caso, não doem, têm coloração de branco, cinzento a carbonizado e preto).
Dor e sintomas sistêmicos	Aparência muito debilitada, estado mental alterado, sinais de desidratação, febre e muita dor local devem requerer encaminhamento imediato.
Áreas sensíveis	Considere a indicação de encaminhamento para um especialista em queimaduras caso a lesão esteja situada em uma região anatomicamente sensível. Isso é particularmente relevante quando a formação de cicatrizes pode resultar em limitações estéticas ou funcionais, como aquelas associadas a **face, articulações, axilas, pescoço ou períneo**.

Fonte: Autoria própria.

comorbidades podem ser de grande alerta. As lesões têm em sua base o contato com algum agente estressor com a pele, como, p. ex., objetos ou líquidos aquecidos; assim, em pacientes que têm epilepsia, em que ocorre a realização de movimentos disformes, o possível contato com esses agentes levaria/desencadearia um grande impacto danoso.[2,15,44]

Cada tipo de agente proporciona uma lesão específica; em função disso, queimaduras que tiveram sua origem em um agente elétrico, deverão ter uma avaliação, principalmente pela necessidade de um monitoramento cardíaco, sendo solicitado parecer dos centros cardiológicos pela equipe do centro de tratamento de queimaduras.[45]

A característica da lesão pode ser um indício de alarme. Lesões anestésicas com considerável profundidade, apresentando bolhas que são dolorosas apenas à pressão e coloração manchada variável de branco a cinzento, são sintomas presentes em queimaduras classificadas como profundidade parcial profunda. Em queimaduras classificadas como profundidade parcial superficial é necessária a análise da lesão quanto ao deterioramento da pele ou princípio de infecção.[3,45]

Nos casos citados, são necessários avaliação, documentação das comorbidades e posterior encaminhamento, segundo a gravidade dos alertas observados, para:

a. Unidade básica de saúde do Sistema Único de Saúde (SUS).
b. Consulta com médico dermatologista/clínico geral.
c. Centros de especialização em queimaduras – hospital.[3,45]

MONITORAMENTO DOS RESULTADOS

O sucesso da intervenção terapêutica caracteriza-se pela melhoria dos sintomas da queimadura, como dor e aspecto eritematoso, e pela redução do tempo de recuperação da pele.[3,11,26,29]

A perspectiva é que à medida que o tratamento avance, a epiderme alcance os meios necessários para a recuperação celular. Inicialmente espera-se a redução da sensação de dor, evidenciada principalmente pelo uso do tratamento não farmacológico, tratando-se da intervenção primordial para posterior manejo. À medida que outras intervenções permeiam o tratamento, como uso de medicamentos, essas medidas tendem à manutenção da redução da dor e estabelecem a melhor condição para os mecanismos de recuperação celular. Dessa maneira, a sintomatologia é reduzida, evidenciada pela aparência eritematosa e o aspecto seco da pele, e ainda promove a melhora da regeneração da pele.[3,11,26,29]

Após 72 horas a pele começa a descamar, ou seja, há a eliminação de células epidérmicas mortas, sendo necessário o uso de loções hidratantes, com o intuito de manutenção da regeneração da região.[16,17,22,43]

É de suma importância a análise em função de possíveis infecções associadas à lesão, já que medidas anteriormente citadas diminuem extremamente a possibilidade de apresentá-las. À medida que os sintomas desaparecem, é necessário avaliação da manutenção da terapia vigente, sendo recomendada a interrupção da terapia.[19,20,29,40]

As queimaduras muitas vezes podem ser evitadas, e a maioria ocorre principalmente no âmbito do lar. Diversos fatores podem aumentar a probabilidade de lesões, como o armazenamento incorreto de substâncias inflamáveis, a facilidade no alcance em regiões com acesso a objetos aquecidos, como fogão ou fogo em brasa, e a falta de cuidado com manuseio de equipamentos que possam promover queimaduras. Portanto, o desenvolvimento de políticas referentes à promoção da educação acerca de queimaduras é uma das melhores estratégias para prevenção de lesões futuras, bem como para o acompanhamento do autocuidado.[9,16,22,40,44]

Referências bibliográficas

1. Sheridan R. Queimaduras cutâneas; 2018.
2. MedlinePlus. Minor burns - aftercare. 2014;1-44.
3. Rice PL, Orgill P. Assessment and classification of burn injury. UpToDate. 2019;1-11.
4. Wasiak J, Cleland H, Campbell F, Spinks A. Dressings for superficial and partial thickness burns. Cochrane Database Syst Rev. 2013;2013(3).
5. Smolle C, Cambiaso-Daniel J, Forbes AA, Wurzer P, Hundeshagen G, Branski LK, et al. Recent trends in burn epidemiology worldwide: a systematic review. Burns. 2017;43(2):249-57.
6. James SL, Lucchesi LR, Bisignano C, Castle CD, Dingels ZV., Fox JT, et al. Epidemiology of injuries from fire, heat and hot substances: global, regional and national morbidity and mortality estimates from the Global Burden of Disease 2017 study. Inj Prev. 2020;26(Supp 1):i36-45.
7. Lopes AP, Pessoa LD, Oliveira TRS de. Séries temporais de vítimas de queimaduras atendidas no Centro-Oeste e Nordeste do Brasil. Rev Bras Queimaduras. 2019;18(1):27-32.
8. Cruz BF, Cordovil PB, batista KNM. Perfil epidemiológico de pacientes que sofreram queimaduras no Brasil: revisão de literatura. Rev Bras Queimaduras. 2012;11(4):246-50.
9. Santos JV, Souza J, Amarante J, Freitas A. Burden of Burns in Brazil from 2000 to 2014: a nationwide hospital-based study. World J Surg. 2017;41(8):2006-12.
10. Schafermeyer RW. Minor burns. Dynamed. 2023.
11. Wiktor A, Richards D. Treatment of minor thermal burns. UptoDate. 2015;1-27.
12. Sociedade Brasileira de Dermatologia. Conheça a pele. Disponível na Internet: https://www.sbd.org.br/cuidados/conheca-a-pele/. 2022.
13. Stanton DN, Ganguli-Indra G, Indra AK, Karande P. Bioengineered efficacy models of skin disease: advances in the last 10 years. Pharmaceutics. 2022; 14(2):319.
14. Brasil. Ministério da Saúde. Secretaria de Atenção à Saúde. Cartilha para tratamento de emergência das queimaduras. 2021.
15. Jeschke MG, van Baar ME, Choudhry MA, Chung KK, Gibran NS, Logsetty S. Burn injury. Nat Rev Dis Primers. 2020;6(1):11.
16. Shpichka A, Butnaru D, Bezrukov EA, Sukhanov RB, Atala A, Burdukovskii V, et al. Skin tissue regeneration for burn injury. Stem Cell Res Ther. 2019;10(1):94.
17. Oryan A, Alemzadeh E, Moshiri A. Burn wound healing: present concepts, treatment strategies and future directions. J Wound Care. 2017;26(1):5-19.
18. Simon PA, Baron RC. Age as a risk factor for burn injury requiring hospitalization during early childhood. Arch Pediatr Adolesc Med. 1994;148(4):394-7.
19. Tenenhaus AM, Rennekampff HO. Topical agents and dressings for local burn wound care. UpToDate. 2020;1-25.
20. Heyneman A, Hoeksema H, Vandekerckhove D, Pirayesh A, Monstrey S. The role of silver sulphadiazine in the conservative treatment of partial thickness burn wounds: a systematic review. Burns. 2016; 42(7).1377-86.
21. Hochman B, Farkas CB, Isoldi FC, Ferrara SF, Furtado F, Ferreira LM. Distribuição de queloide e cicatriz hipertrófica segundo fototipos de pele de Fitzpatrick. Rev Bras Cir Plastica. 2012;27(2):185-9.
22. Roshangar L, Soleimani Rad J, Kheirjou R, Reza Ranjkesh M, Ferdowsi Khosroshahi A. Skin burns: review of molecular mechanisms and therapeutic approaches. Wounds. 2019;31(12):308-15.
23. Koyro KI, Bingoel AS, Bucher F, Vogt PM. Burn guidelines – an international comparison. Eur Burn J. 2021;2(3):125-39. Disponível na Internet: https://www.mdpi.com/2673-1991/2/3/10
24. Lloyd EC, Rodgers BC, Michener M, Williams MS. Outpatient burns: prevention and care. Am Fam Physician. 2012;85(1):25-32.
25. Antoniolli L, Bazzan JS, Rosso LH de, Amestoy SC, Echevarría-Guanilo ME. Conhecimento da população sobre os primeiros socorros frente à ocorrência de queimaduras: uma revisão integrativa. Rev Bras Queimaduras. 2014;13(4):251-9.
26. Hyland EJ, Connolly SM, Fox JA, Harvey JG. Minor burn management: potions and lotions. Aust Prescr. 2015;38(4):124-7.
27. Jull AB, Cullum N, Dumville JC, Westby MJ, Deshpande S, Walker N. Honey as a topical

treatment for wounds. Cochrane Database Syst Rev. 2015;2015(3):CD005083.

28. Chaganti P, Gordon I, Chao JH, Zehtabchi S. A systematic review of foam dressings for partial thickness burns. Am J Emerg Med. 2019;37(6):1184-90.

29. Liu HF, Zhang F, Lineaweaver WC. History and Advancement of Burn Treatments. Ann Plast Surg. 2017;78(2 Suppl 1):S2-8.

30. Carboni RM, Santos GL, Carboni Junior IC, Silva DFT, Bussadori SK, Fernandes KPS, et al. Therapy for patients with burns - an integrating review. Rev Assoc Med Bras (1992). 2019;65(11):1405-12.

31. Tavares WS, Silva RS. Curativos utilizados no tratamento de queimaduras: uma revisão integrativa. Rev Bras Queimaduras. 2015;14(4):300-6.

32. Norman G, Christie J, Liu Z, Mj W, Jm J, Hudson T, et al. Antiseptics for burns (Review). Cochrane Database Syst Rev. 2017;2(7):1-236.

33. Proksch E, de Bony R, Trapp S, Boudon S. Topical use of dexpanthenol: a 70th anniversary article. J Dermatolog Treat. 2017;28(8):766-73.

34. Ebner F, Heller A, Rippke F, Tausch I. Topical Use of Dexpanthenol in Skin Disorders. Am J Clin Dermatol. 2002;3(6):427-33.

35. Gupta M, Mahajan VK, Mehta KS, Chauhan PS. Zinc therapy in dermatology: a review. Dermatol Res Pract. 2014;2014.

36. Hamman JH. Composition and applications of Aloe vera leaf gel. Molecules. 2008;13(8):1599-616.

37. Dat AD, Poon F, Pham KB, Doust J. Aloe vera for treating acute and chronic wounds. Cochrane Database Syst Rev. 2012;(2):CD008762.

38. Maenthaisong R, Chaiyakunapruk N, Niruntraporn S, Kongkaew C. The efficacy of aloe vera used for burn wound healing: A systematic review. Burns. 2007;33(6):713-8.

39. Palmieri TL, Greenhalgh DG. Topical treatment of pediatric patients with burns. Am J Clin Dermatol. 2002;3(8):529-34.

40. Hoogewerf CJ, Hop MJ, Nieuwenhuis MK, Oen IM, Middelkoop E, Van Baar ME. Topical treatment for facial burns. Cochrane Database Syst Rev. 2020; 7:CD008058.

41. Givol O, Kornhaber R, Visentin D, Cleary M, Haik J, Harats M. A systematic review of Calendula officinalis extract for wound healing. Wound Repair Regen. 2019;27(5):548-61.

42. Wolf K, Silapunt S. The use of sodium sulfacetamide in dermatology. Cutis. 2015;96(2):128-30.

43. Morgan M, Deuis JR, Frosig-Jorgensen M, Lewis RJ, Cabot PJ, Gray PD, et al. Burn pain: a systematic and critical review of epidemiology, pathophysiology, and treatment. Pain Med. 2018;19(4):708-34.

44. Simon PA, Baron RC. Age as a risk factor for burn injury requiring hospitalization during early childhood. Arch Pediatr Adolesc Med. 1994; 148(4):394-7.

45. Hettiaratchy S, Dziewulski P. ABC of burns: pathophysiology and types of burns. BMJ. 2004; 328(7453):1427-9.

46. Pulaski EJ, Filler RM, Dibbins AW. Local and systemic antibiotic therapy of wounds and burns. Can Med Assoc J. 1965;93(16):864-9.

31 Insolação e Queimaduras Solares

Laís Rocha Antunes • Felipe Melo Queiroz • Sabrina Oliveira Campos de França • Nara Amanda Laismann • Emília Vitória da Silva • Gustavo Pereira Calado • Alice Silva Costa • Isabelle Cristinne Pinto Costa • Victória Kethen Santos Pessoa • Maria Bernadete Rodrigues Queiroz • Rafael Santos Santana

PROBLEMAS RELACIONADOS COM O CALOR EXCESSIVO

Existe uma grande preocupação quanto à exposição à radiação ultravioleta (UV) sem proteção solar, no período das 8 horas às 17 horas, pois há uma maior chance de o indivíduo receber uma dose excessiva de UV. Isso porque o Brasil tem uma das maiores taxas de radiação UV do mundo, em que os indivíduos sem proteção solar podem receber doses diárias de UV quase 50 vezes superior à dose máxima recomendada pela Organização Mundial da Saúde (OMS) de 108 J/m^2.

Existem evidências que demonstram a importância da exposição regular à radiação solar para manutenção da saúde física e mental. Entretanto, esse tipo de radiação é responsável por diversas reações fotoquímicas e fotobiológicas, aos quais causam danos à pele e ao sistema fisiológico a depender da exposição, localização geográfica, idade, tipo de pele, por exemplo. De acordo com a Sociedade Brasileira de Dermatologia, em 2019, estima-se que 63,05% dos indivíduos expostos ao sol não utilizavam nenhum tipo de proteção.[1-2]

Os raios UV representam apenas 5% dos raios solares que atingem a Terra, mas são muito poderosos. Existem vários tipos, sendo os raios UVC geralmente bloqueados pela camada de ozônio, enquanto os raios UVA e UVB chegam à Terra e têm um efeito negativo sobre a pele. Os raios UVA e UVB são tipos de radiação ultravioleta emitida pelo sol, mas diferem em comprimento de onda e impacto na pele.

Os raios **UVA** (de *ageing*) têm um comprimento de onda maior, penetram mais profundamente na pele e são os principais responsáveis pelo **envelhecimento cutâneo** e aparecimento de rugas, além de contribuir para o desenvolvimento de câncer de pele. Por outro lado, os raios **UVB** (de *burns*) têm um comprimento de onda mais curto, afetam principalmente a camada mais externa da pele e são os principais causadores de **queimaduras solares** e danos diretos ao DNA, também aumentando o risco de câncer de pele.[1,2]

A exposição à luz solar é de vital importância na conversão do 7-desidrocolesterol em pré-vitamina D3 na pele humana. A diminuição do rendimento cutâneo de vitamina D3 é atribuída à eficiência da radiação UVB, como pigmentação da pele, aplicação de protetor solar, hora do dia, estação, latitude, altitude e poluição do ar. Porém, a exposição crônica à irradiação UV provoca imunossupressão, fotoenvelhecimento e carcinogênese. Envolve modulação do sistema imunológico, acúmulo de alterações genéticas e, no final, dá origem a tumores de pele.[1,2]

As doenças relacionadas com o calor surgem da incapacidade de os mecanismos termorreguladores fisiológicos compensarem o aumento da temperatura corporal em decorrrência da temperaturas extracorpóreas elevadas (especialmente quando combinadas com alta umidade), esforço físico ou metabolismo acelerado.[3,4]

A **insolação** ocorre após intensa exposição à luz solar. Caracteriza-se principalmente por quadro de hipertermia grave, mas nem sempre a temperatura corporal central é ≥ 40°C, sendo o mecanismo de suor insuficiente para o controle da temperatura. Está associada a uma disfunção do sistema nervoso central, que pode gerar alterações da consciência (convulsões, delírios ou coma) e pode progredir para falha do sistema de múltiplos órgãos. A insolação clássica, geralmente, ocorre quando o indivíduo é submetido a um ambiente de calor intenso e alta exposição ao sol.[3,5]

A **queimadura solar**, é causada por uma resposta inflamatória aguda, tardia e transitória da pele à exposição excessiva à radiação UV da luz solar ou de fontes artificiais, como equipamentos de fototerapia ou camas de bronzeamento, por exemplo. É importante frisar que as queimaduras do sol podem acontecer mesmo em dias nublados, pois a luz UV pode passar entre as nuvens. Em virtude do mecanismo de inflamação induzido pela luz UV, ocorre mudanças bioquímicas e celulares na epiderme e derme antes que seja possível enxergar o eritema. A sensibilidade a queimaduras solares é um importante marcador de suscetibilidade genética ao câncer de pele e está associada a um risco aumentado de melanoma em todas as idades.[5, 6, 9, 10 por 3, 4, 6, 7]

Além da insolação e da queimadura solar, outros problemas moderados diretamente relacionados com o calor excessivo. A **exaustão pelo calor,** p. ex., é um agravo em decorrência da perda de sal e água durante a exposição ao calor. As **câibras de calor** também são comuns e caracterizam-se por contrações musculares involuntárias associadas ao exercício (geralmente nas extremidades inferiores). Por outro lado, a **síncope pelo calor** é a perda transitória da consciência ou colapso durante a exposição ao calor. As **erupções cutâneas ou miliária,** conhecidas no Brasil como "brotoejas", podem ocorrer em virtude do entupimento das glândulas sudoríparas (com material produzido pelo excesso de transpiração) durante a exposição crônica ao calor e à umidade.[3,4,5]

É importante ressaltar a importância do reconhecimento e diferenciação dos transtornos relacionados com o calor para redução da mortalidade e morbimortalidade. Logo, é de extrema relevância resguardar-se de exposições a altas temperaturas para evitar esses problemas de saúde relatados. Os fatores de risco para qualquer doença relacionada com o calor incluem:[3,4,5]

- Extremos de idade (bebês e idosos).
- Baixo nível socioeconômico.
- Pele muito clara e história familiar.
- Locais com sistema de ar-condicionado inadequado, raro ou inexistente.
- Atividades ocupacionais ou recreativas que exijam exercícios extenuantes em ambientes quentes ou úmidos (p. ex., ambulantes, pedreiros, atletas, bombeiros, militares).
- Obesidade e doenças cardiovasculares.
- Alcoolismo ou alguns agravos mentais incapacitantes.
- Condições que requerem medicamentos que podem aumentar o risco de hipertermia.

Mesmo com a maior conscientização da população sobre o tema e com o advento de medidas de proteção como os filtros solares, tem-se observado um incremento dos quadros globais ao longo dos anos. Em alguns países observou-se o aumento da incidência anual de doenças relacionadas com o calor relatadas nos serviços de emergência de 1,2 por 100 mil pessoas na década de 1990 para 2,5 por 100 mil pessoas na década seguinte. Os fenômenos decorrentes de alteração climática global têm preocupado os profissionais de saúde de países, como o Brasil, que reúnem grande percentual da população com fatores de risco associados ao clima.[8,9]

Segundo o Instituto Nacional de Câncer (INCA), em 2020, 2.653 indivíduos foram a óbito em decorrência de câncer de pele não melanoma e 1.923 óbitos decorrentes do câncer de pele melanoma. O câncer de pele não melanoma é o mais frequente no país. A ocorrência de melanoma, forma mais grave do câncer de pele, fortemente influenciada pela exposição UV, geralmente desenvolve-se em partes da pele mais expostas ao sol e mais suscetíveis a queimaduras solares.[7,10]

Além disso, o acesso à informação ao conhecimento sobre a distribuição do índice UV no Brasil são de grande importância para estratégias de mitigação do câncer de pele e realização de políticas públicas de fotoproteção adaptadas ao contexto em que se enquadra o território brasileiro. Sabe-se que o câncer de pele é o mais frequente no Brasil; entretanto, apenas 3% desses casos são do tipo melanoma, forma mais grave, em virtude da alta capacidade de metástase.[1,11]

OBJETIVOS DO CUIDADO FARMACÊUTICO

1. Estimular a hidratação, visto que é um fator importante na redução da temperatura corporal e prevenção de desidratação.[3,7,15]
2. Redução da dor, do desconforto e dos sintomas associados, especialmente insolação, exaustão e queimaduras solares.

3. Identificar pacientes com fatores de risco, instruir sobre as medidas de prevenção de danos associados ao calor, assim como a maneira correta de manejo.[3,4,5]
4. Analisar sinais vitais do paciente e tentar identificar situações de alerta para encaminhamento.[7,10]
5. Verificar se há uso de medicamentos que podem desequilibrar a regulação térmica ou possíveis irritativos para a pele.[3,4,5]

CAUSAS, SINAIS, SINTOMAS E ANAMNESE FARMACÊUTICA

As principais causas para insolação, queimaduras solares e distúrbios de calor são a exposição à radiação ultravioleta. As formas de manifestação desses problemas variam de acordo com o grau de intensidade da exposição (**Quadro 31.1**), fatores de risco e ações de autocuidado realizadas.[9,16]

A insolação pode gerar uma resposta inflamatória em virtude da liberação de endotoxina da mucosa intestinal, assim como a liberação de interleucinas (IL-1, IL-6) dos músculos para a circulação sistêmica, causando uma resposta dos leucócitos e células endoteliais decorrente da liberação de citocinas e de proteína do grupo de alta mobilidade caixa 1 tendo como consequência a síndrome da resposta inflamatória. Nesse sentido, essa condição está associada à disfunção de múltiplos órgãos, assim como encefalopatias, pois ocorre vasodilatações cutâneas aumentando, dessa maneira, o fluxo sanguíneo da pele; tem como consequência a perda de sais e água decorrente da estimulação da sudorese térmica. Essa perda está associada a quadros de exaustão de calor e cãibras, prejudicando o mecanismo de termorregulação corpórea, podendo resultar na falência de múltiplos órgãos. Além disso, a insolação pode provocar coagulação induzida decorrente da formação de fibrina.[7,17]

O uso de alguns medicamentos pode predispor o indivíduo a essa condição em virtude do aumento da produção de calor resultante de ações de fármacos e função comprometida de termorregulação. Alguns medicamentos anti-hipertensivos (diuréticos e betabloqueadores), anticolinérgicos, antidepressivos tricíclicos, anfetaminas e hormônios tireoidianos são exemplos de classes farmacológicas que podem causar essa predisposição. Atenção especial também deve ser dada a medicamentos e cosméticos tópicos, como cremes para tratamento de acne, dermatites ou alergias, que podem sensibilizar o local e deixá-lo mais vulnerável a lesões.[3,5,15]

O tipo de pele também predispõe o paciente a insolação, queimaduras e outros agravos relacionados com o calor. Em virtude do mecanismo de inflamação induzido pela luz UV, ocorrem mudanças bioquímicas e celulares na epiderme e derme antes que seja possível enxergar o eritema. A escala de Fitzpatrick caracteriza-se pela resposta da pele à luz solar e foi criada para classificar a pele em seis fototipos a partir da capacidade de bronzeamento, sensibilidade e vermelhidão/eritema quando a pessoa é exposta ao

Quadro 31.1

Formas de manifestação dos danos provocados pelo calor excessivo[3,4,5,6,9,16]

Forma de manifestação	Sinais, sintomas e caraterísticas
Edema	Acúmulo de líquido nas extremidades inferiores pelo aumento da vasodilatação periférica associada ao calor. Mais comum em indivíduos sedentários, pode ser tratada com a imediata elevação dos membros inferiores e incentivo à prática de atividade física regular.
Cãibras	São espasmos musculares involuntários que ocorrem durante ou após atividade física intensa em ambientes quentes, geralmente nos músculos que foram exercitados. Desequilíbrios eletrolíticos são responsáveis pelos sintomas e eles devem ser encarados como um sinal de aviso de que o indivíduo está prestes a desenvolver a exaustão induzida por calor. Repouso, alongamento prolongado dos grupos musculares e ingestão oral de sódio são alguns exemplos de tratamento.
Síncope	A síncope está associada a períodos prolongados de pé, após o indivíduo levantar-se repentinamente quando estava sentado ou deitado no calor. A perda de consciência ocorre por um débito cardíaco inadequado decorrente de hipotensão postural. A consciência é recobrada imediatamente após colocar a pessoa na posição supina (deitado de barriga para cima).
Exaustão	Exaustão, na maioria das vezes, manifesta-se em indivíduos não aclimatados, geralmente nos primeiros dias de uma onda de calor ou na primeira sessão de treino em dia quente. Há uma queda do volume plasmático promovido pela sudorese excessiva. Em geral, o sangue fica estagnado nos vasos periféricos dilatados, o que reduz drasticamente o volume sanguíneo central necessário para manter o débito cardíaco. O paciente pode sentir pulso fraco e rápido, pressão arterial baixa, cefaleia, vertigem, fraqueza geral e posterior redução da sudorese, a pele poderá aparentar estar pálida ou acinzentada. O tratamento consiste em interrupção das atividades, resfriamento e reposição intravenosa dos fluidos em pacientes com perda de líquido em decorrência de vômitos e diarreia. Os sinais vitais devem ser monitorados a cada 20 ou 30 minutos.
Queimaduras	A queimadura solar é extremamente comum, mas a incidência é variável, com indivíduos de pele clara tipicamente afetados em maior extensão do que indivíduos de pele mais escura. A apresentação clínica da queimadura solar geralmente envolve eritema associado à dor (queimação ou picada), sensibilidade ao toque e, às vezes, coceira. Queimaduras mais graves podem formar bolhas. A avaliação deve incluir perguntas sobre sintomas sistêmicos que podem indicar lesão por calor.
Insolação ou hipertermia	É a manifestação mais grave das síndromes induzidas por calor. Caracteriza-se por um aumento drástico na temperatura corporal central acima de 40°C, acarretando dano aos tecidos corporais e comprometimento de múltiplos órgãos. De modo geral, acomete crianças e idosos por exposição prolongada a ambientes com temperaturas elevadas e atletas por atividade física extenuante associada a calor e umidade. Caracterizada por uma falha dos mecanismos responsáveis pela regulação térmica, os sinais mais frequentes são: desidratação, pele vermelha, ansiedade, confusão mental, comportamento bizarro, perda de coordenação, tontura, agitação e muitas vezes coma. O quadro muitas vezes pode agravar-se e boa parte das vezes requer atendimento médico especializado.

Fonte: Autoria própria.

sol.[3,4] Essa escala, entretanto, não é plenamente apropriada em razão da mistura entre as etnias.[3,5,15]

No processo de ocorrência de uma queimadura ocorre perturbação na homeostase da pele, pois há uma disfunção hidroeletrolítica responsável pelo controle da temperatura interna, flexibilidade e lubrificação da superfície corporal, assim como vasodilatação, aumento do fluxo sanguíneo, ativação das células endoteliais, formação de queratinócitos em apoptose dependente de p53 e liberação de mediadores.

Suas manifestações clínicas variam entre eritemas leves a altamente dolorosos, podendo apresentar edema, vesiculação e formação de bolhas, os quais podem ser observadas de 3 a 5 horas após a exposição a luz, podendo diminuir após 72 horas; sua remissão pode acontecer em aproximadamente sete dias, seguida por descamação. Geralmente, as áreas cobertas não sofrem danos. Deve-se atentar a alta sensibilidade da pele ao calor e à pressão mecânica, a qual também é observada em casos considerados leves.[6,18]

A prevalência de queimaduras solares é maior em fototipos de I a III e afeta 33% dos homens e mulheres entre 18 e 29 anos. Além disso, apesar dos fototipos IV e V terem menor predisposição às queimaduras solares, a prevalência encontra-se entre 9% e 13% em homens e mulheres entre 18 e 29 anos dessa população, respectivamente.[19]

Como dito, a sensibilidade a queimaduras solares é um importante marcador de suscetibilidade genética ao câncer de pele e está associada a um risco aumentado de melanoma em todas as idades. Além disso, existem outros fatores que predispõem os indivíduos a esse tipo de queimadura, como: pessoas que têm pele clara e cabelos claros; lugares tropicais ensolarados ou aqueles que têm neve ou areia, pois refletem o sol; uso de alguns medicamentos; assim como na insolação, como mencionado anteriormente.[6,7]

Outrossim, é relevante que se analise a história recente do paciente para que sejam verificados a possível exposição a ambientes quentes, o uso de equipamentos de bronzeamento ou luz natural e a exposição à fototerapia UV B, p. ex., com o objetivo de identificar o paciente de forma precisa (**Quadro 31.2**).[6,15]

A identificação da queimadura solar é feita com base nos achados clínicos, como eritema, aparecimento de bolhas locais e história do paciente, como foi previamente abordado. Em alguns pacientes pode ser que aconteça reações exageradas de queimaduras em decorrência da utilização de fármacos fototóxicos ou substâncias fotossensibilizantes de uso tópico; nesse caso, considera-se distúrbio de fototoxicidade.

No entanto, fotodermatoses, lúpus eritematosos e dermatite actínica crônica não são considerados queimaduras solares. Por exemplo, a queimadura dos lúpus eritematosos pode ser confundida com a queimadura solar e tem a erupção borboleta como característica principal; em homens com idade > 60 anos, por outro lado, é necessário perguntar se existe história de dermatite atópica ou de contato para excluir a possibilidade de dermatite actínica crônica.[6]

Quadro 31.2

Anamnese farmacêutica em pacientes com insolação (Estratégia INDICO)[1,2,3,5]

Domínio	Perguntas/Investigação*	Observações importantes
Identificação do paciente	Qual é a **idade do paciente**? (Observar extremos de idade.) A paciente está grávida? Ocupação? Trabalha sob o sol? É atleta? Pratica atividade física regular?	Idosos (acima de 65 anos) bebês e crianças pequenas têm maior predisposição para danos causados por calor e irradiação solar. Além disso, geralmente, idosos fazem uso de polifarmácia. Indivíduos sedentários ou sem ritmo de treinamento são mais propensos a desenvolverem síndromes induzidas por calor do que indivíduos treinados.
Natureza dos sinais e sintomas	Qual foi o local onde o paciente estava e **que atividade** estava fazendo? Está sentindo **náusea, dor de cabeça ou sintomas de desidratação** e sudorese? Apresenta vesículas ou **bolhas** em algum local? Apresentou alterações no estado mental? Fadiga? Apresentou aumento da frequência cardíaca, respiratória ou na pressão arterial?	Boa parte dos sintomas sistêmicos podem estar diretamente relacionados com desidratação; portanto, observar sintomas de sede, desconforto geral, pele avermelhada, cansaço, cãibras, apatia, tonturas, cefaleia, vômitos, náuseas, sensação de calor sobre a cabeça ou na nuca, calafrios, queda de desempenho e dispneia. A falta de atenção sobre o risco da desidratação, pode induzir atletas e praticantes de atividades físicas a adotarem condutas inadequadas quanto à reposição hídrica. Monitorar frequência cardíaca e respiratória, além das funções neurológicas.
Duração	Há **quanto tempo** os sintomas começaram? Quando observou início da vermelhidão ou lesões? Já ocorreram **outros episódios** semelhantes?	Indivíduos com história prévia de qualquer síndrome induzida por calor têm maior risco de sofrerem nova manifestação, por isso as medidas de aconselhamento são fundamentais para prevenção de recorrência.
Iniciou algum tratamento	O paciente já fez uso de algum medicamento durante **esse episódio**? Houve melhora? Quais os medicamentos usados anteriormente? O paciente tem alguma preferência de tratamento?	Checar se o paciente fez uso de medicamentos fototóxicos (p. ex., quilononas, hidroclorotiazida) ou outros medicamentos que comprometem a termorregulação? Algumas classes farmacológicas predispõe o indivíduo a doenças associadas ao calor, pois interferem na capacidade de dissipação do calor do corpo ou na manutenção da hidratação.
Comorbidades	Tem **obesidade**? Paciente tem diabetes? Doenças cardiovasculares? Problemas de saúde mental? Fez consumo excessivo de álcool?	Indivíduos obesos apresentam maior risco de desenvolverem síndromes induzidas por calor, em razão da maior espessura do tecido adiposo que dificulta a perda de calor, além da maior produção de calor metabólico durante o exercício.
Outras situações especiais	**Pele clara**, olhos claros e cabelos claros? Usava **vestimenta adequada** ou equipamentos de proteção individual? Observar condutas específicas de **atletas**. Fez uso de protetor solar? Se sim, qual periodicidade e FPS?	Pessoas com fenótipo de pele clara têm maior predisposição à insolação e à queimaduras solar (observar escala de Fitzpatrick). O excesso de roupas ou trajes inadequados para a prática de atividades físicas no calor intenso compromete o sistema termorregulador. Roupas de cores escuras ou de tecidos sintéticos promovem aumento da temperatura corporal. Atletas e indivíduos fisicamente ativos que não realizam um período adequado de aclimatação, aumentam o risco de desenvolverem síndromes induzidas por calor.

** Perguntas sugestivas. Não têm finalidade diagnóstica e sim para melhor compreensão do caso e identificação de potenciais sinais de alerta para encaminhamento.*

Fonte: Autoria própria.

INTERVENÇÕES NÃO FARMACOLÓGICAS

A fotoproteção compreende medidas direcionadas à redução da exposição solar e à prevenção do desenvolvimento de doenças relacionados com radiação solar (**Quadro 31.3**). Dessa maneira, são consideradas medidas de fotoproteção: fotoeducação, fotoproteção tópica, oral e mecânica (uso de roupas e acessórios). Deve-se levar em consideração o perfil do paciente, como idade, fenótipo, domicílio e antecedentes individuais e familiares, a fim de se adequar às medidas de proteção para que se obtenha o êxito.[14,20]

Para se prevenir contra as os agravos do sol e do calor, é necessária a utilização de óculos escuros, chapéu de aba larga e roupas com fator de proteção solar, assim como utilizar protetores solares e protetores labiais (fator de proteção solar FPS 30 ou superior).

Ademais, é importante evitar a exposição ao sol entre 10 e 16 horas em razão da alta intensidade solar. Não se deve utilizar camas de bronzeamento, visto que estas não protegem contra o risco de queimaduras leves. Além disso, recomenda-se que se utilizem roupas largas e de cor clara. Deve-se também evitar as atividades que ocorrem ao ar livre durante o dia em dias quentes, estar ciente sobre os possíveis efeitos adversos causados por medicamentos, assim como perda de fluidos e diminuição da transpiração. Também é de extrema relevância que se mantenha a hidratação.[6,7,17,21]

O uso de protetores solares tem sido incentivado nas últimas três décadas por especialistas da área de diferentes países. Além de evitar agravos relacionados com a exposição solar em geral, tem papel importante na prevenção de queimaduras solares, no surgimento de manchas cutâneas e na prevenção do câncer de pele.[22-24]

Contudo, nos últimos anos, os filtros solares têm sido alvo de questionamentos e produção de desinformação, em que se contestam potenciais contaminações por seus insumos e real proteção para o advento de diferentes tipos de câncer de pele.[22-24]

A revisão de componentes dos protetores e o monitoramento sérico da sua absorção têm sido realizados por agências como a Food and Drug Administration (FDA). E as evidências específicas de prevenção de câncer, embora sejam escassas, talvez por conta de aspectos éticos e pela própria dificuldade de condução de estudos longos para acompanhar o surgimento de um câncer, mostram resultados satisfatórios. Estudo australiano com grande número de pacientes mostrou que aqueles que usaram protetor solar diariamente, ao longo de quatro anos, tiveram 1,5% de chance de desenvolver melanoma dez anos depois, comparados a 3%, entre pessoas que aplicavam protetor solar de forma infrequente ou incorreta. Esse resultado poderia ser mais expressivo caso o estudo fosse mais longo ou se o grupo controle não usasse protetor, o que deve ser considerado na interpretação dos dados e na manutenção da recomendação de protetores.[22-24]

Deve-se encorajar o paciente a aumentar a ingestão de líquidos e de eletrólitos, além da saciedade habitual da sede, pois esta não é um mecanismo confiável para se monitorar o desequilíbrio hídrico. Por outro lado, também, pode-se investir em uma dieta rica em carotenoides e licopenos, que são substâncias fotoprotetoras as quais podem ser encontradas em alimentos como tomate, damasco, mamão, goiaba e melancia.[14,18,25]

Quando a prevenção não foi possível e o manejo é necessário nos quadros de cãibras por calor, síncope, exaustão ou insolação não agravada, deve-se retirar o paciente do local e cessar a atividade a qual estava realizando, sendo necessário que se inicie a reidratação oral com fluidos isotônicos a fim de garantir a substituição do sistema vascular. Caso haja suspeita de exaustão em decorrência do esforço, deve-se elevar as pernas do paciente. O resfriamento é aconselhado e algumas técnicas têm maior e menor evidência, sendo indicadas dependo da disponibilidade de recursos e de cada quadro.[5,6,15,26]

Casos mais graves com atendimento de urgência podem recorrer a processos de resfriamentos rápidos e manejados pela equipe de saúde. Em casos leves que procuram a farmácia, entretanto, pode-se levar o paciente para uma área mais fria nas proximidades, remover excesso de roupas ou até mesmo realizar resfriamento ativo (como névoa, ar-condicionado ou aplicação de material frio no corpo ou realizar banhos frios, caso seja possível).[5,6,15,26]

Quadro 31.3
Resumo de evidências das intervenções não farmacológicas para agravos relacionados com o calor[6,14,15,20,22,27]

Conduta	Embasamento técnico	GRADE	
		Nível de evidência	Grau de recomendação
Protetor solar	Evidências consistentes demonstram efeito protetor dos filtros solares na maioria dos agravos relacionados com o calor, como queimaduras solares e lesões crônicas de pele (regas e manchas). As evidências de estudos observacionais sobre o uso de protetor solar e risco de melanoma foram fracas e heterogêneas, consistentes com os desafios de controlar a confusão inata por indicação. Um ensaio clínico randomizado mostrou efeito protetor do protetor solar; outro ensaio observacional mostrou que uso de protetor solar sempre *versus* nunca foi inversamente associado ao melanoma em caso-controle.	Moderado ●●●○	Forte ✓
Reidratação oral	A administração de líquidos por via oral ou intravenosa (dependendo da condição clínica) para restabelecer o volume circulante e promover a sudorese é necessária. A reidratação controlada de fluidos com solução isotônica após o exercício parece aumentar ligeiramente a taxa de resfriamento e o balanço eletrolítico em comparação com nenhum fluido ou água. Pode ser recomendada em práticas extenuantes e para atletas.	Moderado ●●●○	Forte ✓

(continua)

Quadro 31.3
Resumo de evidências das intervenções não farmacológicas para agravos relacionados com o calor[6,14,15,20,22,27]

Conduta	Embasamento técnico	Grade – Nível de evidência	Grade – Grau de recomendação
Fotoproteção mecânica	Uso de roupas leves e que protejam da incisão direta dos raios solares auxiliam diretamente no resfriamento corporal e nas lesões por UV. Não há evidências consolidadas sobre roupas específicas com fatores de proteção UV, mas podem ser indicadas caso haja disponibilidade de acesso.	Moderado ●●●○	Forte ✓
Resfriamento corporal	Em casos de insolação ou agravos mais leves, deve-se haver a tentativa de resfriamento corporal por meio da troca de vestimentas, ambientes frescos ou mesmo aplicação de gelo na pele para tentar diminuir a temperatura corporal, visto que ocorre uma vasoconstrição e, logo em seguida, haverá uma diminuição da perda de calor. O resfriamento com corrente de ar é mais efetivo; contudo, o benefício de ventiladores em temperaturas muito altas é limitado. A imersão em água fria é associada a uma taxa de resfriamento mais rápida, porém mais indicada para insolação induzida pelo exercício físico intenso e em atletas. Para queimadura solar, com o objetivo de obter o alívio da dor, podem-se utilizar compressas frias como tratamento inicial de 20 a 30 minutos. Repetir ao longo do dia compressas úmidas por 10 minutos.	Moderado ●●●○	Forte ✓
Fotoeducação	Revisão sistemática sobre o tema demonstrou que intervenções comportamentais tendem aumentar o comportamento de proteção solar, ainda que não haja evidências consistentes de que as intervenções estejam associadas à redução da frequência de queimaduras solares em crianças ou alguns grupos de adultos. A intervenção pode aumentar o autoexame da pele em adultos, ainda que não seja possível avaliar sobre os resultados do câncer de pele.	Moderado ●●●○	Forte ✓

Fonte: Autoria própria.

Caso haja a ocorrência de ferida, deve-se resfriar com água fria por 20 a 30 minutos. Nesse caso, não se deve utilizar gelo por longos períodos em virtude do risco de hipotermia. Ao longo do tratamento, pode-se aplicar compressas úmidas e frias por 10 minutos várias vezes ao dia com intuito de diminuir o calor e a dor. Caso o paciente apresente bolhas, é importante que não se estoure e não se aplique pomadas em cima.[5,6,15,27]

INTERVENÇÕES FARMACOLÓGICAS

O tratamento farmacológico para os danos do calor e irradiação visam principalmente aliviar o desconforto quando necessário e principalmente o manejo de queimaduras solares (Quadro 31.4). Além disso, é importante conciliar tratamento farmacológico ao não farmacológico e às medidas preventivas, o que é essencial para garantir o êxito do tratamento.

A suplementação com algumas substâncias tem sido utilizada, como fotoproteção oral para pacientes mais expostos ou com mais fatores de risco. As principais substâncias fotoprotetoras de interesse farmacológico utilizadas no Brasil são: *Polypodium leucotomos* e suplementação de carotenoides.[28,29]

O ***Polypodium leucotomos*** é uma substância antioxidante com alto teor de compostos fenólicos que tem efeitos moleculares de fotoproteção, fornecendo reparo para os efeitos deletérios da irradiação UV. Os relatos de baixa toxicidade, funções antioxidantes, prevenção da imunossupressão e via de administração oral fomentam seu uso como adjuvante em situações em que não se pode evitar elevada exposição à radiação UV, pois essa substância protege contra o estresse oxidativo induzido pela radiação.

Levando-se em consideração a atividade anti-inflamatória do composto quando a pele está irritada por causa da radiação UVB e UVA, o medicamento foi capaz de bloquear a resposta inflamatória e diminuiu a fototoxicidade durante a terapia com psoralens + UVA (PUVA), a qual é utilizado para a terapia de psoríase e vitiligo. Ademais, no caso da queimadura solar, houve a inibição da infiltração induzida por PUVA de neutrófilos, mastócitos e queratinócitos.[37,38]

Outro agente fotoprotetor usado é a suplementação de carotenoides como protetor solar oral, pois se acredita que seus efeitos protetores estejam relacionados com sua propriedade antioxidante. Entretanto, pesquisas demonstram baixa evidência quanto às respostas ao tratamento oral contra a exposição da pele ao sol, além do seu fator de proteção ser menor quando comparado com o uso de filtros solares tópicos, mas que auxilia na defesa contra os danos à pele dependentes de UV.[39-41]

Por outro lado, estudos também evidenciaram efeito do betacaroteno contra o eritema induzido pela radiação UV. A fotoproteção sistêmica depende da duração do tratamento e da dose ingerida, fato que gera uma preocupação quanto à segurança dessa classe. Dessa maneira, estudos demostraram que se obteve resposta no tratamento após a utilização de 10 semanas e a dose superior a 20 mg/dia.[25,31]

Em pacientes com sintomas de insolação sem sinais de agravamento e queimaduras leves, pode-se utilizar anti-inflamatórios não esteroidais (AINEs) como o **ibuprofeno**. Esse tratamento deve ter início ao sinal dos primeiros sintomas e ter continuação por 24 a 48 horas.

As queimaduras superficiais curam dentro de uma semana e podem exigir apenas loções hidratantes tópicas para manejo. Recomenda-se o manejo conservador com emolientes para facilitar a regeneração da pele. Loções aquosas podem melhorar a descamação e a dor associadas à radiação terapêutica.[6,7,10]

É comum a utilização na prática clínica de loção de **calamina**, visto que fornece alívio da dor e do desconforto, ainda que com pouca evidência disponível. A calamina é uma mistura de óxido de zinco com óxido férrico que tem adstringente suave e proporciona alívio do prurido e da ardência, consagrada no uso para queimadura geralmente associada a outros produtos, como **difenidramina** (antialérgico) e **cânfora** (propriedades analgésicas e antirritativas).

No entanto, algumas precauções devem ser tomadas: evitar o contato com os olhos e mucosas, não usar em feridas abertas ou queimaduras severas, e estar atento a possíveis reações alérgicas aos componentes da loção.[32,33]

Apesar do uso na prática clínica, não se observaram evidências robustas do uso de ***Aloe vera*** em vez de outros emolientes, pois não demonstrou produzir melhora significativa no eritema pós-exposição ou na cicatrização, e pode estar associada à dermatite de contato. Dado seu perfil limitado de efeitos colaterais e benefícios sintomáticos, esse tratamento deve ser reservado para uma intervenção de segunda linha.[6,34,35]

A utilização tópica de **diclofenaco** é utilizada para alívio da dor e inflamação de queimaduras solares; entretanto, pode provocar dermatite de contato e tem sido desaconselhado.

Na prática clínica, os **corticosteroides tópicos** são utilizados no tratamento de queimaduras, porém existem poucas evidências que sejam realmente eficazes na redução dos sintomas e aceleração da cura das queimaduras solares. Estudos realizados não demonstraram eficácia no tratamento do eritema, edema e dor local.[5,18,36]

Na grande maioria dos casos o uso de antibióticos tópicos é desnecessário e deve, portanto, estar reservado para suspeitas de infeção, em que normalmente se utiliza **sulfadiazina de prata**, **mupirocina** a 2% ou associações com: **bacitracina, polimixina B, nistatina e neomicina.**[6,37]

Quadro 31.4

Resumo das intervenções farmacológicas para insolação e queimaduras solares[6,7,32,33]

Medicamento	Apresentações*	Uso padrão	Orientações ao paciente	Alertas	GRADE: Nível de evidência	GRADE: Grau de recomendação
Ibuprofeno $$$$ MIP SUS	**Comprimido e cápsulas gelatinosas** 200 mg, 300 mg e 400 mg **Suspensão oral** 30 mg/mL, 50 mg/mL e 100 mg/mL	**ADULTOS:** 1 a 2 comprimidos de 200 mg ou 1 comprimido de 300 mg ou 1 comprimido de 400 mg. Se necessário, repetir a cada 4 a 6 horas. Dose máxima: 1.200 mg/dia (3 comprimidos de 400 mg). **CRIANÇAS (somente acima de 6 meses):** Dose recomendada varia de 5 a 10 mg/kg. Se necessário, repetir a cada 6 a 8 horas. Dose máxima: 40 mg/kg/dia (4 doses).	"O paciente não deve ingerir álcool ou fumar durante o uso do medicamento, pois pode aumentar o risco de sangramentos". "Como demais AINEs, evitar doses altas, tempo prolongado (+ de 5 dias)". "A ingestão com alimentos diminui possíveis desconfortos gástricos".	Pacientes com úlceras gastrointestinais, problemas de coagulação e uso de anticoagulantes. Insuficiência renal, hepática e/ou cardíaca grave. Gravidez e lactação. Uso conjunto com corticoides e com inibidores seletivos da recaptação de serotonina (ISRS) aumentam as reações gástricas.	Moderado	Forte
Calamina + difenidramina + cânfora $$$$ MIP	**Creme e loção** 80 mg + 10 mg + 1 mg (Calamyn®)	**ADULTOS:** Lavar a área afetada com água e sabão, secar bem antes de cada aplicação. A quantidade da emulsão deve ser adequada à extensão da área afetada. As aplicações devem ser feitas 3 a 4 vezes ao dia. **CRIANÇAS (somente acima de 2 anos):** Idem anterior.	"Não deve ser aplicada sobre áreas exsudativas, escoriadas e na presença de flictenas". "Deve ser utilizado com cuidado na área próximo aos olhos ou outras membranas mucosas". "A duração do tratamento deve ser adequada à intensidade dos sintomas; não exceder 7 dias".	Pacientes com varicela ou sarampo. Reação de fotossensibilidade em caso de exposição solar após a aplicação do produto. Gravidez e lactação. Sensação de queimação ou *rash* cutâneo.	Baixo	Forte
Polypodium leucatomos $$$$	**Cápsula** 250 mg (Inthos®)	**ADULTOS:** 1 cápsula, podendo administrar de 3 a 5 cápsulas ao dia. **CRIANÇAS:** Esse medicamento é contraindicado para crianças.	"As cápsulas devem ser ingeridas inteiras com uma quantidade suficiente de água para que possam ser deglutidas". "Esse medicamento não deve ser partido, aberto ou mastigado".	Contraindicado em crianças. Categoria de risco na gravidez: C.	Baixo	Fraco

*Nomes comerciais listados foram incluídos no intuito de facilitar a identificação dos itens e evitar erros de seleção; é desaconselhável utilizá-los em prescrições ou no processo de orientação farmacêutica. Marcas foram incluídas de forma circunstancial e pode haver outras disponíveis no mercado não listadas. Fonte: Autoria própria.

SINAIS DE ALERTA E ENCAMINHAMENTOS

Caso os danos sejam graves ou sejam identificados sinais de alerta, é necessário encaminhar o paciente a uma unidade de pronto atendimento (UPA) ou para um hospital que tenha estrutura de suporte avançado para que sejam amenizados e/ou sanados os sintomas sistêmicos e com intuito de realizar a reposição de fluidos e analgesia parenteral no caso da insolação.[6,15,38,39]

No caso das queimaduras solares, apenas queimaduras de primeiro grau e nenhum outro fator de risco estão sujeitos ao manejo farmacêutico. Caso apresente queimadura solar com bolhas extensas e muita dor as quais são indicativos de queimaduras do 2º grau, é necessário recomendar a ida a uma UPA ou hospital.[6,15,38,39]

O Quadro 31.5 destaca os principais sinais de alerta para encaminhamento de paciente com insolação e queimaduras solares.

Quadro 31.5
Sinais de alerta para encaminhamento de paciente com insolação e queimaduras solares

Palavra-chave	Sinais de alerta
Febre alta	Temperaturas corporais superiores a 39°C a 40°C (102°F a 104°F).
Confusão mental e tontura	Desorientação, confusão ou perda de consciência. Tontura e fraqueza: sensação de desmaio ou fraqueza extrema.
Cefaleia, náuseas e vômitos	Episódios frequentes e intensos de náuseas e vômitos. Cefaleia severa que não alivia com medidas simples.
Sinais de desidratação	Boca seca, sede excessiva, urina escura ou diminuição da produção de urina.
Queimaduras extensas ou com sinais de infeção	Presença de bolhas grandes ou extensas na pele. Áreas de queimadura que cobrem grande parte do corpo. Vermelhidão crescente, calor, pus ou dor aumentada na área afetada.
Alterações cardíacas ou respiratórias	Batimentos cardíacos acelerados ou irregulares. Dificuldade respiratória: falta de ar ou respiração rápida e superficial.

Fonte: Autoria própria.

MONITORAMENTO DOS RESULTADOS

Os danos causados pelo sol e calor tendem a ter reversão rápida. Mesmo a queimadura solar está associada a manifestações agudas com duração de 3 a 7 dias. Contudo, é importante avaliar a evolução e os resultados obtidos a partir da prescrição feita; para isso, deve-se levar em consideração a cessação dos sintomas (principalmente a sensação de dor e desconforto causada pela queimadura solar). Checar o processo de cicatrização e suspeita de infecção é essencial. Aconselhar o paciente quanto à prevenção a fim de se evitar recorrência e verificar as medidas que são adotadas pode ser uma oportunidade ímpar de estabelecimento do autocuidado apoiado.[6,40]

Referências bibliográficas

1. Addor FAS, Barcaui CB, Gomes EE, Lupi O, Marçon CR, Miot HA. Sunscreen lotions in the dermatological prescription: review of concepts and controversies. An Bras Dermatol. 2022;97(2):204-22.
2. Schalka S, Steiner D, Ravelli FN, Steiner T, Terena AC, Marçon CR, et al. Brazilian consensus on photoprotection. An Bras Dermatol. 2014;89(6):1-74.
3. Addor FAS, Barcaui CB, Gomes EE, Lupi O, Marçon CR, Miot HA. Sunscreen lotions in the dermatological prescription: review of concepts and controversies. An Bras Dermatol. 2022;97(2):204-22.
4. Lipman GS, Gaudio FG, Ei KP, Ellis MA, Otten EM, Grissom CK. Wilderness Medical Society clinical practice guidelines for the prevention and treatment of heat illness: 2019 Update. 2019;30.
5. Lang E. Heat-related Illnesses. Dynamed. 2018.
6. Sanitarias R, Al F, Introducci C, Fisiol M, Corporal T. Consejería de Salud y Bienestar Social. :1-22.
7. Young AAR, Tewari A. Sunburn. 2020;1-41.
8. Patient education: Sunburn (The Basics). UptoDate. 2020.
9. Nelson NG, Collins CL, Comstock RD, McKenzie LB. Exertional Heat-Related Injuries Treated in Emergency Departments in the U.S., 1997-2006. Am J Prev Med. 2011;40(1):54-60.
10. Yeo TP. Heat stroke: a comprehensive review. AACN Clin Issues. 2004;15(2):280-93.
11. Curiel-lewandrowski AC. Risk factors for the development of melanoma. 2020;1-29.
12. INCA. Câncer de pele não melanoma. 2022.
13. REDE D'OR. Hipertermia. 2018.
14. SBD. Tipos de câncer. Câncer de pele melanoma. 2023. Disponível em: https://www.sbd.org.br/doencas/cancer-da-pele/
15. Revisão ADE. Estresse por calor na Atenção Primária à Saúde: uma revisão clínica. 2020;15(42):1-11.
16. Tarini VA, Vilas L, Zanuto R, Silva HC, Oliveira AS. Calor, exercício físico e hipertermia. Rev Neurociencias. 1999;14(3):144-52.
17. Hifumi T, Kondo Y, Shimizu K, Miyake Y. Heat stroke. 2018;1-8.
18. Siviero EC. Primeiro atendimento em queimaduras: a abordagem do dermatologista. 2005;80(1):9-19.
19. Queimadura de sol. 2018.
20. Heat-related Illnesses Overview and Recommendations. Disponível na Internet: https://www.dynamed.com/condition/heat-related-illnesses
21. Gauer R, Army W, Bragg F, Carolina N. Heat-Related Illnesses. 2019;99(8).
22. Sánchez G, Nova J, Rodriguez-Hernandez AE, Medina RD, Solorzano-Restrepo C, Gonzalez J, et al. Sun protection for preventing basal cell and squamous cell skin cancers. Cochrane Database Syst Rev. 2016;2016(9).
23. Waldman RA, Grant-Kels JM. The role of sunscreen in the prevention of cutaneous melanoma and nonmelanoma skin cancer. J Am Acad Dermatol. 2019;80(2):574-576.e1.
24. Sociedade Brasileira de Dermatologia. O que já se sabe sobre a eficácia do filtro solar na prevenção do câncer da pele. 2019.
25. Stahl W, Heinrich U, Aust O, Tronnier H, Sies H. Lycopene-rich products and dietary photoprotection. Photochem Photobiol Sci. 2006;5(2):238-42.
26. Lipman GS, Ei KP, Ellis MA, Gaudio FG, Otten EM, Grissom CK. Wilderness Medical Society Practice Guidelines for the Prevention and Treatment of Heat-Related Illness. 2013;361:351-61.
27. Baos Vicente V, Faus Dáder MJ. Protocolos de Indicación Farmacéutica y Criterios de Derivación al Médico en Síntomas Menores. 2008. 224 p.
28. Parrado C, Mascaraque M, Gilaberte Y, Juarranz A, Gonzalez S. Fernblock (Polypodium leucotomos extract): Molecular mechanisms and pleiotropic effects in light-related skin conditions, photoaging and skin cancers, a review. Int J Mol Sci. 2016; 17(7):1-21.
29. Gonzalez S, Gilaberte Y, Philips N. Mechanistic insights in the use of a Polypodium leucotomos extract as an oral and topical photoprotective agent. Photochemical and Photobiological Sciences. 2010;9(4):559-63.
30. Sies H, Stahl W. Carotenoids and UV Protection. Photochem Photobiol Sci. 2004;3(8):749-52.
31. Stahl W, Sies H. β-Carotene and other carotenoids in protection from sunlight. Am J Clin Nutri. 2012; 96(5):1179-84.
32. American Academy of Dermatology Association. HOW TO TREAT SUNBURN. Disponível na Internet: https://www.aad.org/public/everyday-care/injured-skin/burns/treat-sunburn. 2021.
33. Brasil. Ministério da saúde. Agência Nacional de Vigilância Sanitária. Bula do Calamina + Cânfora + Difenidramina (Bulário Anvisa). Disponível na Internet: https://www.qualidoc.com.br/file/general/Bula-1125133.CalamynLocao120ml.pdf. 2022.
34. Hamman JH. Composition and applications of Aloe vera leaf gel. Molecules. 2008;13(8):1599-616.
35. Maenthaisong R, Chaiyakunapruk N, Niruntraporn S, Kongkaew C. The efficacy of aloe vera used for burn wound healing: A systematic review. Burns. 2007;33(6):713-8.
36. Jain Y, Srivatsan R, Kollannur A, Zachariah A. Everyday Practice: Diabetes Mellitus Heatstroke: Causes, consequences and clinical guidelines. 2018;224-7.
37. Lawrence JC. Minor burns. Nurs Mirror Midwives J. 1977;144(17):58-60.
38. Barrow MW, Clark KA. Heat-Related Illnesses. 2019; 58(3):749-56.
39. Dáder M, Aniés M, Sanchez R, Rodríguez M, Caldentey C, Parejo M, et al. Protocolos de Indicación Farmacéutica y Criterios de Derivación al Médico en Síntomas Menores.
40. Heat-related Illnesses Overview and Recommendations [Internet]. Disponível na Internet: https://www.dynamed.com/condition/heat-related-illnesses.

32 Insônia Leve

Rafaela Crott Petrolino • Simone de Araújo Medina Mendonça • Nara Amanda Laismann • Juliana Maria de Albuquerque Vaz • Lorena Sales Hayashi • Débora Santos Lula Barros • Rafael Santos Santana • Tiago Marques dos Reis • Luciene Alves Moreira Marques

INSÔNIA

A insônia é definida como um distúrbio do sono, podendo ser um sintoma ou uma doença, sendo caracterizada pela dificuldade de iniciar o sono ou de mantê-lo.[1-3] Esse distúrbio pode ser de curto prazo ou crônico e acarreta grandes mudanças na rotina, fazendo com que a qualidade de vida diminua.[2,4]

Os pacientes que apresentam quadro de insônia queixam-se da má qualidade do sono, da dificuldade de dormir novamente ao acordar no meio da noite e/ou acordam muito cedo.[6,7] Esses sintomas causam prejuízo no dia seguinte, além de causarem sintomas físicos e emocionais que prejudicam o desempenho social e cognitivo, podendo, ainda, evoluir para um quadro de depressão ou ansiedade.[2,7]

As abordagens iniciais da insônia aguda, especialmente dos pacientes com fatores de risco é importante para evitar cronicidade, pois 46% dos pacientes com insônia têm sintomas que persistem por três anos,[65] a insônia com duração do sono de menos de seis horas em homens está associada a maior risco de mortalidade.[54]

Os sintomas diurnos podem incluir fadiga ou baixa energia, sonolência, cochilo e dificuldade cognitiva que afeta a atenção, a concentração ou a memória. As complicações da insônia incluem redução da qualidade de vida, hipertensão arterial sistêmica, absenteísmo no trabalho, assim como aumento da probabilidade de necessitar de benefícios de assistência social por causa da incapacidade laboral, declínio cognitivo e acidentes de trânsito.[1,8]

A insônia de curto prazo ou **aguda** ocorre quando os sintomas têm duração de dias ou semanas (menos de três meses); por outro lado, a insônia **crônica** ocorre quando os sintomas aparecem por mais de três vezes na semana num período superior a três meses. Quando a insônia tem relação com outra disfunção ou com condições inadequadas de sono, é chamada de insônia **primária**; quando o transtorno de insônia está associado e possivelmente causado por outra condição, é classificada como insônia **secundária**.[2,9]

A insônia é considerada uma ocorrência comum. Estima-se no Brasil que 37% da população tem insônia; na Suécia constatou-se que 40% da população tenha insônia, independentemente da faixa etária. No Reino Unido, 69% dos idosos têm insônia e 40% da população mais jovem também apresenta esse distúrbio. Nos Estados Unidos, a prevalência da insônia é de 10% a 30%, o que resulta em 5,5 milhões de consultas clínicas por ano.[1,2,10]

OBJETIVOS DO CUIDADO FARMACÊUTICO

1. Apoiar o paciente no reconhecimento das causas e dos gatilhos da insônia e orientar quanto ao manejo do quadro clínico.[2,7]
2. Melhorar o sono e, consequentemente, a qualidade de vida, reduzindo os sintomas diurnos, a ansiedade e a angústia relacionadas com a falta de sono.[5,10,12]
3. Orientar quanto ao uso racional de medicamentos para a insônia e medidas não farmacológicas, especialmente higiene do sono.[1,8]
4. Encaminhar para outros profissionais de saúde quando observado quadro crônico, sinais de alerta ou inefetividade das intervenções farmacêuticas.[5,10,12]

CAUSAS, SINAIS, SINTOMAS E ANAMNESE FARMACÊUTICA

As causas da insônia estão relacionadas com uma combinação de fatores genéticos, ambientais, comportamentais e psicológicos, os quais resultam em hiperestimulação que, por sua vez, provoca distúrbio de início e manutenção do sono.[2,11]

Normalmente, as queixas iniciam-se após um episódio que gera estresse, como perda de um familiar, perda de emprego, divórcio, preocupações excessivas, além de ter relação com o uso abusivo de substâncias como nicotina, cafeína e álcool.[2,11]

Em pacientes com insônia, diversas observações fisiológicas sugerem um estado hiperativado ou hipermetabólico. A taxa de metabolismo corporal é determinada pela avaliação do consumo de oxigênio. Os pacientes com insônia exibem taxas de metabolismo significativamente mais altas durante as 24 horas do dia com relação aos controles saudáveis.[1,2,12,13]

A intensa preocupação e o mal-estar causados pela dificuldade de dormir geram um círculo vicioso em que o paciente sente-se cada vez mais frustrado e incomodado quando tenta dormir e não consegue, afetando ainda mais o sono.[14] Essa dificuldade intensifica-se quando o paciente apresenta hábitos de sono inadequados ou quando ocorrem mudanças no ambiente em que o paciente repousa.[15]

A insônia, enquanto um sintoma, pode surgir como evento adverso de medicamentos, como:[16,17]

- **Estimulantes do sistema nervoso central**, como cafeína e anfetaminas.
- **Antidepressivos**, como fluoxetina, paroxetina, sertralina, amitriptilina e bupropiona.
- **Corticosteroides**, como a prednisona.
- **Descongestionantes**, como a fenilefrina e pseudoefedrina.

- **Betabloqueadores**, como propranolol e atenolol.
- **Agentes anticonvulsivantes**, como topiramato e lamotrigina.
- **Diuréticos**, como furosemida e hidroclorotiazida (podem causar insônia, especialmente se tomados no final do dia em decorrência do aumento da noctúria).

Normalmente, os relatos dos pacientes são inespecíficos e abrangem vários sintomas, como dificuldade de dormir e de permanecer dormindo, acordar cedo e não conseguir dormir novamente, sono não restaurador, ou seja, relatam uma má qualidade do sono em vários aspectos.[18-20]

Distúrbios do sono, em geral, indicam problemas de saúde psicológicos e/ou físicos e causam diminuição da qualidade de vida, uma vez que afetam, também, a vida e as atividades diurnas.[4,21] Além disso, estudos indicam que há aumento do risco de episódios ou recaídas de depressão, ansiedade e pode causar distúrbios vasculares.[4]

Os sintomas diurnos, que surgem como consequência da insônia, incluem: fadiga; baixa energia; sonolência; dificuldade cognitiva afetando a atenção, concentração e memória; distúrbios de humor; tensão; dores de cabeça ou sintomas gastrointestinais, que ocorrem em resposta à ausência de sono. [2,5]

É necessário que o paciente atente-se aos seus hábitos de sono para atribuir corretamente os sintomas diurnos à insônia, uma vez que muitos fazem uma associação errada entre os sintomas e o problema.[16]

Para identificar o quadro de insônia é necessária a avaliação da história clínica do paciente, além da análise dos sinais e sintomas e dos possíveis fatores que o levaram a desenvolver essa condição.[2,7] A anamnese ajuda a distinguir casos graves que necessitam da ajuda de outros profissionais, de casos iniciais em que o manejo farmacêutico é adequado para diagnóstico e tratamento.

Para isso, o farmacêutico deve coletar informações como (**Quadro 32.1**): história da doença atual (início, intensidade e frequência dos sintomas); potenciais fatores desencadeantes (perda de emprego, estresse no trabalho, perda de familiar ou cônjuge, separação ou divórcio); hábitos de sono e local de repouso (principalmente se houve mudanças recentes); sintomas (dificuldade para adormecer ou permanecer dormindo); atividades diurnas afetadas (redução de concentração, de atenção, de memória e/ou presença de fadiga, cansaço, sonolência); e história de uso de medicamentos e outras substâncias.[5,7,20,22]

A terceira edição da *Classificação Internacional de Distúrbios do Sono* (ICDS-3) elenca os critérios para confirmação da insônia:

a. Paciente com dificuldades em manter o sono ou acordar muito cedo.
b. Dificuldades em iniciar ou manter o sono mesmo em condições adequadas para dormir.
c. Paciente com relatos de sintomas diurnos em função da dificuldade do sono, seja fadiga, mal-estar, perda de atenção, memória, concentração, disfunção social,

Quadro 32.1
Anamnese farmacêutica em pacientes com insônia (Estratégia INDICO)[1,4,25-26]

Domínio	Perguntas/Investigação*	Observações importantes
Identificação do paciente	Qual a idade do paciente? Qual é o sexo do paciente? Qual a sua ocupação?	Idosos e mulheres na peri ou pós-menopausa; trabalhadores noturnos têm mais chance de desenvolver insônia.
Natureza dos sinais e sintomas	Como a insônia se apresenta? Tem passado por momentos difíceis nos últimos tempos? Sintomas de ansiedade e/ou depressão associados? Qual é a intensidade e frequência dos sintomas? Apresenta dificuldade de iniciar ou manter o sono? Apresenta apneia do sono? Existe história familiar de insônia?	Caracterizar os padrões habituais de sono-vigília com um diário de sono de 2 semanas para determinar fatores precipitantes ou perpetuantes. Avaliar a presença de outros distúrbios do sono, como síndrome das pernas inquietas, apneia obstrutiva do sono (AOS) e distúrbios do ritmo circadiano, pois podem apresentar insônia.
Duração	Quando os sintomas iniciaram? Há quanto tempo surgiu o quadro de insônia? O quadro de insônia é recorrente?	Normalmente as queixas se iniciam após um episódio que gera estresse, como a perda de um familiar, perda de emprego, divórcio ou preocupações excessivas.
Iniciou algum tratamento	Já iniciou algum tratamento para a insônia? Se sim, qual foi o medicamento utilizado? Por quanto tempo? E com qual frequência? Teve resultado?	Checar o uso de medicamentos para insônia e seus resultados.
Comorbidades	O paciente apresenta outra condição de saúde? Se sim, quais medicamentos são utilizados? Por quanto tempo está em uso?	Ansiedade ou depressão, insuficiência cardíaca congestiva, hipertensão e obesidade podem estar associadas ao aumento do risco de insônia. Identificar potenciais medicamentos em uso que possam atrapalhar o sono (estimulantes, glicocorticoides e alguns antidepressivos).
Outras situações especiais	O paciente fuma, ingere cafeína ou álcool antes de deitar-se? Existem fatores que pioram ou melhoram o quadro? O paciente tira cochilos diurnos ou noturnos?	A insônia tem relação com o uso abusivo de substâncias como nicotina, cafeína e álcool. A dificuldade de dormir intensifica-se quando o paciente apresenta hábitos inadequados que possam desencadear a insônia ou quando ocorrem mudanças no ambiente em que o paciente repousa.

** Perguntas sugestivas. Não têm finalidade diagnóstica e sim para melhor compreensão do caso e identificação de potenciais sinais de alerta para encaminhamento.*
Fonte: Autoria própria.

vocacional ou mau desempenho escolar, irritabilidade, sonolência, perda de energia, motivação e/ou acidente de trabalho.[15,26]

É necessário observar na entrevista os principais fatores de risco para insônia:[9,25,27,28]

- Idade avançada.
- Sexo feminino.
- Trabalho por turnos (plantão).
- Situação de vulnerabilidade socioeconômica.
- Estado civil.
- História familiar ou pessoal de insônia.
- Fatores genéticos, como alelo curto no gene transportador de serotonina.
- Etnia (afro-americanos têm maior chance de desenvolver insônia).
- Pacientes que apresentam traço de reatividade, ou seja, predisposição para interrupção exagerada do sono em resposta a eventos estressantes.

INTERVENÇÕES NÃO FARMACOLÓGICAS

As recomendações de prevenção para insônia incluem **evitar o consumo de cafeína e álcool** horas antes de deitar-se; caso contrário, pode prejudicar o sono, fazendo com que o paciente durma muito tarde, acorde de madrugada ou muito cedo e não consiga voltar a dormir. Também se recomenda **realizar a prática de exercício físico regularmente**; caso contrário, a qualidade do sono tende a ser pior, principalmente em pessoas sedentárias. Outra recomendação é fazer relaxamento assistido por música.[2,21]

O tratamento não farmacológico inclui várias terapias que auxiliam a mudança de hábitos de sono e que educam sobre práticas mais saudáveis, ou seja, educam o paciente a ter uma higiene do sono adequada.[21] A **higiene do sono** consiste em hábitos e atividades diárias que proporcionam a manutenção do sono com qualidade e permitem que o paciente fique em estado de alerta durante o dia, como:[20,29]

- Dormir o tempo necessário para sentir-se descansado (usualmente 7 a 8 horas nos adultos) e posteriormente levantar-se da cama.
- Evitar olhar constantemente para as horas ao deitar-se.
- Evitar excesso de líquidos ou refeições pesadas à noite.
- Evitar cafeína, nicotina e álcool 4 a 6 horas antes de ir para a cama, e minimizar o seu uso diário.
- Manter um ambiente calmo, escuro, seguro e confortável no quarto quando for deitar-se.
- Evitar um ambiente ruidoso, com luz e temperatura adequada durante o sono.
- Evitar o uso prolongado de TV, *tablet*, computadores ou celulares antes de dormir.
- Tentar resolver as "preocupações" antes de deitar-se.
- Deitar e acordar todos os dias à mesma hora (±30 minutos), incluindo fins de semana.

- Evitar exercício vigoroso 3 a 4 horas antes de deitar-se.
- Evitar dormir durante o dia, especialmente se durar mais de 20 a 30 minutos.
- Ir para a cama apenas quando sentir sono.
- Usar a cama/quarto só para dormir e para a atividade sexual.

São necessárias intervenções psicológicas e comportamentais inicialmente para o tratamento da insônia, principalmente, mas não limitada, à **terapia cognitivo-comportamental (TCC)**.[20]

Os resultados de uma revisão sistemática recente mostram que a **terapia cognitivo-comportamental** pode reduzir a insônia em adultos, inclusive em adultos com ou sem comorbidades psiquiátricas e médicas.[20]

Outras evidências recentes mostram que mesmo a **terapia cognitivo-comportamental digital** pode reduzir modestamente a insônia, mas nem todos os ensaios demonstraram um benefício na qualidade do sono. Ensaios individuais também mostram que a **terapia cognitivo-comportamental** pode reduzir a insônia em mulheres grávidas.[30,31]

A **acupuntura e a acupressão** podem melhorar a qualidade do sono em pacientes com insônia. Revisão sistemática da Cochrane demonstrou que, apesar das falhas metodológicas e alto risco de viés, essas práticas resultaram em mais pessoas com melhora na qualidade do sono.[32]

Práticas meditativas de atenção plena (*mindfulness*), podem diminuir o estresse e melhorar a qualidade do sono por utilizar elementos cognitivos, apesar dos resultados e evidências limitadas.[30]

Todas essas alternativas podem ser combinadas com a **terapia cognitivo-comportamental** para assegurar a efetividade do tratamento não farmacológico.[2,5,33]

A prática de exercícios físicos é extremamente benéfica para pacientes com insônia e ajuda a melhorar a qualidade do sono, cujas modalidades mais recomendadas são o *tai-chi-chuan* e a ioga.[42] Outras terapias que, combinadas com a terapia cognitivo-comportamental, podem ajudar no tratamento de insônia incluem aromaterapia, homeopatia, reflexão podal, terapia de movimentos meditativos, moxabustão e musicoterapia (**Quadro 32.2**).[33]

Quadro 32.2

Resumo de evidências das intervenções não farmacológicas para insônia[2,20-22,29-31,33]

Conduta	Embasamento técnico	GRADE	
		Nível de evidência	Grau de recomendação
Higiene do sono	Definida como hábitos e atividades que melhoram e ajudam a ter um bom sono, como: dormir o tempo que for necessário para sentir-se descansado (pelo menos 7 horas por noite); manter um horário regular de sono, especialmente para acordar de manhã; tentar não forçar o sono; evitar bebida com cafeína após almoço; evitar bebidas alcoólicas à noite; evitar fumar à noite; ajustar o ambiente para diminuir os estímulos; evitar o uso prolongado de telas antes de dormir; resolver problemas antes de dormir; fazer exercícios físicos diariamente, pelo menos 20 minutos, de 4 a 5 horas antes de dormir; evitar cochilos diurnos, principalmente se durarem mais de 20 minutos ou se forem no final da tarde.	Moderado ●●●○	Forte
Acupuntura e acupressão	Pela regulação de neurotransmissores e fatores hormonais, a acupuntura, que tem efeitos hipnóticos especialmente na insônia primária, pode modular o sono e a vigília, melhorando a qualidade do repouso. Entre os tipos de acupuntura, os mais utilizados no tratamento da insônia são: acupressão e eletroacupuntura, uma vez que são benéficos para a melhoria da qualidade do sono e são seguros.	Baixo ●●○○	Forte
Terapia cognitivo-comportamental	A terapia cognitivo-comportamental (TCC) pode reduzir a insônia em adultos com e sem comorbidades médicas e psiquiátricas. TCC por telefone pode melhorar a gravidade da insônia em 1 ano em comparação com a educação apenas em adultos ≥ 60 anos com insônia crônica moderada a grave e dor de osteoartrite.	Alto ●●●●	Forte
Meditação	Práticas meditativas periódicas demonstraram melhora na gravidade da insônia, especialmente aquelas de programas de longo prazo (8 semanas). Embora a meditação tenha produzido uma mudança clinicamente significativa no sono e nos desfechos psicológicos, a TCC foi associada a uma melhora rápida e duradoura, e continua sendo a melhor escolha para o tratamento não farmacológico da insônia.	Baixo ●●○○	Forte

Fonte: Autoria própria.

INTERVENÇÕES FARMACOLÓGICAS

O tratamento farmacológico, se for necessário, (**Quadro 32.3**) deve preferencialmente ser implementado concomitantemente à terapia cognitivo-comportamental, dada maior probabilidade de efetividade.[20,29]

Como condutas iniciais o farmacêutico pode fazer uso da fitoterapia como ferramenta terapêutica. Muitos são os fitoterápicos disponíveis e muitas alternativas são utilizadas tradicionalmente pela população, com emprego artesanal de folhas, cascas, caules, sementes e frutos de inúmeras plantas para o tratamento de insônia. Algumas têm maior evidência disponível, outras carecem de estudos confiáveis apesar do emprego disseminado. Destacaremos aqui apenas as alternativas com maior nível de evidência.[20,29]

A **valeriana** (*Valeriana officinalis*), na forma de extrato, cujo mecanismo de ação é agonista GABA-A, além de possível atividade nos receptores de adenosina, resultando na ação indutora de sono e relaxante. Uma metanálise de 18 ensaios clínicos randomizados com *Valeriana* spp. sugerem uma melhora subjetiva da insônia (pacientes relatam melhoria na qualidade do sono), embora sua eficácia não tenha sido demonstrada com medidas quantitativas ou objetivas (tempo de sono efetivo).[37,38]

A *Valeriana* spp. tende a ser segura, porém deve ser evitada por gestantes e lactantes (por falta de estudos de toxicidade) e por pessoas que já fazem uso de benzodiazepínicos. As farmacopeias tradicionais advertem que pode não fornecer sonolência consistente.[34,44,45] Um ensaio clínico analisou a qualidade do sono após seis semanas, seguindo o *Sleep Questionnaire B* (SF-B; CIPS) e mostrou que 600 mg/dia de extrato de **valeriana** foi tão eficaz quanto um tratamento com 10 mg/dia de oxazepam, com menor taxa de eventos adversos relatados.[37]

A **valeriana** melhora as experiências subjetivas de sono quando tomada todas as noites por períodos de 1 a 2 semanas, e parece ser uma escolha sedativa/hipnótica segura em pacientes com insônia leve a moderada. A evidência para o efeito de dose única é contraditória.[38]

A **passiflora** tem sido usada há muito tempo na Europa, na América do Norte e no Brasil para tratar insônia e ansiedade. No entanto, os dados de sua eficácia são menos frequentes e de menor qualidade em comparação com a valeriana.

Em um estudo duplo-cego controlado por placebo, 41 participantes (18 a 35 anos) beberam uma xícara de chá feita com *Passiflora incarnata L.* e registraram seu sono em um diário por sete dias. Dez desses participantes também realizaram polissonografia na última noite do estudo. Os resultados mostraram que a qualidade do sono foi significativamente melhor no grupo que tomou o chá em comparação com o grupo placebo.[39]

A **passiflora** pode atuar na insônia por meio de seu efeito GABAérgico. Um ensaio clínico recente mostrou que o tempo total de sono aumentou no grupo que utilizou a passiflora em comparação com o placebo. A eficiência do sono e o despertar após o início do sono melhoraram após duas semanas no grupo passiflora, mas não houve diferença significativa em comparação com o placebo. O estudo destacou os efeitos positivos da **passiflora** nos parâmetros objetivos do sono, incluindo o tempo de polissonografia em adultos. A dosagem da **passiflora** varia de 80 mg a 1.200 mg por dia, podendo ser administrada três vezes ao dia ou em dose única. O uso da passiflora deve ser evitado por gestantes, lactantes e pessoas que usam sedativos, anticoagulantes cumarínicos e depressores do sistema nervoso central.[39]

Além do uso medicinal da passiflora, o suco de maracujá é amplamente consumido pela população como uma forma natural de aliviar a ansiedade e promover o relaxamento. No entanto, é importante notar que a eficácia do suco de maracujá, que é feito do fruto, pode ser diferente daquela obtida a partir das folhas da planta.[26,40]

As folhas de *Passiflora incarnata* são tradicionalmente utilizadas em preparações medicinais em virtude da sua maior concentração de compostos ativos que atuam no sistema nervoso central, enquanto o fruto é mais comumente utilizado em alimentos e bebidas. Portanto, embora o suco de maracujá seja benéfico e possa ajudar no relaxamento, os efeitos terapêuticos mais pronunciados são geralmente atribuídos às folhas da passiflora.[26,40]

Com menores dados de evidência, mas amplamente utilizados para esse fim, estão **camomila, lavanda, erva cidreira e mulungu.**[8,26]

A **camomila** (*Matricaria chamomilla L*), também atua como um sedativo leve, por conter flavonoides como metabólito ativo, os quais atuam em receptores GABAérgicos. É contraindicada em gestantes ou pessoas com hipersensibilidade à camomila. O extrato da planta pode interagir com anticoagulantes e anti-inflamatórios não esteroidais (AINEs) (risco de sangramento), depressores do SNC e anticoncepcionais.[8,26]

Lavanda (*Lavandula angustifolia Mill*) tem efeito sedativo, atua aumentando os efeitos do GABA e atua em receptores serotoninérgicos. O óleo de lavanda pode promover a produção de melatonina. Em pessoas com hipersensibilidade e grávidas, não é indicada a utilização. O uso deve ser feito com cautela em indivíduos com problemas gastrointestinais.[8,26]

Erva cidreira (*Cymbopogon citratus*) tem atividade sedativa leve, por ação em GABA-A. O uso prolongado pode resultar em prostatite. Além disso, pode causar hipotensão e gastrite. Deve-se ter cautela em pessoas em uso de anti-hipertensivos e medicamentos sedativos.[8,26]

Mulungu (*Erythrina velutina Willd*) tem efeito sedativo leve, em decorrência de sua ação gabaérgica e monoaminérgica, e pode atuar em receptores nicotínicos.[54] Não utilizar em pacientes que apresentam quadros de arritmia, grávidas e em mulheres que estejam amamentando. É um fitoterápico que tem potencial para interações medicamentosas com diversas classes farmacológicas como: betabloqueadores, insulina, anti-histamínicos, anti-hipertensivos e hipoglicemiantes.[8,26]

Lúpulo, kava-kava e **triptofano** são outros compostos de origem natural prescritos e utilizados com frequência isolados ou em associações para auxiliar na indução ou melhoria do sono. Os fitoterápicos à base desses compostos, ainda que estudos tenham demonstrado efeitos sedativos leves, carecem de evidências suficientes para recomendação para o uso na insônia.[28,34]

Caso a fitoterapia não seja efetiva, existem várias classes de medicamentos utilizadas para o tratamento da insônia, entre elas destacam-se, os **sedativos hipnóticos** e os **antidepressivos**. Os pacientes sem melhoras com as mudanças de estilo de vida e uso de fitoterápicos devem ser encaminhados ao médico para avaliação do uso desses medicamentos.[7,20,41]

Entre os **sedativos hipnóticos** mais utilizados estão os benzodiazepínicos de curta/intermediária duração como **clonazepam**, **lorazepam**, **estazolam**, **midazolam**, **temazepam**. O tratamento a longo prazo da insônia com **benzodiazepínicos** ou **agonistas do receptor de benzodiazepínicos** geralmente não é recomendado em virtude da falta de evidências e possíveis efeitos colaterais.[42,43]

Em pacientes que usam esses medicamentos diariamente, a redução para dosagem intermitente é fortemente recomendada. O uso de benzodiazepínicos está associado a um risco aumentado de quedas, fraturas de quadril e problemas de mobilidade em idosos, prejudicando as atividades cotidianas nessa população.[42,43]

Os **antidepressivos** sedativos são eficazes no tratamento a curto prazo da insônia; as contraindicações devem ser cuidadosamente avaliadas e seu uso de longo prazo geralmente não é recomendado em virtude da falta de evidências e risco de possíveis reações adversas. Entre os mais usados estão **amitriptilina, nortriptilina, paroxetina e trazodona.**[4,44]

A **melatonina** é um hormônio produzido na glândual pineal e sua atividade é potencializada na ausência de luz. Atua tanto no ciclo sono-vigília quanto no ciclo circadiano. A utilização por idosos e pessoas com transtorno do espectro autista (TEA) pode ocorrer, apesar do baixo nível de evidências. É amplamente utilizada em outros países e apresenta efeitos modestos no tratamento da insônia sem comorbidades, parecendo diminuir a latência do sono, aumentar o tempo total de sono e a qualidade do sono.[45]

Pode ser uma escolha de tratamento na perturbação do sono relacionada com o ritmo circadiano, contudo os efeitos observados parecem inferiores ao de outros tratamentos farmacológicos. A prescrição de **melatonina** por via oral administrada duas horas antes de dormir parece ser eficaz para pacientes com idade $\geq$ 55 anos com insônia primária e pode também facilitar a descontinuação da terapia com benzodiazepínicos. Não há interações medicamentosas significativas, mas é contraindicado em gestantes, pois melatonina atravessa a barreira hematoencefálica e é excretada no leite.[45,46]

A **desprescrição** tem sido um processo cada vez mais incentivado internacionalmente e tem sido conduzido principalmente em parceria de

Quadro 32.3

Resumo das intervenções farmacológicas para insônia[35,36,39,40,45-46]

Medicamento	Apresentações*	Uso padrão	Orientações ao paciente	Alertas	GRADE	
					Nível de evidência	Grau de recomendação
Melatonina $$$$ MIP	**Comprimido sublingual, mastigável** 0,2 mg **Solução oral em gotas** 210 mcg (MelatoninaFast®, Novanoite® e Melatonum®)	**ADULTOS:** Tomar 1 comprimido ou número de gotas equivalente a 0,2 mg uma vez ao dia em 1 a 2 horas antes de deitar-se e depois de comer. A dosagem pode ser mantida durante no máximo 13 semanas. Dose máxima: 10 mg/dia. **CRIANÇAS:** **Não registrado.**	"Avisar ao paciente para evitar dirigir ou outras atividades que exijam alerta mental ou coordenação até que os efeitos do medicamento sejam percebidos, pois o medicamento pode causar sonolência". "Evitar o álcool, pois reduz a eficácia do medicamento".	Gravidez. Os efeitos colaterais podem incluir irritabilidade, sonhos anormais, enxaqueca, tontura, hipertensão, dor abdominal, dispepsia e náusea. Diabetes *mellitus*, depressão, distúrbios de coagulação do sangue, pressão arterial alta ou baixa, epilepsia ou transplantados.	**Moderado**	**Forte**
Valeriana **(*Valeriana officinalis L.*)** $$$$	**Comprimidos e cápsulas** 50 mg, 100 mg, 215 mg e 250 mg (Valeriane®, Calmitane®, Valyanne® e Sonotabs®)	**ADULTOS:** Tomar de 1 comprimido de 50 mg a cada 6 horas ou até 4 comprimidos antes de deitar-se. **CRIANÇAS (somente acima de 3 anos):** 1 comprimido ao dia antes de deitar-se.	"O paciente não deve dirigir ou operar máquinas, pois sua habilidade e atenção podem ficar reduzidas". "Administrar 30 minutos a 2 horas antes de dormir". "Evitar uso concomitante de álcool".	Gravidez. Intolerância à lactose (excipiente). O medicamento pode potencializar o efeito de outros depressores do sistema nervoso central (SNC). Eventos raros de tontura, indisposição gastrointestinal, alergias de contato, dor de cabeça, dilatação das pupilas.	**Moderado**	**Forte**

(continua)

Quadro 32.3 (continuação)
Resumo das intervenções farmacológicas para insônia[35,36,39,40,45-46]

Medicamento	Apresentações*	Uso padrão	Orientações ao paciente	Alertas	GRADE	
					Nível de evidência	Grau de recomendação
Passiflora (*Passiflora incarnata L.*) $$$$ MIP	**Comprimido revestido** 300 mg a 857 mg **Solução oral** 300 mg/10 mL **Solução gotas** 300 mg/2 mL (Sintocalmy®, Maracugina PI®, Tensart® e Pazine®)	**ADULTOS:** Para **comprimidos**, tomar 1 comprimido de 600 mg pela noite antes de deitar-se OU 1 comprimido de 300 mg a cada 12 horas. Se necessário, tomar 1 comprimido a cada 8 horas OU 1 comprimido de 840 mg à noite. Para **solução oral**, ingerir 10 mL da solução a cada 8 a 12 horas por dia. Para **solução gotas**, ingerir 2 mL (50 gotas) da solução a cada 8 a 12 horas por dia. **CRIANÇAS (somente acima de 12 anos):** Idem.	"O paciente não deve dirigir ou operar máquinas, pois sua habilidade e atenção podem ficar reduzidas". "Recomenda-se realizar a administração pela noite antes de deitar-se". "Evitar o álcool, pois reduz a eficácia do medicamento".	Uso associado a medicamentos com efeito sedativo, hipnótico e anti-histamínicos. Gravidez e lactação. Intolerância à lactose (excipiente). Inibidores da monoamino-oxidase podem provocar efeito aditivo. Eventos raros de náuseas, vômitos, dor de cabeça e taquicardia.	Baixo	Forte

*Nomes comerciais listados foram incluídos no intuito de facilitar a identificação dos itens e evitar erros de seleção; é desaconselhável utilizá-los em prescrições ou no processo de orientação farmacêutica. Marcas foram incluídas de forma circunstancial e pode haver outras disponíveis no mercado não listadas. Fonte: Autoria própria.

farmacêuticos clínicos, médicos de família e comunidade, clínicos gerais, psiquiatras e psicólogos.

A **desprescrição** é um processo planejado e supervisionado de redução da dose ou interrupção do uso de medicamentos que possam estar causando danos ou deixando de proporcionar benefícios. Diferentes diretrizes baseadas em dados de estudos-chave de desprescrição para insônia têm sido elaboradas, muitas com foco no desmame de benzodiazepínicos. Diretrizes da *Canadian Deprescribing Network* são as mais utilizadas e recomenda-se a leitura para farmacêuticos que realizem esse serviço ou se deparem com demandas específicas de pacientes.[17,47]

O fitoterápico **valeriana**, p. ex., além de ser utilizado como tratamento de insônia, pode ser utilizado como auxiliar na suspensão de benzodiazepínicos por ter seu mecanismo de ação relacionado ao ácido gama-aminobutírico (GABA).[26] O farmacêutico deve auxiliar na correta retirada do medicamento, que deve ocorrer da seguinte maneira:[49,50]

- Iniciar com psicoterapia para oferecer suporte emocional ao paciente.
- Reduzir a dose do benzodiazepínico gradualmente (50% nos 15 a 30 primeiros dias e o restante de forma mais lenta).
- Aplicar psicoeducação: descrever os efeitos do desmame que serão mínimos e breves, além de explicar as melhorias da retirada do medicamento, que inclui melhora na atividade psicomotora e cognitiva.
- Monitorar o paciente a cada 1 ou 2 semanas para ver se o desmame está sendo benéfico e se ele está apresentando sintomas de abstinência (insônia, ansiedade, irritabilidade, sudorese), que podem durar dias ou até semanas.
- Tentar métodos não farmacológicos para insônia; caso não resolva, pode-se recomendar, mediante colaboração entre médico e farmacêutico, o uso de antidepressivos (trazodona), anti-histamínicos ou melatonina.
- Alternativas para considerar caso os sintomas reapareçam: manter a dose do medicamento em processo de desmame por 1 a 2 semanas e continuar com o desmame após esse período, ou controlar a insônia com outros medicamentos, em colaboração com o médico quando necessário, se as medidas não farmacológicas não forem suficientes.[48,49]

SINAIS DE ALERTA E ENCAMINHAMENTOS

As situações que requerem encaminhamento ao médico são aquelas não autolimitadas, ou seja, que estão associadas a algum problema de saúde secundário mais grave ou condição crônica.[62,63] O farmacêutico deve estar atento a situações de complicação:

- Aumento do absenteísmo no trabalho.
- Transtornos psiquiátricos, particularmente ansiedade, depressão e transtornos por uso indevido de substâncias.
- Hipertensão arterial sistêmica e doenças cardiovasculares.

O farmacêutico deve encaminhar o paciente para outro profissional ou serviço da saúde, como médico e clínicas do sono, caso seja necessário avaliar mais detalhadamente sobre a insônia, sobremaneira nos casos em que não haja melhora dos sintomas após 6 a 12 semanas de terapia cognitivo-comportamental.[52]

MONITORAMENTO DOS RESULTADOS

É recomendável que o farmacêutico faça perguntas sobre a qualidade do sono como rastreamento padrão de qualquer paciente em atendimento de consultório. Nos pacientes tratados que demonstraram melhora, é importante orientar as principais ações de prevenção de novos episódios:[8]

- Recomendar que os pacientes mantenham hábitos de vida saudáveis, evitando o desenvolvimento de doenças associadas à insônia, o que pode limitar o desenvolvimento de comorbidades associadas à insônia.
- Identificar e tratar comorbidades.
- Instruir o paciente a evitar medicamentos e substâncias que possam interferir no sono.
- Aconselhar uma boa higiene do sono.

O monitoramento contínuo dos pacientes que utilizam benzodiazepínicos e antidepressivos é recomendado e pode ser importante para evitar problemas relacionados com medicamentos, especialmente em idosos. Estudos e associações médicas canadenses e dos Estados Unidos recomendam que não seja prescrito benzodiazepínico ou outros sedativos-hipnóticos como tratamento de primeira escolha em idosos para insônia.[55-57] Por sua vez, a Canadian Pharmacists Association recomenda que pacientes questionem o uso de antipsicóticos como intervenção de primeira linha para tratar a insônia primária em qualquer faixa etária.

Entre 2005 e 2012, as propriedades sedativas de alguns antipsicóticos atípicos levaram a um aumento de 300% em seu uso *off-label* para insônia. As diretrizes relatam a falta de evidências de benefício para antipsicóticos atípicos como terapia de primeira linha e alertam contra seus possíveis efeitos adversos, incluindo ganho de peso e distúrbios metabólicos. Embora os antipsicóticos possam ser apropriados em alguns pacientes com insônia que não se beneficiaram de outros tratamentos, o uso desses medicamentos como terapia de primeira linha para a insônia é desencorajado em virtude da falta de evidência de benefício e potencial de efeitos adversos prejudiciais.[58]

Referências bibliográficas

1. Winkelman JW. Insônia. Best Pract. 2018.
2. Punjabi NM, Lucey BP, Fedorowicz Z, Trow TK. Insônia em adultos. Dynamed. 2028.
3. Akram M, Daniyal M, Munir N, Mohiuddin E, Sultana S. Medicinal Plants Combating Against Insomnia: A Green Anti-Insomnia Approach. J Nerv Ment Dis. 2019;207(11):927-35.
4. Everitt H, Baldwin DSD, Stuart B, Lipinska G, Mayers A, Malizia AL AL, et al. Antidepressants for insomnia in adults. Cochrane Database Syst Rev. 2018; 2018(5).
5. Bacelar A, Pinto-Júnior LR, et al. Insônia do diagnóstico ao tratamento. São Caetano do Sul: Difusão Editora; 2013.

6. Boland E, Goldschmied J, Kayser MS, Gehrman PR. Precision medicine for insomnia. Sleep Med Clin. 2019;14(3):291-9.
7. Pinto LR, Alves RC, Caixeta E, Fontenelle JA, Bacellar A, Poyares D, et al. New guidelines for diagnosis and treatment of insomnia. Arq Neuropsiquiatr. 2010; 68(4):666-75.
8. Lucey BP. Insomnia in adults. Dynamed. 2018.
9. Buysse DJ. Insomnia. JAMA. 2013;309(7):706.
10. Sateia M, Buysse D, Krystal AD, Neubauer D, Heald J. Clinical practice guideline for the pharmacologic treatment of chronic insomnia in adults. J Clin Sleep Med. 2017;13(5):307-49.
11. Chawla J. Insomnia. Medscape. 2018.
12. Kupfer DJ, Reynolds CF. Management of insomnia. essentials of sleep medicine: an approach for clinical pulmonology. Totowa: Humana Press; 2014.
13. National Institute for Health and Care Excellence (NICE). Guidance on the use of zaleplon, zolpidem and zopiclone for the short-term management of insomnia. 2004.
14. Monti JM. Insônia primária: diagnóstico diferencial e tratamento. Rev Bras Psiq. 2000;22(1):31-4.
15. Arand DL, Bonnet MH. Evaluation and diagnosis of insomnia in adults. UpToDate. 2019.
16. Winkelman JW. Overview of the treatment of insomnia in adults. 24 p. UpToDate. 2019.
17. Baldoni AO, Zadra PF, Vilar LG, Anacleto Junior MA, Pimentel AC de L, Nalon JVL, et al. Elaboração e validação do protocolo de desprescrição do clonazepam em idosos. Rev Bras Med Fam Comunidade. 2020;15(42):2105.
18. BMJ Best Practice. Patient information from BMJ. Insomnia. BMJ (Online).
19. Kelso CM. Primary insomnia [s. l.], p. 1-12. Medscape. 2014.
20. Chawla J. Insomnia. Medscape. 2018.
21. Kelso CM. Primary Insomnia [s. l.], p. 1-12. Medscape. 2014.
22. Roth T. Insomnia: Definition, prevalence, etiology, and consequences. J Clin Sleep Med. 2007;3(5 SUPPL.):3-6.
23. Buysse DJ. Clinical Crossroads Conferences with Patients And Doctors Insomnia. JAMA. 2013; 309(7):706-16.
24. Arand DL, Bonnet MH. Risk factors, comorbidities, and consequences of insomnia in adults. 17 p. UpToDate. 2019.
25. Pearson NJ. Insomnia, trouble sleeping, and complementary and alternative medicine. Arch Intern Med. 2006;166(16):1775.
26. Drager LF, Assis M, Bacelar AFR, Poyares DLR, Conway SG, Pires GN, et al. 2023 Guidelines on the Diagnosis and Treatment of Insomnia in Adults – Brazilian Sleep Association. Sleep Science. 2023;16(S 02):507-49. Disponível na Internet: http://www.thieme-connect.de/DOI/DOI?10.1055/s-0043-1776281.
27. Morin CM, Benca R. Chronic insomnia. The Lancet. 2012 Mar;379(9821):1129-41.
28. Masters PA. Insomnia. Ann Intern Med. 2014; 161(7):ITC1.
29. Ribeiro NF. Tratamento da Insônia em Atenção Primária à Saúde. Rev Bras Med Fam e Comunidade. 2016;11(38):1-14.
30. Edinger JD, Arnedt JT, Bertisch SM, Carney CE, Harrington JJ, Lichstein KL, et al. Behavioral and psychological treatments for chronic insomnia disorder in adults: an American Academy of Sleep Medicine systematic review, meta-analysis, and GRADE assessment. J Clin Sleep Med. 2021;17(2):263-98.
31. McCurry SM, Zhu W, Von Korff M, Wellman R, Morin CM, Thakral M, et al. Effect of Telephone Cognitive Behavioral Therapy for Insomnia in Older Adults With Osteoarthritis Pain. JAMA Intern Med. 2021; 181(4):530.
32. Cheuk DK, Yeung WF, Chung K, Wong V. Acupuncture for insomnia. Cochrane Database Syst Rev. 2012 Sep 12.
33. Riemann D, Baglioni C, Bassetti C, Bjorvatn B, Dolenc Groselj L, Ellis JG, et al. European guideline for the diagnosis and treatment of insomnia. J Sleep Res. 2017;26(6):675-700.
34. Akram M, Daniyal M, Munir N, Mohiuddin E, Sultana S. Medicinal Plants Combating Against Insomnia: A Green Anti-Insomnia Approach. J Nerv Ment Dis. 2019;207(11):927-35.
35. Fernández-San-Martín MI, Masa-Font R, Palacios-Soler L, Sancho-Gómez P, Calbó-Caldentey C, Flores -Mateo G. Effectiveness of Valerian on insomnia: A meta-analysis of randomized placebo-controlled trials. Sleep Med. 2010;11(6):505-11.
36. Sarris J, Panossian A, Schweitzer I, Stough C, Scholey A. Herbal medicine for depression, anxiety and insomnia: A review of psychopharmacology and clinical evidence. Eur Neuropsychopharmacol. 2011;21(12):841-60.
37. Ziegler G, Ploch M, Miettinen-Baumann A, Collet W. Efficacy and tolerability of valerian extract LI 156 compared with oxazepam in the treatment of non-organic insomnia--a randomized, double-blind, comparative clinical study. Eur J Med Res. 2002; 7(11):480-6.
38. Hadley S, Petry JJ. Valerian. Am Fam Physician. 2003;67(8):1755-8.
39. Kim M, Lim HS, Lee HH, Kim TH. Role Identification of Passiflora Incarnata Linnaeus: A Mini Review. J Menopausal Med. 2017;23(3):156.
40. Lee J, Jung HY, Lee SI, Choi JH, Kim SG. Effects of Passiflora incarnata Linnaeus on polysomnographic sleep parameters in subjects with insomnia disorder. Int Clin Psychopharmacol. 2020;35(1):29-35.
41. Brasil. Ministério da Saúde. Agência Nacional de Vigilância Sanitária. Formulário de Fitoterápicos da Farmacopeia Brasileira. Disponível em: http://www.

anvisa.gov.br/hotsite/farmacopeiabrasileira/conteudo/Formulario_de_Fitoterapicos_da_Farmacopeia_Brasileira.pdf. 2011.

42. Buscemi N, Vandermeer B, Friesen C, Bialy L, Tubman M, Ospina M, et al. The Efficacy and Safety of Drug Treatments for Chronic Insomnia in Adults: A Meta-analysis of RCTs. J Gen Intern Med. 2007; 22(9):1335-50.

43. Wang PS, Bohn RL, Glynn RJ, Mogun H, Avorn J. Zolpidem Use and Hip Fractures in Older People. J Am Geriatr Soc. 2001;49(12):1685-90.

44. Camargos EF, Louzada LL, Quintas JL, Naves JOS, Louzada FM, Nóbrega OT. Trazodone Improves Sleep Parameters in Alzheimer Disease Patients: A Randomized, Double-Blind, and Placebo-Controlled Study. Am J Geriatr Psychiatry. 2014; 22(12):1565-74.

45. Wade AG, Ford I, Crawford G, McMahon AD, Nir T, Laudon M, et al. Efficacy of prolonged release melatonin in insomnia patients aged 55–80 years: quality of sleep and next-day alertness outcomes. Curr Med Res Opin. 2007;23(10):2597-605.

46. IBM Watson Health/EBSCO Information Services. Melatonin. Micromedex. 2022.

47. Canadian Deprescribing Network. Deprescribing Guidelines and Algorithms. Disponível na Internet: https://deprescribing.org/resources/deprescribing-guidelines-algorithms/. 2022.

48. Urru SAM, Pasina L, Minghetti P, Giua C. Role of community pharmacists in the detection of potentially inappropriate benzodiazepines prescriptions for insomnia. Int J Clin Pharm. 2015;37(6):1004-8.

49. Justino YG, Silva APA. Desprescrição de benzodiazepínicos. Centro de Informação de Medicamentos. 2021.

50. Buysse DJ. Clinical Crossroads Conferences with Patients And Doctors Insomnia. JAMA. 2013;309(7):706-16.

51. Arand DL, Bonnet MH. Risk factors, comorbidities, and consequences of insomnia in adults. 17 p. UpToDate. 2019.

52. Toward Optimized Practice – Alberta. Assessment to Management of Adult Insomnia. Clinical Practice Guideline. 2015;(December):1-35.

53. Morin CM, Bélanger L, LeBlanc M, Ivers H, Savard J, Espie CA, et al. The Natural History of Insomnia. Arch Intern Med. 2009;169(5):447.

54. Vgontzas AN, Liao D, Pejovic S, Calhoun S, Karataraki M, Basta M, et al. Insomnia with Short Sleep Duration and Mortality: The Penn State Cohort. Sleep. 2010;33(9):1159-64.

55. Coe H V, Hong IS. Safety of low doses of quetiapine when used for insomnia. Ann Pharmacother. 2012;46(5):718-22.

56. Shah C, Sharma TR, Kablinger A. Controversies in the use of second generation antipsychotics as sleep agent. Pharmacol Res. 2014;79:1-8.

57. Thompson W, Quay TAW, Rojas-Fernandez C, Farrell B, Bjerre LM. Atypical antipsychotics for insomnia: a systematic review. Sleep Med. 2016;22:13-7.

58. Canadian Pharmacists Association. Six Tests and Treatments to Question. Disponível na Internet: https://choosingwiselycanada.org/recommendation/pharmacist/. 2020.

33 Ressaca e Intoxicação Alcoólica

Rebeca Furriel Cavalcanti • Guilherme Rodrigues Vieira • Anna Maly de Leão e Neves Eduardo • Maurício Homem de Mello • Bárbara Manuella Cardoso Sodré Alves • José Reinaldo Silva Costa • Ana Paula de Oliveira Barbosa • Rafael Santos Santana

RESSACA E A INTOXICAÇÃO ALCOÓLICA

O álcool é uma substância psicoativa legal no Brasil, mas nociva, que pode causar dependência e afetar a saúde física, mental, social e econômica das pessoas. Quando ingerido, pode causar diversos danos aos tecidos, afetando gravemente os sistemas nervoso, digestivo e cardiovascular.[1] Estima-se que cerca de 90% das pessoas consumirão álcool em algum momento de suas vidas, e até 30% delas terão distúrbios associados ao seu uso. Também pode desempenhar um papel na patogênese de diabetes *mellitus*, cardiomiopatia e acidentes vasculares cerebrais hemorrágicos. O álcool, quando utilizado durante a gravidez, demonstrou causar sérios danos ao feto, resultando em ampla gama de condições patológicas, desde aborto espontâneo até desordem do espectro alcoólico fetal (FASD, do inglês *fetal alcohol spectrum disorders*).[1 2,3]

É possível identificar quatro padrões de consumo de álcool: o consumo moderado; o consumo arriscado, que pode ser prejudicial à saúde; o consumo nocivo, que se define por um padrão constante de uso já associado a danos à saúde; e o consumo em *binge drinking*, que diz respeito ao uso eventual de álcool em grande quantidade.[4]

A **intoxicação aguda** é uma condição acompanhada de comprometimento da consciência, função cognitiva, percepção, afeto ou comportamento em decorrência do uso de uma substância psicoativa. Esses distúrbios estão diretamente relacionados com os efeitos farmacológicos agudos das substâncias ingeridas.[5] Por outro lado, a "**ressaca**" seria uma combinação de sintomas físicos e mentais, experimentada no dia seguinte a um único episódio de consumo excessivo, começando quando a concentração de álcool no sangue aproxima-se de zero. Isso significa que os sintomas da ressaca iniciam-se cerca de 6 a 8 horas após o consumo, em média, e podem durar até 24 horas.[6,7]

O álcool é uma das substâncias psicotrópicas mais utilizadas pelos brasileiros, pois está prontamente disponível e amplamente anunciado, o que se reflete em seu consumo precoce e generalizado.[8] O Centro de Informações sobre Saúde do Álcool (CISA) no levantamento *Álcool e a Saúde dos Brasileiros – Panorama 2023* identificou que 45% dos brasileiros consomem bebidas alcoólicas com alguma regularidade em festas, eventos sociais e em casa. Entre os jovens (18 a 24 anos) 25% declararam ingerir álcool semanalmente ou a cada 15 dias, representando, então, a faixa etária com menor nível de abstenção e maior frequência de consumo.[9]

De acordo com o CISA, uma **dose padrão** de bebida alcoólica no Brasil equivale a 14 g de álcool puro. Isso corresponde a 350 mL de cerveja, 150 mL de vinho ou 45 mL de destilado. Pelo Ministério da Saúde (MS) considera-se **moderado** o consumo de duas doses em único dia para homens e uma para mulheres, e consumo **abusivo** quando homens ingerem cinco ou mais doses e mulheres bebem quatro ou mais doses em uma única ocasião.[10]

A maior porcentagem dos entrevistados (39%) consome de 1 a 2 doses por ocasião, 24% consomem entre 3 a 4 doses por ocasião e 33% consomem cinco ou mais doses. Tanto moderados quanto abusivos, tendem a ter maior escolaridade e renda em comparação com abstêmios, sendo o consumo moderado mais prevalente entre aqueles com ensino superior completo.[9,11-13]

O consumo de álcool está associado a múltiplas consequências para quem o ingere, para os que o rodeiam e para a sociedade em geral, podendo trazer consequências como acidentes de trânsito, problemas no trabalho e violência doméstica e interpessoal. Seu uso também pode diminuir potencialmente a produtividade. O absenteísmo gerado pode acarretar custos significativos para empregadores e países. Além disso, vários estudos demonstraram associação entre abuso de álcool e desemprego, estabelecendo uma relação causal em ambas as direções. Em outras palavras, o abuso de álcool leva ao desemprego, e a perda do emprego leva ao abuso de álcool.[14,15]

OBJETIVOS DO CUIDADO FARMACÊUTICO

1. Aconselhar os pacientes sobre os efeitos do consumo excessivo de álcool, os riscos associados à intoxicação alcoólica e a importância da moderação.[16-18]
2. Recomendar e fornecer tratamentos que aliviem os sintomas da ressaca, como dor de cabeça, náusea e desidratação.[16,17]
3. Garantir que os pacientes não utilizem medicamentos que possam interagir negativamente com o álcool ou exacerbar os sintomas da ressaca.[19-21]
4. Orientar sobre a compatibilidade de medicamentos de uso contínuo com o consumo de álcool.[19-21]
5. Identificar sinais e sintomas de intoxicação grave para evitar complicações e direcionar o paciente para atendimento médico urgente quando necessário.[19-21]

CAUSAS, SINAIS, SINTOMAS E ANAMNESE FARMACÊUTICA

A intoxicação alcoólica aguda é uma condição clinicamente perigosa resultante do uso recente de bebidas alcoólicas, na qual o álcool, geralmente em sua forma etílica e seus metabólitos, acumulam-se na corrente sanguínea mais rapidamente do que podem ser metabolizados pelo fígado.

O álcool etílico (CH_3–CH_2–OH) é um hidrocarboneto de baixo peso molecular obtido na fermentação de açúcares e cereais.[22,23] Sua completa biotransformação envolve processos oxidativos mediados pelas enzimas citrocromo P2E1 (CYP2E1), álcool desidrogenase (ADH), catalase e acetaldeído desidrogenase (ALDH). Algumas dessas enzimas participam da conversão de etanol em **acetaldeído**, seguido de **acetato** e, por último, em **Acetil-CoA**, respectivamente. O acetaldeído é o metabólito de maior interesse da intoxicação, sendo responsável pelas sensações características da ressaca e, possivelmente, cancerígeno para humanos.[24]

Estudos mostram os sintomas da ressaca com grande variação em gravidade e intensidade.[25] Um total de 49 sintomas diferentes foram identificados.[26] A intensidade desses sintomas está diretamente relacionada com o nível de álcool no sangue e depende de vários fatores, como a quantidade e a velocidade que o álcool foi ingerido, o consumo prévio ou não de alimentos, o metabolismo do indivíduo, vulnerabilidades genéticas, problemas constitucionais (altura, massa muscular e gordura) e o desenvolvimento ou falta de tolerância.[17]

De acordo com o *Manual Diagnóstico e Estatístico de Transtornos Mentais* (DSM-5) a **intoxicação alcoólica** caracteriza-se por uma série de sinais e sintomas específicos. Os sinais mais comuns incluem a ingestão recente de álcool seguida por alterações comportamentais ou psicológicas significativas e problemáticas. Essas alterações podem manifestar-se por meio de comportamento sexual ou agressivo inadequado, humor instável e julgamento prejudicado, todos desenvolvidos durante ou logo após o consumo de álcool.[3,6]

Além disso, a **intoxicação alcoólica** pode ser identificada por uma fala arrastada, incoordenação, instabilidade na marcha e nistagmo, que são movimentos involuntários e repetitivos dos olhos. Outros sinais importantes são o comprometimento da atenção ou da memória, e, em casos mais graves, estupor ou coma. Esses sintomas refletem o impacto do álcool no sistema nervoso central (SNC), demonstrando a necessidade de intervenções adequadas para prevenir complicações graves.[16-18]

Uma revisão de literatura experimental[27] revelou um número significativo de participantes que relatou ter passado pela fase **ressaca** mesmo tendo ingerido baixas doses de álcool, podendo agravar-se pelo intervalo de tempo do consumo ou o tipo de bebida. Outro estudo encontrou uma associação positiva e significativa entre a **frequência e a gravidade** das ressacas, sugerindo que sua severidade aumenta quando ocorrem com mais frequência. Isso pode ser explicado pela sensibilização ou tolerância reversa, em que o organismo torna-se mais reativo aos efeitos do álcool, agravando os sintomas da ressaca mesmo com consumos menores. Esses achados ressaltam a complexidade dos fatores que contribuem para a ressaca e a necessidade de considerar múltiplos aspectos ao avaliar e tratar essa condição (Figura 33.1).[6,28]

Outras evidências sugerem que a ressaca seja uma **manifestação leve da síndrome de abstinência do álcool** em pessoas não dependentes de álcool. Isso significa que, mesmo em indivíduos que não apresentam dependência, a interrupção do consumo de álcool após um período de ingestão pode provocar sintomas semelhantes aos da abstinência, ainda que em menor intensidade. Essa perspectiva amplia a compreensão da ressaca, destacando a importância de considerar não apenas a quantidade de álcool consumida, mas também o impacto do seu consumo e interrupção no organismo.[6,29]

As **influências genéticas e étnicas** desempenham um papel crucial na resposta do organismo ao consumo de álcool e na suscetibilidade à intoxicação e ressaca. Uma porcentagem significativa da **população de ascendência asiática** tem uma variante do gene ALDH2, resultando em uma atividade enzimática reduzida e, consequentemente, no acúmulo de acetaldeído. Isso leva a efeitos adversos como rubor facial, náusea e palpitações após o consumo de álcool. De forma semelhante, algumas **populações indígenas** apresentam menor atividade das enzimas ADH e ALDH, aumentando a susceptibilidade aos efeitos do álcool, incluindo intoxicação rápida e ressacas mais severas. Essas variações genéticas podem influenciar não apenas a resposta fisiológica ao álcool, mas também os padrões de consumo e os riscos associados ao abuso de álcool.[19,30,31]

A gravidade da intoxicação alcoólica também pode ser amplificada por outros fatores intrínsecos ao episódio, como o **peso corporal** do indivíduo, a **concentração de álcool** nas bebidas e o **volume de álcool consumido em um curto período**. Indivíduos com menor

1

Fase excitatória:
Nessa fase, os níveis de acoolemia atingem de 75 mg% a 200 mg%.

2

Fase depressora:
Com efeito combinado final dos sistemas gabaérgicos e glutamatérticos, ou seja, ação neuronal diminuída, na qual os níveis de alcoolemia atingem mais de 200 mg% a 250 mg%, o etanol provoca efeitos narcóticos. Em etilistas, a alcoolemia pode chegar de 300 mg% a 350 mg%. Há o risco de depressão respiratória e circulatória e a hospitalização de urgência pode ser necessária.

3

Fase de ressaca:
Os metabólitos do etanol são tóxicos, principalmente o acetaldeído, que é responsável pela sensação de mal-estar, náuseas, vômitos, cefaleia, tonturas e indisposição pós-embriaguez. Esses sintomas, em geral, são autolimitados e desaparecem com uso de medicamentos. Em etilistas mais persistentes, mas ainda não totalmente alcoólatras, esses sintomas, na verdade, já podem ser síndrome de abstinência precoce.

Figura 33.1. Fases da intoxicação alcoólica aguda.[16,19]

Fonte: Autoria própria.

peso corporal têm uma menor massa para diluir o álcool, resultando em uma concentração mais alta de álcool no sangue e efeitos mais pronunciados. Bebidas com maior porcentagem de álcool, como destilados, introduzem grandes quantidades de álcool puro no organismo, sobrecarregando rapidamente os mecanismos de metabolização. Além disso, quando grandes volumes de álcool são consumidos rapidamente, o corpo não consegue metabolizar o álcool de forma eficaz, levando a um acúmulo rápido no sangue e intensificando os efeitos da intoxicação.[9,19,30,32]

O **Quadro 33.1** detalha a investigação clínica de pacientes com dermatite atópica.

Quadro 33.1
Anamnese farmacêutica em pacientes com intoxicação alcoólica aguda (Estratégia INDICO)[7,17,27-29,33,34]

Domínio	Perguntas/Investigação*	Observações importantes
Identificação do paciente	Qual a **idade** do paciente? Qual é o **sexo** do paciente? O paciente está em um **bom estado geral**? É de ascendência **asiática** ou de povos **indígenas**?	Em menores de 18 anos, observar possíveis sinais de abuso sexual como agitação, culpa, vergonha, medo, pânico ou angústia. Se notar algo fora da normalidade, entre em contato com o Conselho Tutelar (CT) mais próximo ou disque 100 – Denúncia de Violação de Direitos Humanos. À medida que envelhecemos, a tolerância do corpo ao álcool diminui em razão de uma série de alterações fisiológicas, como alterações nas capacidades metabólicas das funções hepática e renal e alterações na composição corporal que tornam as pessoas mais propensas à desidratação. Portanto, a ingestão de álcool na terceira idade pode ter efeitos mais pronunciados em comparação com adultos do mesmo sexo e peso. Uma porcentagem significativa dos asiáticos e dos povos indígenas tem variantes genéticas que reduzem a atividade enzimática de metabolização do álcool, causando acúmulo de acetaldeído e efeitos adversos.
Natureza dos sinais e sintomas	Articula-se com facilidade? Apresenta **dificuldade para andar**? **Quantidade e tipo de álcool** consumido? **Sintomas comuns da ressaca**? (Dor de cabeça, náusea, vômito, fadiga, sede excessiva, e sensibilidade à luz ou som.) **Sinais de intoxicação alcoólica**? (Fala arrastada, incoordenação, instabilidade na marcha, nistagmo, comprometimento da atenção ou memória, comportamento inadequado, estupor.) Lesões associadas à intoxicação? Ingestão de outras substâncias? Quais as circunstâncias para o uso do álcool?	Conhecer o tipo da bebida alcoólica consumida é importante para saber o teor alcoólico, pois bebidas destiladas mais fortes, tendem a ter teores alcoólicos mais elevados. Avaliar os sinais vitais do paciente e se possível, o nível de glicemia. A hipoglicemia induzida pelo álcool geralmente ocorre após o consumo excessivo de álcool por vários dias em pacientes que não se alimentaram. Nessa situação, o consumo prolongado de álcool, associado à ingestão nutricional inadequada, não apenas diminui a produção de glicose, mas também esgota as reservas de glicose armazenadas no fígado na forma de glicogênio, levando à hipoglicemia. Os sinais e sintomas da intoxicação por etanol variam amplamente, dependendo: da genética do paciente; do tipo, da quantidade e taxa de ingestão de etanol; e a frequência e padrão de uso de álcool.

(continua)

Quadro 33.1 (continuação)
Anamnese farmacêutica em pacientes com intoxicação alcoólica aguda (Estratégia INDICO)[7,17,27-29,33,34]

Domínio	Perguntas/Investigação*	Observações importantes
Duração	Ingestão recente de álcool? Intervalo de tempo de consumo? Há quanto **tempo** apresenta os sintomas? História de **abuso crônico e/ou dependência**?	O estado de ressaca pode durar até 24 horas depois da ingestão do álcool. Verificar se o paciente costuma beber frequentemente ou em grandes quantidades, caracterizando um possível padrão de abuso ou dependência. Vincular o paciente com dependência alcoólica a tratamento específico.
Iniciou algum tratamento	Utilizou algum **medicamento** para alívio dos sintomas? Se sim, qual/quais?	Os casos leves e moderados não requerem tratamento medicamentoso específico. Todos os pacientes que apresentam intoxicação aguda por etanol devem ser questionados se ingeriram ou tomaram outras drogas ou substâncias potencialmente nocivas. Verificar medicamentos em uso que possam interagir com o álcool ou agravar a ressaca/intoxicação.
Comorbidades	Tem algum tipo de **comorbidade**? Faz uso de medicamentos? (benzodiazepínicos, outros depressores do SNC etc.).	Deve ser dada especial atenção aos pacientes com fatores de risco cardíaco ou doença arterial coronariana, que podem estar particularmente em risco por causa do estresse fisiológico induzido pela veisalgia (ressaca). O consumo de outras drogas como cocaína, maconha, barbitúricos, benzodiazepínicos, antidepressivos tricíclicos e monóxido de carbono deve fazer parte da lista de diagnósticos diferenciais.
Outras situações especiais	**Grávida**? **Lactante**?	Poucos estudos apontam os riscos do consumo do álcool durante a gestação ou lactação. No caso de lactantes, o consumo só pode ser feito de forma eventual, com autorização e acompanhamento médico. Na gravidez, o álcool é considerado um agente teratogênico capaz de causar alterações físicas, bem como efeitos comportamentais sobre o feto, sendo a causa mais frequente de retardo mental não congênito.[35] Dessa forma, sua ingestão é completamente contraindicada em qualquer período.

**Perguntas sugestivas. Não têm finalidade diagnóstica, mas sim a melhor compreensão do caso e identificação de potenciais sinais de alerta para encaminhamento.*
Fonte: Autoria própria.

INTERVENÇÕES NÃO FARMACOLÓGICAS

Muitos tratamentos são descritos para prevenir ou manejar a fase de ressaca, encurtar sua duração ou mesmo reduzir a gravidade de seus sintomas, incluindo inúmeros remédios populares e recomendações. No entanto, poucas opções disponíveis foram submetidas a investigações rigorosas. As abordagens mais promissoras têm enfoque no desenvolvimento de produtos que visam reduzir a resposta inflamatória ao álcool e/ou aceleram o metabolismo do etanol. Dessa forma, atendo-se aos estudos disponíveis, as intervenções não farmacológicas mais utilizadas para o manejo da ressaca são:

a. **Uso de bebidas isotônicas.**
b. **Correção da hipoglicemia.**
c. **Sono e descanso.**
d. **Alimentação adequada e uso de suplementos alimentares.**[36,37]

Pesquisas sugerem que a genérica utilização de **bebidas esportivas isotônicas** parece sem fundamento. Apesar de serem amplamente empregadas com a finalidade de atenuar os sintomas de ressaca, o aumento da excreção de fluidos induzido por álcool não necessariamente leva a um processo de desidratação significativo.

Não foi encontrado nenhuma correlação entre a extensão das interrupções eletrolíticas ou o impacto dos eletrólitos adicionados na gravidade da ressaca, pois na maioria das pessoas o corpo restaura rapidamente o equilíbrio eletrolítico quando os efeitos do álcool diminuem.[38] Ou seja, a intervenção com eletrólitos, vitaminas e minerais não levou a qualquer melhora estatisticamente significativa ou alívio de sintomas da ressaca. Isso apoia fortemente a descoberta de que também não conseguiu detectar quaisquer alterações na hemostasia eletrolítica com relação ao consumo de álcool.[39]

Com o mesmo princípio, no Brasil, há uma ampla utilização da **água de coco**, e embora seja frequentemente recomendada para o manejo da ressaca em virtude de sua rica composição de eletrólitos, como sódio, potássio e magnésio, e à sua capacidade de promover a reidratação, não há estudos consistentes que comprovem seu benefício real de forma conclusiva.

Enquanto algumas evidências sugerem que a **água de coco** pode ajudar a restaurar os níveis de fluidos e minerais e aliviar sintomas associados à desidratação, como fadiga e mal-estar gastrointestinal, esses resultados ainda não são amplamente confirmados por pesquisas rigorosas e amplas. Contudo, por ser uma opção saudável e de fácil acesso em algumas regiões brasileiras, pode ser útil durante o processo de manejo, ainda que com limitações.[40,41]

Durante a intoxicação alcoólica e a ressaca, a **correção dos níveis de glicemia** é essencial em decorrência dos efeitos do álcool no metabolismo dos açúcares no sangue. O álcool pode causar hipoglicemia ao inibir a produção de glicose pelo fígado, especialmente em jejum, resultando em sintomas como tremores e confusão.

Em contraste, bebidas alcoólicas ricas em açúcar podem levar à hiperglicemia. Para corrigir esses desequilíbrios, é importante monitorar os níveis de glicose e consumir carboidratos simples, como sucos de frutas, em caso de hipoglicemia. Refeições equilibradas e hidratação adequada também ajudam a estabilizar a glicemia.[32]

Um ensaio clínico publicado contou com a participação de 109 voluntários que receberam 1,75 g de etanol por kg de peso corporal. Após um jejum de 10 horas, durante a intoxicação alcoólica e ressaca, foram administrados suplementos que continham **frutose** ou **glicose**. Embora frutose e glicose tenham inibido distúrbios metabólicos induzidos pelo etanol, os estudos indicaram que esses tratamentos não tiveram impacto significativo nos sintomas ou sinais de intoxicação alcoólica e ressaca. Portanto, enquanto a correção da glicemia é importante, os tratamentos com frutose e glicose não parecem aliviar significativamente os sintomas da ressaca.[42]

O tempo parece ser um componente bem importante no processo de recuperação da ressaca, visto que os sintomas geralmente diminuem de 8 a 24 horas. Durante esse período de recuperação, **dormir e descansar** são estratégias essenciais, pois a fadiga durante uma ressaca é resultado dos efeitos perturbadores do álcool no ciclo de sono, prejudicando a qualidade do descanso e contribuindo para a sensação de cansaço extremo. Além de descansar, a hidratação adequada e a ingestão de alimentos leves podem auxiliar na recuperação, fornecendo ao corpo os nutrientes e fluidos necessários para restaurar o equilíbrio.[43,44]

Vários componentes da dieta têm demonstrado influenciar o metabolismo do álcool, reduzindo os efeitos da ressaca. Achados mostram que **dietas alimentares** ricas em ácido nicotínico e zinco resultam em ressacas menos graves, isso em virtude do papel de ambos os nutrientes na oxidação de etanol em acetaldeído.[37,45] Acredita-se que alimentos leves que contêm carboidratos complexos, como torradas ou bolachas, podem combater os níveis baixos de açúcar no sangue de pessoas sujeitas à hipoglicemia e possivelmente podem aliviar a náusea. A ingestão de frutas, sucos de frutas ou outros alimentos que contêm frutose também foi relatado para diminuir a intensidade da ressaca.[43]

Para minimizar os efeitos da ressaca e promover uma recuperação mais rápida, é importante **evitar alguns alimentos e bebidas.** Continuar consumindo álcool, conhecido como "remédio da ressaca", pode agravar os sintomas e deve ser evitado. Bebidas com **cafeína**, como café, energeticos e refrigerantes, também devem ser evitadas, pois apesar de potencial benefício no alerta e na fadiga, podem desidratar ainda mais o corpo e intensificar a desidratação associada à ressaca.

Alimentos gordurosos e frituras podem irritar o estômago e dificultar a digestão, aumentando a sensação de náusea e desconforto gastrointestinal. Além disso, produtos **processados e açucarados** podem levar a picos e quedas nos níveis de glicose no sangue, exacerbando a fadiga e a irritabilidade. **Alimentos picantes** e com **alto teor de sal** devem ser evitados, pois podem irritar o trato gastrointestinal e contribuir para a retenção de líquidos e sensação de sede.[37,45]

Estudo *in vitro* publicado em 2019 na revista *Current Research in Food Science,* teve como objetivo a verificação da influência de produtos alimentares durante a fase de ressaca com base nas atividades enzimáticas da ADH e da ALDH. Os resultados desse estudo forneceram informações sobre o conteúdo nutricional que poderia ser usado para preparar uma formulação antirressaca. Entre os alimentos que apresentaram resultados promissores, a **pera** (***Pyrus comunnis***) apresentou o maior efeito positivo na atividade da ALDH em 90,98% e a **lima doce** (***Citrus limetta***) aumentou significativamente a atividade da ALDH em 33,47%. Com base nos resultados apresentados e aceitabilidade organoléptica, formulações antirressaca foram produzidas. Uma delas é composta por pera (*Pyrus comunnis*), lima doce (*Citrus limetta*) e água de coco. A formulação aumentou as atividades de ADH e ALDH em 23,31% e 70,02%, respectivamente. A manga e a melancia, apesar de apresentarem efeitos positivos na atividade de ADH, não foram selecionadas para a formulação da bebida, pois nenhuma delas aumentou a atividade do ALDH. Isso sugere que, embora esses sucos de frutas possam facilitar o metabolismo do álcool em acetaldeído, eles não o metabolizam ainda mais em ácido acético, o que resultaria no acúmulo de acetaldeído e, portanto, na retenção da ressaca.[46]

Uma revisão sistemática identificou produtos fitoterápicos e suplementos alimentares que demonstraram melhora significativa no manejo da ressaca alcoólica.[25] Esses produtos, administrados antes, durante ou após o consumo de álcool, ajudaram a atenuar sintomas do SNC, como dor de cabeça, cansaço, tontura e dificuldade de concentração. Entre eles, destacam-se o extrato de ***Acanthopanax senticosus*, suco de pera coreana**, bebida de **ginseng vermelho** antirressaca, suco de dente de leão e um suplemento com ácido gama linolênico, ômega-3, vitaminas B1, B2, C, magnésio e *Opuntia ficus*. Também houve melhora dos sintomas gastrointestinais, como dor de estômago e náuseas, com o uso de alguns desses produtos e fórmulas específicas, como KSS. Um suplemento alimentar testado na revisão, quando tomado antes e após o consumo de álcool, reduziu sintomas como sede, dor de cabeça e náusea, mas não teve efeito nas palpitações. Os mecanismos de ação incluem a estimulação enzimática do ADH e ALDH pelo **suco de pera coreana**, reduzindo acetaldeído, e a ação antioxidante da bebida de **ginseng**, que combate o estresse oxidativo associado ao metabolismo do álcool.[47,48]

Para transtorno leve por uso de álcool, sugere-se o tratamento inicial com uma ou mais intervenções psicossociais em vez de medicamentos, pois a eficácia para transtorno leve por uso de álcool não foi suficientemente determinada em ensaios clínicos. Para tanto, diretrizes nacionais e internacionais indicam que a Atenção Primária à Saúde (APS) deve adotar estratégias contínuas de **triagem e intervenção breve (TIB)** que abordem todo o espectro de problemas relacionados com o álcool e a cultura do consumo em nível populacional. O Quadro 33.2 apresenta um resumo das condutas recomendadas, seu embasamento técnico e o grau de recomendação.[4,9,30]

Quadro 33.2
Resumo de evidências das intervenções não farmacológicas para ressaca e intoxicação alcoólica aguda[28,35,43,44,48,49]

Conduta	Embasamento técnico	GRADE	
		Nível de evidência	Grau de recomendação
Bebidas isotônicas e água de coco	Em estudo randomizado duplo-cego controlado por placebo não se observou qualquer relação estatística significativa entre variações no conteúdo de água corporal e consumo de álcool. Seus achados sugerem que o aumento da excreção de fluidos induzido por álcool não necessariamente leva a um processo de desidratação significativo, visto que não foi encontrada nenhuma correlação entre a extensão das interrupções eletrolíticas e a gravidade das ressacas. Similarmente, outro estudo não detectou quaisquer alterações na hemostasia eletrolítica com relação ao consumo de álcool; entretanto, outros estudos pontuam a reidratação oral como intervenção para o tratamento de sintomas, especialmente a desidratação. A água de coco pode ser uma opção saudável para a reidratação e reposição de eletrólitos após o consumo de álcool, embora sua eficácia específica no tratamento da ressaca ainda precise de mais evidências científicas.	Baixo	Fraco
Sono e descanso	O sono adequado e o descanso são cruciais para a recuperação da ressaca, pois ajudam a aliviar a fadiga e restaurar o bem-estar geral. O álcool interfere no ciclo de sono, reduzindo a qualidade do descanso e resultando em cansaço extremo e dificuldades de concentração. Garantir um ambiente tranquilo e propício para o sono pode facilitar a recuperação, permitindo que o corpo recupere-se dos efeitos do álcool e restaure seu equilíbrio físico e mental.	Baixo	Forte
Frutose ou glicose	O uso de frutose ou glicose após o consumo de álcool pode ajudar a mitigar alguns distúrbios metabólicos associados à intoxicação, mas não parece aliviar significativamente os sintomas da ressaca. Estudos demonstraram que, embora frutose e glicose possam reduzir a concentração de acetaldeído no sangue e melhorar o metabolismo do álcool, sua eficácia no alívio dos sintomas como dor de cabeça e náusea é limitada. Portanto, enquanto esses açúcares podem ter um efeito positivo na correção de desequilíbrios metabólicos, seu impacto no tratamento geral da ressaca ainda é inconclusivo e deve ser visto com cautela em pacientes diabéticos ou idosos.	Baixo	Forte

(continua)

Quadro 33.2
Resumo de evidências das intervenções não farmacológicas para ressaca e intoxicação alcoólica aguda[28,35,43,44,48,49]

Conduta	Embasamento técnico	GRADE	
		Nível de evidência	Grau de recomendação
Alimentação leve e ajustada	Alimentos leves que contêm carboidratos complexos, como torradas ou bolachas, pode combater os níveis baixos de açúcar no sangue em pessoas sujeitas à hipoglicemia e, possivelmente, pode aliviar a náusea. A ingestão de frutas, sucos de frutas ou outros alimentos que contêm frutose é relatado para diminuir a intensidade da ressaca.	**Moderado**	**Forte**
Suplementos fitoterápicos	Suplementos à base de pera coreana, lima-doce e outros ingredientes como o ginseng vermelho e dente de leão têm mostrado alguma eficácia na redução de distúrbios metabólicos e sintomas associados à ressaca, como dor de cabeça e náusea. No entanto, a evidência científica sobre sua eficácia geral ainda é limitada, e mais estudos são necessários para confirmar seus benefícios.	**Baixo**	**Forte**

Fonte: Autoria própria.

INTERVENÇÕES FARMACOLÓGICAS

O tratamento farmacológico para os casos de quadro leve de ressaca e intoxicação alcoólica, deve ser usado apenas com o objetivo de diminuir o desconforto associado aos sintomas e quando a relação risco-benefício for favorável. As classes farmacológicas com maiores evidências de uso são:

a. **Analgésicos** e **anti-inflamatórios**.
b. **Antiácidos**.
c. **Antieméticos**.
d. **Suplementos**.
e. **Hepatoprotetores**.

Os analgésicos não opioides e anti-inflamatórios não esteroidais (AINEs), como **dipirona**, **ácido acetilsalicílico**, **ibuprofeno** ou **naproxeno**, podem reduzir dores de cabeça e musculares. No entanto, em casos de dor abdominal superior ou náusea, os AINEs, apesar de serem muito utilizados no Brasil em medicamentos como Sonrisal® e Engov®, não devem ser recomendados, pois são irritantes gástricos e podem agravar a gastrite induzida pelo álcool. É especialmente importante evitar o **ácido acetilsalicílico**, que pode aumentar o risco de sangramentos gástricos, particularmente em pessoas com história de problemas gastrointestinais.[43,50]

A principal interação do álcool com os analgésicos não opioides é com o **paracetamol**. Esse medicamento é metabolizado no fígado assim como o álcool e, por conta disso, quando são consumidos simultaneamente podem aumentar o risco de toxicidade hepática. O consumo excessivo de álcool tende a induzir enzimas hepáticas que metabolizam o paracetamol, levando à formação de metabólitos tóxicos que podem causar danos ao fígado. Assim, mesmo em doses terapêuticas, o uso de paracetamol após o consumo de álcool pode ser arriscado e, por isso, não é recomendado.[43]

A **dipirona** é uma opção analgésica eficaz, e apesar da sua associação com o álcool fazer com que o efeito da substância seja potencializado, pode ser utilizado nos sintomas da ressaca, haja vista que estes se iniciam quando a concentração de álcool no sangue tende a zero, tornando os efeitos não significativos. Por conta disso, deve ser a primeira escolha e melhor alternativa quando comparada aos AINEs em virtude de sua tolerabilidade gastrointestinal favorável.[51]

Os **antiácidos** são fármacos utilizados principalmente em tratamentos de episódios curtos e autolimitados de acidez estomacal. São geralmente compostos por sais de magnésio, alumínio, cálcio, sódio, carbono ou bismuto em suas formulações.

As combinações de dois sais formam a composição principal da maioria dos antiácidos. Em episódios de ressaca, são utilizados para aliviar os sintomas da azia e gastrite ocasionados pelo consumo do álcool, pois agem neutralizando o ácido clorídrico secretado pelas células do estômago em casos de hiperacidez. Estudos clínicos demonstraram que as formulações antiácidas que contêm **bicarbonato de sódio e carbonato de cálcio ou alumínio e magnésio** fornecem alívio sintomático significativo contra a azia, mas temporário e de curto prazo.[24,52-54]

O uso de **antieméticos** na intoxicação alcoólica e ressaca pode ajudar a aliviar sintomas de náusea e vômito. A **metoclopramida** e **ondansetrona**, atuam bloqueando os receptores que desencadeiam o reflexo do vômito no cérebro, proporcionando alívio sintomático. A **metoclopramida**, p. ex., é um antagonista dos receptores dopaminérgicos (D2) e pode ser eficaz para reduzir a náusea associada à intoxicação alcoólica. No entanto, seu uso deve ser cauteloso em decorrência dos possíveis efeitos colaterais, como sedação e reações extrapiramidais. Já a **ondansetrona**, um antagonista dos receptores de serotonina (5-HT3), é frequentemente usada para tratar náusea e vômito induzidos por quimioterapia, mas também pode ser útil em casos de ressaca alcoólica, sendo geralmente bem tolerada e com menos efeitos adversos.[19,32]

O **maleato de mepiramina** um anti-histamínico base do chamado **Engov®** é pretensamente utilizado na associação por seu efeito antiemético. O **maleato de mepiramina**, como outros anti-histamínicos de primeira geração, pode ter propriedades antieméticas ao inibir a ação da histamina nos receptores histamínicos (H1), que estão envolvidos no desencadeamento do reflexo do vômito causado por distúrbios gastrointestinais ou enjoo de movimento, por exemplo.

Apesar do potencial efeito antiemético do **maleato de mepiramina**, não há evidências robustas que comprovem sua eficácia específica em casos de intoxicação alcoólica. Além disso, os efeitos sedativos da **mepiramina** podem ser uma preocupação significativa, pois quando combinada com álcool pode potencializar o efeito depressor do sistema nervoso central, aumentando o risco de sonolência excessiva, confusão e outros efeitos adversos.[55-58]

Pessoas dependentes de álcool frequentemente apresentam alterações nutricionais que variam de desnutrição leve a grave. Suplementos vitamínicos e minerais são amplamente utilizados para corrigir essas deficiências, embora os estudos disponíveis sobre sua eficácia ainda não sejam robustos. A **tiamina (vitamina B1)** é uma das vitaminas mais associadas à dependência de álcool, comumente deficiente em função de ingestão inadequada, diminuição da conversão em sua forma ativa, redução da capacidade de armazenamento hepático, inibição do transporte intestinal pelo álcool e prejuízo na absorção. A **riboflavina (vitamina B2)** também é frequentemente deficiente, com prevalência em torno de 17%, causando dermatite seborreica, anemia e neuropatia. Por outro lado, a deficiência de **piridoxina (vitamina B6)** está presente em até 50% dos pacientes, com níveis plasmáticos reduzidos de piridoxal 5'-fosfato (forma ativa da vitamina B6).[59,60]

O ácido fólico (vitamina B9) é altamente deficiente em cerca de 87% dos dependentes de álcool, frequentemente relacionado com o consumo pesado de álcool e doenças hepáticas. Estudos sugerem que o ácido fólico pode limitar lesões hepáticas inflamatórias induzidas pelo álcool, aumentando a frequência de células Treg hepáticas. A **cianocobalamina (vitamina B12)** é crucial no metabolismo de aminoácidos, purinas e pirimidinas, com ações lipotrópicas e envolvimento na síntese de metionina e ácido ribonucleico. Um estudo com ratos Wistar mostrou que o tratamento combinado de folato e vitamina B12 pode aliviar lesões hepáticas alcoólicas, normalizando os níveis plasmáticos de homocisteína, sugerindo um efeito protetor significativo dessas vitaminas contra danos hepáticos induzidos pelo álcool.[59,61,62]

O fígado é um órgão particularmente susceptível aos danos provocados pelo álcool, pois ele é o principal sítio de metabolização dessa substância no organismo,[63] o que poderia explicar a utilização de medicamentos com ativos **hepatoprotetores**. A Portaria nº 90 da Agência Nacional de Vigilância Sanitária (Anvisa),[64] define "hepatoprotetores" como medicamentos que devem atender a um ou mais dos seguintes atributos, ou seja: atuar como antídoto contra intoxicações, destinado a evitar a perda da viabilidade hepática; determinar aumento das reservas de glutation; proteger a membrana do hepatócito etc. A definição científica de "hepatoprotetor" seria a substância ou grupo de substâncias capaz(es) de proteger a célula hepática contra agentes tóxicos e, atuando, entre outros, por pelo menos, em um dos seguintes mecanismos:

- Estabilização da membrana do hepatócito.
- Neutralização dos radicais livres.
- Aumento da produção ou inibição da oxidação do glutation.
- Inibição da entrada de substâncias tóxicas no hepatócito.
- Redução do processo inflamatório hepático.
- Aumento da síntese da atividade da RNA-polimerase I.

Os estudos realizados até o presente demonstram, de forma clara, que entre os princípios ativos empregados com essa finalidade terapêutica, somente a silimarina, a acetilmetionina, a **racemetionina**, a **colina** e a **betaína** (essa última, apenas quando administrada em doses elevadas) apresentam eficácia, quando empregadas de forma isolada ou associadas entre si, preenchendo em maior ou menor grau os quesitos listados como mecanismos de hepatoproteção.

A presença de vitaminas do complexo B, como as **vitaminas B6 e B1**, ocorrendo, geralmente, em fórmulas mais antigas, procuraria justificação na concomitância da hipovitaminose B em pacientes alcoólatras, geralmente desnutridos, nos quais as lesões hepáticas devem estar presentes. No entanto, essa concomitância não implica que essas vitaminas apresentem efeitos hepatoprotetores, não sendo, portanto, necessária a sua presença específica nessas formulações, a não ser do ponto de vista da aderência ao tratamento de pacientes hepatopatas associados ao alcoolismo.[64]

Durante o ano e principalmente no Carnaval, é comum as farmácias elaborarem um *kit* ressaca apresentado em embalagem promocional com diferentes medicamentos, como estratégia de *marketing* para aumentar as suas vendas. O "***kit* ressaca**", geralmente contém medicamentos hepatoprotetores, antiácidos, antieméticos e analgésicos, com o apelo de amenizar os efeitos do excesso de bebida alcoólica. De acordo com as normas vigentes, a comercialização do *kit* é irregular.

A Anvisa proíbe a comercialização de quaisquer tipos de *kit*, combo ou associação que não sejam registrados na própria agência. O farmacêutico deve estar atento e coibir a prática irregular nas farmácias, uma vez que é seu dever promover o uso racional de medicamentos, evitar automedicação incorreta e fornecer orientações ao usuário. As farmácias que comercializarem esses *kits* podem ser autuadas e multadas pelas vigilâncias sanitárias municipais. Por outro lado, o farmacêutico pode responder a processo ético disciplinar.[65]

A **combinação de álcool com medicamentos** pode resultar em uma variedade de efeitos adversos, incluindo náuseas, vômitos, dores de cabeça, sonolência, desmaios e perda de coordenação. Além disso, essa interação pode aumentar o risco de hemorragia interna, problemas cardíacos e dificuldades respiratórias. O álcool pode também reduzir a eficácia dos medicamentos ou torná-los tóxicos. As interações variam conforme o tipo de álcool e medicamento, com o álcool agudo geralmente inibindo o metabolismo dos fármacos, e o álcool crônico podendo induzir enzimas metabolizadoras no fígado.[55,66,67]

Apesar desses riscos, nem todos os medicamentos interagem de maneira adversa significativa com o álcool. Portanto, é crucial que os pacientes recebam orientação adequada sobre quais combinações são perigosas. Em alguns casos, pode ser preferível orientar o paciente que, mesmo consumindo álcool, deve continuar utilizando seus medicamentos de uso crônico para evitar danos sistêmicos decorrentes da não adesão ao tratamento. A manutenção do tratamento medicamentoso é fundamental para a eficácia terapêutica e a saúde geral do paciente.[55,67]

Quadro 33.3

Resumo das intervenções farmacológicas para a ressaca e intoxicação alcoólica aguda[38,43,50,64,68-72]

Medicamento	Apresentações*	Uso padrão	Orientações ao paciente	Alertas	GRADE: Nível de evidência	GRADE: Grau de recomendação
Dipirona $$$$ MIP SUS	**Comprimido** 500 mg e 1 g **Comprimido efervescente** 1 g **Solução oral** 50 mg/mL e 500 mg/mL (Anador® e Novalgina®)	**ADULTOS:** 1 a 2 comprimidos. Se necessário, repetir a cada 6 horas. Dose máxima: 4 g (8 comprimidos 500 mg ou 4 comprimidos 1 g).	"Evitar uso em pessoas com história de alergias medicamentosas". "Pode ser utilizado em suspeita de dengue". "Preferir alternativas em idosos debilitados ou possibilidade de hipotensão". "Pode alterar alguns exames laboratoriais, como perfil lipídico; alertar analista".	Pacientes com função da medula óssea prejudicada, doenças do sistema hematopoiético ou qualquer história de agranulocitose. Gravidez e lactação. Em pacientes idosos deve-se considerar a possibilidade de desenvolvimento de insuficiência hepática e renal. Pacientes com desenvolvimento anterior de broncoespasmo ou outras reações anaflactoides (p. ex., urticária, rinite, angioedema) provocadas por medicamentos.	Moderado	Forte
Mepiramina + hidróxido de alumínio +ácido acetilsalicílico + cafeína $$$$ MIP	**Comprimido** 15 mg + 150 mg 150 mg + 50 mg (Engov®)	**ADULTOS:** Uso oral, tomar 1 comprimido a cada 6 horas. Dose máxima: 4 comprimidos por dia. **CRIANCAS:** **Contraindicado para menores de 12 anos.**	"Não utilizar em sintomas ou suspeita de dengue". "Contém açúcar. Deve ser usado com cautela em portadores de diabetes".	História de alcoolismo crônico. Grávidas e lactantes. Pacientes portadores de diabetes. Pacientes com úlcera gastroduodenal. Contém o corante amarelo de tartrazina, que pode causar reações alérgicas, especialmente em pessoas alérgicas ao ácido acetilsalicílico. Pacientes com função renal comprometida.	Baixo	Fraco
Bicarbonato de sódio + carbonato de sódio + ácido acetilsalicílico + ácido cítrico $$$$ MIP	**Comprimido efervescente** 1.854 mg + 400 mg + 325 mg + 1.413 mg (Sonrisal®)	**ADULTOS:** Dissolver 1 a 2 comprimidos em 200 mL de água. Não exceder 2 comprimidos a cada 24 horas.	"Não utilizar se for hipertenso". "Não utilizar em sintomas ou suspeita de dengue". "Usar distante de medicamentos de uso crônico".	Doenças do fígado, coração ou rins. Dieta restrita em sódio. Asma, úlcera estomacal, gota ou problemas de coagulação sanguínea. Idosos, grávidas e lactantes. Pode interferir na absorção de outros medicamentos.	Baixo	Fraco

(continua)

Quadro 33.3 (continuação)
Resumo das intervenções farmacológicas para a ressaca e intoxicação alcoólica aguda[38,43,50,64,68-72]

Medicamento	Apresentações*	Uso padrão	Orientações ao paciente	Alertas	GRADE	
					Nível de evidência	Grau de recomendação
Vitamina B6 + vitamina B12 + ácido fólico + biotina + citrato de colina $$$$ MIP	**Flaconetes de 10 mL** 1,3 mg + 2,4 µg + 240 mcg + 30 mcg + 192 mg (Hepatovit®)	**ADULTOS:** Consumir 1 flaconete (10 mL) até 2 vezes ao dia.	"Agitar antes de usar". "Quando exposto, evitar a incidência direta da luz solar nos flaconetes". "Não ingerir em jejum, pois ocasionalmente podem ocorrer problemas gástricos".	Gravidez e lactação. Pacientes com doenças hepáticas graves, como cirrose hepática. Contém corantes artificiais.	Baixo	Fraco
Citrato de colina + betaína + racemetionina $$$$ MIP	**Flaconetes de 10 mL** 100 mg + 50 mg + 10 mg (Epocler®)	**ADULTOS:** 1 flaconete, até 3 vezes por dia, antes das principais refeições.	"Agitar antes de usar". "Quando exposto, evitar a incidência direta da luz solar nos flaconetes". "Não ingerir em jejum, pois ocasionalmente podem ocorrer problemas gástricos".	Gravidez e lactação. Pacientes com doenças hepáticas graves como cirrose hepática. Contém corantes artificiais.	Baixo	Fraco
Niacina + ácido pantotênico + tiamina + riboflavina + vitamina B6 e B12 + biotina + ácido fólico $$$$ MIP	**Comprimidos** 16 mg + 5 mg + 1,2 mg + 1,3 mg + 1,3 mg + 2,4 µg + 30 µg + 240 µg (Ressaquê®)	**ADULTOS:** 1 a 2 cápsulas ao dia. Pode ser consumido antes ou depois da ingestão de bebidas alcoólicas.	"Não é medicamento e sim um suplemento nutricional". "As evidências de efetividade são limitadas".	Grávidas e lactantes. Pacientes alérgicos a derivados da soja, leite e peixe.	Baixo	Fraco

*Nomes comerciais listados foram incluídos no intuito de facilitar a identificação dos itens e evitar erros de seleção; é desaconselhável utilizá-los em prescrições ou no processo de orientação farmacêutica. Marcas foram incluídas de forma circunstancial e pode haver outras disponíveis no mercado não listadas. Fonte: Autoria própria.

SINAIS DE ALERTA E ENCAMINHAMENTOS

Para pacientes com intoxicação alcoólica aguda classificada como leve, a vigilância cuidadosa é essencial. O farmacêutico deve monitorar continuamente os sinais vitais e a evolução clínica do paciente. Se o quadro clínico não apresentar hipoglicemia ou vômitos persistentes, e se o paciente estiver em condições de receber orientações e cuidados domiciliares, ele pode ser encaminhado para casa com medidas de suporte adequadas. Isso inclui hidratação oral, alimentação leve, e, se necessário, medicamentos sintomáticos para alívio dos sintomas. Normalmente, a hidratação venosa não é necessária para esses casos leves.[3,16,35,73]

Para pacientes com intoxicação alcoólica moderada, é crucial que permaneçam sob observação e cuidados em uma unidade de saúde. Esses pacientes devem receber hidratação venosa se apresentarem sinais de desidratação e, caso necessário, monitoramento adicional.[3,16,35,44]

É fundamental interpretar qualquer embriaguez como um possível sinal de consumo prejudicial de álcool ou dependência. Nesse contexto, recomendam-se testes clínicos e biológicos para avaliar a extensão do problema.

Pacientes com uso recorrente de álcool devem ser encaminhados para serviços especializados em tratamento de alcoolismo, como a Rede de Atenção Psicossocial (RAPS) que inclui o Centro de Atenção Psicossocial Álcool e Outras Drogas (CAPS AD) do município e Centro de Atenção Psicossocial (CAPS) de referência. Na ausência dessas opções, encaminhar para a APS do município.[3,16,35,44,73,74]

Para pacientes que apresentarem complicações clínicas em decorrência do abuso de álcool, o encaminhamento deve ser feito para tratamentos específicos, incluindo Unidade Básica de Saúde (UBS) e, quando necessário, ambulatórios especializados em gastroenterologia e psiquiatria, dependendo da gravidade da condição e da disponibilidade desses serviços (Quadro 33.4).[3,16,35,73]

Quadro 33.4
Sinais de alerta para encaminhamento de paciente com ressaca e intoxicação alcoólica[3,16,35,44,73,74]

Palavra-chave	Sinais de alerta
Alterações de consciência	Desorientação, confusão, dificuldade para manter-se acordado, ou perda de consciência. Episódios de convulsões ou movimentos involuntários dos membros.
Vômitos e sinais de desidratação	Vômitos frequentes ou persistentes, que podem levar a desidratação e risco de aspiração. Sinais de desidratação: boca seca, sede intensa, diminuição da urina, e pele seca.
Sintomas respiratórios e sistêmicos	Dificuldade respiratória (respiração irregular, dificuldade para respirar ou respiração muito lenta), temperatura corporal muito alta (hipertermia) ou muito baixa (hipotermia). Cianose: coloração azulada da pele ou dos lábios, indicando falta de oxigenação adequada.

(continua)

Quadro 33.4 (continuação) Sinais de alerta para encaminhamento de paciente com ressaca e intoxicação alcoólica[3,16,35,44,73,74]	
Palavra-chave	**Sinais de alerta**
Sintomas neurológicos	Cefaleia associada a sintomas e sinais neurológicos focais ou generalizados, como comprometimento cognitivo, mudança de personalidade ou convulsões.
Abuso crônico e/ou dependência	Se o paciente apresentar os critérios diagnósticos de transtorno por uso de álcool DSM-5, solicitar encaminhamento para o CAPS e reabilitação.
Possível compressão local	Cefaleia que pode indicar uma possível compressão local incomum, que geralmente é agravada por manobra de Valsalva (pressão induzida pela respiração), exercício físico, tosse, espirro ou mudança de postura.
Ingestão de outras substâncias (ilícitas ou prescritas)	Possível intoxicação por medicamentos ou por produtos de uso doméstico com álcool em sua composição. Dependendo da gravidade da situação, fazer contato com o Centro de Informação e Assistência Toxicológica (CIATox) do seu estado para receber orientações iniciais específicas ou encaminhar para o pronto socorro/emergência.
Idade ou imunossupressão	Novo padrão de cefaleia em população acima dos 50 anos ou em pacientes com história de câncer ou imunossupressão, como convivência com o vírus da imunodeficiência humana (HIV).
Grávidas e lactantes	Tontura, confusão mental e dor de cabeça. Primeiro, deve-se realizar a verificação da glicemia, pois os sintomas da intoxicação aguda por álcool e hipoglicemia são bem parecidos. Em caso de gravidez, se achar necessário, fazer contato com o obstetra e/ou encaminhar para o pronto socorro/emergência.

Fonte: Autoria própria.

MONITORAMENTO DOS RESULTADOS

Considera-se que o manejo da intoxicação alcoólica aguda é bem-sucedido quando o paciente **não apresenta mais nenhum sintoma de intoxicação**, está alerta, consciente, sem alterações do senso percepção e orientado no tempo e espaço.[75]

Para manter o monitoramento de pacientes que fazem uso nocivo de álcool é importante, além da anamnese farmacêutica, realizar uma **intervenção breve**[16,76] que consiste nas seguintes etapas:

1. Relate com clareza: "você está bebendo mais do que é seguro do ponto de vista médico". "Recomendo fortemente que você deixe de beber ou diminua a quantidade, e estou disposto a ajudá-lo".
2. Se o paciente disser que não quer mudar o hábito de beber: não desista, a ambivalência é comum. Reafirme sua preocupação com sua saúde. Encoraje sua reflexão pesando os motivos para continuar bebendo *versus* razões para parar de beber, quais são suas maiores barreiras.
3. Se o paciente disser que quer parar de beber: ajude-o a traçar

uma meta para diminuir a bebida ao máximo ou se abster por um tempo. Combine um plano com passos específicos (p. ex., não ir ao bar após o trabalho, não ter bebidas em casa, alternar bebidas alcoólicas com não alcoólicas). Pergunte como o paciente vai lidar com situações de alto risco, quem pode ajudá-lo.

4. Se possível, forneça materiais educacionais e garanta o encaminhamento do paciente para continuidade de cuidados nos serviços da RAPS de referência do paciente.

Também é muito importante que o farmacêutico esteja atento às interações do álcool com medicamentos de uso crônico ou muito frequentes, como:[19,32,77]

- **Álcool e paracetamol:** aumenta o risco de hepatite medicamentosa.
- **Álcool e ácido acetilsalicílico:** eleva o risco de sangramentos e irrita a mucosa estomacal.
- **Álcool e antibióticos:** pode causar efeitos graves como vômitos e dificuldade respiratória. Exemplos a evitar: metronidazol, trimetoprim-sulfametoxazol, tinidazol, griseofulvin, cetoconazol, nitrofurantona, eritromicina, rifampicina, isoniazida.
- **Álcool e anti-inflamatórios:** aumenta o risco de úlcera gástrica e sangramentos.
- **Álcool e antidepressivos:** aumenta reações adversas, efeito sedativo e diminui a eficácia.
- **Álcool e ansiolíticos:** aumenta efeito sedativo, risco de coma e insuficiência respiratória.
- **Álcool e inibidores de apetite:** pode aumentar efeitos no sistema nervoso central, como tontura e confusão.
- **Álcool e insulina:** pode causar hipoglicemia e afetar a eficácia dos antidiabéticos.
- **Álcool e anticonvulsivantes:** aumenta efeitos colaterais e o risco de intoxicação, diminuindo a eficácia contra crises epilépticas.

Referências bibliográficas

1. D'Angelo A, Petrella C, Greco A, Ralli M, Vitali M, Giovagnoli R, et al. Acute alcohol intoxication: a clinical overview. Clin Ter. 2022;173(3):280-91.
2. Mirijello A, Sestito L, Antonelli M, Gasbarrini A, Addolorato G. Identification and management of acute alcohol intoxication. Eur J Intern Med. 2023;108:1-8.
3. American Psychiatric Association. Manual diagnóstico e estatístico de transtornos mentais: DSM 5 5ª Edição. 2014.
4. Souza LGS, Menandro MCS, Menandro PRM. O alcoolismo, suas causas e tratamento nas representações sociais de profissionais de saúde da família. Physis. 2015;25(4):1335-60.
5. Mangueira S de O, Guimarães FJ, Mangueira J de O, Fernandes AFC, Lopes MV de O. Promoção da Saúde e Políticas Públicas do Álcool no Brasil: Revisão integrativa da literatura. Psicol Soc. 2015;27.
6. CISA – Centro de Informações sobre Saúde e Álcool. Ressaca: efeitos da intoxicação aguda por álcool.
7. Prat G, Adan A, Sánchez-Turent M. Alcohol hangover: A critical review of explanatory factors. Hum Psychopharmacol. 2009;24(4):259-67.
8. UpToDate. Calculator: Blood ethanol concentration estimation.
9. Centro de Informações sobre Saúde e Álcool (CISA). Álcool e a Saúde dos Brasileiros – Panorama 2023. 2023.
10. Brasil. Ministério da Saúde. Vigitel Brasil 2021: Vigilância de fatores de risco e proteção para doenças crônicas por inquerito telefônico. 2022.
11. Centro de Informações sobre Saúde e Álcool. Dados Epidemiológicos sobre o Uso de Álcool no Brasil. 2007.

12. Carlini EA, Carlos J, Galduróz F, Noto AR, Nappo SA. I Levantamento Domiciliar sobre o Uso de Drogas Psicotrópicas no Brasil: estudo envolvendo as 107 maiores cidades do país. 2001. Rev Lat Am Enfermagem. 2005;13 Spec No:888-95.
13. Carlini EA. II Levantamento Domiciliar sobre o Uso de Drogas Psicotrópicas no Brasil. 2005.
14. Centro de Informações sobre Saúde e Álcool (CISA). Problemas sociais decorrentes do uso do álcool. 2005.
15. World Health Organization. Global status report on alcohol 2004. Dept of Mental Health and Substance Abuse. 2004;88.
16. Melo ALG. PC 034: Intoxicação alcoólica aguda. Fundação Hospitalar do Estado de Minas Gerais – FHEMIG. 2023.
17. Brasil. Ministério da Saúde. Manejo inicial/Conduta – situações agudas – Transtornos por uso de álcool no adulto.
18. Marco CA, Kelen GD. Acute intoxication. Emerg Med Clin North Am. 1990;8:731-48.
19. Lin M. Alcohol intoxication. DynaMed. 2022.
20. Krinsky DL, Ferreri SP, Hemstreet B, Hume AL, Newton GD, Rollins CJ, et al. Handbook of Nonprescription Drugs: An Interactive Approach to Self-Care, 20th Edition. 2020.
21. Baos V, Dáder MJ (eds.). Protocolos de indicación farmacéutica y criterios de derivación al médico en síntomas menores. Madrid: GIAF, 2008.
22. DynaMed. Intoxicação por Álcool.
23. Jung YC, Namkoong K. Alcohol: intoxication and poisoning – diagnosis and treatment. Handb Clin Neurol. 2014;125:115-21.
24. Wang F, Li Y, Zhang YJ, Zhou Y, Li S, Li HB. Natural products for the prevention and treatment of hangover and alcohol use disorder. Molecules. 2016;21(1).
25. Jayawardena R, Thejani T, Ranasinghe P, Fernando D, Verster JC. Interventions for treatment and/or prevention of alcohol hangover: systematic review. Human Psychopharmacology: Clin Experiment. 2017;32(5):e2600.
26. van Schrojenstein Lantman M, van de Loo AJAE, Mackus M, Verster JC. Development of a definition for the alcohol hangover: Consumer descriptions and expert consensus. Curr Drug Abuse Rev. 2016;9(2):148-54.
27. Howland J, Rohsenow DJ, Edwards EM. Are Some Drinkers Resistant to Hangover? A Literature Review. Curr Drug Abuse Rev. 2008;1(1):42-6.
28. Span SA, Earleywine M. Familial risk for alcoholism and hangover symptoms. Addict Behav. 1999; 24(1):121-5.
29. National Institute on Alcohol Abuse and Alcoholism. [cited 2023 May 29]. Disponível na Internet: https://www.niaaa.nih.gov/
30. Magela N, Padovani FHP, Sanine PR. O álcool na atenção primária à saúde: atitude dos profissionais de saúde quanto ao consumo e uso prejudicial de álcool e o alcoolismo. Saude Soc. 2023;32(4).
31. Duarte EL. O Alcoolismo na Saúde Indígena: Uma revisão de literatura. Rev Contemp. 2023; 3(9):14365-85.
32. Vonghia L, Leggio L, Ferrulli A, Bertini M, Gasbarrini G, Addolorato G. Acute alcohol intoxication. Eur J Intern Med. 2008;19(8):561-7.
33. NLM NL of M. MeSH Terms. 2021.
34. Wiese JG, Shlipak MG, Browner WS. The alcohol hangover. Ann Intern Med. 2000;132(11):897-902.
35. Mesquita M dos A. The effects of alcohol in newborns. Einstein (São Paulo). 2010;8(3):368-75.
36. Pittler MH, Verster JC, Ernst E. Interventions for preventing or treating alcohol hangover: systematic review of randomised controlled trials. Disponível na Internet: www.update-software.com/projects/nrr/-accessed.
37. Verster JC, Arnoldy L, Benson S, Scholey A, Stock AK. The Alcohol Hangover Research Group: Ten years of progress in research on the causes, consequences, and treatment of the alcohol hangover. J Clin Med [Internet]. 2020;9(11).
38. Lieb B, Schmitt P. Randomised double-blind placebo-controlled intervention study on the nutritional efficacy of a food for special medical purposes (FSMP) and a dietary supplement in reducing the symptoms of veisalgia.
39. Penning R, van Nuland M, Fliervoet LAL, Olivier B, C. Verster J. The Pathology of Alcohol Hangover. Curr Drug Abuse Rev. 2010;3.
40. Xu BJ, Zheng YN, Sung CK. Natural medicines for alcoholism treatment: a review. Drug Alcohol Rev. 2005;24(6):525-36.
41. Moslemi M, Jannat B, Mahmoudzadeh M, Ghasemlou M, Abedi A. Detoxification activity of bioactive food compounds against ethanol-induced injuries and hangover symptoms: a review. Food Sci Nutr. 2023;11(9):5028-40.
42. Ylikahri RH, Leino T, Huttunen MO, Pösoö AR, Eriksson CJP, Nikkilä EskoA. Effects of fructose and glucose on ethanol-induced metabolic changes and on the intensity of alcohol intoxication and hangover. Eur J Clin Invest [Internet]. 1976;6.
43. Swift R, Davidson D. Alcohol Hangover Mechanisms and Mediators. Alcohol Health Res World. 1998; 22(1):54-60.
44. UpToDate. Ethanol intoxication in adults.
45. Verster JC, Vermeulen SA, van de Loo AJAE, Balikji S, Kraneveld AD, Garssen J, et al. Dietary Nutrient Intake, Alcohol Metabolism, and Hangover Severity. J Clin Med. 2019;8(9).
46. Srinivasan S, Dubey KK, Singhal RS. Influence of food commodities on hangover based on alcohol dehydrogenase and aldehyde dehydrogenase activities. Curr Res Food Sci. 2019;1:8-16.
47. Lee HS, Isse T, Kawamoto T, Woo HS, Kim AK, Park JY, et al. Effects and action mechanisms of Korean pear (Pyrus pyrifolia cv. Shingo) on alcohol detoxification. Phytother Rese. 2012;26(11):1753-8.

48. Lee EK, Kwon WY, Lee JW, Yoon JA, Chung KH, Song BC, et al. Quality characteristics and antioxidant activity of vinegar supplemented added with Akebia quinata fruit during fermentation. J Kor Soc Food Sci Nutr. 2014;43(8):1217-27.
49. Silva DoralÃ Gil da AND Gava LLANDDDÃD. Sintomas e quadros psicopatologia em supostas vítimas de abuso sexual: uma visão a partir da psicologia positiva. Aletheia. 2013;58-73.
50. Girre C, Hispard E, Palombo S, N'guyen C, Dally S. Increased Metabolism of Acetaminophen in Chronically Alcoholic Patients. Alcohol Clin Exp Res. 1993;17(1):170-3.
51. Lutz M. Metamizole (Dipyrone) and the Liver: A Review of the Literature. J Clin Pharmacol. 2019; 59(11):1433-42.
52. Bennett P, Brown M. Farmacologia clínica. 10th ed. Edimburgo: Elsevier; 2008.
53. Oliveira Trindade G, Moraes A, Ribeiro T, Paula A, Menezes S. Automedicação por Antiácidos em Farmácia Comunitária, Bagé-RS.
54. Garg V, Narang P, Taneja R. Antacids revisited: review on contemporary facts and relevance for self-management. J Int Med Res. 2022;50(3):030006052210864.
55. Conselho Regional de Farmácia do Estado do Paraná. Interações Medicamentosas com Bebidas Alcoólicas: Quais realmente importam? [cited 2023 Jul 20]; Disponível na Internet: www.crf-pr.org.br/uploads/revista/40868/oW51Na22QlsvGwB8p3AVe_e3e82yy2Z1.pdf.
56. Grobe R. Boletim do Centro de Informação sobre Medicamentos: Interações Medicamentosas – Sinergia.
57. Hypermarcas. Bula do Engov®. 2023.
58. Biernath A. Engov: por que remédio visto popularmente como "cura para ressaca" não tem essa indicação em bula. BBC Brasil. 2023.
59. Lauar H. Unidade de Pesquisa em Álcool e Drogas: Nutrição no Paciente Dependente de Álcool – Aspectos pertinentes ao Clínico. UNIAD [Internet]. 2022 [cited 2022 Jul 20]; Disponível na Internet: www.uniad.org.br/wp- content/uploads/2013/12/publicacoes_outros_reposicao-vitaminica-1.pdf.
60. Depeint F, Bruce WR, Shangari N, Mehta R, O'Brien PJ. Mitochondrial function and toxicity: Role of the B vitamin family on mitochondrial energy metabolism. Chem Biol Interact. 2006;163(1):94-112.
61. Zhao H, Guo P, Zuo Y, Wang Y, Zhao H, Lan T, et al. Folic acid intervention changes liver Foxp3 methylation and ameliorates the damage caused by Th17/Treg imbalance after long-term alcohol exposure. Food Funct. 2022;13(9):5262-74.
62. Chen YL, Yang SS, Peng HC, Hsieh YC, Chen JR, Yang SC. Folate and vitamin B12 improved alcohol-induced hyperhomocysteinemia in rats. Nutrition. 2011;27(10):1034-9.
63. Centro de Informações sobre Saúde e Álcool. Álcool e Sistema Hepático. 2004.
64. Brasil. Ministério da Saúde. Agência Nacional de Vigilância Sanitária. Painel de Avaliação dos Hepatoprotetores. 2003.
65. Conselho Regional de Farmácia do Estado de Mato Grosso do Sul. Vai curtir o Carnaval? Diga não ao Kit Ressaca!
66. National Institute on Alcohol Abuse and Alcoholism. Harmful Interactions. [cited 2023 Jul 20]; Disponível na Internet: https://www.niaaa.nih.gov/publications/brochures-and-fact-sheets/harmful-interactions-mixing-alcohol-with- medicines.
67. Wannmacher L. Interações de medicamentos com álcool: verdades e mitos. 2007. [cited 2023 Jul 20]; Disponível na Internet: www.saudedireta.com.br/docsupload/1339892860v4n12_interacoes_medicamentosas.pdf.
68. Coppersmith V, Hudgins S, Stoltzfus J, Stankewicz H. The use of N-acetylcysteine in the prevention of hangover: a randomized trial. Sci Rep. 2021 Dec 1;11(1).
69. Rodriguez-Stanley S, Ahmed T, Zubaidi S, Riley S, Akbarali HI, Mellow MH, et al. Calcium Carbonate Antacids Alter Esophageal Motility in Heartburn Sufferers. Dig Dis Sci. 2004;49(11):1862-7.
70. Garg V, Narang P, Taneja R. Antacids revisited: review on contemporary facts and relevance for self-management. J Int Med Res. 2022;50(3): 03000605221086457.
71. Collings KL, Rodriguez-Stanley S, Proskin HM, Robinson M, Miner JR PB. Clinical effectiveness of a new antacid chewing gum on heartburn and oesophageal pH control. Aliment Pharmacol Ther. 2002 Dec 1;16(12):2029-35.
72. Sulz MC, Manz M, Grob P, Meier R, Drewe J, Beglinger C. Comparison of Two Antacid Preparations on Intragastric Acidity – A two-centre open randomised cross-over placebo-controlled trial. Digestion. 2007; 75(2–3):69-73.
73. Lobo C. Conheça o CIATox, centro de referência no DF para casos de intoxicação. Agência de Brasília. 2023 [cited 2023 Jul 23]; Disponível na Internet: https://www.agenciabrasilia.df.gov.br/2023/04/08/conheca-o-ciatox-centro-de- referencia-no-df-para-casos-de-intoxicacao/.
74. Centro de Informações sobre Saúde e Álcool. O alcoolismo na terceira idade. [cited 2023 May 24]; Disponível na Internet: https://cisa.org.br/biblioteca/noticias/cisa-como-fonte/item/108-o-alcoolismo-na-terceira-idade.
75. Pechansky F, Szobot CM, Scivoletto S. Uso de álcool entre adolescentes: conceitos, características epidemiológicas e fatores etiopatogênicos. Braz J Psychiatry. 2004 May;26 Suppl 1:S14-7.
76. National Institute on Alcohol Abuse and Alcoholism. Helping patients who drink too much: a clinician's guide. 2005.
77. Santos SMP, Andrade LG de. Fármacos para o Tratamento do Alcoolismo. Revista Ibero-Americana de Humanidades, Ciências e Educação. 2022; 8(3):558-67.

34 Tabagismo

Alice Paiva da Costa • Bruna Maciel de Alencar • Eliane de Fátima Duarte • Bárbara Manuella Cardoso Sodré Alves • Francilene Amaral da Silva • Marcus Túlio Batista Silva • Luiz Henrique Costa • Caroline Vieira Zaidan • Nara Amanda Laismann • Cínthia Caldas Rios • Camila Campos Dutra • Tiago Marques dos Reis • Rafael Santos Santana

TABAGISMO

O tabagismo é um agravo crônico causado pelo uso do tabaco, fumado ou não fumado, levando à dependência física da nicotina (substância psicoativa presente no tabaco), bem como psicológica e comportamental. O uso pode ser ativo, quando o próprio usuário utiliza o tabaco, ou passivo, quando há exposição ambiental à fumaça.[1-4]

O tabaco fumado inclui o uso de cachimbos, charutos, cigarros de palha, narguilé e, principalmente, o cigarro industrializado. O rapé e tabaco mascado são os exemplos mais comuns de tabaco não fumado.[2] O uso de tabaco não fumado está associado ao mesmo nível de risco de dependência e causas de morte prematura do tabaco fumado. É importante salientar que não existe nenhuma forma segura de exposição ao tabaco e não existe nenhum nível seguro de seu consumo.[5,6]

As doenças causadas pelo tabagismo constituem a maior causa de morte prevenível no mundo.[7,8] Como exemplo, é possível citar diversos tipos de câncer, doenças cardiovasculares e doença pulmonar obstrutiva crônica (DPOC). Além disso, o uso de tabaco gera prejuízos socioeconômicos para o indivíduo e para o Estado.[1,2,7,8]

Globalmente, há décadas o tabagismo tem sido o responsável por 15% de todos os óbitos ocorridos por ano. Em 2019, ocorreram aproximadamente 8 milhões de óbitos por uso do tabaco. Destes, 7 milhões foram em decorrência do tabagismo primário (ou ativo), e 1,2 milhão em decorrência do tabagismo secundário (ou passivo). O tabaco causa a morte de metade de seus usuários. No Brasil a cada seis segundos morre um fumante, totalizando 480 mortes a cada dia do ano.[1-4]

A dependência física caracteriza-se pelos efeitos da tolerância à nicotina e sintomas de abstinência na cessação do uso, que podem estar modulados por tendência genética. Esses sintomas podem comprometer a interrupção do uso de tabaco por causar sofrimento clínico e prejuízo no contexto social e profissional. A dependência psicológica, por sua vez, ocorre em virtude das sensações de bem-estar e melhora do desempenho cognitivo, além de fatores ambientais e sociais que condicionam o uso do tabaco.[2,3]

O governo brasileiro arrecada por ano R$ 13 bilhões em impostos sobre o produto. Por outro lado, o Sistema Único de Saúde (SUS) gasta aproximadamente R$ 57 bilhões por ano com o tratamento das dezenas de doenças causadas pelo tabagismo e com as precoces aposentadorias por invalidez provocadas pelos agravos decorrentes do uso do tabaco.[4,9,10]

Estudos mostraram que existem 9.600 substâncias químicas presentes no fumo ou na fumaça de sua combustão. Setenta dessas substâncias são reconhecidas como carcinogênicas. Um relatório publicado pelo Ministro da Saúde (Surgeon General) dos EUA, em 1964, compilou os dados disponíveis até aquela data mostrando como os componentes químicos do tabaco causavam câncer do pulmão. Desde então, esse relatório é regularmente atualizado, expandindo assim, o leque de doenças atribuíveis ao tabaco.[11-13]

De maneira geral, o tabaco pode causar danos no DNA; inflamação e estresse oxidativo com disfunção vasomotora; processo inflamatório crônico dos tecidos por meio da ativação de citocinas; ativação de genes inflamatórios; aumento de liberação de fatores pró-trombóticos; e diminuição de fatores fibrinolíticos, o que leva à hipercoagulação e ao aumento da perioxidação de lipídeos, com progressão da aterosclerose. Esse conjunto de alterações podem causar um aumento significativo da incidência de vários tipos de câncer, bem como de doenças trombóticas como infarto agudo do miocárdio (IAM), trombose venosa profunda e acidentes vasculares cerebrais (AVC).

O uso prolongado dos produtos que contêm nicotina pode favorecer o desenvolvimento do diabetes *mellitus* tipo 2 em virtude de sua ação no aumento da resistência à insulina, além de aumentar o risco de complicações micro e macroangiopáticas.[5,14]

Vale mencionar que a cessação do tabagismo leva à redução da mortalidade mesmo depois do desenvolvimento de doenças decorrentes do tabagismo, além de benefícios para aqueles que desejam parar de fumar independentemente da idade, mesmo após os 80 anos.[10] O não consumo de tabaco reduz em até 90% o risco de câncer de pulmão após dez anos da cessação e diminui pela metade o risco de doenças cardiovasculares após um ano de abstinência, independentemente da idade do paciente.[2,7]

Mundialmente, há aproximadamente 1,2 bilhão de fumantes.[8,16] Em 1989, a Pesquisa Nacional sobre Saúde e Nutrição (PNSN) mostrou uma prevalência de fumantes no Brasil de 34,8%.[17] Dados do Global Adult Tobacco Survey (GATS) de 2003 mostram uma prevalência de 21,9% (24,8 milhões de fumantes), enquanto em 2008 essa prevalência foi de 18,1% (24 milhões de fumantes) em indivíduos de 18 anos ou mais nas áreas urbanas e rurais no país.[16] Em 2019, a Pesquisa Nacional de Saúde (PNS) mostrou uma quantidade de 12,8,% de fumantes no Brasil.[10] Entre 1989 e 2010, observou-se uma diminuição de 46% no percentual de fumantes do Brasil. Atualmente, o número de brasileiros acima de 15 anos que fumam soma mais de 20 milhões. [17]

De acordo com a PNS, a região com menor prevalência de adultos em uso de tabaco é a região Norte, com 13,4%. Em contrapartida, o Sul tem a maior prevalência – 16,1% de tabagistas. No Nordeste havia 14,7% de tabagistas, enquanto as regiões Sudeste, 15,1% e Centro-Oeste 13,9%. A pesquisa também aponta que o tabagismo é mais recorrente na população rural, em homens e em pessoas com menor escolaridade.[18]

Observa-se que as campanhas relacionadas com os danos causados pelo uso do tabaco têm tido eficácia significativa, especialmente no século XXI, decorrente das múltiplas e persistentes ações no controle do tabagismo coordenadas centralmente pela Organização Mundial da Saúde (OMS) e localmente pelos orgãos de saúde de mais de 180 países.[2,14,17]

Observa-se que ao redor do mundo, aproximadamente 60% dos fumantes desejam abster-se do vício; entretanto, apenas 30% têm acesso a um programa de controle.[22] De acordo com um estudo realizado nos Estados Unidos em 2005,[23] apenas 22,4% dos fumantes que tentaram a cessação obtiveram qualquer ajuda para parar de fumar, e a maioria fez uso apenas dos medicamentos, sem aconselhamento comportamental. Segundo outro estudo,[24] esses pacientes têm altos índices de recaída, de forma que em uma amostra de 135 fumantes, 62% voltaram a fumar em apenas 15 dias, quando não há ajuda profissional, e apenas 9% dos homens do estudo mantiveram a abstinência a longo prazo.

Também já foi demonstrado[25] que as intervenções para a cessação do tabagismo realizadas por profissionais da saúde tendem a aumentar a satisfação do paciente com relação ao serviço fornecido. O aconselhamento prestado pelo farmacêutico pode trazer benefícios para a saúde do paciente, mesmo com intervenções mínimas no hábito de fumar, e o oferecimento desse serviço é altamente aceito pelos pacientes no geral.[25,26]

OBJETIVOS DO CUIDADO FARMACÊUTICO

1. Identificar o paciente tabagista sempre que houver oportunidade e ofertar serviço de suporte ao processo de cessação.[7,20,28,33-36]
2. Realizar, conforme guia nacional, a abordagem breve/mínima que consiste em: ***perguntar, avaliar, aconselhar e preparar*** o tabagista para a abstenção ao cigarro.[37]
3. Fornecer assistência e acompanhamento aos pacientes que apresentam desejo de parar de fumar, manejando os sintomas da abstinência e assegurando o uso correto dos adesivos, goma e pastilha de nicotina e do cloridrato de bupropiona.[7,20,33,34]

4. Identificar e manejar os possíveis efeitos adversos da terapia farmacológica.[7,20,33,34]
5. Fornecer aconselhamento e suporte emocional ao paciente, ajudando-o com identificação de gatilhos e resolução de problemas que podem levar a uma recaída.[28,35,36]
6. Assegurar ao paciente que deslizes e recaídas fazem parte do processo e que, se ocorrerem, não haverá nunca qualquer julgamento da parte do farmacêutico em termos da "coragem", "vergonha", ou nível de "opinião" ou de "determinação" do paciente.[28,35,36]

CAUSAS, SINAIS, SINTOMAS E ANAMNESE FARMACÊUTICA

Os principais fatores que influenciam no uso do tabaco incluem convivência com outros fumantes, baixo nível de escolaridade e/ou fatores socioeconômicos, influência genética, personalidade, transtornos psiquiátricos, história de uso crônico e/ou excessivo de outras substâncias e começo do uso em idade precoce. Pessoas que vivem com o vírus da imunodeficiência adquirida (HIV) também tendem a ser tabagistas.[1,7]

A nicotina é uma substância psicoativa presente no tabaco, capaz de alterar diversos mecanismos cerebrais. A dependência à nicotina ocorre, principalmente, em virtude da sua ação no mecanismo de recompensa do cérebro. Atua por meio da ligação nos receptores colinérgicos e liberação de diversos neurotransmissores, como glutamato, ácido gama-aminobutírico (GABA) e, principalmente, dopamina, a qual é liberada no sistema mesolímbico relacionando-se com o desenvolvimento da dependência e os comportamentos crônicos e/ou excessivos.[1,2,8,11]

A exposição contínua e a longo prazo à nicotina dessensibiliza os receptores colinérgicos, caracterizando, assim, o quadro de dependência física e a tolerância à droga, em que o indivíduo necessita de uma quantidade cada vez maior da substância para atingir os mesmos efeitos ou presença de um efeito menor com o uso contínuo da mesma quantidade de tabaco. Em contrapartida, após a cessação do uso, é comum que o paciente apresente a síndrome de abstinência, consequência da diminuição dos estímulos no sistema nervoso central.[1,2,15]

De acordo com o *Manual de Diagnóstico e Estatístico de Transtornos Mentais* (DSM-5) a abstinência do tabaco caracteriza-se pelo aparecimento de quatro ou mais dos sintomas no prazo de 24 horas após a cessação do tabagismo. Os sintomas incluem: irritabilidade, frustação ou raiva, ansiedade, dificuldade de concentração, aumento do apetite, inquietação, humor deprimido e insônia.[7,15] Esses sintomas podem ter seu pico nos primeiros três dias após a cessação e devem ser discutidos com o paciente previamente.[14,35]

Ainda segundo o DSM-5, os critérios que podem ser utilizados para caracterizar um transtorno pelo uso do tabaco incluem:[15]

- Tabaco frequentemente consumido em maiores quantidades ou por um período mais longo que o pretendido.
- Desejo persistente ou esforços malsucedidos para reduzir ou controlar o uso do tabaco.
- Muito tempo gasto em atividades para a obtenção ou uso do tabaco.
- Fissura e desejo forte de usar o tabaco.
- Uso recorrente do tabaco resultando em fracasso em cumprir obrigações importantes.
- Importantes atividades sociais, profissionais e recreacionais são abandonadas ou reduzidas em virtude do uso do tabaco.
- Uso recorrente do tabaco em situações nas quais isso representa um perigo para a integridade física (p. ex. fumar na cama).
- Uso do tabaco mantido apesar da consciência de ter um problema físico ou psicológico persistente ou recorrente que tende a ser causado ou exacerbado por ele.
- Tolerância.
- Abstinência, manifestada seja pela síndrome de abstinência ou pelo uso do tabaco a fim de aliviar seus sintomas.

O paciente tabagista passa por diferentes estágios de motivação quando considera a cessação. É possível identificá-los por meio do modelo dos "**estágios de mudança**", que descreve os processos envolvidos na mudança de comportamento do indivíduo: **pré-contemplação, contemplação, preparação, ação e manutenção ou recaída.** Quando o paciente tem uma recaída, ele tende a voltar para os primeiros estágios de motivação, caracterizando um ciclo (Figura 34.1). A identificação e compreensão do estágio em que o paciente se encontra é importante no planejamento da intervenção mais adequada.[14,35,38]

O grau de dependência da nicotina pode ser mensurado pelo **Teste de Fagerström** (Quadro 34.1) desenvolvido em 1978, mas ainda considerado o principal instrumento para avaliação do tabagista na prática clínica.

Esse teste consiste em um questionário respondido pelo paciente e, no fim, tem-se uma nota de 0 a 10; quanto maior a pontuação, maior o nível de dependência à nicotina. Uma nota maior que 6 indica um alto grau de dependência e pode estar relacionado com sintomas de abstinência mais intensos e necessidade de uso de medicamentos auxiliares em doses mais altas, inclusive.[1,2,14,39]

Outros indicativos que demonstram maior chance de desenvolver fortes sintomas de abstinência são: pessoas que fumam mais de 20 cigarros por dia; uso do primeiro cigarro do dia nos 30 minutos após acordar; hábito de fumar mais durante a manhã; e dificuldade maior de abster-se do primeiro cigarro do dia.[1,7,14]

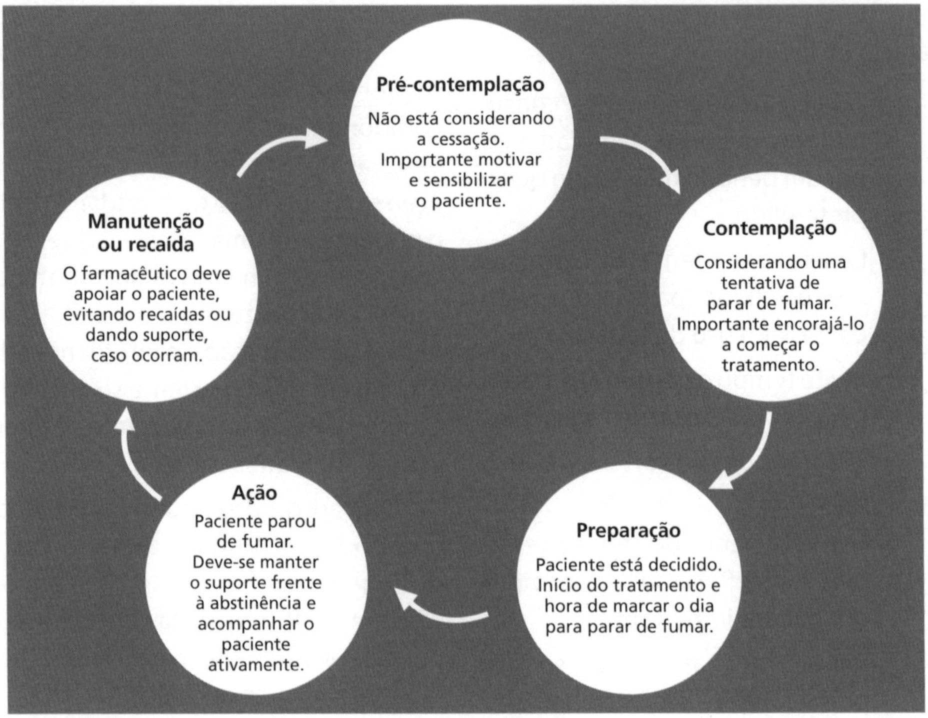

Figura 34.1. Estágios de mudança.[14,35]

Fonte: Autoria própria.

Quadro 34.1
Teste de Fagerström[14,39]

Pergunta	Resposta	Pontuação
1. Quão cedo após acordar você fuma o primeiro cigarro?	( ) Dentro de 5 minutos	3
	( ) 6 a 30 minutos	2
	( ) 31 a 60 minutos	1
	( ) Após 60 minutos	0
2. Você acha difícil não fumar em lugares onde é proibido, p. ex., igrejas, livrarias, cinema etc.?	( ) Sim	1
	( ) Não	0
3. Qual cigarro do dia você odiaria mais parar de fumar?	( ) O primeiro da manhã	1
	( ) Outros	0
4. Quantos cigarros você fuma por dia?	( ) 10 ou menos	0
	( ) 11 a 20	1
	( ) 21 a 30	2
	( ) 31 ou mais	3
5. Você fuma mais frequentemente durante as primeiras horas após acordar do que no resto do dia?	( ) Sim	1
	( ) Não	0
6. Você fuma mesmo quando está doente e precisa passar a maior parte do dia na cama?	( ) Sim	1
	( ) Não	0

Fonte: Autoria própria.

Uma observação importante é a necessidade de diferenciar a síndrome de abstinência do tabagismo da possibilidade do uso crônico e/ou excessivo de múltiplas substâncias psicoativas e dependência, já que os sintomas de abstinência ao tabaco podem sobrepor-se àqueles do uso crônico e/ou excessivo de outras substâncias como opioides, cafeína, ansiolíticos e álcool. Além disso, os sintomas da abstinência ao tabaco também podem ser confundidos com outros diagnósticos ou possibilidade deles, como os transtornos de ansiedade, depressivo, bipolar e do sono. A identificação da abstinência do tabaco ocorre pela diminuição dos sintomas com a utilização de medicamentos que contêm nicotina.[7,15]

Em virtude da possibilidade de aumento do apetite e diminuição da taxa metabólica, a abstinência pode levar ao ganho de peso, o qual se observa principalmente em mulheres, sendo um dos principais fatores responsáveis pela baixa adesão ao tratamento.[14,26,35]

Os efeitos causados pela abstinência deverão ser abordados com o paciente. É importante salientar que o aconselhamento comportamental e o tratamento farmacológico podem ajudar no problema do ganho de peso.[14,26,35] É igualmente importante salientar que alguns pacientes, ao ganharem peso após a cessação do tabaco, chegam a desenvolverem obesidade e/ou diabetes tipo 2; assim, torna-se fundamental o manejo da ansiedade e da síndrome de abstinência ao longo da cessação de fumar.[40]

O Quadro 34.2 detalha a estratégia INDICO, que orienta a investigação clínica de pacientes tabagistas.

Quadro 34.2
Anamnese farmacêutica em pacientes tabagistas (Estratégia INDICO)[1,7,14,26,35,38]

Domínio	Perguntas/Investigação*	Observações importantes
Identificação do paciente	Você fuma ou faz uso de tabaco em alguma outra forma? Você deseja parar de fumar nas próximas semanas? Sexo, idade, peso, ocupação?	Recomenda-se que se questione o uso do tabaco para todos os pacientes adultos sempre que houver oportunidade. Identificar o estágio de mudança em que o paciente se encontra.
Natureza dos sinais e sintomas	Em quais situações você faz mais uso do cigarro? (Identificar situações de risco, gatilhos e condicionamentos do uso de tabaco.) Aplicar o questionário do **Teste de Fagerstrom** para avaliação da dependência nicotínica.	Indicativos de alto nível de dependência: > 20 cigarros por dia; primeiro cigarro do dia nos 30 minutos após acordar; fumar mais durante a manhã; dificuldade de abster-se do primeiro cigarro do dia. Identificar situações de risco de recaídas e condicionamento do uso do tabaco.
Duração	Há quanto tempo você fuma? Com que idade começou a fumar? (Início em idade precoce pode aumentar o nível de dependência nicotínica.)	Pacientes que fumam há muitos anos normalmente utilizam uma quantidade maior de cigarros em um dia. O início do tabagismo em idade precoce pode aumentar o nível de dependência nicotínica.

(continua)

Quadro 34.2 (continuação) Anamnese farmacêutica em pacientes tabagistas (Estratégia INDICO)[1,7,14,26,35,38]		
Domínio	**Perguntas/Investigação***	**Observações importantes**
Iniciou algum tratamento	Já tentou parar de fumar outra vez? Se sim, fez uso de tratamento farmacológico? Qual? Fez acompanhamento com algum profissional da saúde? Quais os métodos utilizados? Algum tratamento foi mais efetivo? Como descreveria suas tentativas de parar de fumar no passado?	Anotar os tratamentos que já foram efetivos e aqueles que não foram, segundo relatos do paciente. O grau de dependência atual e nível de frustação com tentativas anteriores fracassadas podem ajudar a definir as intervenções farmacológicas e não farmacológicas.
Comorbidades	Tem diagnóstico de alguma doença crônica? (Saúde física pode ser utilizada como motivador para a cessação do tabagismo.) Se sim, quais medicamentos são utilizados para tratá-los? Tem história de alguma doença psiquiátrica? Tem história de eventos cardiovasculares?	A saúde física do indivíduo pode ser utilizada como um fator motivador para a cessação do tabagismo. Além disso, a incapacidade de se abster do fumo mesmo com alguma doença ativa indica um alto nível de dependência. Uma história de depressão pode ser preditiva de crises depressivas após a cessação do tabagismo. A utilização de terapia de reposição de nicotina (TRN) pode estar relacionada com eventos cardiovasculares.
Outras situações especiais	Faz uso de outras substâncias psicoativas? Se sim, atentar-se para o diagnóstico diferencial. Está gravida ou lactante? Se sim, advertir quanto aos riscos do tabaco para o feto ou o bebê.	Mulheres grávidas ou lactantes devem ser advertidas quanto aos riscos do uso do tabaco para o bebê. O tratamento farmacológico não é recomendado nessa população como primeira opção.

**Perguntas sugestivas. Não têm finalidade diagnóstica, mas sim a melhor compreensão do caso e identificação de potenciais sinais de alerta para encaminhamento.*
Fonte: Autoria própria.

INTERVENÇÕES NÃO FARMACOLÓGICAS

A prevenção primária do tabagismo realiza-se por meio da construção de políticas de controle ao tabaco. A Convenção-Quadro para o Controle do Tabaco (CQCT/OMS) é o primeiro tratado internacional de saúde pública da história da OMS. Representa um instrumento de resposta dos 192 países membros da Assembleia Mundial da Saúde à crescente epidemia do tabagismo em todo mundo. O Brasil é signatário da CQCT/OMS desde 2005, desenvolvendo programas de controle do tabagismo desde a década de 1980, levando à diminuição da prevalência de uso no país.[2,7]

Esses programas incluem campanhas antitabaco nas grandes mídias, restrições de fumo em lugares públicos, aumento dos impostos sobre os produtos e proibição de venda de produtos derivados do tabaco perto de escolas. Estudos anteriores demonstraram que essas medidas são capazes de diminuir o uso do tabaco na adolescência.

O aumento nos preços dos produtos derivados do tabaco também mostrou relação com a diminuição da prevalência do uso de tabaco entre adultos de 18 a 24 anos e naqueles acima de 40 anos entre os anos de 1985 e 2003 nos Estados Unidos.[41]

O farmacêutico poderá atuar na cessação do tabagismo e na prevenção à iniciação do tabagismo por meio de ações educativas, de comunicação e de atenção à saúde abordando, p. ex., os malefícios do uso do cigarro, principalmente entre crianças e adolescentes, uma vez que o acesso à informação é uma ferramenta eficiente na prevenção do tabagismo.[1,2]

Orientações oriundas de profissionais de saúde sobre os malefícios do uso do tabaco e ganhos à saúde ao parar são fortemente recomendadas para pessoas tabagistas, as quais podem ser identificadas nas farmácias e orientadas por meio de **intervenções breves** (menos de três minutos).[1,42,43]

As intervenções breves podem levar poucos minutos e têm como objetivo esclarecer o paciente quanto ao problema, motivá-lo na mudança dos hábitos, além de oferecer o suporte profissional durante todo o processo. A resposta do paciente à intervenção é que definirá a intervenção do farmacêutico, podendo encaminhar o paciente e/ou fornecer serviços adicionais para a cessação do tabagismo.[45]

A maioria dos fumantes com acesso a serviços de saúde contempla a ideia de parar de fumar; porém, por vários motivos, não tomam ações para isso. A **entrevista motivacional** é uma abordagem útil para pacientes desmotivados (estado pré-contemplativo), que envolve um diálogo entre o profissional de saúde e o paciente e pode aumentar as taxas de abstinência.[1-3] No caso de pacientes que não estejam prontos para parar de fumar, é importante oferecer o conselho para a cessação de qualquer forma.[35]

De acordo com uma revisão da Cochrane,[46] a **entrevista motivacional** tem efeito modesto na cessação do tabagismo quando comparado com orientação **breve** (RR 1,26). Esse estudo também sugeriu que uma sessão curta deve ser o suficiente para aumentar a motivação do paciente quando comparado com sessões longas e múltiplas.

Na **entrevista motivacional** é importante utilizar informações relevantes e personalizadas para cada paciente e entender suas perspectivas sobre o fumo.

O paciente deve refletir e identificar os riscos do hábito de fumar, a curto e longo prazos, e os benefícios da abstinência, além de utilizar técnicas para resolução de problemas a fim de superar as barreiras que o impedem de parar de fumar.

É importante repetir a entrevista sempre que o paciente voltar desmotivado para a farmácia e encorajá-lo a procurar ajuda.[35,42,43,47] A principal ideia é envolver o paciente e motivá-lo em vez de dizer a ele o que deve ou não fazer, promovendo vínculo e colaboração no tratamento. (**Quadro 34.3**).[48]

Quadro 34.3 Cinco R's da entrevista motivacional[14,42,43]	
Relevância	Devem ser utilizadas informações relevantes para o paciente a fim de motivá-lo a parar de fumar, como seu estado de saúde física, ambiente social e familiar e experiências com tentativas anteriores para parar de fumar, explorando frustrações e barreiras de forma mais específica possível.
Riscos	O paciente deve identificar as consequências negativas associadas ao uso de tabaco para si, incluindo riscos a longo e curto prazo e riscos ambientais, como exposição de familiares à fumaça do cigarro. O farmacêutico deve então explorar aqueles mais relevantes para o paciente.
Recompensas	O paciente deve identificar benefícios da cessação do tabagismo. O farmacêutico deve também explorar aqueles mais relevantes, além de sugerir potenciais benefícios, como melhora da saúde própria e de familiares, assim como economia de dinheiro.
Obstáculos (*roadblocks*)	O paciente deve identificar barreiras que o impedem de parar de fumar. O farmacêutico então deve fornecer meios de superar essas barreiras por meio do tratamento.
Repetição	A entrevista motivacional deve ser repetida toda vez que um paciente desmotivado estiver na farmácia.

Fonte: Autoria própria.

As **abordagens cognitivo-comportamentais** mostram-se importantes para pacientes que desejam parar de fumar e devem ser utilizadas sempre que possível, considerando preferências individuais, situação socioeconômica, experiências pessoais, história e crenças do tabagista.[2,14,35,43] Além disso, a terapia cognitivo-comportamental torna-se particularmente significativa para tabagistas que se encontrem gestantes ou lactantes no momento do contato com o farmacêutico.

Abordagens diversas, como sessões em grupo ou individuais, materiais escritos de autoajuda, contato por telefone ou mensagens de texto, podem aumentar o sucesso do tratamento de 10% para cerca de 25%.[7,49]

De acordo com uma revisão da Cochrane,[50] a abordagem comportamental individual apresenta a maior efetividade de tratamento, podendo aumentar as taxas de abstinência em 40% até 80%, com nível de eficácia diretamente relacionada com a duração e a frequência do contato. As intervenções avaliadas nos estudos incluíam revisão da história do paciente, motivação e identificação e resolução de problemas, sendo feitas presencialmente em sessões de pelo menos 10 minutos.[42,50]

Formas alternativas de realizar o aconselhamento do paciente incluem aconselhamento em grupo e por telefone. Ambas as formas também são recomendadas para o tratamento e acompanhamento do paciente com resultados positivos em estudos anteriores, caso o aconselhamento individual não seja viável.[26,51]

A **abordagem cognitivo-comportamental** acontece em múltiplas sessões e envolve educação quanto aos benefícios de parar de fumar, estabelecimento de um dia D (*quit date*), elucidação dos sintomas da abstinência e, principalmente, identificação de gatilhos, como situações e ambientes que condicionam o fumo e perspectivas do paciente para o desenvolvimento de técnicas de resolução de conflitos e problemas. Além disso, é importante o suporte emocional e oferecimento de técnicas de relaxamento, a fim de garantir redução do estresse e cessação a longo prazo.[2,14,35,43]

A **acupuntura** é também uma medida não farmacológica para a cessação do tabagismo, embora tenha evidências de seu uso mais limitadas e sua efetividade não seja bem comprovada. Uma revisão da Cochrane[52] comparando acupuntura com acupuntura "falsa" (*sham*) mostrou um aumento da cessação do tabagismo em menos de seis meses em 16 ensaios (RR 1,22); no entanto, não há diferenças significativas a longo prazo. Ademais, os estudos analisados não puderam ser avaliados como livres de viés, além de apresentarem problemas metodológicos que não possibilitam conclusões concretas, segundo o autor.[35,53]

Como alternativa mais acessível da acupuntura corporal, a **auriculoterapia** também já foi testada para a cessação do tabagismo, podendo ser aplicada principalmente como acupuntura auricular, com uso de agulhas, ou acupressão auricular, sem uso de agulhas. Uma metanálise[54] incluindo 10 estudos comparativos para essas diferentes formas de auriculoterapia com relação ao controle mostrou resultados positivos (RR 1,77), sendo as taxas de abstinência 22,7% na intervenção contra 12,6% no controle. O benefício também parece ser mais significativo apenas no curto prazo.

A **hipnoterapia** também é uma intervenção que apresenta evidências limitadas. Alguns estudos demonstraram aumento das taxas de abstinência em até seis meses, porém a evidência é de baixa qualidade.[1,48] De acordo com uma revisão da Cochrane[55] os resultados de efetividade da hipnoterapia são conflitantes quando comparados com diferentes controles.

Apenas dois estudos demonstraram uma vantagem para a hipnoterapia em uma amostra com onze ensaios. Em um deles, a taxa de abstinência foi de 45%, contra 0% do controle sem tratamento; o outro demonstrou 53% no tratamento com hipnoterapia e aconselhamento contra 13% no controle apenas com aconselhamento. Esses resultados, entretanto, não foram confirmados em outros ensaios randomizados controlados. Portanto, não há evidências suficientes que provam que a hipnoterapia é melhor que outras intervenções ou nenhuma intervenção em um período de seis meses.[53]

As intervenções chamadas "**mindfulness**" ou "*mind-body*" também têm evidências, embora limitadas, de melhorar a taxa de cessação em adultos. O estresse é considerado uma barreira na cessação do tabagismo, pois seus sintomas podem ser um gatilho para o fumo.

Essas técnicas, p. ex., respiração profunda, alongamentos ou meditação, podem ajudar em sintomas relacionados com o estresse, como tensão muscular, irritabilidade, dificuldade de concentração e uso do álcool.[43,53]

Uma revisão sistemática[56] mostrou a ioga e a meditação como possíveis intervenções para auxiliar na cessação do tabagismo. Em uma amostra de 14 estudos, cinco demonstraram uma taxa de abstinência de 21% a 56% após o tratamento, seis estudos reportaram uma diminuição nos sintomas de abstinência e dois estudos mostraram uma diminuição de 20% a 26% na quantidade de cigarros fumados por dia. Uma metanálise de dez estudos controlados randomizados,[57] no entanto, demonstrou que o benefício da meditação pode estar mais associado como atividade combinada a outras ações farmacológicas e não farmacológicas.

As terapias de aversão são utilizadas de forma a combater diferentes tipos de dependência e levam à premissa de condicionamento comportamental, em que um estímulo repetitivo negativo associado a uma conduta reduz o prazer que o indivíduo obtinha com ela. No tabagismo, utilizou-se principalmente a técnica do "**fumo rápido**" (*rapid smoking*), em que o indivíduo traga o cigarro a cada poucos segundos, consumindo pelo menos três cigarros ou até que não aguente mais; nesse processo, são aconselhados a focarem as sensações negativas do fumo.[53,58]

Outros métodos diferentes de terapias de aversão incluem administração de choques ou administração de acetato de prata, que em combinação com a saliva do fumante, causa um sabor desagradável.[53,58]

Essa terapia, no entanto, tem evidência limitada de sua eficácia. Os estudos encontrados pela Cochrane[58] sobre *rapid smoking*, em sua maioria, mostram resultados positivos, mas são pequenos, enviesados e apresentam problemas metodológicos. Apenas um estudo mais recente e com uma amostra maior mostrou 38% de abstinentes no grupo intervenção contra 30% no controle.

Com isso, conclui-se que o *rapid smoking* apresenta uma efetividade ainda desconhecida, necessitando de estudos futuros para comprovação de efetividade. Outras terapias de aversão analisadas em nove diferentes estudos não obtiveram diferenças com relação ao controle, sendo, portanto, consideradas ineficazes para o tratamento do tabagismo. O **Quadro 34.4** apresenta um resumo das evidências não farmacológicas para tabagismo.[53]

Quadro 34.4

Resumo de evidências das intervenções não farmacológicas para tabagismo

Conduta	Embasamento técnico	GRADE – Nível de evidência	GRADE – Grau de recomendação
Orientações breves	A orientação simples tem efeito na cessação do tabagismo e é recomendado para todos os pacientes tabagistas. Uma revisão sistemática analisou 17 ensaios sobre o conselho breve por parte de um profissional da saúde, associando-o a um aumento na cessação do tabagismo. Em comparação com uma cessação desassistida, apenas o conselho breve pode aumentar a taxa de abstinência.	Moderado ●●●○	Forte ✓
Entrevista motivacional	A entrevista motivacional deve ser fornecida para pacientes desmotivados. Uma revisão sistemática da Cochrane incluindo 28 ensaios clínicos randomizados, que comparou a entrevista motivacional com controle por mais de 6 meses em adultos, mostrou associação da EM com aumento da abstinência quando comparado com apenas conselho breve e aconselhamento usual. (RR 1,26).	Moderado ●●●○	Forte ✓
Abordagens cognitivo-comportamentais	Os pacientes podem participar de sessões de aconselhamento para suporte durante a cessação do tabagismo.[942] Uma revisão sistemática da Cochrane com 33 ensaios que comparou o aconselhamento comportamental individual com conselho breve e intervenções mínimas mostrou vantagem para essa abordagem, mesmo sem uso de farmacoterapia (RR 1,57). A adição do aconselhamento comportamental pode aumentar as taxas de abstinência de 40% até 80%. O aconselhamento mais intenso, em sessões mais longas, parece ser mais efetivo. (RR 1,29). O aconselhamento por telefone e por terapia em grupo também mostraram benefício na abstinência dos pacientes (RR 1,27 e 2,60, respectivamente). Essa abordagem é particularmente importante para gestantes e lactantes para as quais não se recomenda outros tipos de cuidado.	Alto ●●●●	Forte ✓
Acupuntura e auriculoterapia	A acupuntura pode aumentar a cessação do tabagismo a curto prazo quando comparada com a acupuntura "falsa". Uma revisão sistemática com 23 ensaios randomizados que avaliou a acupuntura mostrou um aumento da cessação do tabagismo em menos de 6 meses. (R 1,22) quando comparado com acupuntura falsa, embora sem diferenças significativas a longo prazo. A auriculoterapia também mostrou benefícios para a cessação do tabagismo a curto prazo, embora estudos específicos e com melhor qualidade sejam necessários.	Moderado ●●●○	Forte ✓

(continua)

Quadro 34.4 (continuação)
Resumo de evidências das intervenções não farmacológicas para tabagismo

Conduta	Embasamento técnico	GRADE – Nível de evidência	GRADE – Grau de recomendação
Hipnoterapia	A hipnoterapia tem efeito limitado na redução das taxas de abstinência. A Cochrane realizou uma revisão sistemática que avaliou os efeitos da hipnoterapia, mas nota-se que os dados apresentam baixa qualidade. Seis estudos que compararam a hipnoterapia com conselho breve não demonstraram vantagens no tratamento, bem como em outros estudos em comparação com tratamentos psicológicos.	Baixo ●●○○	Fraco (?)
"Mindfulness"* ou *mind-body	Intervenções como meditação, ioga, alongamentos e respiração profunda sugerem um benefício ao alívio do estresse, podendo auxiliar no tratamento do tabagismo. Uma revisão sistemática agrupou 14 ensaios clínicos, sendo oito randomizados controlados, e mostrou que em cinco estudos a taxa de abstinência aumentou de 21% até 56% após a intervenção, seis estudos reportaram a diminuição dos sintomas de abstinência e dois estudos mostraram redução de 20% a 25% na quantidade de cigarros fumados por dia. Uma metanálise de estudos randomizados, no entanto, não evidenciou benefícios robustos dessas terapias para o tabagismo.	Moderado ●●●○	Forte ✓
Terapias de aversão	As terapias de aversão são utilizadas de modo a promover aversão a um hábito por meio de uma associação negativa criada pelo indivíduo. As evidências que apoiam o *rapid smoking* são limitadas, apresentando resultados positivos em 12 ensaios analisados, porém são estudos pequenos, enviesados e com problemas metodológicos. Outras terapias de aversão não demonstraram resultados diferentes do controle.	Baixo ●●○○	Fraco (?)

Fonte: Autoria própria.

INTERVENÇÕES FARMACOLÓGICAS

A **terapia de reposição de nicotina** (TRN) é efetiva para o tratamento da cessação do tabagismo e faz parte da farmacoterapia de primeira linha, podendo dobrar as taxas de sucesso do tratamento.[1,7,8,35,59]

A TRN funciona principalmente por meio da redução dos sintomas de abstinência pela substituição da nicotina sem o uso e queima de tabaco, diminuindo o risco cardiovascular e carcinogênico.[2,3,7,8] Podem ser de ação rápida ou de ação longa. No Brasil, estão disponíveis como medicamentos isentos de prescrição (MIPs) em forma de adesivos (ação longa) ou gomas e pastilhas (ação curta).[2,14] São feitas de forma a serem absorvidas pela mucosa oral ou pela pele. Uma metanálise da Cochrane[60] incluindo 131 estudos, com cerca de 64 mil participantes evidenciou que o uso de qualquer apresentação da TRN aumenta as taxas de abstinência de 50% até 60% quando comparado com controle, não havendo diferença nas taxas de abstinência quando se comparam as diferentes formas farmacêuticas.

Os efeitos adversos mais comuns da terapia com nicotina dependem de sua forma farmacológica e via de administração, sendo todas as formas consideradas seguras.[7,61] Eventos adversos incluem sintomas gastrointestinais, como náuseas, vômito e dor abdominal; cefaleia e irritação da pele.[7,8,61] Os eventos adversos da goma incluem dor mandibular, soluços, hipersalivação, dispepsia e úlceras.[2,60,62] A pastilha pode causar soluços, tosse, flatulência, insônia e irritação bucal.[14,59] Por outro lado, os adesivos transdérmicos estão principalmente associados à irritação dérmica, mas podem causar também insônia e sonhos vívidos.[60,61]

Apesar da preocupação da **TRN** com problemas cardíacos, uma revisão sistemática incluindo 21 ensaios randomizados comparados com placebo mostrou que há uma relação desse tratamento com eventos cardiovasculares (RR 2,29), porém incluindo apenas consequências leves, como dores no peito e palpitações. A presença de eventos adversos graves não foi significativa em grande variedade de estudos. Conforme citado anteriormente, pacientes com comorbidades cardiovasculares têm menos risco com uso de **TRN** do que com o contínuo uso do tabaco.[60]

Uma revisão da Cochrane[63] mostrou que o uso do **adesivo** de nicotina com **goma ou pastilha** tornou 15% a 36% mais provável a cessação do tabagismo. Porém, dependendo do custo-benefício e preferência do paciente, o uso de apenas um TRN também é efetivo.[61] Ainda segundo a revisão citada, as chances de cessação do tabagismo são as mesmas para a monoterapia com adesivo, goma ou pastilha. Também é importante que o tratamento com TRN seja feito por pelo menos oito semanas e no máximo 12 semanas, segundo estudos de segurança e eficácia.[53,63-65]

O cloridrato de bupropiona (**bupropiona**) é um medicamento antidepressivo utilizado também para a cessação do tabagismo, sendo recomendado para tratamento no Brasil como primeira linha, em comprimidos de 150 mg.[7,8,53,62] A **bupropiona** tem ação dopaminérgica e adrenérgica e parece atuar por meio do bloqueio dos efeitos da nicotina.[64,66] Em um estudo que comparou o uso da **bupropiona** contra placebo, foram encontrados 44 ensaios com mais de 13 mil participantes, e os resultados foram a favor da bupropiona (RR 1,62); as taxas de abstinência foram em média 18% para a bupropiona contra 9% do placebo.[66]

Os efeitos adversos mais comuns com a **bupropiona** incluem xerostomia e náusea. Também são reportadas reações alérgicas e insônia.[8,61,66] Segundo estudos anteriores, a **bupropiona** não parece estar relacionada com efeitos adversos neuropsiquiátricos, mostrando frequências de 0,4% e 0,7% nos grupos intervenção e placebo, respectivamente, mas vale ressaltar que todo medicamento antidepressivo pode aumentar ideação suicida no início do tratamento, por isso é importante a avaliação do risco. O mesmo ocorre para efeitos cardiovasculares, com porcentagens 0,5% para bupropiona e 0,4% para placebo. No entanto, parece ser relacionada com aumento do risco de convulsões em pacientes de risco.[53,61] A cessação do tabagismo geralmente ocorre após uma semana de tratamento, e o tratamento completo geralmente é feito por um curso de 8 a 12 semanas. Utilizam-se 150 mg uma vez por dia, aumentando a dose até 150 mg duas vezes ao dia.[7,53,64] Não há contraindicação da combinação de TRN com **bupropiona**; de fato, uma revisão da Cochrane mostrou aumento da eficácia dessa combinação.[67]

O **tartarato de vareniclina** é um medicamento prescrito como primeira linha para o tabagismo em algumas diretrizes e pode duplicar as taxas de abstinência.[7,8,26,53,61,68] É um agonista parcial do receptor de nicotina, podendo liberar de forma lenta a dopamina no sistema mesolímbico, diminuindo os sintomas de abstinência.[47] Uma revisão da Cochrane[69] com 12.625 participantes demonstrou que a **vareniclina** aumenta as chances de cessação do tabagismo bem-sucedida quando comparada com placebo (RR 2,24). Em pacientes saudáveis, as taxas de abstinência com a **vareniclina** foram de 25,5% contra 10,5% no placebo.

O efeito adverso mais comum com a **vareniclina** é a náusea, mas ela pode causar também cefaleia, vômito e distúrbios do sono. A **vareniclina** já foi associada a possíveis efeitos neuropsiquiátricos graves, como depressão e ideação suicida, porém estudos recentes[69] descartam essa probabilidade, concluindo que não há relação entre **vareniclina** e desenvolvimento de depressão e outros distúrbios. A mesma conclusão foi encontrada para efeitos cardiovasculares graves.[53,61]

O tratamento deve começar pelo menos uma semana, no máximo duas, antes de o paciente parar de fumar. A dosagem começa em 0,5 mg diárias até aumentar para o uso padrão de 1 mg duas vezes ao dia por até 12 semanas.[7,47,53,61] Atualmente, a **vareniclina** não se encontra disponível para comercialização no Brasil e no mundo.

A longo prazo, o uso de **bupropiona** não tem diferenças nas taxas de sucesso quando comparado com qualquer forma de **TRN**, segundo análise de 12 diferentes ensaios que compararam os diferentes tratamentos. Dois estudos analisaram a **bupropiona** em oposição à combinação de pastilha e adesivo de nicotina, e encontraram resultados desfavoráveis para a **bupropiona** (RR 0,74), indicando que a combinação de TRN é mais efetiva que o tratamento com bupropiona.[66]

Uma revisão da Cochrane,[69] no entanto, mostra vantagem nas taxas de sucesso da **vareniclina** quando comparada com a **bupropiona**, segundo análise de cinco estudos (RR 1,39). Um estudo em específico demonstrou que, em pacientes saudáveis, as taxas de abstinência com **vareniclina** foram de 25,5% contra 18,3% com **bupropiona**. Em comparação com TRN, oito ensaios também mostraram vantagem para a vareniclina (RR 1,25). A **bupropiona** pode ser utilizada com adesivo transdérmico caso o paciente sinta necessidade.[53,59,70]

Tratamentos combinados com abordagens comportamentais e farmacoterapias aumentam as chances de o paciente parar de fumar e deve-se garantir que ambas as opções estejam disponíveis para o tabagista.[2,47,64] Em uma revisão sistemática incluindo 47 estudos,[49] realizou-se a comparação de intervenções comportamentais mais intensas comparadas com tratamento farmacológico isoladamente, a maioria utilizando **TRN**, mostrando uma vantagem para os grupos com intervenções comportamentais adicionais (RR 1,17). Uma vantagem ainda maior foi mostrada quando o paciente tinha pelo menos quatro consultas de acompanhamento presenciais quando comparado ao tratamento farmacológico desassistido (RR 1,25). O aconselhamento via telefone também demonstrou um aumento do sucesso na terapia (RR 1,28).

O mais importante para a escolha do tratamento, tanto farmacoterapêutico quanto comportamental, é a história do paciente e suas preferências individuais, considerando possíveis contraindicações, surgimento de reações adversas e efetividade e falhas terapêuticas prévias.[2,47,59,61]

Os agentes de segunda linha para o tratamento do tabagismo incluem principalmente a **nortriptilina** e a **clonidina**.[7,8,14,26] Outros medicamentos já testados, porém com menos resultados, também incluem a cistisina, inibidores seletivos da recaptação de serotonina (ISRS), inibidores da monoamino-oxidase (iMAO), vacinas de nicotina, erva-de-são-joão e lobelina.[53,61] A nortriptilina e a clonidina devem ser consideradas para o tratamento apenas quando o paciente apresentar contraindicações ou intolerância aos agentes de primeira linha.[7,26]

Dois compostos naturais também já foram testados para a cessação do tabagismo. A **erva-de-são-joão (*Hypericum perforatum*)** foi estudada em virtude de possíveis propriedades reguladoras de neurotransmissores, porém dois diferentes ensaios randomizados não apresentaram resultados: um deles envolvia 143 pacientes randomizados para o tratamento com 900 mg da erva; o grupo intervenção apresentou uma taxa de abstinência de 8,5%, enquanto o placebo obteve 12,5%. A **lobelina (*Lobelia inflata*)** é um alcaloide com afinidade com os receptores nicotínicos; não há estudos randomizados de boa qualidade (com acompanhamento superior a seis meses).[14,53]

A literatura para o tratamento de fumantes leves é extremamente escassa e com pouco consenso entre as evidências. Até mesmo a definição é variada, apontando como fumantes leves aqueles que fazem uso de 9 a 15 cigarros ao dia, sendo o consenso maior para 10 cigarros.[7,35] De acordo com uma revisão sistemática,[71] alguns estudos mostraram que fumantes leves podem ter a mesma dificuldade em parar de fumar que fumantes pesados, sendo o tratamento dado de forma similar. Algumas diretrizes sugerem o uso de TRN de curta ação em doses menores caso o paciente sinta necessidade. No entanto, para esses pacientes, o tratamento comportamental é indicado como primeira opção em evidências mais consolidadas.[7,26,35]

O Programa Nacional de Controle do Tabagismo (PNCT) é coordenado e organizado pelo Ministério da Saúde com o objetivo de reduzir a prevalência de fumantes no país e a consequente morbimortalidade por doenças relacionadas com o tabaco. Uma das estratégias é a disponibilização dos medicamentos, os quais estão relacionados a seguir, aqueles ofertados atualmente:

- Adesivo transdérmico de nicotina 21 mg.
- Adesivo transdérmico de nicotina 14 mg.
- Adesivo transdérmico de nicotina 7 mg.
- Goma de mascar de nicotina 2 mg.

Importante: os medicamentos para o tratamento do tabagismo são disponibilizados apenas aos usuários participantes dos grupos de acompanhamento para a cessação do tabagismo no SUS. Portanto, o paciente interessado em parar de fumar deverá consultar o local mais próximo de sua residência.

O **Quadro 34.3** mostra resumo das intervenções farmacológicas para cessação do tabagismo.

Quadro 34.3

Resumo das intervenções farmacológicas para cessação do tabagismo[53,59,70]

Medicamento	Apresentações*	Uso padrão	Orientações ao paciente	Alertas	GRADE – Nível de evidência	GRADE – Grau de recomendação
Nicotina $$$$ MIP SUS	**Gomas mastigáveis e pastilhas** 2 mg ou 4 mg NiQuitin® e Nicorette® **Adesivo transdérmico** 7 mg, 14 mg e 21 mg Nicotinell®	**ADULTOS:** Para gomas e pastilhas, usar 1 goma/pastilha de 2 mg por 30 minutos toda vez que sentir desejo de fumar. Fumantes altamente dependentes podem iniciar com 4 mg. Dose máxima: 24 gomas/pastilhas de 4 mg ou 30 gomas/pastilhas de 2 mg. **Escala de redução → Mês 1:** 1 pastilha a cada 1 a 2 horas. **Mês 2:** 1 pastilha de 2 a 4 horas. **Mês 3:** 1 pastilha de 4 a 8 horas. Para **adesivo transdérmico**, se o paciente fuma até 10 cigarros por dia, iniciar com adesivo de 14 mg por 6 semanas e de 7 mg nas 2 semanas seguintes. Se o paciente fuma mais de 10 cigarros por dia, iniciar com adesivo de 21 mg por 6 semanas, 14 mg nas 2 semanas seguintes e, por fim, adesivo de 7 mg por mais 2 semanas. Trocar o adesivo a cada 24 horas.	"Mascar a goma por 30 minutos até o surgimento de um sabor forte ou uma leve sensação de formigamento". "A goma deve ser mantida entre a bochecha e a gengiva por 2 minutos ou até que desapareça o sabor ou o formigamento". Voltar a mascar lentamente a goma, para uma segunda liberação de nicotina". "Antes do uso da goma, é indicado ingerir um copo de água para neutralizar o pH bucal e para remoção de resíduos". "Mover a pastilha, de um lado para o outro da boca, repetidamente". "A pastilha não deve ser partida, mastigada ou engolida inteira". "Para os adesivos, deve-se aplicar pela manhã, fazendo rodízio entre os locais". "Evitar exposição solar no local".	Pacientes que estejam no período pós-infarto do miocárdio, que sofreram AVC. Portadores de *angina pectoris*. Pacientes com afecções ativas da articulação temporomandibular. Portadores de hipertensão descontrolada. Gravidez e lactação (gomas e pastilhas). Contraindicado para menores de 18 anos (gomas e pastilhas) e 12 anos (adesivo transdérmico). Portadores de diabetes *mellitus*. Portadores de insuficiência renal e hepática. Pacientes com distúrbios gastrointestinais.	Alto ●●●●	Forte ✓

(continua)

Quadro 34.3 (continuação)

Resumo das intervenções farmacológicas para cessação do tabagismo[53,59,70]

Medicamento	Apresentações*	Uso padrão	Orientações ao paciente	Alertas	GRADE: Nível de evidência	GRADE: Grau de recomendação
Cloridrato de bupropiona $$$$ SUS	**Comprimido revestido de liberação prolongada** 150 mg e 300 mg (Wellbutrin® e Bupuim®)	**ADULTOS:** Tomar 1 comprimido de 150 mg pela manhã do 1º ao 3º dia de tratamento. No 4º ao 84º dia de tratamento, deve-se tomar 1 comprimido pela manhã e outro após 8 horas. Dose máxima: 300 mg/dia.	"O intervalo de 8 horas entre a 1ª e a 2ª dose deve ser respeitado". "Não fazer uso da 2ª dose após as 16 horas, pelo risco de insônia". "Medicamento sujeito a prescrição médica e controle especial, conforme preconizado pela Portaria SVS nº 344, de 12 de maio de 1998".	Pacientes com epilepsia ou distúrbios convulsivos. Diagnóstico atual ou prévio de bulimia ou anorexia nervosa. Uso concomitante com inibidores da monoamino-oxidase (IMAOs). Pacientes com processo de descontinuação abrupta do uso de sedativos ou álcool. Contraindicado para menores de 18 anos. Gravidez e lactação.	Alto	Forte
Tartarato de vareniclina $$$$	**Comprimido revestido** 0,5 mg e 1 mg (Champix®)	**ADULTOS:** Tomar 1 comprimido de 0,5 mg uma vez ao dia do 1º ao 3º dia. Após, tomar 1 comprimido de 0,5 mg a cada 12 horas do 4º ao 7º dia. Tomar 1 mg a cada 12 horas do 8º até o final do tratamento (12 semanas), podendo repetir a dose de 1 mg a cada 12 horas por mais 12 semanas.	"O medicamento é administrado por via oral e pode ser utilizado a qualquer hora, antes ou após as refeições". "Deve ser administrado uma semana antes da data estabelecida para parar de fumar".	Contraindicado para menores de 18 anos. Gravidez. Deve ser utilizado com cautela em idosos com a função renal diminuída.	Alto	Forte

*Nomes comerciais listados foram incluídos no intuito de facilitar a identificação dos itens e evitar erros de seleção; é desaconselhável utilizá-los em prescrições ou no processo de orientação farmacêutica. Marcas foram incluídas de forma circunstancial e pode haver outras disponíveis no mercado não listadas.Fonte: Autoria própria.

SINAIS DE ALERTA E ENCAMINHAMENTOS

O farmacêutico deverá considerar o encaminhamento do paciente para outro profissional nas seguintes situações:[2,27,28,36,70]

- Gravidez ou lactação que não respondem à abordagem comportamental.
- Menores de 18 anos desacompanhados ou sem autorização dos pais para tratamento.
- Doenças cardiovasculares descompensadas.
- Doenças crônicas sem acompanhamento.
- Transtornos psiquiátricos não controlados.
- Falha terapêutica dos tratamentos não farmacológicos ou farmacológicos isentos de prescrição (**Quadro 34.5**).

A gestante deve sempre ser advertida de que o tabagismo no **pré-natal** leva a:

1. Aumento adicional dos riscos inerentes à gestação: doenças tromboembólicas, hipertensão, diabetes tipo 2, gravidez ectópica, ruptura prematura das membranas, placenta prévia, descolamento prematuro da placenta, abortamento.
2. Afetar seu bebê desde a concepção até a fase adulta: aumentando o risco de natimortalidade, parto prematuro, baixo peso ao nascer, baixo peso para idade gestacional, anomalias congênitas (fenda palatina), síndrome da morte súbita infantil, bronquite, pneumonia, infecções do ouvido médio, além de maior probabilidade de desenvolvimento de doença cardiovascular na idade adulta.[72-74]

Painel de pesquisadores internacionais documentam não haver base científica para o uso de fármacos no tratamento do tabagismo em gestantes ou lactantes, e dado o crescente volume de evidência sobre os efeitos deletérios da exposição pré-natal ao tabaco, deve-se recomendar ao profissional farmacêutico que, ao identificar o uso de produtos do tabaco por uma gestante, que ela seja informada da enorme gama de danos que esses produtos podem causar a ela e a seu bebê durante décadas de suas vidas. A abordagem preferencial para essas pacientes será sempre a psicológica, ou cognitivo-comportamental, até que se realizem estudos alternativos confiáveis.[72-74]

Em adultos com **doenças cardiovasculares**, uma revisão sistemática[60] não mostrou um risco aumentado de eventos danosos ou aumento na mortalidade naqueles pacientes que fizeram tratamento com TRN quando comparados com placebo. Apesar de a taxa de efeitos adversos cardíacos ser levemente mais alta quando em uso da TRN, estes não incluem episódios mais graves, como infarto agudo do miocárdio ou derrames. Assim, o tratamento com **TRN** é considerado seguro em pessoas com doenças cardiovasculares estáveis.[61]

No entanto, em pacientes com doenças crônicas ou cardiovasculares descompensadas ou que não fazem

Quadro 34.5
Sinais de alerta para encaminhamento de paciente em cessação tabágica[2,27,28,36,70]

Palavra-chave	Sinais de alerta
Sintomas de abstinência grave	Ansiedade intensa, irritabilidade extrema, depressão profunda ou ideação suicida requerem encaminhamento para um profissional de saúde mental.
Doenças crônicas descompensadas ou sem acompanhamento	Pacientes com dor no peito, palpitações ou qualquer outro sintoma de problemas cardíacos devem ser encaminhados imediatamente para um cardiologista, além de pacientes com doenças crônicas, como diabetes não controlado ou hipertensão severa, que não estão sendo adequadamente monitorados, devem ser acompanhados por seus médicos especialistas.
Gravidez e lactação	Mulheres grávidas ou amamentando que não respondem à abordagem comportamental devem ser encaminhadas para avaliação de um obstetra ou pediatra.
Menores de 18 anos	Adolescentes menores de idade devem ter o consentimento dos pais para o tratamento. Sem essa autorização, é necessário encaminhamento para serviços de proteção ou assistência.
Falha terapêuticas ou reação adversa a medicamentos	Pacientes que não respondem a intervenções iniciais devem ser encaminhados para um especialista em cessação do tabagismo para avaliação de tratamentos alternativos. Qualquer reação adversa grave aos medicamentos usados no tratamento de cessação do tabagismo deve ser tratada imediatamente e o paciente deve ser encaminhado para um médico.
Transtornos psiquiátricos não controlados	Pacientes com esquizofrenia, transtorno bipolar, depressão severa ou outros transtornos psiquiátricos não controlados devem ser encaminhados para um psiquiatra.

Fonte: Autoria própria.

acompanhamento, recomenda-se fazer um encaminhamento médico para controle de suas patologias antes da realização de tratamento na farmácia.[14,28] O diabetes, p. ex., é uma preocupação em razão do fato de que tanto o tabagismo quanto a TRN podem aumentar a resistência insulínica.[7] Esses pacientes devem receber terapia cognitivo-comportamental, alertados para o risco continuado e crescente de continuarem a fumar em vigência de mau controle de sua comorbidade e da disponibilidade de métodos de tratamento não farmacológicos até sua visita ao seu clínico.

Pacientes com **transtornos psiquiátricos** ativos como depressão beneficiaram-se de medicamentos antidepressivos prescritos, como a bupropiona e a nortriptilina, ambos também utilizados para a cessação do tabagismo.[7] Uma revisão da Cochrane[66] apontou que, embora existam poucos estudos da bupropiona em pacientes com depressão, há evidência de benefício do tratamento para esses pacientes. A recomendação, nesse caso, é oferecer aconselhamento para o paciente e encaminhá-lo para um especialista.[26,66]

MONITORAMENTO DOS RESULTADOS

Pacientes que cessaram o uso do tabaco estão em constante risco de deslize ou recaída. As orientações nas primeiras semanas devem ser mais intensas, pois é o período de maior risco; porém, o farmacêutico deve tentar encontrar-se no mínimo quatro vezes, ou mais, com esse paciente no processo do tratamento.[53]

O ideal para o acompanhamento do tabagismo são consultas semanais, começando antes da data estabelecida para parar de fumar até pelo menos três meses após o início do tratamento, período em que será possível a avaliação da farmacoterapia e realização de possíveis ajustes. Idealmente, deve haver acompanhamento do paciente até um ano após a cessação.[35,43]

As consultas podem ser feitas tanto presencialmente quanto por telefone, com a maior duração e frequência possível, até que o paciente esteja seguro de que não terá mais risco de recaída.[26,35,61] Estudos anteriores realizados em farmácias comunitárias[75] demonstram que consultas mais frequentes, de três ou mais visitas, e mais longas, de 15 a 30 minutos, têm taxas de sucesso terapêutico até sete vezes mais altas.

Dois tópicos importantes a serem discutidos durante o acompanhamento do paciente incluem os lapsos e o ganho de peso, por serem importantes barreiras para a cessação total do tabagismo.

Ex-tabagistas estão em risco de terem recaída mesmo anos após alcançarem sucesso na cessação do tabaco e atingirem abstinência completa. Esse assunto deve ser abordado em todas as consultas de acompanhamento; no entanto, as duas primeiras semanas de tratamento são as mais cruciais.[1,7,26,35]

Os principais fatores de risco para a recaída incluem: alta dependência nicotínica, exposição ambiental, uso de álcool ou outras substâncias, comorbidades psiquiátricas, estresse, suporte comportamental inadequado, sintomas importantes ou severos de abstinência ou ganho de peso.[1,35,75]

Em casos de recaída, identifique os problemas enfrentados pelo paciente e avalie o uso da farmacoterapia. É importante identificar a causa, a fim de manejar o tratamento farmacológico e não farmacológico de maneira adequada, avaliando se o uso está correto, possíveis problemas relacionados com os medicamentos e a efetividade do tratamento. Se necessário, faça ajustes nos medicamentos utilizados e intensifique abordagens cognitivo-comportamentais. Informe aos pacientes de que a maioria dos fumantes geralmente necessita de mais de uma tentativa para conseguir parar de fumar, que a recaída durante o primeiro ano pode ocorrer com 90% dos pacientes, e motive-os a fazer uma nova tentativa.[1,35,75]

Considere encaminhamento médico e/ou consultas interprofissionais quando analisar que se trata de tratamento mais intensivo caso o paciente esteja motivado a dar continuidade ao tratamento, bem como avaliar a necessidade em manter os medicamentos previamente prescritos e terapia comportamental específica.[7,8,14,26,35]

Pacientes mais jovens, com maior nível de dependência e do sexo feminino apresentam risco maior em ganhar peso com a cessação do tabagismo.

O ganho de peso ocorre aparentemente tanto pelo aumento do consumo de alimentos quanto pela diminuição do metabolismo. [53,58] O farmacêutico deve discutir abertamente com o paciente e, quando possível, com a equipe multiprofissional as alternativas disponíveis para minimizar o ganho de peso, uma vez que a possibilidade de desenvolvimento de obesidade e/ou diabetes é real. Importante mencionar também que enquanto 1/3 dos pacientes ganha, 1/3 mantém e 1/3 perde peso no processo de cessação do tabagismo,[7,26] Em seguimento de 11 anos, o índice de massa corporal (IMC) de ex-fumantes foi estatisticamente similar àqueles de pessoas que nunca fumaram.[76]

Algumas orientações que podem ser dadas aos pacientes incluem limitação da ingesta de calorias e alimentação saudável, porém sem encorajar dietas restritivas; início ou aumento das atividades físicas; e, se necessário, programar consulta compartilhada com nutricionista ou fazer o encaminhamento do paciente para esse profissional.[7,35]

Um estudo recente demonstrou que a realização de atividades físicas pode melhorar a abstinência em mulheres e diminuir o ganho de peso quando combinado com abordagens comportamentais.[26,53] Segundo uma revisão da Cochrane,[77] a realização de atividades físicas reduziu o ganho de peso dos pacientes a longo prazo em uma média de 2 kg. Também mostrou que o uso de TRN, bupropiona e vareniclina pode atenuar o ganho de peso nos primeiros meses de tratamento, sem diferença significativa nas diferentes formas de TRN.

Pacientes com diabetes devem ter seu nível glicêmico monitorado durante e após o uso da TRN. Após interrupção do uso da farmacoterapia, manter-se atento para possível hipoglicemia em virtude da diminuição da resistência insulínica. Também se recomenda a monitorização da pressão arterial para pacientes com doenças cardiovasculares em tratamento com TRN.[7]

Uma forma quantitativa de se avaliar o progresso da terapia para o tabagismo é a utilização de **medidores portáteis de carbono exalado.**[14,78] O tabagismo causa aumento do monóxido de carbono sérico e esse aparelho mostra quantitativamente o transporte de carbono pelos pulmões por meio da medição de monóxido de carbono no ar exalado pelo paciente (COex). Utiliza-se essa ferramenta principalmente para monitorar se o paciente está seguindo o tratamento adequadamente e se atingiu a abstinência.[14,78]

Caso esteja disponível, o farmacêutico pode utilizar-se dessa ferramenta para motivar o paciente, mostrando os resultados do tratamento nas consultas de acompanhamento.[14,53] Pacientes abstinentes normalmente têm um valor de COex inferior a 10 ppm e fumantes contínuos apresentam > 20 ppm.[14,78]

É importante salientar que a utilização desse método para demonstrar os efeitos negativos do tabagismo antes da cessação do tabagismo não tem efetividade e pode desmotivar o paciente.[7,53]

Portanto, nas consultas para acompanhamento, é importante abordar os seguintes tópicos:[7,14,26,53,61]

- Fornecer suporte e motivação constantes ao paciente, encorajando a abstinência e a adesão ao tratamento.
- Repetir a entrevista motivacional para pacientes desmotivados, destacando os benefícios da cessação tabágica.
- Avaliar sintomas de abstinência.
- Monitorar a resposta farmacológica e manejar possíveis efeitos adversos e falha terapêutica, fazendo ajustes na farmacoterapia conforme necessário.
- Discutir problemas enfrentados.
- Identificar preocupações quanto ao peso.
- Fazer encaminhamento dos pacientes para outros profissionais de saúde ou serviços de apoio, quando necessário, para garantir uma abordagem integrada na cessação tabágica.
- Parabenizar o paciente a cada etapa de sucesso do tratamento.

Referências bibliográficas

1. DynaMed. Ipswich (MA): EBSCO Information Services. 1995. Record No.T114788, Tobacco use; [atualizado em 04 Dez 2018, acesso em Mar 2020]. 2019.
2. Brasil. Ministério da Saúde. Estratégias para cuidado da pessoa com doença crônica: o cuidado da pessoa tabagista. Vol. 148. 2015. 148-162 p.
3. Guillem FC, González-Gallarza RD, Jiménez LC, Muñoz JLDM, Polo AL, Ogué MCP. Documento de consenso para la atención clínica al tabaquismo en España. Med Clin (Barc). 2013;140(6).
4. World Health Organization. Tabaco. Disponível na Internet: https://www.who.int/es/news-room/fact-sheets/detail/tobacco. 2021.
5. Viegas CAA. Formas não habituais de uso do tabaco. J Bras Pneumol. 2008;34(12):389-401.
6. Nethan ST, Sinha DN, Chandan K, Mehrotra R. Smokeless tobacco cessation interventions: a systematic review. Indian J Med Res. 2018;148(4):396-410.
7. Hernandez F, Rahaghi FF. Abandono do hábito de fumar. BMJ Best Pract [Internet]. Published 2018 [acesso em Mar 2020]. 2018.
8. Gregory L. Nicotine Addiction. Emedicine Medscape. Published July 16, 2018 [acesso em Mar 2020]. 2018.
9. Brasil. Ministério da Saúde. Instituto Nacional do Câncer. Dados e números da prevalência do tabagismo. Disponível na Internet: https://www.inca.gov.br/observatorio-da-politica-nacional-de-controle-do-tabaco/dados-e-numeros-prevalencia-tabagismo. 2021.
10. Rigotti NA. Benefits and risks of smoking cessation. In: Ted W. Post, editor. UpToDate. 2019.
11. U.S. Department of Health and Human Services. How tobacco smoke causes disease: the biology and behavioral basis for smoking-attributable disease. 2010.
12. International Agency for Research on Cancer – IARC. Monographs on the Evaluation of the Carcinogenic Risks to Humans: Tobacco Smoke and Involuntary Smoking. 2004.
13. Rodgman A, Perfetti TA. The chemical components of tobacco and tobacco smoke. Boca Raton: CRc Press; 2013.
14. Correr CJ. Manual 07: Parar de fumar. 1st ed. Curitiba: Practice Ed.; 2016.
15. American Psychiatric Association. tradução: Maria Inês Corrêa Nascimento et al.]; revisão técnica: Aristides Volpato Codiolli. Manual Diagnóstico e Estatístico de Transtornos Mentais. 5 ed. Porto Alegre: Artmed; 2014.
16. Brasil. Ministério da Saúde. Instituto Nacional de Câncer. Global Adult Tobacco Survey Brazil Report. 2010. 208 p.
17. Instituto Nacional de Câncer. INCA. Observatório da Política Nacional de Controle do Tabaco – Dados e números da prevalência do tabagismo [última modificação em ago de 2018; acesso em abril de 2020. 2018.
18. Brasil. Instituto Brasileiro de Geografia e Estatística. Pesquisa nacional de saúde 2013. Acesso e utilização dos serviços de saúde, acidentes e violências : Brasil, grandes regiões e unidades da federação / IBGE, Coordenação de Trabalho e Rendimento. Vol. 39, Pesquisa de Orçamentos Familiares 2008-2209. 2014. 1-63 p.
19. Brasil. Ministério da Saúde. Vigilância de fatores de risco e proteção para doenças crônicas por inquerito telefônico: estimativas sobre frequência e distribuição sociodemográfica de fatores de risco e proteção para doenças crônicas nas capitais dos 26 estados br. Vigitel Brasil; 2019.
20. Sinclair HK, Bond CM, Stead LF. Community pharmacy personnel interventions for smoking cessation. Cochrane Database Syst Rev. 2004;(1):CD003698.

21. National Institute for Health and Care Excellence (NICE). Community pharmacies: promoting health and wellbeing (NICE Guideline No. 102) [published 2018 aug 2; cited 2020 apr]. NICE Guidel. 2020.
22. World Health Organization. Framework Convention on Tobacco Control. Disponível na Internet: https://fctc.who.int/who-fctc/overview/parties. 2021.
23. Cokkinides VE, Ward E, Jemal A, Thun MJ. Under-use of smoking-cessation treatments: Results from the National Health Interview Survey, 2000. Am J Prev Med. 2005;28(1):119-22.
24. Ward KD, Klesges RC, Zbikowski SM, Bliss RE, Garvey AJ. Gender differences in the outcome of an unaided smoking cessation attempt. Addict Behav. 1997;22(4):521-33.
25. Solberg LI, Boyle RG, Davidson G, Magnan SJ, Carlson CL. Patient satisfaction and discussion of smoking cessation during clinical visits. Mayo Clin Proc. 2001;76(2):138-43.
26. Fiore MC, Jaén CR, Baker TB, et al. Treating Tobacco Use and Dependence: 2008 Update. Clinical Practice Guideline. Rockville. Department of Health and Human Services. Public Health Service. May 2008.
27. Condinho M, Fernández-Llimos F, Figueiredo I V., Sinogas C. Smoking cessation in a community pharmacy: Preliminary results of a pharmaceutical care programme. Vitae. 2015;22(1):42-6.
28. Marin AA, Hernandez MAC, Perez-Vicente S, Martinez-Martinez F. Pharmaceutical care in smoking cessation. Patient Prefer Adherence. 2015;9:209-15.
29. Sociedade Internacional de Cefaleia. Tradução: Sociedade Brasileira de Cefaleia. Classificação Internacional das Cefaleias. 3ª edição. 2018.
30. Oranização Mundial de Saúde. Organização Pan-Americana de Saúde. BIREME. Descritores em Ciências da Saúde: DeCs [Internet]. São Paulo (SP). 2017.
31. Organização Mundial de Médicos de Família. Classificação Internacional de Atenção Primária (CIAP 2). 2ª ed. 2009. 200 p.
32. Organização Mundial de Saúde. CID-10. Classificação estatística internacional de doenças e problemas relacionados à saúde. 2013.
33. Dent LA, Harris KJ, Noonan CW. Randomized trial assessing the effectiveness of a pharmacist-delivered program for smoking cessation. Ann Pharmacother. 2009;43(2):194-201.
34. Peletidi A, Nabhani-Gebara S, Kayyali R. Smoking cessation support services at community pharmacies in the UK: A systematic review. Hell J Cardiol. 2016;57(1):7-15.
35. Rigotti NA. Overview of smoking cessation management in adults. In: Ted W. Post, editor. UpToDate [Internet]. UpToDate. 2019.
36. Watanabe F, Shinohara K, Dobashi A, Amagai K, Hara K, Kurata K, et al. Assessment of assistance in smoking cessation therapy by pharmacies in collaboration with medical institutions – implementation of a collaborative drug therapy management protocol based on a written agreement between physicians and pharmacists. Yakugaku Zasshi. 2016;136(9):1243-54.
37. Brasil. Ministério da Saúde. Instituto Nacional de Câncer – INCA. Abordagem breve, mínima, básica na cessação do tabagismo: uma ação ao alcance de todos os profissionais de saúde. 2021. 24 p.
38. DiClemente CC, Prochaska JO, Fairhurst SK, Velicer WF, Velasquez MM, Rossi JS. The Process of Smoking Cessation: An Analysis of Precontemplation, Contemplation, and Preparation Stages of Change. J Consult Clin Psychol. 1991;59(2):295-304.
39. Heatherton TD, Kozlowski LT, Frecker RC, Fagerstrom KO. The Fagerstrom Test for Nicotine Dependence: a revision of the Fagerstrom Tolerance Questionnaire. Br J Addict. 1991;86(9):1119-27.
40. Bush T, Lovejoy JC, Deprey M, Carpenter KM. The effect of tobacco cessation on weight gain, obesity, and diabetes risk. Obesity (Silver Spring). 2016; 24(9):1834-41.
41. Farrelly MC, Pechacek TF, Thomas KY, Nelson D. The impact of tobacco control programs on adult smoking. Am J Public Health. 2008;98(2):304-9.
42. Dynamed. Ipswich (MA): EBSCO Information Services. 1995 – . Record No. T576484, Counseling for tobacco cessation. Dynamed. 2018.
43. Park ER. Behavioral approaches to smoking cessation. In: Ted W. Post, editor. UpToDate. 2019.
44. Stead LF, Buitrago D, Preciado N, Sanchez G, Hartmann-Boyce J, Lancaster T. Physician advice for smoking cessation. Cochrane Database Syst Rev. 2013;2017(12).
45. National Institute for Health and Care Excellence (NICE). Behaviour Change: individual approaches (NICE Public Health Guideline No. 49). NICE. 2014.
46. Luming M Van. Motivational interviewing for smoking cessation (Review). Cochrane Database Syst Rev. 2015;2015(3).
47. National Institute for Health and Care Excellence (NICE). Stop smoking interventions and services (NICE Guideline No. 92). NICE. 2018.
48. van Zyl-Smit RN, Allwood B, Stickells D, Symons G, Abdool-Gaffar S, Murphy K, et al. South African tobacco smoking cessation clinical practice guideline. South African Med J. 2013;103(11):869-76.
49. Stead LF, Koilpillai P, Lancaster T. Additional behavioural support as an adjunct to pharmacotherapy for smoking cessation (Review). Cochrane Database Syst Rev. 2015;2019(6).
50. Lancaster T, Stead LF. Individual behavioural counselling for smoking cessation. Cochrane Database Syst Rev. 2017;2017(3).
51. Mottillo S, Filion KB, Bélisle P, Joseph L, Gervais A, O'Loughlin J, et al. Behavioural interventions for smoking cessation: A meta-analysis of randomized controlled trials. Eur Heart J. 2009;30(6):718-30.
52. White AR, Rampes H, Liu JP, Stead LF, Campbell J. Acupuncture and related interventions for smoking cessation. Cochrane Database Syst Rev. 2014;2014(1).

53. Dynamed. Ipswich (MA): EBSCO Information Services. 1995. Record No. T905141, Treatment for tobacco use. Dynamed. 2018.
54. Di YM, May BH, Zhang AL, Zhou IW, Worsnop C, Xue CCL. A meta-analysis of ear-acupuncture, ear-acupressure and auriculotherapy for cigarette smoking cessation. Drug Alcohol Depend. 2014;142:14-23.
55. Barnes J, Dong C, McRobbie H, Walker N, Mehta M, Stead L. Hypnotherapy for smoking cessation (Reviews). Cochrane Database Syst Rev. 2010;(10):CD001008.
56. Carim-Todd L, Mitchell SH, Oken BS. Mind-body practices: An alternative, drug-free treatment for smoking cessation? A systematic review of the literature. Drug Alcohol Depend. 2013;132(3):399-410.
57. Maglione MA, Maher AR, Ewing B, Colaiaco B, Newberry S, Kandrack R, et al. Efficacy of mindfulness meditation for smoking cessation: a systematic review and meta-analysis. Addict Behav. 2017;69:27-34.
58. Hajek P, Stead LF. Aversive smoking for smoking cessation. Cochrane Database Syst Rev. 2001;2017(12).
59. Dynamed. Ipswich (MA): EBSCO Information Services. 1995 – . Record No. T361003, Nicotine replacement therapy for tobacco cessation. Dynamed. 2018.
60. Hartmann-Boyce J, Chepkin SC, Ye W, Bullen C, Lancaster T. Nicotine replacement therapy versus control for smoking cessation. Cochrane Database Syst Rev. 2018;2018(5).
61. Rennard SI, Rigotti NA, Daughton DM, Editors S, Stoller JK, Fletcher RH, et al. Pharmacotherapy for smoking cessation in adults. In: Ted W. Post, editor. UpToDate. 2019.
62. Brasil. Ministério da Saúde. Valida as orientações técnicas do tratamento do tabagismo constantes no Protocolo Clínico e Diretrizes Terapêuticas – Dependência à Nicotina. Portaria nº 761, de 21 de junho de 2016. Saúde Legis – Sistema de Legislação da Saúde. Brasília. 2016;
63. Lindson N, Chepkin S, Ye W, Fanshawe T, Bullen C, Hartmann-Boyce J. Different doses, durations and modes of delivery of nicotine replacement therapy for smoking cessation (Review). Cochrane Database Syst Rev. 2019;(4).
64. National Institute for Health and Care Excellence (NICE). Smoking: supporting people to stop (NICE Quality Standard No. 43). NICE. 2013.
65. Nicorette®. Gomas mastigáveis. [Bula] Suécia: Mc Neil AB. Bula aprovada pela ANVISA em ago de 2019. Acesso em maio de 2020. 2019.
66. Hughes JR, Stead LF, Hartmann-Boyce J, Cahill K, Lancaster T. Antidepressants for smoking cessation (Review) Antidepressants for smoking cessation. 2014;(1).
67. Stead LF, Perera R, Bullen C, Mant D, Hartmann-Boyce J, Cahill K, et al. Nicotine replacement therapy for smoking cessation. Cochrane Database Syst Rev. 2012;11:CD000146.
68. Cañas A, Alba L-H, Becerra N, Murillo R, Páez N, Mosquera C, et al. Eficacia y seguridad del uso de medicamentos para la cesación de la adicción al tabaco: revisión de guías de práctica clínica Efficacy and safety of medication use for the cessation of tobacco addiction: A review of Clinical Practice Guidelines. Rev Salud Publica. 2014;16(5):772-85.
69. Cahill K, Lindson-Hawley N, Thomas KH, Fanshawe TR, Lancaster T. Nicotine receptor partial agonists for smoking cessation. Cochrane Database Syst Rev. 2016;2016(5).
70. Siu AL. Behavioral and pharmacotherapy interventions for tobacco smoking cessation in adults, including pregnant women: U.S. preventive services task force recommendation statement. Ann Intern Med. 2015;163(8):622-34.
71. Formagini TDB, Machado NM, Richter KP, Ronzani TM. Smoking cessation interventions in light smokers: a systematic review. Psicol em Estud. 2015;20(2):201-11.
72. Hunter A, Murray R, Asher L, Leonardi-Bee J. The effects of tobacco smoking, and prenatal tobacco smoke exposure, on risk of schizophrenia: a systematic review and meta-analysis. Nicotine Tob Res. 2020;22(1):3-10.
73. Riedel C, Schonberger K, Yang S, Koshy G, Chen Y-C, Gopinath B, et al. Parental smoking and childhood obesity: higher effect estimates for maternal smoking in pregnancy compared with paternal smoking--a meta-analysis. Int J Epidemiol. 2014;43(5):1593-606.
74. Huang L, Wang Y, Zhang L, Zheng Z, Zhu T, Qu Y, et al. Maternal smoking and attention-deficit/hyperactivity disorder in offspring: a meta-analysis. Pediatrics. 2018;141(1).
75. Shen X, Bachyrycz A, Anderson JR, Tinker D, Raisch DW. Improving the effectiveness of pharmacist-assisted tobacco cessation: a study of participant- and pharmacy-specific differences in quit rates. Ann Pharmacother. 2015;49(3):303-10.
76. Reas DL, Nygård JF, Sørensen T. Do quitters have anything to lose? Changes in body mass index for daily, never, and former smokers over an 11-year period (1990-2001). Scand J Public Health. 2009;37(7):774-7.
77. Farley AC, Hajek P, Lycett D, Aveyard P. Interventions for preventing weight gain after smoking cessation. Cochrane Database Syst Rev. 2012;(1).
78. Santos UP, Gannam S, Abe JM, Esteves PB, Freitas Filho M, Wakassa TB, et al. Emprego da determinação de monóxido de carbono no ar exalado para a detecção do consumo de tabaco. J Pneumol. 2001;27(5):231-6.

Índice Remissivo

A

B

C

D

E

F

K

L

M

N

Q

R

S

U

V

Z